临床中医诊疗精要

（上）

赵学印等◎主编

吉林科学技术出版社

图书在版编目（CIP）数据

临床中医诊疗精要/ 赵学印，刘美玶，李召民主编
. -- 长春 :吉林科学技术出版社，2016.6
ISBN 978-7-5578-0909-6

Ⅰ. ①临… Ⅱ . ①赵… ②刘…③李…Ⅲ . ①中医诊
断学②中医治疗学Ⅳ .①R24

中国版本图书馆CIP数据核字(2016) 第133390号

临床中医诊疗精要

Linchuang zhongyi zhenliao jingyao

主　　编　赵学印　刘美玶　李召民
出 版 人　李　梁
责任编辑　许晶刚　陈绘新
封面设计　长春创意广告图文制作有限责任公司
制　　版　长春创意广告图文制作有限责任公司
开　　本　787mm×1092mm　1/16
字　　数　802千字
印　　张　33
版　　次　2016年6月第1版
印　　次　2017年6月第1版第2次印刷

出　　版　吉林科学技术出版社
发　　行　吉林科学技术出版社
地　　址　长春市人民大街4646号
邮　　编　130021
发行部电话/传真　0431-85635177　85651759　85651628
85652585　85635176
储运部电话　0431-86059116
编辑部电话　0431-86037565
网　　址　www.jlstp.net
印　　刷　虎彩印艺股份有限公司

书　　号　ISBN 978-7-5578-0909-6
定　　价　130.00元
如有印装质量问题　可寄出版社调换
因本书作者较多，联系未果，如作者看到此声明，请尽快来电或来函与编辑部联系，以便商洽相应稿酬支付事宜。

编委会

主　编：赵学印　刘美玶　李召民

姚小红　覃蔚岚　赵　茗

副主编：孔令霞　吴雪琴　欧降红

贾云革　樊红霞　朱建周

李心欣　杨　扬　水　岩

编　委：（按照姓氏笔画）

孔令霞　郑州市中医院

水　岩　中国人民解放军第 202 医院

朱建周　中国人民解放军第 323 医院

刘美玶　济南市中医医院

杨　扬　长春中医药大学附属医院

李心欣　中国人民解放军第 463 医院

李召民　莱西市人民医院

李松林　中国人民解放军第 463 医院

吴雪琴　新疆医科大学附属中医医院

欧降红　新疆维吾尔自治区人民医院

周相苍　青岛市第八人民医院

赵学印　泰安市中医医院

赵　茗　山东青岛中西医结合医院

姜群群　中国人民解放军第 404 医院

姚小红　新疆维吾尔自治区中医医院

贾云革　新疆乌鲁木齐市第一人民医院

覃蔚岚　北京中医药大学东方医院

樊红霞　郑州颐和医院

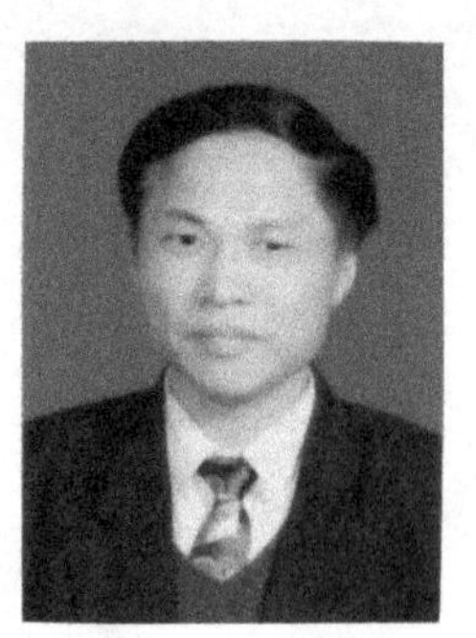

赵学印，泰安市中医医院副院长、肝病中心主任，主任医师，硕士研究生，博士生导师，山东省名中医，山东省中医优秀临床人才，泰山医学家，全国第四批、第五批老中医药专家学术继承人指导老师，山东中西医结合学会肝病专业委员会主任委员，山东省中医药学会肝病专业委员会副主任委员，中国医师协会中西医结合分会肝病专家委员会副主任委员。肝病科是国家临床重点专科，国家重点中医专科，山东省中医重点学科。重视肝气虚肝阳虚和肝病外治疗法的研究，提出“肝阳易不足”、“实证可补论”和“外治之理不同于内治之理”等观点，补充并完善了肝气虚肝阳虚的理法方药，创新研制肝病子母膏、脐火疗法等特色疗法，开展了“脐火疗法干预肝阳虚”的研究并取得一定成果。

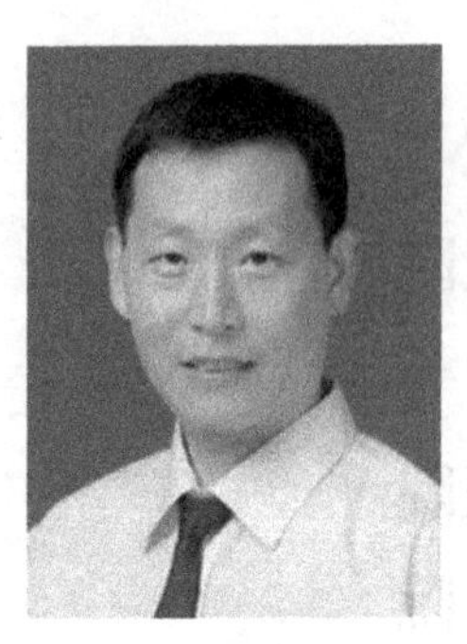

刘美玶，男，1962 年，济南市中医医院，推拿科主任，副主任医师，副教授，山东中医药学会疼痛专业委员会委员，山东针灸学会小儿经络推拿专业委员会委员，从医三十余年，长期从事临床医疗与临床教学工作。擅长运用中医辨证论治方法，结合针灸、推拿等中医传统医术，治疗各种类型头痛、眩晕，脊椎及相关疾病，中风偏瘫后遗症，面瘫，面肌痉挛，急慢性肌纤维炎症，肩周炎，网球肘，腕关节损伤，腱鞘炎、腱鞘囊肿，膝关节炎，踝关节扭挫伤，慢性呼吸道及消化道疾病，老年慢性疾病的调理与治疗。参加编写《现代推拿医术》、《针灸学》、《现在针灸推拿治疗学》、《现代骨伤常见疾病诊疗学》等医学专著。撰写《推五经治疗腰痛》、《腰间盘突出症的分期与推拿治疗》、《推拿治疗颈椎病 100 例临床观察》、《推拿治疗小儿肌性斜性临床体会》多篇学术论文。2004 年以中医针灸推拿专家的身份赴俄罗斯工作 5 年，于 2009 年回国。在俄罗斯工作期间，多次接受当地电视台、报刊等媒体的采访，受到俄国各界人士的广泛好评，为中医事业在俄罗斯的发扬光大做出了贡献。

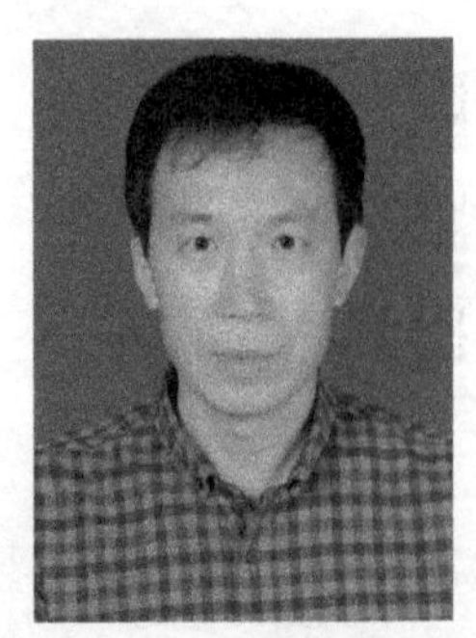

李召民，男，1962 年 8 月出生，莱西市人民医院心血管内科主治医师，1983 年毕业于山东省中医院学校，大学学历，从事中西医结合临床 32 年，1996 年于青岛医学院附属医院进修心血管专业一年，熟练掌握中西医结合内科专业的诊断和治疗，尤其对中西医结合治疗心血管疾病，如急性冠脉综合症、急性心肌梗死、心力衰竭、心律失常、病毒性心肌炎等，具有丰富的临床经验。参与本市科研课题 1 项，获得市科技进步三等奖。发表医学论文 10 余篇。

前 言

中医学作为医学范畴的传统学科，具有医学的一些共性特征。然而，受我国传统文化等因素的影响，中医学又有着一些不同于其他医学体系的特点和优势。综观世界各国民族医学史，除中国外都夭折而没能传承下来，关键是都只停留在经验层面，而未探索出规律又上升为理论来指导实践。中医学是惟一有其基础理论的民族医学，这一理论指导其后的中医实践，不仅在几千年的临床中卓有成效，而且形成了"简、便、验、廉"等的优势，还造就了无数历代中医药名家及传世之著。

本书本着"系统性，科学性，实用性，先进性"的原则，对中医临床实用的诊断辨证技术从理论到具体操作做了详细的论述，既收录了古代文献中的有关记载，也收录了最新的诊断技术和诊断标准，偏重于实际应用。为了便于临床应用，以西医疾病病名为纲，详细论述了疾病有关诊疗，每一病证或疾病主要从病因病机、临床诊断、辨证治疗等来介绍。由于每一章节均由该领域专家学者编写，在内容格式上不能做到完全统一。本书所载临床实用内容，有的比较简单实用，有的比较复杂，加上一些疾病比较顽固，在此，必须加强学习，深入研究，博取诸家精华，方能提高疗效，增长技能，达到解除人民大众疾苦的目的。本书用精练的语言在中医基础理论与临床实践之间架起一座沟通的桥梁，为初涉中医临床者的临证思维能跟上临床工作节奏、提高辨证治疗的能力提供了切实的帮助。

由于我们的水平有限、时间紧迫，书中存在缺点和错误是难免的，希望读者在使用过程中，提出宝贵意见。

《临床中医诊疗精要》

2016 年 6 月

目　录

第一章　心血管疾病

第一节　急性心力衰竭

一、概述

急性心力衰竭是指由于急性心脏病变引起的心排血量显著、急骤降低，甚至丧失排血功能，导致组织器官灌注不足和急性瘀血综合征。包括急性右心衰竭与急性左心衰竭。急性右心衰竭即急性肺源性心脏病，较少见，主要为大块肺梗死引起。急性左心衰竭临床上较常见，以肺水肿或心源性休克为主要表现，是严重的急危重症，抢救是否及时、措施是否合理与预后密切相关。本节主要讨论急性左心衰竭。

本病临床上常由冠心病大面积心肌梗死、高血压心脏病血压急剧升高与输液过多、过快引起的心脏前后负荷急剧增加、严重心律失常导致的心排血量急剧减少等原因引起。主要表现为严重的呼吸困难，呼吸频数，强迫体位，面色苍白，口唇发绀，大汗淋漓，躁动不安，咳嗽、咳粉红色泡沫样痰，甚者可因神经中枢缺氧而至意识障碍，肺水肿若不能迅速纠正，则可至血压调节障碍，引起血压下降，终致心源性休克，甚者引起死亡。

本病属中医学“心悸”、“喘症”、“痰饮”等范畴。其病因病机多与心阳虚衰、心血瘀阻、水凌心肺有关。如《素问·逆调论篇》云：“夫不得卧，卧则喘者，是水气之客也。”《华佗中脏经》曰：“心有水气，则身肿不得卧，烦躁。”宋代《三因方·水肿》谓：“短气，不得卧，为心水。”本病病位在心，发病却与肺脾肾肝功能失调有关。肺主气，脾主运化，肾为气之根，肝主疏泄。若肝郁气滞或脾失运化，津液不能敷布，聚而成痰，痰浊壅肺，肺气不利，即可导致痰瘀痹阻心脉。《丹溪心法·惊悸怔忡》提出：心悸当“责之虚与痰”。肾主津液气化，肾阳虚时，膀胱气化失职，阴邪弥漫，是痰饮痰浊产生的根源。在治疗上《金匮要略》指出：“病痰饮者，当以温药和之。”《证治准绳》提出：“痰涎壅盛所以治之，必先理气豁痰开结药可以加强活血化瘀药的疗效；化痰理气药可以显著增加血液的流动性，降低其黏滞性，从而改善心功能不全。但遇心力衰竭患者夹有痰郁化热时则应遵循热者寒之的原则，给予清热化痰药物治疗，如瓜蒌仁、胆南星、川贝母等。本病发病急骤，可迅速转为阴阳离决。因此，急救回阳、破血化瘀、益气固脱、泻肺利水为其治疗大法。

二、诊断与鉴别诊断

（一）诊断要点与依据

突发严重的呼吸困难，呼吸频数，呼吸频率可达 30～40 次/min，强迫体位，面色苍白，口唇发绀，大汗淋漓，躁动不安，同时频繁咳嗽、咳粉红色泡沫样痰，极重者可因脑缺氧而致意识模糊。发病开始可有一过性血压升高，病情如不缓解，则可致血压调节障碍，引起血压持续下降至休克。听诊时两肺满布湿性啰音和哮鸣音，心尖部第一心音减弱，频率快，同时有舒张早期第三心音而构成奔马律，肺动脉瓣第二心音亢进。追问病因患者可能由冠心病大面积心肌梗死、感染性心内膜炎引起的瓣膜穿孔、乳头肌梗死和(或)断裂、室间隔穿孔等心脏结构的改变,高血压、心脏病血压急剧升高、输液过多过快引起的心脏前后负荷急剧增加,严重心律失常导致的心排血量急剧减少等引起。

(二)特征性检查

1. 心电图

可为窦性心动过速、严重窦性心动过缓、急性广泛心肌梗死等表现。

2. 心脏综合超声

可了解左右心室大小及室壁运动情况,了解射血分数,及各瓣膜启闭情况与乳头肌情况。

3. 脑钠肽

间接判断心力衰竭程度及预后。

(三)鉴别诊断

1. 支气管哮喘

急性左心衰竭引起的呼吸困难应与支气管哮喘相鉴别。前者多见于老年人有高血压、冠心病、感染性心内膜炎或慢性心脏瓣膜病史,后者多见于青少年有过敏史;前者发病突然,患者强迫体位,面色苍白,口唇发绀,大汗淋漓,躁动不安,同时频繁咳嗽、咳粉红色泡沫样痰,极重者可因脑缺氧而至意识模糊,双肺可及哮鸣音与湿性啰音,后者发作时双肺可闻及典型哮鸣音,咳出白色黏痰后呼吸困难常可缓解。两者不难鉴别。

2. 其他原因所致的休克

急性左心衰竭肺水肿合并心源性休克应与其他原因引起的休克相鉴别。前者多有引起急性心力衰竭的病因,临床表现既有急性肺水肿的症状与体征,又有休克的症状与体征,同时伴有舒张早期第三心音而构成奔马律,肺动脉瓣第二心音亢进;后者发病多因急性失血与失液、重症感染、过敏、疼痛等引起,临床表现主要是休克的症状与体征,急性肺水肿的体征无或不典型。两者不难鉴别。

三、辨证分型

(一)痰瘀互结

心悸喘促、不能平卧、心胸疼痛、肢体水肿。痰多体胖,头身困重,爪甲青紫。舌暗苔腻或水滑,脉滑数或结代促。

(二)水凌心肺

心悸胸闷气短,咳吐痰多甚者咳吐粉红色泡沫样痰,喘息不能平卧,身肿尿少,肢冷。脘痞纳呆,渴不欲饮。舌体淡胖、苔白水滑,脉沉弱或滑。

(三)阳虚欲脱

咳逆剧甚,张口抬肩,端坐不能平卧,少动则喘剧欲绝,心慌动悸,面白或晦滞,自汗,唇甲青紫。舌质紫暗或有瘀点、瘀斑,脉涩或结代。

(四)气阴两竭

呼吸微弱,间断难续,或成叹息样,汗出如洗,躁烦内热。面红如妆,口干欲饮。舌质光红、无苔或光绛紫赤,脉细微而数,或散或芤。

(五)阴竭阳脱

呼吸微弱,间断难续,或成叹息样,汗出如洗,躁烦内热,手足逆冷,神情淡漠。面白颧红,口干欲饮。舌质光红、无苔或光绛紫赤,脉细微而数,或散或洪大无力。

四、辨证施治

（一）痰瘀互结

治法：活血祛瘀，豁痰开结。

方药：涤痰汤（《证治准绳》）加味。制南星12g，法半夏12g，炒枳实10g，茯苓10g，橘红10g，石菖蒲10g，竹茹12g，桃仁15g，红花15g，赤芍15g，人参6g，甘草3g。喘盛痰多者，加皂荚6g，葶苈子15g；胸闷胸痛重者，加丹参30g，水蛭粉（冲服）3g；上腹饱胀者，加厚朴12g，莱菔子12g。

（二）水凌心肺

治法：活血利水，润肺平喘。

方药：真武汤（《伤寒论》）合葶苈大枣泻肺汤（《金匮要略》）。制附片（先煎）6g，炒白术10g，白芍10g，茯苓15g，大腹皮10g，葶苈子15g，猪苓15g，干姜10g，桂枝10g，泽兰15g，益母草30g。饮逆呕恶者，加陈皮12g，生姜6g；气喘欲脱者，加黑锡丹9g，或蛤蚧粉6g，桑白皮12g；面暗口绀者，加丹参15g，当归10g。

（三）阳虚欲脱

治法：扶阳固脱，镇摄肾气。

方药：参附汤（《正体类要》）合黑锡丹（《太平惠民和剂局方》）。制附片15g，人参（与附片急煎频服）15～30g，黑锡丹（送服）3～4.5g，蛤蚧粉（冲服）2～3g。或给予参附注射液20～60mL加入5%葡萄糖注射液或生理盐水250mL静脉滴注。喘剧欲绝者，加生龙骨、生牡蛎各30g，伴阴虚者，加山茱萸15～30g。

（四）气阴两竭

治法：益气养阴固脱。

方药：生脉散（《医学启源》）加味。人参（另煎兑服）15g，麦冬15g，五味子9g，生地黄15g，山茱萸15g。或给予参麦注射液20～60mL加入5%葡萄糖注射液或生理盐水250mL静脉滴注。汗多不敛者，加生龙骨、生牡蛎各30g。

（五）阴竭阳脱

治法：益阴助阳，扶正固脱。

方药：破格救心汤（《李可老中医危重疑难病经验专辑》）。制附子（先煎）30～60g，干姜60g，炙甘草60g，高丽参（另煎浓汁兑服）10～30g，山茱萸60～120g，生龙骨30g，生牡蛎30g，麝香（冲服）0.5g。病缓者加水2000mL，文火煎取1000mL，分5次服，2h一次，日夜连服1～2剂；病急者，开水武火急煎，频频喂服，不分昼夜，24h内1～3剂。痰声辘辘者，加生半夏30g，生南星10g，石菖蒲10g，鲜生姜30g；气短喘息欲脱者，加沉香末（冲服）3g，桂油（冲服）3g。

此外，国内学者吴又汀认为从痰论治急性充血性心力衰竭，可以促进患者心力衰竭控制，迅速改善症状，使病情从根本上得到好转。临证时又分为痰瘀互阻型，痰热互阻型，心肾阳虚、水气凌心型与胸阳不振、痰浊闭阻型。笔者认为，痰浊与瘀血相兼是诱发急性心力衰竭的症结所在。《金匮要略》指出，“病痰饮者，当以温药和之”。《证治准绳》提出，“痰涎壅盛所以治之，必先理气”，豁痰开结药可以加强活血化瘀药的疗效；化痰理气药可以显著增加血液的流动性，降低其黏滞性，从而改善血液的流动状态，改善心功能不全。理气化痰的常用药有半夏、厚朴、薤白、桂枝等。但遇心力衰竭患者兼有痰郁化热时则应遵循热者寒之的原则，给予清热化瘀的药物治疗，如瓜蒌仁、胆南星、川贝母等。

（李召民）

第二节　慢性心力衰竭

一、概述

慢性心力衰竭亦称慢性充血性心力衰竭，是各种心血管疾病终末阶段的临床表现和最终归宿，也是最主要的死亡原因。据美国心脏病学会2001年统计报道，全美有500万心力衰竭患者，心力衰竭的年增长数为50万，年死亡数为30万。据中国50家医院调查，心力衰竭住院率占同期心血管病的20%，而死亡率占40%。本病严重威胁人类的健康。

本病在中医学中早有记载，《内经》中就有“心力衰竭”的症状描述，如《素问·逆调论篇》云：“夫不得卧，卧则喘者，是水气之客也。”汉代张仲景对心力衰竭的病机、治法等进行了阐述，如《金匮要略·水气病脉证治》云：“水者，其身重而少气，不得卧，烦而躁，其人阴肿”、“诸有水者，腰以下肿，当利小便。”唐代孙思邈《备急千金要方·心脏门》中首提“心衰”之名，曰：“心衰则伏”。更多医家则根据其发病的病机或主症将之归于“心悸”、“怔忡”、“喘证”、“水肿”、“痰饮”等范畴。历代先贤对心力衰竭的证候、病因病机和治法、方药等的论述对后世研究心力衰竭的发病与防治，均具有重要的启迪意义。经研究证实心气虚阳气不足，无力推动血行，血流迟滞，瘀而成水，与现代医学认为心力衰竭循环缓慢，血管内压力增加形成水肿相吻合，其所论述的临床表现与现代医学中“心力衰竭”的临床表现是一致的。

慢性心力衰竭病位以心为主，还与肺、脾、肾三脏有关，基本病机是本虚标实。疾病初期本虚是以气虚、阴虚为主，标实主要是血瘀，中后期本虚多为气阴两虚、阴阳两虚，标实为瘀血、水饮或水瘀互结，且可化热，从而呈现标本俱病、虚实夹杂的病理特点。所以在治疗上要分清标本缓急，补虚泻实，或补或攻，或攻补兼施，谨守病机，以平为期。

二、诊断与鉴别诊断

（一）诊断要点与依据

慢性心力衰竭临床上可以分为左心衰竭、右心衰竭与全心衰竭。其中以左心衰竭与全心衰竭为常见，单纯右心衰竭较少见。心力衰竭的诊断是综合病因、病史、症状、体征及客观检查而作出的。首先应有明确的器质性心脏病的诊断。而心力衰竭的症状与体征是诊断心力衰竭的重要依据。各型心力衰竭诊断如下。

1.左心衰竭诊断

有明确的器质性心脏病病史；有不同程度的呼吸困难如劳力性呼吸困难、端坐呼吸、夜间阵发性呼吸困难、咳嗽、咳痰，甚则咯血，伴有疲倦、乏力、头晕、心慌、少尿、皮肤苍白、口唇爪甲发绀等症状；体检可见心脏增大、心率增快、心尖区舒张期奔马律、肺动脉瓣区第二心音亢进、两肺底湿性啰音、有时有干性啰音等体征。

2.右心衰竭诊断

有明确的器质性心脏病病史；有食欲缺乏、恶心、呕吐、腹胀胁痛、少尿、夜尿增多、呼吸困难等症状；体检可见颈部青筋暴露、肝颈静脉回流征阳性、肝脏肿大压痛、胸水、腹水及双下肢水肿，心脏听诊可闻及胸骨左缘 3～4 肋间舒张期奔马律、三尖瓣区收缩期吹风样杂音。

3. 全心衰竭诊断

有明确的器质性心脏病病史；有疲倦、乏力、头晕、心慌、少尿、皮肤苍白、口唇爪甲发绀等周围循环灌注不足与食欲缺乏、恶心、呕吐、腹胀胁痛、少尿、夜尿增多等体循环瘀血的症状，肺循环瘀血的症状反而减轻；体检可见全心增大、心率增快、心尖区舒张期奔马律等心脏体征与颈部青筋暴露、肝颈静脉回流征阳性、肝脏肿大压痛、胸水、腹水及双下肢水肿等体循环瘀血体征。

（二）特征性检查

1. 胸部 X 射线

观察心影大小与肺瘀血的动态变化。

2. 心脏超声

了解各心腔大小及室壁运动情况，测定 EF 值与 E/A 值间接判断心肌舒缩功能变化。

3. 放射性核素检查

了解心脏舒缩功能受损情况。

4. 心肺运动试验

了解心脏舒缩功能受损情况。

（三）鉴别诊断

1. 支气管哮喘

左心衰竭夜间阵发性呼吸困难常称为“心源性哮喘”，应与支气管哮喘相鉴别。心源性哮喘多见于老年人有高血压或慢性心脏瓣膜病史，后者多见于青少年有过敏史；前者发作时必须坐起，重症者肺部有干湿性啰音，甚至咳粉红色泡沫样痰，后者发作时双肺可闻及典型哮鸣音，咳出白色黏痰后呼吸困难常可缓解。

2. 心包积液、缩窄性心包炎

前者由于腔静脉回流受阻同样可以引起颈静脉怒张、肝大、胃肠道瘀血、下肢水肿等表现，应根据病史、心脏及周围血管体征进行鉴别，超声心动图检查可以得到确诊。

3. 肝硬化腹水伴下肢水肿

二者均可以出现胃肠道瘀血引起的食欲缺乏、恶心、呕吐、腹胀胁痛等症状，但前者无颈静脉怒张与肝颈静脉回流征阳性之表现，结合基础疾病。

三、辨证分型

（一）气虚血瘀

胸闷胁痛，心悸气短，甚者喘咳，颈部青筋暴露，胁下痞块，下肢水肿，面白或晦滞，自汗，唇甲青紫，舌质紫暗或有瘀点、瘀斑，脉涩或结代。

（二）气阴两虚

心悸，气短，疲乏，动则汗出，自汗或盗汗，头晕心烦，口干，面颧暗红，舌质暗红、少苔，脉细数无力或结代。

（三）脾肾阳虚

身肿尿少，畏寒肢冷，咳喘不能平卧，气短乏力，纳差便溏，舌体淡胖、苔白水滑，脉沉弱。

（四）水气凌心

心悸胸闷，气短喘息，不能平卧，肢肿尿少，咳吐痰涎，脘痞纳呆，渴不欲饮，舌体淡胖、苔白水滑，脉滑。

（五）心阳暴脱

心悸喘促，倚息不得平卧，大汗淋漓，四肢厥冷，唇甲青紫，咳吐涎沫，舌质淡、苔白，脉沉微欲绝。

四、辨证施治

（一）气虚血瘀

治法：益气活血。

方药：补阳还五汤（《医林改错》）加减。生黄芪 30g，川芎 15g，当归尾 15g，桃仁 12g，红花 12g，赤芍 15g，地龙 12g，山药 15g，郁金 12g。气短乏力重者，加人参（另煎兑服）10g；胸痛频繁发作，唇舌紫暗、脉涩明显者，加水蛭 3g，乳香 12g，没药 12g；下肢水肿甚者，加益母草 30g，泽兰 15g，葶苈子 15g；喘咳甚者，加川贝母、桑白皮各 10g。

（二）气阴两虚

治法：益气养阴。

方药：炙甘草汤（《伤寒论》）合生脉散（《内外伤辨惑论》）加减。人参（另煎兑服）10g，炙甘草 6g，麦冬 15g，黄芪 15g，阿胶（烊化）10g，酸枣仁 12g，柏子仁 12g，生地黄 15g。心悸而烦重，善惊有痰者，加黄连 10g，竹茹 15g；气短乏力重者，加黄芪 30g；盗汗明显者，加生地黄 15g，牡丹皮 15g；夜寐差者，加炒枣仁 30g，柏子仁 30g。

（三）脾肾阳虚

治法：温阳利水。

方药：真武汤（《伤寒论》）加减。制附片（先煎）10g，炒白术 10g，白芍 10g，茯苓 25g，大腹皮 30g，葶苈子 15g，猪苓 15g，干姜 10g，桂枝 10g。身肿明显者，加泽泻 15g；纳差、腹胀者，加苍术 10g，厚朴 10g；咳喘较甚，不能平卧者，葶苈子加量至 15～30g，加泽泻 30g；下肢水肿者，加益母草 30g，泽兰 15g。

（四）水气凌心

治法：化气行水。

方药：苓桂术甘汤（《金贵要略》）加减。茯苓 15g，桂枝 6g，白术 10g，葶苈子 15～30g，半夏 10g，生姜 6g，泽泻 30g，益母草 20g，北五加皮 3～6g。水饮上逆，恶心、呕吐者，加陈皮 12g，生姜 6g；气短喘息欲脱者，加黑锡丹（送服）9g，或蛤蚧粉 6g，桑白皮 30g；面色晦暗、口唇发绀者，加丹参 15g，当归 10g。

（五）心阳暴脱

治法：回阳固脱，益气生脉。

方药：回阳救急汤（《伤寒六书》）加减。制附片（先煎）10g，红参（另煎兑服）10g，干姜 10g，肉桂 5g，煅龙骨（先煎）20g，锻牡蛎（先煎）20g，五味子 6g。汗出不止者，煅龙骨、煅牡蛎各加至 30g；心悸不宁者，加远志 12g，炒枣仁 15g；咳吐涎沫不止者，加半夏 10g，白术 15g。

此外，近 10 年来国内诸多医家、学者对本病辨证论治提出了独到见解，对临床辨证具有一定的指导意义。如杨培君等临床把心力衰竭分为 5 型辨证施治。①心气阴虚型，治疗给予益心气养心阴，化瘀清肺，选方炙甘草汤合生脉饮加减；②气虚血瘀型，治疗给予益气化瘀，养心安神，选方保元汤合桃红四物汤加减；③心肾阳虚型，治疗给予温补心肾，化瘀行水，选方附子汤加减；④阳虚水泛型，治法给予温阳化饮，泻肺行瘀，选方真武汤合参附汤加减；⑤心阳虚脱型，治法给予回阳救逆，益气固脱，选方四逆汤合人参汤加减。吴致安等认为，在治疗心力衰竭的过程中，益气活血、温阳利水是重要的治疗原则，特别是在病危转复过程中，基础方为芪红汤，黄芪、桂枝、红景天。随症加减，心肺气虚，痰瘀搏阻，加瓜蒌、浙贝母、麦冬；心肾阳虚，痰饮上逆，加葶苈子、桑白皮、云茯苓、泽泻；心肾阳虚，水饮上泛，加制附子、白术、泽泻。张氏等治疗心力衰竭，采用中西医结合的方法，在常规西医基础上辨证施治。心气阴两虚型、心脾两虚型给予参麦注射液；心阳不振、水气凌心型、脾肾阳虚型给予参附注射液；瘀血阻络型视程度不同选用香丹注射液、刺五加注射液或红花注射液。以上均合用黄芪注射液。李小平等认为心力衰竭应分期辨证论治，初期以温阳利水为主，佐以活血化瘀，方选真武汤化裁，制附子、干姜、茯苓、白术、丹参、黄芪、党参、桑白皮、赤芍；水肿消退后以活血化瘀为主，佐以益气养阴，方选丹参饮化裁，丹参、白糖参、黄芪、益母草、檀香、降香、桃仁、麦冬、五味子、牛膝、砂仁；后期以益气活血为治则，方选生脉散化裁，白糖参、黄芪、丹参、麦冬、五味子、川芎、当归、白术、茯苓。肺心病初期咳喘、痰多者合三子养亲汤，化痰止咳平喘；胸痛加桑寄生、薤白扩张冠状动脉；心律失常加炙甘草、玉竹、苦参益气复脉；失眠加百合、合欢皮、酸枣仁养血安神。薛长玲等从心功能分级探讨中医辨证施治慢性心力衰竭的规律，发现以心功能分级为切入点进行辨证论治，简便易行，便于临床掌握。认为心功能Ⅰ级辨证属心之阴血亏虚，治法滋阴养血，方用四物汤加减；心功能Ⅱ级辨证属气阴两虚，治法益气养阴，活血养血，方用养心方合生麦饮加减；心功能Ⅲ级辨证属气虚血瘀，治法益气养血，方以养心方合生麦饮加减，可加活血利水药；心功能Ⅳ级辨证属气虚血瘀，甚则阳虚水泛，治法益气活血利水，方以养心方合生麦饮加活血利水之剂，亦可用真武汤加减治疗。

（李召民）

第三节　顽固性心力衰竭

一、概述

顽固性心力衰竭又称难治性心力衰竭，是指心功能Ⅲ～Ⅳ级的心力衰竭患者经各种治疗，心力衰竭不见好转，甚至还有进展者，但并非指心脏情况已至终末期不可逆转。患者临床症状多表现为全身水肿，下肢尤甚，伴心慌、气短、喘促、痰多而稀、少尿。本病病程多较长，呈反复发作，不但给患者带来沉重的经济负担，而且严重影响患者生活质量。

根据临床表现，本病属中医学“心悸”、“怔忡”、“喘证”、“水肿”、“痰饮”、“心水”等范畴，其病机主要有心肾俱虚、心脾两虚、瘀血内停、水湿泛滥等几个方面，往往兼而出现，治疗以益气温阳、活血利水为原则，并应注重升降结合，温通并举，补清兼施，标本同治。

二、诊断与鉴别诊断

（一）诊断要点与依据

顽固性心力衰竭的诊断是综合病史、症状、体征及客观检查而作出的。患者有明确的心力衰竭病史且历时较长，已经过多种方法治疗而疗效不佳，临床多表现为反复发生的全身水肿，以下肢为重，多伴有心慌、气喘、呼吸困难、咳嗽、咳痰、少尿。体检可见肺底湿性啰音、心音低钝、心脏杂音等心肺体征与全身水肿、颈静脉怒张、肝颈静脉回流征阳性等静脉系统瘀血的体征，经胸片、心脏超声可提示心脏增大、心腔扩大，各室壁运动明显减弱、EF值低下。血浆脑钠肽及其前体水平持续在较高本平状态。

（二）特征性检查

1. 胸部X射线

观察心影大小与肺瘀血的动态变化。

2. 心脏超声

了解各心腔大小及室壁运动情况，测定EF值与E/A值间接判断心肌舒缩功能变化。

3. 放射性核素检查

了解心脏舒缩功能受损情况。

4. 心一肺吸氧运动试验

了解心舒缩功能受损情况。

5. 脑纳肽

间接判断心力衰竭程度及预后。

（三）鉴别诊断

1. 支气管哮喘

前者多见于青少年有过敏史，发作时双肺可闻及典型哮鸣音，咳出白色黏痰后呼吸困难常可缓解。后者多见于老年人有高血压或慢性心脏瓣膜病史，发作时必须坐起，重症者肺部有干湿性啰音，甚至咳粉红色泡沫样痰。

2. 心包积液、缩窄性心包炎

前者由于腔静脉回流受阻同样可以引起颈静脉怒张、肝脏肿大、胃肠道瘀血、下肢水肿等表现，病因不纠正则胸闷气喘等表现持续，可根据病史、心脏及周围血管体征进行鉴别，超声心动图检查可以得到确诊。

三、辨证分型

（一）心肾阳虚，水饮上犯

心悸，气短，甚则咳喘不能平卧，疲乏无力，水肿，腰以下为重，按之凹陷不起，小便短少，面白或晦滞，自汗，唇甲青紫，四肢厥冷，舌质淡胖，苔白，脉沉细或沉迟无力。

（二）心脾两虚，水湿泛滥

心悸，气短，疲乏，水肿，以下半身为重，按之凹陷不起，腹胀纳呆，神倦肢冷，小便短少。头晕，口干不欲饮，面色萎黄。舌质淡，苔白腻或水滑，脉沉缓或沉弱。

（三）心肺气虚，痰瘀互结

心悸，胸闷，气短，动则加剧，甚者气喘，喘不续息，咳吐痰涎，疲乏无力，水肿不甚。头晕，面白无华，自汗，易感冒。舌淡胖、舌底脉络青紫、苔白稍腻，脉弱或结代。

四、辨证施治

（一）心肾阳虚，水饮上犯

治法：温补心肾，化气行水。

方药:济生肾气丸(《济生方》)合真武汤(《伤寒论》)加减。制附片(先煎)6g,肉桂5g,炒白术10g,茯苓10g,泽泻15g,车前子15g,生姜6g,牛膝10g,白芍10g。气短乏力重者,加人参(另煎兑服)10g;小便清长量多者去泽泻、车前子,加菟丝子15g,补骨脂15g;心悸、唇绀明显者重用附子(久煎)15g,加桂枝10g,炙甘草10g,丹参15g;水肿甚者,加益母草30g,泽兰15g,葶苈子15g。

(二)心脾两虚,水湿泛滥

治法:强心健脾,利湿消肿。

方药:实脾饮(《济生方》)加减。制附片10g,草果10g,干姜6g,白术15g,茯苓15g,泽泻15g,大腹皮10g,川朴10g,木香10g。气短声弱,气虚甚者,加人参(另煎兑服)10g,黄芪15g;小便短少者,加桂枝10g;伴两胁作痛者,加赤芍15g,牡丹皮15g;夜寐差者,加炒枣仁15g,柏子仁15g。

(三)心肺气虚,痰瘀互结

治法:补气强心,化痰祛瘀。

方药:真武汤(《伤寒论》)加减。制附片(先煎)6g,炒白术10g,白芍10g,茯苓15g,大腹皮10g,葶苈子10g,猪苓15g,干姜10g,桂枝10g。身肿明显者,加泽泻15g;纳差、腹胀者,加苍术10g,厚朴10g;咳喘较甚,不能平卧者,葶苈子加量至15～30g,加泽泻12g。下肢水肿者,加益母草30g,泽兰15g。

此外,詹文涛教授认为,顽固性心力衰竭即心力衰竭反复发作,迁延不愈,多方治疗效果不佳。而心力衰竭反复发作多有诱因,常见的诱因有劳累、精神刺激及感染,特别是呼吸道的感染。詹教授据此在治疗心力衰竭时常常从治肺入手,心肺同治。治肺祛痰在心力衰竭时显得尤为重要,此处强调治肺,并非只是治肺,而是要将治肺贯穿于心力衰竭治疗的始终。在心力衰竭临证治疗时,詹老师用黄芪生脉饮合自拟苇茎三子汤为基础方;兼见心肺阳虚者同时合用真武汤或人参附子汤为基础方;兼见脾阳虚者合用苓桂术甘汤为基础方;自拟苇茎三子汤为千金苇茎汤加自拟的三子(葶苈子、牛蒡子、紫苏子)汤,方中苇茎清泻肺热,解毒排脓消痈;冬瓜仁清热化痰,利湿排脓利胃肠而渗湿;桃仁活血化瘀,润燥滑肠,与冬瓜仁合用可使痰瘀从大便而解;紫苏子降气平喘,止咳祛痰,《韩氏医通》的三子养亲汤用的是紫苏子、莱菔子和白芥子,但詹老师认为,莱菔子虽然降气祛瘀、消食行滞,但其性辛散。久用耗气,不宜常用;而白芥子虽能温肺理气、利膈消痰,并搜刮膈里膜外之痰,但长期使用可导致甲状腺功能减退,也不宜久用,故将莱菔子和白芥子换为牛蒡子和葶苈子,更突出了治疗心力衰竭痰瘀互结的特点。詹老师对于瘀血明显的患者常加用川芎、丹参、益母草、赤芍等;对于下肢水肿明显者,加用车前子、益母草、白茅根、泽泻等;对心力衰竭头昏明显或有意识障碍的患者加用石菖蒲、天竺黄、郁金等;对胸闷、心悸明显者加用檀香、川芎等;对有消化道瘀血食欲缺乏者,除加强利尿消瘀作用的药外,还加用茯苓、山楂、白豆蔻等。总之,在治疗心力衰竭时应在辨证论治的基础上强调心肺同治。

(李召民)

第四节　快速性心律失常

一、概述

快速性心律失常是临床常见病、多发病，可见于各种心血管疾病，是常见的心血管重症，尤其发生在有器质性心脏病的患者更为明显。因为心律失常本身就会引起严重的症状和血流动力学障碍，而已有病变的心脏代偿功能低下，心律失常发生时心功能急骤下降、恶化，常诱发急性心功能不全、心源性休克、阿一斯综合征等。此时果断正确地处理，分秒必争地抢救直接关系到患者的预后，乃至生命。快速性心律失常人群中发生率为2%～4%，多见于心脏病患者，也可见于健康心脏者，重者可危及生命，轻者也可不同程度地影响患者的生活质量。快速性心律失常与心脏性猝死之间有着密切的联系，每年大约有95%的心脏性猝死患者都由心律失常引起，其中快速性心律失常所占的比例超过了3/4，而流行病学统计资料显示，中国每年发生的心脏性猝死超过45万例。这也就是说，中国每年有30多万人死于快速性心律失常，因此，人们必须提高对快速性心律失常的重视，做到早发现、早诊断、早治疗。

本病中医上属心悸、怔忡范畴，《内经》中虽无心悸（惊悸、怔忡）之名，但有关心悸的临床表现的描述和类似的记载，如《素问·举痛论篇》指出："惊则心无所倚，神无所归、虑无所定，故气乱矣。"《素问·平人气象论篇》说："乳之下，其动应衣，宗气泄也。"《素问·痹论篇》说："心痹者，脉不通，烦者心下鼓。"汉代张仲景在《伤寒杂病论》中首立心悸之病名，并对它的发病原因作了扼要的叙述，认为主要原因是由惊扰、水饮、虚劳和汗后受邪等因素引起，较为系统地阐述了心悸的辨证论治。《金匮要略·惊悸吐衄下血胸满瘀血病脉证治》指出："寸口脉动而弱，动则为惊，弱则为悸。"后世医家对心悸作了进一步的说明，认为"惊自外至者也，惊则气乱，故脉动而不宁；悸自内惕者也，悸因中虚，故脉弱而无力"。《济生方》不仅对惊悸有所载述，还提出了怔忡的病名，"夫怔忡者此心血不足也"。《济生方·怔忡论治》指出，怔忡发病的原因，在于"真血虚耗，心神失养，渐成怔忡"；另外"冒风寒暑湿，闭塞诸经"，"五饮停蓄，湿塞中脘"，亦能令人怔忡。其后《丹溪心法》又提出了"责之虚与痰"的理论，认为血虚与痰火是怔忡致病的根本原因。如《惊悸怔忡门》指出："怔忡者血虚，怔忡无时，血少者多。有思虑便动，属虚。时作时止者，痰因火动。"《医宗金鉴》有关章节从脉象表现分析和认识了心悸发生的原因，必外有惊扰，内有所虚，内外相合，引发本证。从临床实践中看来，正是如此。《医林改错·心慌》则认为瘀血内阻也可导致心悸怔忡。

目前通过常规心电图、动态心电图及心电监护仪等各种仪器的应用，本病的诊断已较为明确，在治疗上西医主要以抗心律失常药物和非药物治疗为主，非药物治疗包括电复律、射频消融术和外科手术治疗。尽管近十多年来非药物治疗，尤其是射频消融术在治疗快速心律失常方面取得了很大的进步，也取得了很好的效果，但在基层医院，快速性心律失常仍然以药物治疗为主和首选。外科手术治疗因其创伤较大，现已较少采用。虽然单纯西药治疗可使其转复，但易复发，同时易致新的心律失常。中医药不但在控制症状和改善患者生活质量方面有肯定的疗效，对引起心律失常的原发病因也有作用。其通过调整气血阴阳，恢复脏腑功能，可提高疗效，缩短疗程，延缓复发，取得较好的远期疗效。中药以其疗效肯定、不良反应小及调节人体内环境平衡的优点，将成为越来越多患者的重要选择。

二、诊断与鉴别诊断

（一）诊断要点与依据

快速性心律失常临床上大致可以分为心动过速、扑动、颤动及早搏 4 种，临床上常用心率变快的程度与心电图特征表现来区分四者。快速性心律失常的诊断是综合病因、病史、症状、体征及客观检查（如心电图）而作出的。首先应明确有无器质性心脏病的诊断，而症状与客观检查（心电图）是诊断快速性心律失常的重要依据。

（二）特征性检查

在快速性心律失常诊断过程中，心电图是其诊断的最主要手段。临床上常采用常规 12 导联心电图与动态心电图相结合，从心脏的立体结构方面判断心律失常的性质和部位。其动态心电图通过 24h 连续心电图记录可能记录到心律失常的发作，自主神经系统对自发心律失常的影响，自觉症状与心律失常的关系，并评估治疗效果。此外，心脏电生理、心室晚电位、心电图频谱分析、心室率变异分析、运动心电图、倾斜试验、超声心动图、心脏 X 射线、ECT、CT 和 MRI 等都有助于复杂或某些特殊心律失常的诊断，对于器质性和非器质性心律失常的诊断有着不可低估的价值。

1. 心电图

（1）体表心电图：是心律失常诊断的最主要手段。临床上采用 12 导联心电图。可以从心脏的立体结构方面判断心律失常的性质和部位。然而 12 导联心电图由于记录时间短，不容易描记到短暂心律失常的图形。所以临床上常常采用 P 波清楚的导联（Ⅱ、Ⅲ、aVF 和 V_1 导联）较长时间描记，便于捕捉心律失常。注意 P 和 QRS 波形态、P－QRS 关系、PP、PR 与 RR 间期，判断基本心律是窦性还是异位。房室独立活动时，找出 P 波与 QRS 波群的起源（选择Ⅱ、aVF、aVR、V_1 和 V_5、V_6 导联）。P 波不明显时，可试加大电压或加快纸速，作 P 波较明显的导联的长记录。

（2）食管心电图：可以清晰描记 P 波，对 12 导联心电图 P 波记录不清楚的患者，很容易获得 P 波信息，有助于正确诊断。

（3）心电图监测：为克服心电图描记时间短、捕捉心律失常困难的缺点，人们采用心电图监测的方法诊断心律失常。床边有线心电图监测适用于危重患者；无线心电图监测便于捕捉患者活动后心律失常；动态心电图（Holler）可连续记录 24h 或更长时间的心电图，解决了只靠普通心电图无法诊断的心律失常问题，通过 24h 连续心电图记录可能记录到心律失常的发作，自主神经系统对自发心律失常的影响，自觉症状与心律失常的关系，并评估治疗效果，然而难以记录到不经常发作的心律失常；电话心电图可将心电图经过电话的途径传输到医院或监控中心，有助于了解患者工作和生活时的心律失常情况。

（4）体表 His 电图：采用心电的滤波和叠加等方法，记录到的 His 电图，能帮助分析心房、His 束和心室电图的相互关系和顺序，辅助复杂心律失常的诊断。

（5）体表心电图标测：采用数十个体表电极同时记录心脏不同部位的心电图，便于分析心律失常的起源点以及传导顺序和速度的异常，尤其对异常通道的诊断有价值。

（6）信号平均心电图：又称高分辨体表心电图，可能在体表记录到标志心室肌传导延缓所致局部心肌延迟除极的心室晚电位。心室晚电位的存在为折返形成提供了有利基础，因而记录到心室晚电位的患者，其室性心动过速、心室颤动和猝死发生的危险性相应增高。

2. 心脏电生理

临床电生理研究是采用心脏导管记录心脏内各部位心电图，并且用脉冲电刺激不同部位心肌组织的一种心律失常研究方法。是有创性电生理检查，目的是为了更好地了解正常和异常心脏电活动的情况，对复杂心律失常作出诊断，并且判断心律失常的危险程度和预后，以及协助选择治疗方法和制订治疗方案。这种方法可以十分准确地反应心脏电活动的起源和激动的传导顺序，对于临床诊断困难或用其他方法无法发现的心律失常有着非常重要的诊断和鉴别诊断价值。

3. 运动试验

可能在心律失常发作间歇时诱发心律失常，因而有助于间歇发作心律失常的诊断。抗心律失常药物（尤其是致心室内传导减慢的药物）治疗后出现运动试验诱发的室性心动过速，可能是药物致心律失常作用的表现。

4. 其他检查

心室晚电位、心电图频谱分析、心率变异分析、运动心电图和倾斜试验都有助于复杂或某些特殊心律失常的诊断。此外，超声心动图、心脏 X 射线、ECT、CT 和 MRI 等对于器质性和非器质性心律失常的诊断有着不可低估的价值。

（三）鉴别诊断

1. 心动过速

心率如果始终保持在 100～150 次/min 之间，就属于心动过速，它包括窦速、阵发性室上速和室速。窦速的特点是心脏无明显器质性病变，心率变快和转慢都是逐渐进行，通常无明显不适，有时会有心慌、气短等症状，短时间就可以恢复。阵发性室上速则以心率突然加快和突然减慢为特征，发作时患者突然感到心慌和心率增快，可以持续数分钟、数小时甚至数天。室性心动过速常发生于各种器质性心脏病，多出现在疾病终末期，若治疗不及时则导致室颤，乃至心脏骤停而猝死。心电图特征：窦速为窦性心律，室上速与室速为异位心律；窦速与大部室上速 QRS 波群形态正常，但部分室上速 QRS 波群增宽、畸形。而室速都为宽大、畸形的 QRS 波群。

2. 扑动

心率如果加快到 150～250 次/min 之间，心动过速就变成了扑动。扑动多见于各种器质性心脏病，根据病变部位的不同，扑动也可以分为两种，心房发生病变的叫做房扑，心室发生病变的叫做室扑，室扑较少见，一般常迅速转为室颤。扑动的病情比心动过速更为严重，可以导致头晕、昏厥等急性病变，一旦发现应迅速送往医院急救。心电图特征：房扑中 P 波消失，代之以间距匀齐、波形一致的 F 波，QRS 波群一般正常；室扑则 QRS－T 无法辨认，出现连续、均匀、振幅大的心室扑动波。

3. 颤动

心率如果超过 250 次/min，就可以诊断为颤动。和扑动一样，颤动亦多见于各种器质性心脏病，其可分为房颤和室颤，它们的特点是心率极快。有时甚至数不清次数，而且毫无节律可言。房颤可以导致心力衰竭和脑梗死，室颤则可以引起心脏性猝死。

心电图特征：房颤 P 波消失，代之以一系列大小、形态及间距均不等的心房颤动波（F 波），R－R 间距绝对不规则，QRS 波群一般正常；室颤则 QRS－T 波全部消失，代之以形态不一、大小不等、节律极不规则的心室颤动波。

4. 早搏

房性早搏是指异位兴奋点位于心房的早搏，其心电图特征是：提前出现的异形外P(P)波，P－R间期≥0.12s，QRS波群形态一般正常，但在伴有室内差异传导时可以表现为异常形态，或因激动在房室交界区被阻滞而表现为P波后无QRS波群（房性早搏未下传），早搏后的代偿间歇常呈不完全性。室性早搏是临床最常见的早搏类型，其心电图特征为：提前出现的宽大畸形的QRS波群；其前无P波；代偿间歇常为完全性。

5. 室内差异传导与室性早搏鉴别

(1)QRS波形：室内差异性传导（简称差传）的QRS波群常呈RBBB（右束支阻滞）图形，即：①V_1导联QRS波群呈三相波形（rSR、rsR或rsr）者多为差传，呈单相（R）或双相（qR、RS或QR）者室性早搏（简称室早）可能性大；②V_1导联QRS波群起始向量经常变化或与正常QRS起始向量相同者差传可能性大，起始向量固定不变且与正常QRS起始向量不同者室早可能性大；③早搏的QRS波形不固定者差传可能性大，形态固定者室早可能性大。

(2)QRS波群与P波的关系：差传的QRS波前一定有P波，而室早的QRS波前无P或P波。

(3)心动周期长短：一般心搏的不应期长短与前一个心动周期长短成正比，即长心动周期后的早搏容易出现差异传导，而室性早搏则无此规律。

(4)配对间期：差传的配对间期常不固定，而室早的配对间期常较固定，但据此判断有时出现错误。

三、辨证分型

（一）气阴两虚

心悸反复发作，心神不宁，胸闷气短，纳差乏力。头晕失眠，自汗盗汗，口苦咽干。舌质淡红、少津、边有齿痕、苔少或无苔，脉虚细、结代或促、数而无力。

（二）心胆气虚

心悸，因惊恐而发，悸动不安，少受惊恐则坐立不安。气短自汗，神倦乏力，少寐多梦，梦中易惊醒。舌质淡、苔薄白，脉细弦。

（三）阴虚火旺

心悸不安，思虑劳心尤甚，心中烦热头晕目眩，耳鸣，口干，烘热汗出，少寐多梦。舌质红、苔薄黄，脉细弦数。

（四）痰火扰心

心悸阵发，夜间为甚，时轻时重，饱餐、劳累或情绪激动可诱发加重。五心烦热、时有咳呛，口苦口干，大便秘结，小便黄，夜寐差。舌质红、苔薄腻或黄腻，脉细滑或促。

（五）心脉瘀阻

心悸怔忡，胸闷胸痛阵发，入夜尤甚，或唇甲紫暗。头晕乏力，气短自汗，纳少。舌质淡红或紫暗，脉细涩或促或结代。

四、辨证施治

（一）气阴两虚

治法：益气养阴，养心安神。

方药：炙甘草汤合生脉散或四参汤加减。太子参 20g，炙甘草 6g，麦冬 15g，黄芪 15g，阿胶（烊化）10g，酸枣仁 12g，柏子仁 12g，生地黄 15g。若气虚偏盛，气短乏力较甚者，加人参以补心；若阴虚而有低热者，加天冬、黄连以养心清热宁心；若失眠明显者，加合欢花、夜交藤以安神助眠；若肾阴不足，加女贞子、龟甲、鳖甲以滋肾养心；若兼心脉瘀阻，胸闷刺痛，可加丹参、三七粉（冲服）以活血通脉；若大便溏泻，加芡实以健脾止泻；胃纳欠佳加砂仁、焦三仙、炒莱菔子以健胃消食。

（二）心胆气虚

治法：养心安神，镇惊定悸。

方药：安神定志丸加减。茯苓 15g，生龙齿（先煎）30g，节菖蒲 12g，太子参（或党参）24g，远志 10g，炙甘草 6g。方中常用太子参或党参，气虚较重者可改用人参，阴虚较重者可用西洋参。若有自汗、盗汗者，可加浮小麦、黄芪、煅牡蛎以益气敛汗；胃肠不适便溏者加砂仁、藿香、甘松以行气健脾止泻；若脾虚，腹胀纳呆者，加白术、木香、砂仁、焦三仙、炒莱菔子以行气健脾开胃。

（三）阴虚火旺

治法：滋阴清热，养心安神。

方药：天王补心丹加减。生地黄 15g，玄参 15g，麦冬 12g，天冬 12g，当归 12g，丹参 20g，太子参 15g，茯苓 15g，远志 12g，枣仁 12g，柏子仁 12g，桔梗 10g，甘草 6g。若见虚烦咽燥，口苦口干，可用朱砂安神丸加减；若阴虚火旺而兼见五心烦热、梦遗腰酸者，乃阴虚相火妄动之故，可用知柏地黄丸化裁。

（四）痰火扰心

治法：清热化痰，宁心安神。

方药：黄连温胆汤加减。黄连 12g，陈皮 12g，半夏 10g，茯苓神各 15g，枳实 10g，竹茹 12g，丹参 20g，甘草 6g。热象明显，加黄芩等、栀子、莲子心以清心得火；大便秘结，加全瓜蒌、大黄化痰通腑；惊悸不安加生龙齿、生牡蛎、珍珠母以镇心安神；火郁伤阴加生地黄、麦冬、玉竹、生百合以养阴清热。

（五）心脉瘀阻

治法：活血化瘀，安神定悸。

方药：桃仁红花煎或血府逐瘀汤加减。桃仁 12g，红花 10g，赤芍 12g，生地黄 18g，香附 12g，丹参 20g，当归 12g，延胡索 12g，青皮 12g，甘草 6g。若兼气虚、心悸乏力者，可去香附、青皮，加党参、黄芪，以益气养心；兼阳虚胸闷气短、畏寒肢冷者，去青皮、生地黄、红花，加淫羊藿、熟附子（先煎）、肉桂以温心通阳。

此外，林氏认为此类疾病以痰火扰心、阴虚火旺、气阴两虚、阳气虚衰为常见证型，治疗分别用黄连温胆汤加减以化痰泻火、宁心安神；以黄连阿胶汤合生脉散以滋阴降火、养血安神；用生脉散合天王补心丹加减以益气养阴、补心安神；用参附汤合真武汤加味以益气温阳、活血利水，临床疗效满意。卢氏认为，快速性心律失常临床辨证宜分为气阴两虚、肝郁气滞、心肾阴虚、心肾阳虚四型，用方分别为生脉散加减、四逆散化裁、三甲复脉汤合天王补心丹加减、参附汤合桂枝茯苓丸，并均佐以养心安神之石菖蒲、远志、半夏、茯苓等药。魏氏治疗快速性心律失常患者 200 例，按心气不足、血脉瘀阻、瘀久化热辨治，总有效率达 97%，显效率为 69.5%。陈氏观察冠心病心律失常发生和左心功能损害程度与不同中医证型之间的关系，并结合冠状动脉造影探讨其病理和生理基础。将 190 例冠心病患者按临床征象及四诊分为六型，入院后 1 周内予心电图或动态心电图检出各种类型心律失常，并行心脏彩色多普勒检测左心功能，分析其与中医分型之间的关系。结果所有患者中共有 114 例检出各型心律失常，而冠心病六种中医分型的心律失常发生率无明显区别，但气阴两虚和心肾阴虚型以发生室性心律失常为主，而寒凝心脉和阳气虚衰型以心率缓慢为多，冠心病六种证型的心功能指标值为寒凝心脉型、阳气虚衰型、心肾阴虚型、气阴两虚型、心血瘀阻型、痰浊闭阻型。

（李召民）

第五节　缓慢性心律失常

一、概述

缓慢性心律失常是临床常见病，是以心率缓慢、心室率低于 60 次/min 为特征的一类心律失常。它包括窦性心律过缓、病态窦房结综合征、房室阻滞以及室内传导阻滞等种类。在考虑缓慢性心律失常的救治方面，明确缓慢性心律失常与心脏性猝死有怎样的关系至为重要。一般猝死占总死亡率的 12%～15%，而心源性猝死则占总猝死的 60%～70%。在动态心电图记录的猝死病例中，由缓慢性律失常引起的占 15%，即使是同一种心律失常，由于轻重程度、患者基础心脏病等不同，危险性大不相同，处置上的紧急程度亦各异。对于各种各样的患者，迅速正确地判断现时和将来的危险性，非常重要。缓慢性心律失常的治疗包括病因治疗、增快心率和促进传导治疗两个方面。其目的是保证血流动力学的稳定，消除或预防症状的产生，以提高患者的生活质量，减少心血管事件的发生。

中医学虽无“缓慢性心律失常”病名，但历代医家对其早有论述，并散载于“心悸”、“胸痹”、“结代”、“迟脉证”、“昏厥”、“怔忡”、“眩晕”等门类，现普遍将其归于心悸、胸痹等病症范畴。《内经》记载“五脏六腑，心为之主”，“心主血脉”，“心中澹澹大动”，“心惕惕如人将扑之”，“心如悬若饥状”，并提出通过切脉可观察心之变化。《伤寒论》中记述“脉来缓，时一止复来者，名曰结”，“涩脉，细而迟往来难而散，或一止复来”，“屋漏脉如乳残漏之下，良久一滴，溅起无力”，“迟者为阴，数者为阳”，“阳气衰于下，则为寒厥”。西晋王叔和《脉经》中最早提出了迟脉这一称谓，“迟脉，呼吸三至，来去极迟”。《证治汇补·惊悸怔忡》云：“有阳气内虚，心下空豁，状如惊悸，右脉大而无力者是也”等类似现代所称缓慢性心律失常。《类证治裁》“心本于肾，上不安者由于下，心气虚者由于精。”中药治疗主张辨证论治，对心动过缓常用归脾汤、定心汤、麻黄附子细辛汤、参附汤和四逆汤等方。

随着现代诊疗技术手段的发展，包括心电图、动态心电图、心脏电生理检查以及对缓慢性心律失常的心脏起搏器植入，对缓慢性心律失常的认识前进了一大步。缓慢性心律失常可见于心脏的很多器质性和功能性疾病中，有不少还见于原发于心脏之外的疾病所引起的心律改变。轻者可无自觉症状，重者则感头昏、乏力、心悸、胸闷、气短，甚至昏厥或诱发心功能不全、低血压、心绞痛、心源性脑缺血综合征，严重者可致猝死。其出现的各种证候的根本原因是因为心率缓慢，导致的心脏本身泵血减少使得组织器官缺血导致各种症状，故治疗的根本目标是恢复正常范围的窦性心律或心室率，消除相关组织器官的缺血。但目前西药治疗毒副作用很大，有的还可致新的心律失常，虽可考虑安置起搏器，但由于其技术条件要求较高和费用昂贵也只适合于少数患者。此时采用中医辨证施治，不但能缓解症状，提高患者生活质量，并能改善长期预后。本病以温阳益气为治疗大法，结合化瘀祛痰，并佐以敛阴生津，攻补兼施，收效明显。

二、诊断与鉴别诊断

（一）诊断要点与依据

缓慢性心律失常起病隐袭，进展缓慢，有时被偶然发现，在老年人中发生率更高，临床心电图检查是诊断快速性心律失常的重要依据。一般心电图显示为心室低于60次/min，即可提示为缓慢性心律失常。其临床表现主要取决于心动过缓的程度，如心率不低于50次/min，可以不引起症状。如果心率低于50次/min或者出现大于3s的长间歇，可以出现心悸、头晕、黑矇及晕厥等相关的症状即症状性心动过缓。根据其发生的部位，缓慢性心律失常可以分为：窦性心动过缓、病态窦房结综合征、房室阻滞以及室内传导阻滞。

（二）特征性检查

同快速性心律失常。

（三）鉴别诊断

1. 生理性窦性心动过缓与病态窦房结综合征

先做运动试验，如窦性心率达到90次/min以上者，表示窦房结功能正常。如达不到90次/min以上者，须做阿托品试验，即以阿托品2.0mg静脉注射，于注射3、5、10、15、20及30min后，分别复查心电图。如复查中窦性心率大于90次/min者，则不像病窦综合征。如心率达不到90次/min，进一步做心房起搏试验，如窦房结恢复时间（SRT）大于2.0s或窦房结传导时间大于120ms者，则为病态窦房结综合征。

2. 窦房传导阻滞与房室传导阻滞

窦房阻滞亦分为Ⅰ、Ⅱ、Ⅲ度传导阻滞，其表现P波之间出现长间歇，是基本P—P间期的倍数；其中窦房阻滞中文氏现象应与第二度房室传导阻滞中的文氏现象相区别，前者表现为P—P间期而不是R—R间期的进行性缩短，直至出现长间歇。窦房阻滞后可出现房室交界性逸搏。

3. Ⅰ度房室传导阻滞需与下列情况相鉴别

①房性或交界处性早搏P—R间期延长者，属生理性阻滞；②紧接早搏后的长R—R间期，属隐匿性传导；③房内传导阻滞的P—R间期可以延长，但此延长部分是P波时限增宽所致。

4. Ⅱ度房室传导阻滞需与下列情况相鉴别

①窦性心律2∶1传导与2∶1窦房阻滞相鉴别。后者找不到隐埋的P波。②窦性心律2∶1传导与受阻型房性早搏二联律。后者在短的R—R间距与长的P—P间距交替，未下传P波早期出现，且P波的形态、幅度与窦性P波不同。③窦性心律3∶2传导与3∶2窦房阻滞相鉴别。后者在较长的R—R间歇内既无QRS波型，也无P波。而前者可发现未下传的P波。

5. Ⅲ度房室传导阻滞须与下列情况相鉴别

①Ⅲ度房室传导阻滞与干扰性完全性房室脱节：二者均表现为房室分离，P—P规则，R—R规则，R—R无固定的关系。②心室夺获：只要发生心室夺获，就不能诊断为Ⅲ度房室传导

阻滞，应考虑为高度或几乎完全性房室传导阻滞或Ⅱ度2∶1合并交界区性或室性逸搏心律，只有室率甚慢，低于40次/min，仍不发生心室夺获时，Ⅲ度房室传导阻滞才可诊断。

三、辨证分型

(一)心气(阳)不足

心悸气短，动则加剧，面色晄白，或形寒肢冷。或突然昏仆，汗出倦怠。舌质淡、苔白，脉沉弱或沉迟。

(二)气阴两虚

心悸、胸闷、气短，乏力，失眠多梦。自汗盗汗，口干，五心烦热，下肢水肿。舌质红、少津，苔少或无苔，脉虚细或结代。

(三)心肾阳虚

心悸气短，动则加剧，面色晄白，形寒肢冷。腰膝酸软，眩晕耳鸣，大便溏泻，小便清长。舌质淡、苔白，脉迟结代。

(四)痰湿阻络

心悸气短，咳嗽有痰，胸痛彻背，头晕，目眩。舌质淡、苔白腻，脉弦滑或结代。

(五)心脉瘀阻

心悸气短，胸闷憋气，或刺痛阵作，牵引肩背。刺痛阵作，牵引肩背，自汗，四肢厥冷，唇甲青紫。舌质紫暗或有瘀点，脉涩或结代。

(六)元阳欲脱

汗出如珠，面色青灰，呼吸气微，四肢厥冷。精神萎靡，昏厥不省人事。舌质淡，脉结代或微欲绝。

四、辨证施治

(一)心气(阳)不足

治法：温阳益气。

方药：人参四逆汤合苓桂术甘汤加减。红参、制附片、干姜、炙甘草、桂枝、白术、茯苓。若见水肿者，加防己、泽泻、车前子、益母草、丹参以活血利水。若有血瘀者，加丹参、赤芍、红花、枳壳以活血化瘀。

(二)气阴两虚

治法：益气养阴。

方药：炙甘草汤合生脉散加减。太子参、炙甘草、麦冬、五味子、丹参、龙骨、牡蛎、生地黄、肉桂。若血瘀重，兼有胸闷而痛，舌有瘀斑者，加川芎、红花、赤芍、降香以活血化瘀；若兼有痰湿，出现头晕目眩，呕吐痰涎或胸脘痞闷者，加瓜蒌、半夏、竹茹、南星等除痰化浊。

(三)心肾阳虚

治法：温补心肾。

方药：参附汤合右归丸加减。人参、黄芪、熟地黄、制附片、枸杞子、桂枝、鹿角胶。若心血管疾病辨证施治策略与案例水肿较甚者，加猪等、茯苓、椒目、大腹皮以利水消肿。若血瘀内阻者，加益母草、泽兰、红花以活血化瘀。

(四)痰湿阻络

治法：化痰除湿通络。

方药：瓜蒌薤白半夏汤合六君子汤加减。瓜蒌、薤白、半夏、茯苓、白术、党参、陈皮、桂枝、炙甘草、砂仁。若血瘀明显者，加丹参、枳实、郁金、延胡索以活血化瘀。若痰多而有寒象者，加附片等以温阳化痰。若痰多而眩晕者，加天麻、菊花等清利头目。

（五）心脉瘀阻

治法：温阳益气，活血化瘀。

方药：参附汤合冠心Ⅱ号方加减。人参、附片、淫羊藿、桃仁、川芎、红花、当归、麻黄、细辛。若阳损及阴，阴阳两虚者，加枸杞子、麦冬、生地黄以滋补阴血。

（六）元阳欲脱

治法：回阳固脱。

方药：参附龙桂汤。人参、黄芪、附片、炙甘草、山茱萸、煅龙骨、肉桂。若兼有阴虚者，加玉竹、天冬、太子参以养阴生津。若夹痰浊血瘀者，可分别加陈皮、枳壳、半夏、丹参、红花、郁金以理气化湿或活血化瘀。

此外，赵永华根据国家中医药管理局胸痹急证协作组胸痹心悸（冠心病心律失常）中医急症诊疗规范，将本病分为心阳不振、心血瘀阻、气阴两虚三种证型。屈营等治疗 86 例缓慢心律失常患者，分为气阴两虚、气滞血瘀、痰湿阻遏三种证型，运用温阳通脉、益气化瘀、理气化痰等治疗方法，疗效满意。马丽红等中医辨证治疗缓慢性心律失常 116 例回顾性分析，分气阴两虚型、脾肾阳虚型、心阳瘀阻、痰浊闭阻型，运用益气养阴复脉法，温通心肾、健脾利湿法、理气化痰、温阳祛瘀法，疗效明显，总有效率超过 90％。

（李召民）

第六节　无症状性心肌缺血

一、概述

无症状性心肌缺血是无临床症状，但客观检查有心肌缺血表现的冠心病，亦称隐匿型冠心病。患者有冠状动脉粥样硬化，但病变较轻或有较好的侧支循环，或患者痛阈较高因而无疼痛症状。其心肌缺血的心电图表现可见于静息时、在增加心脏负荷时，或仅在 24h 的动态观察中间断出现（无痛性心肌缺血）。临床可以分为以下 3 型：①患者完全无症状，做相关检查时被偶然发现存在心肌缺血；②心肌梗死后患者伴有的无症状性心肌缺血；③心绞痛患者伴有的无症状性心肌缺血。其发病机制与心绞痛发作相似，都是由于心肌供血和需求平衡失常所诱发，包括 3 种情况：①心肌耗氧量增加；②心肌氧供应量减少；③以上两者并存。如控制不理想，则可以进一步转化为心绞痛或心肌梗死，以危及生命。在美国有数百万人患无症状性心肌缺血，大约有 30％急性心肌梗死患者在发病过程中无症状，大部分稳定型劳力（累）型心绞痛患者均可有无痛性缺血发作，至少可占缺血发作的 75％，而不稳定型心绞痛患者，其发生率高达 84％。每年大约有 50 万心肌梗死后存活的患者，在运动试验时，发现其中大约 50 万人将相继出现无症状性心肌缺血。早在 1961 年 Holter 采用动态心电图观察到，心绞痛患者无症状时亦可出现与心绞痛发作时完全相同的心电图 ST 段改变。1979 年，Cohn 将这种情况正式命名为无症状性心肌缺血。研究证实，无症状性心肌缺血与心绞痛发作一样，可引起室壁运动异常和心脏功能改变，心肌电活动和心肌代谢异常，导致严重心律失常、心肌梗死和猝死等冠脉急性事件发生。因此，了解其发生机制、临床特点，对判断病情和选择治疗方案以及估计预后均有重要意义。

本病的病因主要是由于动脉粥样硬化引起心肌缺血，中医属于痰湿、血瘀证范畴，主要病机为痰湿阻络、气滞血瘀、肝肾阴虚及气血两虚。目前本病在中医则主要是从活血化瘀、化痰除湿、益气活血等方面进行干预和治疗。西医方面主要是防止动脉粥样硬化，稳定斑块等方面进行治疗，目前为止，冠心病患者的无症状性心肌缺血的机制尚未完全阐明，内科药物治疗、介入治疗和外科手术治疗虽可减轻无症状性心肌缺血的发生率及其严重性，但其对降低冠状动脉事件发病率和改善预后的远期疗效，尚需更多的前瞻性临床试验加以验证。

二、诊断与鉴别诊断

(一)诊断要点与依据

诊断主要根据静息、动态或负荷试验的心电图检查和(或)放射性核素心肌显像，发现患者有心肌缺血的改变，而无其他原因，又伴有动脉粥样硬化的危险因素。进行选择性冠状动脉造影检查可确立诊断。

(二)鉴别诊断

1.自主神经功能失调

本病有肾上腺素能β受体兴奋性增高的类型，患者心肌耗氧量增加，心电图可出现ST段压低和T波倒置等改变，患者多表现为精神紧张和心率增快。服普萘洛尔10～20mg后2h心率减慢后再做心电图检查，可见ST段和T波恢复正常，有助于鉴别。

2.其他

心肌炎、心肌病、心包疾病、其他心脏病、电解质紊乱、内分泌和药物作用等情况都可引起ST段和T波改变，诊断时要注意排除，但根据其各自的临床表现不难作出鉴别。

三、辨证分型

(一)痰湿阻络

患者多形体肥胖，嗜食肥甘厚味及嗜酒或兼有高脂血症。临床可见口黏、恶心、纳呆、倦怠或便软等症。苔白腻，脉滑或濡细。

(二)气滞血瘀

性格内向，喜叹息、两胁胀痛，口唇爪甲暗，皮肤青紫斑或粗糙，面部色素沉着，眼圈黑，黄褐斑，女性痛经，经色紫暗夹有血块，或闭经，舌紫暗或有青紫斑点、苔白或稍黄，脉弦紧或弦涩。

(三)肝肾阴亏

视物模糊、头晕耳鸣，腰膝酸软，老年人可伴有颈项疼痛，活动不利，头痛，腰腿疼痛。舌质嫩红、少苔，脉细数。

(四)气血两虚

面色淡白或萎黄，头晕目眩，少气懒言，神疲乏力，或有自汗，心悸失眠，舌质淡嫩，脉细弱。

四、辨证论治

(一)痰湿阻络

治法:燥湿化痰。

方药:陈皮 10g,半夏 10g,茯苓 10g,薏苡仁 20g,苍术 10g,白术 10g,枳壳 10g,莱菔子 10g,郁金 10g。

(二)气滞血瘀

治法:行气活血。

方药:当归 15g,赤芍 10g,川芎 10g,生地黄 10g,桃仁 12g,红花 10g,柴胡 10g,枳壳 10g,牛膝 15g,桂枝 10g,地龙 10g,延胡索 10g。

(三)肝肾阴亏

治法:滋补肝肾。

方药:生地黄 10g,熟地黄 10g,山药 15g,山茱萸 10g,茯苓 10g,牡丹皮 10g,泽泻 10g,制首乌 10g,枸杞子 15g,菊花 10g,女贞子 10g,旱莲草 10g。

(四)气血两虚

治法:益气养血。

方药:党参 10g,黄芪 20g,白术 10g,茯苓 12g,当归 10g,白芍 10g,生地黄 10g,木香 6g,阿胶(烊化)10g。

随着对无症状心肌缺血的认识,对心肌缺血的预后,并不决定于症状的有无,而取决于冠脉病变的轻重及心功能的好坏。故治疗冠心病不单纯是缓解心绞痛,更重要的是改善缺血总负荷,即以心肌缺血总负荷代替症状评价作为治疗依据。据报道,无症状心肌缺血占心肌梗死的 3/4,因此,发现无症状心肌缺血患者并给予积极治疗对预防心脏猝死具有重要意义。中医认为冠心病无症状心肌缺血的病机特点为本虚标实,本虚以气虚、阳虚为主,标实则气滞血瘀,治拟益气复脉,活血化瘀,温阳理气。

(李召民)

第七节　心绞痛型冠心病

一、概述

心绞痛是冠心病最常见的一种类型。它的发生是由于心肌的需氧与冠状动脉的供氧失去平衡,致使心肌缺血缺氧所致。本病出现症状或致残、致死后果多发生在 40 岁以后男性发病早于女性。在欧美发达国家本病常见,美国约有 700 万人患本病,每年约有 50 万人死于本病。在我国,本病近年来呈增长趋势,在住院心脏病患者中本病所占比例也不断增加。

本病归属于中医胸痹范畴,在汉代张仲景《金匮要略》正式提出胸痹的名称,并且进行了专门的论述。如该书《胸痹心痛短气病》篇说:“胸痹之病,喘息咳唾,胸背痛,短气,寸口脉沉而迟,关上小紧数,瓜蒌薤白白酒汤主之”;“胸痹不得卧,心痛彻背者,瓜蒌薤白半夏汤主之”。临床表现最早见于《内经》。《灵枢・五邪》篇曾经指出:“邪在心,则病心痛。”《素问・藏气法时论篇》亦说:“心病者,胸中痛,胁支满,胁下痛,膺背肩胛间痛,两臂内痛。”《灵枢・厥论》篇还说:“真心痛,手足青至节,心痛甚,旦发夕死,夕发旦死。”选种真心痛讲的就是胸痹的重症。到了明代,对胸痹的认识有了进一步的提高。例如《症因脉治·胸痛论》指出:“岐骨之上作痛,乃为胸痛。”“内伤胸痛之因,七情六欲,动其心火,刑及肺金;或怫郁气逆,伤其肺道,则痰凝气结;或过饮辛热,伤其上焦,则血积于内,而闷闷胸痛矣。”

在治疗方面,《内经》已经提出了针刺治疗的方法,虽然未列方药,但《灵枢·五味》篇已有了“心病宜食薤”的记载。《金匮要略》强调以宣痹通阳为主,其所载之方剂,至今在临床上仍有指导意义。

目前本病的诊断已较明确。在治疗上西医通常给予抗血小板聚集、稳定斑块、扩冠、降低心肌耗氧量等方面进行治疗。从改变患者生活方式等多方面进行辅助治疗。必要时给予冠脉造影、支架置入等方式。中医主要是根据不同的病因,辨证论治,给予中药治疗,并配合针灸、推拿、运动养生等治疗。

二、诊断与鉴别诊断

(一)诊断要点与依据

根据典型心绞痛的发作特点和体征,含用硝酸甘油后缓解,结合年龄和存在冠心病危险因素,除外其他原因所致的心绞痛,一般即可建立诊断。发作时心电图检查可见以R波为主的导联中,ST段压低,T波平坦或倒置,发作过后数分钟内逐渐恢复。心电图无改变的患者,可考虑做心电图负荷试验。发作不典型者,诊断要依靠观察硝酸甘油的疗效和发作时的心电图改变,或做24h的动态心电图连续监测。诊断有困难者,可行放射性核素心肌显像、MDCT或MRI,如确有必要可考虑行选择性冠状动脉造影。

因心绞痛发作时间短暂,以下大多数检查均应在发作间期进行,可直接或间接反映心肌缺血。

1.心脏X射线检查

可无异常发现,如已伴发缺血性心肌病可见心影增大、肺充血等。

2.心电图检查

是发现心肌缺血、诊断心绞痛最常用的检查方法。静息时心电图约半数患者在正常范围,也可能有陈旧性心肌梗死的改变或非特异性ST段和T波异常,有时出现房室或束支传导阻滞或室性、房性期前收缩等心律失常。心绞痛发作时心电图绝大多数患者可出现暂时性心肌缺血引起的ST段移位。因心内膜下心肌更容易缺血,故常见反映心内膜下心肌缺血的ST段压低(≥0.1mV),发作缓解后恢复。有时出现T波倒置。在平时有T波持续倒置的患者,发作时可变为直立(假性正常化)。T波改变虽然对反映心肌缺血的特异性不如ST段,但如与平时心电图比较有明显差别,也有助于诊断。

3.心电图负荷试验

最常用的是运动负荷试验,运动可增加心脏负荷以激发心肌缺血。运动方式主要为分级活动平板或踏车,其运动强度可逐步分期升级,以前者较为常用,让受检查者迎着转动的平板就地踏步。目前国内外常用的是以达到按年龄预计可达到的最大心率(HR_{max})或亚极量心率(85%~90%的最大心率)为负荷目标,前者称为极量运动试验,后者称为亚极量运动试验。运动中应持续监测心电改变,运动前、运动中每当运动负荷量增加一次均应记录心电图,运动终止后即刻及此后每2min均应重复心电图记录直至心率恢复至运动前水平。进行心电图记录时应同步测定血压。运动中出现典型心绞痛，心电图改变主要以 ST 段水平型或下斜型压低≥0.1mV(J 点后 60～80ms)持续 2min 为运动试验阳性标准。运动中出现心绞痛、步态不稳，出现室性心动过速(接连 3 个以上室性期前收缩)或血压下降时，应立即停止运动。心肌梗死急性期，有不稳定型心绞痛，明显心力衰竭，严重心律失常或急性疾病者禁做运动试验。本试验有一定比例的假阳性和假阴性，单纯运动心电图阳性或阴性结果不能作为诊断或排除冠心病的依据。

4.心电图连续动态监测

常用方法是让患者在正常活动状态下，携带慢速转动的记录装置，以双极胸导联(现已可同步 12 导联)连续记录并自动分析 24h 心电图(又称电监测)，然后在荧光屏上快速回放并可进行人机对话选段记录，最后打印出综合报告。可从中发现心电图 ST－T 改变和各种心律失常，出现时间可与患者的活动和症状相对照。胸痛发作时相应时间的缺血性 ST－T 改变有助于心绞痛的诊断。

(二)鉴别诊断

1.急性心肌梗死疼痛

部位与心绞痛相仿，但性质更剧烈，持续时间多超过 30min，可长达数小时，可伴有心律失常、心力衰竭或休克，含用硝酸甘油多不能使之缓解。心电图中面向梗死部位的导联 ST 段抬高，或同时有异常 Q 波(非 ST 段抬高性心肌梗死则多表现为 ST 段下移及或 T 波改变)。实验室检查示白细胞计数增高、红细胞沉降率增快，心肌坏死标记物(肌红蛋白、肌钙蛋白 I 或 T、CK－MB 等)增高。

2.其他疾病引起的心绞痛

包括严重的主动脉瓣狭窄或关闭不全、风湿性冠状动脉炎、梅毒性主动脉炎引起冠状动脉口狭窄或闭塞、肥厚型心肌病、X 综合征、心肌桥等病均可引起心绞痛，要根据其他临床表现来进行鉴别。其中 X 综合征多见于女性，心电图负荷试验常阳性，但冠状动脉造影则阴性且无冠状动脉痉挛，预后良好，被认为是冠状动脉系统毛细血管舒张功能不良所致。心肌桥则指通常行走于心外膜下结缔组织中的冠状动脉，如有一段行走于心肌内，其上的一束心肌纤维即称为心肌桥。当心脏收缩时，心肌桥可挤压该动脉段足以引起远端血供减少而导致心肌缺血，加之近端血管常有粥样硬化斑块形成，遂可引起心绞痛。冠状动脉造影或冠脉内超声检查可确立诊断。

3.肋间神经痛和肋软骨炎

前者疼痛常累及 1～2 个肋间，但并不一定局限在胸前，为刺痛或灼痛，多为持续性而非发作性，咳嗽、用力呼吸和身体转动可使疼痛加剧，沿神经行径处有压痛，手臂上举活动时局部有牵拉疼痛；后者则在肋软骨处有压痛。故与心绞痛不同。

4.心脏神经症

患者常诉胸痛，但为短暂(几秒钟)的刺痛或持久(几小时)的隐痛，患者常喜欢不时地吸一大口气或作叹息性呼吸。胸痛部位多在左胸乳房下心尖部附近，或经常变动。症状多在疲劳之后出现，而不在疲劳的当时，作轻度体力活动反觉舒适，有时可耐受较重的体力活动而不发生胸痛或胸闷。含用硝酸甘油无效或在 10 多分钟后才“见效”，常伴有心悸、疲乏、头昏、失眠及其他神经症的症状。

5.其他

不典型疼痛还需与反流性食管炎等食管疾病、膈疝、消化性溃疡、肠道疾病、颈椎病等相鉴别。

三、辨证分型

(一)心血瘀阻

心胸疼痛，如刺如绞，痛有定处，入夜为甚。怔忡不宁，面色晦暗，唇青紫，发枯肤燥，舌质紫暗、有瘀斑，舌下络脉青紫、苔薄，脉弦涩或结代。

(二)痰浊痹阻

心胸闷痛痞满，胸闷重而心痛微。口黏乏味，纳呆脘胀，头身困重，痰多体胖。舌体胖大、边有齿痕、苔浊腻或白滑，脉滑或数。

(三)寒凝心脉

心胸痛，遇寒痛甚，甚则心痛彻背，背痛彻心。形寒，手足欠温，口淡，面色苍白。舌质淡、苔白滑，脉沉迟或沉紧。

(四)气滞血瘀

胸痛时作，痛无定处，时欲太息，遇情志不遂时诱发或加重。胸胁胀满，善太息，急躁。唇舌紫暗，脉弦涩。

(五)气阴两虚

心胸隐痛，时作时止。气短乏力，声息低微，神疲自汗，五心烦热，口干，多梦。舌质红、少苔，脉弦而细数。

(六)心气亏虚

胸痛隐隐，时时而作，动则益甚。气短乏力，神疲自汗，面色少华，纳差脘胀。舌质淡、苔薄白，脉虚细缓或结代。

四、辨证施治

(一)心血瘀阻

治法：活血化瘀，通脉止痛。

方药：桃仁12g，红花12g，当归12g，赤芍药12g，川芎10g，生地黄12g，牛膝15g，桔梗12g，柴胡12g，枳壳12g。若胸痛剧烈者，加延胡索12g，全蝎6g；若胸闷善太息者加沉香6g，檀香12g；兼畏寒肢冷、脉沉细或沉迟者，加细辛3g，桂枝12g，高良姜12g；兼心悸气短、动则加重者，加用党参15g，黄芪30g。

(二)痰浊痹阻

治法：化痰泄浊，通阳散结。

方药：瓜蒌12g，薤白12g，法半夏9g，陈皮9g，茯苓30g，枳实10g，竹茹12g，白术12g。如兼气虚甚者，加生黄芪30g，党参15g；痰黏稠，色黄，大便干，苔黄腻者，加黄连6g，竹沥10g；兼偏瘫、麻木、舌謇、颤抖者，加天竺黄10g，竹沥10g，僵蚕12g，地龙6g；兼胸闷如窒，绞痛阵发，舌暗紫或有瘀斑者，加当归12g，桃仁12g，红花12g，丹参15g。

(三)寒凝心脉

治法：温通心阳，散寒止痛。

方药：桂枝10g，当归12g，芍药9g，细辛3g，干姜6g，薤白10g，瓜蒌12g。兼唇舌紫暗，脉涩者加降香(后下)12g,檀香 12g,乳香 12g,没药 12g;兼苔白厚腻、脉滑者,加菖蒲 12g,胆南星 12g,苍术 15g,莱菔子 30g;兼气短、动则加重者,加人参(另煎兑服)10g,炙黄芪 30g。

(四)气滞血瘀

治法:理气活血,通络止痛。

方药:柴胡 10g,枳壳 12g,香附 12g,陈皮 9g,赤芍 12g,川芎 12g,桃仁 12g,红花 12g,当归 12g,生地黄 12g,川牛膝 15g,桔梗 12g。兼苔腻者,加苍术 12g,佩兰 12g,砂仁(后下)12g;兼心烦易怒,口干,便秘,舌红苔黄,脉数者,加牡丹皮 12g,黄连 6g;兼便秘者,加当归 12g,枳实 12g,火麻仁 12g;兼胸闷、心痛明显者,加生蒲黄(包煎)10g,五灵脂(包煎)12g。

(五)气阴两虚

治法:益气养阴,通脉止痛。

方药:西洋参(另煎兑服)10g,麦冬 15g,五味子 12g,炙甘草 10g,桂枝 9g,生地黄 12g,阿胶(烊化)12g,大枣 12g。兼唇舌紫暗、胸痛甚者,加丹参 15g,山楂 15g,三七粉(冲)3g;兼心悸、心烦、失眠者加酸枣仁 30g,柏子仁 12g;心悸、气短、疲倦乏力者加黄芪 30g,山药 15g。

(六)心气亏虚

治法:补气养心止痛。

方药:党参 15g,生黄芪 30g,炒白术 12g,茯苓 15g,木香 10g,当归 12g,远志 9g,陈皮 10g。兼唇舌紫暗者加丹参 12g,当归 12g;兼口渴咽干、心烦失眠者,加酸枣仁 30g,麦冬 15g,玉竹 12g;兼心悸心烦、失眠多梦、口舌生疮者,加黄连 6g,野菊花 12g。

此外,马连珍将本病分为 3 型:气滞血瘀型治以益气活血,用血府逐瘀汤加减;阳虚水泛型治以温阳利水,方用苓桂术甘汤加减;阴阳两虚型治以阴阳双补、宁心安神,方用桂枝加龙骨牡蛎汤加减。李洁等将本病分为 5 型:正气亏虚、瘀血阻滞型治以补养心气、活血通脉,方用保元汤合丹参饮加减;肝郁气滞、心脉瘀阻型治以疏肝理气、活血化瘀,方用柴胡疏肝散加减;阳虚寒凝、瘀血内阻型治以温经散寒、活血通脉,方用当归四逆汤加减;瘀血痰浊、阻滞心脉型治以化痰泻浊、活血止痛,方用瓜蒌薤白半夏汤合血府逐瘀汤加减;心肾阴虚、瘀血阻络型治以滋养心肾、活血通络,方用左归饮合丹参饮加减。许从真将本病分为气滞血瘀型、气虚血瘀型、痰浊血瘀型、热痰血瘀型、血虚血瘀型、肝胆郁滞型、肝肾阴虚型、寒凝气滞型、亡阳欲脱型 7 型辨治。于厚波将本病分为心气虚、心阳虚、心血虚、心阴虚、心火亢盛、心血瘀阻、气痰凝滞、气滞血瘀 8 型辨治。张雪梅据自己的临床经验,归纳冠心病的病机为心气虚而邪气乘,致病的原因主要为风寒痰饮,治疗上采取益气养阴法、活血化瘀法、化痰除浊法、疏肝解郁法、宣痹通阳法、心胃同治法,处方分别选用生脉散、血府逐瘀汤、二陈汤、苏合香丸、瓜蒌薤白半夏汤、草豆蔻丸。

(李召民)

第八节　高血压病

一、概述

高血压病是一种常见病、多发病,也是明确的心血管疾病最重要的危险因素,长期发展可致心、脑、肾等靶器官的严重损害,其并发症冠心病、脑卒中、肾功能衰竭等具有高度致残率和致死率，以致患者个体致残、致死。国外研究表明高血压是导致死亡的第1位危险因素，疾病负担的第3位因素。在我国，高血压现在已成为主要死因的第1位。世界各地高血压患病率不一，欧美高血压患病率为20%以上，亚洲为10～15%，非洲在10%左右。我国2004年调查高血压患病率有较大幅度升高，与1991年相比，患病率上升31%，患者数增加7000多万人。我国人群高血压知晓率为30.2%，治疗率为24.7%，控制率为6.1%；与1991年的26.6%、12.2%和2.9%相比有所提高，但仍处于较差水平。20世纪90年代，美国高血压患者知晓率和治疗率及控制率也只有73%、55%和27%。英国健康调查报显示该国1998年高血压的知晓率、治疗率及控制率分别为52.2%，38.0%和10.7%。由此可见，我国人群高血压病知晓率、治疗率、控制率与西方国家相比仍有较大的差距。

在中医史籍中无高压病名记载，与本病有关的描述，归属于中医"眩晕"、"头痛"范畴。《内经》对于眩晕病症的脏腑、病性归属方面均有记述，如《素问·至真要大论篇》，"诸风掉眩，皆属于肝"，指出眩晕与肝脏关系密切。《灵枢·卫气》篇，"上虚则眩"，《灵枢·口问》篇，"上气不足"，《灵枢·海论》篇，"髓海不足"，而引起眩晕者均属因虚致眩。元代朱丹溪倡导"痰火致眩"学说，提出"无痰不作眩"。《丹溪心法·头眩》，"头眩，痰挟气虚并火，治痰为主，挟补气药及降火药。无痰不作眩，痰因火动"。对于头痛病症《素问·五藏生成篇》，"是以头痛巅疾，下虚上实。"汉代张仲景《伤寒论》六经条文中有太阳病、阳明病、少阳病和厥阴病头痛的记载。明代徐春甫《古今医统大全·头痛大法分内外之因》，"头痛自内而致者，气血痰饮，五脏气郁之病，东垣论气虚、血虚、痰厥头痛之类是也；自外而致者，风寒暑湿之病，仲景伤寒东垣六经之类也"。

高血压病的病因病机比较复杂，多因风、火、痰、瘀、虚致病，病机为阴阳平衡失调，病位主要在肝、心、肾，证候表现为本虚标实，临床上结合病证所及脏腑进行辨证分型治疗。

高血压病的干预以预防保健为重点，强调改善生活方式，早诊早治。根据中国的现状，高血压病的治疗应是尽可能在一般高血压病患者中推荐使用廉价的降压药物，首先提高治疗率，然后在此基础上逐步提高控制率。在临床实践中，根据高血压病危险分层选择合适的起始及长期治疗方案，以较小有效剂量起步，并逐渐增加剂量以取得最大疗效。单剂量单药治疗疗效欠佳时推荐采用小剂量联合用药，以提高疗效，减少副作用发生。目前虽然高血压病治疗药物种类较多且不断更新换代，但高血压控制效果仍难令人满意。

中医主要以肝肾阴阳模式治疗本病，高血压病与肝的关系至为密切，调肝为治疗高血压病的重要一环。治疗上在辨证施治、调整阴阳的基础上选方用药，重视活血化瘀、祛痰降浊药物的应用，多采用平肝潜阳、祛瘀化痰、清肝泻火、滋肾柔肝、益气养阴、温补脾肾、健脾化痰、活血化瘀等治法。中医药可明显改善高血压病患者头晕、乏力、心烦、急躁易怒、失眠等症状，防治心、脑、肾等靶器官的损害。

二、诊断与鉴别诊断

（一）诊断要点与依据

高血压的定义为，在未用抗高血压药情况下，收缩压≥18.7kPa(140mmHg)和(或)舒张压≥12kPa(90mmHg)，按血压水平将高血压分为1、2、3级。收缩压≥18.7kPa(140mmHg)和舒张压<12kPa(90mmHg)单列为单纯性收缩期高血压。患者既往有高血压史，目前正在用抗高血压药，血压虽然<18.7/12kPa(140/90mmHg)，亦应该诊断为高血压病。

若患者的收缩压与舒张压分属不同的级别时，则以较高的分级为准。单纯收缩期高血压也可按照收缩压水平分为1、2、3级。

高血压病患者的治疗决策不仅根据血压水平，还要根据以下诸方面：①其他危险因素；②靶器官损害；③并存临床情况如心、脑血管病，肾病及糖尿病；④患者个人情况及经济条件等。

按危险度将患者分为以下4组：①低危组，男性年龄<55岁、女性年龄<65岁，高血压1级、无其他危险因素者，属低危组。典型情况下，10年随访中患者发生主要心血管事件的危险<15%。②中危组，高血压2级或1～2级同时有1～2个危险因素，患者是否给予药物治疗，开始药物治疗前应经多长时间的观察，医生需予十分缜密的判断。典型情况下，该组患者随后10年内发生主要心血管事件的危险15%～20%，若患者属高血压1级，兼有一种危险因素，10年内发生心血管事件危险约15%。③高危组，高血压水平属1级或2级，兼有3种或更多危险因素、兼患糖尿病或靶器官损害或高血压水平属3级但无其他危险因素患者属高危组。典型情况下，他们随后10年间发生主要心血管事件的危险为20%～30%。④很高危组，高血压3级同时有1种以上危险因素或兼患糖尿病或靶器官损害，或高血压1～3级并有临床相关疾病。典型情况下，随后10年间发生主要心血管事件的危险≥30%，应迅速开始最积极的治疗。

（二）特征性检查

（1）动态血压监测，可以了解患者24h血压波动水平，评估药物治疗效果，指导临床用药。

（2）胸片，看心胸比率，间接判断本病对心脏结构的影响。

（3）心脏综合超声，了解左室壁厚度，运动幅度及舒张功能，判断本病对患者机体的影响。

（4）尿常规，肾功能，间接判断肾脏功能情况。

（三）鉴别诊断

1.肾实质性高血压

肾实质性高血压是最常见的继发性高血压。以慢性肾小球肾炎最为常见，其他包括结构性肾病和梗阻性肾病等。应对所有高血压患者初诊时进行尿常规检查以筛查除外肾实质性高血压。体检时双侧上腹部如触及块状物，应疑为多囊肾，并做腹部超声检查，有助于明确诊断。测尿蛋白、红细胞和白细胞及血肌酐浓度等，有助于了解肾小球及肾小管功能。

2.肾血管性高血压

肾血管性高血压是继发性高血压的第二位原因。国外肾动脉狭窄患者中75%是由动脉粥样硬化所致（尤其在老年人）。我国，大动脉炎是年轻人肾动脉狭窄的重要原因之一。纤维肌性发育不良在我国较少见。肾动脉狭窄体征是挤上闻及向单侧传导的血管杂音，但不常见。实验室检查有对能发现高肾素、低血钾。肾功能进行性减退和肾脏体积缩小是晚期患者的主要表现。超声肾动脉检查，增强螺旋CT，磁共振血管造影，数字减影，有助于诊断。肾动脉彩色多普勒超声检查，是敏感和特异性很高的无创筛查手段。肾动脉造影可确诊。

3.嗜铬细胞瘤

嗜铬细胞瘤是一种少见的继发性高血压，尿与血儿茶酚胺检测可明确是否存在儿茶酚胺分泌亢进。超声或CT检查可作出定位诊断。

4.原发性醛固酮增多症

检测血钾水平作为筛查方法。停用影响肾素的药物（如P—阻滞剂、ACEI等）后，血浆肾素活性显著低下[<1ng/（mL·h）]，且血浆醛固酮水平明显增高提示该病。血浆醛固酮（ng/

dL)与血浆肾素活性[nag/(mL·h)]比值大于50,高度提示原发性醛固酮增多症。CT或MRI检查有助于确定是腺瘤或增生。

5.柯氏综合征

柯氏综合征中的80%伴高血压。患者典型体型常提示此综合征。可靠指标是测定24h尿氢化可的松水平,>110nmol/L(40ng)高度提示本病。

6.药物诱发的高血压

升高血压的药物有:甘草、口服避孕药、类固醇、非甾体抗炎药、可卡因、安非他明、促红细胞生成素和环孢素(环孢菌素A)等。

三、辨证分型

(一)肝火亢盛

眩晕、头痛、急躁易怒。面红、目赤、口干、口苦、便秘、溲黄。舌质红、苔黄。

(二)阴虚阳亢

眩晕、头痛、腰酸、膝软、五心烦热。心悸、失眠、耳鸣、健忘。舌质红、少苔、脉弦细而数。

(三)痰湿壅盛

眩晕、头痛如裹、胸闷、呕吐痰涎。心悸、失眠、口淡、食少。舌体胖、苔腻、脉滑。

(四)阴阳两虚

眩晕、头痛、腰酸、膝软、畏寒肢冷。耳鸣、心悸、气短、夜尿频。舌质淡、苔白、脉沉细弱。

四、辨证施治

(一)肝火亢盛

治法:平肝泻火。

方药:龙胆泻肝汤《太平惠民和剂局方》加减。龙胆草6g,黄芩9g,山栀子9g,泽泻12g,木通9g,车前子9g,当归8g,生地黄20g,柴胡10g,生甘草6g。便秘为主者,加芦荟、大黄以泻肝经实火;口干舌燥者加天花粉、石斛、玄参以养阴泄热。肝火扰动心神,失眠、烦躁者,加磁石、龙齿、珍珠母、琥珀以镇肝潜阳;肝火化风,肝风内动,肢体麻木、颤震,欲发中风病者,加全蝎、蜈蚣、地龙、僵蚕以平肝熄风,清热止痉。

(二)阴虚阳亢

治法:镇肝熄风,滋阴潜阳。

方药:天麻钩藤饮《杂病证治新义》加减。钩藤(后下)15g,天麻10g,黄芩10g,栀子10g,石决明(先煎)30g。川牛膝15g,牡丹皮10g,夏枯草10g,车前草30g,制大黄10g,薄荷10g。若肝阳亢盛者,加龙胆草,菊花;若肝肾阴虚较甚,可加枸杞子,制何首乌,生地黄,麦冬,玄参;若见目赤便秘者,可选用决明子,菊花;若眩晕麻木或震颤者,加鸡血藤,龙骨(先煎),牡蛎(先煎),全蝎;若阴虚火旺者,加知母,黄柏,地骨皮等;若兼见失眠、多梦、健忘诸症者,加阿胶(烊化),炒酸枣仁,柏子仁。

(三)痰湿壅盛

治法:燥湿祛痰,平肝熄风。

方药:半夏白术天麻汤《医学心悟》加减。半夏4.5g,天麻、茯苓、橘红各3g,白术9g,甘草3g。头目胀痛、心烦而悸、口苦、舌苔黄腻、脉弦滑者,加黄连,黄芩或藿香,佩兰,石菖蒲等可以化痰泻热、醒脾化湿；若眩晕较甚、呕吐频繁者，加代赭石，竹茹和胃降逆止呕，并重用茯苓；若脘闷不食可加厚朴，白蔻仁，砂仁以化浊醒脾开胃。

（四）阴阳两虚

治法：补阴助阳，调补肝肾。

方药：二仙汤《景岳全书》加减。仙茅5g，仙灵脾10g，生地黄10g，山药15g，山茱萸10g，菟丝子10g，杜仲10g，枸杞子10g，女贞子10g，旱莲草10g，川牛膝15g，丹参30g，天麻10g，川芎10g。肾阳虚明显者加巴戟天、肉桂，下肢水肿、尿少者加桂枝，茯苓，泽泻；便溏、腹胀食少者加白术，豆蔻；心肾不交、失眠较重者加五味子，酸枣仁，柏子仁、合欢花、夜交藤。

此外，沈少功教授提出毒损心络是中医诊治高血压病的新思路。沈老认为痰瘀浊毒在体内的积累停留，不能通过络脉的渗注而排出体外。古训：朱丹溪的"无痰不作眩"，虞抟的"死血迷闭心窍"瘀血致眩说，对当前高血压病的临证十分切中。高血压病的证候演变，大致经历两个阶段：初起以肝肾阴虚为主，表现为肝阳或肝风，与络脉空虚相似；继则痰瘀浊毒入络、阻络、损络，加重病情，变证丛生。治法上基于高血压病毒损心络的新观点，确立治则"疏通络脉，透达络毒"。并试用水蛭、莱菔子等药物治疗，临床疗效明显。福建名医盛国荣教授治疗高血压病，常于中医辨证处方中选用不同利水降压中药，而收事半功倍之效。盛老认为利水降压的中药，具有清除患者体内的水湿瘀积，通畅血脉调节气血之能，其中有些药物尚有降血脂、血糖之效，所以没有西药利尿剂所引起的低血钾、高血脂、高血糖等不良反应。盛老认为地龙功能清热平肝，通络利水，"主大热狂烦及小儿小便不通"（《本草纲目》）；夏枯草清肝结，能"补养厥阴血脉，疏通结气"（《本草通玄》）。现代研究证实，两药对麻醉动物及肾性高血压犬均有缓慢而持久的降压作用，尤其夏枯草含有丰富钾盐，降压而不失钾。临床常用于肝阳妄动，络道所扰之高血压，有较好疗效。对于肝胃火旺之高血压病患者，盛老常投苦寒之黄芩、龙胆草以清肝胃之实热，利水而除湿，认为黄芩"苦寒能除湿热，所以小肠利而水自逐，源清则流洁"（《本草经疏》）；龙胆草则"功专于利水，消湿"（《本草新编》）。现代研究证实此二药对麻醉动物均有降压作用。黄芩尚有利尿作用，以黄芩苷最强，其醇提取物及煎剂亦有利尿作用，此外，黄芩还有降血脂之功效。茯苓皮性味甘淡，功能利水消肿，能"行皮肤之水"（《医林纂要》）；车前子甘寒，功能利水，清热，明目，"能去肝中风热"（《药性论》）。药理研究证实车前子可降低麻醉犬、猫血压。盛老认为，对于脾湿壅滞，痰湿瘀阻经络之高血压病患者，尤为适用。赤小豆、玉米须性味甘平，功能利水祛湿，平肝泄热。盛老认为赤小豆清热和血，利水通经，且能除烦；玉米须民间炖冰糖饮服治疗高血压水肿。现代研究证实，玉米须对人或家兔均有利尿作用，可增加氯化物排出量，其煎剂静脉注射有显著降压作用，且有降血糖之功，两者合用对肾性高血压效果尤佳。唯其性味平淡，临证须用较大剂量，方能奏效，盛老常用30～60g。盛老认为，湿滞血瘀，脉络痹阻，血行不畅，而血压升降失调，须活血行水，通畅血脉则血压自平。常选用琥珀、益母草，认为此两药均入心、肝经，功能活血祛瘀，行水安神，其中"琥珀属阳，今古方用为利小便，以燥脾土有功，脾能运化，肺气下降，故小便可通"（《本草衍义补遗》），益母草则"消水行血，去瘀生新"（《本草求真》）。药理及实践证明，益母草的多种制剂对麻醉动物静脉注射均有降压作用，利尿消肿作用显著。盛老认为，肝肾阴虚、肝阳上亢乃高血压主因之一，因此益肝肾、潜虚阳乃治本之法。常选用牛膝、桑寄生为主药，两药均入肝肾经，功能补肝肾、散瘀血、通经络。张锡纯认为牛膝性善下行，"善治淋疼，通利小便"；盛师认为，桑寄生乃得桑树精华，尤胜于桑，其补肝肾、通血脉之功效卓著。药理研究证实两药对麻醉猫、犬均有短暂降压作用，具有扩张外周血管及舒张冠状动脉之作用。其中桑寄生所含之萹蓄苷有利尿作用，如增加剂量则作用显著，临床上盛老常用15～30g。参、芪性味甘温，功能补气生津，益卫利水，《别录》说人参“调中，通血脉”；《本经逢原》认为黄芪“性虽温补，而能通调血脉，流行经络，可无碍于壅滞也”。现代研究证实大剂量人参及多品种的黄芪均可使血压明显下降，血管扩张，并有降低血糖之效。此外，黄芪尚有利尿及使纳排出量增加的作用，且持续时间较长。盛老常以参、芪相伍治疗元气虚弱，水湿内踞之高血压患者。周仲瑛教授认为，一部分高血压患者病至后期，肝肾阴虚进一步发展，可阴伤及阳，表现阳虚的变证，此时血压虽高，但是全身症状却是一派阳虚的征象，治疗若仍拘泥于苦寒清火或滋阴潜阳之法，则易抑遏或伤害阳气，反使病情加重，当以温阳为大法。阳虚有脾虚和肾虚之不同，临证当仔细区分。脾虚者由于“土不载木”而致风木自动，多见于肥胖之人，形盛而气衰。临床表现，中气不足，脾阳虚衰之证，同时由于气虚积湿生痰停饮而兼有“气虚痰盛”的标实之象。临床表现，气短懒言，倦怠无力，头目昏眩，呕恶痰多，食后不运，大便不实，舌质淡、苔白腻，脉细软等症。如以虚象为主，治疗可用甘温补脾之法，予参、芪、苓、术之类，补气以绝痰源，兼以化痰治标，仿六君子汤意培土栽木。若饮象明显，畏寒、心悸、呕吐痰涎、下肢水肿者，则当合苓桂术甘汤以温阳化饮，这类症候多见于高血压病已累及心脏，出现心力衰竭的患者。肾阳虚者多见于高血压病后期，由于肝肾阴虚进一步发展，不但阴中之水虚，同时阴中之火亦虚，火不归宅，虚阳浮越于上而致。临床表现，头昏眼花，视物模糊，面白少华，间有烘热，神疲气短，腰酸腿软，肢清足冷，夜尿频数，舌质淡而体胖，脉沉细。并可见男子阳痿、女子月经不调。治当温养肾气，潜纳虚阳，使虚火得归窟穴。同时由于阳生于阴，今因阴伤及阳，故当兼予补阴以配阳，以金匮肾气丸为基础方，阴阳并补。方中附桂虽属辛温，但可借其温阳之力以助血脉之循行，附子功能强心，对高血压病后期心肾阳衰者，尤有较好的作用。妇人因肝肾不足而冲任不调、月经失常者，可用二仙汤加杜仲、肉苁蓉、桑寄生、茺蔚子之类，尤其适用于更年期高血压而见肾阳虚之患者。

（李召民）

第九节　慢性肺源性心脏病

一、概述

慢性肺源性心脏病是由于肺、胸廓或肺动脉血管慢性病变所致的肺循环阻力增加、肺动脉高压、进而使右心肥大和（或）右心衰竭的心脏病。本病在我国较为常见，常发生于老年人，但多数是从中年迁延发展而来，随着年龄增长而患病率增高。急性发作以冬、春季多见。根据国内近年的统计，肺心病平均患病率0.41%～0.47%。其在吸烟人群中，且呈逐年增高的趋势。

根据其发病的症状，中医将其归于“支饮”、“肺胀”、“喘证”范畴。本病在中医学中最早的记载见于《内经》。《灵枢·胀论》篇说：“肺胀者，虚满而喘咳。”《灵枢·经脉》篇云：“肺手太阴之脉……是动则病肺胀满膨膨而喘咳。”汉代张仲景对肺胀证治记载颇为详尽，《金匮要略·痰饮咳嗽病脉证并治》指出支饮“咳逆喘息，气短不得卧，其形如肿”。“上气喘而躁者，属肺胀，欲作风水，发汗则愈”。并提出“发汗”的治法。在《金匮要略·肺痿肺痈咳嗽上气病脉证并治》中指出“咳而上气，此为肺胀，其人喘，目如脱状，脉浮大者，越婢加半夏汤主之”。“肺胀，咳而上气，烦躁而喘，脉浮者，心下有水气，小青龙加石膏汤主之”。描述了各类证候的临床表现并提出了各种具体的治法及方药，是后世治疗肺胀的常用方法。

现代医学认为，长期反复发作的慢性阻塞性肺疾病可引起血管炎性改变，管腔狭窄，甚至阻塞出现肺动脉高压发为本病。同时尸检发现肺心病患者存在多发性肺微小动脉原位血栓形成，中医学的认识基本相同。目前本病的诊断明确，死亡率明显降低，但单纯的西医治疗长期效果欠佳，患者久病肺虚，在疾病的发展过程中痰饮、瘀血等病理产物相互影响，加之反复感邪，渐可影响脾、肾，中西医结合治疗可以提高疗效，改善预后。

二、诊断与鉴别诊断

（一）诊断要点与依据

根据 1977 年我国修订的“慢性肺心病诊断标准”，患者有慢性支气管炎、肺气肿、其他肺胸疾病或肺血管病变，因而引起肺动脉高压、右心室增大或右心功能不全表现，如颈静脉怒张、肝大压痛、肝颈静脉反流征阳性、下肢水肿及静脉高压等，并有心电图、X 射线表现，再参考心电向量图、超声心动图、肺阻抗血流图、肺功能或其他检查，可以作出诊断。

（二）特征性检查

1. X 射线检查

除肺、胸基础疾病及急性肺部感染的特征外，尚可有肺动脉高压症，如右下肺动脉干扩张，其横径≥15mm；其横径与气管横径之比值≥1.07；肺动脉段明显突出或其高度≥3mm；右心室增大征，皆为诊断肺心病的主要依据。个别患者心力衰竭控制后可见心脏外影有所缩小。

2. 心电图检查

主要表现有右心室肥大的改变，如电轴右偏，额面平均电轴为＋90°，重度顺钟向转位，RV_1+SV_5≥1.05mV 及肺型 P 波。也可见右束支传导阻滞及低电压图形，可作为诊断肺心病的参考条件。

3. 心电向量图检查

主要表现为右心房、右心室增大的图形。

4. 超声心动图检查

通过测定右心室流出道内径（≥30mm），右心室内径（≥20mm），右心室前壁的厚度，左、右心室内径的比值（＜2），右肺动脉内径或肺动脉干及右心房增大等指标，以诊断肺心病。

（三）鉴别诊断

1. 冠心病

肺心病与冠心病均多见于老年人，有许多相似之处，而且常有两病共存。冠心病有典型的心绞痛、心肌梗死的病史或心电图表现，若有左心衰竭的发作史、高血压病、高脂血症、糖尿病史更有助鉴别。体检、X 射线及心电图检查呈左心室肥厚为主的征象，可资鉴别。肺心病合并冠心病时鉴别有较多的困难，应详细询问病史，体格检查和有关心、肺功能检查加以鉴别。

2. 风湿性心瓣膜病

三尖瓣疾患应与肺心病的相对三尖瓣关闭不全相鉴别。前者往往有风湿性关节炎和肌炎的病史，其他瓣膜如二尖瓣、主动脉瓣常有病变，X射线、心电图、超声心动图有特殊表现。

三、辨证分型

1.外寒内饮

咳逆喘满不得卧，气短、咳嗽、咳白色清稀泡沫痰，胸部膨满，面色青暗，口干不欲饮，舌体胖大暗淡、苔白滑，脉浮紧。

2.痰热郁肺

喘急胸满气粗，痰质黏稠，色黄或白，心烦口渴，身热微寒，有汗不多，苔黄质红，脉滑数。

3.痰瘀阻肺

咳嗽痰多，喉间痰鸣，喘息不能平卧，胸部胀闷，憋闷如塞，唇甲发绀，面色灰白而暗。舌质紫暗、舌下络脉青紫，苔腻或浊腻，脉弦滑。

4.肺肾气虚

咳嗽气短，咳声低而无力，呼吸浅短，甚至张口抬肩，不能平卧，心慌，形寒汗出，面色晦暗，舌质淡或紫暗，舌苔白，脉沉细无力。

5.阳虚水泛

喘咳不能平卧，面浮，下肢水肿，腹部胀满有水，尿少，心悸，怕冷，面唇青紫，舌质胖暗，脉沉虚数或结代。

6.肺气耗散，心肾衰竭

气短息促，呼吸微弱，时停时续，喉中痰声如鼾，心慌动悸，汗出肤凉，神志由烦躁不安转为淡漠，甚至昏迷不清，四肢厥冷，面色晦暗，唇甲青紫，舌质淡紫或舌红少津，脉微细欲绝，或微弱细数。

7.痰蒙心神

神志恍惚，烦躁，撮空理线，表情由淡漠渐至嗜睡、昏迷，喘促短气，咳痰不爽，苔白腻或淡黄腻，舌质暗红或淡紫，脉细滑数。

四、辨证施治

(一)外寒内饮

治法：温肺散寒，降逆涤痰。

方药：小青龙汤加减。麻黄9g，桂枝9g，干姜6g，细辛3g，半夏10g，甘草6g，五味子15g，白芍15g。若饮郁化热，烦躁而喘，脉浮，用小青龙汤加石膏汤兼清郁热。

(二)痰热郁肺

治法：清热化痰，清肺平喘。

方药：越婢加半夏汤、桑白皮汤加减。桑白皮15g，鱼腥草30g，葶苈子30g，竹沥10mL，半夏12g，知母9g。若热盛伤阴者，加南北沙参、麦冬、炒玉竹、天花粉。

(三)痰瘀阻肺

治法：涤痰祛瘀，泻肺平喘。

方药：葶苈大枣泻肺汤和桂枝茯苓丸加减。葶苈子30g，大枣6枚，桂枝6g，茯苓18g，牡丹皮15g，桃仁6g，赤芍30g。若腑气不通，大便不畅者，加大黄、厚朴。

(四)肺肾气虚

治法：补肺纳肾，降气平喘。

方药：补虚汤合参蛤汤加减。人参 10g，黄芪 15g，茯苓 30g，蛤蚧 6g，五味子 15g，干姜 6g，半夏 12g，厚朴 12g，陈皮 12g。若伴怕冷、舌质淡，加桂枝、细辛温阳散寒；伴潮热，舌质红、无苔，加麦冬、玉竹、知母等；伴面色苍白、冷汗淋漓、四肢厥冷、血压降低、脉微欲绝，急加参附汤，送服黑锡丹补气纳肾，回阳固脱。

（五）阳虚水泛

治法：温阳化饮利水。

方药：真武汤合五苓散加减，附子 9g，桂枝 9g，茯苓 18g，白术 12g，猪苓 18g，泽泻 12g，生姜 6g，白芍 15g。若水肿较重，心悸喘满，倚息不得卧，加葶苈子、二丑、沉香。

（六）肺气耗散，心肾衰竭

治法：补肺纳肾，益气救阴，回阳固脱。

方药：参附龙牡汤合生脉散。人参 10g，黄芪 30g，制附子 9g，山茱萸 15g，五味子 15g，龙骨 30g，牡蛎 30g，炙甘草 6g，玉竹 30g。若烦热、汗出黏手、口干、舌质红，人参改用西洋参，加麦冬、北沙参，去附子或减其用量；神迷不清，加丹参、炙远志、石菖蒲；呼吸短气乏力，另服蛤蚧粉；喘急面青，烦躁，足冷，阴火冲逆，真阳暴脱者，另黑锡丹。

（七）瘀蒙心神

治法：涤痰泄油，化瘀开窍。

方药：涤痰汤合加味旋覆花汤增减。竹沥 10mL，半夏 12g，胆南星 6g，天竺黄 12g，炙远志 15g，茯苓 18g，橘皮 12g，石菖蒲 12g，炙甘草 6g，旋覆花 15g，广郁金 12g，丹参 30g，桃仁 6g，泽兰 15g。若气阴耗伤加太子参、麦冬；肝风内动，抽搐者，酌加炙僵蚕，地龙，全蝎，石决明，另服羚羊角粉；痰热蕴肺者，另予竹沥水；喉中痰涎壅盛，加用猴枣散；痰热内闭者，可予至宝丹或安宫牛黄丸（或用醒脑静注射液）；痰浊内闭者，加用苏合香丸。

（李召民）

第十节　心血管神经症

一、概述

心血管神经症又称神经性血循环衰弱症、心脏神经官能症，是以心血管疾病的有关症状为主要表现，兼有神经官能症的其他症状的一组常见临床综合征。患者的症状与心血管本身无器质性病变或与其无关，故本证属于功能性神经症的一种类型。大多发生在中青年，20～50 岁较多见；女性多于男性，尤其是更年期的妇女。临床预后尚好，但长期症状严重的患者可明显影响正常生活和工作。病因尚不清楚，可能与神经类型、环境因素和性格有关。患者神经类型常为抑郁、焦虑或忧愁型。当精神上受到外界环境刺激，或工作紧张、压力较大，难以适应时可能导致发病。心脏神经官能症是常见病已是不争的事实。由于医疗环境的诸多因素，我们医生对该病的诊断是十分谨慎的，尤其当本病患者的客观检查结果并无异常时更是很少诊断。诊断明确后现代医学治疗原则主要有以心理治疗、精神心理药物治疗和对症治疗。但时下在本土人文环境中，运用心理疗法治疗看似简单，临床实践却往往难以有效施行。主要原因有二：一是患者的人文和医学素养有限，不信任医生的正确诊断，尤其对于精神心理类疾病诊断,更是难以接受,不能进行有效的预防和自我调节;二是现有医疗资源中心理医生的配比状况和心理治疗的质量不能满足临床需求。可见,现代医学对于本病的诊疗现状明显有其不便不足之处。值得宽慰的是,传统中医药在本病的诊疗方面突显其优势。主要表现在两方面:一是诊断的模糊准确性,中医诊断多以主症为名,故本病所涉病名包括心悸、胸痹、郁证、失眠等,避开了精神心理类的敏感区,方便医患沟通治疗;二是运用传统中医药治疗本病的方药多样性,能有效应对症状的多变性。

本病当属中医"心悸"、"胸痹"、"郁证"、"失眠",甚至"奔豚证"范畴。临床表现以心悸胸闷为主要表现。悸症在《内经》虽未明标其名,但却已有类似的描述。《素问·举痛论篇》有:"惊则心无所倚,神无所归,虑无所定,故气乱矣。"以及《素问·至真要大论篇》:"心澹澹大动",《灵枢·本神》篇"心怵惕""其动应衣"等记载。成无己《伤寒明理论·悸》提出心悸病因不外"气虚"、"痰饮"两端。曰:"其气虚者,由阳气虚弱,心下空虚,内动而为悸也;其停饮者,由水停心下,心主火而恶水,水既内停,心不自安,则为悸也。"《丹溪心法·惊悸怔忡》提出责之虚与痰的理论。《明医杂著·医论》认为本症与肝脏相关,"肝为心之母,肝气通则心气和"。清代《医林改错》重视瘀血内阻导致心悸怔忡,记载了用血府逐瘀汤每获良效。胸痹最早见于《内经》,《素问·藏气法时论篇》说"心病者,胸中痛,胁支满,胁下痛,膺背肩胛间痛,两臂内痛"。《素问·标本病传论篇》有"心病先心痛"之谓。《金匮要略·惊悸吐衄下血胸满瘀血病脉证治》篇有"扣脉动而弱,动则为惊、弱则为悸"的记载,提出了基本治则及炙甘草汤等为治疗心悸的常用方剂。张仲景《金匮要略·胸痹心痛短气病》即首次将胸闷、心痛、短气三症同时提出。沈金鳌《杂病源流犀烛·心病源流》认为七情除"喜之气能散外,余皆足令心气郁结而为痛也"。《医门法律·寒门》云:"胸痹心痛,然总因阳虚,故阴得乘之"。《诸病源候论·心腹痛病诸候》曰:"心腹痛者,由腑脏虚弱,风寒客于其间故也"。同时对于郁证、失眠,历代名家变提出了对病因病机的不同认识。此不赘述。

二、诊断与鉴别诊断

(一)诊断要点与依据

本病临床表现特点如下:主观症状多且多变,缺乏客观证据,症状之间缺乏内在联系。临床症状以心血管病症状心悸、胸闷、胸痛为主,可伴有自主神经功能紊乱症状。

1. 心悸

患者常感到心慌,或自觉心脏有停搏或搏动增强,常在紧张或劳作时被忽略而之后加重。

2. 胸闷

自觉胸闷不舒,短气不足息,甚者要开窗透气或要求吸氧。或善太息,甚则因过度换气致呼吸性碱中毒,使症状更加重。

3. 胸痛

疼痛性质有闷痛、胀痛、刺痛、牵扯样痛和刀割样痛,部位不固定,多为心前区;疼痛发作多与劳力活动无关,常发生于静息状态时;疼痛性质常描述为针刺样;持续时间长短不等,一般较长;含服硝酸甘油 5min 内不能缓解疼痛。

4. 自主神经功能紊乱

症状常有多汗或局部汗出;头昏胀晕、耳鸣;手足发冷、双手震颤、尿频、大便次数增多或便秘等。

5.体检

多呈焦虑状态或紧张表情，血压可正常或轻度升高。与较多的症状不相适应，体格检查缺乏有重要病理意义的阳性体征或无特殊发现。心脏听诊时可有心率增快、心音增强，可伴有心前区Ⅰ～Ⅱ级柔和的收缩期杂音，偶尔有早搏出现。可见腱反射活跃。

（二）特征性检查

（1）心电图常表现为窦性心动过速，窦性心律不齐、房性或室性期前收缩和伴非特异性ST－T波改变。部分患者出现ST段压低或水平性下移，T波低平、双相或倒置，多在Ⅱ、Ⅲ、aVF或V_4～V_6导联出现，并经常发生变化。

（2）心电图普萘洛尔试验阳性。

（3）心脏超声检查可排除心脏、大血管和瓣膜的结构异常。

（4）心脏X射线检查无异常。

根据上述情况，一般不难作出正确诊断。本症一般无器质性心脏病证据，但可与器质性心脏病同时存在或在后者的基础上发生。所以既不可将本症诊断为器质性心脏病，增加不必要的检查和治疗，加重患者的焦虑与心理负担，致使症状更严重。又必须排除器质性心脏或明确器质性心脏病并发心血管神经症。

（三）鉴别诊断

心脏神经官能症的诊断需在排除心脏器质性病变或明确其与器质性病变的并发情况的基础上做出。此外还应排除或明确器质性心脏病、排除内分泌性疾病。

1.心绞痛

冠心病心绞痛患者以中、老年男性居多，多数有冠心病发生的危险因素，例如高血压、高胆固醇血症、糖尿病、吸烟史。心绞痛常发生在体力活动、运动或情绪激动过程时，疼痛部位较固定，多为胸骨后，持续时间一般不超过5min，含服硝酸甘油可缓解疼痛。如果仅从症状表现难以鉴别时，可做运动心电图、核素心肌显像检查，必要时做冠状动脉造影。

2.甲状腺功能亢进症

典型表现有甲状腺肿大、颈部血管杂音、双手细颤动、突眼、怕热与消瘦等，鉴别不困难。不典型表现时与心脏神经官能症较难区别，测定血清T_3、T_4可作出诊断。

3.心肌炎

通常在起病前1～2周有明确感染（病毒或细菌）病史，典型表现有心脏扩大、心音减弱、奔马律、心电图P－R间期延长，各种类型心律失常等。不典型或轻症者较难鉴别。病原学检查，例如血清病毒中和抗体滴定度，有辅助诊断价值。

4.二尖瓣脱垂综合征

二尖瓣脱垂可以有很多症状酷似心脏神经官能症，而且在以往被诊断为心脏神经官能症的患者中有一小部分是二尖瓣脱垂而被误诊。仔细听诊在二尖瓣脱垂常可听到收缩期喀喇音和收缩期杂音，而超声心动图检查常可作出确切的诊断。

5.嗜铬细胞瘤

一般有特征性的体征或实验室检查指标，鉴别并不困难。

需要注意的是心血管神经症可以混淆对器质性心脏病严重程度的评估。所以在采集病史时应详细询问情绪状况、精神创伤史、睡眠状况和体质等诱因，既往是否曾被按“心脏病”诊疗，已有心脏检查结果、用药史及疗效，心慌、气短或心前区不适等感觉与活动、劳累和心情的相关关系。对正确诊断的确立多有裨益。

三、辨证分型

(一)心虚胆怯

心悸不宁,善惊易恐,坐卧不安,恶闻声响,失眠健忘,多梦易惊,食少纳呆,头晕目眩,面色无华,倦怠乏力。舌质淡红、苔薄白,脉细弱略数或细弦。

(二)阴虚火旺

胸闷心悸易惊,虚烦失眠,五心烦热,咽干口燥便秘,盗汗,耳鸣腰酸,头晕目眩,急躁易怒。舌红少津有裂纹,苔或少或无,脉象细弦数或促。

(三)心阳不振

心悸不安,甚则悸痛,胸闷气短,动则尤甚,神倦形寒肢冷,面白,自汗。舌淡胖苔白或腻,脉象虚弱或沉细无力。

(四)水饮凌心

心悸眩晕,胸闷痞满,渴不欲饮,小便短少,或下肢水肿,形寒肢冷恶心、欲吐、流涎。舌质淡、体胖、苔白滑,脉弦滑或沉细而滑。

(五)痰火扰心

胸闷烦躁,心悸时作时止,受惊易作,失眠多梦,甚则神志失常、胡言乱语、哭笑无常,面红目赤,口苦,大便秘结,小便短赤。舌质红、苔黄腻,脉弦滑。

(六)瘀阻心脉

心悸不安,胸闷不舒,心前区、胸骨后闷痛,或痛引肩背内侧,心痛时作,痛如针刺,口唇青紫。舌质紫暗或有瘀斑,脉涩或结或代。

(七)气滞心胸

心胸满闷,隐痛阵发,痛有定处,时欲太息,遇情志不遂时容易诱发或加重,脘胀闷,得嗳气或矢气则舒。苔薄或薄腻,脉细弦。

四、辨证施治

(一)心虚胆怯

治法:镇惊定志,养心安神。

方药:安神定志丸加味。龙骨、牡蛎各(先煎)30g,琥珀(冲服)3g,磁石 10g,党参(另煎)12g,朱砂(冲服)1g,茯神 12g,石菖蒲 6g,远志 6g。偏气虚者,加白术 20g;偏血虚者,加熟地黄 12g、当归 10g、阿胶(烊化)5g。

(二)阴虚火旺

治法:滋阴清火,养心安神。

方药:黄连阿胶汤。黄连 6g,黄芩 9g,阿胶 10g,芍药 10g,鸡子黄 2 个。临证时宜加炒枣仁、生龙骨、生牡蛎(先煎)等以增安神定悸之功。虚火妄动、遗精腰酸者,加龟板、熟地黄、知母、黄柏;若虚烦不寐、口苦咽燥、心神不安者,加山栀子、淡竹叶以清心火。

(三)心阳不振

治法:温补心阳,安神定悸。

方药:桂枝甘草龙骨牡蛎汤加味。桂枝(去皮)15g,炙甘草 30g,牡蛎(先煎)30g,龙骨(先煎)30g,黄芪10g,党参12g。心阳不足、形寒肢冷者,加附子;自汗重者,加煅龙骨、煅检牡蛎;夹有瘀血者,加丹参、赤芍、桃仁、红花等;兼见阴伤者,加麦冬、五味子;若以心动过缓为著者,酌加炙麻黄、附子,重用桂枝。

(四)水饮凌心

治法:振奋心阳,化气利水。

方药:苓桂术甘汤。茯苓12g,桂枝(去皮)9g,白术6g,炙甘草6g。本方药彰显"病痰饮者,当以温药和之"之则。临证兼见恶心令人欲吐,加半夏、陈皮;尿少下肢肿,加泽泻、猪苓、葶苈子、车前子;痞满流涎者,加炒白术。

(五)痰火扰心

治法:清镇心肝,泻火涤痰。

方玛:生铁落饮加减。生铁落(先煎)60g,天冬10g,麦冬12g,胆星10g,连翘心10g,钩藤10g,远志10g,石菖蒲10g,玄参10g,朱茯神I2g,丹参10g,黄连6g。若腹胀满、大便不通、舌苔黄糙者,中增加大黄,芒硝(冲服)、瓜蒌仁,以通腑泄热;若烦渴引饮、唇燥干裂、火盛伤阴者,可加用知母、生石膏、石斛、沙参清热生津。

(六)瘀阻心脉

治法:活血化瘀,养血通脉。

方药:血府逐瘀汤加减。当归16g,生地黄12g,三七3g,丹参30g,山楂10g,赤芍30g,川芎10g,降香6g,枳壳6g。兼热壅,加牡丹皮、川连、贯众、射干;兼气虚,加黄芪、党参;兼阴虚血涩,加麦冬、玄参;兼阳虚,加制附子、桂枝;兼气滞,加香附、郁金、乌药;胸闷,加瓜蒌、半夏;心痛,加延胡索、乳香、没药。

(七)气滞心胸

治法:舒调气机,和血开痹。

方药:柴胡疏肝散加味。柴胡10g,香附10g,川芎6g,当归10g,枳壳、陈皮10g,甘草6g,白芍、赤芍各12g。若气郁化火、胁肋掣痛者,加龙胆草、牡丹皮、黄芩。

(李召民)

第十一节　心肌病

一、概述

心肌病是一组异质性心肌疾病,由各种不同原因(常为遗传原因)引起的,伴有心肌机械和(或)心电活动障碍,常表现为不适当心室肥厚或扩张,可导致心血管死亡或心功能不全,该病可局限于心脏本身,亦可为全身系统性疾病的部分表现。心肌病的发病率缺乏可靠的流行病学资料,发达国家的年发病率为(0.7~7.5)/10万人,我国住院患者中心肌病占心脏病的1.5%~2.5%。随着心肌病病情的发展恶化,最终可导致心力衰竭、恶性心律失常,严重影响患者的生活质量、危及患者的生命,是心血管疾病死亡的主要原因之一。但很多患者易被漏诊,具有极高危猝死危险的患者也很少出现症状,往往难以早期诊断和治疗。

中医古籍中虽无"心肌病"一词,但根据其临床表现及病理特点,可归属中医"心悸、水肿、胸痹、心痛、喘证"等病辨证论治。历代医家对其多有论述,如《素问·逆调论篇》曰:"夫不得卧，卧则喘者，是水气之客也”。“水病，下为胕肿大腹，上为喘呼不得卧者，标本俱病。”（《素问·水热穴论篇》）。这里提到下肢水肿，气喘，不能平卧等，与心肌病出现充血性心力衰竭的表现相近似，并且明确指出是“水气之客也”。水邪性寒属阴，肾为水脏，藏命门真火温化水湿。肾阳虚衰，不能化气行水，则水气内生，上逆而凌心犯肺。由于水气为阴寒之邪，易伤阳气，使心气心阳受损而出现上述表现。又心主血脉，赖心气推动，血才能通行五脏六腑，四肢百骸。推动乏力，血脉失养，则见头晕、乏力、气短、脉结等。这与本病心输出量下降，组织灌注不足所引起的表现是相似的。有研究表明，这些心气虚的主症与患者心指数、心输出量降低呈正相关。即心气的盛衰能反映心脏的泵血功能。心气暴脱，脉痹不通，则如《素问·痹论篇》所云：“心痹者，脉不通，烦则心下鼓，暴上气而喘。”“心胀者，烦心短气卧不安”《灵枢·胀论篇》，指出病位在心，其气不避，则突发心烦、气短、气喘、不能平卧等类似本病左心衰竭时的表现。可见心肾阳气亏虚，是本病发生的根本所在，正是所谓“邪之所凑，其气必虚。”另外，《金匮要略》云：“心水者，其身重而少气，不得卧，烦而躁，其人阴肿……下坚，大如盘，边如旋盘，水饮所作。”“喘逆倚息、短气、不得卧，其形如肿，谓之支饮。”等都描述了水饮之邪，凌心犯肺的表现，有乏力、身重、气短、烦躁、气喘、端坐呼吸、头面四肢水肿、心下癥积（肝脏肿大）等。说明心肾阳气亏虚日久，伤及脾气，使脾虚不能运化水湿，外溢肌肤则见头面、四肢水肿。心气虚不能推动血在脉中正常运行，血行瘀滞，积于心下则为癥积（肝脏肿大）。痹阻心脉则见胸痛，心脉失养则心悸，瘀血阻遏水道，水道不利，反过来又加重水肿，形成恶性循环。

目前，心肌病病因及发病机制仍较为复杂，尚不能完全阐明，其病因可能涉及较多的因素，较为公认的与病毒感染、免疫介导的自身免疫损伤、遗传等因素有关。临床治疗有多种选择，包括药物、介入、外科手术和心脏移植等方法。心肌病早期应首先采取病因治疗，晚期主要临床表现为慢性充血性心力衰竭和各种心律失常，部分患者出现血栓、栓塞，可予以对症治理。虽然现有药物、介入、外科手术和心脏移植等方法能在一定程度上提高患者的生存率，但至今仍无有效的治疗措施从根本上逆转心肌细胞损害、改善心脏功能。此时若采用中医辨证施治的治疗原则，标本同治，不但能改善各种临床症状，而且同时延长了患者的生命，提高了生存质量，为众多患者解除了疾病的困扰，达到了治本的目的。

二、诊断与鉴别诊断

（一）诊断要点与依据

世界卫生组织（WHO）/国际心脏病学会联合会（ISFC）将心肌病定义为伴心功能不全的心肌疾病，分为原发性和继发性2类。其原发性心肌病包括扩张型心肌病（DCM）、肥厚型心肌病（HCM）、致心律失常性右室心肌病（ARVC）、限制型心肌病（RCM）和未定型心肌病。继发性心肌病为全身性疾病的一部分，如淀粉样变性心肌病，糖尿病性心肌病等，临床较少见。一般说来，各型原发性心肌病由于病因不明确，临床表现及诊断技术缺乏特异性，目前诊断仍属排除诊断法。常用的辅助检查措施如心电图、胸部X射线、超声心动描记术、核素心血管造影、心血管X射线造影等有助于排除其他心脏疾病。心肌心内膜活检术对限制型心肌病和某些特异性心肌病如淀粉样变等的诊断有帮助，动态心电图、心室晚电位、心率变异性、心脏电生理检查等技术对心肌病并发心律失常危险性的判断及治疗有一定的指导意义。凡临床上出现原因不明的心脏增大、心音低钝，或伴有杂音或奔马律、心律失常、心力衰竭、体循环或肺循环栓塞、运动性晕厥或心电图有ST－T改变者，均应考虑心肌病的可能。

1. 扩张型心肌病

左室或双侧心室扩张及收缩功能障碍，可以是特发性、家族性、遗传性、病毒性和(或)免疫性、酒精性/中毒性或伴发于已知的心血管疾病，但其心功能损伤的程度不能以异常负荷或缺血损伤的范围来解释。组织学变化是非特异性的。临床表现通常伴有心力衰竭且呈进展性，常有心律失常、血栓栓塞及猝死，并可发生在病程中的任何一期内。根据临床表现、辅助检查(心电图、X 射线、超声心动图等)，排除其他常见的心脏病如风湿性，冠状动脉粥样硬化性，先天性、高血压性或肺源性心脏病以及心包疾病或急性心肌炎症后，方可诊断本病。

2. 肥厚型心肌病

左室或右室肥厚，通常是非对称性并侵及室间隔，典型者左室容量正常或减低，常有收缩期压力阶差，家族性通常为常染色体显性遗传，本病因肌浆网收缩蛋白基因突变所致。典型形态改变为心肌细胞肥大及异形，环绕于增生疏松结缔组织周围，常发生心律失常及早年猝死。对临床表现或心电图表现类似冠心病的患者如患者年轻，诊断冠心病依据不充分又不能用其他心脏病解释的，则应想到本病的可能。结合心电图、超声心动图及心导管检查作出诊断，有阳性家族史(猝死、心脏增大)更有助于诊断。

3. 限制型心肌病

一侧或两侧心室有限制充盈及舒张容量减少，收缩功能正常或接近正常。室壁增厚，可能伴增生的间质纤维化。临床表现酷似缩窄性心包炎，表现为心悸、呼吸困难、水肿、肝大、颈静脉怒张、腹水等心力衰竭的症状。心电图表现为窦性心动过速，心房肥大，T 波倒置或低平。心导管检查示舒张期心室压力曲线呈现早期下陷，晚期呈高原波形，与缩窄性心包炎的表现相似。左心室造影可见心内膜肥厚及心室腔缩小，心尖部钝角化。心室腔狭小，变形，嗜酸性粒细胞的增多，心包无钙化而心内膜有钙化等有助于本病的诊断。

4. 致心律失常型右室心肌病

右室心肌纤维脂肪被进行性所代替，初始为局限性，渐渐全右心受累，有时左室也受累而室间隔相对不受侵犯，多为家族性，属常染色体显性遗传，有时为隐性型。临床表现为心律失常、右心室扩大和猝死。

近年研究发现，肥厚型心肌病和家族性扩张型心肌病患者存在多种心肌结构蛋白基因的突变。但由于基因型与临床表现变异度较大，基因诊断应用价值尚有限。随着对相关基因突变与疾病表型关系的进一步研究和明确，基因技术在心肌病诊治中将发挥越来越重要的作用。

(二)特征性检查

1. 胸部 X 射线检查

胸部 X 射线检查，可以观察心影大小及外形，为初步判断心肌病提供重要的参考资料。各型心肌病胸部 X 射线可见左心室、右心室扩大，也可有左心房及右心房扩大，或左心室肥厚，并伴有二尖瓣钙化、心包积液、心内膜钙化等。

2. 心电图

分肌病可有各种心律失常，其中以室性期前收缩最多见，心房纤维颤动次之。不同程度：的房室传导阻滞，右束支传导阻滞常见，且广泛 ST－T 改变，左心室肥厚，左房肥大，并可出與病理性 Q 波，各导联低电压等心电图变化亦多见。

3. 超声心动图

超声心动图是一项重要的非侵入性诊断方法，能准确提供各心腔大小、室壁、室间隔的肥厚变化及瓣膜结构功能情况。对各型心肌病的诊断，尤其是肥厚型心肌病中梗阻型与非梗阻型心肌病的鉴别，提供必不可少的诊断依据。超声心动图又可通过测定射血分数(EF)值评估心功能情况，以指导用药及判断临床治疗。

4.同位素检查

同位素心肌灌注显影，间接地显示心脏的大小、心肌的厚薄，并能反映心肌的缺血程度，从而协助诊断鉴别心肌病类型。

5.心导管检查

根据心导管的走行路线，测定心脏和心血管各部分的压力及血氧含量，以计算心排血量、分流量及血流阻力，并分析压力曲线的波形和数值进行诊断和鉴别诊断，为治疗疾病提供主要的数据。

(三)鉴别诊断

1.肥厚型心肌病与冠心病

肥厚型心肌病与冠心病均有心绞痛，心电图 ST－T 改变，异常 Q 波及左室肥厚，因而两病较易误诊。鉴别点：①杂音，梗阻型肥厚型心肌病在胸骨左下缘或心尖内侧可闻及喷射性收缩期杂音。乏氏动作使杂音增强，两腿上抬则杂音减弱。可伴有收缩期细震颤。冠心病合并室间隔穿孔时或伴乳头肌功能不全时，亦可有收缩期杂音，但系反流性杂音。②冠心病心绞痛，含化硝酸甘油 3～5min 内缓解。肥厚型心肌病心绞痛，硝酸甘油无效，甚或加重。③超声心动图，肥厚型心肌病，室间隔厚度＞15mm，室间隔左室后壁比值＞1.5∶1。而冠心病主要表现为室壁节段性运动异常。④心导管检查及冠脉造影可明确诊断。

2.扩张型心肌病与冠心病

当有胸痛胸闷心律失常，心电图 ST－T 改变及 Q 波时，两者鉴别困难。尤其 40 岁以上患者，极易误诊为冠心病。下列条件有助鉴别：①年龄，冠心病多发生在 40 岁以上者，而心肌病以中年人好发。②病史，冠心病往往有心绞痛或心肌梗死史，而心肌病常有心力衰竭史、心慌、气短、下肢水肿。胸部可有刺痛或胸闷不适，有典型心绞痛者约占 10%。③心脏扩大，冠心病在反复心力衰竭后方引起心脏扩大，心肌病时心脏扩大为主要表现，心脏扩大而搏动弱。④超声心动图，冠心病时，心脏扩大不明显，心脏呈局限性搏动减弱，而心肌病心脏显著扩张，心室壁搏动幅度普遍减弱。⑤冠心病易患因素，如高血压、高血脂、高血糖、心肌病少见。⑥同位素检查，同位素心肌灌注显影，心肌病大多双侧心室均扩大，而冠状病以左心室扩大为主，右心室扩大者较少。⑦冠状动脉造影，是两者鉴别的最可靠条件。扩张型心肌病时，冠状动脉无＞50%的狭窄。

3.扩张型心肌病与高血压性心脏病

心肌病时血压可正常、偏低或升高，心肌病心力衰竭时，由于水钠潴留，血容量增多，组织缺氧，动脉痉挛及儿茶酚胺分泌增多，可导致血压暂时性升高，以舒张压升高为主，心力衰竭纠正后，血压多于数日内降到正常。但心肌病亦可与高血压性心脏病并存。心肌病并存高血压与高血压性心脏病的鉴别，主要依据：①高血压病程，除急进型高血压外，高血压病发展到高血压性心脏病心力衰竭，往往要数年病史。②高血压严重程度，高血压导致高血压性心脏病心力衰竭时，往往有较严重的血压升高。③高血压性心脏病时左心室肥厚扩张，且伴有主动脉增宽。④高血压病时，常有高血压眼底改变及肾脏改变。

4. 扩张型心肌病与风湿性心脏病

心肌病由于左心室扩大，发生相对性二尖瓣关闭不全，可出现收缩期杂音，少数尚有舒张期杂音。X 射线检查常有左心房扩大，左心室及右心室扩大，常被误诊为风湿性二尖瓣病。鉴别要点：①心肌病时，杂音在心力衰竭时出现或增强，心力衰竭纠正后杂音减弱或消失。风湿性二尖瓣病，心力衰竭纠正后，杂音增强。②X 射线所见，心肌病心脏普遍扩大，搏动普遍减弱、肺瘀血程度较轻。风湿性二尖瓣病，肺动脉段突出，肺瘀血较重。③心电图，心肌病广泛 ST－T 改变，左束支传导阻滞病理性 Q 波。风心病少见。④超声心动图，心肌病时心腔普遍扩大，室壁搏动幅度弱，二尖瓣开口小，心力衰竭时三尖瓣呈类城墙样改变，心力衰竭纠正后恢复双峰形，与风湿性二尖瓣狭窄的城墙样改变不同。

三、辨证分型

1. 气虚血瘀

心慌，气短，动则气急，胸胁满闷。胁下癥块，面色晦暗，颈脉怒张，爪甲青紫。舌质紫暗或有瘀斑，脉沉涩或结、代。

2. 气阴两虚

心悸，少寐，胸闷，气促，动则喘息不宁，自汗，盗汗，神疲倦怠，头晕，口干。舌质红、苔少或无苔，脉细弱或细数或结、代。

3. 阳虚水泛

心悸，气喘，胸闷，肢体水肿，或伴胸水，腹水。畏寒肢冷，唇甲青紫，脘痞腹胀，便溏，尿少。舌质淡、体胖或舌质淡紫，脉沉细无力。

4. 心阳衰竭

心悸，怔忡，胸闷，气促，难以平卧，动则喘甚，喘促不宁，咯白色泡沫样痰，汗出，肢冷。舌质淡、体胖，紫暗，脉微细欲绝或细数不清。

四、辨证施治

(一)气虚血瘀

治法：益气活血。

方药：补阳还五汤加减或血逐瘀汤加减。黄芪 30g，肉桂 5g，当归尾 15g，川芎 15g，桃仁 12g，赤芍 15g，郁金 12g，红花 12g，山药 15g，地龙 12g。若气虚较甚者，加人参以补气；若水肿较甚者，加猪苓、茯苓、椒目、大腹皮以利水消肿。若阳虚较重，酌加附子、干姜。

(二)气阴两虚

治法：益气养阴。

方药：生脉散加减。西洋参(另兑)10g，麦冬 10g，五味子 10g，黄芪 30g，生地黄 10g，当归 10g，山茱萸 10g，炒枣仁 15g。阴血虚较重者，加当归、白芍养血和营；偏阳虚者，改西洋参为红参，加桂枝、干姜、细辛温补心阳。

(三)阳虚水泛

治法：温阳利水。

方药：真武汤加减。制附片(先煎)10g，茯苓 15g，白芍 10g，白术 10g，猪苓 10g，桂枝 10g，黄芪 30g，防己 15g，葶苈子 15g。水饮上逆，恶心、呕吐者，加陈皮、生姜；气短喘息欲脱者，加黑锡丹，或蛤蚧粉、桑白皮；面色晦暗、口唇发绀者，加丹参、当归；阳虚欲脱者，加山茱萸、煅龙骨、煅牡蛎；水肿较甚者，加益母草、泽兰；咳逆倚息不得卧者，加杏仁、桔梗、半夏。

(四)心阳衰竭

治法：急救回阳，大补元气。

方药：四逆加人参汤加味。红参(另煎，兑入)10～15g，制附片(先煎)10～15g，干姜10g，炙甘草10g，五味子10g。或用参附注射液10mL加50％葡萄糖20mL静脉注射；或20～40mL加入10％葡萄糖250mL中静脉滴注。亦可改用生脉注射液或参脉注射液，用法和用量同参附注射液，以应急需。出现晕厥时，可辨证使用芳香开窍之剂，温开用苏合香丸，凉开用至宝丹、紫雪丹。

此外，如吕承全临床分三型论治：心肺气虚型治以益气养心，脾肾阳虚型治以温补脾肾，气虚血瘀型治以益气活血。徐凤斧分五型论治；气虚血瘀型，予活血之补阳还五汤；痰瘀阻滞型，予化痰活血之瓜蒌薤白半夏汤合冠心Ⅱ号方；气阴两虚型，予备气养阴之生脉饮合养心汤；心肾阳虚型，予温阳利水之真武汤合防己黄芪汤；阳气欲脱型，予回阳固脱之四逆汤合参附龙骨牡蛎汤。冯兴华分五型论治：肝郁气滞型，予逍遥散疏肝理气；血脉瘀阻型，予血府逐瘀汤活血化瘀；痰浊痹阻型，予瓜蒌薤白半夏汤豁痰化浊；气阴两虚型，予生脉散益气养阴；阳虚水泛型，予真武汤温阳利水。孟毅分六型论治；气虚血虚型治以益气活血、养血安神，用补中益气汤合桃仁红花煎；心脾两虚型，予以健脾益气养血之归脾汤；脾肾亏虚、痰浊壅肺型，治以温肾健脾化痰。用金匮肾气丸合二陈汤加减；心肾阳虚水湿不化型，治以温阳化气行水，用真武汤合四逆汤；心脾肾俱虚，水饮凌心射肺型，治以补肾泻浊利水，方用葶苈大枣汤；阴阳俱虚、阳气欲脱型，治以回阳救逆，予参附龙骨牡蛎汤。

(李召民)

第十二节　风湿性心脏病

一、概述

风湿性心脏病亦称风湿性心瓣膜病，是指急性风湿性心脏炎后所遗留下来的以心脏瓣膜病变为主的一种心脏病。本病我国发病率较高，在成人心血管疾病中，本病约占40％，多见于20～40岁的人，女多于男，约有1/3的患者以往无明显风湿热史。风湿热急性发作后，若波及心脏会导致心瓣膜显著损害，而成为风湿性心瓣膜病。临床上以单纯二尖瓣病变最为常见，占70％～80％，二尖瓣合并主动脉瓣病变次之，占20％～30％。本病多发于冬春季节，寒冷、潮湿和拥挤环境下，初发年龄多在5～15岁，复发多在初发后3～5年内。

中医学认为，风湿性心脏病多属于“怔忡”、“喘证”、“水肿”、“胸痹”等范畴。我国古代医籍虽无该病的病名，但对其生理、病理早有所认识，如《素问·痹论》：“心痹者，脉不通，烦则心下鼓、暴上气而喘。”“脉必不已，复感于邪，内舍于心。”本病的主要症状如水肿、气喘、咳血、心悸，古代文献亦有不少论述。《素问·平人气象论篇》：“颈脉动、喘、疾咳，目窠微肿，如卧蚕起之状，曰水。”又《素问·水热穴论篇》：“水病下为附肿大腹，上为喘呼，不得卧者。”说明本病病机与水有密切关系。《外台秘要》：“心咳、咳而吐血”，指出因心脏疾患而引起咳血。祖国医学认为本病的病因主要与素体虚弱，外邪侵袭有关。病位在心，根源在体虚，先天不足或病后体虚，气血不足，卫外不固，易感风、寒、湿、热之邪，内合于心而出现各种变证。

其病机主要是风寒湿邪内侵，内舍于心，致心脉痹阻，心气不足，心失所养，心神不安，症见心悸、怔忡。甚而阳气衰微，无以温煦气化，而致面色晄白，颧面暗红，四肢逆冷，舌质黯红，口唇青紫。心为火脏，火衰则脾阳亏虚，脾虚弱不能制水水气横溢而成水肿；脾虚不能滋生肺金则肺气虚，气虚不能生津而成水；水气射肺则为咳为喘；水气凌心则悸。本病病程一般较长，病久则心血不足，气血两虚，心阴亦亏，心火独亢，灼烁肺金，则为咳血；气虚不摄血，亦可咳血。本病的治疗原则重在治水为要。治疗关键在于调整肺脾肾三脏的功能，使肺之通调、脾之健运、肾之开合恢复正常，其中尤以脾肾为重要。健脾治水为治疗本病的主法，可辅以镇心安神、肃肺平喘、止咳化痰、补气益血等。

二、诊断与鉴别诊断

(一)风湿性心脏病诊断

1. 病史、症状

典型表现为心脏炎，多发性游走性关节炎，皮肤环形红斑，皮下结节与舞蹈病等。发病前1～3周，半数患者可有急性扁桃体炎、咽喉炎等上呼吸道感染或猩红热病史。问诊要提问患者有无“上感”、发热、乏力、皮疹，家庭居住环境等；有无心悸、胸闷、胸痛；有无大关节疼，是否呈游走性。

2. 体检发现

①心脏普遍增大，心动过速与体温不成比例，心尖部第一心音减弱，舒张期奔马律。心尖部Ⅱ级以上高调，收缩全期杂音，并可有柔和、短促的低调舒张中期杂音(Carey－Coombs 杂音)；②双肺底可出现细湿性啰音等心力衰竭体征；③部分有心包摩擦音，可同时伴有胸膜摩擦音；④关节红、肿胀，活动受限；⑤少数患者在躯干或四肢的内侧皮肤可见淡红色环形红斑，中央苍白，在大关节伸侧，尤其是肘、膝及腕关节，枕骨区或胸、腰椎棘突等部可见 2～5mm 大小的皮下小结，无压痛，不与皮肤粘连，可移动；⑥儿童可见手足无意识不协调的动作、挤眉弄眼等舞蹈症表现；⑦心外的风湿表现，可有胸膜炎、肺炎、腹膜炎、肾炎、脉管炎、脑病表现。近年来环形红斑、皮下小结、舞蹈症较少见。

3. 辅助检查

①咽拭子培养链球菌阳性。②抗链球菌溶血素 O(ASO)≥500U 或抗 DNA 酶>20 万U/L，血沉(ESR)增快，C 反应蛋白(CRP)阳性。③心电图(ECG)，轻度狭窄心电图可正常。房室传导阻滞、早搏、房颤、窦性心动过速、P－R 间期延长，ST－T 改变，心肌损伤时 ST 段压低，急性心包炎时出现弓背向下的 ST 段抬高。左房肥大可出现二尖瓣 P 波，即 P 波幅度增大和有切迹。有肺动脉高压者呈现电轴右偏及右心室肥厚。④X 射线，心界大，早期出现左房增大，食管造影在侧位片可见在食管中 1/3 处因扩大的左房而产生的压迹。后前位片在心影右缘可现左、右心房重叠的双心房影，主动脉结小，肺动脉段隆突。长期肺瘀血的病例，肺组织内含铁血黄素沉着，肺野内可见致密的粟粒状阴影。心包积液时心脏可呈烧瓶样改变。⑤超声，M 型超声心动图可见二尖瓣叶呈同向运动和城墙样改变。B 超可见心腔扩大，心肌搏动幅度减低，心包腔可见液性暗区，并可明确瓣膜狭窄的程度，瓣叶厚度及活动度，以及有无二尖瓣反流。右心导管检查，右心导管检查可以测定肺动脉压及反映左房压的肺毛细血管嵌入压，并可计算心排血量及二尖瓣口面积。⑥同位素心肌扫描(ECT)，心肌呈花斑样改变，

心腔扩大。

4. 诊断标准

上述典型(主要)表现中具备 2 项或 1 项,加上过去若患过风湿热或风心病,关节炎,发热,ESR 增快,CRP 阳性,白细胞增多,P－R 间期延长,ST－T 改变,Q－T 延长或心律失常中有两项,则高度可疑有急性风湿热,若同时有 ASO 及抗 DNA 酶升高,近期患过猩红热,咽拭子培养发现 A 族链球菌阳性多可确诊。

(二)风湿性心脏病鉴别诊断

鉴别诊断,应注意与感染性心内膜炎,病毒性心肌炎,类风湿性关节炎,Poncet 综合征,急性化脓性关节炎,链球菌感染后状态,结缔组织病等鉴别。

三、辨证分型

1. 风湿痹阻

心悸、烦闷不安、动则尤甚、一个或多个关节疼痛、屈伸不利。或伴有发热恶风、口渴。舌红苔黄、脉数或滑数或结代。

2. 气阴两虚

关节疼痛、屈伸不利、五心烦热、神疲少言、胸闷胸痛、气短,动则更甚。心悸、失眠、乏力、口渴欲饮。舌质淡、苔白、脉濡或细数或结代。

3. 阳虚水泛

面色晦暗、畏寒肢冷、动则气喘、重者喘不得卧、腰以下肿甚。心悸、怔忡、腰膝酸软、乏力。舌体胖、质淡,脉沉细或结代。

4. 瘀血阻肺

两颧紫红、唇甲青紫、咳嗽喘促、胸闷胸痛,甚则咯血。心悸、怔忡、气短、乏力、舌质青紫或见瘀斑、脉细数或结代。

四、辨证施治

(一)风湿痹阻

治法:清热除湿,通阳宣痹。

方药:桂枝白虎汤《木刻本叶氏医案》加减。生石膏 30g,知母 15g,桂枝 12g,赤芍 12g,防己 15g,茯苓 15g,生薏苡仁 18g,秦艽 15g,甘草 6g,苦参 12g。心悸怔忡、烦闷不安者,加龙齿、磁石、琥珀;胸闷胸痛者,加五灵脂、山楂、降香;关节疼痛、屈伸不利者,加威灵仙、稀莶草、乌梢蛇;上肢痛重,加桑枝、羌活;下肢痛重,加川牛膝、独活。

(二)气阴两虚

治法:益气养阴,祛风通络。

方药:炙甘草汤《伤寒论》加减。炙甘草 15g,党参 15g,麦冬 15g,五味子 6g,玄参 15g,生地黄 15g,桂枝 8g,秦艽 12g,防风 12g,龙骨 30g,牡顿 30g。关节疼痛、屈伸不利者,加忍冬藤、千年健;血瘀甚者,加土鳖虫、生蒲黄;心悸怔忡、烦闷不安者,加炒枣仁、柏子仁、琥珀;头晕心悸、面色少华者,加龙眼肉、阿胶、大枣。

(三)阳虚水泛

治法:温阳利水,活血化瘀。

方药：真武汤《伤寒论》加减。熟附子(先煎)15g，肉桂15g，丹参20g，茯苓20g，干姜6g，白术15g，泽泻20g。水肿甚者，加猪苓、玉米须、防己、车前子；咳喘气急、不能平卧者，加葶苈子、杏仁、桑白皮；血瘀甚者，加益母草、桃仁、红花；乏力、气短、自汗者，加人参、五味子、煅龙牡或参蛤散。

(四)瘀血阻肺

治法：活血化瘀，宣肺平喘。

方药：桃红饮《类证治裁》加减。桃仁12g，红花8g，郁金12g，杏仁10g，丹参18g，赤芍15g，苏子12g，葶苈子12g，大枣4枚。喘息不得卧、自汗出者，加人参、五味子、煅龙骨；烦躁不安、大汗出、肢冷尿少、水肿显著者，加人参、附子；痰中带血，甚至大量咯血者，加田七粉、牡丹皮、仙鹤草、茜草。

(李召民)

第二章 脑血管疾病

第一节 短暂性脑缺血发作

一、概述

短暂性脑缺血发作(TIA、TIAs)又称一过性脑缺血发作,是由颅内血管病变引起的可反复发作的脑或视网膜局灶功能障碍,导致短暂性神经功能缺失的一种临床综合征。临床症状通常持续10～15分钟,多在1小时内,最长不超过24小时。不遗留神经功能缺损症状和体征,影像学检查(CT、MRI)无病灶。临床表现多见颈内动脉系的偏瘫、失语、黑矇;或表现为椎—基底动脉系的眩晕、复视、共济失调、构音障碍以及一过性的全面遗忘或跌倒发作等。

在因TIA到急诊室就诊的患者中,约25%在90天内发生不良事件;10%为卒中,且绝大多数为致死性或致残性卒中。在所有不良事件中,50%以上发生在TIA后4天内。TIA是缺血性卒中最重要的危险因素,近期频繁发作的TIA是脑梗死的特级警报或称为卒中的恶性征兆,最终有可能发生脑梗死。根据临床表现及特征,TIA归属于中医学中"中风先兆"、"小中风"等范畴。

二、病因与发病机制

(一)TIA的主要危险因素

动脉硬化(颈动脉病变等),心房颤动、瓣膜病变等,高血压、高脂血症、高糖血症和肥胖等代谢综合征,年龄大于65岁;男性;吸烟等。而最近几天或几周内发生过TIA的患者再次发作的危险性远高于数月甚至更久以前有过TIA发作的患者。

(二)TIA发病机制

1.微栓塞学说

由Fisher(1954年)提出的微栓塞学说认为,血流的分层平流现象可使某一来源的微栓子反复地被带向同一血管分支,形成微栓塞,并反射性引起周围小动脉痉挛,导致脑部区域性缺血。轻者血栓冲碎,侧支循环开放良好,痉挛缓解形成TIA或小梗死;重者血栓停留未被冲走,痉挛未及时缓解,未形成侧支循环产生脑梗死。微栓塞形成的病理基础有两种,一是主动脉—颅脑动脉栓塞,由动脉粥样硬化斑块破裂所致;二是心源性栓塞,主要是心房颤动,病人左心房存在的附壁血栓在一定条件下脱落,栓子沿左颈总动脉进入左侧大脑半球,进而栓塞远端脑动脉也可产生TIA发作。

2.血流动力学因素(低灌注学说)

供血动脉存在管腔狭窄,遇到突发因素如体位性低血压、急性心衰、心律失常等情况,血压下降超过30%时,狭窄动脉远端出现灌注不足,使供血区本已形成的不充分的侧支循环发生缺血产生临床症状,当血液灌注压恢复,则临床症状缓解,遇相同情况可再次"刻板样"发作。若同时存在血液流变学改变,更促进了微循环障碍的发生,不能保持局部血流量的恒定。

3.血液流变学改变

(1)血液黏度和凝固性的血液成分改变:例如高凝状态、高粘状态、高血压等因素可产生促血小板活化的物质,或激活血小板或血管胶原组织暴露,而使血小板功能亢进,出现血小板聚集。纤维蛋白原增高,血细胞比容增高,使血液流动性差,导致血液高凝加高粘状态产生,易致 TIA 或卒中发生,故此状态被称为血栓前状态。

(2)血液病理状态:如血小板增多症,红细胞增多症,严重贫血,异常蛋白质血症,高脂蛋白血症均可能成为短暂性脑缺血发作的触发因素。

4. 脑血管痉挛因素

现已证实血管痉挛不仅可以发生在大血管,如颈动脉、椎动脉、wills 环的近端,也可以发生在小动脉如脑穿通动脉。高血压、手术、外伤、蛛网膜下腔出血、血液中存在血管收缩性物质等情况均可以引起脑血管痉挛。另外动脉管腔中有微栓子存在也是造成血管痉挛的因素。

5. 机械因素

头部血流的改变和逆流(如无名动脉或锁骨下动脉狭窄或闭塞所致的椎动脉,骨下动脉盗血综合征);在转头时颈椎横突孔压迫椎动脉、颈动脉窦过敏等也可以使已有动脉粥样硬化的椎动脉扭曲导致眩晕或表现为猝倒发作。

三、临床表现

(一)症状

常见一过性一侧肢体无力、偏身或麻或失语、黑朦、雾视或眼前阴影晃动光线减少;或表现为眩晕、复视、偏盲或双侧视觉丧失,共济失调、构音障碍,面部口周麻木。TIA 较少出现晕厥、头痛、尿便失禁、嗜睡、记忆缺失或癫痫症状。TIA 具有突发性、短暂性、局部性、反复性和恢复较完全,常不遗留神经功能缺损体征的临床特点。突发性指突然起病,呈卒中样发病。短暂性指大多数 TIA 每次发作通常持续 10~15 分钟,多在 1 小时内,最长不超过 24 小时。局部性主要是区别于"短暂性全脑缺血发作"即晕厥。反复性是指 TIA 常有反复发作的趋势。

(二)体征

TIA 发作时通常存在如下的体征并据此进行临床分型:

1. 颈内动脉系统 TIA

轻偏瘫,偏身感觉减退,可伴同侧中枢性面瘫或麻木,言语困难或失语,单眼一过性黑朦,视野模糊及自发性闪光,可伴有对侧偏瘫和(或)感觉障碍。

2. 椎一基底动脉系统 TIA

眩晕,复视,平衡障碍,异常的眼球运动,构音障碍,单或双侧面、口周麻木,交叉性运动或感觉障碍,偏盲或双侧视力丧失,跌倒发作。

四、诊断及鉴别诊断

(一)诊断标准

采用 1995 年中华医学会第四次全国脑血管病学术会议修订的《各类脑血管疾病诊断要点》标准。

(1)为短暂的、可逆的、局部的脑血液循环障碍,可反复发作,少者 1~2 次,多至数十次。多与动脉硬化有关,也可以是脑梗死的前驱症状。

(2)表现为颈内动脉系统和(或)椎一基底动脉系统的症状和体征。

(3)每次发作时间通常在数分钟至1小时左右,症状和体征应该在24小时内完全消失。

(二)理化检查

检查主要目的在于确定TIA发作的病因,特别针对可能需要特殊治疗的TIA的病因,并寻找可改善的危险因素以及判断预后。TIA病人的辅助检查包括头颅CT,CT有助于排除与TIA类似的颅内病变。超声检查是TIA患者的一个基本检查手段,可显示颅内外动脉痉挛或狭窄,了解侧支循环情况以及血管管腔内径,动脉粥样硬化斑的形态、大小、部位及斑块的稳定性。超声心动图可确定血栓栓塞源或左心室收缩功能障碍,二者都是常见的缺血性卒中的预测因素。实验室检查主要是针对血栓前状态的进一步检查,了解血小板聚集、纤维蛋白原、血细胞比容等情况。此外血常规及生化检查有必要的鉴别意义。

(三)鉴别诊断

1.颈源性眩晕

颈性眩晕主要包括了颈椎病椎动脉型和交感型,在颈椎X光片上存在椎间盘和椎间关节的退行性改变以及邻近组织结构受累证据。椎动脉受压发生率低,可通过血管造影和颈椎MRA判断;交感神经受累可根据过伸过屈位颈椎X光片发现椎体不稳,产生相应节段椎体或间盘向前方错位,结合交感神经兴奋或抑制性症状确定。颈性眩晕需要与椎一基底动脉系统TIA鉴别,椎一基底动脉系统TIA临床以反复发:作的眩晕可伴有复视为常见表现,典型者发作时可出现交叉瘫。检查鉴别手段有血管超声、颈部放射线检查、头颅和颈部MRA检查。

2.偏瘫型偏头痛、基底动脉型偏头痛

此两型偏头痛先兆征或前驱期(4～72小时)与TIA难于区别,有时伴偏瘫。发作时间可能较长,常出现搏动性头痛,可伴有自主神经功能障碍,发作时厌食、呕吐。部分病人有周期性头痛表现,TCD检查可见颅脑血流的特征性或周期性变化。TIA病人多存在心脑血管疾病的危险因素,常合并高血压病、高脂血症以及其他动脉硬化指征。

3.部分发作性癫痫

表现特点为反复发作、刻板、极富戏剧性,属于脑皮层刺激性症状,局部的麻木感或抽动常见,发作时的瞳孔变化可供参考,抗癫痫药物治疗有效。TIA多为无力或感觉缺失,是神经功能损毁性症状。脑电图检查有助鉴别,癫痫可见皮层异常电活动,出现痫性放电。

4.内耳性眩晕

是由于内耳膜迷路积水引起平衡功能及听觉障碍,导致的真性眩晕,多伴耳鸣,一次发作常超过24小时,部分病情存在周期性发作的特点,反复发作常导致永久性听力下降。多见于青年女性,50岁以上首发罕见。与TIA短暂发作形式不同,且TIA多有心脑血管危险因素存在。

5.心源性疾病(心律失常,病窦综合征)

临床中脑动脉硬化病人常同时并有冠状动脉粥样硬化性心脏病,冠心病不仅影响全脑功能,还与颅脑前后循环系统的TIA发生密切相关。严重心律失常如室上性及室性心动过速、心房扑动、多源性室性早搏及病态窦房结综合征,原发性或继发性自主神经功能不全亦可因血压及心律急剧变化,出现短暂性全脑供血不足和发作性意识障碍。这组疾病可引起头昏、晕倒及意识丧失,血压及心电图检查可有异常发现。症状与TIA特别是椎一基底动脉系统

TIA 易混淆，通常缺乏局灶性神经症状和体征。ECG 的监测，神经系统的查体，诊断性治疗及心源性疾病的病因治疗有非常重要的鉴别意义。

五、西医治疗

TIA 的治疗目的在于消除病因和危险因素，减少发生，保护脑功能。治疗原则为预防复发，减少发生及终止发作以延缓其向脑梗死转化的进程。

（一）控制危险因素及病因治疗

重视 TIA 的防治，干预高血压病、糖尿病及高胆固醇血症等危险因素，纠正吸烟、过量饮酒等不良生活习惯，并进行适当体育锻炼。对于新近发生的 TIA，TIA 频发，血流动力学异常或血液成分异常的 TIA，伴有动脉血栓形成或轻微脑梗死病史等须及时有效的药物治疗。

（二）药物治疗

1. 抗血小板聚集药

已证实对有卒中危险因素的患者行抗血小板聚集治疗能有效预防中风。对 TIA 患者尤其是反复发生 TIA 的患者是首选药物。阿司匹林的适宜剂量存在着很大的个体差异，我国人群推荐的剂量通常为每日 75～150mg。阿司匹林与潘生丁合用疗效优于单用阿司匹林，且耐受性较好。可采用小剂量阿司匹林 25mg 加潘生丁缓释剂 200mg 的复合制剂（片剂或胶囊）每日 2 次。

同类其他药物还有氯吡格雷和静脉注射的奥扎格雷钠等。

2. 抗凝药物

使用抗血小板聚集药仍频繁发作的 TIA、椎一基底动脉 TIA、心源性栓子因素及房颤患者，若既往无中枢神经系统和其他系统出血，无活动性消化性溃疡及出血可试用抗凝治疗，但不作为常规治疗药物，药物有低分子肝素、华法令等。

3. 降纤药物

对于存在血液成分变化如纤维蛋白原含量明显增高，可使用巴曲酶或降纤酶。

六、辨证论治

根据本病猝然为病，旋即而复，符合风邪致病的特点。同时具有痰瘀互结，络脉痹阻的病理特征，以息风、化痰、祛瘀、通络、益气、育阴为基本治法。

（一）肝阳上亢

症候舌脉：阵发性眩晕，发作性偏身麻木，短暂性言语謇涩，一过性偏身瘫软，瞬时性视觉昏蒙，面色发红，头脑胀痛，目赤口苦，急躁易怒，手足颤抖，尿黄赤，舌红，苔薄黄或黄干，脉弦数。

治法：平肝潜阳。

1. 方药：平肝潜阳汤加减。

生牡蛎$_{先煎}$30g，赤芍 9g，川牛膝 9g，槐米 15g，夏枯草 12g。

加减：眩晕头痛症状较重，加代赭石$_{先煎}$20g、生龙骨$_{先煎}$20g、生石决明$_{先煎}$30g、杭白芍 15g、羚羊角粉$_{冲服}$0.6g 以镇肝潜阳，息风清热；舌苔黄腻，加黄芩 6g、郁金 6g、竹茹 6g、天竺黄 6g、川贝粉$_{冲服}$3g 或加鲜竹沥水 10mL 口服，以清化痰热；心中烦热，加牡丹皮 6g、栀子 6g、黄连 3g 以清热除烦。

2. 中成药

(1)清开灵注射液：每次 30～40mL，加入 0.9%氯化钠注射液 250mL 或 5%葡萄糖注射液 250～500mL 中，静脉滴注，每日 1 次。清热化痰活络，适用于 TIA 发作有痰热征象者。

(2)醒脑静注射液：每次 10～20mL，加入 0.9%氯化钠注射液 250mL 或 5%葡萄糖注射液 250～500mL 中，静脉滴注，每日 1 次。具有醒神开窍功效。适用于 TIA 发作。

3. 针灸

取穴：大椎、风池、手三里、膈俞、血海、丰隆、足三里、三阴交。

操作：采用泻法，中等强度刺激。留针 20～30 分钟，每日 1 次。

(二)痰浊壅滞

症候舌脉：阵发性眩晕，发作性偏身麻木，短暂性言语謇涩，一过性偏身瘫软，瞬时性视觉昏蒙，头部沉重感，胸闷，痰多，纳呆，多寐，肢体困重，舌质淡红或暗红，舌体胖大或有齿痕，苔白腻或黄腻，脉弦滑或濡数。

治法：化痰通络。

1. 方药：化痰通络汤加减。

天麻 9g，制半夏 9g，石菖蒲 12g，生山楂 10g，丹参 15g，制香附 6g。

加减：头沉重而痛，酌加藿香 10g、佩兰 10g、白蒺藜 10g、蔓荆子 10g、厚朴 10g、薄荷后下 6g 以芳香化湿浊，散风通络；便秘，苔黄厚腻者，加全瓜蒌 30g、生大黄后下 10g 以通腑化痰；肢体麻木者加木瓜 10g、伸筋草 20g、防己 10g、鸡血藤 20g 以舒筋活络。

2. 中成药

半夏天麻丸：温开水送服每次 6g，每日 2～3 次。用于风痰阻络证。

3. 针灸

取穴：百会、风池、合谷、外关、肩髁、曲池、手三里、膈俞、太冲、气海、足三里、三阴交。

操作：采用平补平泻法，中等强度刺激，留针 20～30 分钟，每日 1 次。

(三)气虚血瘀

症候舌脉：阵发性眩晕，发作性偏身麻木，短暂性言语謇涩，一过性偏身瘫软，瞬时性视觉昏蒙，面色无华，心悸气短，自汗乏力，大便溏，舌质暗淡或有瘀斑或边有齿痕，舌苔白腻，脉沉细。

治法：益气活血。

1. 方药：补阳还五汤加减。

生黄芪 30g，全当归 10g，桃仁 10g，红花 10g，赤芍 10g，川芎 6g，地龙 6g。

加减：胸闷气短，心悸，懒言少语或动则气喘，乏力，便溏等气虚明显者，加党参 15g 或太子参 15g 以补益中气；舌有瘀斑瘀点，舌下脉络青紫，脉沉涩，加莪术 10g、水蛭 6g、鸡血藤 30g 以破血通络；动则汗出，肢体绵软无力，生黄芪可加大剂量，用至 30～40g。

2. 中成药

消栓通络片：每次 6 片，每日 3 次。温开水送服。具有益气通络作用。

3. 针灸

取穴：心俞、脾俞、肾俞、足三里、气海、三阴交、阴陵泉。

操作：平补平泻，中等强度刺激，留针 20～30 分钟，每日 1 次。

(欧降红)

第二节　脑梗死

一、概述

脑梗死是指供应脑部血液的动脉发生闭塞性病变导致局部脑组织血液供应缺乏而发生的坏死。一般包括动脉粥样硬化血栓形成性脑梗死和血栓栓塞性脑梗死。前者简称为动脉硬化性脑梗死，是供应脑部的动脉系统中的血管出现粥样硬化和血栓形成导致动脉狭窄、阻塞，引起急性的局灶性脑缺血，临床表现为突然发生的一组局灶性神经功能缺失的症状体征。从病理上脑梗死属缺血性卒中，根据流行病学调查结果，我国脑卒中年发病率为109.7～217/10万，死亡率为116～141.8/10万。而生存下来的患者四分之三留有后遗症，脑梗死发病率占全部脑卒中的43%～65%，给社会和家庭带来沉重的负担，严重影响了中老年人的身体健康和生活质量。脑梗死归属于中医学“中风病”的范畴。

二、病因与发病机制

(一)危险因素

脑卒中的发生除与年龄、性别、种族、家族史等不可干预的因素有关外，还与如下危险因素密切相关：

1. 高血压

高血压是一个重要的、独立的危险因素。而且，收缩压或(和)舒张压的增高均可以增加脑梗死的发病率。因此，有效地控制高血压是降低脑梗死发病率的重要措施。

2. 心脏病

风湿性心脏病、冠心病、高血压性心脏病及各种原因导致的心律失常等均可增加脑梗死的危险。其中，心房纤颤被认为是脑梗死的独立危险因素。非瓣膜性心脏病房颤也成为血栓栓塞性脑梗死的重要原因。

3. 糖尿病

糖尿病也是脑梗死的重要危险因素。糖尿病合并高血压的患者发生脑梗死的危险明显增加。

4. 高脂血症

高脂血症与脑梗死之间的关系不如冠心病密切，但近几年研究资料显示，他汀类药物治疗高胆固醇血症能有效减少脑梗死的死亡率。

5. 吸烟

吸烟对脑梗死的危险性逐渐被证实，吸烟可增加血黏度，损伤血管壁，增加脑梗死的风险。

此外，高同型半胱氨酸血症、口服避孕药等也与脑梗死的发生有关。对以上危险因素进行有效的干预，可以降低脑梗死的发病率。

(二)发病机制

动脉粥样硬化是脑梗死的基本病因，常与高血压互为因果。糖尿病和高脂血症可加速动脉粥样硬化的进程。

动脉粥样硬化斑导致管腔狭窄和血栓形成，可发生在颈内动脉和椎－基底动脉系统任何部位，以动脉分叉处多见。其他因素包括动脉炎，如结缔组织病、细菌、病毒、螺旋体感染等；红细胞增多症、血小板增多症、镰状细胞贫血等血液系统病引起者较少见；脑淀粉样血管病、Moyamoya 病、颅内外动脉夹层动脉瘤等病因罕见。

脑栓塞是各种栓子随血流进入颅内动脉使血管腔急性闭塞，引起相应的供血区域脑组织缺血坏死而致神经功能缺损。栓塞性脑梗死约占脑梗死的 15%。其栓子的来源包括：①心源性：如慢性心房纤颤、心肌梗死、心房黏液瘤等；②非心源性：如动脉粥样硬化斑块脱落、肺静脉血栓、骨折或手术时脂肪栓或气栓等；③来源不明：约 30%的脑栓塞病因不明。

腔隙性脑梗死是长期高血压引起脑深部白质和脑干穿通动脉病变与闭塞，导致缺血性微梗死。本病的发病机制不完全清楚，最常见的为高血压导致小动脉及微小动脉壁脂质透明变性，管腔闭塞产生腔隙性病变。此外，大脑中动脉和基底动脉粥样硬化，形成小血栓阻塞深穿支动脉也可导致腔隙性梗死。血流动力学异常、微栓子阻塞小动脉、血液异常如红细胞增多症、血小板增多症等与本病的发生有关。

三、临床表现

急性起病，以神经功能缺损的局灶性症状体征为主要临床表现。常见意识障碍、偏瘫、言语障碍、偏身感觉障碍、中枢性面舌瘫等。由于受累动脉和损害的供血区域不同而表现出特征性的症状体征。颈内动脉系统病变为主者多以一侧肢体运动、感觉障碍为主要表现，椎－基底动脉系统病变多表现为眩晕、共济失调、吞咽困难、构音障碍、眼球运动受限等，而肢体运动障碍相对较轻。

（一）大脑前动脉综合征

此综合征临床不常见，可出现对侧小腿的瘫痪和感觉缺失，或因反射性排尿抑制的损害引起急迫性排尿。

（二）大脑中动脉综合征

临床可出现对侧面手和手臂的偏瘫及相应偏身的感觉缺失，但不伴有同向偏盲。如单独大脑中动脉下侧皮质支病变则导致对侧同向偏盲，对侧肢体的图形、实体和空间感觉的障碍，可有疾病否认、肢体失认、穿着失用、结构失用等显著的皮质感觉的损害特征。如大脑中动脉分叉处，即分出皮质上下侧支或（和）大脑中动脉的病变，临床症状重，可合并上、下侧皮层支综合征的表现，往往面部、上肢重于下肢，优势半球损害则完全性失语。如大脑中动脉主干（发出豆状核纹状体动脉前）损害，临床表现出对侧偏身的瘫痪和感觉缺失，因内囊受损，上、下肢损害程度无明显差异。

（三）颈内动脉综合征

颈内动脉的进行性动脉粥样硬化阻塞前，有短暂性脑缺血发作（TIAs）的先兆或同侧眼动脉缺血导致一过性单眼黑朦。颈动脉阻塞可以是无症状性的。有症状的颈动脉综合征类似大脑中动脉综合征。

（四）大脑后动脉综合征

临床可见对侧视野的同向偏盲，而黄斑视力保存，眼球运动异常，包括垂直凝视麻痹、动眼神经麻痹、核间性眼肌麻痹和眼球垂直分离性斜视。优势半球大脑后动脉闭塞特征性表现为命名性失语、失读症（而无失写）和视觉失认，双侧大脑后动脉闭塞可引起皮质盲和因颞叶损害的记忆障碍。

（五）基底动脉综合征

临床表现通常不一致。如累及椎动脉其表现类似基底动脉血栓形成，可因头部转动导致一过性椎动脉暂时性闭塞出现脑干功能障碍的症状和体征。另外锁骨下动脉闭塞可引起锁骨下动脉盗血综合征。基底动脉近端血栓形成，影响脑桥背侧部分，出现单侧或双侧滑车神经麻痹，水平性眼球运动异常，并可有垂直性眼震和眼球沉浮，瞳孔缩小而光反射存在，偏瘫或四肢瘫和昏迷多见。基底动脉综合征易混淆于脑干出血，但临床头颅 CT 或 MRI 可以明确鉴别。

基底动脉综合征如损害脑桥腹侧部，临床可见四肢瘫痪而意识完好，患者仅利用眼睛闭合和垂直眼球运动来示意，通常称为闭锁综合征。发生在基底动脉远端的闭塞，通常出现特征性的意识障碍和单侧或双侧动眼神经麻痹，偏瘫或四肢瘫，临床称为基底动脉尖综合征。

（六）基底动脉长旋分支综合征

常见小脑后下动脉闭塞导致的延髓背外侧综合征，表现同侧的小脑共济失调、Honer 征和面部感觉缺失，对侧痛、温度觉损害，眼球震颤，眩晕，恶心呕吐，呃逆，吞咽困难和构音障碍，无运动障碍。小脑前下动脉闭塞导致脑桥下端外侧部的损害，常见同侧面部肌肉瘫痪、凝视麻痹、耳聋和耳鸣，无 Honer 征及恶心呕吐、呃逆、吞咽困难和构音障碍。脑桥上端外侧部的损害多由于小脑上动脉闭塞，临床表现相似小脑前下动脉闭塞的表现，但是无听神经损害，临床可出现视动性眼球震颤和眼球反侧偏斜，对侧出现完全性感觉障碍（包括触觉、振动觉和位置觉）。

（七）椎基底动脉旁中央分支综合征

旁中央分支闭塞可以引起脑干旁中央部的梗死，产生对侧的偏瘫。脑神经核性损害据闭塞的水平来定，在中脑是同侧的动眼神经麻痹，脑桥为第Ⅵ和第Ⅶ对脑神经麻痹，延髓则是第Ⅷ对脑神经麻痹，临床亦可见双侧脑神经损害者。

（八）椎基底动脉短旋分支综合征

显著的对侧偏瘫和同侧脑神经（Ⅲ、Ⅵ、Ⅶ）麻痹。

（九）腔隙性梗死

发病是渐进的（数小时或数天），头痛少见，意识水平无改变；其预后可完全或近于完全恢复，临床可随高血压控制后而症状减轻，因其临床表现多种多样，典型的腔隙性梗死类型如下：

1. 纯运动轻偏瘫

对侧面、上肢和下肢的瘫痪，程度基本相当，不伴感觉障碍、视觉和语言障碍。

2. 纯感觉性卒中

对侧丘脑损害呈偏身感觉缺失，可以伴有感觉异常。易误为大脑后动脉闭塞和丘脑或中脑小量出血。

3. 共济失调性轻偏瘫

纯运动轻偏瘫伴同侧共济失调，多影响下肢。损害多累及对侧脑桥、内囊和皮质下白质。

4. 构音障碍－手笨拙综合征

累及对侧脑桥或内囊时，出现构音障碍、吞咽困难、面瘫伴轻偏瘫和面瘫侧的手笨拙。

四、诊断与鉴别诊断

(一)诊断依据

中年以上高血压和动脉硬化患者突然发病,出现神经系统损害的局灶性症状体征,渐进加重,CT 或 MRI 检查发现梗死灶可明确诊断。对于骤然起病,出现局灶性体征,即刻达到高峰,有心源性栓子来源者可临床诊断脑栓塞,CT 或 MRI 检查可明确栓塞部位。如局灶性症状体征很快消失,或反复出现,应考虑短暂脑缺血发作的诊断。

(二)诊断标准

脑梗死包括脑血栓形成、腔隙性梗死、脑栓塞等,参照 1995 年中华医学会第四次全国脑血管病学术会议修订的《各类脑血管疾病诊断要点》诊断。

1. 动脉粥样硬化性血栓性脑梗死(脑梗死)

(1)常于安静状态下发病。

(2)大多数发病时无明显头痛和呕吐。

(3)发病较缓慢,多逐渐进展,或呈阶段性进行,多与脑动脉粥样硬化有关,也可见于动脉炎、血液病等。

(4)一般发病后 1～2 天内意识清楚或轻度障碍。

(5)有颈内动脉系统和(或)椎一基底动脉系统症状和体征。

(6)应做 CT 或 MRI 检查。

(7)腰穿脑脊液一般不应含血。

2. 脑栓塞

(1)多为急骤发病。

(2)多数无前驱症状。

(3)一般意识清楚或有短暂性意识障碍。

(4)有颈动脉系统和(或)椎一基底动脉系统症状和体征。

(5)腰穿脑脊液一般不含血,若有红细胞可考虑出血性脑梗死。

(6)栓子的来源可为心源性或非心源性,也可同时伴有其他脏器、皮肤、黏膜等栓塞症状。

3. 腔隙性梗死(TIAs)

(1)发病多由于高血压动脉硬化引起,呈急性或亚急性起病。

(2)多无意识障碍。

(3)应进行 CT 或 MRI 检查,以明确诊断。

(4)临床表现都不严重,较常见的为纯感觉性卒中、纯运动性轻偏瘫、共济失调性轻偏瘫,构音障碍一手笨拙综合征或感觉运动性卒中等。

(5)腰穿脑脊液无红细胞。

4. 无症状性脑梗死(脑梗死)

为无任何脑及视网膜症状的血管疾病,仅为影像学所证实,可视具体情况决定是否作为临床诊断。

(三)鉴别诊断

1. 出血性卒中

有高血压病史的中老年患者在活动或情绪激动时突然发病,迅速达到高峰,出现偏瘫、失语等神经功能缺损的局灶性症状体征，多伴有头痛、呕吐，甚至意识障碍。CT检查显示脑出血灶。脑梗死一般安静状态下发病，病情相对凶险程度差，CT检查显示梗死病灶，可以鉴别。

2. 颅内占位病变

颅内肿瘤、硬膜下血肿及脑脓肿也可以表现卒中样发病，出现神经功能缺失的局灶性症状体征，须与脑梗死鉴别。反复头痛、呕吐，有外伤、肿瘤史或感染等因素时，有助于临床鉴别。

3. 代谢性疾病

迅速出现昏迷的脑梗死患者应注意与代谢性疾病如糖尿病、低血糖、肝昏迷等导致的昏迷相鉴别。病史、头颅CT及相关的实验室检查有助于明确诊断。

五、西医治疗

(一)一般急诊处理

脑梗死具有起病急、变化快的特点，对于出现脑梗死症状体征的病人应快速诊断、评价和治疗，最好在发病3小时以内完成。有条件者，应立即进行头颅CT检查以明确诊断。一般的急诊处理措施如下：

1. 常规建立静脉通道

一般先给予0.9%氯化钠注射液，避免给予含糖溶液及补液过量。

2. 测查血糖

如血糖>200mg/dl则给予胰岛素。如发生低血糖，可给予10%～20%的葡萄糖溶液静脉滴注或50%葡萄糖注射液静脉推注。

3. 必要时做心电图检查。

4. 发热者给予对乙酰氨基酚等退热药物控制体温。合并感染者早期使用抗生素。

5. 保持病人气道通畅

防止分泌物及胃内容物吸入而造成气道阻塞，对缺氧者予与导管吸氧。

6. 血压升高的处理

急性脑梗死过度的降压治疗可降低脑灌注压而导致病情恶化。一般患者血压达到收缩压>220mmHg、舒张压>120mmHg时，需立即降压治疗。需要采取溶栓治疗者，应将血压降到合适的水平，一般应控制在收缩压<185mmHg、舒张压<110mmHg。

(二)脑血管病的特殊治疗

一般腔隙性脑梗死的治疗首选改善红细胞变形能力的药物，如己酮可可碱。血栓形成性脑梗死首选溶栓治疗，血栓栓塞性脑梗死首选抗凝治疗。常用治疗方法如下：

1. 溶栓治疗

对于急性脑梗死发病3小时以内，无溶栓禁忌证者，推荐静脉溶栓治疗，选用重组组织型纤溶酶原激活物或尿激酶(UK)。溶栓禁忌证主要包括：①TIAs或迅速好转的卒中；②发现脑出血、蛛网膜下腔出血、肿瘤等；③血压过高，经降压治疗仍高于185/110mmHg；④有活动性内出血或在过去14天内有创伤和大手术史；⑤病史中有凝血功能异常的疾病；⑥正在使用抗凝药物治疗者。此外，有意识障碍、早期大面积脑梗死、3个月内有卒中史、有脑出血病史者也属于相对禁忌证。

2. 抗血小板治疗

不能进行溶栓治疗的脑梗死患者，应尽快给予阿司匹林治疗，用药剂量范围每日 50～325mg。

3. 降纤治疗

在发病早期使用，包括类蛇毒制剂，常用的有巴曲酶、降纤酶。一般隔日 1 次，共 3 次，剂量为 10u、5u、5u，需要在用药前后监测纤维蛋白原(FIB)。

4. 抗凝治疗

根据病人的具体情况选择使用肝素，如心房纤颤、有心源性病因而可能再次栓塞者。

六、辨证论治

急性期多标实突出，如脑梗死急性期表现为风痰阻络者，以息风化痰、活血通络为法，出现痰热腑实时及时应用化痰通腑法。大面积脑梗死出现神昏时当以开窍醒神法治疗，如痰湿蒙塞心神者以涤痰开窍为主，兼有气虚者需及时扶助正气。恢复期与后遗症期多为虚实夹杂，治宜扶正祛邪，常用育阴息风、益气活血等法。

(一)风痰阻络

症候舌脉：半身不遂，口舌㖞斜，言语謇涩或不语，感觉减退或消失，头晕目眩，痰多而黏，舌质黯淡，舌苔薄白或白腻，脉弦滑。

治法：息风化痰，活血通络。

1. 方药

化痰通络方加减。法半夏 10g，生白术 10g，天麻 10g，胆南星 6g，紫丹参 20g，香附 10g，酒大黄$_{后下}$5g。

加减：头晕、头痛者，加钩藤后下 10g、菊花 10g、夏枯草 10g 以平肝清热；瘀血重，舌质紫黯或有瘀斑者，加桃仁 10g、红花 10g、赤芍 10g；舌苔黄，兼有热象者，加黄芩 10g、山栀 5g，以清热泻火；舌苔黄腻，加天竺黄 6g 以清化痰热；便干便秘用生大黄$_{后下}$6～10g。

2. 中成药

(1)川芎嗪注射液：40～80mg 加入 5%葡萄糖注射液或 0.9%氯化钠注射液 250mL 中，静脉滴注，每日 1 次，7～10 天 1 个疗程。

(2)复方丹参注射液：20～40mL 加入 5%葡萄糖注射液或 0.9%氯化钠注射液 250～500mL 中，静脉滴注，每日 1 次，10～14 天为 1 个疗程。

(3)血塞通注射液：0.2～0.4g 加入 5%葡萄糖注射液或 0.9%氯化钠注射液 250～500mL 中，静脉滴注，每日 1 次，10～14 天为 1 个疗程。活血祛瘀，通脉活络，适用于脉络瘀阻证。

3. 针灸

取穴：百会、风池、风府、丰隆、足三里、血海、膈俞。

操作：针刺多用泻法，或平补平泻。每次留针 20～30 分钟，每日 1 次。

(二)痰热腑实

症候舌脉：半身不遂，口舌㖞斜，言语謇涩或不语，感觉减退或消失腹胀，便干便秘，头痛目眩，咳痰或痰多，舌质黯红，苔黄腻，脉弦滑或偏瘫侧弦滑而大。

治法：化痰通腑。

1. 方药

星蒌承气汤。全瓜蒌 30g，胆南星 6g，生大黄后下 10g，芒硝冲服 10g。

加减：方中生大黄用量以 10～15g、芒硝用量以 6～10g 为宜。口干口苦，热象明显者，加黄芩 10g、山栀 6g；年老体弱津亏者，加生地黄 20g、麦冬 10g、玄参 10g；疲多者，加天竺黄 6g、浙贝母 10g；腹胀明显者，加枳实 10g、厚朴 6g。此方不可久用，中病即止。

2. 中成药

(1)清开灵注射液：20～40mL 加入 5%葡萄糖注射液或 0.9%氯化钠注射液 250～500mL 中，静脉滴注，每日 1 次，10～14 天为 1 个疗程。清热解毒，化痰通络，醒神开窍，适用于热病神昏者。

(2)新清宁片：每晚服 5 片。清热解毒，活血化瘀，缓下，适用于大便秘结者。

3. 针灸

取穴：百会、风池、足三里、曲池、丰隆、内庭、解溪。

操作：针刺采用泻法。每次留针 20～30 分钟，每日 1 次。

(三)气虚血瘀

症候舌脉：半身不遂，口舌㖞斜，言语謇涩或不语，感觉减退或消失，面色晄白，气短乏力，自汗出，心悸便溏，手足肿胀，舌质黯淡，舌苔白腻，有齿痕，脉沉细。

治法：益气活血。

1. 方药

补阳还五汤加减。生黄芪 30g，全当归 10g，桃仁 10g，红花 10g，赤芍 10g，川芎 10g，地龙 10g。

加减：气虚明显者，加党参 15g；言语不利者，加远志 10g、石菖蒲 10g，郁金 10g；心悸、喘息，加桂枝 6g，炙甘草 10g；肢体麻木，加木瓜 15g、伸筋草 15g；下肢瘫软无力，加川断 10g、桑寄生 10g、杜仲 10g、牛膝 10g。

2. 中成药

脑安颗粒或胶囊：每次 1～2g，每日 2 次。活血化瘀，益气通络，适用于脑血栓形成急性期、恢复期属气虚血瘀证者。出血性中风急性期慎用。

3. 针灸

取穴：关元、气海、足三里、血海、膈俞、地机。

操作：针刺采用补法或平补平泻，适当加用灸法。每次留针 20～30 分钟，每日 1 次。

(四)阴虚风动

症候舌脉：半身不遂，口舌㖞斜，言语謇涩或不语，感觉减退或消失，眩晕耳鸣，手足心热，咽干口燥，舌质红而体瘦，少苔或无苔，脉弦细数。

治法：育阴息风，活血通络。

1. 方药

育阴通络汤加减。生地黄 20g，山茱萸 10g，白芍 10g，钩藤后下 15g，天麻 10g，丹参 20g。

加减：夹有痰热者，加天竺黄 6g、胆南星 6g 以清化痰热；心烦失眠者、加莲子心 10g、夜交藤 15g、珍珠母先煎 30g 以清心安神；头痛头晕重者，加生石决明先煎 30g、菊花 10g 以清热平肝。

2. 中成药

(1)杞菊地黄丸：每次 1 丸，每日 2～3 次。滋补肝肾，用于中风后头晕耳鸣，口干津少，舌红少苔者。

(2)大补阴丸:每次 6g,每日 2～3 次。滋阴降火,用于中风后肢体拘急,口干口渴,舌红苔剥脱者。

3. 针灸

取穴:百会、风池、足三里、悬钟、三阴交、太溪。

操作:补泻兼施。每次留针 20～30 分钟,每日 1 次。

(五)痰热内闭清窍

症候舌脉:起病急骤,神识昏蒙,鼻鼾痰鸣,半身不遂,肢体强痉拘急,项强身热,气粗口臭,躁扰不宁,甚则手足厥冷,频繁抽搐,偶见呕血,舌质红绛、舌苔褐黄干腻,脉弦滑数。

治法:清热化痰,醒神开窍。

1. 方药

羚羊角汤加减配合安宫牛黄丸或至宝丹鼻饲。羚羊角粉$_{冲服}$ 0.6g,珍珠母$_{先煎}$ 30g,竹茹 6g,天竺黄 6g,石菖蒲 10g,远志 10g,夏枯草 10g,牡丹皮 10g。

加减:痰多者,加竹沥水 10mL 或胆南星 6g、全瓜蒌 30g,以清热化痰;热甚者,加黄芩 10g、山栀 10g,以清热泻火;高热者,加生石膏$_{先煎}$ 30g、知母 10g;腹胀便秘者加生大黄$_{后下}$ 10g 以通腑泻热;抽搐者,加僵蚕 10g、全蝎 5g 以息风止痉。

2. 中成药

(1)清开灵注射液:20～40mL 加入 5%葡萄糖注射液或 0.9%氯化钠注射液 250～500mL 中,静脉滴注,每日 1 次,10～14 天为 1 个疗程。清热解毒,化痰通络,醒神开窍,适用于热病神昏者。

(2)安宫牛黄丸:一般每次 1 丸,每日 1～2 次,温水送服或鼻饲。病情重者,可每 6～8 小时服 1 丸,但不宜久服。清热开窍,豁痰解毒,属于凉开之剂。适用于中风神昏证属邪热内陷心包、痰热内闭清窍的阳闭者。

3. 针灸

取穴:十二井穴(点刺放血)、十宣(点刺放血)、水沟、曲池、足三里、丰隆、合谷、太冲、印堂。

操作:针刺采用泻法。每次留针 20～30 分钟,每日 1 次。

(六)痰湿蒙塞心神

症候舌脉:半身不遂,口舌㖞斜,言语謇涩或不语,感觉减退或消失,神识昏蒙,痰鸣漉漉,面白唇黯,静卧不烦,二便自遗,周身湿冷,舌质紫黯,苔白腻,脉沉滑缓。

治法:温阳化痰,醒神开窍。

1. 方药

涤痰汤配合灌服或鼻饲苏合香丸。陈皮 10g,制半夏 10g,茯苓 10g,枳实 10g,胆南星 6g,石菖蒲 10g,远志 10g,竹茹 5g,丹参 20g。

加减:四肢不温,寒象明显者,加桂枝 5g 以温阳通脉;舌质淡,脉细无力者,加生晒参 6g 以补益元气;舌质紫黯或有瘀点、瘀斑者,加桃仁 10g、红花 10g、川芎 10g、地龙 10g 以活血通络。

2. 中成药

(1)苏合香丸:一般每次 1 丸,每日 2～4 次,温水送服或鼻饲。芳香开窍、行气温中,属于温开之剂,适用于痰湿蒙塞心神的阴闭者。

(2)醒脑静注射液:20mL 加入 5%葡萄糖注射液或 0.9%氯化钠注射液 250～500mL 中,静脉滴注,每日 1 次。10～14 天为 1 个疗程。开窍醒脑、清热泻火、凉血解毒。本药醒脑开窍作用较强,尤其适用于中风病中脏腑神昏患者。

3. 针灸

取穴:十二井穴(点刺放血)、十宣(点刺放血)、水沟、中脘、足三里、丰隆、上下巨虚、内关、公孙、劳宫(双)。

操作:针刺用泻法或补泻兼施。

(欧降红)

第三节　高血压脑病

一、概述

高血压脑病(HE)是由于血压骤然急剧升高引起的一种一过性急性全面脑功能障碍综合征。其主要临床表现为起病急骤,头痛,恶心、呕吐、黑矇、视物模糊、烦躁、意识模糊、嗜睡和癫痫发作等,还可出现一过性偏瘫、半身感觉障碍、脑神经瘫痪、失语等神经系统局灶体征。及时降血压治疗后所有症状在数分钟至数日内完全消失,不留后遗症。

随着研究的深入,目前多认为高血压脑病是急性脑血管病的一个类型。高血压脑病的发病率与高血压病的发病率密切相关。虽然至今缺乏较可靠的相关流行病学资料,但由于近年来有效防治急性肾炎、妊娠期高血压病和恶性高血压等,使本病发病率明显下降,临床病例日益少见。

高血压脑病归属于中医学中的"头痛"、"眩晕"、"中风"、"惊风"和"痫病"范畴。

二、病因与发病机制

HE 确切的病因与发病机制尚不明确,一般认为在高血压基础上因某些诱因,或无明显诱因而突然发生血压急剧升高所致。

(一)病因与发病机制

高血压是最基本的病因,任何类型高血压或任何原因引起的血压急剧过度升高均可引起高血压脑病。临床上以急进型恶性高血压引起者最常见,尤其是并发肾功能衰竭或脑动脉硬化的病人,其次为急性或慢性肾小球肾炎、肾盂肾炎、子痫、原发性高血压、嗜铬细胞瘤等;原发性醛固酮增多症及主动脉狭窄也可引起,但临床上少见。

(二)发病机制

1. 脑血流量自动调节崩溃学说

生理情况下,脑血流量的自动调节有一个较宽的压力阈值,当平均动脉压在 60～160mmHg 或 60～180mmHg 范围内,小动脉可随血压波动自动调节,以保持适宜的血流量。当平均动脉压迅速升高到 180mmHg 以上时,自动调节机制崩溃,血管由收缩变为被动扩张,脑血流量增加过多,脑血管内压超过脑间质压,使血管床内液体外渗,迅速出现脑水肿及颅内压增高。

2. 小动脉痉挛学说

在某些诱因作用下，由于血压骤然升高，脑血管自动调节超常，导致小动脉痉挛，血流量减少，血管壁坏死，通透性增高，血管内液体外渗引起脑水肿，重者引起点状出血或微梗死。

3. 血脑屏障损伤学说

由于血压急性过度升高，迫使脑血管扩张，造成小动脉壁过度牵伸而破坏血脑屏障，继发引起血管源性脑水肿所致。

高血压脑病是高血压发展的后果，高血压是否发展成高血压脑病，关键在于平均动脉压升高水平及血压升高速度。迅速引起脑血流调节机制崩溃、、脑血管痉挛损伤和血脑屏障破坏三种机制可能并存。

三、临床表现

(1)发病年龄与病因有关，平均为 40 岁左右，急性肾小球肾炎引起者多见于儿童或青年，慢性肾小球肾炎引起者则以青少年及成年多见，子痫常见于年轻妇女，恶性高血压 30～50 岁最多见。

(2)成人舒张压＞140mmHg，由于儿童、孕妇或产后妇女的初始血压较低，当血压＞180/120mmHg 即可发病。眼底检查可见呈Ⅳ级高血压眼底改变，视乳头水肿，视网膜出血。

(3)起病急骤，病情发展十分迅速，一般出现高血压脑病需经 12～48 小时，短则数分钟。主要临床表现为剧烈头痛、呕吐、黑矇、烦躁等先兆症状。发病后以脑水肿症状为主，大多数病人具有头痛、抽搐和意识障碍的高血压脑病三联征。头痛常是 HE 的早期症状，多数为全头痛或额枕部疼痛明显，咳嗽、活动用力时头痛加重，伴有恶心、呕吐，当血压下降后头痛可得以缓解。随着脑水肿进行性加重，于头痛数小时至 1～2 天后多出现程度不同的意识障碍，如嗜睡、昏睡、意识模糊、木僵、躁动不安、谵妄、定向力障碍、精神错乱，甚至昏迷。若视网膜动脉痉挛时，可出现视力模糊、偏盲或黑矇。有时还可出现一过性偏瘫、半身感觉障碍、脑神经瘫痪、甚至失语；亦可见全身性或局限性抽搐等神经系统症状。有些患者可有阵发性呼吸困难。少数病例于脑病后出现肾功能不全、尿毒症。及时降血压治疗后所有症状在数分钟至数日内完全消失，不留后遗症；否则可导致严重损害，发生昏迷和循环衰竭而死亡。

(4)头颅 CT 可见脑水肿所致的弥散性脑白质密度降低，脑室变小。MRI 显示脑水肿比 CT 敏感，呈 T_1 低信号与 T_2 高信号。CT 和 MRI 显示的顶枕叶水肿是高血压脑病的特征，偶见小灶性缺血或出血灶。脑电图可显示双侧同步的弥散性慢波活动，但无特异性。

四、诊断及鉴别诊断

(一)诊断标准

按照 1995 年全国第四届脑血管病学术会议通过的《各类脑血管疾病诊断要点》制定标准。

(1)有原发或继发性高血压病史，血压骤然升高(舒张压＞140mmHg)。

(2)出现颅内压增高症状及痫性发作，或有短暂的神经系统局灶体征。

(3)眼底可见高血压视网膜病变，头颅 CT 或 MRI 显示特征性顶、枕叶水肿。

(4)降压治疗后症状和体征在数小时内消失。

(二)鉴别诊断

1. 脑卒中

高血压脑病的 CT 检查可见弥漫性脑水肿，而脑卒中则有低密度或高密度病灶的证据。

2. 癫痫

表现为癫痫或癫痫持续状态的高血压脑病，既往多有高血压或肾脏疾病病史，起病时先有头痛，然后出现抽搐，间歇期血压仍明显升高，适当降压治疗后症状消失；若以前有癫痫病史或脑部疾病，当前发病与停用抗癫痫药物有关者，则多属于原发性癫痫或其他原因引起的继发性癫痫。

3. 高血压危象

高血压危象是由全身小动脉短暂性强烈痉挛所致，其血压升高以收缩压为主，心率多增快，颅内压增高症状不明显，短暂性神经系统局灶体征少见，但多伴有心绞痛、心衰、肾衰。高血压脑病发病机制为脑血流自动调节机制崩溃，以舒张压升高为主，心率多缓慢，脑水肿及颅内压增高为主要症状，其次是痫性发作，短暂性神经系统局灶体征，眼底呈高血压视网膜改变，少伴有心绞痛、心衰、肾衰。

五、西医治疗

高血压脑病的治疗原则，主要是紧急降血压，控制抽搐，减轻脑水肿，降低颅内压和对症支持治疗，以防发生不可逆的脑损害，保护心、肾等重要脏器功能。在脑病缓解之后，要积极治疗高血压以及引起高血压的原发病，防止 HE 的复发。

(一)降低过高血压

一旦诊断明确，力争在数分钟至 1 小时内使血压下降，舒张压应降至 110mmHg 以下(原有高血压)、80mmHg 或以下(原血压正常)，并维持 1～2 周，使脑血管自动调节恢复适应性。但应注意降压不要过快、过低，以防影响重要器官的血液灌注而诱发心肌梗死和脑梗死，应以控制血压至安全水平为原则。常用药物有：

1. 硝普钠

为首选的强有力的血管扩张剂，作用迅速，降压效应恒定，给药后 5 分钟即见效，停药后作用能维持 2～15 分钟。用法：50mg 加入 5%葡萄糖注射液 500mL 中，静脉滴注，滴速为每分钟 1mL，每 2～3 分钟测 1 次血压，根据血压值调整滴速和用量，以维持适宜水平。在有条件时，用药后 24 小时内检测血浆硫氰酸盐浓度，＞120mg/L 时应停用本品。本药性质很不稳定，须新鲜配制且在 12 小时内使用。

2. 硝酸甘油

作用迅速，效果可靠，使用简单，副作用少，尤其对中老年人合并冠心病、心功能不全者更适宜。用法：10～20mg 加入 5%葡萄糖液 250～500mL 中，静脉滴注，根据血压情况调整滴速。

3. 乌拉地尔(压宁定)

具有外周和中枢双重的作用机制，在外周阻断突触后膜受体，扩张血管；在中枢激活 5－HT 受体，降低延髓心血管中枢的交感反馈调节而起降压作用。用法：先静脉推注 12.5～25mg，观察 5～10 分钟，必要时再推注 12.5～25mg。之后可用 50～100mg 加入 250mL 0.9%氯化钠注射液中，静脉滴注维持，根据血压调节滴速。孕妇、哺乳期禁用。

(二)减轻脑水肿，降低颅内压

头部放置冰袋，立即选用抗脑水肿的药物。常用药物有：

1. 甘露醇

具有显著的脱水降颅压作用。用法：20%甘露醇250mL快速静脉滴注，每6～8小时1次，心肾功能不全者慎用。

2. 速尿

临床上多与甘露醇联合使用，疗效更好。用法：40mg，静脉注射。

（三）控制抽搐

严重者可首选地西泮（安定）10～20mg缓慢静脉注射，必要时30分钟后再注射1次，或40～50mg加入5%葡萄糖注射液500mL中，静脉滴注，直至抽搐停止，24小时总量控制在100～150mg；苯巴比妥0.2～0.3g肌注，以后每6～8小时重复注射0.1g；10%水合氯醛30～40mL灌肠；亦可用25%硫酸镁注射液10mL深部肌肉注射。控制发作1～2天后，可改用苯妥英钠或卡马西平口服，维持2～3个月以防复发。

（四）对症支持疗法

包括吸氧、卧床休息，维持水电解质平衡，防止心肾并发症等。

高血压脑病经上述有效治疗后，大多数病人在数小时或1～2天内可完全恢复，不留任何后遗症。少数有头晕、头胀及记忆力减退应积极治疗，使病人完全康复。注意血压控制后，应口服降压药维持；限制钠盐的摄入并避免服用某些药物及食物如麻黄素、含酰胺食物等以防诱发高血压脑病；同时应进一步查明病因，尤其继发性高血压者；在降压过程中可能出现脑梗死、心肌梗死、肾功能不全等，应早期发现，及时处理。

六、辨证论治

本病在临床上可分为急性期和恢复期。急性期主要是指起病急骤，病情在短时间内明显加重，经及时合理治疗，一般在3天至1周明显好转者；恢复期指急性期过后的一段时期，此时症状相对较轻，病情趋于恢复，时间长短因人而异。病机属性总以内生诸邪，邪实壅盛为标，肝脾肾亏虚，尤以肝肾阴虚为本。治疗上，前者重在祛邪，后者重在扶正，兼顾通络、利络、护络等。

（一）急性期

1. 肝阳上亢，脑络气壅

症候舌脉：头胀痛而眩，遇劳、恼怒加重，心烦易怒，失眠多梦，胁痛，口苦，或颜面潮红，舌红苔薄黄，脉沉弦有力或脉弦细数。

治法：平肝潜阳，降气疏络。

（1）方药：天麻钩藤饮加减。

天麻10g，钩藤后下12g，石决明先煎15g，代赭石先煎15g，黄芩9g，栀子9g，川牛膝10g，杜仲10g，桑寄生15g，茯神15g，夜交藤15g，益母草10g。

加减：若见胁痛时作，伴口苦、恶心欲吐者，可配伍茵陈10g、柴胡9g、青皮9g以理气疏肝，宣通气络。

（2）中成药

1）天麻钩藤颗粒：每次10g，每日3次。适用于肝阳上亢所引起的头痛、眩晕、耳鸣、眼花、震颤、失眠。

2）珍菊降压片：每次2片，每日3次。适用于肝阳上亢者。

(3)针灸

体针取穴:悬颅、额厌、太冲、太溪、太阳、四神聪。

操作;采用平泻法,每次留针20~30分钟,每日1次,7次为1个疗程。

耳针取穴:枕、额、脑、神门。

操作:每次取2~3穴,用毫针刺激,留针15~30分钟,隔日1次。

2.气火上逆,脑络血壅

症候舌脉:头痛且胀,因情绪因素加重面红目赤,口苦咽干,心中烦热,急躁易怒,失眠多梦,耳鸣嗡响或耳内如室,或胸闷胁痛,便干尿黄,舌红苔黄,脉弦数有力。

治法:平肝顺气,降火宣壅。

(1)方药:龙胆泻肝汤加减。龙胆草6g,栀子12g,黄芩10g,玄参10g,赤芍10g,牡丹皮10g,车前子包煎9g,泽泻9g,当归6g,生地黄9g,柴胡6g,甘草6g。

加减:头痛甚者,可酌加天麻10g、钩藤后下10g以平肝气,潜肝阳,止头痛;烦躁明显者,可酌加石决明先煎15g以镇肝潜阳,重坠肝气,降逆平冲,并重用黄芩15g、栀子以清肝泻火,直折气火上逆;面红目赤,终日不减者,系气火壅盛,脑络血壅,宜重用咸寒凉血之品,如玄参15g、赤芍15g、牡丹皮15g并酌加金银花20g、连翘12g、竹叶15g以透热转气,开壅宣络;大便干结者,系气火有余,充斥三焦,内灼大肠,耗伤津液所致,可酌加大黄后下9g、芦荟6g以清热泻火,导滞开结。

(2)中成药

牛黄降压丸(胶囊):小蜜丸每次20~40丸。每日1~2次。大蜜丸每次1~2丸,每日1~2次。胶囊每次2~4粒,每日1~2次。用于肝火旺盛,头晕目眩,烦躁不安,痰火壅盛者。

脑立清丸:每次10粒,每日2次。适用于气火上逆而现头晕目咳,耳鸣口苦,心烦难寐者。

(3)针灸

取穴:行间、悬颅、额厌、太冲、太溪、太阳、瘛脉、四神聪。

操作:采用泻法,每次留针20~30分钟,每日1次,7次为1个疗程。

3.脑络弛缓,津水外渗

症候舌脉:起病急骤,头痛头晕,持续不减,自觉头大头沉,重滞不舒,时有耳鸣,恶心欲吐,视物模糊,眼花黑朦,或有嗜睡,谵妄,精神错乱,躁动不安,抽搐,或有口舌不清,言语不利,半身不遂,舌质黯淡、黑滑,舌苔厚或腻,脉沉弦、弦紧有力。

治法:利水泄浊,解毒通络。

(1)方药:自拟利水解毒汤加减。泽泻15g,半边莲15g,益母草15g,石菖蒲9g,茯苓15g,猪苓10g,栀子12g,桂枝6g,甘草6g。

加减:气火窜扰中焦,浊毒犯胃,恶心欲吐明显者,可适当加用代赭石先煎12g、黄连9g、吴茱萸3g以辛开苦降,调理中气,降逆解毒;抽搐明显者,宜选加钩藤后下12g,地龙12g、石决明先煎15g、天麻10g以平肝息风;视物模糊,眼花黑朦者,系浊毒迫髓,脑络壅滞,目系不利所致,可适当选用夏枯草15g、青葙子15g、竹叶25g以清肝泻火,解毒明目;口舌不清,言语不利,半身不遂者,系水浊泛痰,痰、浊、毒互结迫脑,髓窍不利所致,宜伍用制半夏9g、胆南星9g、天麻12g、钩藤后下10g、僵蚕10g以增搜风化痰,祛痰通络之力。

(2)中成药:当归龙荟丸:每次6g,每日2次。适用于肝经火盛、湿热郁结所致头晕目眩,谵语发狂，神志不宁，大便秘结，小便赤涩，以及耳鸣耳聋，口苦咽干，胸胁胀满等。

(3)针灸

取穴：大陵、丰隆、太冲、劳宫、涌泉、水沟、阳陵泉、合谷、行间、经渠、绝骨、后溪。

操作：捻转补泻法，先针健侧用补法，后针患侧用泻法。每次留针20分钟，每日1次直至病情缓解。

4.毒滞脑络，脑神受损

症候舌脉：头痛较重，面红目赤，躁扰不宁，甚则手足厥冷，神昏或昏愦，半身不遂，鼻鼾痰鸣，肢体强痉拘急，项背身热，频繁抽搐，舌质红绛，舌苔黄腻或干腻，脉弦滑数。

治法：清热解毒，豁痰开窍。

(1)方药：羚羊角汤合黄连解毒汤加减。羚羊角$_{先煎}$3g，珍珠母$_{先煎}$12g，黄连9g，黄芩9g，栀子9g，竹茹10g，天竺黄10g，石菖蒲9g，远志10g，夏枯草12g，牡丹皮9g。

加减：躁扰不宁或神昏者，应紧急配合灌服或鼻饲安宫牛黄丸；若鼻鼾痰鸣持续不减，可加竹沥冲服10～20mL、胆南星6g、全瓜蒌15g以增强豁痰之力；神昏重者加郁金10g以加强开窍醒神。

(2)中成药

1)醒脑静注射液：20mL加入0.9%氯化钠注射液250mL中，静脉滴注，10天为1个疗程，适用于火壅毒盛，脑神受损者。

2)牛黄清心丸：每次1丸，每日1～2次。适用于神志混乱，言语不清，痰涎壅盛，头晕目眩，癫痫惊风，痰迷心窍，痰火痰厥者。

(3)针灸

体针取穴：人中、十二井穴、太冲、丰隆、劳宫。

操作：采用泻法或点刺井穴放血，针刺时每次留针20分钟，每日1次，直至病情缓解。

耳针取穴：神门、肾、脾、心、肝、胆、耳尖、降压沟。

操作：每次取3～5穴，用毫针中等刺激，配合耳尖放血，留针15分钟，每日1次，直至病情缓解。

(4)刺血疗法

取穴：大椎、百会、十宣、委中、太阳、降压沟。

操作：将三棱针和欲刺部位常规消毒，局部皮肤绷紧，拇食中三指持针，露出针尖，迅速、平稳、准确地点刺穴位，深度1～2分，大椎、太阳点刺出血加拔罐，十宣、降压沟点刺挤压出血，委中点刺缓慢放血，放血量10～15mL，共治疗1次。

(二)恢复期

1.痰瘀互结，脑络结滞

症候舌脉：头痛如蒙如刺，经久不愈，时有眩晕，视觉黑矇，胸脘满闷，时有呕恶，兼见健忘，失眠，心悸，精神不振，耳鸣耳聋，面唇紫黯，舌黯淡或紫或有瘀斑、瘀点，苔白腻，脉弦滑、沉细或细涩。

治法：通窍活络，祛痰化瘀。

(1)方药：通窍活血汤合半夏白术天麻汤加减。

当归9g，赤芍6g，川芎6g，桃仁9g，红花9g，郁金6g，制半夏9g，天麻9g，茯苓12g，老葱6g，生姜3g，红枣6g，甘草3g，人工麝香冲服0.3g，黄酒20mL。

加减:病程较长,头痛经久不愈者,可加入全蝎研末吞服1g、蜈蚣研末吞服1g等虫类药搜逐络道,活络止痛;痰湿阻遏中气而现脘闷,纳呆,腹胀者,宜加白术9g、砂仁后下6g以理气化湿健脾;若伴见神疲乏力、少气自汗等气虚证者,加用黄芪30g以补气行血。待病缓,可以四君子汤善后调服,以健脾益气,阻断生痰之源。

(2)中成药

1)灯盏花注射液:50～100mg加入0.9%氯化钠注射液250mL中,静脉滴注。10天为1个疗程,适用于脑络结滞,瘀象明显者。

2)丹参酮注射液:20～60mg加入0.9%氯化钠注射液250mL中,静脉滴注。10天为1个疗程,适用于脑络结滞,伴有心血瘀阻者。

3)血塞通滴丸:每次10丸,每日3次。适用于脑络瘀阻者。

(3)针灸

体针取穴:外关、大敦、肝俞、百会、阿是穴、合谷、三阴交、中脘、阴陵泉。操作:采用补泻兼施法,每次留针20～30分钟,每日1次,10次为1个疗程。耳针取穴:神门、眼、肾上腺、脾、胃。

操作:每次选3～5穴,用毫针强刺激,留针15分钟,隔日1次。

2.肝肾阴虚,脑络不和

症候舌脉:头痛且眩,隐隐不舒,绵绵不愈,两目干涩,视物昏花,或有黑矇,耳鸣,少寐健忘,心烦口干,神疲乏力,腰酸腿软,舌红苔薄或少苔,脉弦细或沉细无力。

治法:滋养肝肾,养阴填精。

(1)方药:左归丸加减。

熟地黄12g,山茱萸9g,山药15g,枸杞子12g,菟丝子12g,鹿角霜先煎15g,怀牛膝10g,龟甲胶烊化10g。

加减:若阴虚生内热,五心烦热,舌红,脉弦细数者,可加炙鳖甲先煎9g、知母9g,盐黄柏9g、牡丹皮9g以滋阴降火;若心肾不交,失眠,多梦,健忘者,加阿胶烊化9g、鸡子黄1个、炒酸枣仁12g、柏子仁12g以交通心肾,养心安神;若子盗母气,肺肾阴虚,而见形体消瘦,时有干咳,心烦盗汗者,可加沙参12g、麦冬12g、玉竹12g以滋养肺肾;若水不涵木,肝阳上亢者,可加清肝、镇肝之品,如石决明先煎12g、钩藤后下9g、地龙12g。

(2)中成药

1)培元通脑胶囊:每次3粒,每日3次。适用于肾元亏虚,瘀血阻络证,症见偏身麻木,眩晕耳鸣,腰膝酸软,脉沉细者。

2)杞菊地黄丸:每次6～9g,每日2次。适用于肾阴不足,症见眩晕耳鸣者。

3)六味地黄丸:每次6～9g,每日2次。适用于肾阴不足,头晕眼花,失眠多梦者。

(3)针灸

体针取穴:肾俞、肝俞、脾俞、膈俞、足三里、血海、太溪、复溜。

操作:采用补法,每次留针20～30分钟,每日1次,10次为1个疗程。

(周相苍)

第四节　面神经炎

一、概述

面神经炎又称面神经麻痹系连乳突孔内急性非化脓性炎症引起周围性面神经炎，也称面耳麻痹。本病的病因尚未明确，激发因素可能为受风吹或着凉，病毒感染和自主神经不稳引起局部神经营养血管的痉挛，导致神经缺血水肿；脱髓鞘，甚至轴突变性等。常呈急性起病，绝大多数为一侧面部表情肌突然瘫痪，双侧者很少见，此病任何年龄均可发病，以 20～40 岁最多见，男性多于女性。本病有自愈性，大约 75％以上病人在几周内可基本痊愈，但也有少数恢复不完全，产生瘫痪肌的挛缩，面肌痉挛或联动症的面神经炎后遗症。

面神经炎归属于中医学中的“口僻”、“面瘫”、“口眼㖞斜”、“吊线风”等范畴。颅内炎症、肿瘤、脑血管病、颅脑外伤等累及面神经所致的继发性面部肌肉瘫痪不在本节讨论。

二、病因与发病机制

面神经炎的病因尚未完全明确，一部分病人因局部受风吹或着凉而发病，故推测可能是局部营养神经的血管受风寒而发生痉挛，导致该神经组织细血、水肿，受压迫而致病，或因风湿性面神经炎、茎乳突孔内的骨膜炎产生面神经肿胀、受压、血液循环障碍而致面神经炎。血管内血液因素和面神经炎的发生有一定的关系。研究表明面神经炎患者在发病期间有血管内凝血增强现象，因此血管内高凝状态也是造成面神经炎的原因之一。病毒原性学说是目前广泛接受的学说，近几年来的研究发现面神经炎主要由病毒感染所致，其绝大部分是由Ⅰ型单纯疱疹病毒（HSV－Ⅰ）所致。

面神经由于其解剖和组织结构的特异性，决定了它是脑神经最易受损者。一方面，面神经进入内听道后便一直在曲折而狭窄的骨管－面神经管内走行，最后由茎乳突孔出颅腔，分布至面部表情肌，血运较差，易引起缺血性损伤，另一方面位于内听道与膝状神经节之间的迷路段面神经因缺乏神经外膜和神经外周组织，加之神经内膜和蛛网膜组织也很少，因而累及受损引发水肿。因此无论是缺血或炎症所引起的局部神经组织水肿，都必然由此神经局部解剖组织结构的特点使神经受到更为严重的压迫，促使神经功能发生障碍而出现面肌瘫痪。

三、临床表现

（一）症状与体征

面神经炎多为一侧性，常呈急性起病。一侧面部表情肌突然瘫痪，症状可在几小时或 1～2 天内达高峰。部分病人在发病前几天有一侧耳后、耳内、乳突区或面部的轻度疼痛。多数病人往往清晨洗漱时突然发现口角㖞斜。病侧面部表情肌完全瘫痪，前额皱纹消失，眼裂扩大，鼻唇沟平坦，口角下垂，露齿时口角歪向健侧。病人不能作皱额、蹙眉和撅嘴等动作。闭眼时，瘫痪侧眼球转向上外方露出角膜下缘的巩膜称为贝耳现象。鼓气和吹口气时，因患侧口唇不能闭合而漏气。进食时，食物残渣滞留于患侧的齿颊间隙内，并常有口水自该侧流下，泪液外溢。此外，还可因在面神经管中被侵部位不同而出现一些其他症状。如面神经受损在茎乳突孔以上而影响鼓索神经时，见有患侧舌前 2/3 味觉障碍，如发生镫骨肌分支以上处受损害，则伴有味觉损害和听觉过敏。膝状神经节被累及时，除有面神经炎，听觉过敏和舌前 2/3 味觉障碍外，还有患侧乳突部疼痛以及耳廓部和外耳道感觉迟钝，外耳道或鼓膜出现疱疹构成亨特综合征（Hum 综合征）。膝状神经节以上损害岩浅大神经受侵也出现 Hum 综合征，但此时无耳道内或鼓膜上疱疹。

（二）常见后遗症

面神经炎如不恢复或不完全恢复时常可发生以下后遗症：

1. 瘫痪肌挛缩

表现为病侧鼻唇沟加深，眼裂缩小，常易误将健侧认为病侧。但若让病人作主动运动，如露齿时，即可发生挛缩的面肌并不收缩，而健侧面肌收缩正常。

2. 面肌痉挛

为病侧肌肉发生不自主的抽动。

3. 联动症

露齿时病侧眼睛就不自主闭合，或试着闭目时病侧额肌收缩，更有在进食咀嚼时（尤其是浓味食物），即有病侧眼泪流下（鳄泪征），或出现颞部皮肤潮红，面部发热，汗液分泌等现象（耳颞综合征）。这些情况大约是由于病损后神经纤维再生时长入邻近的屈于其他功能神经的雪旺细胞膜管道中所致。

面神经麻痹恢复后，极少数患者可复发，复发间隔时间最短为 10 天，最长者可达 20 年。

四、诊断与鉴别诊断

（一）诊断依据

根据本病的起病形式和临床特点，其诊断依据为：

(1)病前常有受凉、受潮、吹风史，少数患者于病前几天可有耳后、耳内疼痛或面部不适前驱症状。

(2)急性或亚急性发病，出现一侧（偶为双侧）周围性面瘫，可伴有舌前 2/3 味觉障碍，少数可有耳鸣、听觉过敏或耳部疱疹等。

(3)已排除其他原因所致之周围性面瘫（如小脑桥脑角病变，脑干病变，手术损伤，腮腺病变，格林一巴利综合征等）。

(4)实验室急性感染性（风湿、骨膜炎等）面神经炎者可有白细胞总数及中性粒细胞比例升高，血沉增快。

(5)面神经炎的肌电图常见：①失神经反应，主要为出现电压 50～200V，时限 1 毫秒的纤颤电位；②正锐波电位；③多相波电位；④单纯相电位；⑤神经传导速度异常等。这些肌电图的异常变化及其严重程度可提供疾病预后的判断，神经传导速度是判断面神经受损最有意义的指标，它对病情的严重程度、部位以及鉴别轴索与脱髓鞘损害，均有很大帮助。此外，电变性检查对判定面神经炎恢复时间更为客观：如无电变性者，1～3 个月内可恢复；有电变性者需 3～6 个月方能显著改善；电变性严重者，面肌功能恢复需一年或更长时间，部分病人可能终身难以恢复。

（二）鉴别诊断

1. 急性感染性多发性神经根神经炎（格林一巴利综合征）

可发生周围性面神经炎，但常为双侧性，病因多有明确的感染病史，可见对称性的肢体运动和感觉障碍，四肢下运动神经元性瘫痪，脑脊液检查有蛋白质增加而细胞数不增加的蛋白质细胞分离现象。

2. 腮腺炎、腮腺肿瘤或颌后的化脓性淋巴结炎

均可累及面神经而引起病侧周围性面瘫，因有腮腺肿大及局部体征不难鉴别。中耳炎、迷路炎、乳突炎、并发的耳源性面神经炎并发症，因中耳感染侵及面神经管产生面神经炎，除面肌瘫痪外，往往伴有病侧舌前 2/3 的味觉丧失，并有中耳炎史及耳部的阳性体征。

3. 颅后窝病变

例如桥小脑角肿瘤、颅底脑膜炎及鼻咽癌颅内转移等原因所致的面神经炎，多起病较慢，伴有听觉障碍，三叉神经功能障碍及各种原发病的特殊表现。桥脑病变如肿瘤、炎症、出血等所致面神经炎常伴有面神经核邻近的脑神经或长束受损，例如伴有病侧三叉神经、外展神经麻痹和对侧肢体的偏瘫等体征。

4. 中枢性面瘫

大脑半球病变例如肿瘤、脑血管意外等出现的中枢性面瘫仅仅限于病变对侧下面部表情肌的运动障碍，而上面部表情肌运动如闭眼，皱额则仍正常，且常伴有对侧躯体偏瘫（含舌肌瘫痪）。肌电图检查面神经传导速度无异常。

五、西医治疗

及早采取综合治疗措施，改善局部血液循环，促使局部水肿、炎症的消退，防止面神经进一步受损，促进面神经功能的恢复。尚需保护病侧暴露的角膜免受损害或感染，防止瘫痪肌受健侧的过度牵引等。

（一）一般治疗

急性期在茎乳突孔附近给予热敷，红外线照射，或短波透热，有助于改善局部血液循环，消除水肿，减轻局部疼痛，恢复期可给碘离子透入治疗。发病 1 周后可对着镜子作皱眉、闭眼、吹口气、示齿等运动。

（二）药物治疗

1. 糖皮质激素

泼尼松口服，适用于急性期治疗，每日每次 30mg 顿服，连服 5～7 天后减量，维持 1～2 周停药。也可使用地塞米松 10mg 加入 5%葡萄糖注射液 20mL 中，缓慢静脉注射，每日 1 次，1 周后改口服泼尼松维持。

2. 若带状疱疹病毒引起 Hum 综合征，可用无环鸟苷静脉滴注，每次 5mg/kg，每日 3 次，5～10 日为 1 个疗程；亦可口服，每次 200～600mg，每日 4～6 次。

3. 辅助药物

维生素 B_{12} 每次 0.5mg，肌内注射，每日 1 次。维生素 B_6，每次 100mg，肌内注射，每日 1 次。

（三）保护暴露的角膜及防止结膜炎

可采用戴眼罩、滴润舒眼药水，涂红霉素眼药膏等方法。

（四）手术治疗

在肯定其面神经功能不能恢复，治疗 2 年以上未恢复的某些病例，可考虑选做面神经－副神经、面神经－舌下神经、面神经－膈神经吻合术。但其疗效并不肯定。

六、辨证论治

一般初期以疏散风邪，活血通络为主，后期应标本兼顾，益气养血活血为主。

(一)风寒袭络

症候舌脉：突然口眼㖞斜，眼睑闭合不全，可伴有恶风寒，发热，肢体拘紧，肌肉关节疼痛等兼症，舌质淡红，苔薄白，脉浮紧。

治法：疏风散寒，温经通络。

1. 方药

牵正散加味。白附子 6g，全蝎 6g，僵蚕 9g，羌活 9g，防风 9g，桂枝 9g，细辛 3g，川芎 9g，当归 12g，甘草 6g。

加减：表虚自汗，去羌活，加黄芪 12g、白术 9g、白芍 9g；头痛，加白芷 9g；肢体酸楚，苔白腻，兼夹痰湿，加制南星 6g、白芥子 9g、桑枝 12g。

2. 中成药

(1)川芎茶调散：每次 3～6g，每日 3 次。祛风散寒，适用于风寒袭面证。

(2)坎离砂：每次 1 包，每日 3 次，外敷。祛风散寒除湿，活血止痛，适用于风寒湿阻之证。

3. 针灸

取穴：阳白(患)、四白(患)、地仓(患)、下关(患)、风池、合谷、外关。

操作：下关穴进针后轻刺激，1 寸为度，温针灸 2 壮，风池、合谷、外关用泻法，其余穴平补平泻，留针 30 分钟，以疏散风寒，温经通络。

(二)风热袭络

症候舌脉：突然口眼㖞斜，眼睑闭合不全，伴恶风，口咽干燥，口苦，肌肉关节酸痛，耳下有压痛等兼症，舌边尖微红，苔薄黄，脉浮数或弦数。

治法：疏风散热，活血通络。

1. 方药

牵正散合银翘散加减。全蝎 6g，僵蚕 9g，金银花 9g，连翘 12g，葛根 12g，防风 9g，蔓荆 9g，川芎 9g，牡丹皮 9g，赤芍 9g，甘草 6g。

加减：兼头晕目赤者，加菊花 9g、钩藤$_{后下}$ 12g；口苦者，加炒山栀 9g、夏枯草 9g；阴津已伤，加芦根 12g、天花粉 12g；兼夹风痰者，加胆南星 6g，象贝母 9g。

2. 中成药

(1)板蓝根冲剂：每次 6～9g，每日 3 次。清热解毒，凉血消肿，适用于风热外侵之证。

(2)清开灵注射液：20～40mL 加入 5%的葡萄糖注射液或 0.9%氯化钠注射液 250mL 中，静脉滴注，每日 1 次。清热解毒，化痰通络，适用于风热外袭、痰热壅盛之证。

3. 针灸

取穴：阳白(患)、四白(患)、地仓(患)、翳风(患)、中渚、曲池、合谷、外关。

操作：中渚、曲池、合谷、外关用泻法，其余穴平补平泻，留针 30 分钟，以疏散风热，活血通络。

(三)风痰袭络

症候舌脉：突然口眼㖞斜，眼睑闭合不全，口角流涎，常伴有颜面麻木作胀，头重如裹，胸脘满闷，呕吐痰涎，舌苔白腻或滑，脉弦或滑。

治法:疏风化痰通络。

1.方药

牵正散合二陈汤加减。白附子 6g,僵蚕 9g,全蝎 6g,防风 9g,白芷 9g,羌活 9g,胆南星 6g,法半夏 9g,橘红 9g,石菖蒲 9g,川芎 9g。

加减:如面肌抽搐频发者,加地龙 9g、蜈蚣 1 条;若病久见瘀血征象者,加当归 9g、红花 9g、桃仁 12g;兼有表寒实证较重者,可加桂枝 9g、细辛 3g;兼有表热证,去白附子、白芷、羌活、胆南星,加金银花 9g、连翘 12g、象贝母 9g。

2.全天麻胶囊

每次 4 粒,每日 3 次。平肝、息风、止痉,适用于风痰阻络者。

3.针灸

取穴:阳白(患)、四白(患)、地仓(患)、下关(患)、足三里、阴陵泉、脾俞、风池。

操作:下关穴温针灸 2 壮,其余穴平补平泻,留针 30 分钟,以祛风化痰通络。

(四)经虚络滞

症候舌脉:口眼㖞斜,眼睑闭合不全,病久迁移不愈,面部拘紧或时有抽动,舌黯淡,苔薄白,脉细涩或细弱。

治法:益气养血,搜风通络。

1.方药

补阳还五汤加减。

黄芪 15g,当归 9g,川芎 9g,红花 9g,白芍 9g,鸡血藤 12g,地龙 9g,全蝎 6g,僵蚕 9g。

加减:气阳虚阴寒甚者,加桂枝 9g、细辛 3g;兼有痰湿者,选加胆南星 6g、姜半夏 9g、白芥子 9g、茯苓 12g、炒白术 9g,去白芍。

2.刺五加注射液　每次 20～40mL,加入 5%葡萄糖注射液或 0.9%氯化钠注射液 1250mL 中,静脉滴注,每日 1 次。平补肝肾,益贤和格,适用于肝肾不足,络脉虚阻者。

3.针灸

取穴:阳白(患)、四白(患)、地仓(患)、下关(患)、足三里、太冲、膈俞、血海、合谷。

操作:下关、足三里温针灸 2 壮,太冲用泻法,膈俞、血海、合谷用补法,其余穴平补平泻,留针 30 分钟,以益气养血,搜风通络。

(欧降红)

第五节　多发性硬化

一、概述

多发性硬化(MS)是一种以中枢神经系统白质脱髓鞘为特征的自身免疫性疾病。其主要临床表现有肢体瘫痪、麻木或疼痛,视力下降,视野缺损,复视或失明,吞咽、构音困难,小便障碍等。其临床特征是部位和时间上的多发性。病理特征为中枢神经系统白质内有多个脱髓鞘斑块,伴反应性胶质细胞增生。病程多具有迁延、不规则、常缓解与复发的特征。少数自起病后呈进行性加重。

流行病学调查表明 MS 在世界范围内分布相当广泛,各地域间发病不均衡。欧美临床发病率与地理纬度有关，愈远离赤道，发病率愈高。我国属低发病地区，但近年来有增多趋势。2/3 的患者在 20～30 岁间发病，至 30 岁左右达高峰，女性发病率高于男性。50 岁以后发病率明显下降。我国无明确的 MS 遗传趋势的证据，与西方 MS 相比，我国 MS 起病年龄较小，急性起病，主要累及视神经和脊髓，而脑干和小脑发病较少。MS 易感性存在人种、遗传因素的差异。许多环境因素（外科手术、创伤、麻醉、家养宠物接触、牙内银汞合金填充物等）可能与本病发生有关。

MS 病灶多发，临床表现纷繁多样。其中以肢体瘫痪或无力为主者，归属于中医学中“痿证”；以视力下降，复视或失明为主者，可归属于“视瞻昏渺”、“青盲”；以眩晕为主者，可归属于“眩晕”；以吞咽困难，构音障碍，步态不稳为主者，可归属于“喑痱”、“风痱”的范畴。

二、病因与发病机制

MS 确切的病因与发病机制尚不明确，一般认为与遗传、免疫和病毒感染等方面有关。

（一）免疫异常

MS 在活动期或进展期，患者外周血淋巴细胞的辅助性 T 细胞（T_H）升高，抑制性 T 细胞（T_s）减少，T_H/T_S 的比值增加，而缓解期 T_s 基本恢复正常，T_H/T_s 的比值下降；还发现脑脊液（CSF）中 IgG 含量及 24 小时合成率增高，并在 CSF 电泳中发现 IgG 寡克隆带，提示免疫调节异常。一些继发因素在后期的 MS 中攻击髓鞘的某些成分、严重时破坏包括轴索在内的所有神经纤维组织发挥某种作用以激活神经系统病变或引起恶化。在 MS 斑块及周围的小静脉（血管周围袖套）可见大量辅助 T 淋巴细胞（CD_4^+ ♂）。现已证明，T 淋巴细胞受体可能识别巨噬细胞和星形细胞表面Ⅱ类分子和抗原的结合物。这种相互作用可使 T 细胞增殖，激活细胞免疫连锁反应。这些细胞免疫反应伴随血脑屏障的破坏，如果反应足够强，可破坏少突胶质细胞和髓鞘。这些更支持 T 细胞介导的自身免疫炎性反应是 MS 病理基础，也是持久性炎症存在的机制。

（二）易感基因

MS 具有家族向性，约有 15％的 MS 患者至少有一位亲属患病，在患者同胞中的复发率最高（5％）。纯合子双生子中两人同患本病的几率明显高于杂合子双生子及其兄弟姊妹。在 MS 高发区患者中，人类白细胞抗原（HLA）出现率比普通人群高得多，候选基因和全基因组筛选结果显示由多数弱作用基因相互作用决定 MS 发病风险，说明 MS 具有遗传异质特点，MS 的遗传易感性可能是多基因产物相互作用的结果。

（三）感染因素

MS 在自身免疫过程中选择性地损害少突胶质细胞，导致中枢神经系统白质进行性的脱髓鞘。分子模拟学说认为 MS 患者感染的病毒与中枢神经系统（CNS）髓鞘蛋白组分或少突胶质细胞间存在共同抗原，即病毒氨基酸序列与神经髓鞘组分如碱性髓鞘蛋白（MBP）等的某段多肽氨基酸序列相同或非常相近，推测病毒感染后体内的 T 细胞被激活，细胞因子、抗病毒抗体和补体等都参与这一过程，与神经髓鞘多肽片段发生交叉反应，从而引起脱髓鞘病理改变。MS 患者针对病毒感染体产生了体液和细胞介导的免疫改变，不少 MS 患者血清及脑脊液中麻疹病毒抗体增高，患者的淋巴细胞对麻疹病毒感染细胞有亲附及溶解作用，在患者血清或脑脊液中可以检出风疹、单纯疱疹、水痘一带状疱疹、乙型肝炎等多种病毒抗体等。此外，还有许多因素，如普通感染或发热、过度疲劳或情绪紧张、外伤或外科手术、输血、接种疫苗及对某些药物的过敏反应、虫咬伤等，均可促使其发病或导致复发。可能由于外界因子作用下，使血脑屏障(BBB)渗透性增高，产生局部水肿和炎症性脱髓鞘斑块形成。

三、临床表现

MS 起病可急可缓，由于病灶部位不同、播散多样，临床上呈现纷繁复杂的表现。

(一)症状与体征

1. 首发症状

约半数以上患者出现肢体无力、麻木、针刺感。MS 的早期症状按出现的频率依次为：肢体力弱、肢体疼痛或麻木，脑干症状(复视、眩晕、呕吐)，肢体感觉异常或麻木，面部疼痛和膀胱功能障碍。据目前观察，尚无明显意识障碍发生。

2. 肢体瘫痪

最为多见，开始为下肢无力、疲劳、沉重感，继而出现痉挛性截瘫、四肢瘫，亦有偏瘫、单瘫，伴有腹壁反射消失、腱反射亢进和病理反射阳性。

3. 眼部症状

常为急性视神经炎的表现，多有急性单眼视力下降，有时为双侧受累，眼底检查可见视乳头水肿或正常，后期可出现视神经萎缩。1/3 患者可有眼肌麻痹及复视，主要为核间眼肌麻痹。视野有双颞侧偏盲、同向性偏盲等。半数患者可出现眼球震颤，以水平性眼球震颤最为多见，也有水平加垂直、垂直加旋转和水平加旋转等。

4. 其他脑神经受损

而神经麻痹，桥脑病变可眩晕，呕吐，伴听力减退，延髓小脑受累可有构音障碍、吞咽困难和共济失调等。

5. 运动障碍

包括皮质脊髓束损害引起的痉挛性瘫痪，小脑或脊髓小脑通路病损造成的小脑性共济失调。手部动作笨拙及步态不稳是常见的早期症状，晚期可出现假性延髓麻痹症状，意向性震颤及躯干或肢体的共济失调。

6. 感觉障碍

可表现为各种性质的异常感觉，如主观感觉疼痛或感觉异常，或客观感觉障碍如痛温觉减退或消失，肢体多见，面部少见。通常深感觉障碍比较明显，严重时出现感觉性共济失调与假性指划动作。部分患者可出现 Lhermitte 征或痛性强直性痉挛发作，偶遇不典型的脊髓半横断征。早期的感觉症状一般维持不久，常在数周内缓解。后期可能呈现持久的脊髓横贯性感觉障碍。

7. 精神症状

以欣快或抑郁较为多见。情绪易于激动，或见强哭、强笑，并有记忆力减退，认识欠缺或智力减退，晚期可致痴呆。

8. 其他症状

少数患者可出现括约肌障碍，表现为尿失禁、尿急、尿频、尿潴留、便秘等。部分患者有阳痿与性欲减退。脑功能障碍如失语、偏瘫、皮质性感觉障碍、皮质性视野缺损或失明与癫痫发作等属少见症状。

在上述征象中，以运动乏力、感觉异常、视敏度减退与复视为最常见。我国患者的临床表现以脊髓、视神经受累为最多，其次为脑干、小脑或大脑半球受损的征象。临床征象提示的中枢神经系统病灶，总少于实际存在的病损数。少数患者可因营养不良等因素导致周围神经病变，出现周围神经病征。有的患者临床表现奇特，难以用神经系统灶性病损解释，使诊断困难。

（二）临床分型

1.复发缓解型

大部分患者起病较急，1 次发病后症状或体征完全或部分缓解，临床稳定数月或数年，但反复复发，约 1/4 在 1 年内复发，约 1/2 在 3 年内复发。复发时出现原有症状或增添新的症状或体征，其中部分患者可转为继发进展型。

2.继发进展型

复发缓解型部分患者在经过多次反复缓解、复发后，病情在复发后不再缓解而继续进展。

3.原发进展型

起病年龄偏大，发病后轻偏瘫或轻截瘫在相当长时间内缓慢进展，呈渐进性神经症状恶化，出现小脑或脑干症状，常有进展性脊髓病，CSF 也有较少炎性改变。

4.进展复发型

少数患者隐匿起病，病情逐渐加重，整个病程无缓解和稳定。

5.良性型

少数患者起病急骤，而症状和体征可完全或基本缓解，神经功能长期保持基本正常，无复发。

四、诊断与鉴别诊断

（一）诊断标准

根据 2000 年 7 月国际 MS 诊断专家组制定标准，分为 MS、非 MS 和可能 MS。

1.符合下列标准之一可诊断为 MS

（1）2 次发作又有 2 个不同部位的临床证据。

（2）2 次发作，有 1 个病灶的临床证据时需 MRI 证实空间上的多发性或 MRI 有 2 个不同部位的病灶加上 CSF 阳性或等待下一次不同部位的临床发作。

（3）1 次发作和 2 个病灶的临床证据时，需 MRI 证实时间上的多发性或第 2 次临床发作。

（4）1 次发作，1 个病灶的临床证据即单症状发作时，需 MRI 证实空间上的多发性或 MRI 示 2 个不同部位病灶加上 CSF 阳性，同时需，MRI 证实时间上的多发性或第 2 次临床发作。

（5）原发进展型 MS：患者病程中无缓解，CSF 阳性且脑 MRI 有 9 个以上 T_2 病灶或脊髓有 2 个以上 T_2 病灶或 4～8 个脑病灶加上 1 个脊髓病灶或视觉诱发电位（VEP）异常加上 4～8 个脑病灶或 VEP 异常加上少于 4 个脑病灶再加上 2 个脊髓病灶，并且需 MRI 证实时间上的多发性或病情持续进展 1 年。

其中 CSF 阳性为脑脊液中有血中不存在的寡克隆区带或 IgG 指数增高。VEP 异常为潜伏期延长和波幅正常。

2.MRI 证实空间上的多发性须符合以下 4 个条件中的 3 个：

（1）1 个轧－DTPA（简称 Gd）增强病灶或未增强 MRIT2 序列上 9 个高信号病灶。

（2）至少 1 个幕上病灶。

(3)至少 1 个近皮层病灶。

(4)至少 3 个侧脑室旁病灶。其中 1 个脊髓病灶可代替 1 个脑部病灶。

3. MRI 证实时间上的多发性须符合以下标准

(1)在发病 3 个月后首次 MRI 扫描有 1 个增强病灶；若无增强病灶，需 3 个月后复查 MRI，有 1 个新 T_2 病灶或 Gd 增强病灶。

(2)在发病 3 个月以内首次 MRI 扫描，发病 3 个月后应复查 MRI 有 1 个新的 Gd 增强病灶；若第 2 次 MRI 无增强病灶，第 1 次扫描 3 个月后再次 MRI 扫描，有 1 个新 T_2 病灶或 Gd 增强病灶；若患者不完全符合以上标准为可能 MS，1 条都不符合为非 MS。若患者未做 MRI 检查，仅有 VEP 和 CSF 异常，诊断为可能 MS，直至以后随访中有符合 MS 的两次发作及两个不同部位病变的依据才可诊断为 MS。

4. MS 病人的辅助检查包括 MRI、CSF 分析和 VEP

头 MRI 可提供病灶时间和空间上多发性的证据。MRI 是 MS 诊断中最敏感和特异的辅助检查，诊断标准要求病灶在 MRI 轴面上直径至少应为 3mm。脊髓 MRI 在一定的情况下如临床单症状综合征或进展型 MS 中可补充头 MRI 扫描信息。新标准指出 1 个脊髓病灶可代替 1 个脑部病灶，但要求脊髓病灶的特点为：脊髓无或很少有肿胀，T_2 加权像显示不均匀的高信号，在轴面上病灶直径至少 3mm，且仅为脊髓的一部分，长度不超过 2 个锥体。CSF 结果异常提示 CNS 病灶的炎症和免疫特性，当病人 MRI 检查结果不符合诊断标准或缺乏特异性及临床表现不典型时，CSF 检查具有一定的价值，最好用等电聚焦法测定寡克隆 IgG 区带。若临床病灶不影响视觉通路时，VEP 异常可提供第 2 个损害的客观证据，其他的 VEP 检查对 MS 诊断帮助不大。

(二)鉴别诊断

1. 急性播散性脑脊髓炎

(1)多有感染史或疫苗接种史，在病毒感染后 1～2 周出现经症状或体征。

(2)起病常较 MS 更急，病情亦较严重，常伴发热、头痛剧烈或神经根放射痛、脑膜刺激征(+)、抽搐、意识障碍等。

(3)欣快、球后视神经炎少见。

(4)病程比 MS 短，多无缓解复发病史。

(5)病理改变，急性播散性脑脊髓炎的免疫反应是在小血管壁，主要是在小静脉周围炎性细胞浸润，脱髓鞘病灶的直径较小。MS 的病灶较大，新旧不一，主要位于脑室周围而不完全限于静脉周围，多不呈血管周围的炎症细胞渗出性反应。

2. 同心圆硬化

(1)年龄较 MS 轻。

(2)病程无缓解，多数在数月内进展恶化死亡。

(3)MRI 示大脑半球各叶白质有多灶圆形树年轮状黑白相间病灶，层次分明，夹有 3～5 个相间环，以半卵圆中心最明显，直径 1.5～3cm。除大脑以外，脑桥尚可见和多发性硬化斑相同的小型长 T_2 高信号灶。

3. 进行性多灶白质脑病

(1)发病年龄一般较大。

(2)早期常有全脑症状，如精神意识障碍和动作异常等。

(3)病程呈进行性发展,多无脊髓损害,常存在淋巴增生性原发病,如慢性淋巴性白血病、霍奇金病、骨髓瘤病、真性红细胞增多症和癌等。

(4)预后差,无缓解复发。

(5)血清学检查乳头多瘤空泡病毒 SV—40 抗体测定阳性,脑组织活检可发现上述病毒。

4.球后视神经炎

MS 在病程中常侵犯视神经,导致视力障碍,早期易与单纯性球后视神经炎混淆,大多数学者认为 25%～35%的视神经炎可发展为 MS。但视神经炎多损害单眼,常伴有中心暗点加周边视野缺损,且病程中无缓解与复发。

五、西医治疗

MS 的治疗包括急性发作期和缓解期的治疗。由于本病的病因和发病机制尚未完全阐明,故无特效疗法。治疗主要为对症处理,精心护理和预防并发症。急性发作期的治疗以抑制异常的免疫反应、缩短发作时间和促使发作所致的症状体征得以尽快恢复和改善为主;延长缓解间歇期;预防并发症。

(一)常用疗法

可应用激素、免疫抑制剂和 β—干扰素治疗方法。

1.激素治疗

一旦出现神经系统体征,应采用大剂量激素疗法,主要用于复发缓解型 MS,但类固醇治疗无标准方案,可试用甲泼尼龙(甲基泼尼松龙)、地塞米松。

2.免疫抑制剂

主要用于进展型 MS 治疗,反应较差。一般常用氨甲喋呤、环磷酰胺和硫唑嘌呤。

(1)氨甲喋呤:具有抑制细胞、体液免疫及抗炎作用,对中至重度残疾的慢性进展型患者有一定疗效。

(2)环磷酰胺:主要通过与 DNA 互补链形成交叉连结以干扰淋巴细胞的增生,适宜治疗快速进展型 MS,氨甲喋呤治疗无效者 6 毒副反应有脱发、恶心、呕吐、出血性膀胱炎、白细胞减少、心肌炎、不孕症等。

(3)硫唑嘌呤:主要作用为抑制嘌呤的合成,从而阻滞 DNA 的复制及细胞的增生。口服可降低 MS 复发率,但不能影响残疾的进展。应注意骨髓抑制、白细胞减少、肝肾功能受损及脱发等。

3.β—干扰素

是有力的抗病毒药物 β 免疫调节剂,鞘内注射后可减少复发率,但对致残水平无影响。分 INF—β1a 和 INF—β1b 两种,干扰素最常见的副作用为流感样综合征及注射处反应。

(二)临床可试用的方法

丙种球蛋白、环孢菌素 A、他汀类药物和米托蒽醌等药物,相关的文献报道均有一定的疗效,但需进一步临床观察;还有高压氧疗法、血浆交换(PE)疗法、血浆净化疗法、全身淋巴组织照射(TL1)疗法、光量子疗法、骨髓移植(BMT)、细胞移植等治疗方法,但疗效尚不肯定,其技术与方法有待进一步研究改进。

(三)常见症状处理

MS 某些症状,如疲乏、疼痛、强直、震颤和膀胱直肠功能障碍可使患者极为痛苦,影响其休息和恢复，并可导致多种并发症，甚则致残。可以采：用西医对症处理方法，但中医药辨证论治有较好的效果，参照辨证论治内容。

六、辨证论治

本病可分为发作期和缓解期分别进行治疗。发作期以邪实为主，多为湿热痰瘀，有外感也有内生而来，治以清化湿热，散风活血为主；缓解期虚实夹杂，正虚多为气血亏虚，肝肾亏虚，肾阳虚损，由于脏腑虚损，功能失调，痰瘀热等浊邪内生，治以健脾益气，益肾温阳，潜阳活络为主。

（一）发作期

1.湿热浸淫络脉

症候舌脉：冒雨或纳凉后感邪发热，热后肢体痿软无力，尤以下肢多见，目珠疼痛，视物模糊，肢体麻木，头晕头痛、或头重如裹，口渴不欲饮，倦怠无力，甚恶心呕吐或胸脘痞闷，小便赤涩热痛，舌苔黄或黄腻，脉濡数或滑数。

治法：清热化湿，散风活络。

（1）方药：四妙散加减。

黄柏 12g，苍术 9g，当归 12g，牛膝 9g，萆薢 15g，桑枝 15g，蚕砂包煎 9g，海风藤 12g，络石藤 12g，伸筋草 12g，透骨草 9g，老鹳草 15g。

加减：若湿偏盛，胸脘痞闷，肢重且肿甚，可酌加厚朴 9g、茯苓 15g、泽泻 9g 以理气化湿；若咳吐黄痰，发热肢软，便干，舌苔黄腻甚，加黄芩 9g、天竺黄 9g、全瓜蒌 15g、黄连 5g；若肢体麻木甚，兼舌质紫黯，脉细涩等夹瘀征象，可酌加赤芍 12g、桃仁 9g、红花 9g、丹参 15g 以活血化瘀；有心悸易惊、虚烦不眠等痰郁化火之象，酌加黄连温胆汤；若兼恶寒发热，可酌加黄芩 9g、柴胡 9g。

（2）中成药

1）二妙丸：每次 6～9g，每日 2 次。燥湿清热，用于湿热下注证。

2）三妙丸：每次 6～9g，每日 2～3 次。燥湿清热，用于湿热下注证，孕妇慎用。

（3）针灸

取穴：肩髃、曲池、合谷、外关、髀关、梁丘、足三里、解溪、阴陵泉、脾俞、环跳、商丘、膀胱俞。

操作：采用平补平泻法，每次留针 20～30 分钟，每日 1 次，10 次为 1 个疗程，一般单取患侧，也可先针健侧，再针患侧。

（4）耳针

取穴：取神门、眼、肾上腺、脾、胃。

操作：每次选 3～5 个穴，用毫针强刺激，留针 15 分钟，隔日次。

（5）推拿疗法

取肩前、肩后、曲池、手三里、外关、合谷，采用推法、拿法、滚法、点法。

（6）外治法

外敷：紫金锭：每次 0.6～1.5g，每日 2 次。捣烂，置于肚脐上，用伤湿止痛膏贴之，用于湿热浸淫证。

2.瘀阻脉络

症候舌脉:四肢麻木偶硬、痉挛或肢软无力,肢体抽掣作痛,或有明显痛点,唇紫舌黯或见瘀点瘀斑,脉涩。

治法:益气通脉,活血通络。

(1)方药:圣愈汤加减。

黄芪 30g,党参 30g,熟地黄 15g,当归 12g,白芍 15g,川芎 9g,桃仁 9g;红花 9g,川牛膝 9g。

加减:若手足麻木,舌痿不能伸缩,上方去白芍加赤芍 12g、三七 9g、地龙 9g、僵蚕 9g 以通络行瘀;若肌肤甲错,形体消瘦,手足痿弱,为瘀血久留,用大黄蛰虫丸缓中补虚。

(2)中成药

1)血府逐瘀颗粒:每次 6g,每日 2 次。活血化瘀,用于瘀阻脉络证。

2)十五味沉香丸:每次 3 丸,每日 3 次。调和气血,用于气血郁滞证。

(3)针灸

取穴:合谷、外关、八邪、肩髃、曲池、合谷、风市、阳陵泉、梁丘、足三里、解溪、血海、太冲。

操作:采用平补平泻法,每次留针 20～30 分钟,每日 1 次,10 次为 1 个疗程,一般单取患侧,也可先针健侧,再针患侧。

(4)推拿疗法

上肢:拿肩井筋,揉捏臂臑,手三里、合谷部肌筋,点肩髎、曲池等穴,搓揉臂肌来回数遍。

下肢:拿承山、昆仑筋、揉捏伏兔、承扶、殷门部肌筋、点腰阳关、环跳、足三里、委中、犊鼻、解溪、内庭等穴,搓揉股肌来回数遍,手劲刚柔并济,以深透为主。

(5)外治法

蜂毒疗法:每 3 个星期汇集 1 次蜂毒(从一只活蜂身上得到)进行蜂毒治疗,需 6 个月。蜂毒疗法可刺激免疫系统,1 个发炎区域被蜂蜇后会肿胀起来,人体的自然抗炎机制可使肿胀缩小,并减轻此过程中最初产生的炎症。也可以用其他方式使病人受益,蜂毒中富含多发性硬化病人缺乏的不饱和脂肪酸。蜂毒疗法有短期的副作用:发痒、肿胀和皮肤发红,已知在一些人身上可引起致命性休克,其他一些人可产生过敏反应。所以,在开始进行一系列治疗前一定要有医生对病人进行检查和指导。

(二)缓解期

1. 气血亏虚

症候舌脉:视力减退,眩晕耳鸣,面肌痉挛,言语不清,下肢痿软无力或肌肉萎缩,瘫痪卧床,手部动作笨拙,肢体麻木不仁,背部和肢体可有灼热感或寒冷感,心悸气短,少气懒言,尿频尿急,后期可出现尿潴留或失禁,大便秘结,舌质红或淡,苔薄白或黄,脉细数或弱。

治法:健脾益气,养血活络。

(1)方药:黄芪桂枝五物汤合六君子汤加减。

黄芪 30g,桂枝 9g,白芍 15g,当归 12g,川芎 9g,陈皮 9g,白术 12g,菟丝子 12g,熟地黄 15g,牛膝 9g,枸杞子 12g,僵蚕 9g,青风藤 12g,鸡血藤 15g。

加减:尿失禁加益智仁 9g、覆盆子 12g、人参单煎 9g 以补肾气;视力减退,可加决明子 15g,谷精草 9g 以明目;头晕耳鸣,加磁石先煎 30g,生龙骨先煎 15g 以镇肝息风;偏于阴虚有内热者,可加黄柏 12g,知母 12g 以滋阴清热;偏于阳虚内寒者,可加肉桂 4g,杜仲 9g 以温阳散寒。

(2)人参健脾丸

每次 8 丸,每日 2 次。健脾益气,和胃止泻,用于脾胃虚弱证。

(3)针灸

取穴:治瘫穴、肩髎、曲池、合谷、阳溪、悬钟、三阴交、昆仑、足三里、通里。

操作:采用平补平泻法,每次留针 20～30 分钟,每日 1 次,10 次为 1 个疗程。一般单取患侧,也可先针健侧,再针患侧。

(4)耳针

取穴:取肾、肝、神门、眼、肾上腺、内分泌、肩。

操作:每次选 3～5 个穴,用毫针强刺激,留针 15 分钟,隔日 1 次。

2.肝肾亏虚

症候舌脉:四肢痿软无力,腰膝酸软,不能久立,甚至步履全废,股胫大肉渐脱,或伴头昏耳鸣,视物不清,两目干涩,少寐健忘,咽干烦躁,遗精或遗尿,舌红少苔或苔薄黄,脉细数。

治法:补益肝肾,潜阳活络。

(1)方药:左归饮加减

龟甲先煎 24g,黄柏 12g,知母 12g,熟地黄 15g,山茱萸 12g,当归 12g,枸杞子 12g,白芍 15g,陈皮 9g,牛膝 9g,桑寄生 15g。

加减:热甚加玄参 15g,生地黄 15g 等养阴清热之品;目赤肿痛,加决明子 9g、密蒙花 9g 或木贼草 9g 以清热益肝明目;筋脉拘急,震颤抖动,加僵蚕 9g、地龙 9g、石决明先煎 15g;若久病阴损及阳,阴阳俱虚,则配用淫羊藿 9g、补骨脂 9g、巴戟天 9g、杜仲 9g、鹿角片先煎 15g。

(2)中成药

1)石斛夜光丸:每次 1 丸,每日 2 次。滋阴补肾,清肝明目,用于肝肾亏虚证。

2)大补阴丸:每次 6g,每日 2～3 次。滋阴降火,用于阴虚火旺证。

3)知柏地黄丸:每次 1 丸,每日 2 次。滋阴降火,用于阴虚火旺证。

(3)针灸

取穴:肩髃、曲池、合谷、阳溪、肩前、肩后、尺泽、梁丘、足三里、解溪、肝俞、悬钟、阳陵泉。

操作:采用平补平泻法,每次留针 20～30 分钟,每日 1 次,10 次为 1 个疗程,一般单取患侧,也可先针健侧,再针患侧。

(4)耳针

取穴:取肾、肝、神门、眼、肾上腺、内分泌、胸、指。

操作:每次选 3～5 个穴,用毫针强刺激,留针 15 分钟,隔日 1 次。

3.肾阳虚损

症舌脉:反复缓解复发,肢体痿软无力,或痉挛拘急,腰膝冷痛,畏寒怕冷,四末欠温,肢体麻木,尿频尿急,或尿失禁,便干便难,舌质淡,苔薄白、白腻或黄腻,脉细尺弱。

治法:温补肾阳。

(1)方药:地黄饮子合二仙汤加减。制附子 9g,肉桂 4g,熟地黄 15g,杜仲 9g,山药 15g,当归 12g,枸杞子 12g,龟甲先煎 15g,仙茅 9g,淫羊藿 9g,僵蚕 9g,全蝎 6g。

加减:尿失禁,加益智仁 9g,覆盆子 12g,桑螵蛸 9g 以温肾固摄;气短乏力,加党参 30g 以益气;脾胃气虚,加健脾益气药,黄芪 30g,白术 12g,茯苓 15g。

(2)中成药

金匮肾气丸:每次 1 丸,每日 2～3 次。温补肾阳,化气行水,用于脾肾阳虚证。

(3)针灸

取穴:肩髎、曲池、合谷、外关、肾俞、足三里、承山、十风、悬钟、阳陵泉。

操作:采用平补平泻法,每次留针 20～30 分钟,每日 1 次,10 次为 1 个疗程,一般单取患侧,也可先针健侧,再针患侧。

(欧降红)

第三章　消化系统疾病

第一节　反流性食管炎

反流性食管炎(RE),是食管疾病中最为常见的多发病。本病病因为食管下括约肌功能失调而致胃和(或)十二指肠内容物反流入食管,引起食管黏膜的炎症。反流若长期存在,最终将形成溃疡、瘢痕和狭窄,属于胃食管反流病。临床表现以胸骨后或剑突下烧灼感、烧灼样疼痛、反酸、呕吐和吞咽困难为主,甚者有呕血、便血、贫血等。部分患可伴有食管以外的表现,如心绞痛样胸痛、哮喘、支气管炎、咽部异物感、咽喉炎。

该病在国外是常见病,在我国是多发病,国内发病率各地报道不一,平均在6%左右。近年来,随着纤维内镜的广泛应用,其发病率逐年增加。据统计,发病年龄以40～60岁最常见,尤以中年人居多,男女均可发病。近年研究发现,反流性食管炎是引起食管腺癌的一种危险因素,因此及时治疗本病,对于积极预防食管腺癌的发生具有重要意义。

中医学无反流性食管炎病名,根据临床表现,归属于"胃脘痛"、"胸痛"、"吐酸"、"嘈杂"、"呕吐"、"反胃"、"噎膈"等病证范畴。

一、病因病机

(一)中医学认识

中医学认为本病病位在食管,而食管的功能是通过蠕动将食物团运进胃中,为传化物而不藏,以通降为顺,故当属"六腑"范畴,凡多种原因引发的胃失和降、胃气上逆均可导致本病的发生,其主要原因如下。

(1)饮食失调:饮食不节,过食肥甘厚味或醇酒及煎炸食物,损伤脾胃,酿生湿热,阻滞气机,使浊阴不降,胃气夹热上逆而成本病;或进食腐败变质之品,使食不消化,胸膈阻塞,胃气不和而吞酸。

(2)情志失调:长期情志不畅,郁久伤肝,使肝失疏泄,气机阻滞,升降失常而致本病,肝郁日久化热犯胃,胃气夹郁热上逆,亦可成本病;或思虑伤脾,脾胃受损,中阳不足,痰浊以聚,酿而成酸,随胃气上逆而发病。

(3)寒邪犯胃:外感风寒,寒邪犯胃,胃阳被遏,湿浊内停,郁而成酸;或过食生冷,中阳受损,寒邪客于脾胃而成本病。

(4)脾胃虚弱:先天禀赋不足,或后天劳损内伤及调护失宜,或久病不愈,延及脾胃,均可损伤脾胃,致脾胃虚弱,运化失司,清气不升,浊阴不降,胃气上逆而成本病。

由此可见,本病以饮食失调,情志失调,寒邪犯胃,脾胃虚弱为主因,气机阻滞,升降失调,胃气上逆是其基本病机。病位主在食管,涉及脏腑主要有脾、胃、肝,治疗宜健脾和胃,疏肝理脾,标本兼顾,虚实共参。本病预后尚可。

(二)现代医学认识

目前认为反流性食管炎的病因有以下5个方面。

1.食管或胃手术后　全胃或胃大部切除、食管贲门切除、贲门成形术、迷走神经切断术后等，引起胃食管下段括约肌(LES)功能障碍，使胃液中的盐酸、胃蛋白酶或十二指肠内容物、胰液反流入食管，刺激食管黏膜。

2.呕吐物刺激　酸性呕吐物对食管黏膜的刺激性很大。十二指肠球部溃疡，由于胃窦痉挛及继发性幽门、十二指肠梗阻引起高酸性胃液反流；某些疾病引起长期反复呕吐，如胆道疾病、慢性胃炎、功能性呕吐、偏头痛等，使胃酸、胃蛋白酶反流入食管，导致食管黏膜屏障和LES功能受损。

3.饮食失当　有些食物可直接对食管黏膜形成刺激如大量烟酒、过食辛辣食物及过热食物等，均易于灼伤食管黏膜。另有些饮食如巧克力、咖啡、可口可乐等，可使胃酸分泌增加，在高胃酸的情况下，当LES功能不全时，易产生反流性食管炎。

4.药物不良反应　有些药物既对食管黏膜有刺激，又可使LES张力下降，如茶碱类、抗胆碱能药物、β受体阻滞药、烟酸、黄体酮等，致使LES功能下降，胃内容物易于反流。

5.内在因素　某些胃肠道激素，如胰泌素、胰高血糖素、抑胃肽(GIP)、血管活性肽(VIP)等，均可使LES的张力降低。此外妊娠、植物神经功能紊乱、成年人特发性LES功能不全、大量腹水、甲状腺功能减退等均可影响的张力，使胃内容物反流发生病变。

此外，反复剧烈呕吐、肥胖、大量腹水、插胃管等均可诱发本病。以上原因导致的抗反流屏障功能降低，食管对反流物的清除能力减弱，食管黏膜的屏障功能破坏，使黏膜抵抗力减弱，胃十二指肠功能失常，胃排空受阻，使反流物的质和量增加，均可造成本病的发生和发展。

二、临床表现及诊断

1.症状

(1)烧心、反酸：为反流性食管炎的典型症状，一般在胸骨后有烧灼样不适感，多在食后1h左右，特别是饱餐后发生，半卧位、躯体前屈或剧烈运动可诱发，服制酸药后多可缓解或消失，而进食过热、过酸食物则可使之加重。胃酸缺乏者烧灼感主要由胆汁反流所致，服制酸药效果不著。烧灼感的严重程度不一定与病变的轻重一致。严重食管炎在瘢痕形成以后，可无或仅有轻微烧灼感。

(2)胃食管反流：每于餐后、躯体前屈或夜间卧床睡觉时发生，有酸性液体或食物从胃食管反流至咽部或口腔。此症状多在胸骨后烧灼感或烧灼痛发生前出现。

(3)疼痛：多发生于胸骨后或心窝部，疼痛可放射至后背、胸部，如同心绞痛或胸膜炎，重者为剧烈性刺痛。若发生持续性胸骨后疼痛，甚至放射到颈部，应注意是否合并食管穿透性溃疡或同时伴有食管周围炎。

(4)吞咽困难、呕吐：初期常可因食管炎引起继发性食管痉挛而出现间歇性吞咽困难，后期则可由于食管瘢痕形成狭窄，烧灼感和烧灼痛逐渐减轻，变成永久性吞咽困难和呕吐。进食固体食物时可在剑突处引起堵塞感或疼痛，此时还应警惕食管下段是否癌变。

(5)出血及贫血：严重的食管炎患者可出现食管黏膜糜烂而致出血，初期为慢性少量出血，溃疡可引起大量出血。长期或大量出血均可导致缺铁性贫血。

(6)其他症状：重症反流可因反流物吸入，导致夜间阵发性呛咳、喘息而导致慢性喉炎、声带嘶哑、吸入性气管炎和肺炎，甚至引起窒息。

2.体征

反流性食管炎一般无明显体征，有的病例仅在压胸骨时，感到胸骨后隐痛，或剑突下轻度压痛。

3. 常见并发症

(1)食管狭窄:食管壁由于长期受反流物的刺激,导致黏膜充血、水肿、糜烂和溃疡,纤维组织增生,瘢痕形成,食管壁的顺应性降低,食管狭窄。约 8%～10%严重反流性食管炎将发展至食管狭窄。若伴有食管或严重食管运动功能障碍,则更容易发展至食管狭窄。

(2)出血和穿孔:出血是反流性食管炎的并发症,浅表糜烂性食管炎常有少量慢性渗血;食管溃疡时或弥散性食管炎时可出现较大量出血,可并发不同程度的贫血。严重的食管炎可并发穿孔。

(3)食管裂孔疝:病变后期炎症深入肌层,引起黏膜下层内纤维组织增生,纤维收缩可引起食管狭窄和短缩,食管短缩可造成食管裂孔疝。有文献报道,反流性食管炎患者约 60%有食管裂孔疝,中心型裂孔疝患者具有典型烧心表现,偏心型裂孔疝仅表现为胸骨后不适感或饭后胃胀气、打嗝、嗳气等。

(4)Barrett 食管:由于反流物慢性刺激,下段食管鳞状上皮可化生为柱状上皮,称为 Barrett 食管。化生的上皮有胃、小肠和结肠的上皮。其与食管腺癌的发生关系密切,被认为是一种癌前病变。患者常有典型的反流症状。

(5)Delahunty 综合征:由于酸性胃内容物经食管反流至喉部,引起声音嘶哑、慢性喉炎及杓状软骨炎、气管炎等,临床上称之为 Delahunty 综合征。

(二)诊断

1. 诊断要点

烧心、反酸、与进食有关的胸骨后疼痛、烧灼感等临床表现;症状的严重性与食管受损的严重性并不一致。

2. 实验室检查

食管吞钡 X 线检查、食管镜和活组织检查、食管滴酸试验、食管测压检查、24h 食管内 pH 值检测。

(三)鉴别诊断

本病应与下列疾病相鉴别:

1. 消化性溃疡

消化性溃疡有规律性上腹痛。十二指肠溃疡有夜间痛、空腹痛,进食后减轻;胃溃疡一般在餐后 0.5～1h 出现腹痛。钡餐 X 线胃肠造影或纤维胃镜即可确诊。

2. 心绞痛

心绞痛一般与劳累有关,发作每次持续 1～5min,服用硝酸甘油或休息后可缓解。心肌梗死疼痛时间长,可放射至左上肢,心电图可鉴别。对心电图、运动试验或者冠状动脉造影阴性的胸痛患者,应行 24h 食管 pH 值检测。

3. 食管癌

食管癌患者吞咽困难,随病程延长而加重,早期有胸骨后不适,与进食有关者应及时行钡餐造影或纤维内窥镜检查。

4. 食管裂孔疝

食管裂孔疝于平卧、弯腰、进食酒精或酸性食物、衣着过紧时可诱发或使症状加重,站立、呕吐后症状减轻,该病可经 X 线明确诊断。

5.其他食管炎

感染性食管炎多发生在食管的中下段，病变弥漫，确诊需要病原学证据；真菌性食管炎患者常有使用广谱抗生素或化疗的病史，内镜下食管黏膜常有弥散性腐乳样细颗粒。药物性食管炎常在食管近端尤其在主动脉弓水平有单个溃疡，患者常有服用四环素、氯化钾或奎尼丁病史。

三、中医治疗

1、辨证论治

(1)肝胃不和

每因情志不遂而致烧心、胸骨后或心窝部灼痛，反酸、嗳气，胸脘痞闷，两胁疼痛；妇人可伴有乳房胀痛，月经不调。舌淡红，苔薄白，脉弦。

1)治法：疏肝理气，和胃降逆。

2)方药：柴胡疏肝散(《景岳全书》)加减。

柴胡6g，炒白芍15g，枳壳10g，陈皮9g，延胡索10g，郁金10g，川楝子10g，香附10g，紫苏梗10g，制半夏10g。

3)加减：反酸重者，加海螵蛸、浙贝母，或煅瓦楞子；嗳气频繁者，加沉香、白豆蔻，以理气降逆；心烦易怒者，加合欢皮；呕吐者，加赭石、柿蒂，以降逆止吐；胸骨后或剑突下灼热者，加黄连、蒲公英，以清胃热。

(2)脾虚气滞

胃脘胀满隐痛，反酸或泛吐清水，剑突下或胸骨后灼热，嗳气则舒，食欲缺乏，大便不调。舌淡苔白，脉沉弦或弦细。

1)治法：健脾理气，和胃降逆。

2)方药：丁香柿蒂汤(《症因脉治》)加减。

丁香3g，柿蒂20g，党参15g，炒白术10g，茯苓10g，延胡索10g，生姜10g。

3)加减：胸膈满闷，纳差便溏者，加苍术、藿香、白豆蔻以和胃化浊；脾胃虚寒、症见手脚不温，脘腹胀喜温喜按者，去生姜，加干姜、吴茱萸以温中散寒。

(3)脾胃虚寒

患病较久或素体虚弱，胃脘胀闷，泛吐清水或吞酸，四肢不温，体倦乏力，大便溏薄。舌淡红苔薄白，脉沉迟。

1)治法：温中散寒，和胃制酸。

2)方药：香砂六君子汤(《古今名医方论》)加减。

炙黄芪20g，党参15g，白术15g，茯苓10g，炒白芍15g，砂仁(后下)10g，煨木香10g，广陈皮10g，法半夏10g，枳壳10g，吴茱萸6g。

3)加减：若脾虚不运，湿浊留恋中焦，苔白腻不化，可加藿香、佩兰、厚朴以化湿醒脾；水饮内停，重用茯苓，加干姜、泽泻；吐酸较重者加煅海螵蛸、煅瓦楞子。

(4)脾虚胃热

胃脘隐痛胀泛吐酸水、清水，嗳气，纳差，大便时干时溏，剑突下灼热，胃中嘈杂，口干喜饮，胸中烦闷。舌淡红，苔薄黄或薄白，脉弦缓。

1)治法：健脾清胃。

2)方药:半夏泻心汤(《伤寒论》)加减。

党参 10g,干姜 5g,半夏 10g,黄连 6g,茯苓 15g,煅瓦楞子 30g,延胡索 10g,炒竹茹 12g,炙甘草 5g,大枣 10 枚。

3)加减:胃热偏重,大便干结者,加大黄、枳壳以加强清泻胃火之力;口中烦渴者,加天花粉、芦根以养胃生津;脾虚偏重、腹胀便溏者,加白术、藿香以健脾化浊。

(5)肝郁化热

剑突下或胸骨后烧灼感或烧灼样疼痛,泛酸嗳气,甚者呕吐,性情急躁易怒,头面燥热,胁肋引痛,大便干结,口苦干喜饮。舌红、苔黄腻,脉弦数。

1)治法:疏肝清热。

2)方药:丹栀逍遥散(《女科撮要》)加减。

柴胡 10g,白芍 12g,牡丹皮 10g,栀子 10g,薄荷(后下)8g,当归 10g,茯苓 10g,白术 10g,炙甘草 5g,大黄 8g,天花粉 10g。

3)加减:瘀痛重者,加延胡索、川楝子以疏肝止痛;腹胀便结者,加大腹皮、枳壳以通便消胀;腹胀痞闷,不思饮食者,加砂仁、鸡内金以健脾消胀。

(6)气虚血瘀

面色无华,神疲乏力,形体消瘦,气短懒言,口干咽燥,吞咽困难,呈持续性胸骨后疼痛,舌淡暗有瘀点,脉沉涩。

1)治法:益气补血,化瘀散结。

2)方药:失笑散合丹参饮(《太平惠民和剂局方》)加减。

五灵脂 6g,蒲黄 6g,丹参 10 分,檀香 10g,砂仁(后下)6g,当归 10g,浙贝母 15g,蒲公英 20g,三棱 10g。③加减:胸骨后或剑突下疼痛者,加延胡索;口干咽燥者,加玄参、牛蒡子;恶心干呕者,加炒竹茹;唾液带血者,加仙鹤草、墨旱莲。

(7)气郁痰阻

胸脘气闷,嗳气叹息,胸胁窜痛,情绪舒畅时可减轻,咽管后灼热,呕吐痰涎,吞咽如哽,咳嗽有痰或咽部灼热疼痛,舌苔白腻,脉弦滑。

1)治法:开郁化痰,理气和胃。

2)方药:后膈散(《医学心悟》)加减。

丹参 15g,郁金 15g,砂仁(后下)6g,川贝母 10g,半夏 10g,瓜蒌 10g,陈皮 10g,荷叶 10g,茯苓 15g,佩兰 10g,竹茹 10g,沙参 20g,玉竹 10g,甘草 6g。

3)加减:胸痛明显者,加台乌药、佛手;反胃、反酸甚者,加海螵蛸、柿蒂、丁香;肝脾不和者,加沉香、川楝子、旋覆花;脾胃湿热者,加竹茹、茵陈;脾胃虚弱者加党参、白术、砂仁。

(8)痰瘀互结

吞咽梗阻,或食而复出,胸膈满闷刺痛,泛吐黏痰,大便干结,舌暗或有瘀点,苔厚腻,脉沉涩。

1)治法:化痰开结,活血行瘀。

2)方药:血府逐瘀汤(《医林改错》)加减。

桃仁 12g,红花 10g,当归 10g,川芎 10g,赤芍 12g,牛膝 10g,枳壳 6g,桔梗 6g,柴胡 3g,瓜蒌 15g,浙贝母 10g,海藻 15g。

3)加减:胸骨后疼痛者,加炒延胡索、炒川楝子;痰多苔腻者,加法半夏、胆南星;烧心明显者，加煅海螵蛸、煅瓦楞子。

2.其他中医药疗法

(1)中成药

1)左金丸每次4.5g，每日2次，口服；适用于本病证属肝火犯胃者。

2)逍遥散每次4.5g，每日2次，口服；适用于本病证属肝郁脾虚者。

3)玉枢丹每次0.6g，每日2次，口服；用于食入即吐。

4)锡类散每次1小瓶，每日3次，吞服；适用于各种本病属热证者。

5)香砂六君子丸每次6～9g，每日3次，温开送服；适用于本病证属脾虚湿阻者。

6)舒肝健胃丸每次9g，每日3次，口服；适用于本病证属肝郁脾虚者。

7)开郁顺气丸每次1丸，每日2次，口服；适用于本病以气郁为主者。

8)六神丸每次5粒，每日2次，平卧位口服，缓慢咽下；适用于本病以热毒为主者。

(2)单验方及食疗

1)玫瑰花6g，加水适量急火烧沸，文火炖半小时，加冰糖。适用于食管炎属气郁痰阻者。

2)硼砂60g，消石30g，礞石15g，沉香9g，冰片9g，共研细末，每次含化1g。用于吞咽困难者。

3)丁香3g，柿蒂9g，党参12g，生姜6g，水煎服，适用于食管炎属脾虚气滞者。

4)砂仁1.5g，木香1g，藕粉、白糖适量，前二者研末以后与后二者混合冲服，适用于食管炎属气滞阴虚者。

5)大活鲤鱼1尾，除去肠杂，膛内塞入陈皮9g、公丁香3g，加清水煮汤。食肉饮汤，分次食毕，连服数次。适用于食管炎早期患者。

6)活蚯蚓1条，酒浸去腥，研烂，以鸡蛋清及少许麻油搅匀，然后咽下。每日1次。适用于食管炎吞咽困难为主者。

7)青木香10g，洗净，放入沙锅，加水适量，大火煮沸，改小火煎煮20min，去渣留汁，待药汁转温后加入蜂蜜10g即成。分次温服，适用于肝郁气滞型反流性食管炎。

8)五汁安中饮(《中国食疗学·百病饮食自疗》)取梨汁、藕汁、蔗汁、韭菜汁、芦根汁共煮，缓炼成膏状，徐徐频服。适用于反流性食管炎较重，身体虚弱者。

(3)针灸疗法

1)体针取天突、膻中、内关、上脘、脾俞、胃俞、膈俞、足三里穴。每次选3～5穴，寒者加灸，热者不留针。每日1次，10～15天为1个疗程。

2)耳针取穴食道、贲门、皮质下、交感为主穴，配穴取神门、枕、肝、胃。每次选2～3穴，强刺激。每日或隔日1次，2周为1个疗程。

四、预防与调护

本病复发率高，故炎症控制后仍需治疗一段时间，控制引起食管反流或使之加重的种种因素，时间至少6周。根据中医学认识，应进行生活起居调摄。

(一)精神调摄

保持心情舒畅，情绪乐观，树立信心，积极与医生配合，以提高疗效。

(二)饮食调节

凡饮食不节，嗜食辛辣、厚味、煎炸之品，或烟酒过度，均可诱发本病。故应注意调节饮食，忌暴饮暴食，忌食过量辛辣、厚腻酸甜及刺激性食物，如巧克力、脂肪、咖啡、浓茶等。戒烟忌酒，避免过饱，晚餐不宜吃得过多。夜间睡前不进食，不喝水；慎用能加重食管反流的药物如咖啡因、前列腺素、阿司匹林、利血平、保泰松、激素、钙通道拮抗药、抗胆碱能药等。

（三）慎起居，多锻炼

保持环境安静，避免不良刺激，尤其在进食时更加重要；饭后适当散步，促进食物排空；睡眠时抬高床头15～20cm，防止食物反流。避免弯腰持重，重视劳逸结合，加强体质锻炼，如打太极拳、练气功等，使全身气血调畅，阴阳平衡。另外，肥胖者还应注意减肥。

（赵学印）

第二节　急性胃炎

胃炎指胃黏膜的炎症，发病率在消化系统疾病中居首位。因胃镜检查的广泛开展和幽门螺杆菌(Hp)的发现及深入研究，对胃炎的病因认识和治疗获得了很大的进展。按1990年悉尼分类法，胃炎可分为急性胃炎、慢性胃炎和特殊类型胃炎3种。本节主要论述急性胃炎。

急性胃炎是胃黏膜一种自限性的疾病。它是由不同病因引起的胃黏膜甚至胃壁（黏膜下层、肌层、浆膜层）的急性炎症。本病的主要病因有细菌和毒素的感染、理化因素的刺刺激、机体应激反应及全身疾病的影响等。胃黏膜的充血、水肿、糜烂、渗出及出血是本病的主要病理变化。临床上以上腹部疼痛、嗳气、恶心、呕吐、急性上消化道出血等为主要表现。根据病因的不同，可以分为急性外因性胃炎（包括急性单纯性胃炎、急性腐蚀性胃炎及急性糜烂性胃炎）和急性内因性胃炎（包括急性感染性胃炎及急性化脓性胃炎）。

本节主要介绍临床最为多见的急性单纯性胃炎。根据其主要的临床特点，本病属于中医“胃脘痛”、“呕吐”、“恶心”、“血证”等范畴。

一、病因病机

（一）中医学认识

急性胃炎的病因主要为感受外邪、饮食所伤、情志不遂等。

(1)外邪犯胃：外感暑湿、寒湿，内侵脾胃，太阳寒水气旺，寒凝气滞，引发胃痛；或水湿内停，酿湿生热，损及胃腑，湿阻气滞而痛；或肝郁脾虚，脾失运化，蕴生湿热，均可引起胃脘痛、痞满、嘈杂、反酸等症。

(2)饮食伤胃：《素问·痹论》云：“饮食自倍，肠胃乃伤”，指出暴饮暴食，饥饱无常，或恣食生冷，寒积胃肠，损伤脾胃之气，气机升降失常，或过食辛辣肥甘，过饮烈酒，酿热生痰，损伤脾胃，而出现胃痛、痞满等症。

(3)情志因素：若境遇不遂、忧思恼怒、情志不畅，导致肝郁气滞、疏泄失职、横犯脾胃、脾胃失和，则可致胃脘服满嘈杂等症。

综上所述，诸多病因可导致胃受纳腐熟水谷功能失常，胃失和降，胃之气血瘀滞不通，不通则痛，胃气上逆则呕恶，和降不利则纳差、痞满。常见病证类型有寒邪客胃、暑湿犯胃、饮食停滞、胃热炽盛、肝气犯胃等，表现多为实证，亦有夹杂虚证，或可见到寒热错杂，本病病位在胃，与肝、脾两脏关系密切。基本病机为胃气壅滞，不通则痛。

（二）现代医学认识

(1)理化因素:过冷过热的食物和饮料、浓茶、咖啡、烈酒、刺激性调味品、过于粗糙的食物、药物(特别是非甾体类抗炎药如阿司匹林、吲哚美辛等)均可刺激胃黏膜破坏黏膜屏障,阿司匹林等药物还能干扰胃黏膜上皮细胞合成硫糖蛋白,使胃内黏液减少,脂蛋白膜的保护作用削弱,引起胃腔内氢离子逆扩散,导致黏膜固有层肥大细胞释放组胺,血管通透性增加,以致胃黏膜充血、水肿、糜烂和出血等。前列腺素合成受抑制,胃黏膜的修复亦受到影响。

(2)生物因素:多因细菌及细菌毒素引起。常见致病菌为沙门菌、嗜盐菌、致病性大肠杆菌等;常见毒素以金黄色葡萄球菌肠毒素为主。进食带有细菌或细菌毒素的食物,数小时后即可发生胃炎或同时合并肠炎,此即急性胃肠炎,葡萄球菌及其毒素摄入后发病更快。近年因病毒感染而引起本病者也较常见。

(3)其他:胃内异物或胃石、胃区放射治疗均可作为外源性刺激导致本病。情绪波动、应激状态及体内各种因素引起的变态反应可作为内源性刺激而致病。

二、临床表现及诊断

(一)临床表现

1.症状

(1)上腹痛:患者常感上腹痛,呈发作性,无明显节律性,疼痛性质为胀痛、隐痛、刺痛、烧灼痛等,或呈阵发性加重或持续性钝痛,少数患者会出现剧痛;位于上腹正中或偏左,常伴腹部饱胀不适、嗳气、反酸等。

(2)恶心、呕吐:呕吐物为末消化的食物残渣,吐后稍舒,部分患者呕吐物中带有黄色胆汁或胃酸。

(3)腹泻:伴肠炎者可出现腹泻,呈稀便或水样便,随胃部症状好转而停止。

(4)脱水:由于反复呕吐和腹泻,失水过多引起皮肤弹性差、眼球下陷、口渴、尿少等症状,严重者血压下降,四肢发凉。

(5)呕血与便血:少数患者呕吐物中带血丝或呈咖啡色,大便发黑或大便潜血试验

2.体征

急性胃炎无特异性体征,体检中常见上腹正中偏左或脐周有压痛,无腹肌紧张,肠鸣音活跃或亢进等,合并胃穿孔者有急性腹膜炎的体征。

3.并发症

急性单纯性胃炎一般无并发症出现,急性糜烂性胃炎可并发上消化道出血,为糜烂面侵蚀到黏膜下血管所致,一般出血量不大。急性腐蚀性胃炎和化脓性胃炎可出现穿孔而致急性腹膜炎。

4.实验室及其他检查

(1)血常规检查:周围血白细胞数增加,中性粒细胞增多。

(2)大便潜血试验:伴有出血的患者,大便潜血试验呈阳性。

(3)X线检查:见病变黏膜粗糙,局部有压痛,或有激惹征象。

(4)内镜检查:胃镜检查最具有诊断意义,急性胃炎胃镜下表现为胃黏膜局限性或弥散性充血、水肿、渗出、黏液斑或糜烂点,以出血为主者,可见胃液呈鲜红色或咖啡色。应激性急性胃炎全胃可见大量的糜烂面,但以胃底和胃窦部居多。以上病变多于数日内消失。腐蚀性胃炎和化脓性胃炎的急性期不宜进行内镜检查。

(二)诊断

(1)病史:有暴饮暴食、进食不洁食物、酗酒或服用刺激性药物史。

(2)临床表现:发病急、突然出现上腹部不适,伴见恶心、呕吐、腹痛或腹泻等,严重病例可有发热、失水、酸中毒或上消化道出血等。

(3)体征:有上腹或脐周轻压痛,肠鸣音活跃或亢进。

(4)实验室及其他检查:多数患者白细胞在正常范围内或轻度增高,沙门菌属感染者可有轻度白细胞减少。胃镜可见胃黏膜充血、水肿,分泌物增多或糜烂或出血,或有浅表性溃疡等。

(三)鉴别诊断

1.急性胰腺炎

急性胰腺炎与急性胃炎均可出现上腹痛和呕吐。但急性胰腺炎腹痛多位于中上腹,疼痛以仰卧位为甚,坐位和前倾可减轻疼痛,多呈持续性钝痛、钻痛或绞痛,常伴阵发性加剧,腹痛较剧烈,严重者可发生休克。腹部体检中可出现中上腹或左上腹压痛、反跳痛、肌紧张,血清与尿淀粉酶测定有助于诊断。

2.急性阑尾炎

本病早期可出现上腹痛、恶心、呕吐,但随着病情的进展,疼痛逐渐转向右下腹,且有麦氏点压痛及反跳痛,多伴有发热、白细胞增高、中性白细胞明显增多。

3.胆囊炎、胆石症

有反复发作的腹痛,常以右上腹为主,可放射至右肩、背部,饱餐或高脂餐诱发。查体时可有巩膜、皮肤黄染。右上腹压痛、莫非征阳性,或可触到肿大的胆囊。B超、腹部平片或胆囊造影等可资鉴别。

4.其他

大叶性肺炎、心肌梗死等发病初期可有不同程度的腹痛、恶心、呕吐,但该病同时伴有明显的心肺疾病征象,胸部X线检查或心电图检查等可资鉴别。

三、中医治疗

1.辨证论治

(1)寒邪客胃:胃痛猝发,得温则减,遇寒加重,多有受凉或饮食生冷病史,或伴见呕吐清水,畏寒怕冷,手足不温,喜食热饮,口淡不渴。舌苔薄白或白腻,脉沉迟。

1)治法:温中散寒,和胃止痛。

2)方药:良附丸(《良方集腋》)合桂枝汤(《伤寒论》)加减。

高良姜12g,香附15g,桂枝10g,炒白芍15g,生姜10g,炙甘草10g。

3)加减:若口吐清水加陈皮、姜半夏;大便溏泻者加吴茱萸、干姜;如见形寒、身热等风寒表证者可合香苏散以疏散风寒;若兼见胸闷、不食、嗳气或呕吐者为寒夹食滞,可加枳实、神曲、鸡内金、半夏等以消食导滞,温胃降逆;中寒内盛者可用附子理中汤加减治疗。

(2)暑湿犯胃:胃脘痞满,胀闷不舒,按之腹软而痛,纳差食减,口干而腻,头身沉重,肢软乏力,小便黄热,大便滞而不爽,或兼见发热恶寒。舌质红,苔白黄而腻,脉濡细或濡数。

1)治法:解暑和胃,化湿止痛。

2)方药:藿香正气散(《太平惠民和剂局方》)加减。

藿香(后下)12g,紫苏 12g,白芷 10g,半夏 12g,陈皮 10g,白术 12g,茯苓 15g,厚朴 10g,大腹皮 10g,生姜 10g,甘草 6g。

3)加减:夹食滞者加焦三仙以消食导滞;若湿从热化、湿热内阻,症见吐泻频作、心烦口渴者可加黄连、淡豆豉、栀子、芦根等以清热祛湿。

(3)饮食停滞:常为饮食不洁、暴饮暴食所致。表现为嗳腐吞酸、厌食,胃脘胀满疼痛,呕吐宿食,吐后则舒,大便臭秽或夹有不消化食物,小便清。苔厚腻或黄,脉滑。

1)治法:消食导滞。

2)方药:保和丸(《丹溪心法》)加减。

焦山楂 15g,神曲 15g,半夏 10g,茯苓 12g,陈皮 10g,连翘 10g,炒莱菔子 10g,炒谷麦芽各 12g,黄连 3g,甘草 5g。

3)加减:呕逆甚者加旋覆花、赭石;便秘者加大黄、枳实;若胃脘痛胀而便秘者,可合用小承气汤加木香、香附等以通腑行气;若胃脘痛急剧而拒按伴见苔黄燥、便秘者,则合用大承气汤以泄热润燥,通腑荡积。

(4)胃热炽盛:胃脘疼痛,张满,痛处灼热燁,口干而苦,恶心呕吐,吐出物为胃内容物,有酸臭味或苦味,饮食喜冷恶热,大便干结,尿黄,舌质红。苔黄厚或黄腻,脉弦滑。

1)治法:清热止痛,降逆通便。

2)方药:大黄黄连泻心汤(《伤寒论》)合半夏泻心汤(《伤寒论》)加减。

大黄(后下)6g,黄连 10g,黄芩 10g,半夏 12g,生姜 10g,大枣 10g,甘草 12g。

3)加减:夹食滞者加焦三仙;热泻下迫腹泻者可去大黄合葛根苓连汤清热止泻。

(5)肝气犯胃:胃脘胀满,攻撑作痛,痛及两胁,情志不畅时更甚,或呕吐吞酸,嗳气频作,饮食减少。舌质淡红,苔薄白,脉弦。

1)治则:疏肝理气,和胃止痛。

2)方药:四逆散(《伤寒论》)合小半夏汤(《金匮要略》)加减。

醋炙柴胡 12g,炒白芍 20g,炒枳壳 15g,姜半夏 12g,延胡索 15g,鲜生姜 10g,生甘草 12g。

3)加减:嗳气较频者可加沉香、旋覆花以顺气降逆;胸胁逆满、情志不畅者可加白蒺藜、郁金、绿萼梅、降香增强泻肝理气之力。

2.其他中医药疗法

(1)中成药

1)良附丸:每次 3～6g,每日 2 次,口服;适用于本病证属寒邪客胃者。

2)藿香正气水:每次 5～10mL,每日 2 次,口服,用时摇匀。适用于本病证属暑湿犯胃者。

3)保和丸水丸:每次 6～9g,蜜丸每次 1～2 丸,每日 2 次,口服;适用于本病证属饮食停滞者。

4)牛黄清胃丸:每次 2 丸,每日 2 次,口服;适用于本病近属胃火炽盛者。

5)气滞胃痛冲剂:每次 5g,每日 3 次,开水冲服;适用于本病证属肝胃不和者。

(2)脐部敷药疗法

1)吴茱萸、丁香、干姜、苦参等 4 药分别研粉,单独装瓶备用。每种药的每次用量均为 0.5g,用适量凡士林调匀,涂于脐孔,外盖软塑料布,再盖纱布块,胶布固定,连续贴敷 2 天。此法适用于急性胃炎,各药单独应用亦有良好的疗效。

2)消炎解痛膏剪成 1.5cm×1.5cm 大的方块备用。取神阙、天枢、气海、大肠俞、足三里等穴，先以酒精洗净擦干，贴上膏药，药膏保留 2 天后取掉。本法适用于急性单纯性胃炎，对膏药过敏者不宜贴治。

（3）针灸疗法

1）体针：取穴中脘、内关、足三里、天枢、气海。每次 2～3 穴，留针 15min，寒者留针多灸，热者疾出不灸。

2）耳针：胃痛者取用胃、神门；呕吐者取胃、交感、神门、皮质下、肝等，平补平泻。也可用电针留针 30min。

（4）点穴疗法

1）按压第 5～7 胸椎棘突旁压痛点及腰眼、腓中、胫中、足三里上；腹痛者加关元、建里及腹部痛点，呕吐者加曲池、颈后。

2）点脊背两侧刺激线及跟腱，手法宜重。

（5）刮痧疗法

刮拭中脘、关元、水分、气海、梁门、天枢、梁丘、足三里、温溜、内关、大肠俞、胃俞、上巨虚、阴陵泉、曲泽穴，每日刮拭 1～2 次。

（6）按摩疗法

1）对于饮食不洁或暴饮暴食所致恶心欲吐者，根据情况，可首先采用催吐法使患者吐出为好，然后再采用和胃降逆止呕手法。取坐位，用力按揉内关穴，使患者产生强烈的酸胀感，反射性地引起呕吐。还可用力拿捏肩背上部，也有催吐作用。

2）用拇指指腹轻按鸠尾穴，缓缓地按揉，力量由轻渐重，时间约 3min，直至穴位上稍有酸胀痛感为好。

3）用一侧大鱼际，自胸前膻中穴沿正中线向中脘穴方向推动，反复推 20 次，力量宜轻柔，速度缓慢。

4）仰卧位，在上腹部做轻柔的顺时针环旋摩腹，时间 10min 左右，以患者感觉舒适为佳。

5）按揉两侧足三里穴，两侧内关穴，力量由轻而重，保持酸胀感，每穴按揉 1min 左右。若因情志不畅引起者，如法按揉两侧太冲穴。

6）俯卧位，用掌根在背腰部脊柱两侧按揉，由上而下反复操作 5 遍，在脾俞、胃俞、三焦俞或敏感点部位重点按揉。

四、预防与调护

（一）预防

急性胃炎主要由外源性及内源性刺激因素损伤胃黏膜所致。因此在日常生活，预防急性胃炎首先要避免有害因素的侵袭，如戒烟、不饮烈酒、浓茶、咖啡等，少吃辛辣及粗糙的食物，不暴饮暴食，少服对胃肠有刺激性的药物等；其次，饮食提倡一日三餐，每顿不可过饱，不主张多餐，以免增加胃的负担。

（二）调护

（1）饮食宜少宜精：宜少指不可过饥再吃东西，且吃东西一次不可过饱，不宜极渴时饮水，饮水一次不宜过多，晚饭宜少。宜精指少吃粗糙和粗纤维多的食物，尤其对于有消化不良的患者，要求食物要精制，富含营养。

（2）饮食宜温宜洁：宜温指胃病患者不可过食冷瓜果，也不能因畏凉食而吃热烫食物，这对食管和胃的损伤也很大。宜洁是指有胃病患者胃抵抗力差，应防止食物被污染，并注意食用器具的卫生。

(3)饮食宜鲜宜淡：宜鲜是指吃适量新鲜蔬菜和水果，新鲜蔬菜水果可防癌。同时也指吃新鲜的食物，不食腐烂变质的食物。宜淡指宜吃清淡的素食。中医认为淡味是养胃的，清淡素食既易于消化吸收，又利于胃病的恢复，而且可使人长寿。新鲜蔬菜五谷都为健胃佳品，但食用不可过量。

(4)饮食宜软宜缓：宜软指饭食、蔬菜、鱼肉之品宜软烂，不宜食油煎、油炸、半熟品及坚硬食物，此类食物既难于消化，而且有刺伤胃络之弊端。宜缓是指细嚼慢咽，充分地咀嚼，促使唾液大量分泌，既有利于食物的消化吸收，又能防止急性胃炎的发生。

(5)其他：胃炎患者还注意休息，防寒保暖，劳逸结合，增强体质；急性期注意观察病情变化，如疼痛突然加重，腹痛拒按，伴冷汗，面色苍白，四肢发凉，应积极救治；合并呕吐者应注意侧卧，观察呕吐物的质和量。

(赵学印)

第三节　消化性溃疡

消化性溃疡(PU)主要指发生于胃和十二指肠的慢性溃疡，因其形成与胃酸和胃蛋白酶对黏膜的消化作用有关而得名。由于溃疡发生于胃和十二指肠，过去又称胃溃疡(GU)和十二指肠溃疡(DU)。其主要临床表现为慢性、周期性、节律性的上腹部疼痛。消化性溃疡是常见病、多发病，呈全球性分布，在不同国家和地区其发病率有明显差异。国外统计资料估计约有10%的人一生中曾患过此病。本病男性多于女性，十二指肠溃疡比胃溃疡多见，两者之比约为3∶1，十二指肠溃疡多见于青壮年，胃溃疡多见于中老年，前者的发病年龄比后者早10年左右。

依据症状，本病当归属中医的“胃脘痛”、“呕吐”“吐酸”等病证范畴。

一、病因病机

(一)中医学认识

中医学认为消化性溃疡主要由饮食所伤、情志不遂、脾胃虚弱等病因引起，日久多有瘀血、痰浊等内生之邪兼夹为患。

1.饮食所伤

胃主受纳腐熟水谷，其气以和降为顺，故胃痛的发生与饮食不节关系最为密切。若饮食不节，暴饮暴食，损伤脾胃，饮食停滞，致使胃气失和，胃中气机阻滞，不通则痛。或五味过极，辛辣无度，或恣食肥甘厚味；或饮酒如浆，则伤脾碍胃，蕴湿生热，阻滞气机，以致胃气阻滞，不通则痛，皆可导致胃痛。

2.情志不遂

脾胃的受纳运化、中焦气机的升降均有赖于肝之疏泄，《素问·宝命全形论》所说的“土得木而达”即是这个意思。所以病理上就会出现木旺克土或土虚木乘之变。忧思恼怒，情志不遂，肝失疏泄，肝郁气滞，横逆犯胃，以致胃失和降，胃气阻滞，即可发为胃痛。肝郁日久，又可化火生热，邪热犯胃，导致肝胃郁热而痛。若肝失疏泄，气机不畅，血行瘀滞，又可形成血淤，兼见瘀血胃痛。

3. 脾胃虚弱

脾与胃相表里，同居中焦，共奏受纳运化水谷之功。脾气主升，胃气主降，胃之受纳腐熟赖脾之运化升清，所以胃病常累及于脾，脾病常累及于胃。若素体不足，或劳倦过度，或饮食所伤，或过服寒凉药物，或久病脾胃受损，均可引起脾胃虚弱，中焦虚寒，致使胃失温养，发生胃痛。若是热病伤阴，或胃热火郁，灼伤胃阴，或久服香燥理气之品，耗伤胃阴，胃失濡养，也可引起胃痛。

4. 痰瘀阻滞

气滞日久，血行瘀滞，或久痛入络，胃络受阻，或胃出血后，离经之血未除，以致瘀血内停，胃络阻滞不通，均可引起瘀血胃痛。《临证指南医案·胃脘痛》有云："胃痛久而屡发，必有凝痰聚瘀。"若脾阳不足，失于健运，湿邪内生，聚湿成痰成饮，蓄留胃脘，又可致痰饮胃痛。

总之，消化性溃疡初发多由饮食不节、情志不遂所致，常见有肝气犯胃、肝胃郁热、脾胃湿热等证，表现为实证；久则常见由实转虚，如寒邪日久损伤脾阳，热邪日久耗伤胃阴，多见脾胃虚寒、胃阴不足等证，则属虚证。同时依据患者的体质、病情的深浅及治疗的反应，虚证也可能寒化或热化。若从寒化，脾胃气虚进一步发展则为脾胃虚寒；若从热化，则引起肝胃阴虚，虚热内生，出现脾胃虚热。同时因实致虚，或因虚致实，皆可形成虚实并见证，如胃热兼有阴虚，脾胃阳虚兼见内寒，以及兼夹瘀、食、气滞、痰饮等。各类证型之间，常相互关联和影响。本病的病位在胃，与肝、脾关系密切，也与胆、肾有关。基本病机为胃气阻滞，胃络瘀阻，胃失所养，不通则痛。

(二)现代医学认识

消化性溃疡是多种因素所致的疾病，不同的患者致病因素并不完全相同。其中胃酸及胃蛋白酶分泌增多、幽门螺杆菌(Hp)感染、胃黏膜屏障功能降低是引起消化性溃疡的重要因素，药物因素、精神神经因素、遗传因素、环境因素等均和本病有关。其发生是对胃、十二指肠黏膜有损害作用的侵袭因素与黏膜自身防御、修复因素之间失去平衡的结果。这种失去平衡可能是由于侵袭因素增强，亦可能是防御、修复因素减弱，或者两者兼而有之。GU 的发生主要是由于防御、修复因素的减弱，而 DU 的发生主要是由于侵袭因素的增强。

1. 胃酸及胃蛋白酶分泌增多

关于消化性溃疡的病因和发病机制，人们传统上一直十分重视胃酸及胃蛋白酶分泌过多所致的自身消化作用。随着研究的不断深入，特别是对 Hp 感染的认识不断深入，越来越多的人认为，胃酸并非是消化性溃疡的决定因素，但是胃酸分泌增多是绝大多数消化性溃疡特别是 DU 发生的必要条件之一。

2. 幽门螺杆菌(Hp)感染

目前已经肯定，Hp 感染是引起消化性溃疡的主要病因，是慢性胃炎的最主要病因以及胃癌发病的重要危险因子。

3. 药物因素

某些药物，如非甾体类抗炎药 NSAID、抗肿瘤药、肾上腺皮质激素等，特别是 NSAID 对胃和十二指肠黏膜有明显的损害作用，可导致溃疡的发生。

4. 神经精神因素

胃酸的分泌受神经、体液调节，精神刺激通过高级中枢的调节作用，可以产生一系列生理、神经内分泌、神经生化、免疫等方面的改变，从而影响到胃肠分泌、胃肠黏膜供血、胃肠蠕动功能。临床观察表明，长期精神紧张、焦虑、抑郁、恐惧的人容易发生溃疡。强烈的精神刺激甚至可以产生应激性溃疡。

5. 胃黏膜屏障受损

各种原因（如 NSAID、Hp 感染等）导致胃黏膜屏障受损，其保护作用降低，H^+ 反弥散进入黏膜，产生炎症，就容易发生溃疡。

6. 其他因素

遗传、环境等因素也和消化性溃疡的发病有关。家族中有消化性溃疡患者的人群，该病发病率比正常人明显增高。消化性溃疡发病有明显地区性差异和季节性特点，并和不同生活环境、生活习惯有关。吸烟、嗜酒、饮浓茶、过食辛辣、暴饮暴食、饮食不规律均可能诱发本病。

二、临床表现及诊断

（一）临床表现

1. 症状

（1）疼痛：本病临床表现不一，典型表现为慢性、周期性、节律性的上腹部疼痛，腹痛常因精神刺激、过度疲劳、饮食不当、服用药物、气候变化等因素诱发或加重。疼痛特点如下。

1）长期性：由于溃疡发生后可自行愈合，但每于愈合后又好复发，故常有上腹疼痛长期反复发作的特点。整个病程平均 6～7 年，有的可长达一二十年，甚至更长。

2）周期性：上腹疼痛呈反复周期性发作，乃为此种溃疡的特征之一，尤以 DU 更为突出。中上腹疼痛发作可持续几天、几周或更长，继以较长时间的缓解。全年都可发作，但以春、秋季节发作者多见。

3）节律性：溃疡疼痛与饮食之间的关系具有明显的相关性和节律性。在一天中，凌晨 3 点至早餐的一段时间胃酸分泌最低，故在此时间内很少发生疼痛。DU 的疼痛好在两餐之间发生，持续不减直至下餐进食或服制酸药物后缓解。一部分 DU 患者，由于夜间的胃酸较高，尤其在睡前曾进餐者，可发生半夜疼痛。胃溃疡疼痛的发生较不规则，常在餐后 1h 内发生，经 1～2h 后逐渐缓解，直至下餐进食后再复出现上述节律。

4）疼痛部位：DU 疼痛多出现于中上腹部，或在脐上方，或在脐上方偏右处；GU 疼痛的位置也多在中上腹，但稍偏高处，或在剑突下和剑突下偏左处。疼痛范围直径约数厘米。因为空腔内脏的疼痛在体表上的定位一般不十分确切，所以，疼痛的部位也不一定准确反映溃疡所在解剖位置。

5）疼痛性质：多呈钝痛、灼痛或饥饿样痛，一般较轻而能耐受，持续性剧痛提示溃疡穿透或穿孔。

6）影响因素：疼痛常因精神刺激、过度疲劳、饮食不慎、药物影响、气候变化等因素诱发或加重；可因休息、进食、服制酸药、以手按压疼痛部位、呕吐等方法而减轻或缓解。

（2）其他症状：消化性溃疡除上腹疼痛外，尚可有反酸、嗳气、烧心、上腹饱胀、恶心、呕吐、食欲缺乏等消化不良症状，但这些症状均缺乏特异性。部分症状可能与伴随的慢性胃炎有关。病程较长者可因疼痛或其他消化不良症状影响摄食而出现体重减轻；但亦有少数十二指肠球部溃疡患者因进食可使疼痛暂时减轻，频繁进食而致体重增加。

2. 体征

消化性溃疡缺乏特异性体征。在溃疡活动期，多数患者有上腹部局限性轻压痛，DU压痛点常偏右。少数患者可因慢性失血或营养不良而有贫血。部分GU患者的体质较瘦弱。

3. 常见并发症

(1)出血：消化性溃疡是上消化道出血最常见的病因，本病出血的发生率为20%～25%，有10%～25%的患者以上消化道出血为首发表现，DU的出血多于GU。临床表现及预后取决于出血量、出血速度、是否继续出血等因素。表现为便血或呕血，可出现心悸、头晕、眼花、乏力、休克甚至死亡。

(2)穿孔：发生率为5%～10%，DU多于GU。溃疡穿透胃肠壁达游离腹腔称为急性穿孔或游离穿孔，多形成弥散性腹膜炎；溃疡穿透与邻近器官组织粘连，称为穿透性溃疡或慢性穿孔；后壁穿孔或穿孔较小者只引起局限性腹膜炎时，称亚急性穿孔。穿孔的典型临床表现为：突发上腹部疼痛，疼痛剧烈，持续加剧，并迅速向全腹弥漫。腹部X线透视发现右膈下新月状游离气体影，是诊断穿孔的重要依据。

(3)幽门梗阻：约占4%，多由DU及幽门管溃疡所致。在溃疡活动期，溃疡周围组织充血、水肿，幽门痉挛，引起幽门梗阻，随着炎症的好转而缓解，称为功能性梗阻或内科梗阻；若由溃疡瘢痕收缩或与周围组织粘连所致，非手术不能缓解，呈持久性，称为器质性梗阻或外科梗阻。呕吐是幽门梗阻的主要症状，因反复呕吐、进食减少，患者可出现脱水及营养不良。体征有上腹部胃型、胃蠕动波及振水音。X线及胃镜检查可辅助诊断。

(4)癌变：GU癌变率估计在1%以下，罕见十二指肠球部溃疡有癌变者。癌变易发生于溃疡的边缘。若GU患者年龄在45岁以上、疼痛的节律性消失、食欲减退、体重明显减轻、大便潜血试验持续阳性、病情逐渐加重、内科治疗效果较差者，应警惕溃疡癌变的可能，定期复查。

4. 实验室及其他检查

(1)X线钡餐检查：溃疡的X线钡餐检查有直接和间接两种征象。直接征象为龛影，对溃疡的诊断有确诊意义。GU的龛影多见于胃小弯，且常在溃疡对侧见到痉挛性胃切迹；DU的龛影常见于球部，通常比胃的龛影小。间接征象由溃疡周围组织的炎症和局部痉挛、溃疡愈合和瘢痕收缩等原因产生，表现为局部压痛与激惹现象、胃大弯侧痉挛性切迹、十二指肠球部激惹及变形等征象，间接征象仅有提示意义。

(2)胃镜检查和黏膜活检：在内窥镜直视下，病灶多呈圆形或椭圆形，偶尔呈线形，边缘锐利，基底光滑，表面覆盖灰白色或灰黄色苔膜，周围黏膜充血、水肿，有时见皱襞向溃疡集中。内窥镜下溃疡可分为：①活动期(A期)，分为A_1及A_2两期。八期溃疡呈圆形或椭圆形，中心覆盖白苔，常有小出血，周围潮红，有炎症性水肿；A_2期溃疡面覆黄色或白色苔，无出血，周围炎症水肿减轻。②治愈期(H期)，分为H_1及H_2两期。期溃疡周边肿胀消失，黏膜呈红色，伴有新生毛细血管；H_2期溃疡变浅、变小，周围黏膜发生皱褶。③瘢痕期(S期)，也分为S_1及S_2两期。S_1期溃疡白苔消失，新生红色黏膜出现(红色瘢痕期)；S2期红色渐变为白色(白色瘢痕期)。

(3)胃液分析：正常男性和女性的基础胃酸分泌量(BAO)平均分别为2.5mmol/h和1.3mmol/h，男性和女性十二指肠溃痛患者的BAO平均分别为5.0mmol/h和3.0mmol/h。当BAO＞10mmol/h，常提示胃泌素瘤的可能。五肽胃泌素按6μg/kg注射后，十二指肠溃疡患者最大胃酸分泌量(MAO)常超过40mmol/h。由于各种胃病的胃酸幅度与正常人有重叠，胃液分析结果对溃疡病的诊断仅作参考。

(4)幽门螺杆菌检测：消化性溃疡患者 Hp 感染率很高，流行病学调查显示 DU 患者 Hp 阳性率为 90%～100%，GU 患者亦有 80%以上。根除 Hp 不但可以促进溃疡愈合，并且可以改变溃疡病的自然病程，显著降低溃疡复发率，从而治愈溃疡。

(5)大便潜血检查：大便潜血试验呈阳性，提示溃疡活动，为病灶慢性渗血所致，经积极治疗后多在 1～2 周内转阴。大便潜血持续阳性者，应注意癌变。

(二)诊断

根据慢性病程、周期性发作及节律性疼痛，一般可作出消化性溃疡的初步诊断。胃镜检查如见典型溃疡，诊断确立。如鉴别溃疡属良、恶性有困难，应做胃镜下活检。X 线钡餐检查若有典型龛影，也可确定诊断。

(三)鉴别诊断

消化性溃疡应与下列疾病相鉴别。

1.慢性胃炎

表现为上腹部饱胀、嗳气、进食后胀痛，无消化性溃疡节律性疼痛特点，但消化性溃疡常合并慢性胃炎，使症状不典型，鉴别困难时可行胃镜检查确诊。

2.功能性消化不良

功能性消化不良又称非溃疡性消化不良。患者常有上腹疼痛、烧灼感、反酸、嗳气、上腹饱胀、恶心、呕吐、食欲减退等症状，酷似消化性溃疡，易与消化性溃疡相混淆，但并无溃疡病灶。鉴别诊断依靠 X 线钡餐检查和胃镜检查。

3.十二指肠炎

为十二指肠局限性或弥散性炎症，可继发于 DU，临床症状与 DU 相似。X 线钡餐造影表现为 DU 的间接征象，易误诊，需胃镜检查确诊。

4.胆囊炎与胆石症

疼痛常因进食油腻食物而诱发，位于右上腹，向右肩背部放射，伴发热、黄疸，检查右上腹压痛明显、墨非征阳性，部分患者可触及胆囊。典型病例不难和消化性溃疡相鉴别，不典型患者可行 B 超及胃镜下逆行胆道造影协助诊断。

5.胃癌

一些溃疡型胃癌在早期，其形态和临床表现可酷似良性溃疡，甚至治疗后可暂愈合(假愈)。胃良性溃疡与恶性溃疡的鉴别诊断。表中所指均为典型表现，且恶性溃疡已非早期，其中的一些差别是相对的，最重要的鉴别方法还在于 X 线钡餐检查和胃镜检查。

6.胃泌素瘤

胃泌素瘤又称 Zollinger Ellison 综合征。多数是由于发生于胰腺的非 B 细胞瘤所致，肿瘤亦可位于胃蔆部、十二指肠、大网膜、横结肠系膜及腹腔其他部位。因肿瘤分泌大量胃泌素刺激壁细胞增生，从而使胃酸分泌明显增加。患者表现为顽固性、多发性溃疡，溃疡位于十二指肠球部及以下部位、甚至位于空肠近端等非典型部位。多并有腹泻及明显消瘦，内科治疗经久不愈，术后易复发，可有溃疡病家族史，血清胃泌素水平增高，胃酸分泌量明显增加。CT 检查有助于诊断，胰泌素刺激试验可以确诊。

三、中医治疗

1.辨证论治

(1)肝胃不和:患者胃脘胀痛,窜及两胁或走窜不定,得嗳气、矢气则舒;发作或加重与情绪变化有关;嘈杂反酸,心情抑郁,睡眠不佳。舌质淡红,苔薄白,脉弦。

1)治法:疏肝理气,和胃止痛。

2)方药:柴胡疏肝散(《景岳全书》)合金铃子散(《素问病机气宜保命集》)加减。柴胡 12g,枳壳 12g,白芍 15g,制香附 12g,陈皮 10g,川芎 10g,川楝子 12g,延胡索 15g,甘草 10g。

3)加减:若胀重,可加乌药、陈皮助理气消胀之功;若痛甚,可加青皮、木香理气止痛;嗳气频作者,可加半夏、旋覆花降气解郁;嘈杂反酸重者,可加左金丸(吴茱萸、黄连)疏肝清胃,制酸止痛;心情抑郁,睡眠不佳重者,可加郁金、合欢皮解郁安神;

若肝郁化热,症见胃脘灼痛,痛势急迫,喜冷恶热,得凉则舒,心烦易怒,反酸嘈杂,口干口苦,舌红苔黄,脉弦数,可合化肝煎(青皮、陈皮、芍药、牡丹皮、栀子、泽泻、土贝母)化裁;若日久伤及肝胃之阴,症见胃痛隐隐,不思饮食,太息不已,头昏头痛,舌干口苦,苔少,脉细数,可合一贯煎(北沙参、麦冬、当归身、生地黄、枸杞子、川楝子)化裁;若痛势已缓和,肝脾未调,气血不足,可合逍遥散(柴胡、当归、白芍、白术、茯苓、炙甘草、煨生姜、薄荷)化裁。

(2)胃气壅滞:患者胃脘胀痛,疼痛拒按,得食更甚;饮食不慎或感受外邪易于加重;嗳气频频,嘈杂反酸,纳呆恶心,大便不爽。舌质淡,苔白厚腻,或薄白或薄黄,脉滑。

1)治法:理气和胃止痛。

2)方药:香苏散(《太平惠民和剂局方》)合五磨饮子(《医方集解》)加减。

紫苏梗 15g,制香附 12g,陈皮 10g,沉香 6g,木香 10g,槟榔 10g,乌药 12g,枳实 12g,甘草 6g。

3)加减:若胀重可加厚朴、大腹皮以助理气消胀之功;痛甚者,可加延胡索、香附理气止痛;若嘈杂反酸,可加乌贝散(浙贝母、海螵蛸)理气化痰、制酸止痛;若恶心欲呕严重,可加半夏、生姜和胃降气止呕;若大便不畅,可加大黄、芒硝降气通腑。若兼实火,症见脘腹灼痛痞满,心烦便秘,面赤舌红苔黄,脉弦数有力,可合泻心汤(黄连、黄芩、大黄)苦寒泄热,直折其火;若兼有食积,症见暴饮暴食后胃脘疼痛,胀满不消,嗳腐吞酸,或呕吐不消化食物,其味腐臭,吐后痛减,不思饮食或厌食,可合保和丸(山楂、神曲、莱菔子、半夏、茯苓、陈皮、连翘)消食和胃。若兼湿邪,身重肢倦,小便色黄,大便不畅,舌苔黄腻,可合连朴饮(厚朴、黄连、石菖蒲、半夏、淡豆豉、栀子、芦根)化裁;兼脾虚湿盛,症见食欲减退、恶心呕吐、腹泻者,可合香砂六君子汤(人参、白术、茯苓、半夏、陈皮、藿香、甘草、砂仁)化裁。

(3)脾胃虚寒:胃脘隐痛,喜暖喜按,空腹痛甚,得食则缓;劳累或食冷或受凉后疼痛发作或加重,泛吐清水,手足不温,纳呆食少,神疲乏力。舌淡苔白,脉沉细或迟。

1)治法:温中健脾,和胃止痛。

2)方药:黄芪建中汤(《金匮要略》)合安中散(《太平惠民和剂局方》)加减。

黄芪 20g,桂枝 12g,炒白芍 15g,延胡索 12g,煅牡蛎(先煎)25g,小茴香 10g,砂仁(后下)6g,高良姜 10g,甘草 6g。

3)加减:寒痛甚者,或胃脘突然拘急掣痛拒按,甚则隆起如拳状者,可加附子、花椒温中散寒止痛;泛吐清水、手足不温较重者,可加干姜、吴茱萸等温阳散寒化饮;若纳呆食少,神疲乏力，大便溏薄较重者，可加党参、白术健脾益气。若肾阳不足，兼见腰膝酸软、头晕目眩、形寒肢冷等者，可加右归饮（熟地黄、山药、山茱萸、枸杞子、炙甘草、杜仲、肉桂、制附子）之类助肾阳以温脾和胃；若郁久化热，寒热错杂，表现为胃脘隐痛或胀痛，喜温喜按，口苦而淡，呕吐酸水，舌淡或淡红，体胖有齿痕，苔黄白相间或苔黄腻者，可合用半夏泻心汤（半夏、黄芩、干姜、人参、炙甘草、黄连、大枣）辛开苦降，寒热并调。

（4）胃阴不足：胃脘隐痛或灼痛，似饥而不欲食，多见于热病之后或胃病日久；口干舌燥，纳呆干呕。舌嫩红少津，或有裂纹，少苔、无苔或剥苔，脉细弦或细数。

1）治法：养阴益胃，和中止痛。

2）方药：益胃汤（《温病条辨》）合芍药甘草汤（《伤寒论》）加减。

沙参 15g，麦冬 15g，生地黄 12g，玉竹 12g，白芍 15g，冰糖 10g，甘草 8g。

3）加减：胃阴亏损较甚者，可酌加石斛、百合；似饥而不欲食可加乌梅、木瓜等酸甘化阴及香橼、佛手等理气而不伤阴的解郁止痛药，也可加川楝子、郁金等偏凉性的理气药；若痛甚者加香橼、佛手；若口干舌燥，纳呆干呕，可加芦根、竹茹清热生津，和胃止呕；大便干结者，可加火麻仁、杏仁润肠通便。若患病日久，肝肾阴虚，表现为心烦失眠，五心烦热，腰酸腿软，舌红少苔，可用左归饮（熟地黄、山药、枸杞子、炙甘草、茯苓、山茱萸）化裁；若气阴两虚兼见肢体倦怠、气短声低、汗多懒言、口干舌燥、舌干红少苔者，可合生脉散（党参、麦冬、五味子）化裁。

（5）瘀阻胃络：胃脘疼痛，状如针刺，痛有定处，按之痛甚，食后加剧，入夜尤甚；多发生于久病，或有吐血、黑便史者。舌质暗，或有瘀点、瘀斑，苔白，脉涩或沉弦。

1）治法：活血化瘀，理气止痛。

2）方药：丹参饮（《时方歌括》）合失笑散（《太平惠民和剂局方》）加减。丹参 20g，檀香 12g，砂仁（后下）8g，五灵脂 10g，蒲黄（包煎）12g，炙甘草 6g。

3）加减：疼痛甚者，加延胡索、当归；若痛有定处，可加九香虫、刺猬皮；若伴吐血、黑便时，可加三七粉、白及活血止血，并参考血证有关治法治疗。若兼畏寒肢冷、肢端青紫、舌质暗有瘀斑，可合当归四逆汤（当归、桂枝、通草、细辛、白芍、大枣、甘草）化裁；若胃痛频作，缠绵不愈，久痛入络，气滞血瘀可合血府逐瘀汤（当归、桃仁、红花、枳壳、赤芍、柴胡、桔梗、川芎、生地黄、牛膝、甘草）化裁。

2. 其他中医药疗法

（1）中成药

1）气滞胃痛冲剂：每次 5g，每日 3 次，开水冲服；可用于消化性溃疡证属肝胃不和者。

2）健胃愈疡片：每次 4～6 片，每日 3～4 次，口服；可用于消化性溃疡证属肝胃不和、肝郁脾虚者。

3）胃苏冲剂：每次 15g，每日 3 次，开水冲服；可用于消化性溃疡证属胃气壅滞者。

4）胃热清胶囊：每次 2～6 粒，每日 3 次，口服；可用于消化性溃疡以胃热为主者。

5）仲景胃灵丸：每次 1.2g，每日 3 次，口服；可用于消化性溃疡证属脾胃虚寒者。

6）养胃舒颗粒：每次 1～2 袋，每日 2 次，开水冲服；可用于消化性溃疡证属胃阴亏虚者。

（2）针灸疗法

1）针刺法：主穴：中脘、足三里、内关、胃俞、脾俞、肾俞。配穴：肝胃不和，加肝俞、期门、膈俞、梁门、梁丘、阳陵泉，用泻法；饮食积滞者，加梁门、下脘、天枢、脾俞、支沟，用泻法、强刺激；脾胃虚弱者，加章门，用补法，另外加灸脾俞、胃俞、下院、气海、关元、天枢；胃阴不足者，加三阴交、太溪，用补法。胃热者，刺金津、玉波出血。胃寒者，主穴加灸，瘀血阻络者加肝俞、期门、三阴交。每日1次，10次为1个疗程。

2)水针疗法：取胃俞、脾俞、相应夹脊穴、中脘、内关、足三里，选用红花注射液、当归注射液、阿托品0.5mg或1%普鲁卡因注射液注射于上述穴位，每次1～3穴，每穴1～2mL。

3)耳穴贴压：主穴取胃、脾、肝、三焦、腹，配以神门、膈、贲门。每4天换1次，两耳穴交替使用，10次为1个疗程。

4)耳针疗法：胃溃疡取胃、交感、神门；十二指肠溃疡取十二指肠、交感、神门。每日1次，每次捻转1～2min，留针20～30min。

5)埋线疗法：取双侧足三里、中脘透上脘、胃俞透脾俞、阿是穴。每次取2～3个穴位，穴位埋线，每次间隔14～21日。

四、预后

消化性溃疡是一种具有反复发作倾向的慢性病，病程长者可达一二十年或更长；但经多次发作后不再发作者也不在少数。许多患者尽管一再发作，但始终无并发症发生；也有不少患者症状较轻而不被注意，或不经药物治疗而痊愈。由此可见，在多数患者，本病是预后良好的病理过程。但高龄患者一旦并发大量出血，病情常较凶险，不经恰当处理，病死率可高达30%。球后溃疡较多发生大量出血和穿孔。消化性溃疡并发幽门梗阻、大量出血者，以后再发生幽门梗阻和大量出血的机会增加。少数胃溃疡患者可发生癌变，其预后显然变差。

五、预防与调护

(一)预防

消化性溃疡复发率高，为防止复发需彻底解决并发病症，如并发慢性胃炎、Hp感染者必须彻底治疗根除。溃疡治愈后，应继续选用一种抑酸药或黏膜保护药低剂量巩固治疗3个月以上。

(二)调护

1.饮食调养

饮食不节、饥饱失常或过食生冷等皆能影响到胃的功能而引起疼痛。饮食一定要做到定时定量，少食多餐。胃病之后消化功能减弱，因此饮食一定要按时定量、少吃为宜。“三分治，七分养”，吃饭时一定要细嚼慢咽，吃清淡易消化的食物，如胃痛不已者，应在一定时间进流质或半流质饮食。如胃痛见便血者，应卧床休息暂禁食，严密观察病情变化。饮食无度，饥饱失常，必然损伤胃肠功能；过食生冷易使寒积胃中，损伤中阳，气血凝滞不通，引起疼痛，故应防过饥过饱和过食生冷。胃为燥土，其性喜润恶燥，而醇酒辛辣、肥甘厚味之品皆能生热化燥。故应禁酒忌辣，少食肥甘。

2.精神调摄

精神变化和情志是紧密相关的，临床上由于精神刺激，情志不舒，肝气郁滞，使胃病复发和加重者最为多见。因此保持精神舒畅愉快，情绪稳定，避免情志刺激，使肝气条达舒畅，发挥正常的疏泄功能是促进疾病康复的不可忽视的重要方面。要求平时做到遇事不怒，不急不愁，保持心情舒畅，气血平和。

3.慎起居，重锻炼

有规律的生活对于健康人也是非常重要的，病后更应当注意按时作息，劳逸适度。《黄帝内经》云：“饮食有节，起居有常，不妄作劳。”脾胃疾病多属于慢性病，除遵守常规治疗，按时用药之外，要有严格的作息制度，保证充足的休息和睡眠，可以促进疾病的康复。经常锻炼身体，能增强体质，提高抗病能力，通过运动可以促进胃肠道的蠕动和分泌，促进食欲，改善消化和吸收的过程。胃痛患者可以根据病情轻重选择适当的锻炼方法，病情较重者，应当以卧床休息为主，适当散步。外感寒邪是胃痛加重的原因之一，《素问·举痛论》曰：“寒邪客于肠胃之间，膜原之下，血不得散，小络引急，故痛。”气血遇寒则凝，凝则不通，产生胃痛或加剧，要注意根据气候变化及时增减衣被，免受寒邪侵袭，对于促进胃病的康复有着重要的意义。

（赵学印）

第四节　上消化道出血

上消化道出血是指食管、胃、十二指肠、上段空肠（十二指肠悬韧带以下约 50cm 一段）以及胰管和胆道的出血，其临床表现以呕血和黑便为主，是内科临床常见的急症。引起上消化道出血的常见原因为消化性溃疡、急慢性胃炎、肝硬化合并食管或胃底静脉曲张破裂、应激性溃疡等。

依据临床表现，本病应归属中医血证中的“呕血”、“便血”等病证范畴。

一、病因病机

（一）中医学认识

中医学认为，上消化道出血的病因与外感病邪、饮食不节、情志失和、劳倦过度、脾胃虚弱等因素有关。

1. 热伤胃络

外感风热燥火之邪或风寒之邪，郁而化热，热伤营血，迫血妄行，血随胃气上逆而呕血。饮食不节，如饮酒过度，或嗜食辛辣煎炸之品，均可导致热蕴胃肠，胃火内炽，损伤胃络；或燥热伤阴，虚火扰动血络，血因火动而产生出血。而忧思恼怒、情志失和则可致肝郁化火，横逆犯胃，损伤胃络，气逆血奔，血随气上而产生呕血。

2. 脾虚不摄

脾主统血，脾气健旺则血循行于脉道。若劳倦过度，或肝病、胃病日久导致脾胃虚弱，统摄无权，血无所归，则血不循经，溢于脉外，或上逆而呕血，或下注而成黑便等。

3. 瘀阻胃络

肝主藏血，性喜条达疏泄，若肝病日久迁延不愈，则见气滞与血瘀，造成瘀血阻络，血行失常；或因胃病反复不愈，久病入络，从而使血不循经而外溢。

上述病因可导致火热炽盛、迫血妄行；或气逆血瘀、血不循经；或脾虚不能统血，而造成呕血和黑便。其病理基础是络伤血溢，其发病以脾虚、肝胃阴虚为本，以火热、血瘀为标。总之，本病多因胃热伤络、脾虚不摄、胃络瘀阻等导致血不循经而外溢，若血随气火上逆，从口而出，则为呕血；血随胃气下降入肠道，随便而出，则大便黑色；失血可致气血不足，则见神疲乏力、头晕心悸等，倘出血量大可致气随血脱，见昏厥、汗出肢冷等危象。

（二）现代医学认识

引起上消化道出血的病因很多，在临床上以胃、十二指肠溃疡和食管、胃底静脉曲张破裂引起的出血最为常见。

1. 胃、十二指肠疾病

包括胃溃疡、十二指肠溃疡、急性胃黏膜糜烂、应激性溃疡、慢性胃炎、胃癌、胃息肉、胃平滑肌肉瘤、胃平滑肌瘤、胃黏膜脱垂、手术后吻合口溃疡、套叠、胃肉芽肿病变、十二指肠憩室等。

2. 食管疾病

包括食管、胃底静脉曲张、食管贲门黏膜撕裂综合征、食管裂孔疝、食管炎、食管溃疡、食管癌、食管良性肿瘤、食管憩室等。

3. 血管病变

包括主动脉瘤、脾动脉瘤、胃壁内小动脉瘤、血管瘤、胃黏膜下动静脉畸形、遗传性出血性毛细血管扩张症等。

4. 肝胆胰疾病

包括肝硬化伴门脉高压、肝癌伴门脉高压、门静脉血栓形成、门静脉阻塞综合征、胆道出血、壶腹癌、胰腺癌侵犯十二指肠、急性胰腺炎等。

5. 全身性疾病和其他

如流行性出血热、钩端螺旋体病、肺源性心脏病、肺气肿合并感染、凝血机制障碍、白血病、紫癜、血友病、弥散性血管内凝血、淋巴瘤、尿毒症、淀粉样变性、结节病等，均可引起上消化道出血。

在上消化道出血的病因中，溃疡病约占1/2，食管、胃底静脉曲张占1/4，近年来急性出血性胃炎和糜烂性胃炎伴发出血的病例也有所增长，约有5%左右病例的出血病灶未能确定，即使剖腹探查也未能找到出血原因。

二、临床表现及诊断

(一)临床表现

1. 症状与体征

(1)呕血和黑便：凡出血后因血液刺激引起恶心呕吐的，便可有呕血表现。若出血后立即呕出，血液呈鲜红色。若血液在胃内停留一段时间，经胃酸作用后再呕出，则呈咖啡渣样的棕褐色。血液除吐出外，更多的是从肠道排出。由于血红蛋白经肠内硫化物

作用形成黑色的硫化铁，所以，排出的血液一般都是柏油样黑便。只有当出血量大，血液在肠道内通过很快时，排出的血液才呈暗红色，或偶尔呈鲜红色。一般而言，当出血量大时，有黑便又有呕血；当出血量小时，常常仅有黑便。如果出血部位在十二指肠，呕血较少见。

(2)出血引起的全身症状：若出血速度慢，量又少，一般无明显全身症状，仅在长时间出血后出现贫血。若出血量多又快，则可出现心慌、出冷汗和面色苍白，甚至血压下降等急性失血表现。

(3)原发疾病的症状：上消化道出血最常见的病因是溃疡病、食管、胃底静脉曲张破裂、胃癌、食管癌或十二指肠癌、急性胃黏膜损伤出血等。若为溃疡病出血，则出血前常有上腹疼痛史；若为食管、胃底静脉曲张破裂出血，则有肝硬化病史及肝硬化的临床表现。

2. 实验室及其他检查

(1)血红蛋白测定、红细胞计数、血细胞压积:可以帮助估计失血的程度。但在急性失血的初期,由于血液浓缩及血液重新分布等代偿机制,数值可以暂时无变化。一般需组织液渗入血管内补充血容量,即3~4h后才会出现血红蛋白下降,平均在出血后32h,血红蛋白可被稀释到最大程度。因此出血后3~4h血红蛋白检查才能反映贫血的程度,动态观察有助于活动性出血的判断。

(2)白细胞计数:出血后2~5h白细胞计数可增高,但通常不超过15×10^9/L。肝硬化伴脾功能亢进时,白细胞计数可以不增加。

(3)特殊检查

1)内镜检查:内镜检查有助于明确出血原因,评估预后和进行内镜治疗。急诊检查(出血24~48h内),可使诊断准确率达95%。若延误时间,一些浅表性黏膜损害部分或全部修复,从而使诊断的阳性率大大下降。处于失血性休克的患者,应首先补充血容量,待血压有所平稳后做胃镜较为安全。内镜检查应空腹4h以上,一般不需要特别准备,但若出血过多、估计血块会影响观察时,可用冰水洗胃后进行检查。检查时应注意观察病灶有无活动出血、出血状态、喷血还是渗血、有否显露血管等,一般溃疡病等非肝病性出血多按Forrest分型记录。Forrest分型中Ⅰ型、Ⅱ型为有近期出血指征(SRH)。食管、胃底静脉曲张应参照中华消化内镜学会2000年3月昆明会议制订的食管、胃底静脉曲张内镜下记录及分级标准。

2)选择性动脉造影:消化道出血经内镜检查未能发现病变时,可做选择性动脉造影。若造影剂外渗,能显示出血部位,提示出血速度至少在0.5~1.0mL/min(750~150mL/天)。动脉造影对于十二指肠和小肠的血管畸形、平滑肌瘤等有较高的诊断价值。造影时可通过导管滴注血管收缩药或注入人工栓子止血。一般选择肠系膜上动脉及腹腔动脉造影。禁忌证是碘过敏或肾功能衰竭等。

3)X线钡餐造影:X线钡餐检查仅适用于出血已停止和病情稳定的患者,其对急性上消化道出血病因诊断的阳性率不高。

(二)诊断

急性上消化道出血时,往往病情重,患者不宜接受详细询问及查体,所以问诊和查体时应抓住关键,突出重点,并尽早行内镜检查确诊。

1.病史

注意询问有无慢性上腹痛的病史、消化道出血史、肝胆疾病史、服用阿司匹林、NSAID、肾上腺皮质激素等药物史及酗酒史等。

(1)确定是否为上消化道出血

1)呕血者应排除鼻咽部出血和咯血。

2)黑便或褐色便者应排除服铁剂、铋剂、活性炭或进食动物血。

3)短期内大出血者,有可能先出现休克而尚无呕血、黑便,应高度警惕,注意与其他原因休克鉴别。

(2)失血量的估计

依据呕血和黑便的量估计失血量常不可靠,应根据血容量减少所致循环改变来判断。失血量在血容量10%(400mL左右)以下时可无循环功能不全的表现。失血量短期内达到血容量20%(1000mL左右),可发现手掌横纹红色消失,血压测量收缩压在13.3kPa(100mmHg)以下,坐位较卧位血压下降1.3kPa(10mmHg)以上,且脉搏约快20次/min以上。失血量更大时即致明显失血性休克。

(3)确定有无活动出血

不能单凭血红蛋白下降或大便柏油样来判断出血是否继续。因为一次出血后，血红蛋白的下降有一定过程，柏油样便可持续数天，大便匿血可达 1 周以上。有下列表现，应认为有继续出血：

1)反复呕血、黑便次数及量增多或排出暗红色乃至鲜红色血便。

2)胃管抽出物有较多新鲜血。

3)在 24h 内经积极输液、输血仍不能稳定血压和脉搏，一般状况未见改善；或经过迅速输液、输血后，中心静脉压仍在下降。

4)血红蛋白、红细胞计数与红细胞压积继续下降，网织红细胞计数持续增高。

5)肠鸣音活跃(该指征仅作参考，因肠道内有积血时肠鸣音亦可活跃)。

(三)鉴别诊断

1.呼吸道出血

来自呼吸道的出血常见病因有支气管扩张、肺结核等，血色鲜红，常混有痰液和气泡，伴咳嗽、喉痒，无黑便。而来自上消化道的呕血常由消化系统疾病所引起，血色呈咖啡色或紫暗色，常混有食物残渣，伴有恶心、呕吐和上腹部疼痛，有黑便。

2.下消化道出血

下消化道出血临床主要表现为便血。便血伴有呕血则提示上消化道出血。下消化道出血排出的多为较鲜红色的血便，上消化道出血之便血多为黑便，但是如果上消化道出血速度快或出血量大，则可排出较鲜红的大便，而在小肠出血时，如积血在小肠停留的时间较长，也可呈柏油样大便。对此，则要根据内镜、全消化道钡餐、乙状结肠及纤维结肠镜或血管造影来确诊。

三、中医治疗

1.辨证论治

(1)胃热壅盛：胃脘热痛，恶心泛呕，吐血量多，色泽鲜红或紫暗，或夹有食物残渣，口臭，便秘而色黑。舌红，苔黄，脉滑数。

1)治法：清胃泄热，降逆止血。

2)方药：大黄黄连泻心汤(《伤寒论》)合十灰散(《十药神书》)加减。

生大黄(后下)10g，黄连 10g，黄芩 10g，茜草根 12g，焦栀子 10g，牡丹皮 10g，荷叶 10g，生甘草 6g。

3)加减：恶心、呕吐者加竹茹、赭石，反酸嘈杂者加海螵蛸、煅瓦楞子制酸止痛；痛甚者加延胡索、三七粉，活血止痛宁血。

(2)肝火犯胃：吐血色鲜红或紫暗，口苦目赤，胸胁账痛，心烦易怒，失眠多梦，或见赤筋红缕、癥积痞块。舌边红，苔黄，脉弦数。

1)治法：清肝泻火，和胃止血。

2)方药：龙胆泻肝汤(《太平惠民和剂局方》)合黛蛤散(《中华人民共和国药典》)加减。

龙胆 10g，炒栀子 10g，牡丹皮 10g，黄芩 10g，黄连 10g，生地黄 20g，生白芍 15g，青黛(冲服)3g，海蛤壳(先煎)20g，生甘草 10g。

3)加减:风火上扰,目赤头痛者,加钩藤、菊花清利头目;大便干结者,加虎杖、决明子清肝通便;小便黄赤灼热者,加泽泻、车前子清热利尿。

(3)脾不摄血:病程日久,时发时止,吐血暗淡,黑便稀溏,腹胀纳差,面色萎黄,头晕心悸,神疲乏力,口淡或口泛清涎,或畏寒肢冷。舌淡,苔薄白,脉细弱。

1)治法:健脾益气,摄血扶中。

2)方药:归脾汤(《济生方》)加减。

黄芪 25g,党参 15g,炒白术 12g,当归 10g,三七粉(吞服)3g,荷叶 10g,白及 10g,仙鹤草 15g,灶心土(包煎)20g,广木香(后下)5g,炙甘草 10g。

3)加减:胁痛者可加郁金、香附;火邪较重,可加凉血止血之品,如十灰散、藕节、茜草根等;兼见黄疸可加用茵陈、黄柏、陈皮等清热利湿、退黄消积之品。

(4)气血衰脱:吐血或便血,盈碗倾盆,面色唇甲苍白,心悸眩晕,烦躁口干,冷汗淋漓,四肢厥逆,尿少色黄,神情恍惚或昏迷。舌质淡红,脉细数无力,或微细 1)治法:益气摄血,回阳固脱。

2)方药:参附龙牡汤(《方剂学》)合生脉散(《内外伤辨惑论》)加减。

生晒参(另煎兑入)15g,炮附子(先煎)12g,煅龙骨(先煎)25g,煅牡蛎(先煎)25g,麦冬 15g,血余炭 12g,生甘草 10g。

3)加减:病情急骤,速以野山参 6～9g 或生晒参 9～12g,浓煎,频频灌服或鼻饲,后再徐服上方;阴虚有热,口干、舌红、苔黄者去生晒参、炮附子,加西洋参、山茱萸益气养阴摄血。

(5)瘀阻胃络:便血或伴吐血,血色紫黯,或有血块;胃脘疼痛,痛有定处,痛如针刺。舌质紫或有瘀点,脉细涩。

1)治法:活血止痛,祛瘀止血。

2)方药:茜根散(《重订严氏济生方》)合失笑散(《太平惠民和剂局方》)加减。茜草根 15g,炒蒲黄(包煎)10g,五灵脂(包煎)6g,黄芩 10g,阿胶珠 15g,生地黄 15g,三七粉(冲服)3g,大黄炭 10g,甘草 10g。

3)加减:胃脘刺痛者加穿山甲、刺猬皮通络止痛;出血不止加白及、云南白药止血;肝气郁结者合用金铃子散;心脾两虚者合用归脾汤化裁益气养血止血。

2.其他中医药疗法

(1)中成药

1)云南白药:每次 0.25～0.5g,每日 4 次(2～5 岁按 1/4 剂量服用。5～12 岁按 1/4 剂量服用),口服;可用于上消化道出血各证。

2)新清宁片:每次 3～5 片,每日 3 次,必要时可适当增量,口服;可用于上消化道出血证属胃热壅盛者。

3)龙胆泻肝丸:每次 3～6g,每日 2 次,口服;可用于上消化道出血证属肝火犯。

4)人参归脾丸:大蜜丸,每丸重 9g。成人每次 1 丸,每日 2 次,温开水送服;可用于上消化道出血证属脾不摄血者。

5)参附注射液:肌内注射:每次 2～4mL,每日 1～2 次。静脉滴注:每次 20～100mL(用 5%～10%葡萄糖注射液 250～500mL 稀释后使用)。静脉推注:每次 5～20mL(用 5%～10%葡萄糖注射液 20mL 稀释后使用)。可用于上消化道出血证属气血衰脱者。

6)紫地合剂:紫珠草 150g,地稔 150g。将上药水煎浓缩至 500mL,装瓶灭菌备用。呕吐或单纯性黑便，口服本品每次50mL，每日3～4次；急性大出血(呕血或大量柏油样便)，取本品冰冻3～4℃，每次经胃管注入胃内500mL，3min抽出，如此反复2～3次，抽尽胃内容物再注入200mL保留胃内。视病情每日洗胃1～3次，观察24h，未再出血者，撤去胃管，改口服。治疗期间，卧床休息，禁食或少量进食，静脉输液，病情重者适当输血。可用于上消化道出血各证。

(2)针灸治疗：胃热壅盛者，取中脘、胃俞、足三里、内庭、膈俞、血海，毫针刺，施以泻法，以泄热降逆，凉血止血。肝火犯胃者，取天容、梁丘、行间、侠溪、劳宫，毫针刺，泻足厥阴经、平补平泻足阳明经，以清肝泻火，降逆止血。气虚血溢者，取脾俞、章门、公孙、足三里、气海、隐白，毫针刺，施用补法加灸以健脾益气止血。

(3)推拿按摩疗法

1)因热迫血行出血者，让患者取坐位，医者以双手拇指点按郄门，以清营凉血；施用提拿足三阴法，点按血海、内庭、上巨虚，以清阳明胃热，通腑下气，泻肠胃火，清营凉血止血，适合于胃热壅盛者。

2)肝火犯胃者，可让患者坐位，医者以双手拇指点按肝俞、膈俞，以调理肝经，调和气血；施用揉拿手三阴法，点按内关、大陵，以和胃宽胸、清营凉血；复取仰卧位，点按中脘，以和胃降逆；以双手拇指点按期门，以疏泄肝气，降逆；施用提足三阴法，点按太冲、行间，以泄肝经之热，共达泻肝清热、凉血止血之效。

3)气虚血溢者，可让患者取坐位，医者以双手拇指点按脾俞，以健脾。再取仰卧位，施用点鸠掐里法，加点中脘、气海，以扶助元气，培补中土，健脾和胃，培元补气，共达健脾益气、摄血止血；施用提足三阴法，提拿足三阳法，点按阴陵泉、公孙，以健脾和胃、补脾统血。

四、预后

上消化道出血的病死率随出血病因而不同，为4.7%～50%。失血时，老年人因主要器官代偿功能较差，易致急性肾功能衰竭、肝功能不全、心血管功能减退等，同时老年人因动脉硬化止血困难，还夹杂各种慢性病，故病死率较高。

五、预防与调护

(一)预防

上消化道出血是多种消化道疾病所致的并发病症。积极防治原发疾病，能有效预防上消化道出血的发生。

(二)调护

1.避免情志过极

强烈的精神创伤，情绪激动，忧愁思虑过度，均可诱发上消化道出血。要做到情绪稳定，精神乐观。妥善处理好日常工作和生活中的各种矛盾，建立宽松融洽、睦邻友善的环境气氛。

2.注意劳逸结合

过度疲劳、睡眠不足可引起植物神经功能紊乱，促使胃黏膜遭受胃液损伤，引起胃黏膜炎症、溃疡、出血。因此，生活要有规律，避免过度劳累，睡眠应充足。

3.注意饮食调摄

饮食不节、饥饱失常、冷热不调或过食肥甘、辛辣、熏烤、煎炸及生冷食物等，日久会损害胃黏膜的防御功能,使胃黏膜产生病变。一日三餐饮食分配应合理,要新鲜洁净,清淡而易于消化。适当增加蛋白质和维生素。饮酒使胃黏膜充血、水肿、糜烂,还可造成维生素缺乏,凝血因子减少,血管脆性增加而导致出血;烟草中的尼古丁对胃黏膜有较强的有害刺激作用,可使胆汁反流,消化道黏膜受损,发生炎症、糜烂、溃疡、出血,故须绝对戒烟忌酒。

4.加强体育锻炼

体质虚弱、消化道抗病能力低下是引起上消化道出血的最根本的一条原因。防止上消化道出血的发生,根本的方法是增强体质,提高机体的抵抗力。可根据年龄、体质强弱选择游泳、球类、太极拳、气功、老年迪斯科等项目进行锻炼。

(赵学印)

第五节 肠克罗恩病

克罗恩病(CD)是一种病因尚不十分清楚的胃肠道慢性炎性肉芽肿性疾病。克罗恩病和溃疡性结肠炎(UC)都是病因未明的炎症性肠病(IBD)。病变多见于末段回肠和邻近结肠,但从口腔至肛门各段消化道均可受累,呈节段性或跳跃式分布。临床上以腹痛、腹泻、腹块、瘘管形成和肠梗阻为特点,可伴有发热、营养障碍等全身表现以及关节、皮肤、眼、口腔黏膜、肝等肠外损害。本病有终生复发倾向,重症患者迁延不愈,预后不良。发病年龄多在15~30岁,但首次发作可出现在任何年龄组,男女患病率近似。本病在欧美多见,且有增多趋势。我国本病发病率不高,但并非罕见。

克罗恩病属中医学"泄泻"、"腹痛"、"积聚"、"便血"范畴。

一、病因病机

(一)中医学认识

中医学认为本病由感受外邪,饮食不节,情志不畅,久病体虚皆可导致脾胃运化失健,小肠分清泌浊功能失司,大肠传导失常而致泄泻。

1.感受外邪

若外感六淫之邪侵犯脾胃,使脾胃功能障碍,则可导致泄泻,此即《难经》所谓"湿多成五泄"。

2.饮食不节

饮食不节,或暴饮暴食,宿食内停;或过食肥甘,呆胃滞脾;或多食生冷,误食不洁之物损伤脾胃,传导失职,升降失常而发生泄泻。如《时病论·泄泻》所说:"食泄者,即胃泄者,缘于脾为湿困,不能健运,阳旺胃腑失其消化,是以食积太仓,遂成便泄。"

3.情志失调

脾虚之体,又遇忧思恼怒,肝郁不达,肝气横逆犯脾,脾胃运化受制也可形成泄泻,正如《景岳全书·泄泻》所言:"凡遇怒气便作泄泻者,必先怒时挟食,致伤脾胃,故但有所犯,即随触而发,此肝、脾二脏之病也。盖以肝木克土,脾气受伤而然。"

4.脾胃虚弱

脾居中焦,与胃相表里,为后天之本、气血生化之源。若脾失健运则水反为湿,谷反为滞,清浊相混,水走肠间而成"泄泻"。故《景岳全书·泄泻》谓:"泄泻之本,无不由于脾胃。"久病缠绵，劳倦内伤，均可导致脾胃虚弱，不能受纳水谷，运化精微而成泄泻。

5.瘀血内阻

若肝脾两伤，气滞血瘀或湿阻气滞，血行不畅，脉络壅塞，湿瘀互结可成“积聚”。若肠腑湿浊郁而化热，或热伤阴络，或脾气亏虚，不能统血，血溢脉外则可出现“便血”。

本病病位主要在脾，可因土虚木贼而成脾虚肝郁之证，或脾病及肾，或火不暖土均可出现脾肾两虚；若肝脾两伤，气滞血瘀，“不通则痛”则可形成腹痛；病久渐成“积聚”；若湿郁化热，热伤阴络，或脾气亏虚，不能统血则可导致“便血”；症状繁杂，证候多变，然终不离肝脾两伤，气滞血瘀的病机变化。

（二）现代医学认识

克罗恩病病因不明，目前倾向于多种致病因素的综合作用，可能与病毒感染、免疫异常及遗传因素有密切关系。

（1）感染学说：Mitchell 等于 1970 年将病变组织的匀浆滤过液接种于动物可引起肉芽肿性病变，说明此种可滤性感染病源可能是病毒。在患者肠病组织中能分离出病毒，该病毒究系病原体还是过路病毒，尚难断定。

（2）免疫学说：多数学者认为与免疫反应有关。理由是：①本病的主要病理表现是肉芽肿性炎症，也是迟发型变态反应的组织学变化；②在组织培养中，患者的淋巴细胞对正常的结肠上皮细胞有细胞毒作用，约半数患者的血清中发现抗结肠上皮细胞抗体或病变组织中查到抗原抗体复合物；③患者对结核菌素和 2，4－二硝基氯苯皮肤试验常为阴性，提示细胞免疫功能低下；④本病常并发肠外表现如关节炎、虹膜睫状体炎、胆管周围炎等，且经肾上腺皮质激素治疗能使病情缓解。

（3）遗传学说：本病有明显家族性和种族罹病倾向，具有阳性家族史的克罗恩病患者占 10％～20％，且多发于北美犹太人，故认为与遗传有关。Kinsner 等观察到克罗恩病与溃疡性结肠炎可共存于同一家族中，提示二者或可有相同的基因类型，但家族成员中同患本病时仍不能排除相同环境、饮食和卫生习惯带来的影响。

克罗恩病病变同时累及回肠末段与邻近右侧结肠者为最多见，略超过半数；只涉及小肠者占其次，主要在回肠，少数见于空肠；局限在结肠者约占 20％，以右半结肠为多见。病变可同时涉及阑尾、直肠、肛门；病变在口腔、食管、胃、十二指肠者少见。

二、临床表现及诊断

（一）临床表现

起病大多隐匿、缓渐，从发病至确诊往往需数月至数年。病程呈慢性，长短不等的活动期与缓解期交替，有终生复发倾向。少数急性起病，可表现为急腹症，酷似急性阑尾炎或急性肠梗阻。本病临床表现在不同病例差异较大，与病变性质、部位、病期及并发症有关。

1.消化系统表现

（1）腹痛：为最常见症状。多位于右下腹或脐周，间歇性发作，常为痉挛性阵痛伴肠鸣。常于进餐后加重，排便或肛门排气后缓解。腹痛的发生可能与肠内容物通过炎症、狭窄肠段，引起局部肠痉挛有关。腹痛亦可由部分或完全性肠梗阻引起，此时伴有肠梗阻症状。出现持续性腹痛和明显压痛，提示炎症波及腹膜或腹腔内脓肿形成。全腹剧痛和腹肌紧张，可能系病变肠段急性穿孔所致。

(2)腹泻:亦为本病常见症状之一,主要由病变肠段炎症渗出、蠕动增加及继发性吸收不良引起。腹泻先是间歇发作,病程后期可转为持续性。粪便多为糊状,一般无脓血和黏液。病变累及下段结肠或肛门直肠者,可有黏液血便及里急后重。

(3)腹部包块:见于10%~20%患者,由于肠粘连、肠壁增厚、肠系膜淋巴结肿大、内瘘或局部脓肿形成所致。多位于右下腹与脐周。固定的包块提示有粘连,多已有内瘘形成。

(4)瘘管形成:因透壁性炎性病变穿透肠壁全层至肠外组织或器官而成。瘘管形成是克罗恩病的临床特征之一,往往作为与溃疡性结肠炎鉴别的依据。瘘分内瘘和外瘘,前者可通向其他肠段、肠系膜、膀胱、输尿管、阴道、腹膜后等处,后者通向腹壁或肛周皮肤。肠段之间内瘘形成可致腹泻加重及营养不良。肠瘘通向的组织与器官因粪便污染可致继发性感染。外瘘或通向膀胱、阴道的内瘘均可见粪便与气体排出。

(5)肛门直肠周围病变:包括肛门直肠周围瘘管、脓肿形成及肛裂等病变,见于部分患者,有结肠受累者较多见。有时这些病变可为本病的首发或突出的临床表现。

2. 全身表现

本病全身表现较多且较明显,主要为发热、营养障碍和肠外表现。

(1)发热:为常见的全身表现之一,与肠道炎症活动及继发感染有关。间歇性低热或中度热常见,少数呈弛张高热伴毒血症。少数患者以发热为主要症状,甚至较长时间不明原因发热之后才出现消化道症状。

(2)营养障碍:由慢性腹泻、食欲减退及慢性消耗等因素所致。表现为消瘦、贫血、低蛋白血症和维生素缺乏等。青春期前患者常有生长发育迟滞。

(3)肠外表现:本病可有全身多个系统损害,因而伴有一系列肠外表现,包括:杵状指(趾)、关节炎、结节性红斑、坏疽性脓皮病、口腔黏膜溃疡、虹膜睫状体炎、葡萄膜炎、小胆管周围炎、硬化性胆管炎、慢性活动性肝炎等,淀粉样变性或血栓栓塞性疾病亦偶有所见。

3. 常见并发症

(1)肠梗阻:为克罗恩病较为常见的并发症,肠梗阻的原因多见与纤维性狭窄的形成,也可由于急性炎症水肿所致。少数由于脓肿或粘连包块压迫引起。肠梗阻开始为不完全性梗阻,经保守治疗可迅速缓解。可反复出现,最终出现完全性肠梗阻。

(2)瘘管形成:病变侵及肌层及浆膜层,如进一步发展,与另一小肠肠段、结肠或邻近的内脏粘连穿透则形成内瘘。如瘘管通过膀胱、阴道,则尿道及阴道中排出肠内容物。肠瘘管可无症状或大量的腹泻。瘘管可向外延伸至皮肤,称为外瘘。往往发生于手术后吻合口,也可能发生于无手术患者,常在肛门周围,偶尔在鼠蹊部或腰部出现。外瘘说明广泛的肠周围炎,常被认为是手术治疗指征。

(3)腹腔脓肿:腹腔内瘘,如窦道继发感染则形成腹腔脓肿。好发部位多在相当于末端回肠的右下腹,其次是肝脾曲部位。临床表现为发热和腹痛,可出现具有压痛的包块。伴白细胞升高。CT、B超有助于诊断,脓液培养多为革兰阴性菌属。

(4)消化道出血:上下消化道均可出血。以结肠病变所致便血较为多见。隐匿性慢性出血多于可见性出血。有报道可见性出血约占17%~25%,少数病例可以发生严重失血,常导致缺铁性贫血。

(5)肠穿孔:本病发生肠穿孔较少见,这是因为受累肠管的浆膜面往往与邻近的结构粘连。

(6)癌变:克罗恩病发生癌变的概率较正常人群高,长期活动的患者,病变部位肠段的癌变发生率大,本病患小肠癌的危险性高于正常人群的100倍。也有证据表明,当病变范围较大时,其癌变的危险性较高。

4.实验室及其他检查

(1)实验室检查:贫血常见,活动期周围血白细胞增高,红细胞沉降率加快,血清白蛋白常有降低,大便潜血试验常呈阳性;有吸收不良综合征者粪脂排出量增加并可有相应吸收功能改变。

(2)X线检查:小肠病变做胃肠钡餐检查,结肠病变做钡剂灌肠检查。X线表现为肠道炎性病变,可见黏膜皱襞粗乱、纵行性溃疡或裂沟、鹅卵石征、假息肉、多发性狭窄、瘘管形成等X线征象,病变呈节段性分布。由于病变肠段激惹及痉挛,钡剂很快通过而不停留该处,称为跳跃征;钡剂通过迅速而遗留一细线条状影,称为线样征,该征亦可能由肠腔严重狭窄所致。由于肠壁深层水肿,可见填充钡剂的肠襻分离。

(3)结肠镜检查:结肠镜做全结肠及回肠末段检查。病变呈节段性(非连续性)分布,见纵行溃疡,溃疡周围黏膜正常或增生呈鹅卵石样,肠腔狭窄,炎性息肉,病变肠段之间黏膜外观正常。病变处多部位深凿活检有时可在黏膜固有层发现非干酪坏死性肉芽肿或大量淋巴细胞聚集。

因为克罗恩病为肠壁全层性炎症、累及范围广,故其诊断往往需要X线与结肠镜检查的相互配合。结肠镜检查直视下观察病变,对该病的早期识别、病变特征的判断、病变范围及严重程度的估计较为准确,且可取活检,但只能观察至回肠末段,遇肠腔狭窄或肠粘连时观察范围会进一步受限。X线检查可观察全胃肠道,显示肠壁及肠壁外病变,故可与结肠镜互补,特别是在小肠病变的性质、部位和范围的确定上仍然是目前最为常用的方法。

(二)诊断

(1)中青年患者有慢性反复发作性右下腹或脐周痛与腹泻、腹块、发热等。

(2)X线或结肠镜检查发现肠道炎性病变主要在回肠末段与邻近结肠且呈节段性分布者,应考虑本病的诊断。

本病诊断,主要根据临床表现和X线检查与结肠镜检查所见进行综合分析,表现典型者可作出临床诊断(如活检黏膜固有层见非干酪坏死性肉芽肿或大量淋巴细胞聚集等),但必须排除各种肠道感染性、非感染性炎症疾病及肠道肿瘤。鉴别有困难时需靠手术探查获得病理诊断。WHO提出的克罗恩病诊断要点。

(3)疾病的活动度、严重度、病变范围及并发症:诊断成立后,应列出疾病的活动度、严重度、病变范围、全身表现及并发症。

1)活动度:CD活动指数(CDAI)可正确估计病情及评价疗效。临床上采用较为简便实用的Harvey和Bradshow标准(简化CDAI)。

2)严重度:CD的严重度可参考CDAI作出。可将无全身症状、腹部压痛、包块及梗阻者定为轻度;明显腹痛、腹泻、全身症状及并发症者定为重度;介于其间者定为中度。

3)病变范围:参考影像学及内镜检查结果确定,如肠道病变可分为小肠型、结肠型和回结肠型。

(三)鉴别诊断

本病需与各种肠道感染性或非感染性炎症疾病及肠道肿瘤鉴别。急性发作时与阑尾炎;

慢性发作时与肠结核及肠道淋巴瘤；病变单纯累及结肠者与溃疡性结肠炎进行鉴别。在我国，与肠结核的鉴别至关重要。现分述如下。

1. 肠结核

肠结核多继发于开放性肺结核；病变主要涉及回盲部，有时累及邻近结肠，但不呈节段性分布；瘘管及肛门直肠周围病变少见；结核菌素试验阳性等有助于克罗恩病鉴别。对鉴别有困难者，建议先行诊断性抗结核治疗。有手术适应证者可行手术探查，病变肠段与肠系膜淋巴结病理组织学检查发现干酪坏死性肉芽肿可获确诊。

2. 小肠恶性淋巴瘤

原发性小肠恶性淋巴瘤可较长时间内局限在小肠，部分患者肿瘤可呈多灶性分布，此时与克罗恩病鉴别有一定困难。如X线检查见小肠结肠同时受累、节段性分布、裂隙状溃疡、鹅卵石征、瘘管形成等有利于克罗恩病诊断；如X线检查见一肠段内广泛侵蚀、呈较大的指压痕或充盈缺损，B型超声或CT检查肠壁明显增厚、腹腔淋巴结肿大，多支持小肠恶性淋巴瘤诊断。小肠恶性淋巴瘤一般进展较快。必要时手术探查可获病理确诊。

3. 溃疡性结肠炎

克罗恩病与溃疡性结肠炎有许多相似之处，故常常不易鉴别，然而两者亦有明显不同之处：①克罗恩病常易累及回肠远端，并可累及整个消化道；而溃疡性结肠炎主要累及远端结肠，严重者可蔓延至全结肠及回肠末端，但不侵犯小肠。②克罗恩病病变累及肠壁全层，以肉芽肿为典型病变；而溃疡性结肠炎的病变表浅，主要累及黏膜层及黏膜下层，为非特异性炎症。③克罗恩病的病变呈跳跃式；而溃疡性结肠炎病变则连续而均匀。④克罗恩病常并发瘘管及不完全性肠梗阻；而溃疡性结肠炎则。

4. 急性阑尾炎

腹泻少见，常有转移性右下腹痛，压痛限于麦氏点，血象白细胞计数增高更为显著，可资鉴别，但有时需剖腹探查才能明确诊断。

5. 其他

如血吸虫病、慢性细菌性痢疾、阿米巴肠炎、其他感染性肠炎（耶尔森杆菌、空肠弯曲菌、艰难梭状芽孢杆菌等感染）、出血坏死性肠炎、缺血性肠炎、放射性肠炎、胶原性结肠炎、白塞病、大肠癌以及各种原因引起的肠梗阻，在鉴别诊断中亦需考虑。

三、中医治疗

1. 辨证论治

（1）脾虚湿阻：大便时溏时结，完谷不化，纳差，腹痛喜按，面色萎黄，形体消瘦，神疲乏力。舌淡，苔薄白腻，脉细弱。

1）治法：健脾助运，化湿止泻。

2）方药：参苓白术散（《太平惠民和剂局方》）加减。

党参10g，白术10g，茯苓15g，山药15g，白扁豆15g，陈皮6g，莲子肉10g，砂仁2g，薏苡仁15g，桔梗6g。

3）加减：食欲缺乏加焦山楂、焦神曲健脾助运；脘腹痞胀，苔白腻加苍术、厚朴、藿香化湿止泻；形寒怕冷，泻如稀水加制附子、炮姜温中健脾；湿郁化热，口苦，苔黄腻加黄连、败酱草清肠化湿；肛门坠胀加黄芪、升麻补气升提。

(2)肝郁脾虚右少腹或脐周胀痛，痛则欲便，便后痛减，大便稀溏，胸胁胀

嗳气食少，抑郁恼怒或情绪紧张时易于发生腹痛、腹泻、肠鸣，矢气频作。舌淡苔薄，脉弦。

1)治法：健脾化湿，疏肝理气。

2)方药：痛泻要方(《丹溪心法》)加减。

白术10g，白芍20g，防风10g，陈皮6g，茯苓15g，枳壳10g，乌药10g，白扁豆15g，木瓜12g，薏苡仁15g，炙甘草5g。

3)加减：食少、神疲加党参、山药、焦山楂、焦神曲健脾助运；腹痛较剧，胸闷胀满加柴胡、制香附、延胡索疏肝理气；泻下垢腻加黄连、败酱草清肠化湿；便血鲜红加仙鹤草、地榆凉血止血。

(3)脾肾阳虚病久迁延，反复泄泻，黎明腹痛，肠鸣即泻，泻后痛减，形寒肢冷，腰膝痠软。舌淡，苔白，脉沉细。

1)治法：温肾健脾，化湿止泻。

2)方药：四神丸(《证治准绳》)加减。

补骨脂10g，吴茱萸6g，肉豆蔻6g，五味子6g，益智10g，白术10g，茯苓15g，山药15g，薏苡仁15g，炙甘草5g。

3)加减：久泻不止加赤石脂、禹余粮、诃子肉涩肠止泻，形寒肢冷，五更泄泻加制附子、炮姜温肾暖脾，大便垢腻、便血鲜红、口干苦、苔薄黄加黄连、败酱草、地榆清肠化湿，调和寒热。

(4)气滞血瘀腹部积块，固定不移，腹部胀痛或刺痛，便溏，胃纳不振，形体消瘦，神疲乏力。舌质紫暗或有瘀点，脉细涩。

1)治法：理气活血，通络消积。

2)方药：膈下逐瘀汤(《医林改错》)加减。

五灵脂6g，当归10g，川芎6g，桃仁10g，红花6g，赤芍10g，乌药10g，延胡索10g，制香附10g，枳壳10g，炙甘草5g。

3)加减：脾虚明显加党参、白术、茯苓、山药；肾虚加补骨脂、益智；肠腑湿热加黄连、黄芩、败酱草；湿浊内盛加苍术、厚朴、藿香；久泻不止加石榴皮、诃子肉涩肠止泻。

2.其他中医药疗法

(1)中成药

1)四神丸：每次1丸，每日2次，口服；用于克罗恩病证属脾肾阳虚者。

2)附子理中丸：每次8粒，每日2次，口服；适用于克罗恩病证属脾肾阳虚者。

3)香砂养胃丸：每次8粒，每日3次，口服；适用于克罗恩病以脾虚为主者。

4)三七粉：每次3g，每日3次，冲服；适用于本病便血者。

5)云南白药：每次0.5g，每日3次，冲服，适用于本病便血者。

6)元胡止痛片：每次3片，每日3次，口服，适用于本病以腹痛为主者。

7)血府逐瘀丸：每次10粒，每日2次，口服；适用于本病以腹部肿块为主者。

(2)单验方

1)加味二陈汤：陈皮10g，半夏10g，茯苓15g，苍术10g，炒枳壳10g。每日1剂，浓煎200mL，分2次服用；适用于本病痰湿中阻型。

2)逐气丸：三棱60g，莪术60g，青皮15g，橘红15g，木香10g，槟榔10g，枳壳10g，白术

15g。上为末，糊丸为梧桐子大，每服 50 丸，米汤下，每日 2 次，适用于本病脾胃气滞型。

3)甘草泻心汤：半夏 10g，黄芩 10g，甘草 10g，黄连 3g，干姜 3g。每日 1 剂，浓煎 200mL，分 2 次口服。适用于本病中焦痞满型。

4)清肠汤：黄连 3g，补骨脂 10g，焦白术 10g，炒白芍 15g，茯苓 15g，仙鹤草 20g，炒防风 10g，焦山楂 10g，焦神曲 10g，炙甘草 5g。水煎，每日 1 剂，分 2 次服用。适用于本病脾虚湿盛型。

5)黄芪 15g，猪苓 15g，补骨脂 15g，茯苓 15g，炒白术 10g，炮姜 10g，葛根 15g，椿根皮 30g。水煎，每日 1 剂，分 2 次服用，适用于本病脾肾两虚型。

(3)针灸

1)体针：泄泻取脾俞、中脘、章门、天枢、足三里；腹痛取脾俞、胃俞、足三里、中脘、气海、关元；便血取足三里、三阴交、气海、关元、阴陵泉。伴出血性休克者取人中、少商、合谷、涌泉、百会。临证取穴 3～6 穴，实证用泻法，虚证用补法，留针 20min，每日 1 次，7 次为 1 个疗程。

2)耳针：泄泻者取大肠、小肠、胃、脾、交感、神门；腹痛者取交感、神门、皮质下、胃、脾、小肠；便血者取皮质下、心、肾上腺、肝、脾、胃、十二指肠、神门。中等程度刺激，每日 1 次，留针 20min，7～10 次为 1 个疗程。

(4)外治法

可采用穴位埋线方法，选择天枢(双)、足三里(双)、胃俞透脾俞(双)、中脘透上脘。每隔 15～20 天，交替埋植 1 次，共需埋植 10～15 次。

(5)食疗

1)补虚正气粥(《圣济总录》)：黄芪 30g，人参 3g(或党参 15g)，山药 30～50g，白糖适量。先煮赤小豆至半熟后放入山药(去皮切片)、黄芪、人参，煮至粥熟时加入白糖，代早餐食用，常服可益气养阴。适用于久泻伤气耗阴之证。

2)参苓粥(《圣济总录》)：人参 3～5g(或党参 15～20g)，茯苓 15～20g，生姜 30g，粳米 100g，先将人参(或党参)、生姜切为薄片，把茯苓捣碎，浸泡半小时与人参(或党参)、生姜水煎取汁，然后再煎取汁，将一二煎药汁合并，分早晚两次同粳米煮粥服食。适用于久病脾虚之证。

3)烧五香鹅(验方)：肥鹅肉 750g 切块；干姜 6g，吴茱萸 3g，肉豆蔻 3g，肉桂 2g，丁香 1g，共研末。另备酱油、黄酒、白糖、味精等，将药面涂抹在鹅肉块表面，放入适量酱油、黄酒、白糖、味精，浸泡 2～3h 后放入烤箱中，文火烤 15min 左右，翻过再烤 15min 左右，热后即可食，可每隔 1 周或半月服食一次。此法适用于脾肾阳虚之证。

四、预后

本病多为慢性进行性，虽可自行缓解，但多数患者反复发作，迁延不愈，很难根治。40%以上病例有程度不等的肠梗阻(尤其小肠病变)，可反复发生。肠穿孔较少(10%～40%)。在国内，肛门、直肠病变和瘘管不多见。中毒性巨结肠和癌变也极少。癌变的一般病程在 10 年以上，结肠癌远多于小肠癌，早期还可见黏膜癌，它的发生率比普通人群高，平均年龄也低 10 岁。黏液癌较多见，但与结肠炎病变部位无关。我国所见克罗恩病伴癌率为 0.8%～1.15%。全身性或肠外并发症可有关节痛(炎)、口疮性溃疡、结节性红斑、坏疽性脓皮病、炎症性眼病、慢性活动性肝炎、脂肪肝、胆石症、硬化性胆管炎和胆管周围炎、肾结石、血栓性静脉炎、淀粉样病变、杵状指和生长受阻等，国内均少见。急性重症病例可于数日或数周内因毒血症、水和电解质紊乱及各种并发症而死亡，近期死亡率3%～12%，15年死亡率在50%以上。相当部分患者在其病程中因出现并发症而手术治疗，手术后复发率高。预后不佳。

五、预防与调护

本病目前尚缺乏具体的预防措施，注意饮食卫生，预防肠道感染可能有一定意义。其具体的调护如下。

(1)活动期应限制活动。进食高热量、高蛋白、低脂肪、低渣和易消化食物。当病变部位广泛，脂肪吸收低下和腹泻时应限制脂肪摄入，予要素饮食，这种饮食脂肪含量少，不含抗原性蛋白质，能使肠道得到充分休息。

(2)对肠梗阻患者要禁食、予静脉高营养法，以使患者病情得到缓解。

(3)重视患者情绪变化，给予安慰和鼓励颇为重要。

(4)便血量多的患者，应密切观察血压、脉搏、呼吸情况；注意便血时的伴随症状，如头晕、心悸、出冷汗、脉细数等；注意小便量、大便颜色、次数和量的变化。

（赵学印）

第六节　功能性消化不良

功能性消化不良(FD)系指慢性上腹痛、腹胀、早饱、嗳气、反酸、烧心、恶心、呕吐等上腹部症状一年内累计超过12周，而各种客观检查未能发现器质性疾病。亦称非溃疡性消化不良(NUD)、上腹不适综合征、胃易激惹综合征等。FD是临床上最常见的一种功能性胃肠病，欧美的流行病学调查表明，普通人群中有消化不良症状者占19%～41%，我国某市一份调查报道，FD占该院胃肠病专科门诊患者的50%。FD不仅影响患者的生活质量，而且医疗费用高，因此已逐渐成为现代社会中一个主要的医疗保健问题。

功能性消化不良临床表现以上腹部痞满、餐后早饱为主者属于中医"痞满"范畴；临床表现以上腹部疼痛或胸骨后疼痛为主者归属于中医"胃痛"范畴；临床表现以嘈杂、烧心、反酸为主者属于中医"嘈杂"范畴。

一、病因病机

(一)中医学认识

功能性消化不良是常见病、多发病，以上腹部胀满不适、纳呆、饱闷、烧心、反酸、恶心、呕吐或胸骨后疼痛等为主要临床特征。目前普遍认为本病以饮食不节和情志所伤为主要发病因素，而劳倦、湿热、感寒为其诱因。

1.肝气郁结

中医认为肝疏泄正常，则能保障情志舒畅、气血流动和消化健旺。当情志抑郁、心情不畅时，则可导致肝气郁滞，出现精神焦虑，紧张易怒，肝克犯脾胃，导致胃肠消化功能和运动功能失常。亦有因脾胃久病累及肝脏(如消化不良影响患者的睡眠，引起精神紧张和心情不畅)。两者的病理特点均是肝失疏泄，气机阻滞，横逆犯胃，中焦气滞，胃失和降，出现上腹部疼痛、痞满、嗳气等症。有调查显示，功能性消化不良患者常有神经质、性格内向、易于焦虑等个性特点，在性格缺陷的基础上，不良的社会心理因素可作为诱因导致消化不良症状和抑郁、焦虑情绪。心理因素和消化不良相互影响，互为因果，形成恶性循环。中医多归纳为肝和脾胃之间功能的失调。

2. 脾胃虚弱

脾胃居于中焦，主运化和四肢肌肉，消化功能的紊乱归根到底是脾胃的功能失常。分而言之，脾主升清，脾气能够上升，则营养物质才能输布全身，胃主降浊，胃气得降，则消化的糟粕方能排出体外。一旦脾胃虚弱，气机升降发生错乱，则必然会出现消化功能的减退和运动功能的紊乱。导致脾胃虚弱的原因较多，如先天禀赋不足，体质性的消化功能薄弱；或因劳倦过度，损伤脾胃；或因大病久病，延及脾胃；或因饮食不节，损伤脾胃，导致脾胃运化失常，升降失司，浊气滞留胃脘，中焦痞塞不畅而发生胃痞，出现上腹部胀满、隐痛、食欲减退等症状。脾胃虚弱一般又分为脾胃气(阳)虚和胃阴不足，两者除出现消化不良和运动障碍的症状外，前者多伴有不思饮食、疲劳乏力、少气懒言或畏寒怕冷等功能低下的表现，后者常合并有饥而不欲食、烧心、口干不欲饮、手足心热、舌光红无苔等内热的证候。

3. 食(湿)滞胃脘

临床上，功能性消化不良患者常见的上腹部饱胀、食后加重、疼痛，早饱，厌食，舌苔厚腻，可归属于饮食停滞和湿浊阻滞，其形成原因多由饮食不节，饥饱失调，或因暴饮暴食，反复伤胃，食阻胃肠难化，阻滞气机，升降失常，或脾胃素弱，不能正常运化，难以使纳入的食物得到良好的消化、吸收和排空，这不仅易导致饮食的停滞，也易酿生湿浊之邪，蕴结于中焦脾胃，使气机的升降失常，痞结不开，表现为痞满之证，这也是诱发功能性消化不良的主要因素。

综上所述，本病在本为脾气不足，属虚；在标为气滞、血瘀、食积、痰湿等，属实。病位主要在胃，涉及肝、脾二脏，脾胃虚弱、肝脾不调是本病发生的关键。

(二)现代医学认识

病因和发病机制至今尚不明确，大量研究提示可能与以下因素有关。

1. 胃肠动力障碍

胃肠动力障碍是 FD 的主要病理生理学基础，有研究表明超过半数的 FD 患者有胃固体排空延缓、近端胃及胃窦运动异常、幽门十二指肠运动失常、消化间期胃肠运动异常等胃肠动力障碍的表现。近年研究还发现胃肠动力障碍常与胃电活动异常并存，促胃肠动力药物治疗可使大部分患者的症状得到不同程度的改善。

2. 内脏感觉异常

早期研究发现 FD 患者胃的感觉容量明显低于正常人，表明患者存在胃感觉过敏。近年研究提示，这种感觉过敏与感觉传入通道异常有关，即正常的内脏传入信号在脊髓、脑的水平被放大，产生过强反应。这就可以解释，FD 的症状在有胃排空延迟者是通过机械感受器产生，而在胃排空正常者，则由于中枢信号放大同样可以产生。

3. 精神因素和应激因素

精神因素和应激因素一直被认为与 FD 的发病有密切的关系。调查表明，FD 患者存在个性异常，焦虑、抑郁积分显著高于正常人和十二指肠溃疡组，有报道 FD 患者童年期应激事件的发生频率高于正常人和十二指肠溃疡组，但精神因素的确切致病机制尚未阐明。

4. 幽门螺杆菌感染

胃镜检查结果显示约半数 FD 患者有幽门螺杆菌感染及由此而引起的慢性胃炎，但研究至今未发现幽门螺杆菌感染及慢性胃炎与FD症状有明确的相关性，且长期随访证明，经治疗幽门螺杆菌被根除并伴慢性胃炎病理组织学改善之后，大多数患者症状并未得到改善，因此幽门螺杆菌感染及慢性胃炎在FD发病中的作用仍有待研究。

二、临床表现及诊断

(一)临床表现

1.症状

本病并无特征性的临床表现，常见症状如下。

(1)上腹痛：为常见症状，部分患者以此为首发和主要症状，或伴见其他上腹部症状。上腹痛多无规律性，部分患者疼痛与进食有关，表现为饱痛，进食后缓解，或表现为餐后0.5～3.0h之间腹痛持续存在。

(2)早饱，腹胀，嗳气：亦为常见症状，早饱是指进食后不久即有饱感，致摄入食物明显减少。腹胀多发生于餐后，或呈持续性进餐后加重，早饱感和上腹胀常伴有嗳气。恶心、呕吐并不常见，往往发生在胃排空明显延迟的患者，呕吐物多为当餐胃内容物。

(3)神经精神症状：不少患者同时伴有失眠、焦虑、抑郁、头痛、注意力不集中等神经精神症状，这些症状在部分患者与“恐癌”心理有关。

上述症状常以某一个或某一组症状为主，在病程中症状也可发生变化，起病多缓慢，病程经年累月持续性或反复发作，不少患者有饮食、精神等诱发因素。

2.体征

本病无特征性体征，部分患者可能有轻度上腹压痛，或可见肠鸣音减弱，另有部分患者可有脐周轻压痛。

3.实验室及其他检查

(1)内镜检查、病理活检、X线、B超等：用于排除器质性疾病引起的消化不良(如胃溃疡、十二指肠球部溃疡、胃食管反流病、胆道病、胰腺病和胃胰肿瘤等)。对于胃炎，也有学者认为胃黏膜浅表性炎症、轻度充血、水肿属于正常，不列入器质性病变。欧洲学者曾对3667例有消化不良症状的人进行内镜检查，炎症仅占20.9%。故镜下胃、十二指肠黏膜炎症仍有不少病例在消化不良范围内。即使胃镜下未发现明确病变，亦应在胃体和胃窦部取活检，用于病理诊断和Hp检测。对消化不良疑有肝、胆、脾、胰病变者，应常规进行肝、胆、脾、胰B超检查，以便进行诊断和鉴别诊断。

(2)胃排空试验：正常人固体食物从胃近端到远端需3h，每小时排空25%左右。胃窦余25%左右。功能性消化不良患者固体食物排空延缓，每小时排空10%左右。排空延长或胃远端食物少近端多。还可采用放射线ROM制作胶囊或20根钡条作为标志物吞下，若6h后不排空为排空延迟，表明胃运动功能障碍。

(二)诊断

1.诊断标准

(1)有上腹痛、腹胀、早饱、嗳气、恶心、呕吐等上腹不适症状，至少持续4周或12个月中累计超过12周。

(2)内镜检查未发现胃及十二指肠溃疡、糜烂、肿瘤等器质性病变，未发现食管炎，也无上述疾病病史。

(3)实验室、B超、X线检查排除肝、胆、胰疾病。

(4)无糖尿病、肾脏病、结缔组织病及精神病。

(5)无腹部手术史。

(6)经定期随访未发现新的器质性病变,随汸时间一年以上。

2.诊断程序

FD为排除性诊断,在临床实际工作中,既要求不漏诊器质性疾病,又不应无选择性地对每例患者进行全面的实验室及特殊检查。为此,在全面病史采集和体格检查的基础上,应先判断患者有无下列器质性疾病的“报警症状和体征”:①45岁以上,近期出现消化不良症状;②有消瘦、贫血、呕血、黑便、吞咽困难、腹部肿块、黄疸等;③消化不良症状进行性加重。对有“报警症状和体征”者,必须进行彻底检查直至找到病因。对年龄在45岁以上且无“报警症状和体征”者,可选择基本的检查如血常规、尿常规、大便潜血试验、红细胞沉降率、肝功能试验、胃镜、腹部B超(肝、胆、胰),或先予经验性治疗2～4周观察疗效,对诊断可疑或治疗无效者有针对性地选择进一步检查。

3.分型诊断

基于本病存在不同典型症状,故还需分为以下3个亚型。

(1)溃疡型消化不良:以上腹中部疼痛为主要症状。

(2)动力障碍型消化不良:以上腹中部非疼痛性不适为主要症状,通常伴有腹胀、早饱或恶心。

(3)非特异性消化不良:症状不符合上述两种亚型的表现。

(三)鉴别诊断

需要鉴别的疾病见诊断标准所列。其中要特别指出的是,以往将有烧心、反酸症状但胃镜检查未见有反流性食管炎者列为反流型FD,现将这部分患者归为内镜检查阴性的胃食管反流病。

三、中医治疗

1.辨证论治

(1)肝胃不和上腹部胀满,攻撑作痛,嗳气频繁,易饱,厌食,多因情志不畅而发病。苔薄白,脉沉弦。

1)治法:疏肝理气,健脾和胃。

2)方药;柴胡疏肝散(《景岳全书》)合五磨饮子,(《医方集解》)加减。

柴胡12g,炒白芍15g,枳壳12g,川芎10g,香附12g,沉香6g,槟榔10g,木香9g(后下),炙甘草6g。

3)加减:疼痛甚者,加延胡索;苔厚腻者,加厚朴、薏苡仁;伴失眠者,加首乌藤、珍珠母;胃气上逆恶心、呕吐,加半夏、生姜、竹茹;反酸加煅瓦楞子、吴茱萸、黄连。

(2)湿浊(热)痞阻:上腹部痞满,或有烧灼样痛,反酸嘈杂,食后尤甚,厌食嗳气,口干口苦或口中黏腻。舌红,苔腻或黄腻,脉弦滑。

1)治法:理气除湿,泄热消痞。

2)方药:枳实消痞丸(《兰室秘藏》)合半夏泻心汤(《伤寒论》)加减。

半夏10g,干姜10g,黄芩10g,黄连9g,党参12g,陈皮6g,厚朴10g,枳壳10g,茯苓12g,

炙甘草 6g。

3)加减：胃烷痞满、纳呆等寒象重者，加草果、砂仁；反酸、烧心等热象明显者，加煅瓦楞子、浙贝母；肢体困重、关节酸痛者，加苍术、藿香等芳香祛湿；大便不畅者、小便淋沥不尽者，加乌药、沉香等调理下焦气机。

(3)饮食积滞：上腹部胀痛，嗳腐厌食，吞酸，或呕吐不消化食物，呕吐或矢气后痛减，或大便不爽。苔厚腻，脉滑。

1)治法：健脾和胃，理气消食。

2)方药：保和丸(《丹溪心法》)合四君子汤(《太平惠民和剂局方》)加减。

党参 15g，茯苓 15g，焦三仙(炒山楂、炒神曲、炒麦芽)各 10g，陈皮 12g，半夏 10g，炒白术 12g，连翘 12g，紫苏梗 10g，甘草 6g。

3)加减：食滞化热，口渴、舌苔黄腻者，可合越鞠丸，胃痛甚者，加川楝子、延胡索以疏肝止痛，腹胀明显加佛手、香橼皮以顺气消胀，便溏者加茯苓、白术、白扁豆以化湿导滞，食滞日久成积，脘腹胀闷结块，加鸡内金、三棱、莪术等消积散结。

(4)脾胃虚弱：上腹部隐痛，空腹益甚，食欲缺乏，脘胀不适，神疲乏力，大便溏薄，舌淡苔白，脉虚弱。

1)治法：健脾益气，和胃降逆。

2)方药：香砂六君子汤(《古今名医方论》)合小建中汤(《伤寒论》)加减。

党参 20g，白术 15g，茯苓 12g，陈皮 9g，半夏 10g，木香 9g，砂仁 6g(后下)，桂枝 12g，炒白芍 12g，炙甘草 6g。

3)加减：手足不温者，加炮姜、荜茇以温胃，苔厚腻者，加川厚朴、砂仁以化湿和中，腹痛甚者炒白芍加量，并可酌加木瓜、五味子等柔肝止痛。

(5)胃阴不足：上腹部隐隐作痛，或有烧灼感，饥而不欲食，嘈杂，口燥咽干，大便干结。舌红少津，无苔或花剥苔，脉细数。

1)治法：益胃养阴，疏肝理气。

2)方药：一贯煎《柳州医话》合百合乌药散《时方歌括》加减。

沙参 15g，麦冬 15g，当归 10g，生地黄 15g，百合 20g，乌药 10g，素馨花 10g，梅花 6g，生麦芽 20g，炙甘草 6g。

3)加减：大便干燥者，加火麻仁、柏子仁以润肠通便；反酸嘈杂者，加煅瓦楞子、浙贝母以抑酸和胃；舌红光剥者，加玄参以养阴；伴失眠者，加酸枣仁、合欢皮以养心安神。

2.其他中医药疗法

(1)中成药

1)气滞胃痛冲剂：每次 5g，每日 3 次，开水冲服；适用于本病肝胃不和引起胃部疼痛伴腹胀者。

2)四磨汤口服液：每次 20mL，每日 3 次，口服；适用于七情感伤，胸膈满闷，不思饮食者。

3)胃苏冲剂：每次 15g，每日 3 次，开水冲服；适用于功能性消化不良证属胃脘胀痛者。

4)木香顺气丸蜜丸：每次 1 丸，水丸每次 6～9g，每日 2～3 次，温开水送服；适用于脘腹胀痛、嗳气者。

5)加味逍遥丸：每次 6g，每日 2 次，口服；适用于功能性消化不良证属肝郁血虚，肝脾不和者。

6)香砂枳术丸:每次10g,每日2次,温开水送服,适用于功能性消化不良证属脾虚气滞者。

7)六味安消胶囊:每次3~6粒,每日2~3次,口服;适用于胃痛胀满,消化不良者。

8)枳实消痞丸每次6g,每日3次,口服;适用于功能性消化不良证属脾虚气滞,寒热互结者。

9)沉香化滞丸:每次6g,每日2次,口服;适用于功能性消化不良证属积滞内停者。老年体弱者减量。

10)保和丸:每次6~9g,每日2次,口服;适用于用于功能性消化不良证属食积停滞,脘腹胀满者。

11)大山楂丸:每次1~2丸(每丸9g),每日2~3次,口服;适用于功能性消化不良证属饮食停滞者。

12)健胃消食片:每次4~6片,每日3次,口服;适用于功能性消化不良证属饮食停滞者。

13)补中益气丸:每次15g,每日3次,口服;适用于脾胃虚弱引起的中气下陷证。

14)人参健脾丸:水丸每次8g,蜜丸每次2丸,每日2次,口服;适用于功能性消化不良证属脾胃虚弱者。

15)启脾丸:每次1丸(每丸3g),每日2~3次,口服;适用于脾胃虚弱致消化不良、腹胀便溏者。

16)温胃舒胶囊:每次3粒,每日2次,口服;适用于胃脘冷痛,饮食生冷,受寒痛甚者。

17)香砂六君子丸:每次6g,每日2次,温开水送服;适用于功能性消化不良证属脾胃虚寒者。

18)养胃舒颗粒:每次1~2袋,每日2次,开水冲服;适用于胃脘灼热、隐隐作痛者。

19)生脉颗粒:每次10g,每日3次,开水冲服;适用于气阴两伤,心悸气短,脉微虚汗者。

20)玉竹冲剂:每次20g,每日3次,开水冲服;适用于功能性消化不良阴虚严重者。

21)阴虚胃痛冲剂:每次1袋,每日3次,开水冲服;适用于胃阴不足引起胃脘隐隐灼痛者。

(2)针灸治疗

1)体针:肝胃不和型取足三里、中脘、内关、太冲、阳陵泉,用毫针直刺1.5寸,大幅度提插,捻转角度在180°~360°范围内,捻转频率为120~160次/min。肝郁化热型用泻法,取穴足三里、太冲、阳陵泉、外关、期门,毫针直刺1寸,施术方法同。脾胃虚寒型用补法,并加灸,取穴足三里、内关、中脘、三阴交、章门、脾俞、胃俞,毫针直刺1.5寸,轻度提插,捻转角度在180°范围内,捻转频率为60~80次/min,同时取艾条寸许置针柄固定后点燃。各型皆留针30min,每日1次,连续治疗2周。

2)耳针:取脾、胃、肝、交感、神门、皮质下。每次选2~3穴。疼痛剧烈时用强刺激;疼痛缓解时用轻刺激。隔日1次或每日1次,10天为1个疗程。亦可用王不留行子耳压,用于脾胃虚弱之胃痛效佳。

3)穴位注射:取足三里(双)、内关(双)等穴。足三里穴各用生理盐水1mL,内关穴各用维生素B10.5mL。穴位局部常规消毒后刺入,待有酸胀针感时回抽不见血,即可注入药液。隔日一次,10天为1个疗程。具有健脾和胃之功,适用脾胃虚弱之功能性消化不良。

4)穴位埋线法:取中脘、至阳、足三里,分别埋入“0”号肠线2cm。皮肤常规消毒,穴位皮下注射 2%利多卡因 0.2mL,用三棱缝合针从穴位一侧进针,另一侧出针,然后紧贴皮肤剪断线头,埋入肠线,轻揉局部,使肠线完全埋入皮下组织内,局部用 75%酒精棉球覆盖,胶布固定。3 天后自行揭除。1 周内不洗澡,每 15 天埋线 1 次,3 次为 1 个疗程。适用功能性消化不良之腹痛、腹胀、纳差。

(3)按摩推拿治疗:患者坐位,点按胃俞、脾俞、大肠俞,以振奋胃阳,补益脾气,通调脏腑。瞩患者仰卧位,掐点人中以清益神明,调和阴阳;施用揉拿手三阴法,点按内关以养心守神,宽胸和胃,施用提拿足三阳法,点按足三里、中脘,以健脾和胃,调和脾胃,共达健脾养心,调理肠胃之功。

(4)食疗

1)羊肉粥:新鲜精瘦羊肉 250g,切小块先煮烂,再合粳米同煮粥,每日食 2 次。该方能补中益气,温胃止痛。适用于老年气虚亏损,阳气不足,症见恶寒怕冷、脘腹疼痛。

2)砂仁粥:先用粳米 100g 煮粥,砂仁 5g 研末放入粥中,再稍煮即可。本方具有暖脾胃、通滞气、散热止呕之效。适用于胃痛、胀满、呕吐等症。

3)姜橘土豆汁:鲜土豆 100g,生姜 10g,榨取汁,加鲜橘汁 30mL 调匀,将杯放入热水中烫温。每日服 30mL。本方能健脾理气,温中止呕,适用于功能性消化不良的胃痛、呕吐、恶心。

4)猪肚粥:猪肚 100g,切成细丝,与大米 100g 共煮成粥,饮服。本方补脾和中,治疗脾虚食欲缺乏。

5)佛手粥:佛手 20g,煎汤去渣;粳米 100g,加水适量,煮粥。粥成后加冰糖并入佛手药汁稍煮即可。每日食 2 次。本方具有清香开胃、理气止痛之效。适用于老年胃弱所致消化不良、嗳气、胃痛者。

四、预后

功能性消化不良是一种良性胃肠道功能性疾病,经适当治疗可得到有效控制,其预后良好。

五、预防与调护

功能性消化不良是常见的消化道功能性疾病,西医治疗疗效不甚满意;中医药治疗效果良好。合理的饮食宣教、适宜的精神调护等调护措施在疾病的防治过程中起到了重要的作用。

(1)饮食宣教:饮食与 FD 患者的症状有一定的关系。通过胃电检查、核素扫描等运动功能检查发现,50%以上患者胃内活动异常,胃窦低张,胃排空延缓,致胃肠排空延迟,尤以固体食物为甚。近 1/2 患者诉说消化不良症状在进食后会明显加重,也有部分患者进食某些食物时症状加重,如《黄帝内经》所谓"饮食自倍,肠胃乃伤"。脾主升清,胃主受纳,如脾胃升降失常,则表现为饱胀、厌食、嗳气等症状。故通过调摄饮食以益胃健脾,使脾胃功能正常,是治疗 FD 的一项重要措施。在日常饮食调护过程中,应注重向患者宣传定时、定量、少食多餐为宜,从而改善由于胃动力不足、排空迟缓所造成的饱胀、胃痛等症状。要求患者进食软食、易消化食品,忌食肥甘厚味脂肪餐和韭菜、辣椒等辛辣刺激食品,避免胃酸过度分泌,从而引起反酸、烧心等症状。还可根据 FD 患者的体质制订适宜的食谱,通过食疗调理脾胃,促进患者早日康复。

(2)精神调护:越来越多的研究证明,精神心理因素在FD发病中起到重要的作用。FD患者较器质性消化道疾病患者表现出更多精神上的痛苦,对自身健康的负性评价也是本病的一个特征。实验证明,情绪激动时,胃黏膜苍白;精神紧张时,胃分泌下降,与中医理论"忧思伤脾"、"脾不运化"不谋而合。中医认为肝主疏泄,肝气对脾胃的运化有重要调节作用。肝气抑郁,脾胃升降失司,则患者出现焦虑、食欲缺乏、嗳腐吞酸等FD的症状。因此,针对性地给予患者心理治疗和护理,可明显提高疗效。首先,要建立良好的护患关系。护理人员应树立良好的形象,引导患者把压抑的情绪释放出来,不轻易打断患者的谈话,以满足患者被重视、被关心的心理需求。其次,给予适当的心理调节,严重者可给予适当抗抑郁药物。

(赵学印)

第七节 细菌性痢疾

细菌性痢疾简称菌痢,是由痢疾杆菌引起的一种常见肠道传染病。临床上以发热、腹痛、腹泻、里急后重感及黏液脓血便为主要临床表现。本病男女老幼普遍易感,但儿童及青壮年发病率较高。发病与季节有密切的关系,夏秋两季发病率最高,占全年发病率总数的46.5%~80%。本病病势轻重不一,轻者可自愈,重者可发生循环呼吸衰竭而致死亡。潜伏期多为1~2天,发病急、病程短者,为急性菌痢,临床较常见,急性菌痢如果急性期治疗不彻底,病程超过2个月以上称为慢性痢疾。

痢疾一证,《黄帝内经》始有记载,经后世医家不断实践,对本病认识日益深入,至今已形成了一套较为完善的辨证论治的理论体系。细菌性痢疾属中医学中"痢疾"、"泄泻"范畴。

一、病因病机

(一)中医学认识

痢疾多由外受湿热、疫毒之气,内伤饮食生冷,损伤脾胃与肠腑而形成,其发病多与季节有关。

1.感受时邪

本病多由感受暑湿时令之邪而发病,故常见于夏秋季节。邪毒的性质有二:一为湿热疫毒之邪,内侵胃肠,熏灼肠道/形成疫毒痢;一为时令之邪,酿生湿热,湿热郁蒸,阻滞气血,互为搏结,化为脓血,则为湿热痢。一般认为,伤及气分,则为白痢;伤及血分,则为赤痢;气血俱伤,则为赤白痢。若时邪寒湿侵于肠胃,因寒性凝结,湿性黏滞,寒湿相兼,以致气滞血涩,肠液凝滞,与肠中秽浊之物相结,亦可下泻为痢。

2.饮食内伤

饮食不节或不洁,如其人平素嗜食肥甘厚味,内酿湿热,湿热郁蒸,大肠之气机阻滞,气血凝滞,化为脓血,则成湿热痢。若其人平素恣食生冷,伤及脾胃,致中阳不足,脾虚不运,水湿内停,湿从寒化,寒湿内蕴,壅塞肠中,腑气受阻,气滞血瘀,气血与肠中秽浊之物相搏结,化为脓血,则为寒湿痢。

3.七情所伤

七情所伤重在郁怒忧虑伤及肝脾,或肝气犯脾,气滞血涩,或脾失运化,饮食难化,日久胶结,可渐成下痢赤白黏冻。

4.脾肾不足

慢性痢疾的形成与发展与脾肾关系十分密切。痢疾病久，必伤脾胃，继而及肾。湿热、疫毒之邪多耗阴血津液，终致肾阴不足之阴虚痢；寒湿痢反复发作，易伐中阳，终成命门火衰之虚寒痢。若其人脾肾素虚，又感寒湿之气或啖食生冷，使阳气更衰，而致虚寒之痢。

上述病因，虽有外感与饮食之不同，但两者可相互影响，往往内外交感而发病；邪可从口入，损伤脾胃，积滞于肠腑。本病初期多为实证，疫毒内侵，毒盛于里，熏灼肠道，耗伤气血，下痢鲜紫脓血，壮热口渴为疫毒痢。下痢日久，可由实转虚或虚实夹杂，寒热并见；疫毒热盛伤津或湿热内郁不清，日久伤阴伤气，亦有素体阴虚感邪可形成阴虚痢。如痢疾失治迁延日久，或治疗不当，收涩太早，关门留寇，酿成正虚邪恋，可发展为下痢时发时止、日久难愈的休息痢。本病发生与人体正气强弱密切相关，病位在肠腑，病变常影响到脾、胃、心、肝、肾等。发病机理为湿热、疫毒、寒湿之邪壅塞肠中，与气血相搏结，使肠道传导失司，脂络受伤，气血凝滞，腐败化为脓血而下痢赤白；浊邪壅塞肠中，传导失司，气机阻滞，腑气不通，所以腹痛、里急后重。

（二）现代医学认识

细菌性痢疾呈全年散发，以夏秋两季多见，主要原因：①气温条件适合痢疾杆菌生长繁殖。在20～30℃左右痢疾杆菌在主食及肉类食品中4h可增殖100～800倍，12h超过5万倍，在瓜果蔬菜中8～24h可增殖20～800倍。②夏秋季节苍蝇多，传播媒介多。③天热易感者喜冷饮及生食瓜果蔬菜等食品。④胃肠道防御功能降低，如大量饮水后胃酸等消化液被稀释，抵御痢疾杆菌能力下降。

1.传染源

传染源包括患者和带菌者。患者中以急性、非急性典型细菌性痢疾患者与慢性隐匿型细菌性痢疾患者为重要传染源。

2.传播途径

痢疾杆菌随患者或带菌者的粪便排出，通过污染的手、食品、水源或生活接触，或苍蝇、蟑螂等间接方式传播，最终均经口入消化道使易感者受到感染。

3.人群易感性

人群对痢疾杆菌普遍易感，学龄前儿童患病较多，与不良卫生习惯有关；成人患者则与机体抵抗力降低、接触感染机会多有关；加之患同型细菌性痢疾后无巩固免疫力，不同菌群间以及不同血清型痢疾杆菌之间无交叉免疫，故造成重复感染或再感染而反复多次发病。

二、临床表现及诊断

（一）临床表现

潜伏期一般为1～3天（数小时至7天），病前多有不洁饮食史，临床上依据其病程及病情分为急性与慢性两期以及6种临床类型。

1.急性菌痢

急性菌痢可分为三种类型。

（1）急性典型型：起病急，畏寒、发热，多为38～39℃以上，伴头昏、头痛、恶心等全身中毒症状及腹痛、腹泻，粪便开始呈稀泥糊状或稀水样，量多，继则呈黏液或黏液脓血便，量不多，每日排便十次至数十次不等，伴里急后重。左下腹压痛明显，可触及痉挛的肠索。病程约一周。少数患者可因呕吐严重，补液不及时而脱水、酸中毒、电解质紊乱，发生继发性休克。尤其原有心血管疾病的老年患者和抵抗力薄弱的幼儿，可有生命危险。极少数患者病情加重，可能转成中毒型菌痢。

(2)急性非典型型：一般不发热或有低热，腹痛轻，腹泻次数少，每日3～5次，黏液多，一般无肉眼脓血便，无里急后重。病程一般为4～5天。

(3)急性中毒型：为全身性中毒症状及痢疾症状均严重，腹泻频繁，多为血水便，甚至大便失禁。由于失水和酸中毒，常于短期内发生休克。此型多见于2～7岁健壮儿童，起病急骤，进展迅速，病情危重，病死率高。突然高热起病，有时肠道症状不明显。依其临床表现分为3种临床类型。

1)休克期(周围循环衰竭型)：较为常见的一种类型，以感染性休克为主要表现：①面色苍白，口唇或指甲发绀，上肢湿冷，皮肤呈花纹状，皮肤指压阳性(压迫皮肤后再充盈时间＞2s)；②血压下降，通常＜10.7kPa(80mmHg)，脉压差变小，＜2.7kPa(20mmHg)；③脉搏细速，心率快(＞100次/min)，小儿多达150～160次/min，心音弱；④尿少(＜30mL/h)或无尿；⑤出现意识障碍。以上5项亦为判断病情是否好转的指标。重症病例休克不易逆转，并发DIC、肺水肿等，可致外周性呼吸衰竭或多脏器功能损害与衰竭(MSOF)，而危及生命。肺水肿时X线胸片显示肺门附近点片状密度增高阴影，伴支气管纹理增粗。个别病例起病呈现急性典型表现，可于24～48h内转化为中毒型菌痢，应予以重视。

2)脑型(呼吸衰竭型)：为一种严重临床类型。早期可有剧烈头痛、频繁呕吐，典型呈喷射状呕吐，面色苍白、口唇发灰，血压可略升高，呼吸与脉搏可略减慢，伴嗜睡或烦躁等不同程度意识障碍，为颅内压增高，脑水肿早期临床表现。晚期表现为反复惊厥、血压下降、脉细速、呼吸节律不齐、深浅不匀等中枢性呼吸衰竭，瞳孔不等大，对光反射迟钝或消失，肌张力增高，腱反射亢进，可出现病理反射，意识障碍明显加深，直至昏迷。进入昏迷后一切反射消失。

3)混合型：以上两型同时或先后存在，是最为严重的一种临床类型，病死率极高(90%以上)。该型实质上包括循环系统、呼吸系统及中枢神经系统等多脏器功能损害与衰竭(MSOF)。

2. 慢性菌痢

病情迁延不愈超过2个月以上者称慢性菌痢，多与急性期治疗不及时或不彻底，细菌耐药或机体抵抗力下降有关，也常因饮食不当、受凉、过劳或精神因素等诱发。依据临床表现分为以下3型。

(1)急性发作型：此型约占5%，其主要临床表现同急性典型型菌痢，但程度轻，恢复不完全，一般是半年内有痢疾病史或复发史，或异群痢菌或其他致腹泻细菌的感染后导致急性发作。

(2)迁延型：发生率约10%，常有腹部不适或隐痛，腹胀、腹泻、黏脓血便等消化道症状时轻时重，迁延不愈，亦可腹泻与便秘交替出现，病久可有失眠、多梦、健忘等神经衰弱症状，以及乏力、消瘦、食欲下降、贫血等表现。左下腹压痛，可扪及乙状结肠，呈条索状。

(3)隐匿型：此型发生率约2%～3%，一年内有菌痢史，临床症状消失2个月以上，但粪培养可检出痢疾杆菌，乙状结肠镜检查可见肠黏膜病变。此型在流行病学上具有重要意义。

3. 并发症

(1)痢疾杆菌败血症：主要见于营养不良儿童或免疫功能低下患者的早期，临床症状重，病死率高(可达46%),及时应用有效抗生素可降低病死率。

(2)溶血尿毒综合征(HUS):此为一冲严重并发症。原因不明,可能与内毒素血症、细胞毒素、免疫复合物沉积等因素有关。常因突然出现血红蛋白尿(尿呈酱油色)而被发现,表现为进行性溶血性贫血,高氮质血症或急性肾功能衰竭,出血倾向及血小板减少等;皮质激素治疗有效。

(3)关节炎:菌痢并发关节炎较少见。主要在病程2周左右,累及大关节引起红肿和渗出。关节液培养无菌生长,而志贺菌凝集抗体可为阳性,血清抗"O"值正常,可视为一种变态反应所致,激素治疗可缓解。

4.实验室及其他检查

(1)外周血象:急性细菌性痢疾白细胞总数和中性粒细胞多增加,中毒型细菌性痢疾可达(15～30)×10^9/L以上,可见核左移。慢性细菌性痢疾常有轻度贫血象。

(2)粪便检查

①镜检:可见较多白细胞或成堆脓细胞,少量红细胞和巨噬细胞。血水便者红细胞可满视野。

②培养:检出痢疾杆菌即可确诊。应取早期、新鲜、无尿液混合、含黏脓血的粪便或肠拭子多次送检,可提高检出阳性率。

(3)快速病原学检查:近年来开展荧光抗体染色法、荧光菌球法、增菌乳胶凝集法、玻片固相抗体吸附免疫荧光技术等方法,比较简便、快速,敏感性亦较好,有利于早期诊断。

(4)乙状结肠镜检查:急性期可见肠黏膜明显充血、高度水肿、点片状出血、糜烂、溃疡,大量黏液脓性分泌物附着以及肠管痉挛等改变。慢性期的肠黏膜多呈颗粒状,血管纹理不清,呈苍白肥厚状,有时可见息肉或瘢痕等改变。

(二)诊断

细菌性痢疾多发生于夏秋季节。常见于学龄前儿童,病前一周内有不洁饮食或与患者接触史。主要临床表现如下。

1.急性典型细菌性痢疾

发热伴腹痛、腹泻、黏脓血便、里急后重、左下腹压痛等。

2.急性非典型细菌性痢疾

急性发作性腹泻,每日便次超过3次或腹泻连续2日以上,仅有稀水样或稀黏液便,伴里急后重,左下腹明显压痛;粪便镜检个高倍视野(HP),平均每个HP白细胞多于10个,或连续2次镜检,白细胞总数每个HP超过5个(不含灌肠液或肠拭子);粪便培养检出痢疾杆菌。新生儿及乳幼儿细菌性痢疾症状常不典型,多表现为消化不良样粪便,易引起肠道菌群失调。

3.急性中毒型细菌性痢疾

该型病情进展迅速,症状为高热、惊厥,于起病数小时内发生意识障碍,或伴循环、呼吸系统衰竭的临床表现。

(三)鉴别诊断

1.与腹泻相关疾病

(1)阿米巴痢疾:急性细菌性痢疾与阿米巴痢疾鉴别。

(2)沙门菌肠炎:鼠伤寒杆菌、肠炎杆菌等为其病原,其胃肠型主要临床症状同急性非典型菌痢相似,但粪便多样化,一般抗菌药物疗效差,粪便培养可分离出沙门菌,或从该病的败血症型患者血中培养出致病菌。

(3)副溶血性弧菌肠炎:此种肠炎由副溶血性弧菌(嗜盐杆菌)引起。为细菌性食物中毒中常见的一种类型。其临床特征:有进食海产品或腌渍食品史;同餐者同时或先后迅速发病;主要症状为阵发性腹部绞痛、恶心、呕吐,多无里急后重;粪便呈黏液血性、血水或洗肉水样,有特殊臭味。取患者吐泻物或可疑食物进行细菌培养有确诊价值。

(4)霍乱与副霍乱:病前一周来自疫区,或者与本病患者及其污染物有接触史。突然起病,先泻后吐,常无恶心腹痛等症状,大便呈米泔样或黄水样。重症病例可致外周循环衰竭。粪便或呕吐物中检出霍乱弧菌或爱尔托弧菌。

(5)空肠弯曲菌肠炎:该病于发达国家发病率高,甚至超过菌痢,主要临床表现与菌痢类似,尚伴咽痛、肌痛、关节痛、背痛等症状。粪便在微需氧或厌氧环境中培养可检出该菌,或者双份血清特异性抗体效价增长 4 倍以上,有诊断价值。

(6)病毒性肠炎:多由轮状病毒、Norwalk 病毒导致急性肠道感染,有其自限性,消化道症状轻,粪便镜检无特殊,电镜或免疫学方法查及病毒或病毒颗粒可确诊,双份血清特异性抗体效价 4 倍以上增长有诊断意义。此外急性菌痢应同肠套叠、耶尔森菌病、产肠毒性大肠杆菌肠炎、类志贺毗邻单胞菌腹泻、亲水单胞菌腹泻等疾病相鉴别。

2. 应与中毒性菌痢相鉴别的病症

(1)高热惊厥:此症多见婴幼儿,既往多有高热惊厥且反复发作史,常可寻找出引起高热惊厥的病因及诱发因素。一经退热处理后惊厥即随之消退。

(2)中毒性肺炎:此种肺炎病前多有受凉史,多伴感染性休克性肺炎症状与体征,胸部 X 光片提示肺部感染证据。无典型肠道感染的临床表现。粪便(包括肛拭)检查无特殊发现。

(3)流行性乙型脑炎(简称乙脑):夏秋季节发生的中毒性菌痢需同乙脑相鉴别。乙脑的中枢神经系统症状出现有个过程,其极重型亦需 2～3 天,较中毒型菌痢为晚。粪便(包括肛拭与灌肠)镜检无异常;细菌培养阴性。脑脊液检查呈病毒性脑膜炎改变;乙脑病毒特异性抗体 IgM 阳性有诊断价值。

(4)脑型疟疾:需与脑型菌痢相鉴别。来自疫区,结合发病季节,以间歇性突发性发冷、发热、出汗后退热的临床特征,血片或骨髓片中找到疟原虫可确诊。

(5)脱水性休克:主要因频繁吐泻史所致低血容量性休克。先有脱水,后发生休克。脱水一旦被纠正休克即随之纠正。

(6)重度中暑:有高温接触史。肛温超高热,皮肤灼热无汗,可伴抽搐、昏迷等神经系统症状,但无定位体征。将患者移至阴凉通风处,病情可迅速缓解。外周血象、粪便与脑脊液检查无异常。

3. 应与慢性菌痢相鉴别的病症

(1)慢性阿米巴痢疾:其鉴别要点与急性期大致相同。

(2)慢性非特异性溃疡性结肠炎:此病患者一般状况较差,症状迁延不愈,抗生素治疗无效。粪便培养多次均无致病菌。肠黏膜出血点、质脆,接触易出血。钡剂灌肠或全消化道钡透检查,肠黏膜纹消失,晚期结肠袋消失,结肠变短,管腔狭窄为其特征。

(3)肠结核:多继发于肺结核,痰抗酸染色或 24h 痰浓集法可查见结核杆菌,肠道病变多在回盲部,故右下腹压痛或扪及肿块,钡剂灌肠 X 线检查有助于诊断。

(4)直肠癌、结肠癌:多见于中老年人,并发局部感染时酷似菌痢,需依据肛门直肠指诊、肠镜及肠黏膜活检等手段确诊。

(5)肠道菌群失调：由于滥用抗菌药物或者广谱抗菌药物使用时间较长，引起菌群失调。主要为肠道杆菌减少或消失，代之金黄色葡萄球菌、真菌(主要为白色念珠菌)及某些革兰阴性菌或厌氧菌感染，表现为腹泻不愈，大便性状可因病原不同而异，以乳幼儿、年老体弱者多见。

三、中医治疗

1.辨证论治

本病可分为急性、慢性两大类。初起多为实证、热证，治宜清热，解毒，利湿为主。下痢日久，多转为虚证、寒证，治当以补虚为主。前人谓：治痢大法，始当推荡，久则温补。

(1)湿热痢：腹痛，里急后重，下痢赤白，稠黏气臭，肛门灼热，小便短赤，或发热恶寒，头痛身困。舌红，苔黄腻，脉滑数。

1)治法：清肠化湿，调气和血。

2)方药：芍药汤(《素问病机气宜保命集》)加减。

黄芩10g，黄连10g，当归10g，白芍15g，木香6g，槟榔10g，大黄6g，炙甘草10g，枳壳10g。

3)加减：初起兼有表证，症见恶寒、头痛者，加葛根、荆芥、连翘，或先用人参败毒散以疏表邪；热重下痢，赤多白少，或纯赤痢者，加白头翁、金银花、牡丹皮、马齿苋；湿重下痢，白多赤少，腹胀满者，加苍术、厚朴、陈皮以和中化湿；夹食滞者，加山楂、建曲、麦芽以消导积食。

(2)疫毒痢：发热急骤，壮热口渴饮冷，头痛烦躁，甚则昏迷痉厥，痢下脓血鲜紫相杂，腐臭难闻，腹痛剧烈，里急后重，肛门灼热下坠。舌质红绛，苔黄腻或黄燥，脉滑数。

1)治法：清热凉血，解毒清肠。

2)方药：白头翁汤(《伤寒论》)加减。

白头翁10g，秦皮10g，黄连10g，黄柏10g，苦参15g，金银花15g，生地榆18g，赤芍6g，牡丹皮10g，甘草6g，生地黄12g。

3)加减：高热神昏者，加犀角(水牛角代)，另服紫雪或至宝丹以清营凉血解毒；痉厥抽搐者，加钩藤、石决明以镇肝息风；面色苍白，四肢厥逆，汗出喘促，脉细弱者，急服参附汤以回阳救逆，不能口服时，可用鼻饲，并配合针灸等治疗；腹痛剧烈，大便不爽者，可加生大黄以荡涤热毒。本证来势急骤，病情危重，老人小孩罹患此病，昏迷、惊厥等症状常出现在下痢之前，尤为险恶，应采用综合措施进行抢救。

(3)噤口痢：下痢频急，恶心呕吐，或食入即吐，甚至水浆不入，胸脘痞闷，精神疲乏。舌质红，苔黄腻，扪之少津，脉濡数或虚数。

1)治法：清热解毒，和胃降逆。

2)方药：开噤散(《医学心悟》)加减。

石菖蒲6g，石莲子18g，黄连6g，人参(另煎兑服)10g，茯苓12g，陈仓米18g，清半夏6g，荷叶6g，大黄3g，陈皮6g。

3)加减：胃阴大伤，舌质红绛而干，脉细数者，方中去人参、陈皮加西洋参(另煎兑服)、石斛、麦冬以养阴生津；呕吐频繁或者呃逆、口噤绝粒不进者，此为胃气衰败，宜重用人参，加麦冬、石斛以扶养气阴，稍佐佩兰叶、蔷薇花露之类以芳香化浊；若呕吐剧烈而汤水难以沾唇者，亦可用本方浓煎做保留灌肠,待呕逆缓解后再行口服。

(4)寒湿痢:痢下赤白黏冻,白多赤少,或纯为白色黏液,腹痛腹胀,里急后重,头身困重,胸脘痞闷,饮食乏味,口黏不渴。舌质淡,苔白腻,脉濡缓。

1)治法:温中燥湿,散寒导滞。

2)方药:胃苓汤(《丹溪心法》)加减。

干姜10g,白术12g,苍术12g,厚朴10g,茯苓15g,木香6g,枳实10g,陈皮10g,甘草6g。

加减:寒邪较著者,方中加肉桂以散寒调气;食滞者,加炒山楂、炒麦芽、建曲以消导积滞;呕吐者,加制半夏、生姜以和胃降逆;因贪凉饮冷而致者,加草豆蔻、砂仁(后下)以温中散寒。

(5)阴虚痢:痢久迁延不愈,泻下赤白夹杂,或脓血稠黏如冻,量少难出,脐腹灼痛,里急后重,或虚坐努责,形体消瘦,心中烦热,或午后低热,体倦乏力,口渴喜冷饮。舌质红绛而干,或有裂纹,少苔,脉细数。

1)治法:养阴和营,清肠化湿。

2)方药:清化饮(《景岳全书》)加减。

麦冬12g,茯苓12g,黄芩10g,生地黄10g,石斛10g,生地榆15g,墨旱莲6g,黑山栀10g,甘草6g,白芍10g。

3)加减:虚坐努责者,加诃子肉、石榴皮以收涩固脱;痢下血多者,加丹皮炭、槐花以凉血止血;若湿热尚甚,口苦而黏,肛门灼热者,可加黄柏、秦皮以清化湿热;骨蒸潮热者可加胡黄连、鳖甲以清虚热。

(6)虚寒痢:痢久不愈,痢下稀薄,夹有白冻,或呈暗紫色,里急后重,甚或滑泻难禁,或脱肛,或虚坐努责,腹部隐痛,形寒畏冷,面黄肢厥,食少神疲,口淡不渴。舌质淡,苔薄白,脉细数。

1)治法:温补脾肾,收涩固脱。

2)方药:真人养脏汤(《证治准绳》)加减。

党参15g,白术10g,肉桂1.5g,诃子10g,罂粟壳6g,肉豆蔻(煨)6g,当归10g,白芍12g,炙甘草10g。

3)加减:虚寒较著者,加入附片(先煎)、干姜以温阳散寒;积滞未尽者,加枳壳、山楂、建曲;久痢而脾虚气陷,脱肛少气者,可改用补中益气汤以益气补中,升清举陷。由于中气下陷而虚坐努责者,可用三奇散(枳壳、黄芪、防风)益气升举,脱肛和虚坐努责者均可外用五倍子煎汤熏洗肛门。

(7)休息痢:下痢时发时止,日久难愈,发作期里急后重,大便夹有白冻或呈酱赤色。舌淡苔腻;脉濡缓或虚数。休止期倦怠,畏寒,嗜卧,纳谷不馨,食后作胀,腰腹冷痛。舌淡苔薄白,脉细弦或无力。

1)发作期治法:温中清肠,调气化滞。

①方药:发作期用连理汤(《张氏医通》)加味。

党参12g,白术15g,干姜10g,黄连6g,木香6g,地榆15g,炙甘草10g,当归10g,白芍10g。

②加减:偏于湿热者,加白头翁、马齿苋以清热燥湿;偏于寒湿者,加苍术、草果以温化寒湿;积滞较著者,加槟榔、枳壳或用《千金》温脾汤以温中导滞;寒痢错杂,久痢不已者,可将乌梅丸改为汤剂服用,以温脏散寒,化湿止痢;若痢发不已,时作时止,色如果酱者,可在服上方

的同时，选用鸦胆子仁，成人每服 15 粒，胶囊分装，饭后服用，连服 7～10 天。

2)休止期治法：调理脾胃。

①方药：休止期用香砂六君子汤(《时方歌括》)。

党参 12g，白术 10g，半夏 6g，木香 6g，茯苓 12g，陈皮 10g，砂仁 4.5g，炙甘草 6g。

②加减：偏于脾虚而便溏者，加山药、薏苡仁、白扁豆以健脾利湿；偏于肾阳虚者，加肉豆蔻、补骨脂、吴茱萸以温肾止痢；夹有肝郁乘脾者，加入白芍、防风以缓肝；中气下陷者，宜改用补中益气汤加枳壳、桔梗。

2.其他中医药疗法

(1)中成药

1)固肠止泻丸：每次 5g，每日 3 次，口服；适用于慢性菌痢久泻不止者。

2)黄连素片：每次 0.3g，每日 3～4 次，口服；适用于湿热型痢疾。

3)乌梅安胃丸：每次 9g，每日 2 次，口服；适用于中脏虚寒的休息痢。

(2)单验方

1)鲜马齿苋捣汁半杯，加蜂蜜 2 匙，空腹分 2 次服。

2)凤尾草 30～40g，加水 250mL，煎至 100mL 左右，加冰糖 5～10g，分 3 次口服。

3)柞树叶 500mg，待自然风干后，用沙锅以水浸泡，煎至 1500mL 左右。内服每次 100mL 左右，每日 3 次。或用 100mL 加少量水稀释后做保留灌肠，睡前 1 次。

4)白头翁 15g，黄柏 10g，黄连 5g，浓煎，待药温至 37℃左右时保留灌肠。

5)大蒜头，蒸熟内服，每次 1 个，每日 3～4 次。或大蒜浸出液，100～200mL，灌肠，每日 1 次。

6)用绿茶 60g，加水 700mL，煮沸 20min，将滤液浓缩至 100mL 左右，每日 4 次，每次 5～10mL。

7)田螺肉，晒干，炒焦，水煎服，每次 15g，每日 3 次。

8)马齿苋 30g，白头翁 15g，黄柏 10g，水煎取汁 300mL，分 2 次口服。

(3)针灸治疗

1)体针：赤痢：内庭、天枢、隐白、气海、照海、内关；白痢：外关、隐白、天枢、申脉；赤白痢：长强、命门；里急后重：下脘、天枢、照海；寒湿痢：阴陵泉、气海；恶心、呕吐加内关；里急后重加关元；发热加曲池。每次取穴 4～6 穴，留针 20min，实证用泻法，虚证用补法，每日 1 次，7 次为 1 个疗程。

2)耳针：取大肠、小肠、胃、直肠、神门、脾、肾。每次 3～5 穴，留针 10～20min。

3)灸法：虚寒痢可灸神阙、中脘、关元、天枢、脾俞、肾俞、命门。

(4)外治：阳和膏 1 张，加入肉桂、丁香末少许，贴脐部，可治寒湿痢。

(5)按摩：按摩疗法治疗小儿痢疾，疗效尤为明显。

1)基本治法：揉天枢 2min，拿肚角 3～5 次，揉拿止痢穴 20～25 次，按揉大肠俞 15 次。

2)辨证加减：湿热痢加清大肠 300 次，清小肠 200 次，推下七节 300 次。疫毒痢高热者，清天河水 500 次，推脊 400 次，推涌泉 40 次。寒湿痢补脾经 400 次，补大肠 200 次，揉外劳宫 30 次，摩腹 5min。休息痢补脾经 400 次，补大肠 200 次，推三关 400 次，摩中脘 8min，揉脐 5min，按揉足三里 10 次。

(6)食疗

1)山楂粥:山楂30～60g,或鲜山楂60g,粳米60g,砂糖10g。先用山楂入沙锅煎取浓汁,去渣,然后加入粳米、砂糖煮粥。适用于各种类型的痢疾。

2)陈茗粥:陈茶叶5～10g,粳米30～60g。先用茶叶煮汁,去渣,入粳米同煮为粥。适用于湿热痢。

3)豆蔻粥:肉豆蔻5～10g,生姜2片,粳米30g。先把肉豆蔻捣碎研为细末,用粳米煮粥,待煮沸后加入肉豆蔻末及生姜,同煮为粥。适用于虚寒痢。

4)槟榔粥:槟榔10～15g,粳米30～60g。先将槟榔片煎汁去渣后,加入粳米,一同煮粥。适用于实证痢疾以气滞为主者。

5)黄芪乌梅膏:黄芪、乌梅各200g,加水1000mL,煮取500mL,加红糖250g,收膏装瓶。每次服20mL,每日2次。适用于气阴两虚之久痢者。

6)莲子粥:莲子10枚,粳米30g,冰糖或砂糖10g。先将莲子洗净,用清水浸泡,文火煮沸,入粳米同煮至熟,兑入糖,顿服。适用于脾虚之泄泻及痢疾。

7)鲫鱼羹:鲫鱼1000g,大蒜2枚,胡椒6g,陈皮6g,砂仁6g,荜茇6g。将葱、酱油、盐、大蒜入鱼肚内,煎熟,加胡椒、陈皮、砂仁、荜茇、水一同做羹,五味调和令匀,空心食之。适用于慢性痢疾以虚寒为主者。

8)鸡蛋1个,白矾末少许,将鸡蛋打破,油炒,加白矾末少许,一次吃完。

9)牛奶煎荜茇:用牛奶煎荜茇,服之立瘥。

四、预后

急性菌痢一般预后良好,发病后1周出现免疫力,2周左右可痊愈。但如果误治失治,即可转为慢性细菌性痢疾,亦可因病情恶化转变为中毒性痢疾,其为细菌性痢疾中最急、最重者,往往由于抢救不力或延误治疗而危及生命。如平素正气不足,或小儿或老年人,复感毒邪更易致毒邪直扰中空,出现内闭外脱,而致死亡。慢性细菌性痢疾,一般病情缠绵,多对抗菌药物产生耐药性,久治不愈,如辨证准确,标本兼顾,加以合理的饮食调养,可以逐渐痊愈。若治疗不彻底,或不注意调摄者,也常常容易急性发作,最后病至不救,应予重视。

五、预防与调护

由于本病具有传染性,所以加强患者的护理十分重要。要对患者进行隔离,尤其对患者的排泄物、餐具、便具要严格消毒,防止交叉感染。病室要凉爽通风,空气新鲜,每次排便后开窗通气。急性期患者宜卧床休息,注意观察腹痛、下痢次数、发热及全身症状,若突发高热、昏迷、痉厥等邪陷心营的危重证候时,应采取抢救措施。本病除适当的休息及按时服药外,饮食调养更为重要。饮食宜清淡,以流质或半流质为主,忌食油腻荤腥、生冷瓜果、硬固难化及辛辣刺激的食物。勿进牛乳以免增加腹胀,可适当多食大蒜。患者可多饮开水或浓绿茶、淡盐水以补充体液,防止伤津。若病情好转可逐渐加稀粥、软面条,切忌过早增加荤腥。此外,患者若有痉挛性腹痛,可针刺止痛或腹部用热水袋热敷;若出现四肢厥冷,应注意保暖;若有里急后重,瞩患者不可过于用力;若有脱肛,则应以消毒纱布轻柔上托,使其回纳。在每次便后应用软纸轻擦肛门,并用温水洗净,保持肛门卫生。

本病的预防应注意以下几个方面:首先要注意饮食卫生,不食生冷不洁及变质食物;其次要顺应气候变化,适其寒温。此外,避免抑郁恼怒,劳逸结合,增强体质。总之,以时时保护脾胃正气,不使受邪为要。

由于本病具有传染性,所以切断传染途径是预防本病的重要内容之一。第一,要控制传染源。应早期发现、诊断、隔离及治疗患者和带菌者,急性患者尽可能住院隔离治疗,症状消失后,大便培养连续 2 次阴性方可出院。第二,要切断传播途径。注意加强环境卫生、饮食卫生和个人卫生,不吃生冷不洁食物,养成饭前便后洗手的习惯。第三,要注意保护易感人群,口服活菌苗具有一定的预防作用。

（赵学印）

第八节　慢性腹泻

腹泻主要是指粪便水分增加,通常伴有大便次数增加。正常人大便次数一般为每周 3 次至每日 3 次,每日粪便量一般少于 200g,粪便含水量为 60%～80%。当粪便稀薄(含水量超过 85%),且次数增加(如每日超过 3 次)、排粪量增加(每日粪便量超过 200g),可视为腹泻。

腹泻可分为急性和慢性两种,前者病史短于 2～3 周,最长不超过 6～8 周;后者病史至少超过 4 周,或症状反复发作,超过 6～8 周则肯定为慢性腹泻。急性腹泻常见病因为肠道感染(病毒、细菌、寄生虫)、食物中毒,属传染病范畴,一般依据流行病学资料、临床表现,结合病原学检查,诊断并不困难。部分急性腹泻可由过敏因素、全身性疾病引起。慢性腹泻病因及发病机制较复杂,能引起慢性腹泻的疾病很多,其中最常见的是肠道易激综合征,其次是炎症性肠病(主要指溃疡性结肠炎与克罗恩病)、肠结核、肠道菌群失调、小肠吸收不良综合征以及肠道肿瘤等。现代医学对慢性腹泻的治疗主要是针对病因进行。但从临床来看,有时难以明确病因诊断;而且有些疾病本身如溃疡性结肠炎、克罗恩病等病因目前尚未完全阐明,因此疗效远不能令人满意。

中医学无慢性腹泻病名,根据其临床表现,可将慢性腹泻归属于“泄泻”、“腹痛”、“痢疾”等病证范畴。

一、中医学认识

中医认为腹泻与脏腑功能失调有关,其中与脾、肝、肾三脏关系最为密切。慢性腹泻虽与脏腑功能失调有关,但与脾的关系更为密切。脾虚是本病发生发展的主要环节。脾的运化功能受损,则湿自内生,升降失常,水谷并走于下而作泄泻。慢性腹泻之病因病机大致有以下几个方面。

(一)感受外邪

感受外邪可以致泻。外邪之中,以湿邪致泻多见。脾喜燥而恶湿,外邪侵袭,可直接影响脾胃的运化功能,使脾失健运,而为泄泻。风、寒、暑、热之邪亦多夹杂湿邪而为病。

(二)饮食内伤

饮食不节,暴饮暴食,食滞胃脘而不化,或过食肥甘油腻,恣食生冷、不洁之食,或饮酒过度,以致脾失健运,水谷不化,水反为湿,谷反为滞,升降失调而发为泄泻。

(三)情志失调

肝与脾胃关系密切,肝气可疏泄脾胃气机,协助胃腑消磨水谷,又助脾气升发清阳。如脾气素虚,又因忧郁思虑或情绪激动以致肝木横逆,乘脾犯胃,脾胃运化受制而发生泄泻。

(四)脾胃虚弱

素体虚弱或久病不愈,脾胃气虚,每逢饮食不节或劳累,感受外邪后则易作泄泻。脾虚则运化不及,胃虚则少纳不化,水谷停滞,清浊不分,混杂而下,而为泄泻。

(五)脾肾阳虚

如年老久病,或泄泻日久,脾阳不振,日久脾病及肾,命门火衰,肾阳虚不能助脾胃运化水湿,腐熟水谷,则清浊不分,水入肠间而泄泻。此外,肾司开阖,开窍于二阴,又为胃之关,关门不固亦致泄泻。

二、诊断

(一)临床表现

1.症状

慢性腹泻以大便次数增多,粪质清稀或如水样,甚至带黏冻、脓血为主症,并可见腹痛肠鸣、食少、腹胀等胃肠道症状和发热、口渴、体乏无力、消瘦等全身症状。

2.体征

慢性腹泻的体征因原发病的不同而不同,但大多数有腹部压痛。小肠病变引起的腹泻压痛点一般在脐周,结肠病变引起的腹泻压痛部位常在两侧或左下腹。部分患者可触及腹部肿块,长期腹泻可有明显消瘦。

3.实验室及其他检查

(1)粪便检查:对腹泻的诊断非常重要,为实验室的常规检查,一些腹泻经粪便检查就能作出病因诊断。常可检查出大便潜血阳性、涂片找到脓细胞、寄生虫及虫卵、脂肪滴等。必要时可作大便培养细菌等。

(2)小肠吸收功能试验

①粪脂测定:粪涂片苏丹Ⅲ染色观察脂肪滴作为初筛检查。脂肪平衡试验平均24h粪脂量大于6g或脂肪吸收率小于90%时,提示脂肪吸收不良。

②糖类吸收试验

a.右旋木糖吸收试验:禁食一夜后空腹排去尿液,口服5g右旋木糖,鼓励患者多饮水,以保持尿量。收集5h全部尿液,测定其中右旋木糖。正常时5h尿中右旋木糖排出量应大于或等于1.2g。该实验结果阳性反映空肠疾患或小肠细菌过度生长引起的吸收不良。该实验的敏感性为91%,特异性为98%。

b. H_2 呼气试验:患者禁食一夜后,口服20%葡萄糖溶液50mL(10g葡萄糖),然后用气相色谱仪测定禁食时、30min时、60min时、120min时和180min时呼气中的氢气浓度。若任一时段的氢气浓度比禁食时明显增加,则说明该糖吸收不良。该方法最常用来检测乳糖吸收不良,也可用于少见的蔗糖吸收不良或葡萄糖和半乳糖转运缺陷。

(3)维生素 B_{12} 吸收试验(Schilling试验):口服小剂量 ^{58}Co 或 ^{57}Co 标记的维生素 B_{12},同时肌内注射维生素 B_{12} 1mg,使肝内库存饱和。收集24h尿,测定尿内放射性含量。正常人24h尿中排出放射性维生素 B_{12} 大于8%~10%。回肠末端吸收功能不良,或回肠末端切除后,所测排出量小于8%。

(4)胆盐吸收试验:在广泛回肠病变、回肠切除或旁路时,内源性导泻物质胆盐重吸收发生障碍,使进入结肠的胆盐增多,刺激结肠分泌增加,导致分泌性腹泻。放射性的牛黄胆酸类似物不受肠内细菌分解，正常人 24h 存留口服量的 80%，72h 存留口服量的 50%，7 天存留口服量的 19%。用$^{75}Se^{-}$牛黄胆酸潴留(75SeHCAT)试验，可了解有无回肠病变所致胆盐吸收障碍。

(5)小肠黏膜活检：有助于胶原性乳糜泻、热带性乳糜泻、某些寄生虫感染、克罗恩病、小肠淋巴瘤等的诊断。

(6)X 线检查：包括腹部平片、钡餐、钡剂灌肠、CT 以及选择性血管造影，有助于观察胃肠道黏膜的形态、胃肠道肿瘤、胃肠动力等。新近的、尚未普及的螺旋 CT 仿真内窥镜，提高了肠道病变的检出率和准确性。

(7)内镜检查：结肠镜检查和活检对于结肠的肿瘤、炎症等病变具有重要诊断价值。小肠镜可观察十二指肠和空肠近端病变，并可取活检及吸取空肠液做培养。胆胰管造影(ERCP)有助于胆、胰疾病的诊断。近年问世的胶囊内镜提高了小肠病变的检出率。

此外 B 超探查对于了解有无肝胆胰疾病引起的慢性腹泻具有较高价值。

(二)鉴别诊断

1. 小肠性腹泻

(1)腹痛：脐周。

(2)粪便：量常多，质烂或稀薄，可含脂肪，黏液少，臭。

(3)大便次数：每日 2～10 次。

(4)里急后重：无。

(5)体重减轻：常见。

2. 结肠性腹泻

(1)腹痛：下腹部或左下腹。

(2)粪便：量少，肉眼可见脓、血，有黏液。

(3)大便次数：次数可以更多。

(4)里急后重：可有。

(5)体重减轻：少见。

三、辨证论治

(一)脾虚湿盛

大便溏薄，每因饮食不慎而发作，身重体倦，腹胀肠鸣，少食纳呆。舌淡红，苔白腻，脉沉。

1. 治法：健脾益气，运中止泻。

2. 方药：资生丸(《兰台轨范》)加减。

党参 18g，苍术 10g，白术 10g，茯苓 15g，白扁豆 15g，陈皮 6g，山药 15g，桔梗 6g，莲子肉 10g，藿香 6g，芡实 15g，白豆蔻 3g，黄连 3g，焦山楂 12g，薏苡仁 15g，炙甘草 10g。

3. 加减：脘腹胀痛，嗳气者去炙甘草，加乌药、木香以理气温中；湿蕴化热，舌苔黄腻者加连翘、厚朴、马齿苋以清热燥湿；形寒肢冷，脉沉迟，腹部冷痛，为脾阳不振，于方中加炮姜、草豆蔻以温运脾阳；气短少力，大便滑脱不禁，甚则肛门下坠或脱肛者，加黄芪、升麻、羌活、石榴皮等以升阳散湿、益气固脱。

(二)肝脾失调

平素胸胁满闷，抑郁寡欢，常因情绪变动而致泻，腹痛即泻，泻后仍有腹痛，伴肠鸣矢气，嗳气纳差。舌淡红，苔薄白，脉弦。

1. 治法：抑肝扶脾，缓急止泻。

2. 方药：痛泻要方（《丹溪心法》）加减。

陈皮 10g，白芍 15g，防风 6g，白术 15g，枳壳 10g，乌药 10g，木瓜 12g，薏苡仁 30g，白扁豆 15g，炙甘草 10g。

3. 加减：胃中吞酸嘈杂者加黄连、吴茱萸以泻肝和胃；素日脾虚，疲乏，脘闷，纳差，加党参、茯苓、山药以健脾止泻；胸胁胀满甚者加柴胡、香附、青皮以增强疏肝之力；大便溏薄如水样加茯苓、车前子渗湿利水；不思饮食加谷麦芽；舌苔黄，口干口苦，泻下垢腻加黄连、地锦草以清热厚肠；泄泻日久不愈，脘腹胀痛，便下不爽，口干，心烦，疲乏少力，容易感冒，舌体胖大，苔白或黄者为寒热错杂，可改用乌梅丸以攻补兼施，调和肝脾。

（三）脾肾阳虚

泄泻日久不愈，黎明即泻，大便清稀，或完谷不化，腹痛肠鸣，腹部发凉，喜暖喜按，畏寒肢冷，腰膝酸困。舌质胖大色淡，苔白，脉沉细。

1. 治法：温补脾肾，固肠止泻。

2. 方药：胃关煎（《景岳全书》）加减。

熟地黄 15g，山药 30g，白扁豆 15g，炮姜 10g，吴茱萸 6g，白术 15g，益智 10g，制附子（先煎）6g，茯苓 15g，炙甘草 10g。

3. 加减：晨泄明显者合用四神丸以加强温肾之力。久泻不止，加赤石脂、禹余粮、诃子肉以涩肠固泻；伴有心烦口干，减附子、炮姜、吴茱萸等温药量，加黄连、黄柏调和寒热。

（四）脾胃虚弱

大便时溏，迁延反复，完谷不化，饮食减少，食后脘闷不舒，稍进油腻食物，则大便次数明显增多，面色萎黄，神疲倦怠。舌淡苔白，脉细弱。

1. 治法：健脾和胃，温中散寒。

2. 方药：参苓白术散（《太平惠民和剂局方》）加减。

党参 15g，白术 15g，茯苓 15g，山药 15g，薏苡仁 15g，莲子 15g，桔梗 6g，砂仁（后下）9g，炙甘草 6g。

3. 加减：兼有食滞者，加山楂、神曲、鸡内金，以消食导滞；脾阳不振者，加制附子（先煎）、肉桂，以温肾助阳；中气下陷者，加升麻，并重用黄芪以补气升提，或直接用补中益气汤；若脾阳虚甚，阴寒内盛，亦可用附子理中汤以温中散寒。

（赵学印）

第九节　胃癌

胃癌是指原发于胃内黏膜上皮组织的恶性肿瘤，即胃腺癌；不包括原发于胃内的各种肉瘤及发生于胃外侵犯或转移来的各种肿瘤。胃癌的发病率在世界范围内差异很大，在我国为恶性肿瘤的首位，每年约有 17 万人死于胃癌，死亡率占恶性肿瘤死亡人数的 1/4，且每年还有 2 万以上新病例产生，严重威胁着人民身体健康。胃癌可发生于任何年龄，但以 40～60 岁多见，男女之比为 2∶1。胃癌可发生于胃的任何部位，但多见于幽门区和胃窦部，尤其是胃小弯侧。根据癌组织浸润深度分为早期胃癌和进展期胃癌（中、晚期胃癌）。本病发病一般较缓，患者早期可无任何症状，或以胃脘疼痛、嗳气作胀、胃纳不佳、大便色黑等为首发症状。

根据临床表现，胃癌当归属中医学“反胃”、“噎膈”、“癥瘕”、“积聚”、“胃脘痛”、“呕血”、“便血”等病证范畴。

一、中医学认识

祖国医学对于胃癌早已有了较全面的认识，不但对胃癌的症状、预后作了精辟的论述，并且还提出了治疗方法。根据患者的起病经过及临床表现，可知本病的发生与正气虚损和邪毒入侵有比较密切的关系。具体包括以下几个方面。

（一）饮食失常

如烟酒过度或恣食辛香燥热、熏制、腌制、油煎之品，或霉变、不洁之食物等，使脾失健运，不能运化水谷精微，气滞津停，酿湿生痰；或过食生冷，伤败脾胃之阳气，不能温化水饮，则水湿内生。

（二）情志失调

忧思恼怒，情志不遂而使肝失疏泄，肝气郁结。肝气横逆犯胃，则胃失和降，胃之受纳与腐熟水谷功能失常，则见朝食暮吐，暮食朝吐。

（三）正气内虚

如有胃痛、痞满等病症者，久治未愈，正气亏虚，痰瘀互结而致本病。或因年老体虚及其他疾病久治不愈，正气不足，脾胃虚弱，复因饮食失常、情志失调等因素，使痰瘀互结为患，而致本病。

本病病位在胃，但与肝、脾、肾等脏关系密切，因三脏之经脉均循行于胃，胃与脾相表里，脾为胃行其津液，若脾失健运则酿湿生痰，阻于胃腑；胃气以降为顺，以通为用，其和降有赖于肝气之条达，肝失条达则胃失和降，气机郁滞，进而可以发展为气滞血瘀，日久形成积块；中焦脾胃有赖肾之元阴、元阳的濡养、温煦，若肾阴不足，失于濡养，胃阴不足，胃失濡润可发为胃癌，或肾阳不足，脾胃失于温煦，虚寒内生，阳气不足无以化气行水，则气滞、痰阻、瘀血变证丛生。初期痰气交阻、痰湿凝滞为患，以标实为主；久病则本虚标实，本虚以胃阴亏虚、脾胃虚寒和气血两虚为主，标实则以痰瘀互结多见。

二、现代医学认识

胃癌病因尚未完全阐明，根据流行病学及病因学的调查研究认为与下列因素有关。

（一）外因

胃癌病与环境因素有关，其中包括食物、土壤、水源等。

1. 食物

胃癌发生与食物的制作、食用方式及其组成成分有关。如某些食物加工储藏、烹饪不当时可产生致癌物质，其中较为肯定的是亚硝胺类化合物。在自然界和食物中该类化合物的前身 - 二级胺及硝酸盐分布很广，在高酸（pH 值 1～3）时可形成大量亚硝胺或低酸时胃内硝酸盐还原菌大量繁殖，使食物中硝酸盐形成亚硝胺，可诱发胃癌。高盐及腌制食品可破坏胃黏膜屏障，利于致癌物质直接作用胃黏膜。

2. 土壤、水源

土壤、水源中的有机物或微量元素缺乏或过多与胃癌发生可能有一定关系，如泥炭土壤、煤矿或石棉矿区居民胃癌发生率高于沙地或黏土地带居民。少数报道胃癌患者血清锌含量降低，铜含量增高，表明某些微量元素可能参与胃癌的发生。

3. 吸烟

有资料表明，吸烟者胃癌发生率明显高于不吸烟者，吸烟者胃液内含有 SCN－N－亚硝基反应的强催化剂。

（二）内因

据统计，胃癌患者家族中的发病率比对照组高 4 倍，表明胃癌的发生与遗传因素有关。

（三）癌前期变化

某些具有较强恶变倾向的病变，如不予以积极治疗，有可能发展为胃癌。癌前期变化包括癌前期状态与癌前期病变。

1. 胃的癌前期状态

（1）慢性萎缩性胃炎：慢性萎缩性胃炎与胃癌的发生率呈显著的正相关。

（2）恶性贫血：恶性贫血患者中 10％发生胃癌，胃癌的发生率为正常人群的 5～10 倍。

（3）胃息肉：腺瘤型或绒毛型息肉虽然占胃息肉中的比例不高，癌变率却为 15％～40％，直径大于 2cm 者癌变率更高，增生性息肉多见，而癌变率仅 1％。

（4）残胃：胃良性病变手术后残胃发生的癌瘤称残胃癌，胃手术后尤其在术后 10 年开始，残胃癌发生率显著上升。

（5）良性胃溃疡：胃溃疡本身并不是一个癌前期状态，而溃疡边缘的黏膜则容易发生肠上皮化生与恶变。

（6）巨大胃黏膜皱襞症：血清蛋白经巨大胃黏膜皱襞漏失，临床上有低蛋白血症与水肿，约 10％可癌变。

2. 胃的癌前期病变

（1）异形增生与间变：前者亦称不典型增生，是由慢性炎症引起的可逆的病理细胞增生，少数情况可发生癌变，胃间变则癌变机会多。

（2）肠化生：有小肠型与大肠型两种，小肠型（完全型）具有小肠黏膜的特征，分化较好，大肠型（不完全型）与大肠黏膜相似，又可分为 2 个亚型：Ⅱa 型能分泌非硫酸化黏蛋白；Ⅱb 型能分泌硫酸化黏蛋白，Ⅱb 型与胃癌发生关系密切。

三、临床表现

（一）症状

起病多隐匿。早期胃癌 70％以上可毫无症状，或只有轻微之上腹不适、纳差、疲倦等，局部可无体征，常误诊为慢性胃炎，直至癌肿发展至中晚期，方相继出现下述表现。

1. 全身症状

因肿瘤细胞增殖而发生的能量消耗与代谢障碍，导致抵抗力低下、营养不良、维生素缺乏等，表现为乏力、食欲缺乏、恶心、消瘦、贫血、水肿、发热、便秘、皮肤干燥和毛发脱落等。

2. 上腹痛、出血

胃黏膜溃烂而引起上腹部疼痛、消化道出血、穿孔，胃癌疼痛常为咬啮性，与进食无明确关系或进食后加重。部分类似消化性溃疡的疼痛，进食或抗酸药可缓解，这种情况可维持较长时间，以后疼痛逐渐加重而持续。癌肿出血时表现为大便潜血试验阳性、呕血或黑便，5％

患者出现大出血，甚至有因出血或胃穿孔等急腹症而首次就医者。

3. 上腹饱胀

胃癌的机械性作用引起的症状，如由于胃充盈不良而引起的饱胀感、沉重感，以及无味、厌食、疼痛、恶心、呕吐等。胃癌位于贲门附近可侵犯食管，引起呃逆、吞咽困难，位于幽门附近可引起幽门梗阻。

4. 肿瘤扩散转移引起的症状

如腹水、肝大、黄疸及肺、脑、心、前列腺、卵巢、骨髓等的转移而引起相应症状。

（二）体征

1. 上腹压痛及包块

早期胃癌可无任何体征，中晚期癌的体征中以上腹压痛最为常见。1/3 患者可扪及上腹部包块，质坚而不规则，可有压痛。能否发现腹块，与肿瘤的部位、大小及患者腹壁厚度有关。胃窦部癌可扪及腹块者较多。

2. 肿瘤转移体征

胃癌晚期或转移而产生的体征有肿大、质坚、表面不规则的肝脏，黄疸，腹水，左锁骨上与左腋下淋巴结肿大。男性患者直肠指诊时于前列腺上部可扪及坚硬肿块，女性患者阴道检查时可扪及肿大的卵巢。其他少见的体征尚有皮肤、腹白线处结节、腹股沟淋巴结肿大，晚期可发热，多呈恶病质。此外，胃癌的癌旁综合征包括血栓性静脉炎、黑棘病和皮肌炎，可有相应的体征。

（三）并发症

1. 胃穿孔

慢性穿孔在胃癌中多有发生，但常被综合病情所掩盖，经保守治疗多能缓解。急性穿孔表现为突然上腹部剧痛，呕吐，局部压痛、肌紧张、反跳痛，肝浊音界缩小或消失，X 线检查膈下有游离气体等。继而出现弥散性腹膜炎、麻痹性肠梗阻等。

2. 梗阻

贲门梗阻常表现为食入不久即吐，胸骨后不适；幽门梗阻临床表现为胃排空延迟，上腹疼痛，胀满不适，餐后加重，伴有胃蠕动波、震水音，后期无蠕动波但可见扩大的胃型轮廓，往往有大量呕吐，吐后上述症状可以减轻或缓解，呕吐物常为隔夜宿食，味酸臭。

（四）实验室及其他检查

1. 血液检查

常有不同程度的贫血，红细胞沉降率增快。

2. 大便潜血检查

多持续阳性。

3. 胃液检查

胃液可混有血液或呈咖啡色样沉渣，约半数胃癌患者胃酸缺乏，基础胃酸中乳酸含量可超过正常（100μg/mL），胃酸低下的程度常与胃癌的大小和部位有关，胃癌体积越大，低酸或无酸倾向愈大。浸润型癌及胃底贲门部癌胃酸低下程度较幽门部癌为甚。

4. X 线钡餐检查

为重要的诊断方法之一，可以观察胃轮廓的变化、蠕动障碍、黏膜形状及胃排空时间等，气钡双重造影和多角度摄影可提高其阳性率。早期胃癌 X 线征较难发现，可表现为局部黏膜僵直或呈毛刷状。中晚期胃癌钡餐阳性率可达90%，其X线征象有：肿块型胃癌主要为突向腔内的不规则充盈缺损；溃疡型胃癌主要表现为位于胃轮廓内的龛影，边缘不整齐，有时呈半月形，周围黏膜皱襞有中断的现象，蠕动消失的范围较广；浸润型胃癌主要表现为胃壁僵硬，蠕动消失，胃腔缩窄、黏膜皱襞消失，钡剂排出极快。如整个胃受累则呈"皮革胃"。采用气钡双重造影后，对早期胃癌的检出率明显提高，可以发现病变大小仅1～2cm黏膜内癌。

5.纤维胃镜检查

是早期诊断的有效方法，活检结合细胞学检查可提高胃癌的诊断率。

6.内镜下直视活检及细胞学检查

(1)活组织检查：活检是确诊胃癌的必要手段，依靠活检明确病理类型，早期胃癌胃镜结合活检确诊率可达95%，进展期胃癌可达90%。为提高活检阳性率，活检时应注意：a.选择恰当的取材部位；b.首块活检应对准主要部位；c.选择合适的取材角度和方法；d.取材数目应以4～6块为宜，分散在病灶各处。

(2)细胞学检查：胃镜直视下做细胞学检查可与活检结果互相验证，收取细胞在活检后进行，活检完毕后将细胞刷从内镜活检钳道内插入，在病灶处反复摩擦或转动，然后将刷子退至活检孔下口处一起退镜，涂片2张送检。也可采用吸引冲洗法收集细胞。

7.胃癌的超声波检查

近年水充盈显像法及胃超声显像液得到普及应用，超声波对胃癌的诊断研究已受到临床的高度重视。本方法不仅可以显示肿瘤的大小、形态、内部结构、生长方式、癌变范围等，同时还可以显示肿瘤在壁内浸润的深度及向壁外浸润、转移状况，弥补了X线及内窥镜的不足。而且广泛用于胃癌保守治疗的疗效观察、胃癌手术后复发、转移的评价方面。

8.生物学与生物化学检查

包括癌的免疫学反应、体内特殊化学成分的测定及酶反应等，如血清胃蛋白酶原Ⅰ及胃蛋白酶原Ⅰ/Ⅱ之比；CEA、CA19－9、CA125等癌胚抗原及单克隆抗体的检测等，但这些检查假阳性与假阴性均较高，特异性不强。

四、诊断

1.病史

30岁以上患者，有胃痛或上腹部胀满史1年以上，近期疼痛加重，疼痛节律改变，上腹轻压痛者，应警惕胃癌的发生。

2.症状

虽无胃病史，但出现原因不明的消瘦、黑便，伴有食欲缺乏、乏力、血红蛋白降低或多次出血兼见顽固性胃痛，多为胃癌的表现。

3.体征

有胃痛史，且体检发现有肺、肝转移灶，锁骨上淋巴结肿大，或经肠诊检查直肠前壁摸到肿块时，多可确诊。

4.胃液分析

胃酸低下，注射组胺后胃液中仍无游离酸时，胃癌可能性大，若胃液脱落细胞学检查已发现有癌细胞即可确诊。

5.粪便检查

如大便潜血检查，在严格控制饮食(如受试者禁肉食3天)条件下，大便潜血持续阳性，有一定参考价值。

6. X线钡餐检查

胃中溃疡大于2.5cm，龛影形状不规则，边缘不整齐，附近胃壁僵直，蠕动消失，溃疡周围黏膜皱襞粗乱或消失；或有突入胃腔内的充盈缺损，边缘不规则，黏膜破坏或中断，经多次观察其形态不变；或有弥散性环状狭窄，胃壁僵硬，无蠕动波，整个胃缩小等。以上可分别考虑为溃疡型、肿块型、弥漫型胃癌。

7. 纤维内窥镜检查

可见肿瘤、巨大不规则溃疡等。

8. 脱落细胞学检查

找到典型的癌细胞。

9. 组织活检

内镜活检或手术标本病理检查以明确胃癌的病理分型。

五、鉴别诊断

(一)胃癌与胃良性疾患的鉴别

1. 胃溃疡

由于胃癌无特征性的症状和体征。临床表现酷似胃溃疡，特别是青年人胃癌常被误诊为胃溃疡或慢性胃炎，故须仔细鉴别。胃溃疡的某些典型X线表现可作为诊断依据，如龛影一般突出于腔外、直径在2cm以内、其口部光滑整齐、周围黏膜<呈辐射状、胃壁柔软可扩张等；而进展期溃疡型癌的龛影较大，且位于腔内，常伴有指压痕及裂隙破坏，局部胃壁僵硬，胃腔扩张性差等。但某些胼胝性溃疡易与溃疡型癌相混淆，这需要进一步做胃镜活检予以鉴别。

2. 胃息肉(胃腺瘤或腺瘤性息肉)

来源于胃黏膜上皮的良性肿瘤可发生于任何年龄，但以60～70岁多见。较小的腺瘤可无任何症状，较大者可引起上腹部饱胀不适、隐痛、恶心。腺瘤表面黏膜又可糜烂、出血而引起黑便，临床表现可酷似胃癌。X线钡餐检查显示为直径1cm左右、边界完整的圆形充盈缺损，带蒂腺瘤推压时可移动部位。胃腺瘤常与隆起型早期胃癌相混淆，宜胃镜活检予以确诊。

3. 胃平滑肌瘤

可发生于任何年龄，多见于50岁以下。其瘤体多单发，2～4cm大小，好发于胃窦及胃体部，呈圆形或椭圆形，患者常有上腹饱胀不适、隐痛或胀痛，当肿瘤增大供血不足而形成溃疡时亦可出现间歇性呕血或黑便，约有2%可恶变成平滑肌肉瘤。胃镜检查可与胃癌相区别，但难以决定属平滑肌瘤还是平滑肌肉瘤。

(二)胃癌与其他胃部恶性肿瘤的鉴别

1. 原发性恶性淋巴瘤

多见于青壮年，好发于胃窦、幽门前区及胃小弯。病变源于黏膜下层的淋巴组织可向周围扩展而累及胃壁全层，病灶部浆膜或黏膜常完整。当病灶浸润黏膜40%～80%时，发生大小不等、深浅不一的溃疡。临床表现有上腹部饱胀、疼痛、恶心、呕吐、黑便、胃纳减退、消瘦、乏力、贫血等非特异性症状，乙醇常可诱发胃淋巴瘤患者腹痛的发生，少许患者伴有全身皮肤瘙痒症。X线钡餐检查病灶的表现率可达93%～100%，但能确诊为胃淋巴肉瘤者仅10%左右。具特征性的改变为弥散性胃黏膜皱襞不规则增厚，有不规则地图形多发性溃疡，溃疡边缘黏膜隆起增厚形成大皱襞；单发或多发的圆形充盈缺损。

2. 胃平滑肌肉瘤

多见于老年，好发于胃底、胃体。瘤体一般较大，常在10cm以上，呈球形或半球形，由于瘤体巨大其中央部常因血供不足而形成溃疡。临床表现主要为上腹部疼痛、不适、恶心、呕吐、胃纳减少、消瘦、发热、上消化道出血，由于多数患者的瘤体巨大而在腹部可扪及肿物，局部有压痛。X线钡餐检查可见黏膜下型胃平滑肌肉瘤于胃腔内可见边缘整齐的球形充盈缺损，其中央常有典型的“脐样”龛影；浆膜下型者则仅见胃壁受压及推移征象；胃底平滑肌肉瘤在胃泡内空气的对比下，可见半弧形状组织块影。胃镜检查时黏膜下型平滑肌肉瘤的表面黏膜呈半透明状，其周围黏膜可见“桥形”皱襞；肿瘤向胃壁浸润时，其边界不清，可见溃疡及粗大之黏膜皱襞，胃壁僵硬，一般与胃癌不难鉴别。

六、中医治疗

（一）辨证论治

1. 肝胃不和

胃脘胀闷疼痛，窜及两胁，或可触及肿块，情绪抑郁，疼痛与情绪相关，嗳气、吞酸、呃逆，不欲食。舌淡红或红，苔薄白或薄黄，脉弦。

（1）治法：疏肝和胃，抗癌止痛。

（2）方药：逍遥散（《太平惠民和剂局方》）合旋覆代赭汤（《伤寒论》）加减。

柴胡10g，炒白芍15g，当归10g，炒白术12g，茯苓15g，旋覆花（包煎）12g，赭石（先煎）25g，党参15g，法半夏12g，半边莲15g，白花蛇舌草15g，生姜10g，甘草6g。

（3）加减：若胀重可加乌药、陈皮助理气消胀之功；若痛甚者，可加青皮、木香理气止痛；若嘈杂反酸重者，可加左金丸（吴茱萸、黄连）以清泻胃火、降逆止呕；若心情抑郁，睡眠不佳者，可加郁金、合欢皮解郁安神。

2. 痰湿凝结

脘腹痞闷胀痛，恶心欲呕或呕吐痰涎，不欲食，或进食不畅，甚至反食夹有多量黏液，口淡不欲饮，头晕身重，便溏，面黄虚肿。舌淡苔白腻或白滑，脉滑或缓或细缓。

（1）治法：化痰散结，和胃抗癌。

（2）方药：开郁二陈汤（《万氏女科》）加减。

陈皮12g，茯苓15g，苍术10g，香附12g，法半夏12g，青皮9g，槟榔10g，木香（后下）9g，山慈菇12g，莪术12g，甘草10g。

（3）加减：呕吐严重者，加生姜、旋覆花降气消痰止呕；乏力、纳差，可减青皮、槟榔等开破之药，加党参、白术等顾护脾胃，扶正祛邪；日久化热，痰热互结者，可合小陷胸汤治疗。

3. 瘀阻胃络

胃脘刺痛或如刀割，痛有定处，痛处拒按，可及肿块质硬，呕血，黑便，口唇爪甲紫暗，面色黧黑。舌紫暗或见瘀斑、瘀点，脉细涩或涩。

（1）治法：活血化瘀，抗癌止痛。

（2）方药：膈下逐瘀汤（《医林改错》）加减。

炒五灵脂12g，当归10g，川芎9g，桃仁9g，牡丹皮10g，赤芍15g，延胡索20g，香附15g，莪术12g,枳壳10g,甘草10g。

(3)加减:凡血络受伤,症见呕血、便血,无论舌脉如何,均宜加仙鹤草、侧柏炭、血余炭,另外可加服单味大黄粉,每次3g,每日3次以止血,直到大便潜血阴性为止;日久化热,热瘀互结生毒,症见胃脘灼痛,舌红苔黄,可加大黄、龙葵、白花蛇舌草、半枝莲等清热解毒散结。

4.湿热瘀毒

胃脘刺痛,痛处固定,灼热反胃,食后痛重,脘腹拒按,心下痞块,呕血黑便,肌肤甲错,或食入即吐。舌质暗紫或有瘀斑,苔黄腻,脉弦滑或弦数。

(1)治法:清热化湿,解毒祛瘀。

(2)方药:失笑散(《苏沈良方》)合甘露消毒丹(《医效秘传》)加减。

五灵脂(包煎)10g,生蒲黄(包煎)10g,茵陈15g,黄芩10g,石菖蒲12g,川贝母10g,藿香(后下)12g,射干10g,连翘12g,七叶一枝花10g,甘草6g。

加减:热重于湿者,加重黄芩、连翘用量;湿重于热者,加重藿香用量,并可加羌活、苍术加强化湿之力;小便不利者,加用土茯苓、猪苓、薏苡仁清热利湿解毒;面色晦暗,痛处固定不移,肌肤甲错者可加土鳖虫、九香虫、水蛭等活血散结止痛。

5.脾胃虚寒

胃脘隐痛,喜按就温,或朝食暮吐,暮食朝吐,面色苍白,肢冷神疲,便溏水肿。舌淡而胖,苔白滑润,脉沉缓。

(1)治法:温中散寒,健脾抗癌。

(2)方药:附子理中汤(《三因极一病证方论》)合香砂六君子汤(《古今名医方论》)加减。

炮附子(先煎)12g,干姜10g,红人参(另煎兑入)10g,砂仁(后下)6g,木香(后下)9g,炒白术(后下)12g,姜半夏12g,薏苡仁25g,刺猬皮15g,炙甘草10g。

(3)加减:若泛吐清水、手足不温较重者,可加丁香、吴茱萸等温阳散寒化饮止呕;若纳呆食少,神疲乏力,可加焦三仙、鸡内金和胃消积;若腹泻,完谷不化,小便清长,可加补骨脂、肉豆蔻温肾补脾止泻。

6.气血两虚

胃癌晚期,除可见胃脘疼痛、肿块坚硬、恶心呕吐等症外,尚可见严重消瘦、神疲倦怠、肌肤枯燥甲错以及大量呕血、便血,甚至腹水等症。

(1)治法:补益气血,扶正抗癌。

(2)方药:以十全大补汤(《太平惠民和剂局方》)加减。

红人参(另煎兑入)10g,炙黄芪25g,肉桂5g,熟地黄12g,茯苓15g,白术12g,当归10g,白芍12g,干蟾皮12g,炙甘草10g。

(3)加减:若阴虚,可加女贞子、山茱萸、枸杞子。若肿块石硬拒按或有结节、呕血、便血,肌肤甲错、舌暗、脉沉涩而细者,可加五灵脂、三七粉、水蛭、延胡索以逐瘀通络,活血止痛。若有腹水、可加猪苓、大腹皮、商陆、车前子以利尿逐水。

(二)其他中医药疗法

1.中成药

(1)四海舒郁丸:共研细末,每服9g,每日3次,酒或凉开水送下;适用于胃癌证属肝胃不和,气滞痰凝者。

(2)小金丹:每次1.5~3g,每日2次,口服;适用手胃癌证属痰湿凝结者。

(3)鳖甲煎丸:蜜丸每次 2 丸,水丸每次 3g,每日 2～3 次,温开水送服;适用于胃癌证属痰瘀凝滞兼虚者。

(4)大黄䗪虫丸:大蜜丸每次 1～2 丸,小蜜丸每次 3～6g,水丸每次 3g,每日 2～3 次,口服;适用于胃癌证属瘀阻胃络者。

(5)片仔癀:每次 0.6g,每日 2～3 次,口服;适用于胃癌证属瘀毒凝结者。

(6)西黄丸:每次 3g,每日 2 次,口服;适用于胃癌证属瘀毒凝结者。

(7)甘露消毒丸:每次 6～9g,每日 2 次,口服;适用于胃癌证属湿热瘀毒者。

(8)十全大补膏:每次 10～15g,每日 2 次,温开水冲服;适用于胃癌证属气血两虚者。

2. 胃癌常用抗癌中草药

在辨证论治基础上根据出现不同症状加用抗癌中草药,可加强抗癌效果。

(1)清热解毒类:白花蛇舌草、半枝莲、天葵子、土茯苓、香橼、藤梨根、白屈菜、喜树叶(果)、核桃树枝、白英、白芷、石见穿等。

(2)化痰软坚类:夏枯草、生牡蛎、海藻、昆布、山慈菇、土贝母、天南星、芥子等。

(3)活血化瘀类:水红花子、桃仁、红花、苏木、徐长卿、急性子、蜂房、五灵脂、丹参、凌霄花、八月札等。

(4)健脾利湿类:苍术、白术、薏苡仁、菱角、猪苓、茯苓、泽泻等。

3. 针灸治疗

(1)脾胃虚寒或脾肾阳虚证

①穴位:大椎,身柱(a 组);神道,灵台(b 组);第 8 胸椎旁夹脊(c 组);脾俞(d 组);胃俞(e 组);足三里(f 组);方法:化脓灸,每次灸 1 组,每穴灸 7～9 壮,隔日灸 1 次,每次灸毕,用灸疮膏贴在灸穴上,使之化脓。

②穴位:公孙,丰隆,照海,手三里,足三里,内关,列缺;方法:用提插结合捻转手法,以得气为度。

③穴位:上脘,中脘,下脘;方法:隔饼灸法。饼下垫丁桂散少许,每次灸 3～5 壮,1 个月左右为 1 个疗程。

注意事项:药饼组成及制法:白附子 10g,乳香 10g,没药 10g,丁香 10g,细辛 10g,小茴香 10g,川芎 10g,草乌 10g。共研细末,加蜂蜜、葱水适量调剂,捏成药饼,如 5 分硬币大,2 分硬币厚,上穿数小孔。

(2)气血两虚证

①穴位:足三里,三阴交,内关,阴陵泉,血海,气海,关元;方法:足三里、三阴交、内关、阴陵泉、血海均用提插捻转平补平泻之法,气海、关元用捻转补法。每日治疗 1 次,留针 30min。

②穴位:中脘,梁门,足三里,公孙;加减:胃痛者,加肝俞、大冲,呕吐者,加内关;吐血者,加曲池、二白。方法:以平补平泻手法针刺中脘、梁门,留针 15～20min,艾灸足三里、公孙。体弱的虚证用艾卷温和灸;体壮的实证用骑竹马灸或瘢痕灸法。

(3)肝胃不和或痰湿凝结证

①穴位:中脘,章门;加减:肝胃不和者,补足三里,泻行间;气血双亏者,补足三里、三阴交、膈俞、脾俞;痰湿结聚者,泻丰隆,平补平泻公孙;脾肾阳虚者,灸脾俞、肾俞,并可配耳穴神门、内分泌、胃、脾、肾等,进针后略加捻转 3min,留针 4～8h。方法:得气后进行提插捻转补泻,令针感传向病所或针感沿经络上下传导,留针 20min。隔日治疗 1 次,20 次为 1 个疗程。

②穴位：足三里，曲池，气海；方法：用2～3寸26～28号毫针，取患者双侧足三里、曲池穴，进针后行平补平泻，以提插捻转手法为主；进针深度因体形而异，约1～1.5寸，以出现针感为准；进针后行针2～6min，留针15min。继而施气海穴的温和灸，取温灸纯艾卷将其点燃后，置于气海穴的正上方，距皮肤3～4cm高度处灸之，以皮肤红晕为度，灸15min。每日1次，6天为1个疗程，1个疗程结束后休息1天，共4个疗程。

③穴位：内关，足三里；加减：肝胃不和者，加期门、太冲；脾胃不和者，加中脘；气血双亏者，加中脘、肾俞、太溪。方法：针刺得气后提插补泻为基础，稍加变通，留针15～30min，隔日1次，15次为1个疗程，疗程间期可根据患者具体情况休息7～10天。

(4)瘀血内阻证穴位：内关，中脘，足三里，合谷，曲池，手三里，胃区阿是穴；方法：针刺得气后提插捻转，证属实热者，宜泻法，刺浅而不留针，出针宜快。证属虚寒者，宜补法，刺较深而久留，出针宜慢，留针30min。隔日针刺1次。

(5)针灸止痛针刺止痛主穴：中脘、下脘、章门、脾俞、胃俞、膈俞、足三里、三阴交；配穴：丰隆、公孙、肾俞。艾灸止痛穴位：中脘、下脘、胃俞、脾俞、关元、神阙、足三里、三阴交。

(6)针灸止呃：术后顽固性呃逆或重症患者呃逆：①按压百会穴。患者坐卧均可。操作者左手扶头，右手中指指端点按百会穴上，施以揉压，由轻渐重，至产生较强酸胀感为度。②拇指按压膻中穴。③按压止呃穴、巨阙穴。

针刺止呃：①针刺双侧内关、足三里；②针刺迎香穴；③针刺缺盆穴。每日1次，采取平补平泻法，留针40min。耳针止呃：主穴取膈、胃、肝、脾、交感；配穴取神门、皮质下、肾上腺。穴位封闭止呃法：用维生素B_1、维生素B_6各2mL，取双侧内关做穴位封闭。

4.外治法

(1)止痛抗癌膏：三七、蚤休、延胡索、黄药子各10g，芦根20g，川乌6g，冰片8g，紫皮大蒜100g，麝香适量，大蒜取汁，余药研为细粉过100目筛，用大蒜汁将药粉调成膏剂贴于痛点，或经络压痛部位，隔日2帖。适用于胃癌疼痛。

(2)蟾蜍膏：以蟾蜍、生川乌、两面针、公丁香、肉桂、细辛、七叶一枝花、红花等药制成橡皮膏，外贴癌性疼痛处，24h换药1次，7天为1个疗程。适用于胃癌疼痛。

(3)黄硝膏：生大黄30g，芒硝30g，水蛭30g，丹参30g，土鳖虫30g，桃仁30g，王不留行30g，麻黄30g，防风30g，樟丹250g，花生油600g。上药熬膏摊于白布上，面积10cm×5cm，用时敷于肿块处。适用于胃癌晚期。

(4)雄蟾膏：雄黄1.2g，蟾皮3g，蜈蚣12g，全蝎6g，蕲蛇12g，天南星6g，木鳖子2.4g，轻粉1.2g，信石1.2g，硇砂2.4g，干姜30g，黄药子2.4g，山慈菇6g，露蜂房4.8g，冰片4.8g，斑蝥6g，生大黄3g。上药共研细末和均。每次取上药末3g，用香油调匀，外敷脐部。适用于胃癌属瘀毒内结型，或胃脘疼痛者。

(5)止痛液：硼砂10g，枯矾15g，冰片45g，95%酒精500mL。先将冰片溶于酒精内，而后投入硼砂、枯矾，混匀后瓶装备用。外搽于疼痛部位，随痛随搽，不拘于时。适用于胃癌疼痛者。

七、预防与调护

由于胃癌发病因素未明，西医尚缺乏有效的预防方法，目前认为可采用以下中医药措施进行预防与调护。

1. 及早根治原发病

如治愈萎缩性胃炎，注意以健脾及活血化瘀原则，改善胃的营养机制，以消除内源性癌产生的土壤。及早治愈胃溃疡，以恢复胃黏膜的防御屏障，对抵御外来致癌物的刺激，防止癌变有重要意义。

2. 提高抵抗力

加强免疫监视系统，亦即注重扶正，可服用六君子汤一类药，如党参或西洋参、白术、茯苓、法半夏、陈皮、甘草，酌加黄芪。

3. 减轻消化系统负担

可适当服用山楂、神曲、砂仁之类助消化药。

4. 加强饮食管理

对有癌前病变可能的患者，应少食腌、咸、熏、腐、煎食物，忌食霉变食物及含亚硝酸盐多的食物。主张薄味、少食厚味及美酒，多食富含维生素C的食物，如蔬菜、水果、鲜肉、鲜蛋。

5. 食疗抗癌

有胃癌可疑的人宜适当多食蘑菇、竹笋、薏苡仁、海带、猴头菌、螃蟹、螺蛳、灵芝等食物及药物。

6. 抗癌中草药

有癌变可疑的人，应适当服用抗癌中草药，如黄药子、壁虎、全蝎、蜈蚣、露蜂房、白花蛇舌草等。可配于六君子汤或四君子汤等方中服用。

7. 戒烟

有关资料显示，吸烟人群胃癌发生风险增加50%～60%。据估计，全球范围内，11%的胃恶性肿瘤与吸烟密切相关。现已明确吸烟是胃癌的危险因素且其危险度的大小不但与吸烟量有关，更与抽烟开始的年龄有关。

（杨扬）

第十节　食管癌

食管癌又叫食道癌，是发生在食管上皮组织的恶性肿瘤，占所有恶行肿瘤的2%。全世界每年约有20万人死于食管癌，我国是食管癌高发区，其死亡率仅次于胃癌居第二位，发病年龄多在40岁以上，男性多于女性，但近年来40岁以下发病者有增长趋势。食管癌的发生与亚硝胺慢性刺激、炎症与创伤、遗传因素以及饮水、粮食和蔬菜中的微量元素含量有关。但确切原因不甚明了，有待研究探讨。食管癌在我国有明显的地理聚集现象，高发病率及高死亡率地区相当集中。在河北、河南、江苏、山西、陕西、安徽、湖北、四川等省，食管癌发病率在各种肿瘤中高居首位，其中河南省死亡率最高。

该病以吞咽不畅，咽部异物感，或进食时胸骨后哽噎不适，逐渐发展为吞咽困难为主要临床表现，属中医学“噎膈”、“噎”的范畴。

一、中医学认识

中医学认为本病由以下几个方面引起。

（一）忧思郁怒

忧思伤脾，脾伤则气结，气结则津液不得输布，凝聚成痰，气痰交阻，逆而不降，初则饮食难进，继则食下随涎上涌。郁怒伤肝，木旺则克土，土被克则聚液成痰，气结痰阻，冲气上干，亦可出现上述见症。日久气病及血，多呈现痰凝瘀阻之象。

（二）饮食所伤

饮食不节，损伤脾胃，亦可导致噎膈的形成。如恣食辛辣燥热之品，津伤血燥，以致食管干涩，食物难入；嗜酒无度，或喜饮热酒，过食肥甘厚味，则湿热蕴结，津伤痰阻，终至饮食难入。

（三）寒温失宜

感受寒、热之邪，损伤脾胃，亦是产生噎膈的一个因素。如寒气上入胸膈，噎塞不通；或脏气冷而不调，不能传化饮食，而致饮食格拒不入；热结脾胃，津亏血燥，纳化失常，久之则隔塞不通，食入反出。

（四）房劳伤肾

房劳过度，精血亏耗，则诸脏受累。盖肾为化生之本，肾精亏耗，影响脾胃，则化源告竭。若阴亏液涸，则食管干涩，饮食难以下咽；若阴伤及阳，命门火衰，脾胃失其温煦，则中气虚馁，运化无力，痰瘀互结，阻于食管，而成噎膈。

总之，噎膈的病位位于食管，基本病理改变为食管狭窄。食管属胃所主，又与肝、脾、肾密切相关。因为肝、脾、肾除在经络方面与食管和胃有联系外，在生理上关系亦非常密切。脾能为胃行其津液，肝之疏泄和肾阳之温煦均有助于胃气和降，同时肾之津液能上润咽嗌，对于食物吞咽有协同作用。因而脾、肝、肾有病，可累及胃与食管而发生噎膈。噎膈轻证，多由于肝脾气结，痰气交阻；或因胃津亏虚，食管滞涩，以致食物咽下不顺。其重证多系痰气交阻的基础上形成痰瘀互结，阻隔胃气；或胃津亏耗而损及肾阴，致使食物水饮难以咽下，甚或食入即吐。其危证系因病情恶化，阴损及阳，肾气耗竭，脾之生化衰败，阴阳离决，而出现水谷不入、二便不通、形体羸瘦日甚的危候。

二、现代医学认识

食管癌的确切病因虽无定论，但通过国内、国际的大量调查研究认为主要与以下因素有关。

（一）饮食习惯

长期吸烟和饮烈性酒、长期吃热烫食物、饮浓茶、多食辣椒、食物过硬而咀嚼不细等，可引起食管病理生理改变，能与其他因素协同致食管癌的发生。

（二）致癌物质

主要是亚硝胺类化合物和真菌。

1.亚硝胺　大量研究证实亚硝胺类化合物是一类很强的致癌物质。食管癌高发区河南林县居民喜食酸菜，此酸菜内即含亚硝酸胺。实验证明酸菜食用量与食管癌发病率成正比。

2.真菌　国内有人用发霉食物长期喂养鼠而诱发食管癌。

（三）遗传因素

人群的易感性与遗传和环境条件有关。食管癌具有比较显著的家族聚集现象，高发地区连续三代或三代以上出现食管癌患者的家庭屡见不鲜。

（四）癌前病变及其他疾病因素

如长期慢性食管炎症、食管上皮增生、食管黏膜损伤、食管憩室、食管溃疡、食管白斑、食管瘢痕狭窄、食管裂孔疝、贲门失弛缓症等均被认为是食管癌的癌前病变或癌前疾病。

（五）营养和微量元素

膳食中缺乏维生素、蛋白质及必需脂肪酸，可以使食管黏膜增生、间变，进一步可引起癌变。微量元素铁、钼、锌、铜、铝、锡等的缺乏也和食管癌发生有关。

（六）临床表现

1. 症状

(1)食管癌的早期症状

①咽下哽噎感：最多见，可自行消失和复发，不影响进食。常在患者情绪波动时发生，故易被误认为功能性症状。

②胸骨后和剑突下疼痛：较多见，咽下食物时有胸骨后或剑突下痛，其性质可呈烧灼样、针刺样或牵拉样，以咽下粗糙、灼热或有刺激性食物为著。初时呈间歇性，当癌肿侵及附近组织或有穿透时可有剧烈而持续的疼痛。疼痛部位常不完全与食管内病变部位一致。疼痛多可被解痉药暂时缓解。

③食物滞留感染和异物感：咽下食物或饮水时，有食物下行缓慢并滞留的感觉，以及胸骨后紧缩感或食物黏附于食管壁等感觉，食毕消失。症状发生的部位多与食管内病变部位一致。

④咽喉部干燥和紧缩感：咽下干燥粗糙食物尤为明显，此症状的发生也常与患者的情绪波动有关。

⑤其他症状：少数患者可有胸骨后闷胀不适、胸前痛和暖气等症状。

(2)食管癌的中晚期症状

①吞咽困难：进行性吞咽困难是绝大多数患者就诊时的主要症状，但却是本病的较晚期表现。因为食管壁富有弹性和扩张能力，只有当约 2/3 的食管周径被癌肿浸润时，才出现吞咽困难。因此，在上述早期症状出现后，在数月内病情逐渐加重，由不能咽下固体食物发展至液体食物亦不能咽下。如癌肿伴有食管壁炎症、水肿、痉挛等，可加重吞咽困难。阻塞感的位置往往符合癌肿部位。

②食物反流：常在咽下困难加重时出现，反流量不大，内含食物与黏液，也可含血液与脓液。

③疼痛：表现为前胸或后背，尤其是肩胛部经常性沉重感、钝痛或灼痛。一般由食管病变处形成溃疡或肿瘤侵及周围结构所引起。

④其他症状：主要是癌细胞浸润及癌肿压迫引起，如侵蚀主动脉则可产生致命性出血。并发食管气管瘘或食管支气管瘘或癌肿位于食管上段时，吞咽液体时常可产生颈交感神经麻痹症候群。

2. 体征

早期体征常缺如。晚期则可出现消瘦、贫血、营养不良、失水或恶病质等体征。当癌肿转移时，可触及肿大而坚硬的浅表淋巴结，或肿大而有结节的肝脏。

3. 常见并发症

(1)呕血、便血由于肿瘤溃破而引起。

(2)转移和压迫症状：因癌转移所引起，如癌细胞侵犯喉返神经造成声带麻痹和声音嘶哑，肿瘤压迫和侵犯气管、支气管引起的气急和刺激性干咳；侵犯膈神经引起膈肌麻痹；侵犯迷走神经使心率加速；侵犯臂丛神经引起臂酸、疼痛、感觉异常；压迫上腔静脉引起上腔静脉压迫综合征；肝、肺、脑等重要脏器癌转移可引起黄疸、腹水、肝功能衰竭、呼吸困难、昏迷等并发症。

(3)食管穿孔：晚期食管癌，尤其是溃疡型食管癌因肿瘤局部侵蚀和严重溃烂而引起穿孔，因穿孔部位和邻近器官不同而出现不同的症状。穿通气管引起食管气管瘘，出现进饮食时呛咳，尤其在进流质饮食时症状明显；穿入纵隔可引起纵隔炎，发生胸闷、胸痛、咳嗽、发热、心率加快和白细胞升高等；穿入肺引起肺脓疡，出现高热、咳嗽、咯脓痰等；穿通主动脉引起食管主动脉瘘，可引起大出血而导致死亡。

4.实验室及其他检查

(1)食管吞钡X线检查：食管吞钡X线检查可显示钡剂在癌肿点停滞，病变段钡流细窄；食管壁僵硬，蠕动减弱，黏膜纹变粗而紊乱，边缘毛糙；食管腔狭窄而不规则，梗阻上段轻度扩张，并可有溃疡壁龛影及充盈缺损等改变。常规食管吞钡X线检查常不易发现浅表和小癌肿，应用甲基纤维素钠和钡剂做双重对比造影，可更清楚地显示食管黏膜，提高食管癌的发现率。

(2)纤维食管镜和胃镜检查：可直接观察癌肿的形态，并可在直视下做活组织病理学检查，以确定诊断。对中、晚期食管癌的确诊率可达100%。对早期食管癌的诊断也比X线检查有明显的优越性。

(3)食管黏膜脱落细胞学检查：应用线网气囊双腔管细胞采集器伸入食管内，通过病变段后充气膨胀气囊，然后缓缓将气囊拉出，取网套擦取涂片做细胞学检查，阳性率可达90%以上，常可发现一些早期病例，为食管癌大规模普查的重要方法。

(4)食管CT扫描：检查CT扫描可以清晰显示食管与邻近纵隔器官的关系，正常食管与邻近器官分界清楚，食管壁厚度不超过5mm，如食管壁厚度增加，与周围器官分界模糊，则表示食管病变存在。

(5)其他检查方法

①B超检查：可行食管腔内检查，能提供病变的部位、大小、侵犯深度及与周围组织的关系等信息。但此法目前开展尚不普及。

②染色试验：通过纤维食管镜将Lugol溶液及醋酸盐缓冲液的混合液喷入食管的可疑部位，肿瘤部位呈黄色，正常组织呈棕色。

③同位素^{32}P检查：恶性肿瘤组织可选择性吸收放射性磷，经静脉注入^{32}P18～24h，通过内镜将Geiger计数器与病灶部位接近，在同位素吸收增强区进行活检。

四、诊断

(一)早期食管癌的诊断

食管癌的早期诊断目前无特异性诊断方法。但应重视食管癌的早期症状，如轻度哽噎感、胸骨后疼痛、食管内及咽部异物感等。对有症状的患者及时行细胞学检查、纤维内镜检查、X线钡餐检查、放射性核素检查等，必要时行活检均可提高早期诊断率。

(二)中晚期食管癌的诊断

中晚期食管癌都有典型的吞咽困难症状。结合X线钡餐检查、CT扫描、纤维内镜检查及活检，诊断多无困难。

五、鉴别诊断

（一）食管贲门失弛缓症

患者多见于20～40岁年龄段，病程长，症状时轻时重，食管吞钡X线检查可见食管下段呈光滑的漏斗状狭窄，应用解痉药时可使之扩张。

（二）食管良性狭窄

可由误吞腐蚀剂、食管灼伤、异物损伤、慢性溃疡等引起的瘢痕所致。病程较长，咽下困难发展至一定程度即不再加重，经详细询问病史和食管吞钡X线检查可以鉴别。

（三）食管良性肿瘤

主要为少见的平滑肌瘤，病程较长，咽下困难多为间歇性。食管吞钡X线检查可显示食管有圆形、卵圆形或分叶状的充盈缺损，边缘整齐，周围黏膜纹正常。

（四）癔球症

多见于青年女性，时有咽部球样异物感，进食时消失，常由精神因素诱发。本病实际上并无器质性食管病变，不难与食管癌鉴别。

（五）缺铁性假膜性食管炎

多为女性，除吞咽困难外尚可有小细胞低色素性贫血、舌炎、胃酸缺乏和反甲等表现。

（六）食管周围器官病变

如纵隔肿瘤、主动脉瘤、甲状腺肿大、心脏增大等压迫食管可引起吞咽困难，除纵隔肿瘤侵入食管外，食管吞钡X线检查可显示食管有光滑的压迹，黏膜纹正常。

（七）食管结核

较少见，可原发于食管或继发于其他器官结核播散，食管吞钡X线与食管癌近似，也出现吞咽困难、胸骨后疼痛等症状。纤维食管镜、活检、涂片无癌细胞，抗结核治疗有效，是两者鉴别方法之一。

六、中医治疗

（一）辨证论治

1.痰气交阻

本证多见于疾病的早中期，症见吞咽梗阻，胸膈痞满，或疼痛、嗳气、呃逆，或呕吐痰涎及食物，口干咽燥，大便艰涩，形体日渐消瘦。舌质偏红，苔薄腻或黄，脉弦细而滑。

(1)治法：开郁润燥，化痰畅膈。

(2)方药：后膈散(《医学心悟》)加减。

沙参15g，茯苓15g，丹参15g，川贝母10g，郁金10g，砂仁壳6g，荷叶蒂15g，杵头糠(即米皮糠)15g。

(3)加减：吞咽发噎甚者，加枳壳、瓜蒌、刀豆子、煅瓦楞子；胸膈痞满甚者可加柴胡、郁金、枳壳、瓜蒌；呕吐痰涎甚者，可加姜半夏、陈皮、竹茹；口干燥者，可加生地黄、玄参、麦冬、天花粉。

2.津亏热结

吞咽梗塞而痛，饮水可下，食物难进，食后大部分吐出，夹有黏痰，形体消瘦，肌肤燥热，胸背灼痛，口干咽燥，欲饮凉水，脘中灼热，五心烦热或潮热盗汗，大便干结。舌红而干，或有裂纹，脉弦细而数。

(1)治法：养阴生津，清热润燥。

(2)方药：五汁安中饮(验方)加减。

梨汁 10g，藕汁 10g，韭汁 10g，牛乳 15g，生姜汁 3g，沙参 10g，石斛 10g，玄参 10g，桃仁 10g，浙贝母 10g。

(3)加减：吞咽困难，食物难进者，可单用牛乳、韭汁少量多次频服；伴气虚者，可加四君子汤；伴血虚者，可加四物汤；大便秘结者，可加肉苁蓉、大黄润肠通便

3. 痰瘀内结

吞咽梗阻，胸膈疼痛，食不能下，甚则滴水难进，进食即吐，泛吐痰涎，大便坚硬如羊屎，或吐下如赤豆汁，或便血，面色晦暗，形体羸瘦，肌肤甲错。舌质红或带青紫，舌上少津，脉细涩。

(1)治法：活血化痰，滋阴养血。

(2)方药：通幽汤(《兰室秘藏》)加减。

生地黄 15g，熟地黄 15g，桃仁 10g，红花 10g，当归 10g，升麻 6g，炙甘草 6g。

(3)加减：吞咽困难，食不得下者，可加枳壳、玄参、桔梗；食不得入者，可饮牛乳、韭汁等；食后即吐者，可加旋覆花、赭石、竹沥；呕吐痰涎者，可加姜半夏、竹沥、川贝丹；胸骨后疼痛甚者，可加青皮、木香、延胡索；瘀血停滞，大便秘结者，可加当归、桃仁、大黄。

4. 气虚阳微

吞咽受阻，饮食不下，面色㿠白，精神疲惫，形寒气短，泛吐涎沫，面浮足肿，腹胀。舌淡胖，苔白，脉细弱或沉细。

(1)治法：温补脾肾，益气回阳。

(2)方药：右归丸(《景岳全书》)加减。

肉桂 6g，制附子(先煎)10g，熟地黄 15g，山药 15g，山茱萸 10g，杜仲 10g，当归 10g，枸杞子 10g，菟丝子 10g，鹿角胶(烊化)10g，黄芪 15g，党参 10g，白术 10g。

(3)加减：气虚神疲倦怠者，可加独参汤；食入即吐者，可加旋覆花、赭石、姜半夏；呕吐痰涎者，可加竹沥、化橘红、杏仁泥。

(二)其他中医药疗法

1. 中成药

(1)金匮肾气丸：每次 8 丸，每日 3 次，口服；适用于本病证属肾阳亏虚者。

(2)六神丸：每次 8～10 粒，每日 3 次，口服或含化；适用于本病证属热毒内结者。

(3)理中丸：每次 8～10 粒，每日 3 次，口服；适用于本病证属中焦虚寒者。

(4)右归丸：每次 1 丸，每日 3 次，口服；适用于本病证属肾阳不足者。

(5)复方天仙胶囊：每次 2～4 粒，每日 3 次，口服；适用于本病以吞咽困难为主者。

(6)小金丹：每次 3 粒，每日 2 次，口服；适用于本病证属湿热内盛者。

(7)六味地黄丸：每次 8 粒，每日 3 次，口服；适用于本病证属肾阴不足者。

(8)开郁顺气丸：每次 1 丸，每日 3 次，口服；适用于本病证属痰气交阻者。

(9)冬凌草糖浆：每次 30～50mL，每日 3 次，口服；适用于本病以咽部梗阻为主者。

(10)平消胶囊：每次 4～8 粒，每日 3 次，口服；适用于本病以咽部梗阻为主者。

2. 单验方及食疗

(1)平鲫丸:用大鲫鱼1条,去内脏留鳞,以大蒜切片,填鱼腹内,湿纸包,黄泥固,慢火煨熟,去鳞骨,入平胃散末,捣丸如梧桐子大,每服30～50丸,空心米饮吞下。

(2)蟾酥1只,蜒蚰(即蛞蝓)20条,石上柏90g,水煎6h后,一次服用。

(3)守宫若干,煅存性为末,每次2～3g,每日3次,开水送服。

(4)穿心莲10g,白花蛇舌草30g,浙贝母12g,玄参24g,夏枯草12g,海藻10g,水煎服。

(5)冬凌草汤:冬凌草50～90g,沸水冲泡加白糖,每天1～2次口服。

(6)噎膈汤:石见穿30g,半枝莲30g,急性子30g,大枣5枚,水煎服,每日1剂。

(7)开关散:牛黄2g,麝香2g,海南沉香10g,礞石10g,硇砂10g,消石30g,硼砂40g,冰片10g。上药共研细末,装瓶密封,每次1.5g,每日5～10次,含服。

(8)黄药子酒:黄药子300g,白酒500mL,将黄药子浸于白酒内密封,用糠火煨2h取出,放凉后即可饮用,每日1～3次,每次连酒带药服用30mL。

(9)龙蛇羊泉汤:龙葵30g,蛇莓30g,蜀羊泉30g。水煎服,每日1剂。

(10)半夏附子饮:半夏30g,附子5g,栀子15g,白糖20g。将半夏、附子、栀子洗净,将附子先放入瓦锅内先煮30min,后将半夏、栀子放入,烧沸后再用文火煎煮30min,过滤、去渣,在汁液内加入白糖搅匀即成,每次饮150mL,每日1～2次。

(11)甘草饮:半夏20g,附子5g,栀子15g,甘草6g,干姜10g,白糖20g。将半夏、附子、栀子、甘草、干姜洗净,先煮附子30min,后放甘草、栀子、半夏、干姜,武火烧沸,文火煎煮25min,过滤去渣,在汁液内加入白糖搅匀即成。每次饮150mL,每日1～2次。

(12)半夏龙葵饮半夏15g,龙葵10g,白糖20g。将半夏、龙葵洗净,放入瓦锅内,加水适量,武火烧沸,文火煎煮25min,过滤去渣,在汁液内加入白糖即成。每次饮100mL,每日1～2次。

(13)八仙膏:用藕汁、姜汁、梨汁、萝卜计、甘蔗汁、白果汁、竹沥、蜂蜜等份和匀蒸熟,任意食之。

(14)北沙参蜜膏:北沙参30g,丹参15g,当归20g,川贝母10g,杏仁15g,瓜蒌皮15g,砂仁壳9g,桃仁15g,红花6g,荷叶蒂15g,米皮糠15g,郁金15g,人参10g,生地黄250g,茯苓100g,半夏曲100g。将以上药物洗净,放入瓦锅内,加水适量,武火烧沸,文火煎煮25min,过滤,如此法煎煮3次,将药液混匀,加入蜂蜜500g煎熬30min即成。每次服15g,每日3次。

(15)菱角薏苡粥:菱角100g,薏苡仁100g,白糖20g。将菱角洗净,去壳取肉,薏苡仁淘去泥沙。将薏苡仁、菱角内放入锅内,加水800mL,武火烧沸,再用文火炖煮35min即成,食用时加入白糖。每次喝粥50～100mL,每日1次。

3.针灸疗法

(1)体针

1)可选用天鼎、巨阙、上脘、中脘为主穴,内关、足三里、风门、厥阴俞、肠俞、肝俞、脾俞、胆俞等穴作为配穴,每周3次,15次为1个疗程。

2)取穴膻中、膈俞、中庭、步廊、中魁为主穴,平补平泻;胸脘闷痛加配中脘、太冲,平补平泻;便如羊屎加配复溜、照海,捻转补法;气短肢冷加配气海、命门,隔附子饼灸5～9壮,灸后按穴孔,行补法。顽固性呃逆、噎膈,取中魁,用麦粒灸5～9壮。

(2)耳针:选食管、膈、交感、神门,均取双侧。留针5mm,每日1次,7天为1个疗程,用于治疗食管癌咽部梗阻、汤水难入者。

(3)拔火罐法:胸痛取胸痛点相对应的后背正中线上 2 指或 3 指处拔罐;背痛取背痛点上 2 指或 3 指处正中线处为穴,每次拔罐 2～6 个,留罐时间 10～15min,用以治疗食管癌疼痛甚者。

七、预防与调护

(1)加强粮食保管,防霉去毒,吃新鲜蔬菜水果,改变不良的传统饮食习惯。

(2)应用适当的漂白粉处理饮水,可降低水中亚硝胺含量,常服用维生素 C 以减少胃内亚硝胺形成。

(3)对食管上皮中度或重度增生者给维生素B₂、维生素 A 和其他 B 族维生素口服。

(4)养成良好的饮食习惯,如进食不可太快,不吃过烫、辛辣、变质食物,忌烈性酒,多吃新鲜蔬菜水果和营养丰富的食品。

(赵学印)

第十一节　大肠癌

大肠癌(包括结肠癌、直肠癌及肛管癌)指大肠黏膜上皮在多种致病因素作用下发生的恶性病变,是常见的恶性肿瘤之一。其发病率和死亡率均呈每年上升的趋势。在我国,大肠癌的发病率和死亡率大致居常见恶性肿瘤的第 4～6 位,男女发病率无明显差别;据国内资料显示,大肠癌的平均发病年龄为 45 岁左右,40 岁以下占 35%,30 岁以下占 12%。本病早期症状隐匿,进展期可出现大便习惯性改变、便血、消瘦、腹痛及腹部肿块,常需要借助结肠镜检查或 X 线钡剂灌肠等检查方法才能确诊,一旦确诊,宜采用以手术为主的综合治疗措施。由于中晚期预后不良,故目前倡导开展对无症状高危人群进行普查,以期发现早期大肠癌而积极治疗,改善预后及提高生存率。

中医学无"大肠癌"的病名记载,其主要症状可见腹痛、排便异常、腹内肿块、全身羸弱等。根据其不同临床阶段的特点,本病可归属于中医学"瘕积"、"肠毒"、"便血"、"痢疾"、"锁肛痔"等范畴。

一、中医学认识

中医认为本病的发生与饮食不节、外邪侵袭、情志失调等因素关系最为密切。

(一)饮食不节

过食肥甘厚味,辛辣醇酒易致脾胃受损,脾失健运,水谷不化,痰浊内生,阻遏气机,壅阻脉络,痰浊瘀血,互结于大肠,日久可形成本病。

(二)情志因素

长期情志不畅,精神抑郁即可引起脾胃运化功能而化生痰湿,同时还可影响气血运行而致气滞血瘀。经年累月,郁滞之气血与下注之痰湿互结于大肠局部,则可积聚成块而生此疾。

(三)感受寒湿

寒湿之邪,易伤脾胃之阳,同时还可伤人气血,脾胃阳气不运则寒痰凝于内,气血不行则瘀血浊气滞于中,寒痰、瘀血、浊气共存,互结于大肠,经年留着,累积成块,则为本病。

(四)他病累及

多种肛肠疾患有变生本病的可能。如痢疾日久，大肠气机不畅，营血运行涩滞，可生癌肿；息肉也可渐变为癌；肛瘘尤其是多次手术经久不愈者，在邪毒滞留日久的基础上有发生恶变的可能。

（五）水土因素

某些地域，水土不良，致使所生长的谷菜中含较多致癌物质，长期食之，可致气血失调，阴阳失调，瘀血、浊气及留滞体内之邪毒互结于大肠，即可生成本病。

总之，大肠癌的主要病机为气机不畅，血行瘀滞。病位在大肠，发病与肝、脾、胃关系密切，多因饮食、情志、外邪及正气亏虚等致气机不畅，痰浊内聚，血行受阻，脉络瘀痹，气滞血瘀日久，痰浊与气血相搏结，凝结于肠道，则生癌瘤。

二、诊断

（一）临床表现

1.病史

大肠癌起病隐匿，初期临床症状不明显，后期可出现大便性状的改变和腹痛等，故临床医师需警惕鉴别，特别是有家族史者。

2.症状

（1）排便习惯与粪便性状的改变：常以血便为突出表现，或有痢疾样脓血便，里急后重感；有时候表现为顽固性便秘，大便形状变细；也可表现为腹泻与糊状大便；或腹泻与便秘相交替，粪质无明显黏液脓血。

（2）腹痛：当肿瘤长至相当体积或浸润肠壁时，可引起病灶部位隐痛，一般见于右侧大肠癌，表现为右侧腹部钝痛，或同时涉及右上腹、中上腹。左侧大肠癌常并发肠梗阻，多表现为腹部绞痛，伴有腹胀、肠鸣、便秘、排便困难与肠型等。晚期患者常有腰骶部持续性疼痛。

（3）全身情况：可出现进行性贫血、低热。晚期患者有进行性消瘦、恶病质、黄疸和腹水等。

左右侧大肠癌临床症状多有不同。右侧大肠癌多见肠功能紊乱、腹部钝痛、粪便糊状、隐血阳性、右腹部肿块、贫血。左侧大肠癌多见肠梗阻、腹胀、腹部绞痛、粪便形状变细、血便或脓血便、直肠指检多可扪及肿块。

3.体征

（1）腹块：盲肠、升结肠、结肠肝区癌的肿块分别位于右下、右中、右上腹部；横结肠癌的肿块可在脐周扪及。肿块质坚、大小不等，表面呈结节感，一般可推动，但到后期则固定。

（2）直肠肿块：多经直肠指检发现，质地坚硬，表面呈结节，有肠腔狭窄。

（3）腹水：当癌肿侵及浆膜层时，癌细胞可脱落进入游离腹膜上，冲植于腹膜间，当腹膜广泛转移时，可出现腹水。

4.实验室及其他检查

（1）直肠指检：大肠癌中10%～75%发生于直肠与乙状结肠。80%的直肠癌可在直肠指检时触及。一般肛门以上8～10cm左右的肿块可由直肠指诊时发现。因此，应重视直肠指诊的作用。

（2）大便潜血试验：多数大肠癌患者初期大便潜血试验阳性，这对早期发现大肠癌有重要意义。此法简单易行，可作为大肠癌普查初筛方法和结肠疾病的常规检查。近年来应用单克隆抗体技术提高了特异性。

(3)血清癌胚抗原检查：血清癌胚抗原水平越高，大肠腺瘤癌变的可能性越大。但不具有特异性诊断价值，对估计大肠癌预后，观察疗效和复发方面有一定的帮助。

(4)乙状结肠镜检查：它是经大便潜血和直肠指检后可疑患者首选检查方法。它可检查距肛缘 25cm 以内的全部直肠和部分乙状结肠，至少 60％的大肠癌可经此方法检查发现，可在直视下观察病灶情况，对可疑病变采取多点组织活检以明确诊断。

(5)纤维结肠镜检查：是目前对大肠内病变诊断最有效、最安全、最可靠的检查方法，绝大部分早期大肠癌可由内镜检查发现，其操作方法简便，诊断准确率高，不仅能看清整个大膀肠腔情况，且可摄像活检。

(6)X 线钡剂灌肠或气钡双重造影检查：X 线检查是诊断结肠癌有效手段之一，但对直肠癌的诊断意义不大。钡剂灌肠可观察有无病变和病变的大体形态。不同的病理类型可有不同的 X 线征象，需要注意的是，结肠梗阻不宜做钡餐检查，低张气钡双重造影能显示常规钡剂灌肠所不能发现的毫米级的微小病灶，从而大大提高了早期结肠癌的发现率和诊断准确率。

(7)CT 检查：不作为早期诊断方法，CT 对结肠癌的分期及对晚期直肠癌和复发直肠癌的手术估计有较大意义。

(8)超声显像检查：直肠内超声显像检查可探及直肠癌外侵犯和肿瘤对直肠壁的浸润程度，能正确地诊断出肿瘤所侵犯的部位及大小。

(9)活体组织检查和脱落细胞学检查：活体组织检查对于确定大肠癌尤其是早期癌和息肉癌变以及对病变鉴别诊断有决定性意义。它不仅可以明确肿瘤的性质、组织学类型及恶性程度，而且还可以判断预后，指导临床治疗。脱落细胞学检查，取材烦琐，不容易获得满意标本，观察时亦需经验丰富的细胞学医师，故临床应用少，目前多由内镜下直接刷检涂片进行细胞学诊断所取代。

(10)超声内镜检查：是经内镜导入超声探头，在内镜直视下对消化管壁或邻近脏器进行断层扫描的方法。既可以通过内镜直接观察黏膜表面的病变形态，通过活检孔对靶组织节能型活检及细胞学检查；又可进行超声扫描，获得消化管管壁各层次的组织学影像特征及周围邻近重要脏器的超声影像。对判断病变的浸润程度，有无邻近重要脏器的侵犯以及周围有无肿大淋巴结等准确率较高，使对大肠癌进行正确的术前分期成为可能。超声内镜可清楚显示黏膜下肿瘤的存在部位、大小、起源、深度及性质，对黏膜下肿瘤具有独特的诊断和鉴别诊断价值。

5. 并发症

大肠癌的并发症多见于晚期，主要有肠梗阻、肠出血或穿孔、化脓性腹膜炎、结肠周围脓肿、直肠膀胱瘘、腹水等。

(1)肠梗阻：大肠癌引起的肠梗阻多由左半结肠癌引起，由于癌肿向肠壁四周浸润，引起肠腔狭窄而致。它的肠梗阻多为慢性、不完全性肠梗阻，患者此前常有较长期的大便不畅、阵发性腹痛等，由于梗阻位置较低，呕吐多不明显。

(2)肠出血：肠出血主要见于左半结肠癌及直肠癌。由于大便进入左半结肠渐由糊状变为团状，因而由于摩擦病灶引起的肉眼便血多见，直肠癌肿时，由于部位较低，粪块较硬，肿瘤易受粪块摩擦而出血，多为鲜红色或暗红色，与成形粪便不混或附于粪便表面而易误诊为“痔出血”。而右半结肠癌时，出血多为肿块坏死溃疡所致，血液与粪便相混，故而不易察觉，所以可致慢性贫血。

(二)鉴别诊断

1. 良性腺瘤

大肠癌与肠道良性肿瘤如大肠腺瘤、平滑肌瘤、大肠息肉及家族性肠息肉瘤相鉴别,主要是通过病理组织学检查诊断。对恶变率较高的家族性肠息肉瘤,更应定期行病理检查。尽早防止恶变。

2. 其他大肠恶性肿瘤

如大肠平滑肌肉瘤、恶性淋巴瘤和类癌,直肠恶性黑色素瘤。鉴别诊断要依赖病理细胞学诊断。对决定诊断方式,估计病情演变和预后有重要意义。

3. 非肿瘤性疾病

主要包括大肠的炎症性病变和慢性增生性疾病,如阿米巴痢疾、肠结核、溃疡性结肠炎、肛裂、瘘道等,一般通过临床表现、病史及相关的实验室检查和病理检查不难区别。

由于大肠癌症状并不特异,与肠道多种疾病临床表现相重叠,故在临床诊断中,多采取主动性诊断方式,排除诊断法少用,对于可疑病例,详细询问病史后仔细检查,配合纤维结肠镜或X线钡剂灌肠及病理活检往往能作出明确诊断。

三、辨证论治

(一)湿热内蕴

腹部阵痛,便中夹血,或里急后重,肛门灼热,或见发热,恶心。舌质红,苔黄腻,脉滑数。

1. 治法:清热祛湿,解毒散结。

2. 方药:清肠饮(《辨证录》)加减。

槐花10g,黄柏10g,苦参10g,黄芩10g,赤芍10g,地榆10g,白头翁10g,败酱草30g,马齿苋30g,生薏苡仁30g,炙甘草6g。

3. 加减:湿热内盛者加虎杖、土茯苓;血热瘀阻可加生地黄、牡丹皮;便血较重者加用槐花、地榆、白头翁、败酱草、马齿苋等。

(二)瘀毒内阻

腹痛,泻下脓血,色紫暗量多,里急后重,腹痛有定处,局部肿块坚硬如石,烦热口渴。舌质紫暗或有瘀点,脉涩。

1. 治法:清热解毒,化瘀散结。

2. 方药:膈下逐瘀汤(《医林改错》)加减。

当归尾12g,桃仁10g,红花10g,赤芍10g,川芎10g,生地黄15g,炮山甲15g,丹参30g,生薏苡仁30g,半枝莲30g,藤梨根30g,败酱草30g。

3. 加减:出血量多者,腹痛较甚者加血余炭、地榆炭、三七;瘀血较甚者可选用桃红四物汤加减,加当归尾、赤芍、桃仁、红花等。

(三)脾肾阳虚

腹中冷痛,五更泄泻,面色苍白,畏寒肢冷,少气乏力,腰膝酸软。舌质淡胖,苔薄白,脉沉细弱。

1. 治法:温补脾肾。

2. 方药:附子理中汤(《太平惠民和剂局方》)合四神丸(《证治准绳》)加减。

制附子(先煎)12g,茯苓 12g,党参 30g,生薏苡仁 30g,白术 15g,补骨脂 10g,肉豆蔻 10g,诃子 10g,吴茱萸 10g,干姜 10g,陈皮 10g,炙甘草 10g。

3.加减:泻痢不止可加罂粟壳、赤石脂、禹余粮;寒痛较甚者可加肉桂、煨木香。

(四)气血两虚

腹痛隐隐、下坠,或见脱肛,面色、唇甲不华,气短乏力,心悸,头晕,神疲懒言。舌质淡苔薄白,脉沉细无力。

1.治法:益气养血,理气止痛。

2.方药:八珍汤(《正体类要》)加减。

党参 30g,炙黄芪 30g,当归 10g,茯苓 10g,熟地黄 10g,川芎 10g,陈皮 10g,炙甘草 10g,白术 12g,白芍 12g,丹参 15g,预知子(八月札)20g,升麻 6g,生姜 6g。

3.加减:疼痛严重者可加延胡索、沉香;气滞明显者加川楝子、木香、厚朴。

(五)肝肾阴虚

下腹隐痛,绵绵不休,形体消瘦,五心烦热,头晕耳鸣,腰酸盗汗,遗精带下。舌质红绛,苔少,脉弦细。

1.治法:滋补肝肾,降火生津。

2.方药:知柏地黄汤(《医宗金鉴》)加减。

生、熟地黄各 24g,知母 12g,白芍 12g,黄柏 10g,牡丹皮 10g,山茱萸 10g,五味子 10g,麦冬 10g,陈皮 10g,泽泻 6g,沙参 20g,枸杞子 15g。

3.加减:肿块明显者加夏枯草、海蛤壳、生牡蛎;血瘀明显者加蒲黄、五灵脂。

(赵学印)

第十二节　肝癌

一、概述

原发性肝癌简称肝癌,是指原发于肝细胞或肝内胆管上皮细胞的恶性肿瘤。在世界范围内的十大恶性肿瘤排名第六名,也是我国常见的恶性肿瘤,其起病隐匿、恶性程度高、病情变化快、生存期短,危害极大。

原发性肝癌各国发病率差别较大,非洲的莫桑比克、津巴布韦、乌干达、南非等为高发地区。亚洲高发国家有东南亚的马来西亚、新加坡、印度、泰国、菲律宾和日本,中国也是全球肝癌高发区,如香港、台湾和大陆沿海一带如江苏启东,上海崇明,福建的同安、莆田,浙江的温州及广西的扶绥、崇左等。北美及北欧、加拿大和澳大利亚是全球肝癌低发区。

在我国肝癌死亡率近年已由第三位上升到第二位,在农村仅次于胃癌,在城市仅次于肺癌。本病的发病男女之比是 3∶1,发病年龄主要集中于 40～50 岁。近年发现本病的发病年龄越来越年轻化,且男性更高发,男女之比已近 4∶1。

目前研究发现,乙肝表面抗原(HBsAg)阳性(包括乙肝病毒携带者)、乙型肝炎、丙型肝炎或者有其他类型的肝炎病史在五年以上,尤其是男性及有肝癌家族史者,更要警惕患肝癌的危险。

在祖国医学文献中,无原发性肝癌病名,根据临床表现,相当于中医“肥气”、“息贲”、“癥瘕"、"积聚"、"鼓胀"、"癥癖"、"癖黄"、"痞气"、"脾积"、"肝壅"、"肝积"等范畴。

早在《难经》就有关于"五积"的论述;《难经·五十五难》曰:"肝之积名曰肥气,在左胁下,如覆杯,有头足。久不愈,令人发咳逆……肺病传于肝,肝当传脾,脾季夏适王,王者不受邪,肝复欲还肺,肺不肯受,故留结为积。"首次论述了肝癌的病名、病位、病性。《灵枢·邪气脏腑病形》也有"肝脉急甚为恶言,微急为肥气,在胁下若覆杯"记载。汉代华佗《中藏经·积聚癥瘕杂虫论第十八》曰:"积聚癥瘕杂虫者,皆五脏六腑真气失而邪气并,遂乃生焉。盖因内外相感,真邪相犯,气血熏搏,交合而成也。积者系于脏也。"认为肝积发病与体内正气亏虚有关,气血交阻为其发病基础。总之,先秦两汉时期,对于本病有了初步的认识,为后世进一步研讨探索本病奠定了基础。

中医认为,恶性肿瘤的发生是在脏腑阴阳气血失调、正气虚弱的基础上,外邪入侵,痰、湿、气、瘀、毒等搏结日久,渐积而成《灵枢·百病始生》曰:"壮人无积,虚则有之。"肝癌亦是在正虚基础上,各种致病因素相合"因加而发"。《诸病源候论》提出了"癥瘕"、"积聚"等病症,其中推之不动者为癥,聚而不散者称积。"积者阴气,五脏所生,始发不离其部,故上下有所穷已。诸脏受邪,初未能为积聚,留滞下去,乃成积聚。","虚劳之人,阴阳伤损,血气凝滞,不能宣通经络,故积聚于内也。","诊得肝积,脉弦而细,两胁下痛。"不仅提出了虚劳之人易产生积聚的观点,而且提出积病的脉象特点。

宋代《存真图》的绘制,解决了人体脏腑的大体解剖问题,对肝脏位置有了比较清楚的认识。许叔微《普济本事方》有"治胁下风气作块,寒疝发作,连少腹痛,凑心,其积属肝,在右胁下,故病发则右边手足头面昏痛不思食。"在肝积与其他腹腔肿物的鉴别方面,《圣济总录·积聚统论》指出:"胁者为隐见于腹内,按之形证可验也。瘕者为瘕聚,推之流移不定也。瘀者,僻侧在于胁肋。结者,沉伏结强于内。"又曰:"然有得之于食,有得之于水,有得之于忧思,有得之于风寒。凡使血气沉滞留结而为病者,治须渐磨溃削,使血气流通,则病可愈矣。"指出了胁、瘕,瘀、结各自不同的病症特点,以及所致的病因与治法。《素问·至真要大论》载:"坚者消之","客者除之","结者散之","留者攻之","逸者行之","衰者补之",提出了治疗本病的治疗法则。尤其《素问·六元正纪大论》指出:"大积大聚,其可犯也,衰其大半而止。"这种攻积兼顾其正气的治疗原则,至今仍有效地指导着临床。

二、病因病机

(一)现代医学认识

现代医学研究至今对肝癌的病因病机尚未完全明了,但是,目前发现肝癌的发生与下列因素密切相关。

1.病毒感染

主要是肝炎病毒感染。研究发现,在我国肝癌病人中乙型肝炎病毒(HBV)标记阳性的高达85～90%,换句话说,肝癌病人中有近90%有HBV背景,而日本和南欧肝癌病人中丙型肝炎病毒(HCV－Ab)阳性率为76.2%。说明HBV及HCV与原发性肝癌有明显的相关性,既密切又复杂。但目前肝炎病毒致癌的机制仍在进一步研究中。

2.肝硬化

目前的研究还发现,各种原因引起的肝硬化与原发性肝癌关系密切。统计资料证明,肝癌合并肝硬化的发生率84.6%,而有10%～16%的肝硬化病人可发生癌变。总而言之,肝硬化病人患肝癌的机会比无肝硬化者高数倍甚至十几倍。

3.黄曲霉毒素

黄曲霉毒素与肝癌的密切关系已有大量的动物实验证明。研究发现,黄曲霉毒素 B_1(AFB1)可使 80%的实验动物诱发肝癌。AFB_1主要来源于玉米和花生、花生油。

4.饮水污染

流行病学研究已经发现,饮水污染与肝癌发生密切相关。饮用死水、溏水、宅沟水人群肝癌的发病率高于饮用流动水、井水地区人群。江苏的启东、海门,上海的崇明,广西的扶绥等肝癌高发区的调查报告已证明这点。

5.其他致癌因素

亚硝胺类化合物中如二乙基亚硝胺是一种强烈的致癌物,营养不良、酗酒和寄生虫感染以及某些微量元素的缺乏均与肝癌的发生密切相关。此外,研究发现肝癌患者中有 13%的病人有肝癌家族史,明显高于对照组(5%)。有人还发现肝癌患者中有 41.59%的人家族中出现 2 例以上的肝癌。

肝癌的发病机制仍较复杂且未完全清晰。从目前的研究推测,肝癌是在环境及遗传等多因素的作用下,多基因的突变和异常的积累而引发的,包括基因组的不稳定性,细胞信号传递途径的异常,细胞周期、凋亡和衰老调节的异常,肿瘤新生血管的形成等。

(二)中医对肝癌病因病机的认识

中医认为肝癌的病因为外感邪毒,情志抑郁,饮食失调,加之脏腑虚损,正气虚弱,气血不足,阴阳失调,痰浊、血瘀、寒凝、热毒相互搏结,日久而成。在原发性肝癌的整个发病过程中,正气虚弱,阴阳失调是发病的根本,所谓"正气存内,邪不可干","壮人无积,虚则有之"。

1.寒邪与肝癌的关系

中医理论认为肿瘤的形成与阳气不足、寒凝瘀滞有关。如《灵枢·百病始生篇》云:"积之始生,得寒乃生,厥乃成积矣。"《灵枢·水胀篇》云:"寒气客于肠外,与卫气相搏,气不得荣,固有所系,瘀而内著,恶气乃起,息肉乃生。"《素问·生气通天论》云:"阳气者,若天与日,失其所则折寿而不彰。"《素问·调经论》云:"血气者喜温而恶寒,寒则泣而不能流,温则消而去之。"在阴阳的关系中,阳气是主要的,阳气不足,人体卫外功能就下降,百病乃生。在诸多耗伤阳气的因素中,使阳气受损最严重者莫过于寒邪,阳气大伤则易形成阴证、积证。中医认为肝癌等肿瘤之形成与气血瘀滞、痰凝、蓄毒、饮食、体虚等有关,古代医家则更强调寒邪因素。孙秉严从 1000 多个肿瘤患者中总结出肿瘤病人寒型体质的占绝大多数,约 80%。说明寒邪(包括外寒与内寒)是肿瘤形成的一个主要病理因素之一。

2.湿邪与肝癌的关系

湿邪是中医六淫之一,既是病理产物,又是致病因素。气候及居处潮湿即可导致外湿侵袭,一旦超越了机体的正常防御能力,则易引发疾患。外湿除单纯气候因素的水湿外,其本质还包括现代医学证实的一定湿度下生长繁殖的细菌、病毒以及物理、化学等多种致病因素。此外,饮食不节,如恣食生冷、酒醴肥甘,或饥饱失常损伤脾胃,脾伤则运化失职,致津液不得运化转输,易导致湿从内生。《素问·至真要大论》曰:"诸湿肿满,皆属于脾。"概言之,湿的含义有:一是与气候变化相关的物理、化学因素;二是与气象时令有关的生物性因素;三是一种通过临床证候特性类比而推导的辨证概念。

湿邪的特点有:一是外感性,多从肌表、口鼻侵犯人体;二是季节性,长夏多湿病;三是地区性，东南沿海地区和久居潮湿环境者多湿病；四是相兼性和转化性，湿邪常与风、寒、暑、热等邪气相兼为病；湿邪除具有重浊黏滞、易伤阳气、阻碍气机等性质外，还具有隐匿性，如《沈氏尊生书·卷十六·湿病源流》曰："其熏袭乎人，多有不觉，非若风寒暑热之暴伤，人便觉也。""湿之为病最多，人多不觉湿来，但知避寒避风，而不知避湿者，因其为害最缓最隐，而难以觉察也。"(《医原记略》)湿邪致病，常于不知不觉中起病，一旦察觉或暴露，则湿邪往往缠绵胶结、深陷久积矣。

肝癌的分布有明显的地域特征。就世界范围而言，肝癌高发的国家和地区主要分布在亚洲的东南部和非洲的东南部；在中国主要集中在东南沿海，中国肝癌四大高发区为江苏启东(47.7/10万)、广西扶绥(49.5/10万)、浙江嵊泗(42.4/10万)和福建同安(42.2/10万)。表明沿海高于内地，东南和东北部高于西北、华北和西南部，沿海岛屿和内河入海口又高于沿海其他地区，而云贵高原则属低发区。高发地区气候均具有温暖、潮湿、多雨的特点，湿热相搏，熏蒸弥漫，人体极易感染。明代吴又可《温疫论》云："南方卑湿之地，更遇久雨淋漓，时有感湿者。"清代何梦瑶《医碥·卷六》曰："岭南地卑土薄，土薄则阳气易泄，人居其地，腠理汗出，气多上壅。地卑则潮湿特盛，晨夕昏雾，春夏淫雨，人多中湿。"由此可见，肝癌发病与湿邪密切相关，外湿是肝癌发病的外在因素。

临床流行病学调查研究，肝癌早、中、晚期不同阶段，各期证型出现率以脾虚证、气滞证、血瘀证为多见，说明脾虚、气滞、血瘀是肝癌的根本病机，并贯穿于疾病的始终。因脾虚则生湿，湿阻则气滞，气行则血行，气滞则血瘀，久病必瘀，而湿邪亦贯穿始终。可见，脾胃受损，湿从内生是诱发肝癌的内因之一。而内生之湿则与饮食关系极为密切。

3.热与肝癌的关系

炎热潮湿的气候地理环境影响着人的体质。当素体正气虚衰，阴阳气血不足脏精功能失调，复感湿热邪毒，内蕴中焦，伏于营血，久则化癌生变；或因七情所伤，肝气郁结，气郁化火，湿热结阻胆管，胆汁溢外，湿热郁滞，出现瘀毒火热之症。或饮食不节伤脾，脾虚湿困，湿毒蕴结阻塞经络，湿郁化热，湿热内生，瘀毒互结，日久而成积聚结块，导致肝积；或因年老肾衰，或生活不节、酒色过度伤肾，或病至晚期"穷必及肾"，肝肾阴虚邪盛正虚，邪毒结聚，气滞血瘀，湿毒蕴结，阻塞经络，日久渐成癌瘤。《医宗金鉴·外科心法痈疽总论》："痈疽原是火毒生，经络阻隔气血凝。"中晚期肝癌患者常出现热毒火郁之症，癌瘤与热毒往往同时存在，出现肝局部灼热疼痛、发热、口渴。肝癌常表现为湿热毒邪壅盛的征象，《丁甘仁医案》有"情志抑郁，郁而生火，郁火夹血瘀凝结，营卫不从"之记载。无论外感之邪或内伤七情，日久均能化火，邪热火意蕴结于内，日久必发。可见热毒内蕴肝癌形成因素之一。

4.饮食与肝癌的关系

中医认为，饮食不洁，或过饮酒浆、或过食肥甘厚味、生冷食物都可致脾胃虚弱。脾胃损伤，运化失职，水谷不化，湿热凝聚为痰，痰气交阻，血脉壅塞，或痰湿蕴结化热，湿热熏蒸，气血瘀滞，乃成本病。

现代医学在原发性肝癌的病因学研究中，最受关注的有三大因素，即乙型肝炎病毒、黄曲霉毒素和污染的饮用水。此三者与中医的"饮食不洁"极为相关。适宜的温度和湿度有利于病毒和黄曲霉毒素的生长繁殖，有利于蓝绿藻等微生物滋生，饮用水也易造成污染。细菌、病毒感染和流行有一定的季节性，大多数病毒性疾病以春夏多雨季节，且以湿热气候最易流行。因为适宜的湿度是生物病原体繁殖、传播、流行的必要条件增强细菌、病毒的致病性。动物实验证明，被黄曲霉菌污染产生的霉玉米和霉花生能致肝癌，因黄曲霉菌的代谢产物黄曲霉毒素 B1 有强烈的致癌作用。黄曲霉毒素 B1 在多种食物中产生，最适宜其生长繁殖的温度是 301～38℃，相对湿度为 80%。气候温暖潮湿地区，谷物容易发生黄曲霉毒素的污染，并且饮用水也较适宜藻类生长繁殖，饮污染水可使乙肝病毒感染机会增加。

饮酒与原发性肝癌的发生有关。如《圣济总录・卷第七十三》中记有："论曰胃弱之人，因饮酒过多，酒性辛热，善渴而引饮，遇气道痞塞，酒与饮俱不化，停在胁肋，结聚成瘀，其状按之有形，或按之有声，胁下弦急胀满，或致痛闷，肌瘦不能食，但因酒得之，故谓之酒瘀。"据国外报道，在对 14313 名啤酒厂工人（1 天内允许随意饮啤酒相当于 77.7g 乙醇）平均追踪 20 年的调查中发现，这一群体的肝癌发生率比一般居民高 1.5 倍。BoutronMC 等在对法国 Cote 市 91 例原发性肝癌的调查中发现，80%的肝癌患者有嗜酒的习惯，酒龄一般在 10 年以上，每天饮酒量在 250～500g 左右。王志瑾等对 96 例原发性肝癌患者的调查发现，饮酒史与原发性肝癌的关系其 P 值为 0.0691，接近显著水平。

膳食、营养与癌症关系也甚为密切。梁西等就荤、素饮食与癌症关系，在两个特殊的人群中做了 20 年回顾性流行病学调查。荤食组每日每人脂肪提供的热量超过总热量的 35.45%，而素食组少于 20%。结果是荤食组癌症发病率比素食组高 13.2 倍。荤食组肺癌、胃癌、肝癌、肠癌占癌症总例数的 72.73%。这是由于荤食组高脂肪、高肉类等高能饮食导致胃肠道厌氧菌数目增加，将初级胆汁酸降解为次级胆汁酸，形成脘的机会便增加，毒素吸收也增多。其次，目前家畜的食用饲料大都使用食物添加剂饲料以催肥促长，这也使患癌的危险性增加。虽然素食组癌症发病率较荤食组显著降低，但食管癌占素食组患癌总例数的 60%、肝癌占 40%，究其原因是患者常吃泡菜、咸萝卜干及霉豆腐。东南沿海地区居民喜生吃、醉吃海鲜，有些海鲜已被污染，食后更易致病。浙江省海岛居民肝癌发病与食用被污染甲壳类海产品如虾蛄干、虾蛄、鲜虾皮和螃蟹等有较密切关系。这均符合中医饮食不洁，或过饮酒浆、或过食肥甘厚味、生冷食物致病的理论。

5. 情志与肝癌的关系

原发性肝癌形成与长期情志郁结有一定关联性。临床观察表明，肝癌患者在病发以前，不少人伴有情绪不畅，肝气郁结，若不能及时疏解，日久即可气病及血，导致瘀血的产生。因而情志不和致使气滞血瘀的病理环节不可忽视。而且肝郁气滞又可横逆犯脾，脾失健运，又加重湿热瘀毒的互结。故肝癌的发生与情志致病密切相关。

肝为刚脏，喜条达而恶抑郁，主疏泄，体阴用阳，为风木之脏，其气主升主动。《类证治裁》记载："木性升散，不受遏郁，郁则经气逆。"《杂病源流犀烛》曰："肝其体本柔而刚，直而升，以应乎春，其性条达而不可郁，其气偏于急而激暴易怒，故其为病也，多逆。"肝主疏泄一方面体现在调节情志上。情志的调畅顺达是"阴平阳秘，精神乃治"的保障。如果七情过激，超越了肝脏的调节限度时，就会打破机体内在的平衡状态，出现肝失疏泄、气机逆乱并造成一系列病变。《医碥》有云："郁则不舒，则皆肝木之病矣"。《灵枢・百病始生篇》曰："喜怒不节则伤脏。"又载："若内伤于忧怒则气上逆，气上逆则六输不通，凝血蕴裹而不散……积皆成矣。"总之，七情之病多责之于肝。王清云对肝癌病人病史追问中发现，有 80%以上的病人均与情志不和，肝郁气滞有关，或长期抑郁，或暴怒伤肝，或饮食不节、饮酒过量加之心情不舒损伤肝脏，或有慢性肝脏疾病再加之心情不畅等所致。长期情绪压抑，饱受悲观、绝望和低落情绪折磨的人，很容易患癌症和其他疾病，尤其是肝癌。

6. 社会因素与肝癌的关系

肝癌是一种贫困疾病。经济状况差是肝癌发病高的原因之一。经济状况差往往卫生条件、卫生习惯比较差，乙肝比例较高，肝癌发病高。其次营养摄入，特别是蛋白质摄入过少。刘颖等认为与经济条件差相比，经济条件好的家庭，其择食主观性好，膳食结构合理，与营养缺陷相关疾病比率低。再者缺乏必要的医疗保健。邹长林等对原发性肝癌社会因素条件Logistic单因素模型分析发现：近一年及五年前的经济状况与肝癌的发生有密切关系。而最终进入Logistic多因素模型只有五年前的经济状况，其OR值为0.585。五年前的经济状况为贫困发生肝癌的可能性是富裕的4.99倍。而十年前的经济状况与肝癌发生影响不大。研究表明，近一年负性生活事件可促使肝癌的发生，其OR值为1.578。负性生活事件可以认为是一种外因，通过某些个性特征（内因）而产生效应，使机体的免疫功能下降，从而使癌症发生。社会因素包含了中医的多重致病因素，但居住环境、卫生习惯、营养失调、负性生活事件等因素均不离中医“三因”的范畴。

7. 脏腑虚实与肝痛的关系

肝癌是在内因和外因共同作用下，长期反复的正邪相争的病理过程，在病变发生发展整个过程中，正虚和邪实并存，其中外邪仅仅是形成肝癌的条件，正气虚损既是原发性肝癌发生发展的内因，又是原发性肝癌发展的必然结果，它是影响肝癌发生发展的内在因素。“正气内存，邪不可干”、“邪之所凑，其气必虚”。肝癌只有当机体正气虚弱，抗病能力低下时，病邪才能乘虚而入，导致疾病的发生。当机体正气旺盛，抗病能力强大时，病邪就无法侵犯人体，疾病也就无从产生。《灵枢·百病始生》有“风雨寒热不得虚，邪不能独伤人”的记载。关于肝癌的发病机制，《灵枢·百病始生》也有“壮人无积，虚则有之”的类似记载。《诸病源候论·积聚病诸候》曰：“积聚者，由阴阳不和，脏腑虚弱，受于风邪，搏于脏腑之气所为也。”《景岳全书·论治》说：“凡脾肾不足，及虚弱失调之人，多有积聚之病。”《医宗必读·积聚》亦谓：“积之成也，正气不足而后邪气踞之。”《景岳全书·积聚》曰：“脾肾不足及虚弱失调之人，多有积聚之病。”《证治汇补·腹胁门·积聚》则曰：“积之始生，因起居不时，忧恚过度，饮食失节，脾胃亏损，邪正相搏，结于腹中，或因内伤外感气郁误补而致。”可见，古人十分强调正气在癌症发生发展的作用。肝癌是一个全身性的疾病，而肝脏癌肿只不过是全身性疾病中的一个局部表现。从病机看，肝癌是一种因虚致病，因虚致实，本虚标实的疾病，是一种全身性虚，局部性实，在某种意义上局部性实又掩盖全身性虚的疾病。

(1)脾虚与肝癌的关系：肝癌与脾虚有着密切的关系。《难经·五十六难》有记载“脾之积名曰痞气，在胃脘，腹大如盘。久不愈，令人四肢不收，发黄疸，饮食不为肌肤。”从脾积的发病部位和症状看，它与肝癌极为相似。脾积的发病机制是“肝病传脾，脾当传肾，肾以冬适王，王者不受邪，脾复欲还肝，肝不肯受，故留结为积”（同上）。中医认为，五脏的相生相克是五脏正常的生理表现，也是维持脏腑功能平衡、协调的基础。一旦某一个脏亏虚，则必然会受到所不胜之脏的“乘”和所胜之脏的“反侮”而致病。脾积是脾虚状态下，受到肝的“乘”和肾的“侮”而得病。而脾虚导致的“肝乘脾”是脾积主要方面。

历代医家十分强调脾虚在肿瘤（包括肝癌）发生发展中的作用。李东垣在《兰室秘要》中高度概括出：“推其百病之源，皆因饮食、劳倦，而胃气、元气解散，不能滋荣百脉，灌溉脏腑，卫护周身之所由致也。”《证治汇补·腹胁门·积聚》有：“积之始生，因起居不时，忧恚过度，饮食失节，脾胃亏损，邪正相搏，结于腹中，或因内伤外感气郁误补而致。”

脾虚未必均致癌，但癌症者必有脾虚贯穿其中。脾虚既是癌症的因，又是果。而引起脾虚的因素很多，或因起居不慎，感受外界六淫之邪，邪气乘虚而入，留积不散，暑、燥、火邪可导致胃热，寒湿之邪易导致脾虚而出现运化失常的病症。《灵枢·五变》说："寒温不次，邪气稍至，蓄积留止，大聚乃起"；或为饮食生冷、不洁，饥饱无度而伤脾胃。《卫生宝鉴》中说："凡人脾胃虚弱，饮食不节或生冷过度，不能克化，致积聚结块"；或为禀赋不足，素体虚弱或病后失调，出现中气不足、阳气衰微而致脾虚。"壮人无积，虚人则有之"；或为情志所伤，忧愁思虑伤脾，或恼怒气郁伤肝，肝失疏泄，横逆乘脾，胃失和降，脾虚失运而病。《外科正宗·乳痈乳岩论三十三》云："忧郁伤肝、思虑伤脾，积想在心，所愿不得志者，致经络痞涩，聚结成核。"脾虚则运化失健，胃失和降，水谷不化，湿邪内聚，久则气滞血瘀，湿邪瘀毒结于肝脏而发为肝癌，可见脾虚为本病的重要病机。

(2)肝脾失调与肝癌的关系：《素问·举痛论》曰："百病皆生于气。"气机失调为肿瘤发病的重要因素之一。肝为木气，脾为土气，脾气健运，血液化源充足，则肝藏血机能旺盛。肝主疏泄，气机条畅，助脾运化，则脾气健运，五脏六腑之气通顺，精血津液畅行无阻。肝脾功能调和，人体气血充盈，则正气旺盛，能御邪于外。若长期过度劳倦，耗伤气血，或思虑过度，损伤脾胃，湿热毒邪乘虚而入，内侵脾胃而留注肝胆，可致肝脾失调。脾失健运，水湿内停，困遏脾阳，可致肝胆疏泄不利。肝气疏泄失职，又可横逆犯脾，导致脾胃虚弱，升降失常，出现肝木乘脾土，脾气之运化、统摄功能失司，日久致肝脾两脏功能失调，气血、脾气虚弱，运化无力，统血无权，累及肝，导致肝血不足。肝病可以传脾，脾病也可以及肝，形成恶性循环，加重肝脾功能的失调，日久积聚而成癥瘕结块等病症。脏腑功能失调导致的正气亏虚在肝癌发生发展中占有重要地位，脏腑失调又以肝脾功能的失调为最。肝病及脾表明肝病的严重性，形成复杂的肝脾同病，这与肝癌形成中肝郁脾虚所致的病理过程一致。

结合现代医学理论，可在微观层面得到清晰的认识，脏腑功能失调，则正气亏虚，机体抗邪机能减退，各种外来的致病因素如乙肝病毒、黄曲霉毒素等侵袭人体内，通过作用于机体正常的肝细胞，使细胞逐渐变性，最后引起基因的突变，使正常的肝细胞突变为异常增生的癌细胞；同时机体防御机能减弱，对基因已发生突变的细胞或已形成的癌细胞无法行使其监视、识别、吞噬、歼灭的功能，导致肝癌的发生。一方面，肝脾失调，气血虚弱，机体免疫系统对外来致癌因子作用下出现的癌细胞或癌前细胞无法识别、吞噬，导致肝癌的发生。另一方面，癌肿也会消耗机体大量气血，阴阳气血进一步亏损，从而加重肝脾功能的失调，肝脾两脏的虚损。所以，肝脾功能失调是肝癌发生发展的内在因素。

(3)肝肾阴虚与肝癌的关系：肝体阴而用阳，为"将军之官，其性至刚也"，肝主疏泄，故肝气常郁而肝阳常亢，唯阴血常虚。肝阴是肝脏功能的基础。肝肾母子相生，肝阴和肾阴相互滋养。"乙癸同源，肝肾同治"(《医宗必读·乙癸同源论》)，肾为先天之本，与细胞染色体相关；肝脏的功能由肝细胞组成，而肝细胞则由功能基因表达从而行使功能，因此，在理论上可以认为肾阴与染色体及基因序列相关，肝阴与肝细胞基因表达有关，在病理条件下，肝肾阴虚可导致肝细胞基因突变、表达异常，致使肝细胞异常增殖，日久引发肝癌。研究也表明，肝肾阴虚是肝癌的基本证型；因此，肝肾阴虚是原发性肝癌的发病基础之一。有研究表明，运用滋补肝肾中药有助于原发性肝癌的治疗，而且原发性肝癌晚期则肝病及肾，常见肝肾阴虚之象，加之患者多次肝动脉化疗栓塞(TACE)介入治疗，应用化疗药物更易伤及人体气血，加重肝肾之气阴亏虚；或者直接由于热毒之邪内侵，阻于肝胆，而耗伤肝阴，日久肝血亏耗，导致气阴两虚；加之邪毒内蕴，郁久化热，劫血烁阴，肝不藏血，致肝之阴血亏虚；肝肾之阴，相互滋生，肝血不足，肝阳妄动，下劫肾阴，致肾阴不足，肾水枯竭。

8.痰湿与肝癌的关系

关于痰湿与恶性肿瘤的关系，古人早有认识。《灵枢・刺节真邪》认为“已有所结，气归之，津液留之，邪气中之，凝结日以易甚，连以聚居”而致“昔瘤”。原发性肝癌与痰湿关系亦十分密切。饮食不节、情志失调、劳倦内伤致脏腑功能失调均可导致津液运行失常而痰湿内生，郁久化热；或湿热长期困扰脾胃，则可使脾胃运化水湿无力，加重痰湿内停；或湿热熏蒸肝胆，痰凝聚于胁下，与瘀、毒胶结，引发癌症。肝癌形成之后，痰湿又可成为肝癌的重要病理产物。可见，痰湿对肝癌的发生发展起着重要影响。

9.瘀与肝癌的关系

气血瘀滞是肿瘤的基本病理之一。在肝癌的病情演变过程中，肝病则气滞，气滞则血瘀；脾虚气血生化无源，气虚亦致血瘀。“久病必瘀”，所以血瘀必贯穿于肝癌发病的进程中。《圣济总录・瘿瘤门》曰：“瘤之为义，留滞而不去也。气血流行不失其常，则形体和平，无或余赘，及郁结壅塞，则乘虚投隙，瘤所以生。”《素问・举痛论》曰：“血气稽留不得行，故缩昔而成积矣。”《素问・腹中论》说：“伏梁……裹大脓血，居肠胃之外。”《外科正宗・痞瘀》曰：“痞瘀皆缘内伤过度，气血横逆，结聚而生。初起腹中觉有小块举动，牵引作痛，久则渐大成形，甚则翕翕内动。”指出积聚、伏梁和痞瘀与气血结聚、瘀血有关。清代王清任《医林改错》说：“气无形不能结块，结块者，必有形之血也，血受寒则凝结成块，血受热则煎熬成块。”清代唐容川在《血证论・瘀血》中更明确指出：“瘀血在经络脏腑之间，则结为癥痕。”《指迷全方生・诸积篇》云：“腹中形成结块，按之不移，拍之不动”，《丹溪心法・积聚病块》曰：“块乃有形之物也……死血而成也。”《医林绳墨‘积聚》说：“积者……血之积也。”可见，包括肝癌在内的肿瘤均与气血瘀滞相关，而肝癌癌体本质乃血瘀所致。

现代研究表明，由于肿瘤细胞生长速度较快，肿瘤血管的生长跟不上瘤体的生长速度，因此实体瘤中血液循环较差，又由于肿瘤细胞能分泌高凝血因子(CCF)，通过抗纤溶、促血小板聚集等途径，可使患者机体处于一种血液高凝状态，故许多肿瘤患者都有瘀血证的存在。林芷英观察33例肝癌多数病人都伴有瘀血。陈健明对440例癌症患者的血液流变学观察，有82.7%的患者呈现不同程度的血液高黏状态，其中肝癌患者血液流变学指标有较明显的变化，表现为红细胞聚集程度增高，血液处于高黏、高凝状态。屠基陶则观察到肝癌患者血架纤维蛋白原量高于其他肝病与肿瘤。林宗广亦发现肝癌血浆黏度较正常人高。肝癌病发以后，由于癌毒肆虐，以及痰湿等病理产物的产生可进一步阻滞经络气血的运行，产生新的瘀血，而出现胁下癥块、刺痛、舌瘀暗等症。可见，瘀血与痰湿均是肝癌致病因素，同时又是肝癌的重要病理产物。

10.毒与肝癌的关系

癌毒是引起恶性肿瘤的一种特殊邪毒，它是恶性肿瘤发生、发展、浸润、转移最根本的因素。外感六淫、内伤七情、饮食劳倦等各种致病因素作用于人体，导致脏腑功能失调，正气亏虚，气血络脉瘀滞，湿热毒邪蕴结于肝，《灵枢・百病始生》曰：“温气不行，凝血蕴里而不散，津液涩渗，著而不去，而积皆成矣。”癌症常因“邪热蕴郁，郁结不化，灼烁脏腑，日久生毒而成肿块所致”。热、湿、痰、瘀积久化毒，进而变生为癌毒。进而所变生的一种强烈的致病物质，癌毒一旦形成，则后果非常严重，其毒力之大，破坏力之强，远非一般之疫毒、热毒、湿毒、痰毒、瘀毒等可比，而是一种特殊邪气，是引起恶性肿瘤的一种特殊邪毒。《中藏经》说："痈疽疮毒之所作也，皆五脏六腑蓄毒不流则生矣，非独因荣卫壅塞而发者也。"指出痈疽疮毒并非都是气血壅滞所致，而是"蓄毒不流"，强调了毒的致病性。宋代杨士瀛《仁斋直指方》则说："癌者，上高下深，岩穴之状，颗颗累垂……毒根深藏，穿孔透里。"首次指出癌疾源于"毒根深藏"，说明癌毒深藏于里，具有隐蔽性的特点，而"穿孔透里"则指出了癌疾具有转移性的特性，它无处不到，具有强烈的穿透性。癌毒具有耗损正气、酿生痰瘀、其性善行、毒恋难清等特点。它能迅速导致阴阳气血亏虚，使机体变症蜂起，最后使精气耗竭而死亡。癌毒内生于脏腑，由湿热毒邪郁积肝脏而产生，胶着于脏腑组织之中，是肝癌发生发展的病理基础。

癌毒蓄积、流散是原发性肝癌发展、恶化的基本条件。癌毒其植根于脏腑组织之中，根深蒂固，胶着难清，使脏腑功能失调，气血运行阻滞，水湿痰浊内聚，湿痰瘀毒相互交结，互为因果，加之癌毒不断耗伤正气，使局部瘤块日益增大，并出现浸润与转移，起转移脏腑的功能失调，出现一系列并发症，肝癌既成之后，由于癌毒肆虐，使机体营养成分大量消耗，阴阳气血进一步亏损，脏腑功能更加虚弱，导致"因癥致虚"，故临床出现纳差、乏力、消瘦等恶液质表现，最后使脏腑精气耗竭，阴阳离决而死亡。

对于上述众医家的观点，曾水成等提出了不同观点，认为无论肝郁、血瘀、湿热、热毒，还是脾虚和肝肾阴虚，只体现了"阳气先结，引起后乱"的癌前病变而非癌。而肝癌的发生机制则是在脾虚肝郁、痰瘀互结等病变基础上机体受到一种或多种因素的影响，改变了机体内在环境，使原有的痰、湿、瘀等病理产物发生质变，凝聚为癌毒，留滞于肝，形成"恶内"，即癌肿。《灵枢·刺节真邪篇》所云："有所结，气归之，津液留之，邪气中之，凝结日以益甚，连以聚居，为昔瘤，以手按之坚。"按《说文·日部》："昔，干肉也。""昔"与"腊"同，肉干则坚。早在两千多年前，中医学已经认识到体内恶性肿瘤是肉质的，且质地坚硬。《灵枢·水胀篇》云："寒气客于肠外，与卫气相搏，气不得荣，因有所系，瘀而内著，恶气乃起，息肉乃生。"由此可见癌肿的本质就是"恶肉"而非痰瘀，它与瘀瘀有质的区别。

恶肉内生并受气血供养而日渐长大，它对气血的需求是非自限性的。在耗伤气血的同时，长大的恶肉阻滞经络、中焦水道、胆管、血道，使脏腑气血阴阳进一步失调，痰、湿、气、瘀内阻进一步加重，正虚邪实互为因果形成恶性循环而出现胁痛、鼓胀、黄道、血证等临床表现。与痰、湿、气、瘀等比较，恶肉是肝癌最重要的病理中间产物，恶肉内阻是肝癌的病机中心。肝癌的转移显然无法用"循经传邪"来解释，与其他恶性肿瘤一样，肝癌的转移虽有好发部位，但并无明显规律可循。《外科正宗·流注论》说："流注，夫流者，行也，乃气血之壮，自无停息之机；注者，住也，因气血之衰，是有凝滞之患。"流注即邪毒流窜到哪里，就停止在那里发病的意思。认为癌毒就是以流注的方式扩散并导致肝癌转移的。癌毒可随气血运行周身，当局部气血运行不畅时，癌毒就可能停滞在那里并导致恶肉生长。

三、临床表现

（一）症状与体征

1. 亚临床期肝癌

亚临床期肝癌是指没有明显肝癌的症状和体征者，通常是采用甲胎蛋白或影像检查所发

2. 临床期肝癌

临床期肝癌多属中晚期肝癌，临床表现主要有：

(1)右上腹疼痛疼痛多呈间歇性或持续性钝痛或刺痛,部分有肝区紧绷感。如腹痛加重或出现急腹症应考虑肝癌破裂。

(2)上腹部包块右叶肝癌可致肝上界上移,体检肋下肝大但无结节,左叶肝癌表现为剑突下可扪及肿块或左肋下肿块。

(3)可见腹胀、食欲减退等消化系统症状,伴乏力、消瘦、发热,晚期可出现黄疸、腹水,肝癌后期常出现肺、骨等多器官转移。

(4)晚期可伴有出血倾向,腹泻,右肩背痛,双下肢浮肿,皮肤瘙痒以及肝硬化的表现。如脾大,肝掌蜘蛛痣,腹壁静脉曲张。

四、诊断与鉴别诊断

(一)诊断

1.实验室检查

(1)甲胎蛋白(AFP)测定:AFP是目前诊断原发性肝细胞癌最特异、最敏感的肿瘤标志物,在肝细胞癌检测中阳性率达70%以上。测定AFP方法主要采用定性和定量检测,有条件者最宜用放射免疫测定法(放免法)或放射火箭电泳自显影法(火箭法)。

AFP是胎儿时期肝脏合成的一种胚胎球蛋白,出生后一周内AFP完全消失,因此成人血清中AFP含量极少,正常值在20μg/L以下。但肝细胞癌患者大多又可重新获得合成AFP的能力。因此,通过检测AFP可以有助于肝细胞癌的诊断,而AFP的浓度与肝癌病灶的大小,病情的发展呈正相关,通过观测AFP浓度的变化,不但可以早期诊断肝细胞癌,还可动态观察肝细胞癌的进展状况。

虽然AFP具有诊断原发性肝癌的特异性,但活动性肝病、妊娠、生殖胚胎癌、心源性肝硬化者也可出现AFP阳性,需除外上述疾病后,AFP的检测结果才更有准确意义。

目前认为AFP≥200μg/L持续8周以上,或者AFP>400μg/L持续4周以上,除外其他引起AFP增高因素后,结合其他理化检查即可诊断原发性肝癌。

(2)肝功能检查:约90%以上肝癌有肝硬化、肝炎等肝病背景,检测肝功能及乙型肝炎抗原、抗体系统可提示有无肝病基础,对协助诊断有一定帮助。肝功能检查对肝癌诊断无特异性,但可以了解肝脏受损害的程度,对于选择治疗方式和判断预后有重要意义。反复感染迁延性乙肝有较高危险性。

(3)酶学检查:异常凝血酶原(DCP)。肝癌细胞有合成和释放谷氨酸羧化不全的异常凝血酶原的功能,因此,DCP在原发性肝癌患者中阳性率近80%,其敏感性近似于AFP,但在鉴别良性肝病时优于AFP。

γ谷氨酰转肽酶同工酶II(gCT-II)。研究发现,在AFP呈低浓度时,gCT-II也常表现较高的阳性率,也是肝癌酶标志物,结合AFP检查,对小肝癌的早期诊断有一定意义。

此外,血清碱性磷酸(AKP)、谷氨酰转肽酶(γ-gT)、5'-核苷酸二酯酶同工酶V(5'-NPDase-V)、亮氨酸氨肽酶(LAP)、醛缩酶同工酶A(ALD-A)、异柠檬酸脱氢酶(ICD)等酶学及同工铁蛋白(AIF)的测定和研究,对肝癌的诊断和预后判断也有一定意义。

2.影像学检查

(1)超声显像:B超检查是肝癌诊断中最常用、最有效的定性定位检查方法。可以发现直径>1cm的占位性病变,观测血流、推断病变性质,判断占位病灶是液性或是实性。同时还可观察病灶与肝静脉及所属分支的关系，发现门静脉主干及其分支内有否癌栓形成。

（2）CT扫描：电子计算机X线断层扫描（CT）是目前肝癌定位和定性诊断中最重要的检查项目之一，对明确诊断决定治疗方案有着非常重要的作用，已经成为一种常规检查，阳性率达90％以上，可诊断出直径1cm以上病变，可明确病灶大小、数目及位置、与周围血管关系，判断其邻近组织侵犯情况。通过增强扫描可以给肝血管瘤的鉴别诊断提供依据。

（3）磁共振成像检查（MRI）：MRI是一种非放射检查方法，因此无放射线损害，可以获得横断面、冠状面及矢状面三种图像，对软组织的分辨率优于CT检查，对肝内占位性病变的良、恶性鉴别诊断也高于CT，能清楚显示肝癌的内部结构特征。但价格相对略高于CT检

（4）数字减影：肝动脉造影（DSA）是一种血管造影检查，是目前最好的小肝癌定位检查方法，可以清楚显示直径＜2cm的小肝癌。选择性或超选择性肝动脉造影检查对临床怀疑肝癌或AFP阳性，而其他显像阴性者的诊断有一定优势，此法比各种非侵入性显像方法较易于确定占位病变性质。但一般不作为常规检查，因肝动脉化疗栓塞治疗的广泛应用，使得DSA又成为肝癌的重要治疗方法之一。

（5）放射性核素扫描：放射线核素显像是肝癌诊断的重要辅助手段之一，曾是20世纪70年代肝癌定位检查的重要手段，可检出2cm以上病灶，但难以定性。

3.其他检查

（1）腹腔镜检对诊断亦有一定价值。

（2）腹水细胞学检查。

4.病理学检查

（1）肝穿刺取肿瘤组织做病理检查。

（2）转移淋巴结活检。

如果有淋巴结肿大，可以行淋巴结活检，或者在超声或CT引导下，用细针作肝结节穿刺，以获得病理证实，是一种有创检查。目前已不作常规使用，肝穿活检的阳性率在80％左右，阴性者也不能完全除外肝癌诊断。现大多用于诊断不清，尤其是AFP阴性的肝内占位性病变患者。

5.诊断标准

（1）病理诊断

1）肝组织学检查证实为原发性肝癌

2）肝外组织的组织学检查证实为肝细胞癌。

3）腹水中找到肝癌细胞。

（2）临床诊断

1）AFP≥400μg/L，能除外妊娠、生殖系胚胎源性肿瘤、活动性肝病及转移性肝癌，并能触及肿大、坚硬及有大结节状肿块的肝脏或影像学检查有肝癌特征的占位性病变者。

2）AFP＜400μg/L，能排除妊娠、生殖系胚胎源性肿瘤、活动性肝病及转移性肝癌，并有两种影像学检查有肝癌特征的占位性病变或有两种肝癌标志物（DCP、gCT－Ⅱ、AFU及CA199等）阳性及一种影像学检查有肝癌特征的占位性病变者。

3）有肝癌的临床表现并有肯定的肝外转移病灶（包括肉眼可见的血性腹水或在其中发现癌细胞），并能排除转移性肝癌者。

（二）鉴别诊断

原发性肝癌要与其他肿瘤如继发性肝癌、腹膜后肿瘤、各种肝血管瘤(最常见肝海绵状血管瘤,其次硬化性血管瘤、血管内皮瘤和毛细血管瘤)、肝硬化、多囊肝、肝脓肿及肝包囊虫病等相鉴别。

1. 继发性肝癌

要点:①常有原发肿瘤病灶。消化系统肿瘤如大肠癌、胃癌及胰腺癌、肺癌、乳腺癌及泌尿生殖系统的肿瘤均常转移到肝脏。②大多无肝病背景且病情发展较慢。③体检时癌结节较硬而肝脏较软。④大多 AFP、HBV、HCV 呈阴性。⑤超声显像常显示肝内占位病变呈“牛眼征”,且无肝硬化征象。

2. 肝硬化

要点:①有长期慢性肝病史,病情进展缓慢。②肝功能损害较重,AFP 阴性或长期反复的 AFP 轻度增高。③如 B 超不能确诊,通过 CT 等影像学检查大多可以鉴别。

3. 肝脓肿

要点:①常有痢疾或化脓性疾病史。②大多无肝病症据。③合并或曾有明显炎症表现。④肝动脉造影无肿瘤血管与染色。⑤肝脓肿病灶未液化或较浓稠时较难鉴别,必要时需肝穿确诊。

4. 肝血管瘤

要点:①症状不明显。②无肝病背景。③女性多见,病程长且发展缓慢。④小于 3cm 的血管瘤在超声检查时有特异性。⑤CT 延时造影示造影剂常呈强填充,并首先自占位周边开

(三)病理与分型

1. 病理形态大体分型

(1)块状型:块状型临床最多见,占 70%左右,病灶直径在 5cm 以上,超过 10cm 者称为巨块型,多发生于肝右叶。癌肿周围可有小的卫星结节灶,约 80%病例合并肝内或门脉分支及总干处有癌栓形成,本类型病灶生长迅速,容易发生坏死、出血,因此,临床常合并肝破裂大出血等并发症,病情凶险。

(2)结节型:约占总数的 20%左右,表现为肝内散在大小不等、数量不等的结节灶,癌灶直径一般不超过 5cm。多发生于右叶,单独左叶受累不多。此类型大多伴有较严重肝硬化,手术几率较低。预后欠佳。

(3)弥漫型:肝内散在细小的结节灶,病灶大多如米粒至花生仁大小,肝肿大不明显,或见肝缩小,结缔组织广泛增生,或伴有轻度肝硬化,但肉眼观察不易与肝硬化结节区别,本类型较少见,约占 5%左右,预后较差,患者常因肝功能衰竭死亡。

(4)小癌型:此类少见,大多数是因体检偶然发现,80%可以手术切除,治疗效果相对较好,预后佳。小癌型病灶直径小于 3cm,或相邻两个癌灶直径之和不大于 3cm,大多包膜完整,较少合并癌栓形成及肝硬化,即俗称小肝癌。手术切除后患者血清甲胎蛋白(AFP)即可降至正常。

2. 病理组织学分型

(1)肝细胞型:肝癌肝细胞型最常见,约占 90%左右,且大多数合并肝硬化,此型癌细胞呈多角形,核大,核仁明显,呈颗粒状,胞质丰富,为嗜酸性,排列成索状或巢状,癌巢间有丰富的血窦,癌细胞有向血窦生长的趋势。根据癌细胞的分化程度可分为Ⅰ、Ⅱ、Ⅲ、Ⅳ共四级,临床上以Ⅱ、Ⅲ级(中分化)多见,Ⅰ级(高分化)和Ⅳ级(低分化)较少见。肝细胞型肝癌多数 AFP

增高显著。

(2)胆管细胞型：肝癌此类型较少见，约占肝癌的5%左右，此型由胆管上皮细胞发展而来，其癌细胞呈立方或柱状，排列成腺体。以女性多见。由于此型肝癌纤维组织较多，血窦较少。因此病情进展相对缓慢，病程较长，而且临床上大多检测AFP增高不明显或在正常值以下。

(3)混合型：此类型罕见，同一病例中其部分组织形态似肝细胞，部分似胆管细胞，有些细胞呈过渡形态。

3.临床分期

(1)常用临床分型分期：即国内1977年全国肝癌防治研究协作会议制订通过的3型3期法。

1)单纯型临床和化验无明显肝硬化表现，肝功能基本正常，病情发展较缓慢。

2)硬化型有明显肝硬化临床和化验表现者。

3)炎症型病情发展快，伴有持续性癌性高热或谷丙转氨酶持续增高在一倍以上者。

(2)分期

1)Ⅰ期(早期亚临床期)无明显的肝癌症状和体征。

2)Ⅱ期(中期)超过Ⅰ期标准而无Ⅲ期证据。

3)Ⅲ期(晚期)有明显的恶病质、黄疸、腹水或远处转移之一者。

小肝癌定义单个肿瘤最大直径＞3cm(部分学者认为＞5cm)称之为小肝癌。

(3)TNM国际分期(AJCC，2002)

T：原发肿瘤。

T_x：原发肿瘤无法评估。

T_0：没有原发肿瘤的证据。

T_1：孤立肿瘤没有血管侵犯。

T_2：单个肿瘤结节伴血管侵犯或多个肿瘤结节，最大径约＜5cm。

T_3：多个肿瘤结节，最大直径＞5cm或者肿瘤侵犯门静脉或肝静脉的主要分支。

T_4：肿瘤直接侵犯邻近器官(除外胆囊)或者穿透脏层腹膜。

N：区域淋巴结。

N_x：淋巴结转移无法评估。

N_0：无局部淋巴结转移。

N_1：有淋巴结转移。

M：远处转移。

M_x：远处转移不能评估。

M_0：无远处转移。

M_1：有远处转移。

(4)TNM临床分期

Ⅰ期：$T_1N_0M_0$。

Ⅱ期：$T_2N_0M_0$。

ⅢA期：$T_3N_0M_0$。

ⅢB期：$T_4N_0M_0$。

ⅢC期：任何T，N_1M_0。

Ⅳ期：任何T，任何N_1M_1。

(5)中国抗癌协会肝癌专业委员会修订的原发性肝癌的临床分期(2001)

Ⅰa：单个肿瘤最大径≤3cm，无癌栓、腹腔淋巴结及远处转移；肝功能分级ChildA。

Ⅰb：单个或两个肿瘤最大径之和<5cm，在半肝，无癌栓、腹腔淋巴结及远处转移；肝功能分级ChildA。

Ⅱa：单个或两个肿瘤最大径之和≤10cm，在半肝或两个肿瘤最大径之和≤5cm、在左右两半肝，无癌栓、腹腔淋巴结及远处转移；肝功能分级ChildA。

Ⅱb：单个或两个肿瘤最大径之和>10cm，在半肝或两个肿瘤最大径之和>5cm、在左右两半肝，或多个肿瘤，无癌栓、腹腔淋巴结及远处转移；肝功能分级ChildA。肿瘤情况不论，有门静脉分支、肝静脉或胆管癌栓和(或)肝功能分级ChildB。

Ⅲa：肿瘤情况不论有门静脉主干或下腔静脉癌栓、腹腔淋巴结或远处转移之一；肝功能分级ChildA或B。

Ⅲb：肿瘤情况不论，癌栓、转移情况不论；肝功能分级childC。

(四)中医对肝癌的认识

肝癌早期一般症状不明显，或不典型，呈间歇性，仅在常规体检中被发现。可见腹胀，恶心、呕吐、纳差，右胁隐痛不适或刺痛，皮肤巩膜或见黄染，大便干结或溏泻、小便黄，舌暗红、脉弦等。肝癌出现右胁疼痛时往往已是中晚期。此时多属气滞血阻。因初病常为气结在经，久病血伤入络，肝气郁久，必导致肝络瘀阻。

肝癌中期常表现为腹部积块明显，硬痛不移，面暗消瘦，腹胀，纳减，神疲乏力，时有寒热，舌质暗紫或有瘀点，苔白腻或黄腻，脉细弦或弦滑。此时多为瘀血内结，且脾虚表现明显，是乃肝病及脾的结果。《难经·七十七难》记载："所谓治未病者，见肝之病，则知肝当传之与脾，故先实其脾气，无令得受肝之邪，故曰治未病焉"。脾气虚则肝木乘之，常见气短、纳呆、神疲乏力、便溏、脉弱无力等。

肝癌晚期多为正虚瘀结，由于先天禀赋和体质不同，肾为先天之本，肝肾同源，脾(胃)为后天之本，肾阴肾阳关系到五脏阴阳的盛衰。最终可出现阴虚型(肝肾阴虚或气阴两虚)或阳虚型(脾皆阳虚)。面色晦滞，或见腹大胀满，或见牙龈出血，小便短少，舌质红绛少津，脉弦细数为肝肾阴虚型表现。若皮色苍黄或腹大胀满不舒，脘闷纳呆，神倦怯寒，肢冷或下肢浮肿，小便短少不利，舌质胖淡紫，脉沉弦无力为脾肾阳虚所致。

从肝癌常见腹胀、纳差、恶心、呕吐、乏力、便溏、消瘦等症状均属于脾胃失和，运化失常所致，而肝癌晚期出现黄疸、腹水、肿块疼痛、发热亦是脾虚胃弱的结果。脾胃失健是肝癌进展恶化的关键环节，顾护脾胃是肝癌治疗的关键所在。

1.肝癌黄疸

通常临床上黄疸以肝胆湿热辨之，认为湿热蕴蒸肝胆而致胆汁不循常道而外溢发为黄疸，可见身、目、尿俱黄之候。而古代医家早已指出黄疸不限于肝胆，脾胃尤可致黄。《伤寒论》之"阳明发黄"，《金匮要略》之五疸，均未提及肝胆，其处方用药亦皆从脾胃立论。《金匮要略》阐明了黄疸的重要病机，"黄家所得，从湿得之"。湿邪外袭易伤脾胃，脾失健运易滋生内湿，湿邪中阻，脾胃升降失调，肝脏疏泄失常，致胆液不循常道，渗入血液，溢于肌肤而发生黄疸。阳黄多因湿热郁蒸；阴黄多因寒湿阻遏，脾阳不振所致。若黄疸日久，瘀积加重，则黄疸日益加深，经久不退，可亦为瘀血发黄，正如《张氏医通・黄疸》所云："有瘀血发黄，大便必黑，腹胁有块或胀。"

2.肝癌腹水

肝藏血主疏泄，脾统血主运化。两者生理上相互依赖，病理上相互影响。肝病可以传脾，脾病可以传肝，肝脾俱病，疏泄运化功能失常。血气凝聚，清浊相混，气血水停于腹中。久病及肾，肾之开阖失司，气化不利，水湿愈聚愈甚，水湿不化，实者愈实；肝、脾、肾功能失调，气、血、水停于腹中是鼓胀的基本病机。本虚标实，虚实夹杂，以虚为主，尤以中焦脾土衰败为关键。其气滞、血瘀、水结均与脾虚紧密相关，是谓"鼓胀病根在脾"（《沈氏尊生书》）。《内经・至真要大论》曰："诸湿肿满，皆属于脾。"《金匮要略・水气病脉证并治第八》："肝水者，其腹大，不能自转侧，胁下腹痛，时时津液微生，小便续通。""脾水气者，其腹大，四肢苦重，津液不至但苦少气，小便难。"可见下肢浮肿，小便不利，腹水、鼓胀。

3.肝癌肿块疼痛

肝积疼痛历代医家多从痰、瘀、湿、毒四个方面来论治，而痰、瘀、湿、毒的产生与脾胃密切相关。脾胃虚弱，气血生化不足，血运无力可致瘀，瘀久可以化热。脾虚可以聚湿生痰，痰热瘀结可使脏腑气机不通则胁痛。《脾胃论》有"脾病，当脐有动气，按之牢若痛，动气筑筑然，坚牢如有积，而硬若似痛也，甚则亦大痛，有是则脾虚病也。"《景岳全书・胁肋》说："凡人气血犹源泉也，盛则流畅，少则壅滞，故气血不虚不滞，虚则无有不滞者。"《丹溪心法》说："凡人身上、中、下有块者，多是痰。"脾虚则气滞，气滞则血瘀。气滞血瘀，蕴结不散，经络阻滞，血行不畅则痛。脾虚失于健运，水谷精微失于输布，湿浊不化，或流注肝胆，为肿为痛，或凝聚成痰，结聚为核，可见胁下癌块坚硬如石，推之不移，疼痛难忍。《丹溪心法》说："痰之为物，随气升降，无处不到。"邪气留滞，气滞血瘀，痰凝毒聚，相互搏结而发为肿块疼痛。可见痰、湿、瘀、毒均可导致肝癌肿块疼痛，且四者密切联系，又互为因果，肝癌不同患者不同时期会各有侧重，而使临床表现变化多端，但总以脾虚证候为主。

4.肝癌发热

肝癌发热有气虚发热、阴虚发热、痰瘀毒热等。但脾虚是气血虚弱及痰瘀发热的基本病机。脾虚气血生化不足，阴火内生，可致发热。李东垣说："胃病，则气短，精神少而生大热。"脾虚气滞，气机怫郁，郁久可以化热；气郁为诸郁之首，血瘀不行，壅而发热。《灵枢・痈疽》曰："营卫稽留于经脉之中，则血泣而不行，不行则卫气从之而不通，壅遏而不得行，故热。"脾虚失运，蕴湿生痰，痰湿郁而化热；食积蕴遏中脘，亦可致发热。李东垣说："有所劳倦，形气衰少，谷气不盛，上焦不行，下脘不通则胃气热，热气熏胸中，故内热。"

脾虚不运，津液不生，或热病日久，或误用、过用温药，耗伤阴液，可致阴精亏虚，阴衰阳盛，水不制火而发热。血本属阴，阴血不中，无以敛阳，亦可引起发热。如李东垣说："四肢发热、肌热、筋痹热、骨髓中热、发困热如燎，扪之烙手，此病多因血虚得之，或胃虚过食冷物，抑遏阳气于脾土，火郁则发之。"

脾虚有气虚、阳虚之别。气损及阳，阳气衰弱，易被寒遏，郁而发热。李东垣说："四肢发热、肌热、筋痹热、骨髓中热、发困热如燎，扪之烙手，此病多因血虚得之，或胃虚过食冷物，抑遏阳气于脾土，火郁则发之。"《丹溪心法・六郁》有云：人身诸病，多生于郁。"脾虚气滞，气机怫郁，郁久可以化热。气郁为诸郁之先导，血瘀不行，瘀血阻滞经络，壅而为热。

综上可见，气、血、阴、阳诸虚，气、血、痰、湿、食诸郁均可导致发热，而临床表现亦是变化多端，有体温正常但患者自感内热或肝区大热者，有体温升高、遍身扪之烙手者，此外也有寒热往来等等。

5. 肝癌传变，诸症四起

癌毒其性善易，如不能及时清除，又可流散他脏，使肿瘤发生转移。如金不克木，肝木反侮肺金，则可使肺部出现转移病灶，而出现咳嗽、咯血等症；若肺失肃降，不能布散津液，通调水道，使水湿内聚胸腔而导致胸腔积液，则每出现胸闷气急、呼吸困难等症。总之，脾胃失健是肝癌进展恶化的关键环节，癌毒蓄积、流散是肝癌发展、恶化的根源。

五、辨证施治

（一）肝癌的中医辨证分型

目前肝癌的辨证分型繁杂众多，各医家根据自己对肝癌病因病机认识的不同，有分两型，有分三型，也有分五型，甚至有分七、八型的，使得肝癌的中医辨证分型未能统一，也不利于经验的推广应用。

李永健等统计分析近 20 年来国内公开报道的 2492 例肝癌辨证分型，最常见证型依次是，①气滞血瘀型；②肝郁脾虚型；③肝肾阴虚型；④肝郁气滞型；⑤脾胃气虚型，而肝胆湿热型、湿热内蕴型亦为肝癌证型中较常见证型。侯风刚等对 267 例原发性肝癌患者的中医证候特征进行临床分析，结果表明：Ⅰ期以血瘀、脾气虚两种基本证候出现率较高；Ⅱ期以血瘀、脾气虚、肝胆湿热、肝气郁结 4 种证候出现率较高；BⅠ期以血瘀、脾气虚、肝胆湿热、湿阻、肝气郁结、肝阴虚、肾阴虚证候出现率较高。因此认为血瘀、脾气虚、肝胆湿热、肝气郁结、肝阴虚、肾阴虚这 6 种证候可能是原发性肝癌常见的中医基本证侯。

李永健等对 2060 例肝癌进行 Logistic 回归分析与研究表明，①肝郁气滞证：贡献率较大的变量为抑郁、胸闷、胁肋胀痛；②脾气虚证：为食后腹胀、腹水、暖气、便溏、舌齿痕、脉缓；③湿热证：为肤黄、巩膜黄染、面色橘黄、小便黄赤、口苦、呕恶、苔黄腻、脉滑数；④肝血瘀阻证：为肝掌、肌肤甲错、面色晦暗、胁肋刺痛、口唇暗、舌紫暗、舌体斑疯；⑤肝肾阴虚证：为潮热、盗汗、目眩、多梦、腰酸膝软、舌红鋒、苔剥；⑥脾肾阳虚证：为怕冷、自汗、肢体浮肿、耳鸣、腹水、舌胖大、苔滑、脉弱。

方肇勤等采用严格的临床流行病学调查方案，通过对 2060 例原发性肝癌患者证候的临床调查，包括全面收集患者证侯，统一辨证标准和资料处理方法，并比较以往有关辨证标准，提出肝癌肝郁气滞型、脾气虚型、肝血瘀阻型、肝胆湿热型、肝肾阴虚型等 5 种常见基本证型的辨证标准建议。

邵梦扬将肝癌大体分成肝气郁结、气滞血瘀、湿热结毒、肝阴亏虚 4 个基本证型，①肝气郁结证：症见两胁痛，右胁胀痛、坠痛，胸闷不舒，生气后加重，纳差不欲食，肝大有块，舌苔薄白，脉弦。肝主疏泄，性喜条达，肝气不疏，阻于胁络，故见胁胀痛；疏泄失常，气机不畅而胸闷不舒；木郁乘土，脾运失司，故纳差不欲食；气滞则血瘀，故见胁部肿块。②气滞血瘀证：症见胁下痞块，胁痛如刺，痛引腰背，固着不移，入夜更剧。舌质紫暗，有瘀点、瘀斑，脉沉细或涩。气郁日久必生瘀血，阻于肝络，不通则痛，故肿块曰大，胁痛加剧，痛处不移；肝藏血，血为阴，入夜则阴主令，故瘀血入夜则剧痛。舌质紫暗，有瘀斑点，脉沉细或涩皆为瘀血阻滞之表现。③湿热结毒证：症见痛势较剧，发热出汗，心烦易怒，咽干口苦，身黄目黄，胁肋刺痛，腹胀痞满，恶心纳少，便干尿赤，舌质红绛而暗，舌苔黄腻，脉弦滑或滑数。肝郁气滞日久，化热化火，扰乱心神，湿热结阻胆道，胆汁溢外，湿热郁滞，中焦气逆则出现上述症状舌质红绛而暗，舌苔黄腻，脉弦滑或滑数均显瘀毒火热之症。④肝阴亏虚证：症见胁肋隐痛，绵绵不休，纳差消瘦，低热盗汗，五心烦热，头晕目眩，黄疸尿赤，或腹胀如鼓青筋暴露，呕血，便血，皮下出血，舌红少苔，脉虚细而数。毒热之邪属阳，阻于肝胆易于耗伤肝阴，日久肝血亏虚，气阴两伤，故胁肋隐痛；阴虚内热，兼以邪毒蕴内，故见烦热、低热、黄疸及出血诸症；肝气横逆，则脾虚不运，水湿不化，清浊不分，停滞腹内，致腹胀如鼓，肢肿；舌红少苔、脉虚细而数皆阴虚内热之明征。

陈台勇认为临床上肝癌大致可以分为两大类型，①邪盛正虚型：原发性或继发性肝癌，未经手术切除或化疗，其症见面目俱黄，黄色晦暗或黧黑，肌肉瘦削，上腹胀痛，痛连胸胁腰背，按之右肋骨下或剑突下有肿块，质坚硬，疼痛拒按，饮食渐减，四肢乏力，便秘或便溏，小便短赤，口不渴或渴喜热饮，舌质淡红或青紫，脉弦细或弦滑。②邪衰正虚型：由于肝肿瘤已经切除或经化疗后消失、抑制，邪气已衰，正气受损，故见邪衰正虚征象。以气虚为主，症见头晕目眩，神疲乏力，纳减气短；或见面浮肢肿，食入不适，或完谷不化，苔薄白或薄腻，舌质淡而胖，脉细；或可见肝经余热未尽之象，症见面色微黄，肌肉瘦削，上腹隐痛，饮食减少，便溏溲赤，舌质淡红，苔薄腻，脉弦细。虽然只分为邪盛正虚和邪衰正虚两大类型，但在临床上常常是气虚与邪盛并见，当分别主次，辨证用药。治疗原则是扶正与祛邪相结合，增强患者机体的抵抗力，以达到消除恶性肿瘤，清除手术或化疗后的遗留症，积极预防肝癌的复发或转移。

（二）辨证论治

原发性肝癌是我国最常见的恶性肿瘤之一，我国每年新发病例约占全球病例的45%，已成为世界上肝癌发病最集中的国家。原发性肝癌是指肝细胞或肝内胆管细胞发生的癌肿，包括肝细胞癌、胆管细胞癌和混合癌。

本病相当于中医的“肝积”，亦属于“鼓胀”、“癥瘕”、“积聚”、“胁痛”、“黄疸”等病范畴。本病的形成有内、外因两个方面。外因湿热毒邪熏蒸，内因脏腑内虚，气滞血瘀，终蕴结成积。肝癌早期与气滞、湿阻有关，随病情发展，可出现气滞、血瘀、湿热、热毒的表现。到后期常见阴虚、津亏的证候。腹水、黄疸的出现，使虚实夹杂的局面更为复杂。转移出现后，更可出现肺、胆、脾、肾诸脏征象。

目前对肝癌的治疗，首选手术切除，术后再配合中医药整体调理善后，巩固疗效，防止复发及转移。对于失去手术机会的中晚期原发性肝癌患者，或患者由于各种原因不愿/不能手术，此时配合中医药辨证施治，往往也可以控制或延缓病情进展，让患者长期带瘤生存。长期的临床实践发现，许多中晚期原发性肝癌病人经中医药治疗后仍相对健康存活，甚至病灶消失。

有学者根据对国内期刊上发表的978篇中医药治疗肝癌的论文进行统计分析后，发现排在前十位用得最多的中药是：茯苓、黄芪、白术、白花蛇舌草、当归、柴胡、党参、丹参、半枝莲、甘草。

常用的经方、名方是：一贯煎、逍遥散、茵陈蒿汤、四君子汤、龙胆泻肝汤、隔下逐瘀汤、香砂六君子汤、柴胡疏肝散。

由于肝癌发展阶段的不同，辨证随之而异。主要需分清气、血、寒、热、虚、实，在气者多见两胁胀满，时而隐痛；在血者多见腹部刺痛，痛有定处，按之痛甚，舌质紫暗，有瘀斑；寒者喜暖怕凉，四肢不温，舌淡苔薄白；热者多属肝火旺，口干而苦，烦躁易怒，便干尿赤，舌质红苔黄；实者，多见肝滞夹湿，肝区剧痛，黄疸，口苦舌干，脉滑，苔黄腻；虚者，多见阴虚，阴虚则内热，口渴咽燥，骨蒸潮热，盗汗，日渐消瘦，舌赤少苔或光红苔剥。治疗上大体分为扶正、祛邪两类。一般来说，早期以祛邪为主兼顾扶正，中期宜攻补兼施，晚期以扶正为主。

肝癌的中医辨证分型目前国内尚未有统一权威方案，因此分型繁杂。根据我们对近十年来国内326篇有较大价值的文献发表的原发性肝癌中医证候分布规律分析，结合我们数十年的临床实践，原发性肝癌病位在肝，其本在脾。可以归纳为以下五个证型：气滞血瘀证、脾虚肝郁证、肝胆湿热证、肝肾阴虚证、热毒蕴积证，并按此五个证型予辨证论治。

1. 气滞血瘀证

症状：胸胁刺痛固定，拒按，可见赤缕红丝，肝掌，腹胀闷痛，面色晦暗，食少纳呆，舌暗或见瘀点、瘀斑，脉弦细或涩。

分析：肝主血，肝血瘀阻则胁下肿块，或可见赤缕红丝，肝掌，两胁刺痛；舌质暗边有瘀斑，脉细涩为肝血瘀阻之象。

治法：理气活血，化瘀软坚。

方药：膈下逐瘀汤、鳖甲煎丸。

组成：鳖甲30g、赤芍15g、丹参20g、红花10g、郁金12g、柴胡10g、八月札30g、牡蛎30g、牡丹皮12g、木香15g、大黄10g、川楝子10g、地鳖虫10g。

2. 肝郁脾虚证

症状：腹部痞块，胁痛隐隐，胸闷不舒，生气后加重，腹胀，食欲缺乏，舌淡苔白，脉弦无力。

分析：肝失疏泄，气机不利，故胁痛隐隐，胸闷不舒，生气后加重；气滞血瘀，肝血瘀阻故腹部痞块；肝病及脾，脾失健运则腹胀，食欲缺乏；气血不足，舌淡苔白，脉弦无力为肝郁脾虚之象。

治法：疏肝健脾。

方药：逍遥散(《太平惠民和剂局方》)加减。

组成：柴胡10g、白芍15g、当归15g、白术15g、茯苓15g、甘草6g、薄荷6g、煨姜6g、丹参20g、郁金12g、八月札10g、地鳖虫10g。

倘若脾虚证明显者，以食少纳呆，食后腹胀满，胸闷不舒，有时肝区胀痛，或见恶心，少气懒言，神疲乏力，舌淡苔白或白厚，脉弦细。则当以健脾益气为主，辅以舒肝理气。方药则以香砂六君子汤、参苓白术散等加味：党参15g、黄芪30g、白术12g、茯苓15g、山药50g、薏苡仁50g、柴胡10g、陈皮10g、半夏12g、砂仁10g、郁金10g、川楝子10g、枳壳10g。

3. 肝胆湿热证

症状：胁痛口苦，胸闷，腹胀恶心，或身目发黄，小便黄或如浓芩，或身热不扬，舌红苔黄厚或腻，脉弦滑数。

分析：肝癌属于肝积范畴，血瘀聚积于内，络脉瘀阻故胁下痞硬有块，胀满疼痛；瘀血日久，化为湿热，熏蒸肝胆，以致胆液外泄，透发于外而为皮肤面目发黄；湿热下注故小便黄或短少；热与宿食相结则大便秘结或不爽；舌红，舌苔黄腻，脉弦数乃湿热蕴结之象。

治法：疏肝利胆，清热利湿。

方药：茵陈蒿汤、龙胆泻肝汤。

组成：茵陈蒿30g、龙胆草20g、栀子10g、黄芩10g、柴胡10g、大黄10g、黄芩10g、车前子20g、泽泻15g、金钱草20g、川楝子10g。

4. 肝肾阴虚证

症状：腹胀如鼓，青筋暴露，胁肋隐隐作痛，口干低热，低热盗汗，或五心烦热，眩晕耳鸣多梦，食少消瘦，或呕血便血，皮下出血，腰酸脚软，舌红少苔，脉弦细或细数。

分析：肝癌日久，耗伤肝肾阴液，血液枯涸停滞，则腹胀如鼓，青筋暴露，胁痛隐隐；虚热上扰，则烦热口干，低热盗汗，纳少消瘦，头晕目眩；伤及血络则呕血便血，皮下出血；阴血不足，舌红少苔或光剥有裂纹，脉道失却充盈故脉细小，虚热于内则脉弦数。

治法：滋补肝肾，解毒化瘀。

方药：一贯煎、杞菊地黄丸等。

组成：生地黄15g、沙参30g、麦冬30g、枸杞子10g、川楝子6g、熟地黄15g、茯苓15g、泽泻10g、八月札30g、鳖甲30g、白芍20g、牡丹皮10g、山药30g。

5.热毒蕴积证

症状：高热烦渴，口苦口干，胁下剧痛，黄疸加深，嗜睡，甚至神志不清，大便秘结，小便短赤，有出血倾向如牙龈出血、大便下血等，舌质红绛，舌苔黄腻，脉弦数或洪大。

分析：本证多见于肝癌肝昏迷阶段。邪毒内陷，深入营血，则嗜睡，甚至神志不清；邪热亢甚，高热烦渴，口苦口干，大便秘结，小便短赤；热伤动血则有出血倾向如牙龈出血、大便下血等；癌肿于内，血脉瘀阻，湿热熏蒸，则胁下剧痛，黄疸加深；舌质红绛，舌苔黄腻，脉弦数或洪大而数为热毒蕴积之象。

治法：泻火解毒，清热利湿。

方药：黄连解毒汤(《外台秘要》引崔氏方)加减。

组成：黄连10g，黄芩10g，黄柏15g，栀子10g，大黄10g，生地黄15g，牡丹皮15g，茵陈30g。

6.各证型加减：

(1)腹胁痛选加延胡索10g，香附10g，佛手15g，木香10g。

(2)黄疸选加茵陈蒿30～60g，栀子10g，田基黄30g，溪黄草30g，金钱草20g。

(3)恶心呕吐选加姜半夏10g，柿蒂10g，竹茹6～10g，旋覆花10g。

(4)纳呆加山楂10～20g，鸡内金6～10g，神曲10～20g等。

(5)腹胀加砂仁6～10g，莱菔子10～15g，厚朴10g。

(6)腹水选加大腹皮15g，车前子15g，猪苓15g，茯苓皮15g等。

(7)低热或骨蒸潮热选加银柴胡10g，白薇10g，地骨皮10～15g，青蒿15g，胡黄连6g。

(8)大便秘结选加枳实15g，大黄10g，火麻仁15g。

(9)湿重加苍术10g，薏苡仁30g，或加藿香10g，佩兰10g，白蔻仁5g。

(10)瘀血选加丹参20g，赤芍10g，红花6g；瘀血明显，体质甚者加三棱10g、莪术10g。

(11)出血选加三七末3g，蒲黄炭6g，仙鹤草15g；吐血或黑便重加云南白药0.5g冲服。

(12)阴虚加沙参20g，麦冬20g，生地黄15g。

(13)气虚明显，加党参20g、黄芪30g。

(14)下肢水肿加车前子30g、赤小豆30g。

(15)加强抗肿瘤：重楼15g、白花蛇舌草30g、半枝莲30g、猫爪草30g、蜈蚣10g、全蝎10g。

(赵学印)

第四章 骨科疾病

第一节 锁骨骨折

锁骨桥架于胸骨与肩峰之间，为唯一联系肩胛带与躯干的支架。全骨略呈“S”形，似长骨，但无骨髓腔。其内侧 2/3 作三棱柱状，弓凸向前，内侧端与胸骨构成胸锁关节；外侧 1/3 上下扁平，弓向后，外侧与肩峰构成肩锁关节。锁骨有撑开肩胛骨向外，扩大上肢活动范围之功能。古谓锁骨为锁子骨、柱骨等，并指出其“横卧两肩前缺盆之外，其两端外接肩解；击打损伤，或骑马乘车，因取物偏坠于地，断伤此骨……”可见古人对锁骨有较深的了解。锁骨骨折占全身骨折 6%左右。

一、病因病理

正如古人所云，其损伤原因：一为直接暴力损伤；二为坠地后，肩部及手部着地，外力传导所致。

1. 直接暴力

多因外力加于锁骨，造成粉碎骨折。

2. 间接暴力

高处坠地或平地跌倒，肩部及手部着地，外力多传导于锁骨应力集中之中外 1/3 部位，造成骨折。

锁骨中外 1/3 处为由棱柱形向扁平状移行部位，传导暴力在此形成剪切应力集中，故此部最易骨折，约占 80%。骨折后内侧段因受胸锁乳突肌牵拉向上、向后移位，外侧段因受上肢重量和胸大肌、斜方肌牵拉向下、向内移位，可造成重叠。骨折处常向上成角，或为横断，或为粉碎，但骨膜多数仍保持连续，因而手法复位情况虽然稍差，但往往骨能连接并愈合，如手术破坏骨膜连接，则有发生迟缓愈合或不愈合可能。

锁骨外端骨折少见，多为直接暴力损伤。根据骨折部与喙锁韧带和肩锁关节的关系，可分为三型。

Ⅰ型：骨折发生在喙锁韧带外侧，并不产生移位，喙锁韧带完整。

Ⅱ型：骨折发生在喙锁韧带部，喙锁韧带由近侧骨段止点处剥离，骨折远端可随肩胛骨活动而活动，因而易发生迟缓愈合或不愈合。

Ⅲ型：骨折发生在锁骨外侧的肩锁关节面上，可产生创伤性关节炎，影响日后功能活动并留有疼痛。

锁骨内侧骨折极少见，可见于某些刀、枪伤或硬物直接撞击伤。患儿多为跌伤所致，发生青枝骨折，并向上成角。

二、临床诊断

患者多述有外伤史。儿童因缺乏表达能力，往往哭闹，问其家属均有跌伤史。患儿头部偏向患侧，下颏转向健侧，以减少胸锁乳突肌的牵拉。如轻托患儿腋下，诱发疼痛，加重啼哭，则明显提示骨折可能。

患者伤处肿胀畸形明显，常用健肢托住患肢并紧贴胸壁，以减少肢体重力对锁骨骨折部牵拉。可见到畸形和引发骨擦音者，诊断往往不困难。

X线片可显示骨折部位。应注意锁骨内侧端骨骺可在18岁出现，25岁后骺板线方消失，不要误诊为骨折。锁骨骨折需拍摄以锁骨为中心的X线片确定诊断。拍摄头倾斜至少15°的斜位片，可以避开肋骨和肩胛骨的干扰，更清楚地显示锁骨中外段骨折的移位和短缩。拍摄头倾斜40°的X线片，有助于显示胸锁关节、发现锁骨内1/3骨折。有时需用CT检查诊断锁骨内1/3骨折。

儿童青枝骨折，锁骨上缘皮质断裂，下缘皮质成角。X线可见透亮骨折线或皮质皱褶，及不同程度的成角畸形，一般不发生骨折错位。

错位的锁骨骨折，可见骨折断端分离、重叠、成角。正常锁骨在正位X线的投影有两个相反的弯曲：>锁骨骨折后，如果正位X线片，骨折近端是直的，远端是弯的，或近端是弯的远端是直的，或者远近端都向一个方向弯曲，都证明骨折端有旋转。

1."∞"字绷带固定

儿童青枝骨折无移位者，仅以"∞"字绷带配以颈臂吊带2周即可。有成角畸形者，医生将患儿双肩外旋，后伸，或者由上向前下捺正成角，捺正时可有骨动复位感觉和声响，后以"∞"字绷带固定2～3周。

2.手法复位

适用于绝大多数的中外1/3和中段骨折，也适用于锁骨外端骨折的Ⅰ型和Ⅲ型，常用手法复位可在局麻下进行。

(1)膝顶复位法：患者坐凳上，挺胸抬头，双手叉腰，拇指向前，助手在背后一足蹬于凳缘上，将膝部顶住患者背部正中，双手握其两肩外侧向背后徐徐拔伸，使患者挺胸、肩部后伸，以矫正骨折端重叠移位。术者立于患者前方，以两手拇、食、中指分别捏住骨折近、远端，用提按手法矫正侧方移位。

(2)外侧牵引复位法：令患者坐凳上，一助手立于健侧，双手绕患侧腋下抱住其身，术者以一手握患侧上肢，提至于肩平，并向后上方拔伸牵引，另一手拇、食、中指捏住骨折端，用捺正手法使之复位，再将患肢徐徐放下。亦可由另一助手向后上方牵引患侧上肢，术者以两手拇、食、中指捺正复位。

(3)仰卧复位法：令患者仰卧床上，肩胛区用软枕垫高，助手按住两侧肩部向后压，术者两手拇、食、中指在骨折端进行提按，使之复位。

(4)穿腋法：令患者坐凳上，术者立于患侧，以同侧前臂伸入患者腋下，手腕背伸，手的内缘顶住肩胛骨外缘，使肩部后伸，前臂用力上提，同时用胸部顶住患肘而使患肘内收，利用杠杆作用，将骨折远端向外拔伸，以矫正重叠畸形，术者另一手拇指下按向上移位的骨折近端，使之复位。

为减轻患者疼痛，可在局部以1%普鲁卡因5～10mL行血肿内局部注射，以纱布垫或纸压垫置于患处，橡皮膏胶布固定之。局部可用"∞"字绷带，或腋肩部"双圈"固定。一般固定4～6周。对于锁骨外端Ⅱ型骨折，可采用类似于肩锁关节脱位之法，以肩肘"O"形橡皮膏胶布固定之。

3.切开复位内固定

因锁骨骨折多能愈合，因此手术指征应严格掌握。手术指征：①特殊需要要求良好复位者，如演员、体育运动员。②伴有血管神经压迫，需要切开松解者。③陈旧骨折畸形过大或骨突压迫血管神经者。④开放性损伤，可在骨折部切开3cm，逆行向外侧钉入克氏针，复位后再顺行打入克氏针使骨折部得以固定。还可以采用钢板及单边外固定装置固定。

功能练习：固定后应练习握拳，屈肘，挺胸等动作，如手麻及肿胀，可在不影响固定的情况下加以调整绷带或双圈的松紧，并增加挺胸动作。

预后：一般均可愈合，个别可发生迟缓愈合或不愈合，多为固定不良或切开后破坏局部血运所致。

（水岩）

第二节　股骨头坏死

股骨头坏死是成人骨坏死最常见的疾病。髋关节是人体最大的负重关节，股骨头坏死所造成的后果也较其他骨坏死严重，所以目前关于骨坏死的各种研究，基本是围绕股骨头坏死而开展的。

一、临床表现

1. 疼痛

股骨头坏死患者早期往往缺乏临床症状和体征，最早的临床症状为髋部疼痛，有时可放射至大腿前侧或膝部，几乎所有患者主诉疼痛和运动有关，大约2/3患者休息时亦感疼痛，1/3的患者主诉夜间疼痛。

2. 关节僵硬与活动受限

患侧髋关节活动不灵活，最先影响的髋关节活动是内旋，其次是外展、外旋和屈曲。而患者最感不便的是屈曲和外展。

3. 跛行

最早的跛行为疼痛性跛行，负重期缩短；其次为臀中肌性跛行；最后发展成为进行性短缩性跛行。

4. 特殊检查

髋关节局部深压痛和叩痛，内收肌紧张、止点处压痛，“4”字征、Thomas征、Allis征、Trendelenburg征阳性。患肢可有短缩，一般在1～2cm之内。肌肉萎缩，首先是臀中肌，但往往不易察觉，应仔细检查；其次是臀大肌和股四头肌。

二、X线表现

股骨头坏死早期，X线表现无明显异常，当X线片上出现斑点状的硬化或囊变应疑及本病。典型的表现是软骨下骨小梁微骨折，吸收出现的新月形裂隙即新月征。后期出现股骨头塌陷、碎裂，关节间隙消失，髋臼硬化，其至髋关节半脱位。

三、临床分期

股骨头坏死的临床分期方法很多，但以Ficat和Marcus的分期方法常被引用。Ficat根据患者临床表现、放射学征象，血流动力学检查和同位素骨扫描结果，将本病分为四期：

Ⅰ期：为放射学前期，其特征为关节僵硬和疼痛，通常伴有关节活动的一定限制，X线片阴性或骨小梁模糊，斑点状骨质疏松，骨内血流动力学检查和同位素骨扫描异常。

Ⅱ期：髋痛加重，X线片示股骨头硬化或/和小的囊性改变，但股骨头外形和关节间隙无任何改变，血流动力学检查和同位素骨扫描皆异常。

Ⅲ期：股骨头骨质出现破坏，表现为新月征，股骨头稍扁平，股骨头外形破坏，死骨形成，但关节间隙正常。

Ⅳ期：股骨头坏死演变的最后阶段，股骨头进一步变扁、塌陷、碎裂，并且关节软骨破坏，关节间隙变窄，出现典型的骨关节炎改变。后来Ficat又在Ⅰ期之前加了0期，即对侧骨坏死，骨内血流动力学检查可能异常的"静默髋"，说明了对早期病变的重视。

Mareus等根据患者临床表现、X线征象和病理研究将股骨头坏死分为六期，但分期时一般不考虑病理所见：

Ⅰ期：无临床症状，X线片上股骨头有斑点状致密影。

Ⅱ期：无临床症状，X线片显示梗死区周围骨密度增高。

Ⅲ期：患者有轻微的或间歇性疼痛，髋关节活动轻度受限，肌肉轻度萎缩，X线片示股骨头稍低，呈新月征，关节间隙正常。

Ⅳ期：疼痛加剧，活动时有弹响，出现臀中肌疼痛性跛行和髋关节活动受限。X线片见股骨头明显塌陷、变形，关节间隙正常。

Ⅴ期：患者行走必须扶拐，有严重退行性关节炎表现。X线片见股骨头变扁，坏死区碎裂，关节间隙变窄和内侧骨赘。

Ⅵ期：为晚期退行性关节炎的临床表现和放射学特征。

20世纪80年代中期，Steinberg将股骨头坏死分为0－6期，2－5期又分为3个亚期，加入了病变的最化概念，更能反映骨坏死的范围。

四、诊断与鉴别诊断

1.诊断

对于中晚期病变，根据病史、临床表现和X线片即可作出诊断。对于髋痛而无X线征象者，以下几方面应引起注意，以防漏诊而失去早期诊断治疗的时机。

(1)临床表现：髋关节病变对髋关节功能影响首先是内旋受限，其次是内收肌压痛或紧张，髋关节可有深压痛，如果有上述体征存在，应高度怀疑。

(2)特殊检查：对股骨头坏死比较敏感的检查有同位素骨扫描。若有异常的示踪剂分布可以确诊。或进行核磁共振检查，若出现异常的信号区也可诊断。

(3)骨功能探查：若上述检查仍不能确定，可行骨功能探查。若骨内压增高，或加强试验阳性，活检得到证实即可确诊。

2.鉴别诊断

(1)髋关节骨关节病：髋关节骨关节病多发生在40岁以上，症状上也以髋部疼痛、活动受限、跛行为主，但髋关节骨关节病X线片上多伴有髋臼发育不良，首先表现为髋关节间隙变窄或消失，髋臼和股骨头负重区硬化，髋臼外缘骨赘形成，而股骨头坏死则以股骨头的囊变、硬化、塌陷为主，关节间隙和髋臼往往是正常的，除非到晚期并发骨关节病时则难以区分。

(2)强直性脊柱炎:强直性脊柱炎是一种结缔组织性疾病,其病变自骶髂关节开始,上行影响脊柱,引起脊柱的强直,但有30%患者引起髋关节病变,有的患者甚至脊柱病变并不明显而首先在髋关节发病,容易与股骨头坏死混淆。但强直性脊柱炎的髋关节病变首先是滑膜病变,影响软骨;X线片上主要表现为关节间隙的明显变窄或消失,骶髂关节模糊或融合,很少出现股骨头的塌陷。症状上是以关节活动受限为主,直至强直。另外病变进行期血沉可加快,90%的患者HLA-B27为阳性可资鉴别。

(3)髋关节结核:髋关节结核以关节间隙变窄,关节面模糊或破坏为主,髋臼骨质疏松。若为单纯骨结核可见头内呈磨砂玻璃样破坏,后期有全关节破坏。骨坏死则关节间隙往往正常,以头的囊变、塌陷为主。结核还可有全身结核中毒症状,血沉快以资鉴别。

五、治疗

股骨头坏死的严重后果为股骨头塌陷,髋关节破坏,造成不可逆的、严重的后果。防止股骨头塌陷,保护髋关节应是治疗的主要目的,尤其对于年轻患者。对于治疗方法的选择应该考虑以下几个方面:患者的年龄和健康状况,病变的范围和程度,发病原因和是否有基础病,疼痛和功能丧失的程度,患者的经济状况和职业要求。

1.保守治疗

在国外保守治疗主要是限制负重,使用镇痛药和电刺激疗法,所占比例很小,主要用于全身情况不好或有系统病等不宜采用其他治疗方法者,在国内则主要是中医中药治疗,保守地估计约半数患者在接受各种中药治疗,包括自制中药内服、膏药外用,中药药浴等。

(1)限制负重:股骨头坏死后,由于自身的修复功能差,死骨吸收,修复的不完全,部分坏死区由纤维肉芽组织填充,骨小梁变窄断裂,力学性能下降,因此非常容易塌陷,所以必须采取有效措施加以保护。一般要扶双拐行走;对于双侧严重病变者,尤其是激素性骨坏死,则需用轮椅。

(2)功能锻炼:骨坏死后需要限制负重,致使骨得不到应力又不利于骨的生长修复。

我们的方法是让患者卧床双下肢做蹬自行车动作,这样股骨头上不负重,又能改善关节功能,促进局部血液循环,防止肌肉萎缩。

(3)中药外洗:用于外洗的中药主要为祛风通络中药,可以让患者在水的浮力下活动关节;在中药和热疗作用下,解除关节周围软组织的痉挛,缓解疼痛,改善关节功能。

2.保留股骨头的治疗方法

国内保留股骨头的治疗方法很多,主要为改善股骨头血运,如带肌蒂的骨瓣植入、带血管的骨瓣植入、带血运的骨膜植入;其次为改变负重面,如内翻截骨、外翻截骨,和在日本流行的转子间旋转截骨一此法在我国开展的不多,还存胎儿软骨移植等。在运用这些手术的同时,一些医生同时应用了中药内服,以促进植骨块的成活和血运的建立。但对于早期病变的患者,应用较多的仍是髓芯减压术。自1992年以来,我们从俄罗斯引进了髋关节内支撑疗法,对防止股骨头塌陷,也收到了很好的效果。

(1)钻孔或髓芯减压:股骨头钻孔减压被广泛地应用于SteinbergO-Ⅱ期的患者,它可以通过降低髓内压力,改善股骨头循环,形成一个血管长入的途径,促进新骨的形成。取出的骨芯还可以作为活检的标本以明确诊断,尤其对于早期诊断不明确的患者。该方法简单,易被患者接受。我们对一些中、晚期病变的患者,由于其全身情况不适于其他手术,也采用钻孔减压术，其效果较单纯服用中药效果好，但术后需限制负重至少3个月。

(2)髋关节内支撑疗法：髋关节内支撑器由髓内钉、牵引螺杆和骨盆板组成，由钛合金材料制成。在髓内钉和骨盆板之间有3个关节，允许髋关节有屈伸，收展及旋转活动。本疗法适合于股骨头无明显塌陷，病变在SteinbergⅢ期以内者，或已有部分塌陷，但关节间隙正常，关节活动好，相当于Steinberg分期ⅣA的患者。

①手术方法：取髋关节外侧切口，切开臀筋膜后，自大粗隆后侧将臀中，小肌部分肌起做骨皮质下剥离，前侧保留，将臀中、小肌游离后向前牵开，显露股骨转子上窝、髋关节外侧及上方之髂骨。将髓内钉肉转子上窝用特殊摇钻钻入，连接牵引螺杆和髓内钉，用骨盆板定位器确定位置后，将骨盆板固定于髂骨的适当位置，连接好骨盆板和牵引螺杆，再调整牵引杆的长度。术中照相认为髋关节牵开合理、螺杆及连接处固定可靠、活动髋关节观察撑开器活动灵活，即可冲洗缝合。

②髋关节内支撑疗法的特点：本法操作简单，不进入关节，不干扰股骨头血运；本法支撑效果确实。目前完成的20余例手术，随访时间最长者5年，1例儿童Perthes病塌陷的股骨头重新复原，其他成人股骨头坏死无进一步塌陷，能使股骨头得到有效保护，并能保留髋关节一定的功能。患者术后扶拐保护3个月后即可正常行走，给患者康复期间的生活、工作带来方便。本法可与改善股骨头血运的其他术式联合应用，也可和中医中药内外治疗联合应用。对于各种髋关节疾病需人工关节置换者，可以暂时替代人工关节，延缓人工关节置换年龄。但本法对髋关节功能有一定影响，不能负担体力劳动，对其长期支撑的可靠性仍需进一步观察。

(3)植骨手术：早在40年代，Phemister就采用了游离胫骨植骨治疗股骨头坏死，以后改良为钻孔刮除死骨并植入松质骨撑起关节面的方法。1978年Meyers报道了带肌蒂的骨瓣植入，以后开展了多种肌蒂或血管蒂的骨瓣植入。这类手术通过开放股骨头、刮除部分死骨、从而降低骨内压，同时重建其血液循环，促进骨坏死的修复。但由于植骨术后多要制动一段时间，因此会影响髋关节功能，有的患者再恢复较难。在重建股骨头血运又刮除死骨后，短时间内骨的力学性能不会增加，甚至会降低，因此要采取有效的措施，防止股骨头塌陷。常用的手术方法有：①缝匠肌带骨瓣植入；②股方肌带骨瓣植入；③旋髂深血管带骨瓣植入；④带血管蒂的大转子骨瓣植入；⑤吻合血管腓骨游离植入；⑥游离植骨；⑦游离植骨加血管束植入；⑧松质骨植骨加多条血管束植入。

方法虽多，但尚缺乏统一的疗效评定标准，亦无较长期的随访结果，因此孰优孰劣，尚无定论。我们的经验是，术中骨洞不宜凿太大，植骨位置要准确，要直达坏死区及股骨头软骨下；植骨块要牢靠，防止术后脱出；术中操作要仔细，损伤范围尽量小，防止对股骨头原有血供的破坏；术后制动既要保证骨块不脱出，又要防止髋关节周围粘连，尽早在非负重恢复关节功能；还要有效地保护股骨头不负重，防止发生塌陷。

(4)带血管蒂的骨膜植入：朱盛修等设计了带旋髂深血管的骨膜植入法治疗股骨头坏死，自1983年至1994年共治疗60例患者，经3～11年随访，优良率达88.5%。并通过动物实验，认为有血液循环的骨膜移植，其成骨作用优于无血液循环的骨膜移植。

(5)新鲜胎儿软骨移植：济南军区总医院沈志鹏等经过动物实验验证后，开展了用新鲜胎儿软骨移植的方法治疗中青年股骨头坏死，报道了68例患者，随访期为13个月至4年6个月，症状和体征大多有明显改善，优良率达91%。他们认为本方法供体来源多，手术简单易行，无排异反应，手术创伤小，患者痛苦少，肢体功能恢复满意。

(6)截骨术：截骨术主要是采用股骨粗隆间截骨，有内翻截骨、外翻截骨和旋转截骨三种方式，其目的是改变股骨头的负重面，将已坏死部分移出负重区。选择截骨的病变范围不能太大。根据病变的部位，选择内、外翻截骨时可以加屈曲或伸展截骨。旋转截骨是由日本学者 Sugioka 设计的，他认为一方面可以消除股骨头坏死区的剪力，另一方面可以恢复由股骨头变形而引起的半脱位。1972～1988 年，Sugioka 等应用该术式治疗了 378 例患者，经 3～16 年随访，手术成功率达 78%。截骨术用于治疗股骨头坏死，在我国应用较少。

3. 人工关节置换术

人工关节置换是治疗晚期股骨头坏死的最后选择，也是最有效的方法。目前主要应用的是全髋关节置换，其最主要的缺点是后期假体松动。尤其是对于非创伤性骨坏死，常存在着引起骨坏死的因素，伴有骨质的改变，如骨质疏松、骨软化，给人工关节置换增加了难度。尽管近年来由于假体制造工艺不断改进，治疗经验的积累，人工关节置换的效果已大为提高，但对其使用的年限，和后期的并发症，仍应给予足够的重视。

（水岩）

第三节　肩关节脱位

肩关节在这里专指肩肱关节。“肩解”即指由肩胛骨的肩胛盂和肱骨头构成的球窝关节，为上肢最大、活动范围最大的关节。关节盂周围有纤维软骨环，称盂缘。肩关节脱位在古书上称之为“肩胛骨出”、或“肩骨脱位”。肩关节脱位是全身诸关节中最常见者之一，约占全身关节脱位的 40%。肩关节脱位以成年人多见，儿童少见。根据其脱位方向分为前脱位、后脱位，以前脱位为常见，约占 95%以上。有些患者有反复发生脱位的倾向，称为习惯性脱位。

一、病因病理

肩关节属于球窝关节，能进行三轴性大范围运动，且关节盂小而浅，头盂比为 4∶1。关节囊薄而松弛，其周围韧带不够坚强，因而常容易发生脱位。且肩关节的稳定程度有赖关节周围大量肌肉的主动收缩，但其前下方肌肉薄弱，因此临床最常见的是前脱位。

肩关节前脱位多为传导外力所致。跌倒时，肩关节处于外展外旋位，肱骨头恰好位于关节囊前下方，暴力传导沿上方肢通过肱骨头作用于关节囊前下方，造成损伤或穿出，便可产生前脱位，此时为喙突下脱位。如伴有侧方力量可形成锁骨下脱位，外展力量过大量产生盂下脱位。

直接暴力引起的前脱位力量来自肩后部，使肱骨头滑向前方。

肩关节节后脱位多为直接暴力从前往后打击肩关节，更多的是由于电击和癫痫发作的结果；或由于肩周围肌群收缩不协调，造成关节猛烈内旋所致。

有些患者由于肝肾虚亏或体质虚弱，常有反复发生肩关节脱位的倾向。

二、临床诊断

肩关节脱位常见于青壮年和老人，儿童期间易发生肱骨头骨骺分离或肱骨外科颈青枝骨折，很少发生肩关节脱位。幼小儿童的肩和肱骨头大部为软骨，如 X 线投照不正时，容易误诊为肩关节脱位,诊断时必须注意。

1.前脱位

疼痛严重,常不愿活动肩关节,肩部失去原有圆隆曲线,外形呈平坦方肩,肩峰下空虚,可在喙突下或锁骨下触及肱骨头。杜加斯征阳性,即患肢手搭对肩,肘部不能贴于胸壁并出现肩部疼痛。肩关节正侧位片有助于确诊。

肩关节前脱位最常见,其中喙突下脱位 X 线所见:

(1)正位片肱骨头脱出肩盂并向内移动,肱骨头与肩胛盂及肩胛颈重叠,肱骨头关节面在喙突下 0.5～1.0cm。

(2)正位片肱骨头处于外旋位,大结节向外,肱骨干轻度外展。

(3)轴位片肱骨头在肩盂之前内方与喙突重叠。有时可发现肱骨头后缘有凹陷骨折。

(4)一般喙突下脱位不合并肱骨大结节骨折。少数病例大结节旁有数个小碎骨折片。个别病例也可合并大结节骨折。如骨折块随肱骨头向内下方移位,可说明大结节骨折块仍有骨膜与外科颈相连,当肱骨头复位后大结节骨折块也即复位。

2.后脱位

临床表现不太明显最明显的体征是存在固定的上臂内旋,以及喙突明显突出。肩前部扁平,肩胛冈下部可触及肱骨头。前后位 X 线片常不能显示脱位,往往需拍摄腋窝位 X 线片。穿胸位片也有助诊断。应常规做前后位及腋位的投照,有助做出脱位诊断,并明确脱位方向、脱位类型以及有否合并骨折、骨折移位程度。

后脱位的病例中,前后位 X 线片如显示盂肱间隙大于 0.6cm(正常为 0.4～0.6cm),且关节盂与肱骨头重叠影消失,提示肩关节后脱位的可能性。

CT 断层扫描对盂肱关节横断面的解剖关系能清晰显示,对于脱位方向、脱位程度及是否合并骨折等骨结构状态能提供重要的信息。在断层扫描基础上的三维图像重建,更能立体地显示脱位与骨折状态,对于脱位合并骨折病例非常有价值。

MRI 对于脱位时合并的软组织创伤的分辨具有优势。关节囊、韧带、盂唇、肩袖肌腱以及新鲜骨折都能从图像与信号提供的信息予以分辨。新鲜损伤在骨与软组织内的出血,MRI 即可反映出信号的异常,在鉴别诊断方面十分有价值。

三、治疗

应尽早地行手法复位。新鲜脱位不用麻醉。对时间长、软组织肿胀明显、肌肉痉挛严重或伴有心血管疾病的患者,应行臂丛阻滞麻醉后复位。

1.前脱位的复位手法

(1)牵引推拿法:本法最为常用且简单可靠。患者仰卧,一助手用布带套住胸廓向健侧及头向牵拉,另一助手捉住患肢腕部先沿畸形方向牵引,顺势调整到与躯干约成 40°角向患侧及足向牵引,持续 1～2 分钟后,肩关节周围肌肉松弛,医生用一手在患肢腋下向外上方托捺肱骨头,另嘱牵引上肢的助手内旋患肢,多能复位。

(2)手牵足蹬法:本法虽然古老,但简单易行。且仅需一人操作,特别适用于夜班急诊患者。患者仰卧,术者侧坐于患侧床沿,以贴床侧足跟前部蹬住患肘腋窝部,向外上方用力。双手紧握患肢腕部逐步牵引并徐徐旋转,当肱骨头与嵌顿部位脱离后,术者足部加力并牵引患肢内收内旋,肱骨头多能复位,复位时又听到复位声,足跟下顿觉轻松。杜加斯征此时呈阴性。

(3)悬吊牵引法:

对于年老体弱及有麻醉禁忌证者,本法是一种安全有效的复位方法。患者俯卧于床上,患肢悬垂于床旁,给患肢手腕部系布带并悬挂 5~10 磅重物,依其自然位牵引 15 分钟,肩部肌肉由于持续重力牵引作用而逐渐松弛,往往在牵引过程中肱骨头已自动复位。有时医生可自肱骨窝向外方托捺肱骨头,并旋转上臂,协助肱骨头复位。

(4)回旋法:国外多推荐此法,但国人认为此法复杂且有可能造成肱骨骨折,因而较少采用。具体方法是:患肘屈肘 90°,医生沿上臂畸形方向牵引,维持牵引下外旋上臂至极限后内收上臂,使肘部横过躯干中线,迅速内旋上臂,使手部搭于对侧肩上,此时肱骨头复位。该法关键是要全过程维持牵引,如牵引力量不够,在迅速内旋上臂时可能造成肱骨干扭力性骨折。

(5)椅背复位法:让患者坐在靠背椅上,用棉垫置于腋部,保护腋下血管、神经免受损伤将患肢放在椅背外侧,腋肋紧靠椅背,一助手扶助患者和倚背,起固定作用,术者握住患肢,先外展、外旋牵引,再逐渐内收,并将患肢下垂,内旋屈肘,即可复位成功。此法是应用椅背作为杠杆支点整复肩关节脱位的方法,适应于肌肉不发达,肌力较弱的肩关节脱位者。

(6)悬吊复位法:患者俯卧于床上,患肢悬垂于床旁,根据患者肌肉发达程度,患肢于腕系布带并悬挂 2~5kg 重物(不要以手提重物),依其自然位牵引持续 15 分钟左右,多可自动复位。有时术者需内收患肩或以双手自腋窝向外上方轻推肱骨头,或轻旋转上臂,肱骨头即可复位。此方法安全有效,对于老年患者尤为适应。

若手法复位确有困难,应认真考虑阻碍复位的原因:如肱二头肌长腱套住肱骨头阻碍复位;撕破的关节囊成扣眼状阻碍肱骨头回纳;骨折块阻拦脱位整复;脱位时间较长,关节附近粘连尚未松解;患者肌肉发达,牵引力不够大,未能有效对抗痉挛的肌肉收缩力;麻醉不够充分,肌肉的紧张未松弛,或手法操作不当等因素。当遇到此等情况时,再次试行整复时应更换手法,反复内、外旋并改变方向;切不可粗暴操作,用力过猛。

2.后脱位的复位手法

沿肱骨轴线方向纵向牵引,内旋上臂使肱骨头解脱嵌顿,医生以手向前推顶肱骨头并嘱牵引助手外旋上臂即可复位。

3.固定

肩关节前脱位应将上臂保持在内收、内旋位。肱部屈曲 90°,用三角巾或绷带固定 3 周即可。后脱位应固定在外展、后伸、外旋位。以肩人字石膏或臂部支撑架固定均可。

4.陈旧性肩关节脱位的治疗

凡脱位在 4 周左右,年轻体壮,无明显骨质疏松,关节仍有一定活动范围,无合并骨折及血管、神经损伤,X 线片显示关节内外无骨化者,可试行复位。

术前应先作尺骨鹰嘴牵引 1~2 周,将肱骨头牵至关节盂附近。复位在全麻下进行,松解手法用力要适当、柔和、彻底。术后处理同新鲜肩关节脱位。

患者卧位,一助手用宽布套住患者胸廓向健侧牵引,另一助手用一手扶住竖立于手术台旁的木棍,另一手间定健侧肩部,再一助手手外展 120°位牵引患肢。术者紧握肱骨头向外上方用力,牵引患肢的助手徐徐内收,利用木棍做支点,迫使肱骨头复位。无法用手法复位者可行切开复位,用骨圆针固定。如关节面破损严重,需做关节融合术。

5.习惯性肩脱位治疗

可因肩关节发育不良或首次脱位后治疗不当所致。应行手术加强关节囊壁或行截骨术，以改变肱骨头颈干角或肩胛盂的方向。

6. 切开整复

适应证：①肩关节前脱位合并血管、神经损伤。②合并肱二头肌长头肌腱向后滑脱妨碍手法复位者。③合并肱骨大结节撕脱，骨块嵌在肱骨头与关节盂之间影响复位者；但一般在肱骨头复位之时，大结节可得以整复，无需切开整复。④合并肱骨外科颈骨折经手法复位失败时。

手术可采用肩前切口，彻底松解肱骨头周围粘连组织，使其还纳关节盂中，术中切断的腱性组织应全部修复，必要时行加强术。肱骨头若不稳定，可用两枚克氏针自肩峰部向肱骨头内交叉钉入。术后外展支架保护 3 周后除去克氏针，逐步行肩部功能练习。

（水岩）

第四节　退行性腰椎滑脱

又称假性腰椎滑脱。滑脱可以向后、向前及向侧方移位，其中最常见的是前滑脱。腰椎的退行性改变、韧带松弛、椎间小关节退变是本病的主要病因。退行性腰椎滑脱随年龄而增加，多在 60 岁左右发病。女性多见，发病率为 9.1%；男性发病率为 5.8%。65 岁以上女性发病率高于男性发病率 2～3 倍。发病部位以腰 4～5 最常见，约占 79.5%；其次为腰 5 骶 1 节段，腰 4～5 节段的发病率为腰 3～4 的 6 倍。主要症状为腰痛，有神经根受压征。有坐骨神经痛者占 70%，间歇性跛行占 30%，约有 20%的患者可出现跟、膝腱反射改变。

一、病因病理

多数学者认为本病的病因是腰椎劳损退变使腰椎不稳、腰椎前凸增加、椎间盘退变所致。主要与下列因素有关：

1. 椎弓水平化与椎间关节水平化

这种发育异常和解剖结构的缺陷是退行性滑脱的基础。由于椎弓及关节突的水平化，使椎体的前滑力增大。如有椎间盘退变，韧带松弛，则可促进其滑脱。

2. 腰椎失稳

多数学者认为腰骶关节具有较大的稳定性，因为腰 5 与骶 1 关节突关节为冠状位，而腰 4 与腰 5 之间为斜位，且腰 4 横突最短，并为腰前突之弓顶，该处韧带较弱。腰 4 的活动范围最大，腰 5 次之，加以这类患者常伴有腰椎骶化或骶推腰化，故腰 4～5 之间发病率最高。

3. 腰 4 异常负荷

腰 4 负荷增加与腰 5 椎体的形态及腰骶角大小有关。正常人的腰骶角平均为 130°，腰 5 椎体指数为 90°。退变滑脱时，两者均增加，使腰椎前突增大。腰 4 受到异常负荷时，其后关节突退变加重，椎间盘及韧带的稳定功能减弱，以致椎体滑脱。

4. 其他因素

有人认为本病好发于女性，这与女性怀孕、生产及月经期内分泌改变使韧带松弛有关。绝经期后骨质疏松易致小关节退变而使腰椎失稳。此外，过度劳累及髋关节病变都将增加腰椎负荷而诱发腰椎滑脱。

本病的主要病理变化是小关节退变后，关节软骨剥离，软骨下骨受到破坏。关节突增生使关节倾斜角变水平，滑脱后使椎管扭曲变小及黄韧带增生，形成椎管狭窄，压迫马尾神经及硬膜囊。椎间孔狭小可压迫神经根。

二、临床诊断

1. 症状

症状呈间歇性发作，主要表现为腰背痛、臀部痛及下肢痛。发病年龄多在45岁以上，疼痛可表现为酸痛、牵拉痛、麻木或烧灼感，与气候变化无关。当神经根受压时可有根性刺激症状，走路无力；取坐位或下蹲时，腰椎前突减小，可缓解症状；腰部后伸时则症状加重。如发生椎管狭窄患者有间歇性跛行，骑车多无困难；少数可有会阴麻木及小便潴留或失禁；重者可出现肌力下降和肌肉萎缩。

2. 体征

检查时，腰背部无明显畸形。有的患者可有腰椎生理前突增大，腰椎活动时后伸受限，腰部屈曲范围增大，皮肤感觉、腱反射、肌力变化与受累的神经相对应，偶有鞍区麻痹和括约肌功能障碍。

3. X线表现

本病明确诊断由X线片决定，可见小关节密度增高及增生，侧位片上可确定滑脱的部位及程度。X线片测量以下数据：

(1)腰椎滑脱程度：腰椎侧位片示一椎体对下一椎体发生向前水平位移，大部分病例位移轻微，一般仅数毫米，超过1cm者少。正常的腰5与骶1后缘形成一条弧线，将骶骨上面分为4等分，根据其向前移位的程度将脊椎滑脱分为4度：Ⅰ°不超过1/4，Ⅱ°不超过1/2，Ⅲ°不超过3/4，Ⅳ°大于3/4。退行性滑脱很少超过Ⅱ°。

(2)椎骨的前后径：自椎骨棘突至椎体前缘中点画一直线，代表椎骨的前后径。假性滑脱患者因椎体与附件同时向前滑脱，故此径不变。

(3)腰椎指数：测定腰5椎体前后高度。

腰椎指数＝椎体后界高度/椎体前界高度×100%

腰椎指数小于100，则意味后界高度小于前界高度。成人腰椎指数越小，表示腰椎滑脱越严重。

(4)腰椎滑脱指数

测定骶椎前后径与腰，椎体后缘垂线之距离，简称腰骶线。

腰椎滑脱指数＝骶颈前后径/腰骶线×100。

腰椎滑脱指数越大，滑脱越严重。退行性滑脱指数小于30%。

三、临床诊断

本病诊断以X线片为主，结合临床症状和体征。有些患者虽然X线片上有滑脱，但不一定有症状，诊断时应注意。

四、治疗

仅有X线片表现而无症状的退行性滑脱不需要任何治疗。大多数患者经非手术疗法都可使症状得到不同程度的改善。

1.手法治疗

对于退行性滑脱的患者可采用点、按、揉、擦、滚、捏、拍击等手法，在腰背部及患侧下肢操作；同时配合屈髋、屈膝、蜷腰活动。切忌使用暴力。

2.针刀疗法

局部如有明确压痛点时，可采用小针刀进行剥离、松解，效果较好。

3.其他疗法

包括卧床休息、腰部理疗、腰椎牵引、腰部支具、局部封闭、针灸、热敷等，对本病均有一定疗效。

4.功能锻炼

嘱患者平素坚持腰背肌功能锻炼，以加强其外源性平衡系统和腰椎的稳定性。使用腰围也是稳定脊柱的简便有效方法。

5.手术治疗

经非手术治疗无效、症状反复且持续加重、有明显的神经根症状或马尾神经症状者，可采用手术治疗。常用的有椎板切除减压术和脊柱融合术。

（水岩）

第五节　慢性腰肌劳损

急性腰扭伤治疗不当或治疗不彻底，长期保持不良姿势导致腰部软组织劳损，腰肌容易疲劳而出现疼痛，称为慢性腰肌劳损。是慢性腰痛的常见病因之一，有人称之为“功能性腰痛”或“腰背肌筋膜炎”。主要病变在腰背肌纤维、筋膜等软组织。多见于青壮年。有时外伤史不明显，常与职业和工作环境有关。缓慢发病，腰部酸胀疼痛，病程缠绵。阴雨天或劳动后症状加重，休息后可缓解。

一、病因病理

1.急性腰肌扭伤失治误治

损伤的肌肉、筋膜、韧带未能充分修复，局部无菌性炎症持续存在，产生较多的瘢痕和粘连，使腰部功能减弱且易出现疼痛，长期不愈。

2.腰肌的慢性积累性损伤

腰部肌肉韧带在日常生活和劳动中经常受到牵拉，受力大而频繁的组织会出现小的纤维损伤、出血和渗出，损伤组织修复和出血渗出被吸收后，常遗留瘢痕和组织粘连。如工作姿势不良，一侧腰肌紧张一侧松弛，致使两侧腰肌不平衡，久之则发生劳损。这些已劳损的组织，功能差，易受牵拉，常因其压迫内在神经纤维而产生腰痛。

3.肌筋膜无菌性炎症

长期弯腰或坐位工作，使腰背肌长期处于牵拉状态；或感受寒湿，使腰肌紧张，出现痉挛、缺血、水肿、粘连等；均可引起腰背部疼痛、无力。

4.先天性的脊柱畸形或下肢功能、结构性缺陷

此可引起腰部肌力的不平衡，最终导致腰背部组织的劳损，产生腰背痛。

此外，脊柱骨折之后，伴随韧带损伤，脊柱内在平衡系统破坏，从而引起外源性平衡系统的失调，也会产生腰肌劳损。

总之，导致腰肌慢性劳损的原因很多，主要病理变化都是肌肉、筋膜、韧带的出血、渗出、水肿等无菌性炎症反应，日久则发生粘连及纤维变性。

二、临床诊断

1. 症状

腰背部及骶部酸胀、疼痛、无力感。休息时轻，劳累后加重，若适当活动或经常改变体位也有助于症状减轻。患者不能久站，不能坚持弯腰工作，常被迫频频伸腰或以拳击腰部以缓解疼痛。仰卧时腰部垫枕时使肌肉放松，保持腰椎生理前凸时则较舒适。腰部疼痛常与天气变化有关，阴雨天气、潮湿环境或感受风寒后，疼痛往往加重。

2. 体征

腰背部的功能一般正常。腰部外观多无变化，有时有的患者一侧或两侧骶棘肌触之僵硬，肌肉无弹性且有压痛。压痛点常不局限，但找到压痛点能提示受损部位。压痛点常在骶棘肌、腰骶部棘突旁或棘突间、髂嵴、臀大肌或腰椎横突部等。神经系统检查多无阳性体征。患者虽自觉损伤部皮肤麻木，但常无明感觉障碍，亦无反射障碍和肌萎缩。

3. X 线及实验室检查

X 线检查多无异常，少数患者在腰骶有先天性变异或骨质增生如移行椎、隐性裂、脊柱侧弯畸形等。腰椎失稳可能是慢性劳损腰痛的内在诱因。实验室检查常无改变，血沉及抗“O”均正常。

本病的诊断主要根据以下几点：有急性腰扭伤病史，治疗不彻底，且反复发作；工作劳动姿势不正确，经常弯腰活动，或者平素缺乏锻炼；压痛广泛，肌肉僵硬等体征，疼痛症状休息后减轻，劳累时加重；X 线及实验室检查无异常。

三、治疗

慢性腰肌劳损的治疗比较困难。对急性腰扭伤者应彻底治疗；对慢性劳损患者，应采取包括改善劳动条件、劳动姿势的综合疗法，不能单靠药物。

1. 手法治疗

推拿疗法对于慢性劳损有较好疗效，可在腰背部采用㨰法、揉法、按压法、弹筋法、捋顺法、拍法、击法、扳法等手法施治，能起到舒筋活血、解痉止痛、松解粘连、消除炎症的作用。

2. 功能锻炼

对于慢性腰肌劳损患者，加强腰背肌的功能锻炼是十分必要且行之有效的方法。本法能增强脊柱的外源性平衡系统，充分发挥肌肉动力的作用。常用的有“三点支撑”、“五点支撑”、“飞燕点水”式等。

3. 中药治疗

(1)外用药：中药腾洗、膏药局部外敷及热敷散等，都有温经通络、舒筋活血、解痉止痛的作用。

(2)内服药：慢性劳损多属肾虚腰痛和寒湿腰痛的范畴，治宜选用补肾壮阳、通经活络、祛风除湿之法，方用健步虎潜丸、六味地黄丸、独活寄生汤等。

4.理疗

中药离子导入、频谱照射、超短波等疗法，对本病均有一定疗效。

5.封闭疗法

对于压痛点明确者，可用0.5%普鲁卡因10mL加强的松龙1mL做痛点注射。每周1次，3次为一疗程。

6.小针刀疗法

对组织粘连、有压痛点，并能触到结节或条索者，可用小针刀局部剥离，具有疏经通络、松解粘连的作用。

7.针灸疗法

针刺肾俞、腰阳关、压痛点、委中、足三里等穴。针时并灸，取针后再配以拔火罐，效果更好。

8.止痛解痉药物

芬必得、阿司匹林、消炎痛等可在疼痛较重时选用，但不宜长期服用。

此外，平时要注意劳动姿势，改善工作条件，必要时可带腰围加以保护，坚持腰背肌功能锻炼，注意劳逸结合，以利恢复并防止复发。

（水岩）

第六节　膝关节半月板损伤

膝关节半月板为纤维软骨组织，在下肢负重、足部间定、膝部略屈时，如突然过度内旋、伸膝或外旋、伸膝，可分别引起内侧半月板或外侧半月板的破裂，出现膝关节疼痛、弹响、交锁等症状。患者以青壮年运动员、搬运工及矿工等为多，左右膝发病大致相等；外侧半月板与内侧半月板发病之比约为2∶1，与同外报道相反。

一、解剖生理

膝关节半月板呈楔形嵌塞于胫骨平台与股骨两髁间隙内。其周边增厚，内缘较薄。半月板下面平坦，紧贴于胫骨内、外侧髁骨平面上，加深了胫骨髁的凹度，以适应股骨髁的凸度，保持膝关节稳定并防止滑脱，并参与传导关节全部负重的40%～60%。半月板为纤维软骨，无血液供应，其营养主要来自滑液，只有与胫骨髁缘连接的边缘部分才能从滑膜得到一些血液供应。因此半月软骨一旦破裂，就很难自行修复。

内侧半月板呈"C"形，前窄后宽，比外侧半月板大且较薄，有前后两角。前角附着于前交叉韧带前方的胫骨髁间常，后角则附着于后交叉韧带前方的髁间窝，中部外缘与内侧副韧带相连，所以内侧半月板的活动受限。

外侧半月板近似"O"形，比内侧半月板小而略厚，其中部较宽，前后角则较狭细。前角附着于前交叉韧带前方的髁间窝，后角附着于胫骨隆突和内侧半月板后角之前。外缘不与外侧副韧带相连，所以外侧半月板的活动度较内侧为大。外侧半月板常发生先天性盘状畸形，故又称盘状半月板。其外形椭圆，可因轻微外伤而破裂。

半月板具有一定的移动性，它随膝关节的屈伸和小腿的旋转而呈前、后和内、外的移动。它是纤维软骨结构，具有一定的弹性，有缓冲关节的震动、保护关节面的作用。

二、病因病理

当膝关节完全伸直时，两侧副韧带均处于紧张状态，关节稳定。当膝关节处于半屈状态时，做强力外翻或内翻、内旋或外旋，或突然将膝关节伸直，则重力在受挤压的软骨上研磨。当旋转碾锉力超过了半月板所能允许的活动范围时，半月板即发生破裂。另外，正常膝关节有 3°～5°外翻，外侧半月板负重较大，若为先天性盘状半月板，长期受关节面的研磨，可产生外侧半月板慢性损伤。

因此，引起半月板损伤的外因有两种：一为撕裂性外力损伤，一为研磨性外力损伤。其作用形式必须具备四个条件：即膝关节半屈位、内收外展、挤压、旋转。

常见的半月板撕裂类型有：①边缘撕裂；②纵行撕裂：两端相连者为桶柄式撕裂，此种类型易套住股骨髁，形成关节交锁；③横行撕裂：多在中部偏前，很少贯通整个半月板的横径；④水平撕裂：平行于半月板平面的撕裂，往往在股骨面完整，胫骨面合并其他类型的复合撕裂；⑤前、后角撕裂。

由于半月板本身无血运，只在周缘有血液循环，因此仅边缘撕裂有可能愈合。破裂的半月板不但失去了其协助稳定关节的作用，而且反会干扰膝关节的正常运动，甚至造成交锁。破裂的半月板与股骨髁、胫骨髁之间长期磨损，终将导致创伤性关节炎。

三、临床表现

1. 外伤史

大多数患有膝关节扭伤史，少数无明显损伤。表现在长期蹲位劳动中，或韧带损伤，关节不稳定；或半月板轻微损伤等。

2. 疼痛性质

半月板无感觉神经末梢，伤后剧烈疼痛多由于关节囊的损伤及刺激，或关节活动时的机械干扰。因此，疼痛往往发生在运动的某种体位，一旦体位改变则疼痛即可能消失。患者主诉疼痛的位置与半月板受伤的位置有重要的关系。

3. 交锁症状

当膝关节屈伸时，股骨髁突入半月板的破裂处，不能解脱，造成伸屈突然障碍，尤其是伸直受限，形成交锁。放松肌肉，改变体位，自主或被动旋转伸屈后，交锁即可解脱，解锁时常伴有弹响。交锁往往在半月板纵裂，特别是桶柄状撕裂时，或半月板游离端翻折时发生。但交锁亦可由其他疾病引起，如关节内游离体等，因此不能成为诊断的主要依据。

4. 失力症状

多发生在患者上、下楼梯，跳跃或其他相似的运动时。患者失力的感觉为“突然感到关节内有物滑动”或“感觉关节内有响动”等，并突然感觉膝关节有向内或向外不稳或软弱现象。

5. 肌肉萎缩

以股四头肌最明显。可在同一水平测量两腿周径做对比。

6. 关节肿胀

伤后数小时内，膝关节肿胀显著，在交锁未开者更为明显。损伤后期则肿胀不明显。

四、实验室及其他特殊检查

1.压痛

在髌韧带与侧副韧带之间,沿关节间隙有固定而局限的压痛,在伸膝过程中压痛有时史为明显。应仔细区别邻近部位的压痛点,如髌韧带、侧副韧带、股骨髁、关节软骨边缘、脂肪垫等。

2.旋转挤压试验

术者一手放在关节间隙处做触诊,另一手握住患者的足跟,将膝关节完全屈曲,然后以4个方位,将小腿外旋、外展内旋、内收外旋或内旋,再伸直膝关节。此试验主要使股骨髁于胫骨髁对损伤的半月板进行挤压和牵拉,以诱发疼痛、弹响及弹跳感。根据其体征发生在何侧,来判断半月板损伤情况。

3.研磨试验

患者俯卧,膝关节屈曲90°。术者握住患者的足部,将小腿用力下压,同时作内旋或外旋活动。若产生疼痛,提示有半月板损伤。此后将小腿上提,并作内、外旋活动,如诱发疼痛提示韧带损伤。

4.X线检查

膝关节正侧位片可以排除易与半月板损伤混淆的骨性病变。关节内空气造影、碘水造影或空气加碘水双重造影可以协助诊断。

5.膝关节镜检查

可以发现诸如X线阴性游离体、软骨骨折、韧带损伤等在临床诊断不清的病变。

五、诊断及鉴别诊断

有膝关节外伤史、局限性疼痛、膝关节间隙压痛;膝关节过伸或过屈,被动内收、外展,可引起膝关节间隙、位置固定的局限性疼痛;部分患者有膝关节交锁和关节滑落感;膝关节旋转挤压试验、研磨试验阳性者即可作出诊断。但鉴别诊断和确诊半月板损伤的位置是很重要的。

关节内游离体也能引起关节活动时的突然交锁和响声,但由于游离体在关节内随意活动,因此关货运动受阻的位置也在随意变动,而不像半月板有固定的角度和体位发生交锁,游离体为骨性者,其X线常可显示,诊断较明确。

膝关节盘状软骨的发生率,在切除的半月板中占25%~46%,多发生在外侧。形成原因有先天获得和后天获得两种学说。盘状软骨的存在很不适应膝关节的运动要求,即使无损伤,也往往会引起某些症状。因此,患有此病者,常在青少年阶段即来就诊。主诉关节弹响、弹跳、伸直障碍、疼痛或关节内不适等,但不一定有外伤史。膝关节造影和关节镜检查有助于诊断。

六、治疗

1.治疗原则

半月板损伤的治疗成遵从以下基本原则:

(1)半月板对维持膝关节的稳定性有肯定的作用,因此,必须尽量避免在诊断不明确时切除半月板,或以切除半月板作为诊断的手段。

(2)严重破裂的半月板将会干扰膝关节的稳定和正常运动,导致关节软骨的损伤和反复的滑膜积液,因此必须尽早手术切除。

(3)边缘撕裂的半月板可以愈合,允许先行保守治疗。因此,应尽可能在治疗前,通过各种诊查手段以明确损伤的性质和程度。

2.治疗方法

(1)手法治疗:患肢仰卧,放松患肢。术者左手拇指按摩痛点,右手握踝部,使膝关节缓慢屈曲并内外旋转小腿,然后伸直患膝。初期可在膝关节周围和大腿前部施以擦、揉等法以活血化瘀,加速血肿消散。

对膝关节交锁的患者可采用屈伸手法解除交锁。患者仰卧,屈髋屈膝 90°,一助手握持股骨下端,术者握持踝部,二人相对牵引。术者可内外旋转小腿几次,然后使小腿尽量屈曲,再伸直下肢,即可解除交锁。但整复手法必须适当,不可使用暴力,防止半月板的边缘附着组织撕破处伸延,半月板更向关节的中心部位移位,以增加整复难度。

(2)固定方法:整复成功后,可用石膏托固定于膝关节伸直位(160°～170°),为时 3 周,期间进行下肢肌肉的主动收缩锻炼。去除固定后,进行膝关节的屈伸活动和步行锻炼。

(3)药物治疗:早期治宜消肿止痛,内服桃红四物汤或舒筋活血汤,外敷三色敷药。后期治疗宜温经通络止痛,内服健步虎潜丸或补肾壮筋汤,并可用四肢损伤洗方或海桐皮汤熏洗患膝。

(4)手术治疗:半月板只有外缘 10%～30%的区域有血液供应,除近边缘部的断裂外,其他很难愈合。近年来有人发现,断裂如通至边缘时,也有愈合的可能。

半月板较复杂、较严重的混合裂、多发裂,以及较大面积的磨损,均是在反复损伤后积累而成的,并非一次急性损伤造成。因此,早期诊断、早期治疗可使半月板全切除减少到较低限度。而且早期治疗的效果要比晚期者好得多。当损伤严重的半月板经过较长时间,本身已变性,且已对关节软骨造成一定程度的磨损破坏后再行切除时,往往使症状更加明显。

需行全切除者,一般采用前外(外侧半月板)或前内(内侧半月板)斜行切口;少数内侧间隙较窄,切除内侧半月板后角有困难或后角切除不满意者,可于内侧副韧带后缘作一纵行辅助切口切除。全切除后,必须观察关节、股骨髁软骨、交叉韧带是否正常,有无脱落、游离的组织碎屑,闭合伤口前需反复冲洗以免遗留。

半月板边缘游离,而前后角附着点完全者,可以将边缘缝合,新鲜和陈旧者,均可考虑缝合;纵裂、桶柄样撕裂者,可以切除撕裂的部分,而保留其周缘部分;横裂者,也可做局部切除。

动物实验表明,半月板切除后,在原处植入相邻部位带蒂滑膜瓣可明显加速半月板再生,具有防止骨性关节炎的功能。

关节镜的使用能较全面地观察半月板;并且镜下切除半月板创伤小、恢复快,术后往往只需数日即可下地负重,2～3 周即可完全恢复正常。

半月板切除术后,最重要的是早期开始股四头肌锻炼。手术后当日即应开始,术后 1 周可做阻力性的肌肉运动。术后用大棉垫包膝部及小腿,2 日后解除,术后 10 日可扶拐下地。

七、预后及预防

1.半月板切除的远期并发症

半月板完全切除的效果，往往在早期较满意；若干年后，其满意率则逐渐减低。其原因，主要是存在以下三方面的问题：

(1)关节退行性病变：主要表现在半月板切除侧的关节间隙狭窄、胫骨髁硬化，以及股骨髁扁平等。由于外侧半月板对传导载荷的作用较内侧明显，故关节退变外侧较内侧多见。

(2)膝关节不稳定：半月板作为楔形填充物有稳定膝关节的作用，切除后可丧失此作用，还有可能引起韧带或关节囊韧带的继发松弛，出现不稳定。

(3)慢性滑膜炎：术后产生慢性滑膜炎的原因有：①在术前滑膜炎未消退的情况下进行手术切除。②术中操作较粗暴或较困难，拉钩牵拉，往返摩擦，更易造成术后的滑膜反应。③术后关节存在较大的血肿，吸收较慢。④术后过早过多地进行膝关节伸屈活动，而不是以股四头肌的等长收缩为主。因此，为了减少后遗症，术前、术中、术后应避免以上不利因素。

2.影响预后的因素

半月板全切或部分切除，或采取其他术式，影响其预后的因素很多，最主要的有：①有无合并损伤或病理改变，如韧带损伤、软骨磨损、退行性骨关节炎等。②伤后时间长短，症状是否严重。③术前是否已存在慢性滑膜炎，股四头肌萎缩是否明确。④手术操作是否轻巧熟练，创伤大小如何。⑤术后患者是否有指导地、合乎要求地积极锻炼。

关于半月板切除后的再生问题看法不一，有人认为再生的“半月板”实际上是肉芽组织；有人报告是纤维组织向纤维软骨转化；亦有人报告全膝人工关节置换术后，出现再生的“半月板”，其核心为胶原组织，表面呈广泛的软骨源性分化。所以，目前尚不能明确半月板再生的确切发生率，以及再生组织的性质和强度。

（水岩）

第五章　风湿免疫疾病

第一节　类风湿性关节炎

类风湿关节炎是以对称性多关节炎为主要临床表现的慢性自身免疫性疾病，流行病学显示其患病率在欧美国家为1%～2%，在国内为0.3%左右。由于本病预后欠佳，致残率高（有1/3左右），是人群丧失劳动力的主要原因之一。本病属于中医学"痹证""历节""顽痹""骨痹"的范畴，又有别于一般的痹证。

一、中医病因病机

类风湿关节炎是由于先天禀赋不足复加后天调摄失当、房事不节、情志刺激、病后失调等损耗正气，使正气亏虚，外邪入侵所致。致病之邪，壅郁于内；且正气既虚，无力祛邪外出，出现病程迁延，不易痊愈。尽管本病初起多以邪实为主，然此种邪实必兼有本虚的一面。对于类风湿关节炎病因病机的认识，历代医家常有不同的见解，但均以《内经》中关于痹证的理论为基础。《素问・搏论》记载"风寒湿三气杂至，合而为痹，其风气胜者为行痹，寒气胜者为痛痹，湿气胜者为着痹也"，认为此病的发生因正气不足，外感风寒湿热之邪，使肌肉、筋骨、关节、经络痹阻，气血运行不畅所致。综其病机，可概括为"本虚标实"。各医家对"本虚标实"含义的理解又不尽相同，主要有以下三种学术观点。

（一）认为邪气致病为类风湿关节炎的主要病因病机

类风湿关节炎主要是由于风寒湿热之邪，侵犯筋骨关节，致使经脉闭阻，不通则痛；而邪气留于经络关节，直接影响气血津液运行，导致痰瘀形成。痰瘀一旦形成，既可互结，亦可与外邪胶结相合，深入骨骱、经络之中，因而痼疾根深，病性缠绵。痰浊和瘀血既是机体在病邪作用下的病理产物，又是机体病变进一步发展的因素，如沈丕安等认为类风湿关节炎是多种症型交错的复合性疾病，致病因素并非一种，病机演变复杂多变。就致病因素而言，既有风、寒、湿、热等邪气外袭，又有痰瘀等病理产物内生。类风湿关节炎为慢性病，日久气血郁滞成痹，闭阻于经脉，壅滞于关节，损伤阴经、阴脉、阴分而致痹。雷永恕等提出类风湿关节炎的病因为风、寒、湿、痰、瘀，而在类风湿关节炎病变过程中，尤以痰、瘀为要，痰、瘀二者因果为患，可因痰致瘀，亦可因瘀致痰。痰瘀胶结难化，使类风湿关节炎病情缠绵，肿痛难消。

"风寒湿三气杂至，合而为痹"有4层含义：

(1)痹病是风寒湿三种邪气杂至所引起的。

(2)风寒湿三气要与皮肉筋骨、血脉脏腑之形气相合，才能形成各种不同的痹；不能与之相合者，则不能为痹。

(3)风寒湿三气与不同的季节里相应的脏腑相合而发为不同的痹病。

(4)风寒湿三气还与人体内阴阳相合，从而表现为不同的痹病：如体内阳热旺，则邪气从阳化热而表现为热痹；如体内阴寒偏胜，则邪气从阴化寒而表现为寒痹、湿痹。

焦树德根据对风湿病症的诊治经验，认为："类风湿关节炎属中医之痹证范畴，症虽有风、寒、湿、热之分，但在类风湿关节炎中很难截然分开。考风为六淫之首，善行而数变，该症客邪自始至终应以风为侵害之主邪，寒、湿、热只为其兼邪而已，且随兼邪之不同，则有风寒、风热、风寒湿、风湿热，乃至风寒湿热之差异。”提出湿邪是类风湿关节炎发病的重要原因，贯穿于痹证病程的始终。湿邪久留而不去，影响气血津液的运行，日久寒凝湿聚痰生，湿热交阻酿毒或痹阻经络、壅滞关节，则痛如白虎历节；或流注肌肤，则变生皮疹、溃疡，常常缠绵难愈。有人认为类风湿关节炎的病因主要是“毒损络脉”，其转归为脉络痹阻，与叶天士“久病入络”一理相同。本病之“毒”主要是就病因及继发病理产物而言，即机体感受外来毒邪流注于经络、关节、肌肉，而出现关节症状。就现代而言，毒邪不仅限于传统六淫，还有电磁辐射、大气污染、环境污染和各种有毒废物及其他因素。

（二）认为本虚致病为类风湿关节炎的主要病因病机

类风湿关节炎的病因病机是素体虚弱，脏腑亏虚、正气不足是本病的主要内因，其中又以肝脾肾亏虚为主。肝肾亏虚，脾失健运，气血生化乏源，气血不足，则营卫失调，腠理不固，卫外不密，风湿寒热之邪乘虚而入，发为痹病。有人认为类风湿关节炎多因正气虚弱、卫外不固、腠理不密，风寒湿邪乘虚侵袭，注于筋络，留于关节，使气血闭阻而致病。它是一种以正虚为本、邪实为标，全身属虚、局部属实的病症。其正虚病机可概括为：

(1)卫气亏虚，一则使邪来之时无力御邪于外，一则在邪入体后无力驱邪外出。

(2)肝脾肾不足，类风湿关节炎多表现为筋骨肌肉的酸痛肿僵麻木，正虚乃邪侵其虚处所致。

（三）疾病不同发展阶段的病因病机重点不同

本虚标实，一为内因，一为外因。本虚为肝脾肾亏虚，标实即风寒湿热痰瘀痹阻。其在类风湿关节炎的不同阶段表现不同，如朱良春提出类风湿关节炎当属于痹证范畴中的“顽痹”，其外因是外邪袭入，杂至为患；其内在因素为正气不足、腠理疏豁，其病理关键为经络闭阻、气血不通。表现为湿凝为痰，血停为瘀，或与风、寒、湿、热等邪相合。若气血亏耗、肝肾虚损、筋骨失养，则呈现出正虚邪恋、虚实混杂、缠绵难愈的病理状态，最终导致“四久”：久痛入络、久痛多瘀、久痛多虚、久必及肾，酿成顽痹。路志正等认为类风湿关节炎的病机主要是正气虚弱、邪淫杂感、痰浊瘀毒。正气虚弱包括营卫不和、气血不足和肝脾肾亏虚。邪淫杂感指风、寒、湿、热之邪单独侵入者少，一般多“合而为痹”。

庞学丰认为类风湿关节炎多为先天禀赋不足、正气亏虚、腠理不密，或病后、产后腠理疏松、卫外不固，风寒湿热之邪乘虚而入，痹阻肌肉、骨节、经络，使气血运行不畅导致，本虚标实是本病的病变特点。本虚为气血、阴阳、脏腑亏损；标实为外受风寒湿热之邪，内生痰浊瘀血之患。

金明秀认为肝肾亏虚是类风湿关节炎发病的内因，而血瘀贯穿类风湿关节炎的全病程。肝肾不足，筋骨失养，或腠理不密，外邪易趁虚侵入而发病。且既病之后，邪气侵及筋骨，又可累及肝肾。寒、湿、热之邪多相兼为病，各邪均能致瘀，表现在：寒邪凝滞，筋脉拘急，血行迟缓而瘀滞；寒邪伤及阳气，阳虚则血行无力而致瘀；水湿痰浊内阻，血行不畅亦致血瘀；热盛则伤津，黏稠凝滞，亦可瘀阻经脉；气虚则因无力推动血液运行而致瘀；阴血亏虚则血脉不充而致瘀。

总之，本病的性质可认为是本虚标实，初起以邪实为主，病久邪留伤正；痹成日久，则五脏气机紊乱，升降无序，导致脏腑经络功能失调，气血津液运行乏力，产生痰瘀；痰瘀又可成为致病因素，加重脏腑的亏虚，故风、寒、湿、热、痰、瘀痹阻为标，正气不足、肝脾肾亏虚为本。

二、主要临床表现

(一)一般症状

常缓慢起病,有乏力、纳差、体重减轻及低热等症状。

(二)关节表现

(1)常见于近端指间关节、掌指关节及腕关节,多关节、小关节肿痛、活动受限,指关节呈梭形肿胀,晚期可畸形。

(2)晨僵:持续时间常与病情活动程度一致。

(3)关节外表现:①类风湿结节见于关节隆突部位,单个或多个,数毫米至数厘米大小,持续数月至数年,是病情活动的表现。②系统性表现是部分患者病情活动时有胸膜炎、间质性肺炎、心包炎、浅表淋巴结肿大、肝脾大等。

(4)检查

①一般检查:发现轻、中度贫血,活动期血沉加快。

②免疫学检查:发现血清免疫球蛋白增高;抗核抗体 10%~20%阳性;类风湿因子 80%阳性;C 反应蛋白增高,血沉增快。

③滑液检查:半透明或不透明,黄色,黏度差,细胞数每毫升 5 万~10 万,中性粒细胞占 50%~90%,类风湿因子阳性,有时可见风湿细胞。

④X 线检查:发现早期关节周围组织肿胀、骨质疏松;后期关节软骨破坏、侵蚀,关节间隙狭窄、强直和畸形。

三、诊断标准

(一)西医诊断标准

1987 年美国风湿病学会对类风湿关节炎的诊断标准为:

(1)晨僵至少 1h,连续 6 周以上。

(2)3 个或 3 个以上关节肿,连续 6 周以上。

(3)腕、掌指、近端指间关节肿,连续 6 周以上。

(4)对称性关节肿,连续 6 周以上。

(5)皮下结节。

(6)手 X 线像改变(至少有骨质疏松及关节间隙狭窄)。

(7)类风湿因子阳性。

以上 7 项中具备 4 项者,可诊断为类风湿关节炎。

(二)中医诊断标准

1988 年 4 月,在中国昆明举行的第一届全国中西医结合风湿类疾病学术会议上规定:

(1)症状:以小关节为主,多为多发性关节肿痛或小关节对称性肿痛(单发者须认真与其他疾病鉴别,关节症状至少持续 6 周以上),晨僵。

(2)体征:受累关节肿胀压痛,活动功能受限,或畸形,或强直,部分病例可有皮下结节。

(3)实验室检查:RF(类风湿因子)阳性;ESR(血沉)多增快。

(4)X 线检查:重点受累关节具有典型类风湿关节炎 X 线表现。

对具备上述症状及体征的患者,或兼有 RF 阳性,或兼有典型 X 线表现者,均可诊断。

四、分期标准

1988 年 4 月，第一届全国中西医结合风湿类疾病学术会议上规定了分期标准。

(1)早期：绝大多数受累关节有肿痛及活动受限，但 X 线仅显示软组织肿胀及骨质疏松。

(2)中期：部分受累关节功能活动明显受限，X 线片显示关节间隙变窄及不同程度骨质腐蚀。

(3)晚期：多数受累关节出现畸形或强直，活动困难，X 线片显示关节严重破坏、脱位或融合。

五、中医治疗

(一)中医辨证分型

气血不行、经络痹阻所致的肢体关节疼痛，是肢节痹病共有的症候学特征。不同的类型，有各自的症状学特点。

(1)风寒湿痹：①行痹者，其痛游走不定，恶风寒；②痛痹者，痛剧，遇寒则甚，得热则缓；③着痹者，重着而痛，手足笨重，活动不灵，肌肤麻木不仁。

(2)风湿热痹：关节疼痛，局部灼热红肿，痛不可触，得冷则舒。

(3)痰瘀痹阻症：关节肿大、僵硬、变形、刺痛。

(4)肝肾两虚症：痹证日久不愈，肌肉瘦削，腰膝酸软。

(二)中医辨证治疗

1. 风寒湿痹

1)行痹

主症：肢体关节、肌肉疼痛酸楚，游走不定。

兼症：关节屈伸不利，或有恶风、发热等表现。

舌脉：舌苔薄白，脉浮或浮缓。

证机概要：风邪兼夹寒湿，留滞经脉，闭阻气血。

治法：祛风通络，散寒除湿。

主方：防风汤加减。本方有发散风寒、祛湿通络作用，适用于痹证风邪偏盛、游走性关节疼痛者。

常用药：防风 9g、麻黄 9g、桂枝 9g、葛根 10g，可祛风散寒、解肌通络止痛；当归可养血活血通络；茯苓 10g、生姜 9g、大枣 3 枚、甘草 6g，可健脾渗湿、调和营卫。

加减：腰背酸痛为主者，多与肾气不足有关，加杜仲、桑寄生、淫羊藿、巴戟天、续断等温补肾气；若见关节肿大、苔薄黄，邪有化热之象者，宜寒热并用，投桂枝芍药知母汤加减。

2)痛痹

主症：肢体关节疼痛，痛感较剧，部位固定，遇寒则痛甚，得热则痛缓。

兼症：关节屈伸不利，局部皮肤或有寒冷感。

舌脉：舌质淡，苔薄白，脉弦紧。

证机概要：寒邪兼夹风湿，留滞经络，闭阻气血。

治法：散寒通络，祛风除湿。

主方：乌头汤加减。本方重在温经散寒止痛，适用于痹证寒邪偏盛、关节疼痛明显者。

常用药:制川乌6g、麻黄6g,可温经散寒,通络镇痛;芍药9g、甘草6g、蜂蜜9g,可缓急止痛;黄芪可益气固表,利血通痹。

加减:若寒湿甚者,制川乌可改用生川乌或生草乌;关节发凉,疼痛剧烈,遇冷更甚,加附子、细辛、桂枝、干姜温经散寒,通络止痛。

3)着痹

主症:肢体关节肌肉酸楚、重着、疼痛,肿胀散漫。

兼症:关节活动不利,肌肤麻木不仁。

舌脉:舌质淡,舌苔白腻,脉濡缓。

证机概要:湿邪兼夹风寒,留滞经脉.闭阻气血。

治法:除湿通络,祛风散寒。

主方:薏苡仁汤加减。本方有健脾祛湿、发散风寒的作用.适用于痹证湿邪偏盛、关节疼痛肿胀重着者。

常用药:薏苡仁20g、苍术10g、甘草6g,可益气健脾除湿;羌活10g、独活10g、防风9g,可祛风除湿;麻黄6g、桂枝9g、制川乌6g,可温经散寒、驱湿止痛;当归9g、川芎9g,可养血活血通络。

加减:若关节肿胀甚者,加萆薢、木通,以利水通络;若肌肤麻木不仁.加海桐皮、豨莶草,以祛风通络;若小便不利、水肿,加茯苓、泽泻、车前子,以利水祛湿;若痰湿盛者,加半夏、南星;湿热盛者,加黄柏与苍术,取二妙之功,以除湿热。久痹、风寒湿痹偏盛不明显者,可选用蠲痹汤作为治疗风寒湿痹之基本方剂,该方具有益气和营、祛风胜湿、通络止痛之功效,可根据感受外邪偏盛情况,随症加减。

2.风湿热痹

主症:关节疼痛,局部灼热红肿,痛不可触,得冷则舒。

兼症:关节活动不便,可有皮下结节或红斑,常伴有发热、恶风、汗出、概要:风湿热邪壅滞经脉,气血闭阻不通。

治法:清热通络,祛风除湿。

主方:白虎加桂枝汤合宣痹汤加减。前方以清热宣痹为主,适用于风湿热痹之热象明显者;后方重在清热利湿、宣痹通络,适用于风湿热痹之关节疼痛明显者。

常用药:生石膏20g、知母9g、黄柏6g、连翘9g,可清热养阴;桂枝9g,可疏风解肌通络;防己9g、杏仁9g、薏苡仁15g、滑石10g、赤小豆15g、蚕沙10g,可清利湿热,通络宣痹。

加减:若皮肤有红斑者,加丹皮、赤芍、生地、紫草,以清热凉血,活血化瘀;若发热、恶风、咽痛者,加荆芥、薄荷、牛蒡子、桔梗,以疏风清热,解毒利咽;若热盛伤阴,症见口渴心烦者,加元参、麦冬、生地,以清热滋阴生津。如热毒炽盛,化火伤津,深入骨节,而见关节红肿、触之灼热,疼痛剧烈如刀割,筋脉拘急抽挛,入夜尤甚,烦热烦渴,舌红少津,脉弦数,则宜清热解毒,凉血止痛,可选用五味消毒饮合犀黄丸。

3.痰瘀痹阻症

主症:关节肿大、僵硬、变形、刺痛。

兼症:关节肌肤紫暗、肿胀,按之较硬,肢体顽麻或重着,屈伸不利,或有硬结、瘀斑,面色黯黧,眼睑水肿,或胸闷痰多。

舌脉:舌质紫暗或有瘀斑,舌苔白腻,脉弦涩。

证机概要:痰瘀互结,留滞肌肤,闭阻经脉。

治法:化痰行瘀,蠲痹通络。

主方:双合汤加减。本方有活血化瘀、祛痰通络作用,适用于痰瘀痹阻筋脉、关节重着疼痛者。

常用药:桃仁 12g、红花 10g、当归 10g、川芎 10g、白芍 10g,可活血化瘀,通络止痛;茯苓 10g、半夏 10g、陈皮 9g、白芥子 9g、竹沥 10g、姜汁 9g,可健脾化痰。

加减:痰浊滞留、皮下有结节者,加胆南星、天竺黄;痰瘀不散、疼痛不已者,加穿山甲、白花蛇、全蝎、蜈蚣、地龙搜剔络道;有痰瘀化热之象者,加黄柏、丹皮;瘀血痹阻,关节疼痛,甚至肿大、强直、畸形,活动不利,舌质紫暗,脉涩,可选桃红饮。

4.肝肾两虚症

主症:痹证日久不愈,肌肉瘦削,腰膝酸软。

兼症:关节屈伸不利,或畏寒肢冷,阳痿、遗精,或骨蒸劳热,心烦口干。

舌脉:舌质淡红,舌苔薄白或少津,脉沉细弱或细数。

证机概要:肝肾不足,筋脉失于濡养、温煦。

治法:培补肝肾,舒筋止痛。

主方:补血荣筋丸加减。本方有滋补肝肾、祛风湿、舒筋通络止痛作用,用于久痹之肝肾不足、筋脉失养症。

常用药:熟地黄 12g、肉苁蓉 10g、五味子 9g,可滋阴补肾,养血暖肝;鹿茸 9g、菟丝子 12g、牛膝 12g、杜仲 10g,可补肝肾,壮筋骨;桑寄生 12g、天麻 10g、木瓜 10g,可祛风湿,舒筋通络止痛。

加减:肾气虚,腰膝酸软乏力较著,加鹿角霜、续断、狗脊;阳虚之畏寒肢冷,关节疼痛拘急,加附子、干姜、巴戟天或合用阳和汤加减;肝肾阴亏,腰膝疼痛,低热心烦,或午后潮热,加龟板、熟地、女贞子或合用河车大造丸加减。

各型痹证日久迁延不愈,正虚邪恋,气血不足,肝肾亏损,见有面色苍白,少气懒言,自汗疲乏,肌肉萎缩,腰腿酸软,头晕耳鸣者,可选用独活寄生汤,以益肝肾,补气血,祛风除湿,蠲痹和络。

(李心欣)

第二节 强直性脊柱炎

强直性脊柱炎属于风湿病范畴,是血清阴性脊柱关节病中的一种。强直性脊柱炎是指一种原因尚不明确,以脊柱为主要病变的慢性疾病,病变主要累及骶髂关节,引起脊柱强直和纤维化,造成弯腰、行走活动受限,并可有不同程度的眼、肺、心血管、肾等多个器官的损害。强直性脊柱炎以青年男性多发,20 岁左右是发病的高峰年龄。因它不同程度地伴有韧带、肌肉、骨骼的病变,也有自身免疫功能的紊乱,所以又属自身免疫性疾病。疾病的表现形式多种多样,极易误诊,若延误治疗或治疗不当,可造成终身残疾。所以一旦有上述表现,一定要及时到正规医院就诊,做到早期诊断、早期治疗,以最大限度地降低致残率,提高生活质量。

一、中医病因病机

早在《内经冲就有这方面的记载:"骨痹,举节不用而痛。"《素问·痹论》言:"以冬遇此者为骨痹……骨痹不已,复感于邪,内舍于肾……肾痹者,善胀,尻以代踵,脊以代头。"《证治准绳》云:"若因伤于寒湿,流注经络,结滞骨节,气血不和,而致腰胯脊疼痛。"

现代医家对此众说纷纭,但总体不外乎内因和外因两个方面,即肾虚督空,肝肾不足,脾失健运,风寒湿热等外邪乘虚而入,正虚邪恋,日久不愈,痰瘀内生,流注肌肉关节,终致筋挛骨损,脊背强直废用。刘健主张采用益气健脾化湿通络法治疗强直性脊柱炎,且认为脾胃功能受损、气血营卫不足是包括强直性脊柱炎在内的历节病的根本病因。贾秋颖指出,在补肝肾的同时应补气健脾,并认为脾为元气之本,元气为健康之本,脾胃虚则元气衰,元气衰则诸病由生。黄仰模则以肾督立论,认为是先天禀赋不足,或脾失健运,后天失养,导致肾督亏虚,筋脉失濡,风寒湿热之邪乘虚侵袭,深入骨骱脊髓,筋骨经络痹阻。陈湘君认为该病是由于先天肾阳虚衰,督脉失温,外感寒邪,内寒与外寒相合,寒性凝滞,凝痰成瘀,导致脊柱疼痛僵硬,强直变形。焦树德认为此病因病机特点是肾督不足为先,风寒湿邪深侵入肾督,造成骨损、筋挛、腰脊僵痛。吴生元认为:肝肾不足、气血亏损是本病的内因,风寒湿邪外袭是本病的外因,内外相合,方成历节。肝肾气血不足,无力抗邪外出,邪气久恋,进一步耗伤气血、肝肾;正气的日益耗伤,又易使风寒湿邪乘虚侵袭。路志正认为,本病病位多在筋骨,而筋骨有赖于气血之温煦和肝肾之濡养,若气血不足或肝肾亏虚,内生寒湿或寒湿乘虚而入,痹阻筋骨,则易发本病。

二、主要临床表现

强直性脊柱炎常见于16～30岁青年人,男性多见;40岁以后首次发病者少见,约占3.3%。本病起病隐袭,进展缓慢,全身症状较轻。早期常有下背痛和晨起僵硬,活动后减轻,并可伴有低热、乏力、食欲减退、消瘦等症状。初起时疼痛为间歇性,数月或数年后发展为持续性,以后炎性疼痛消失,脊柱由下而上部分或全部强直,出现驼背畸形。女性患者周围关节受侵犯较常见,进展较缓慢,脊柱畸形较轻。

(一)关节病变表现

强直性脊柱炎患者多有关节病变,且绝大多数首先侵犯骶髂关节,以后上行发展至颈椎。少数患者先由颈椎或几个脊柱段同时受侵犯,也可侵犯周围关节,早期病变处关节有炎性疼痛,伴有关节周围肌肉痉挛,有僵硬感,晨起明显;也可表现为夜间疼,经活动或服止痛剂后缓解。随着病情发展,关节疼痛症状减轻,而各脊柱段及关节活动受限和畸形:晚期整个脊柱和下肢变成强硬的弓形,向前屈曲。

1.骶髂关节炎

约90%强直性脊柱炎患者最先表现为低髂关节炎。以后上行至颈椎,表现为反复发作的腰痛和腰骶部僵硬感,间歇性或两侧交替出现腰痛和两侧臀部疼痛,可放射至大腿,无阳性体征,伸直抬腿试验阴性。但直接按压或伸展骶髂关节可引起疼痛,所以不像坐骨神经痛。有些患者无骶髂关节炎症状,仅X线检查发现有异常改变。约3%强直性脊柱炎患者颈椎最早受累,以后下行发展至腰骶部;约7%强直性脊柱炎患者为几个脊柱段同时受累。

2.腰椎病变

腰椎脊柱受累时，多数表现为下背和腰部活动受限。腰部前屈、侧弯和转动等均可受限。体检可发现腰椎脊突压痛，腰椎旁肌肉痉挛；后期可有腰肌萎缩。

3. 胸椎病变

胸椎受累时，表现为背痛、前胸痛和侧胸痛，严重时驼背、畸形。如肋椎关节、胸骨柄体关节、胸锁关节及肋软骨间关节受累时，则呈束带状胸痛，胸廓扩张受限，吸气咳嗽或打喷嚏时胸痛加重。严重者胸廓保持在呼气状态，胸廓扩张度较正常人降低50％以上，因此只能靠腹式呼吸辅助。由于胸腹腔容量缩小，造成心肺功能和消化功能障碍。

4. 颈椎病变

少数患者首先表现为颈椎炎，先有颈椎部疼痛，以后沿颈部向头部、臂部放射。颈部肌肉开始时痉挛，以后萎缩，可发展至颈椎、胸椎后凸畸形。头部活动明显受限，常固定于前屈位，不能上仰、侧弯或转动。严重者仅能看到自己足尖前方的一小块地面，不能抬头平视。

5. 周围关节病变

约半数强直性脊柱炎患者有短暂的急性周围关节炎，约25％有永久性周围关节损害。一般多发生于大关节，下肢多于上肢。有人统计，周围关节受累率，髋和肩为40％，膝为15％，踝为10％，足和腕各为5％，极少累及手。某医院报道了80例强直性脊柱炎，均以髋关节受累为症候，活动受限者占64％，屈曲挛缩者占38％，肌肉萎缩者占25％，关节强直者占37％，这些都是强直性脊柱炎患者的主要致残原因。髋部症状出现在发病后5年内者占94％，提示强直性脊柱炎发病头5年如未累及髋关节，则以后受累的可能性不大。

肩关节受累时，关节活动受限、疼痛更为明显，梳头、抬手等活动均受限。侵犯膝关节时，则关节呈代偿性弯曲，使行走、坐立等日常生活更为困难。一般极少侵犯肘、腕和足部关节。

此外，耻骨联合亦可受累，骨盆上缘、坐骨结节、股骨大粗隆及足跟部可有骨炎症状，早期表现为局部软组织肿痛，晚期有骨性粗大。一般周围关节炎可发生在脊柱炎之前或以后，局部症状与类风湿关节炎不易区别，但遗留畸形者较少。

（二）关节外表现

强直性脊柱炎的关节外病变，大多出现在脊柱炎后，偶有骨骼肌肉症状之前数月或数年发生关节外症状的。强直性脊柱炎可侵犯全身多个系统，并伴发多种疾病。

1. 心脏病变

以主动脉瓣病变较为常见，据尸检发现，约25％强直性脊柱炎病例有主动脉根部病变，心脏受累在临床上可无症状，亦可有明显表现。临床不同程度的主动脉瓣关闭不全者约占1％；约8％发生心脏传导阻滞，可与主动脉瓣关闭不全同时存在或单独发生，严重者因完全性房室传导阻滞而发生阿—斯综合征。当病变累及冠状动脉口时，可发生心绞痛，少数发生主动脉瘤、心包炎和心肌炎。合并心脏病的强直性脊柱炎患者，一般年龄较大，病史较长，脊柱炎及外周关节病变较多，全身症状较明显。强直性脊柱炎患者的心功能明显弱于正常者。

2. 眼部病变

长期随访发现，25％强直性脊柱炎患者有结膜炎、虹膜炎、眼色素层炎或葡萄膜炎，偶可并发自发性眼前房出血。虹膜炎易复发，病情越长，发生率愈高，但与脊柱炎的严重程度无关，有周围关节病者常见，少数可先于脊柱炎发生。眼部疾病常为自限性，有时需用皮质激素治疗。有的未经恰当治疗，可致青光眼或失明。

3. 耳部病变

有人报道，强直性脊柱炎患者中，约29%发生慢性中耳炎，为正常对照组的4倍；而且，在发生慢性中耳炎的强直性脊柱炎患者中，其关节外病变明显多于无慢性中耳炎的强直性脊柱炎患者。

4.肺部病变

少数强直性脊柱炎患者后期可并发肺上叶斑点状不规则的纤维化病变，表现为咳痰、气喘，甚至咯血，并可能伴有反复发作的肺炎或胸膜炎。X线检查显示：双侧肺上叶弥散性纤维化，可有囊肿形成与实质破坏，因类似结核，需加以鉴别。

5.神经系统病变

脊柱强直及骨质疏松易使颈椎脱位和发生脊柱骨折，因而易引起脊髓压迫症；如发生椎间盘炎，则引起剧烈疼痛。强直性脊柱炎后期可侵犯马尾，发生马尾综合征，从而导致下肢或臀部神经根性疼痛，骶神经分布区感觉丧失，跟腱反射减弱，以及膀胱和直肠等运动功能障碍。

6.淀粉样变

淀粉样变为强直性脊柱炎少见的并发症。有人报道：35例强直性脊柱炎患者中，常规直肠黏膜活检发现3例有淀粉样蛋白的沉积，大多没有特殊临床表现。

7.肾及前列腺病变

与类风湿关节炎相比，强直性脊柱炎极少发生肾功能损害，但有发生IgA肾病的报告。强直性脊柱炎并发慢性前列腺炎较对照组增高，其意义不明。

三、诊断标准

目前多参考1984年修订的强直性脊柱炎纽约诊断标准或2009年3月ASAS发布的中轴型SPA分类标准。

1.强直性脊柱炎西医疾病诊断标准[1984年修订的纽约标准]

(1)下腰背部的病程持续至少3个月，疼痛随活动改善，但休息后不减轻。

(2)腰椎在前后和侧屈方向活动受限。

(3)胸廓扩展范围小于同年龄和同性别者的正常值。

(4)侧骶髂关节炎Ⅱ～Ⅳ级，或单侧骶髂关节炎Ⅲ～Ⅳ。如果患者具备(4)并分别附加(1)至(3)条中的任何一条，即可确诊为强直性脊柱炎。

其中X线骶髂关节分级如下：

0级：正常。

Ⅰ级：可疑变化。

Ⅱ级：轻度异常，可见局限性侵蚀、硬化，但关节间隙无改变。

Ⅲ级：明显异常，为中度或进展性骶髂关节炎，伴有以下一项或一项以上改变：侵蚀、硬化，关节间隙增宽或狭窄，或部分强直。

Ⅳ级：为严重异常，即完全性关节强直。

2.2009年ASAS发布的中轴型SPA分类标准

起病年龄＜45岁，腰背痛＞3个月，影像学提示骶髂关节炎＋至少1条SPA特征或HLA－B27阳性＋至少2条SPA特征，即可以诊断为中轴型SPA。

(1)影像学提示骶髂关节炎：MRI提示骶髂关节活动性(急性)炎症，高度提示与SPA相关的骶髂关节炎；或者根据1984修订的纽约标准，有明确的骶髂关节炎放射学改变。

(2)SPA特征：①炎性腰背痛(IBP)；②关节炎；③附着点炎；④眼葡萄膜炎；⑤指(趾)炎；⑥银屑病；⑦克罗恩病/溃疡性结肠炎；⑧对非甾体抗炎药(NSAID)治疗反应良好；⑨有SPA家族史；⑩HLA－B27阳性或C反应蛋白升高。

四、中医治疗

(一)中医治则治法

由于中医理论自身规律的特性，以及医生临床的思考和观察角度不同，与其他疾病一样，至今对强直性脊柱炎的辨证分型尚不统一(也不可能会完全统一)。长期以来，我们以全国首批名老中医药专家娄多峰教授的“风湿病虚邪瘀理论”为指导，治疗强直性脊柱炎，取得了较理想的效果，现介绍如下。

1.邪实候

1)湿热闭督

主症：腰髋僵痛或下肢关节红肿、疼痛、重着，触之灼热或有热感，口渴不欲饮，烦闷不安，溲黄，或有发热，舌质红、苔黄腻，脉濡数或滑数。

病机：湿热闭阻，督脉壅滞。

治法：清热除湿，宣痹通络。方用宣痹汤，或二妙散加味。

2)寒湿闭督

主症：腰髋僵痛或下肢关节肿痛，遇寒痛剧，得热痛减，恶畏风寒，舌淡苔白或白腻，脉弦紧或濡。

病机：寒湿闭阻，凝滞督脉。

治法：散寒除湿，舒督通络。方用桂附姜术汤或麻黄附子细辛汤加味。

2.正虚候

1)肾督阳虚

主症：腰背或髋僵痛，甚者强直畸形，肌肉筋骨冷痛、肿胀，抬举无力，屈伸不利，局部皮色苍白，四肢欠温，头晕目眩，神疲乏力，男子阳痿，女子宫寒，小便频数、色白，舌淡苔白，脉沉迟无力。

病机：阳虚寒凝，督脉闭阻。

治法：温阳散寒，通脉宣痹。方用强脊宁二号汤(娄氏经验方)或阳和汤、附子汤加减。

2)肝肾阴虚

主症：腰背或髋僵痛，甚者强直畸形，入夜疼痛尤甚，肌肤麻木不仁，步履艰难，筋脉拘急，屈伸不利，形体消瘦；或头晕目眩，咽干口燥，耳鸣如蝉；或失眠多梦，健忘，盗汗，五心烦热，两颧潮红。男子遗精，女子月经量少，舌红少苔，脉细数或弦细数。

病机：肝肾亏虚，督脉不荣。

治法：滋肾养肝，柔筋舒督。方用六味地黄汤加减。

3)脾肾气虚

主症：腰背或髋僵痛，甚者强直畸形，肢体抬举无力，腰膝部位为甚，活动后疼痛加重，静卧则舒；局部肿胀，腹胀便溏，面色淡白虚浮，四肢欠温，小便清长，舌淡胖，苔薄白，脉沉迟无力。

病机：脾肾阳虚，督脉失养。

治法：温补脾肾，壮阳通络。方用消阴来复汤或独活寄生汤加减。

3. 瘀血候

1）寒凝血瘀

主症：腰背或髋僵痛，甚者强直畸形，疼痛夜甚，如刀割针刺，逢寒加剧，得热痛减，痛处固定不移，皮色紫，舌质淡、有暗瘀斑，苔白，脉弦紧。

病机：寒凝血瘀，脉络闭阻。

治法：活血化瘀，温经散寒。方用身痛逐瘀汤合乌附麻辛桂姜汤。

2）痰瘀互结

主症：腰背或髋僵痛，甚者强直畸形，肌肤色紫黯、肿胀，按之稍硬，有痰核硬结或瘀斑，肢体顽麻，面色暗黧，眼睑水肿，或胸闷痰多，舌质紫或暗，有瘀斑，舌苔白腻，脉弦涩。

病机：瘀痰胶结，督脉闭阻。

治法：行瘀化痰，舒督通脉。方用化瘀通痹汤（娄氏经验方），或二陈汤合桃红四物汤。

（二）分型论治

1. 肾虚督寒

主症：腰骶、脊背疼痛，痛连颈项，背冷恶寒，肢节游走性疼痛，酸楚重着，或晨起腰骶、项背僵痛，或僵硬弯曲，活动不利，得温痛减，舌苔薄或白，脉沉弦或细迟。

治法：补肾强督，温经散寒，活血化瘀。

方药：补肾强督尪抵汤加减。

川续断15g，金狗脊40g，淫羊藿10g，炒杜仲15g，鹿角霜（或胶）10g，制附片12g，桂枝10g，骨碎补10～20g，生、熟地各12g，赤、白芍各10g，生薏苡仁30g，伸筋草30g，白僵蚕12g，地鳖虫10g，知母15g，麻黄3～9g，干姜6～9g，羌活、独活各10g，草乌9g，防风10g，牛膝18g。

临床体会：娄多峰认为此症患者素体肾气不足，累及督脉。督脉与足太阳经在风门交会，辅助太阳经起卫外作用。督脉通，卫阳振，腠理致密，邪不能犯。当肾气不足时，风寒湿邪乘虚而入，郁而不化，影响督脉，致气血凝滞，经脉痹阻，故发为腰背痛。临床上除太阳经症状外，还有项背挛急、作冷作痛等督脉受累的特征。他认为本病以肾虚为本、寒盛为标，属本虚标实之症。寒邪入肾，内舍于督，故治以补肾强督、祛寒、化湿通络之法。

2. 肝肾两虚，筋骨失荣

主症：腰背疼痛，腰骶及项背强直畸形，活动功能障碍，胸廓不张，低热形羸，腰膝酸软，头晕目糊，耳鸣耳聋，畏寒肢冷，男子阳痿，面色苍白，舌质略红，少苔或薄白，脉沉细数、尺脉弱。

治法：滋补肝肾，壮骨荣筋。

方药：健步虎潜丸合补肾强督治尪汤加减。

骨碎补20g，补骨脂10g，羌活、独活各10g，生、熟地各12g，赤、白芍各10g，白蒺藜10g，山萸肉10g，乌蛇10g，蜈蚣3条，炙山甲9g，威灵仙12g，桂枝12g，络石藤30g，鸡血藤30g，寻骨风10g，松节15g，川断18g，制附片10g，伸筋草30g，地鳖虫9g，炒黄柏10g，红花10g。

3. 督脉邪壅，久郁化热

主症：背脊钝痛，腰、股、髋部酸着重滞，甚或掣痛欲裂，脊柱强直、畸形，活动严重受限，形体消瘦，五心烦热，或有低热、口干、肌肉触之热感，肢体喜放被外，不久又怕冷，大便干、小便黄，舌质红，舌苔黄厚而腻，脉象滑数或弦滑数。

治法：益肾壮督，清热活络。

方药：补肾清热治尪汤加减。

生地 18g，川断 15g，地骨皮 12g，骨碎补 18g，秦艽 20g，赤芍 12g，知母 12g，炒黄柏 12g，忍冬藤 30g，威灵仙 15g，羌活、独活各 9g，地鳖虫 9g，蚕砂 10g，络石藤 30g，透骨草 20g，红花 10g 制乳香、没药各 6g。

（三）中医特色疗法

1. 中成药

肾虚督寒可选尪痹冲剂、寒痹停片、金关片。肝肾亏虚可选壮腰健肾丸、益肾通督片；久郁化热可选正清风痛宁、二妙丸、五加皮酒。

2. 药物外治

（1）药袋热敷：羌活、独活、川芎、白芷、徐长卿、青木香、苏木、桂枝、当归、制乳香、制没药、细辛各等份，冰片少许。上药共研细末，与淘洗干净的细砂 2 份拌匀，装入布袋内，留置 0.5～1h，1 次/天，10 天为 1 个疗程。具有温经散寒、祛瘀止痛之功效。

（2）乌桂散（经验方）：药用制川乌、制草乌各 6g，桂枝 9g，细辛 5g，山萸肉 9g，干姜 9g，公丁香 9g，藿香 12g，白芷 12g，麝香 0.3g。上述各药共研粗末，用醋拌湿，敷于脐部，每次 6～10g，根据情况每 2～3 天更换 1 次。适用于背部僵硬、疼痛剧烈、活动困难者。有祛风散寒、通络止痛之功效。

（3）温经通络膏（《中医伤科学讲义》）：药用乳香、没药、麻黄、马钱子各 250g。上药共为细末，饴糖调敷背部痛处，适用于寒湿伤筋、胸椎骨节酸困疼痛、筋脉不利者。

3. 专方治疗

王为兰用益肾通督片（主药：狗脊、菟丝子、骨碎补、枸杞子、生熟地、猪脊髓、牛脊骨、鹿角胶、水蛭、炒白芥子）治疗 57 例，显效 17 例，有效 31 例，无效 9 例，总有效率为 84.2%。朱良春应用益肾蠲痹丸（主药：地黄、当归、仙灵脾、全蝎、蜈蚣、蜂房、鹿衔草、地鳖虫）治疗，疗效满意。娄玉钤等认为本病的关键是肾督亏虚，自拟肾痹汤（主药：狗脊、桑寄生、牛膝、木瓜、首乌、炒山甲）治疗本病 67 例，有效率 92%。吴启富用右归丸加减治疗 160 例，有效率为 86%。李瑞林用雷公藤治疗 80 例，有效率为 89%。田常炎等用洋金花制剂治疗 54 例，亦取得一定的疗效，显效 28 例，有效 20 例，无效 6 例。它对肝肾无毒性作用，注射效果更好。吴志成用蚂蚁治疗本病也取得一定疗效。另外，临床上以身痛逐瘀汤治疗本病积累了一些经验，并进行了相关的基础研究及用金关片、壮腰健肾丸、正清风痛宁、二妙丸、五加皮酒治疗本病的研究。

（1）肾痹汤：由赤芍、白芍、王不留行、川断、红花各 15g，葛根、黄芪、蒲公英、独活各 20g，金银花、土茯苓各 30g，生地黄 20～90g 组成。杨爱国等报道用本方加减治疗强直性脊柱炎 30 例，有效率为 93%。

（2）强脊汤：由桂枝、姜黄、川芎、千年健、全蝎、地龙各 9g，葛根、白芍、当归、狗脊、川断、补骨脂、独活、桑寄生、络石藤、老鹳草、党参、威灵仙各 15g，黄芪 20g，甘草 6g 组成。水煎服，每天 1 剂，30 剂为 1 个疗程。高飞报道，用此方治疗 30 例，有效率为 98%。

（3）舒督通痹汤：由麻黄、桂枝、独活、甘草各 10g，当归、赤芍、木瓜、伸筋草、青风藤、乌梢蛇、杜仲、五加皮各 15g 组成。有寒象加川、草乌各 6g；热象重加连翘 30g，栀子 10g，3 个月为 1 个疗程。李现林等报道，治疗 47 例，有效率为 91.3%。

(4)独活寄生汤加味:由独活、桑寄生、当归、赤白芍、川芎、红花、防风、生地黄、熟地黄各10g,杜仲、淮牛膝、秦艽各12g,细辛3g,桂心6g组成。随症加减,颈项强直加羌活、姜黄、白僵蚕各10g,葛根20g;腰骶疼痛,加狗脊、菟丝子各10g,并加重杜仲、桑寄生用量;病久痰瘀交阻者,加三棱、莪术各10g,白芥子6g。钱先报道,治疗22例中,显效6例,有效14例,无效2例,总有效率为90.9%。

(5)雷公藤配合补肾通痹汤:雷公藤煎剂每天12~15g,14岁以下按1岁1g剂量给药。补肾通痹汤方由独活、寄生、杜仲、淮牛膝、枸杞子、补骨脂、黄芪、鸡血藤、生地黄、赤芍、丹参组成。每天1剂。张思霖报道,治疗25例,总有效率为92.7%。

(6)益肾通督方:由鹿角胶、龟板胶、狼狗骨胶各10g(烊化),淫羊藿、巴戟天、补骨脂、菟丝子、炒杜仲、枸杞子、山茱萸、女贞子、当归、白芍、炒白芥子、水蛭各10g,熟地黄10g,蜈蚣2条(研末冲服),降香、川乌各6g,细辛5g组成。王为兰报道,临床治疗强直性脊柱炎151例,总有效率为94.7%,实验结果优于双氯芬酸(双氯灭痛)及大活络丹组。

(7)骨痹汤:由狗脊、杜仲、淮牛膝、骨碎补、独活、陈皮各15g,淫羊藿、威灵仙、生地黄、枸杞子各15~30g,僵蚕、熟地黄、当归各12g,桂枝9~15g,蜈蚣2条组成,随症加减,水煎服,每天1剂。30天为1个疗程。刘红丽报道,治疗47例,1~3个疗程后,显著好转21例,好转24例,无效2例,总有效率为95.7%。

(8)蝎蚣汤:由全蝎5g,蜈蚣2条,白花蛇舌草10g,丹参20g,秦艽10g,威灵仙15g,白芍20g,甘草5g组成。方建志报道,治疗血瘀型痹证的有效率为79%。

(9)补肾强督治尪汤:由熟地黄15~20g,制附片9~12g,鹿角胶10g,川断10~20g,羌活、独活各15g,桂枝10~20g,赤芍、白芍各12g,知母12~15g,土鳖虫6~9g,防风12g,麻黄3~9g,干姜6~9g,淮牛膝12~18g,炙穿山甲6~9g,炙草乌5~9g,骨碎补15~20g组成,随症加减。阎小平报道,用此方治疗,取得满意疗效。

(10)乌头桂枝汤:由川乌4.5g,川桂枝9g,白芍9g,生姜9g,炙甘草6g,大红枣7枚组成,每天1剂,水煎服。可随症加减川萆薢、薏苡仁、威灵仙、土茯苓、防己等。戴朝寿报道,治疗89例,总有效率为100%,治愈率达76.4%。

(11)散痹汤:由青风藤、生麻黄、桂枝、生姜、制附子各24g,生石膏18g,木通、甘草各6g组成基本方。寒盛者,重用附子,加细辛;热盛者,去附子,加知母、黄柏;风盛者,加蜈蚣、葛根;湿盛者,加薏苡仁、土茯苓;夹瘀者,加土鳖虫、水蛭;痛甚者,加刘寄奴。水煎服,每天1剂。潘青海报道,治疗32例,显效16例,有效13例,无效3例,总有效率为90.6%。

4.单验方治疗

(1)雷公藤片:每片含生药3g。每次服3~5片,3次/天,1个月为1个疗程。

(2)昆明山海棠片:每次服100mg,3次/天,1个月为1疗程。

(3)腰痛宁胶囊:由马钱子、土鳖虫、乳香、没药、全蝎、牛膝、麻黄、苍术组成,适用于瘀血阻络兼寒湿痹阻之强直性脊柱炎,每次3~5粒,2次/天,用黄酒适量(10~30mL)兑白开水冲服。1个月为1个疗程。

(4)桂枝芍药知母汤(《金匮要略》):桂枝12g,白芍9g,甘草6g,麻黄6g,生姜12g,白术15g,知母12g,防风12g,制附片6g,水煎服,每天1剂。

(5)骨碎补丸(《太平惠民和剂局方》):荆芥穗、制附片、牛膝、肉苁蓉各30g,骨碎补、威灵仙、砂仁各15g,广地龙、没药各7.5g,自然铜(酒淬九遍)、草乌、制半夏各15g,共为细末,酒煮神曲为糊丸,如梧桐子大。每次服5～7丸,温黄酒送下。妇女可用当归汤送服,孕妇忌服。

(6)青风藤:味辛、苦,性温,具有祛风胜湿、通络止痛之功。湛铁民以青风汤30～50g,秦艽、寻骨风各15g,何首乌30g治疗本病,效果佳。

(7)枸杞羊肾粥(《饮膳正要》):枸杞叶500g,羊肾2对,羊肉250g。葱茎少许,五味子、佐料适当,粳米50g。先煮枸杞叶、羊肾、羊肉,下调料,汤成下米熬粥,晨起及晚上各食1次。枸杞叶可用枸杞子30g代之。

(8)羊脊骨羹(《饮膳正要》):羊脊骨1具(槌碎)肉苁蓉30g,草果3个,荜拨6个,熬成汁,入葱白,做面羹食之,腰脊疼痛明显者适用。

(9)乌头粥(《本草纲目》):生川乌10g为末,香白米粥1碗,再慢熬适当时间,下姜汁1匙、蜜3大匙,空腹服;亦可再加薏苡仁6g,适用于风寒湿痹阻肾经及肾阳虚症。

(10)上海市中医院所制的风痛散(《痹证论治学》):马钱子、麻黄等量,同煮4～6h。马钱子去皮、芯;麻黄炸至黄而不焦,表面起泡即取出,擦去表面油,共研末后装入胶囊,每天临睡前服1次,每次0.3g,以黄酒1匙或温开水送服。每3天加1次量,每次递增0.3g,以出现轻微头晕和偶然抽搐为度。每次最多0.9～1.2g,不能过量,也不宜白天服用。如抽搐较多,可多饮白开水或用镇静剂拮抗。本方适用于风寒湿痹及痰瘀互阻之痹痛较甚者。

(11)尪痹冲剂:每袋10g,每次1袋,2～3次/天。

(12)益肾蠲痹丸:水丸,每次8g,3次/天,饭后服。

(13)金蛇注射液:针剂,每次4mL,2次/天,肌肉注射,1个月为1个疗程。

(14)蠲痹汤(《百一选方》):羌活、姜黄、当归、黄芪、赤芍、防风各15g,甘草6g,每天1剂。

(15)虎潜丸(《丹溪心法》):黄柏150g,龟板120g,知母60g,熟地黄60g,陈皮60g,白芍60g,锁阳45g,干姜15g,研为细末,炼蜜为丸,每丸重10g,早晚各1丸,开水送服。适用于本病后期阴虚内热、肝肾不足、肢体痿软无力之症。

(16)朱良春教授药袋热敷法:药袋处方:山柰、羌活、独活、川芎、白芷、徐长卿、青木香、苏木、桂枝、当归、制乳香、制没药、细辛各等份,冰片少许。共研细末,与淘洗干净的细砂2份拌匀,装入布袋内,放锅内隔水蒸30min后取出。叠在另一未蒸之药袋上,放于疼痛处,留置0.5～1h,1次/天,10次为1个疗程,具有温经散寒、祛瘀止痛之功。

5.针灸疗法

针灸治疗本病,多从足太阳经和督脉选穴论治的同时重视足少阴经腧穴的选用。既要注意近部取穴,更应重视整体治疗。针灸治疗本病,当以补肾强腰、调和气血、舒筋活络为法。

(1)体针

1)寒湿痹阻型:取肝俞、肾俞、膈俞、风池、大椎、腰阳关,针用泻法,1次/天,10天为1个疗程。

2)湿热阻络型:取大椎、风池、腰阳关、肝俞、肾俞、环跳、合谷,针用泻法,1次/天,10次为1个疗程。

3)肾虚督空型:取肝俞、肾俞、膈俞、阳陵泉、三阴交、委中、关元,针用补法,1次/天,10天为1个疗程,每次留针15～25min。

4)肝肾阴虚型:取肝俞、肾俞、三阴交、关元、大椎、太冲,针用平补平泻法。1次/天,10次为1个疗程,每次留针15～25min。

5)瘀血阻络型:取大椎、风池、肝俞、肾俞、环跳、阳陵泉、三阴交,针用泻法,1次/天,10次为1个疗程。

(2)耳针

1)寒湿痹阻型:取腰椎、骶椎、肾、神门、交感,每次留针10～15min,隔天1次,3～5次为1个疗程;以王不留行贴压,2～3天1次,轮换穴位。

2)湿热阻络型:取腰、骶椎、髋、交感、肾、肾上腺,每次留针10～15min,隔天1次,3～5次为1个疗程。

3)肾虚督空型:取腰、骶椎、颈椎、胸椎、肾、肝、神门,每次留针10～15min,隔天1次,3～5次为1个疗程。

4)肝肾阴虚型:取肝、肾、腰、舐骶椎、神门、交感,每次留针10～15min,隔天1次,3～5次为1个疗程。

5)瘀血阻络型:取腰、骶椎、肾、屏间、神门、交感,每次留针10～15min,隔天1次,3～5次为1个疗程。

(3)灸法

取穴:同"毫针"。

方法:常用艾条灸、艾炷灸、温针灸、温灸器灸。每次选3～5穴,灸10～20min或5～7壮,1次/天,10天为1个疗程,间隔2～3天行第2个疗程。

禁忌:孕妇腰骶部不宜施灸。

(4)推拿疗法

早期以和营通络、滑利关节为原则,后期骨性强直者以舒筋通络、活血止痛为原则。

1)患者俯卧,上胸部及大腿前分别垫2～3个枕头,使前胸及腹部悬空,两手臂屈肘置于头前。医者站于旁,在患者腰背部沿脊柱及两侧,用擦法上下往返治疗。同时用另一手掌在背部沿脊柱按压,按压时要配合患者呼吸,呼气时向下按压,吸气时放松。

2)姿势。用指按法按压脊柱两侧膀胱经及臀部秩边、环跳、居髎等穴。

3)患者仰卧,用推拿法治疗髋关节前部,配合髋关节的外展、外旋被动活动。再拿大腿内侧肌肉和搓大腿。

4)患者端坐,医者站于其后方,用推拿法施于其颈项两侧及肩胛部,同时让其颈部左右旋转及俯仰活动。然后按揉或一指禅推其颈椎两侧,上下往返数次,再拿风池及颈椎两侧到肩井。

5)接上势。嘱患者两肘屈曲,抱于后脑枕部,两手指交叉握紧。医者站于患者背后,以膝部抵住患者背部,再以两手握住患者两肘,作向后牵引及向前俯的扩胸俯仰动作。在进行这种被动活动时,患者要配合呼吸运动(前俯时呼气,后仰时吸气)。俯仰5～8次。

6)患者端坐,将腰背暴露,上身前俯,医者站于其旁,用肘压法施于其脊椎两旁。再直擦背部督脉及两侧膀胱经,横擦骶部,均以透热为度,可加用热敷。

(李心欣)

第三节　系统性红斑狼疮

系统性红斑狼疮是一种自身免疫性疾病,表现为皮疹、关节痛、发热、头痛、纳差等一系列症状,并涉及机体多个器官系统。本病多发于青年女子,迄今确切病因未明。目前西医多使用免疫抑制剂或对症治疗，尚缺乏高效且副作用小的方法。

祖国医学文献中无系统性红斑狼疮病名，但其临床表现在文献中有类似描述，如“蝴蝶丹”“阴阳毒”“赤丹”“茱萸丹”“日晒疮”“温毒发斑”“周痹”等病名。汉代张仲景《金匮要略·百合狐惑阴阳毒病脉证治》把阴毒病、阳毒病合称为阴阳毒，“阳毒之为病，面赤斑斑如锦纹……阴毒之为病，面目青，身痛如被杖”，此描述类似系统性红斑狼疮的皮肤红斑、盘状红斑、冻疮样皮损、面部赤斑及彩色的花纹斑等。隋代巢元方的《诸病源候论》及元代朱丹溪的《丹溪心镜》均对阴阳毒进行了补充，认为阴阳毒伴有发热、手足寒冷等症状，其更接近了红斑狼疮。如《诸病源候论》言：“赤丹者，初发疹起，大者如钱，小者如麻豆，肉上粟如鸡冠，肌里由风毒之重，故使赤也，亦名茱萸丹。”赤丹又名茱萸丹，红斑狼疮的红色丘疹斑块、皮肤的斑丘疹，可以使用本病名来描述。日晒疮这一病名出自明代申拱良《外科启玄》，皮肤受紫外线照射形成日晒疮(红斑狼疮皮肤损害)，认为是“受暴晒而发”。因为暴晒，皮肤忍受日毒，形成一种毒热，毒热燔灼，除损伤皮肤外，伤津耗液，炼液成痰，灼伤五脏，阻滞气机，气血闭阻而发为狼疮。现代中医根据古文献的记载及系统性红斑狼疮的面部蝶形红斑，把本病命名为红蝴蝶疮，形象地反映了系统性红斑狼疮的面部皮损情况。

一、中医病因病机

本病临床表现变化多端，从中医而论，大体可归纳为以下三个方面。

(一)热毒内炽

本病 90%的患者伴有发热，此系邪热嚣张之势。热毒锢结于营血，故外见红斑，内有发热，甚者邪蒙清窍，昏谵抽搐，故中医有“温毒发斑”“热毒发斑”等名称。临床在急性期也以热毒炽盛型为多。究其热毒由来，有外感与内生之别。外感热毒大多与暴晒日光有关；也有因感受风湿，蕴阻肌肤，留而不去，久则化为热毒。内生热毒常因阴虚不能制火，导致邪火内生，于是阴津日亏、阳毒日盛，形成恶性循环。

(二)脏腑虚损

肾与本病有至为重要的关系。肾主骨，本病关节痛、骨坏死者有之；肾主生殖，本病月经紊乱、闭经者有之；肾主水，本病水肿、肾功能衰竭者有之；其他症状如耳鸣失聪、腰膝酸软、头发稀疏等，皆与肾有关联。故名老中医姜春华在《肾的研究》中指出：“本病(红斑狼疮)与祖国医学中的肾，无论从病理解剖方面或在病理生理方面均具有一定的关系。”本病经肾活检，有肾损害者占 80%～90%，尸检发现率几乎达 100%。

除肾脏以外，心、肺、肝、脾四脏在本病中均可发生损害，故临床上有“肺部病变”“肝脏损害”“狼疮性肾炎”“脑型红斑狼疮”“从心论治”等报告。究其病变之由，可因邪热灼伤、阴病及阳，或过服苦寒剂所致，故有人认为红斑性狼疮归属虚劳之证。

(三)气血失调

本病具有一系列血瘀症状。从临床而论，患者舌质紫，疼痛部位固定，有病理性块状物(肝脾肿大等)，泛发性毛细血管扩张，紫绀、内出血，妇女经色紫暗、经闭，以及盘状红斑等，均是血瘀的症状。从血液理化特性测定，如红细胞压积、全血比黏度、纤维蛋白原含量，均反映血流的聚集性、黏滞性、浓厚性和凝固性；从微循环检查，观察微血管袢、微血流及微血管周围变化，均提示有微循环障碍。血瘀常可导致气滞，尤其是肝脏损害者，故临床上也有气滞血瘀症候者；也有以血瘀为主，划分为热性血瘀、寒性血瘀两类的。

二、主要临床表现

（一）发热

本病的免疫功能异常，体内可产生许多种物质，作为致热源而使机体发热。约 80％的患者可有发热症状，大多数为高热，约 12％的病人表现为低热。有一部分患者的首发症状就是不明原因的发热。要引起人们注意的是，一个年轻女性如果出现较长时期的不明原因的发热，伴有关节酸痛和肿胀，并出现皮疹，就要高度怀疑有没有患本病的可能，要请专科医生做进一步检查，看看有没有各种自身抗体的存在，以明确诊断。

发热往往说明病情在活动，要采取措施及时治疗，以免使病情发展。本病引起的发热还有一个特点，就是使用糖皮质激素以后，体温能迅速消退，恢复正常；如果激素停用，则体温又可回升。但是在系统性红斑狼疮患者中，特别是长期大量使用激素后，也会出现发热，这时候要高度警惕有没有感染的出现。因为激素使用后，抑制了人的免疫力，降低了人体抵抗细菌感染的能力，此时细菌可以乘虚而入来感染机体。最多见的是肺部感染，特别要当心结核杆菌的感染，要及时使用合适的抗生素治疗，以免使病情发展而危及生命。

（二）红斑皮疹

80％以上的患者有皮肤损害，红斑、皮疹呈现多样型。颧部蝴蝶状红斑和甲周、指端水肿性红斑为红斑狼疮特征性皮肤表现。蝶形红斑不超过鼻唇沟，而鼻梁、额、耳郭亦可有不规则形红斑。

在上臂肘背、掌背、指节、趾节背面、手掌、足底部等部位亦可有不同形状的红斑，如盘状红斑、环形红斑、水肿性红斑及多形红斑等。

皮疹有红色丘疹、斑丘疹，一般不痒或稍痒，在身体各个部位都能发生，以面部、颈部、四肢为多见。少数人有水疱、血疱。红斑、水疱消退后，可出现表皮萎缩、色素沉着和角化。

有些患者对光敏感，约有 1/3 的患者一晒太阳即出现整个面部发红的现象。他们主要是对紫外线敏感，夏季在屋荫下，由于辐射，面部亦会发红。有些患者在紫外线辐射后出现阳光过敏性皮疹。

（三）黏膜溃疡和脱发

约有 1/5 的患者有黏膜损害，累及口唇、舌、颊、鼻腔等，出现无痛性黏膜溃疡。如有继发感染，可有疼痛。

红斑狼疮患者容易毛发脱落。除了由于皮疹部位的炎症引起的脱发外，其他部位也会脱发，不光是头发，睫毛、眉毛、体毛亦会脱落。

脱发有两种形式：一种为弥散性脱发，残留的头发稀疏，失去光泽或枯黄，毛发干细，且容易折断，形成稀发或斑秃；另一种脱发集中在前额部，即平时所说的“刘海”处，头发稀疏、枯黄，容易折断，且长短参差不齐，形成“狼疮发”。

红斑狼疮引起的脱发和平时所说的脂溢性脱发完全是两回事，病理基础不同。狼疮性脱发主要是由于皮肤下的小血管炎，导致对发囊的营养供应障碍，使得毛发的生长受影响而致。它是作为红斑狼疮的一种临床表现而存在的，有一部分红斑狼疮患者发病的首发症状就是脱发，所以要引起注意。红斑狼疮的脱发比较常见。

一般在病情控制后，毛发可以再生。尤其值得注意的是，红斑狼疮患者再次脱发可能是疾病复发的第一症状，要引起医生和患者的注意。

（四）关节疼痛

有 90％以上的患者有关节痛，各个病期都可能发生。关节痛有的于发病前数年已经出现；有的关节周围软组织肿胀、触痛和积液，呈急性关节炎表现。受累部位多见的有近端指关节、掌指关节、腕、肘、膝、趾节等，常有对称性。部分患者有晨僵。有些患者关节病程较长，也有的患者只有短时出现，甚至为一过性关节痛。

X 线片大多见不到骨质改变和关节畸形。服用糖皮质激素达 5 年以上，约 5％的患者可有无菌性骨坏死。

（五）血液细胞减少

由于自身抗体存在，红细胞、白细胞、血小板均因自身破坏而减少。

贫血大多为正细胞性贫血，抗红细胞抗体多为 IgG 型，血红蛋白也下降。白细胞一般为粒细胞或淋巴细胞减少。血小板减少，存活时间短，血小板因其表面 IgG 型抗血小板而引起自身破坏。

（六）心脏损害

约有 1/4 的患者有心包炎，轻者可无症状，明显的才有心前区疼痛、胸闷，有一时性心包摩擦音，临床不一定能发现。通过心动超声图或 B 超和 X 线胸片作常规检查，可显示有心包积液。

（七）肺损害

许多患者在 X 线胸片中显示有两下肺基底段点状小结节影和条索或网状阴影，为间质性改变，大多没有症状。

胸膜炎可无症状，只在下面检查中发现，即 B 超和 X 线胸片中有少量至中等量胸腔积液，有时与心包积液同时存在。胸水中可找到 LE 细胞。

（八）肾损害

红斑性狼疮肾损害的症状几乎包括肾小球、肾小管间质和肾血管性疾病的一系列症状，起病可隐袭也可急骤，病程一般较长，有或无自觉症状，亦可以肾损害为唯一的临床表现。水肿是常见的临床表现之一，也往往是患者就诊的主要原因。夜尿增多是早期症状之一，常反映尿浓缩功能障碍。约 1/6 的患者在确诊时有肾功能不同程度的减退。据其临床表现，可分为以下几型。

1. 无症状蛋白尿或（及）血尿型

此型较常见，无水肿和高血压，主要为轻度至中度蛋白尿（＜2.5g/d）或（及）血尿。

2. 急性肾炎综合征型

此型较少见，临床上酷似链球菌感染后的急性肾炎，急性起病，有血尿、蛋白尿、管型尿，可有水肿、高血压，偶可发生急性肾衰。

3. 急进性肾炎综合征型

较少见，临床上酷似急进性肾小球肾炎，起病急骤，发展迅速少尿甚至无尿，有血尿、蛋白尿、管型尿，可有水肿，常无高血压或有轻度高血压，有迅速发生和发展的贫血和低蛋白血症，肾功能迅速恶化，在几周或几个月内发生尿毒症。

4. 肾病综合征型

本型常见，约 60％的患者的肾损害表现为此型。临床表现为大量蛋白尿（3.5g/d）及低蛋白血症，可有严重水肿，但不一定有高胆固醇血症。如不及时治疗，多数可于 2～3 年发展成尿毒症。本型易与原发性肾病综合征相混淆,应引起注意。

5. 慢性肾炎综合征型

此型表现为持续性蛋白尿、血尿、管型尿和不同程度的水肿、高血压、贫血及肾功能不全。病程漫长,迁延不愈,预后差。

6. 肾小管综合征型

此型少见,表现为肾小管酸中毒,夜尿增多,水肿,高血压,尿中 β_2 一微球蛋白增多,半数病人肾功能减退。

7. 临床寂静型

此情临床症状及体征均无肾受累表现,尿常规化验呈阴性,但病理检查(尤以电镜及免疫荧光检查)呈阳性。

(九)脑损害

本病的神经系统损害有多种多样的表现。精神病变表现为精神分裂症反应,出现各种精神障碍,如烦躁、失眠、幻觉、猜疑、妄想、强迫观念等。

脑损害常见于慢性红斑狼疮终末期或红斑狼疮急性发作的重症病例,有少数慢性轻症脑损害病例,如经常头痛、头晕,脑电图有异常改变。在极少数病例中,是急发期首发症状。一般情况下,及时治疗后,脑损害是可逆的,脑电图、脑 CT 扫描的异常改变也是可逆的。

(十)淋巴网状系统

约 50%的患者有局部或全身淋巴结肿大症状,以颈、颌下、腋下肿大为多见,质软,活动,大小不一,一般无压痛。

许多患者有扁桃体肿大、疼痛症状,常提示红斑狼疮发作。抗菌消炎效果不佳。

约 1/3 的患者有肝肿大,但没有特殊的肝脏病变,少数可有谷丙转氨酶和谷草转氨酶轻度升高,极少引起黄疸和肝硬化。约 20%的患者有脾肿大。脾脏一般在 B 超中可发现有增大现象,如体检验肋下时能触及的,已增大 1～1.5 倍,极少数患者有巨脾症。

(十一)月经不调

月经紊乱在红斑狼疮早期、活动期患者中常见。月经提前、延期、减少或经量明显增多均有。抗心肌磷脂抗体阳性者可发生死胎或流产。在 B 超检查中,偶尔可发现有盆腔积液,提示有盆腔浆膜炎存在。

(十二)雷诺现象

雷诺现象是一种周围循环疾病。在寒冷或情绪紧张等刺激下,突然发生于指(趾)小动脉的痉挛。典型的雷诺现象症状包括几个或几节手指或脚趾在遇冷或情绪紧张时,先颜色苍白,而后青紫,经搓揉或保暖后转为红润。在雷诺现象发作时可伴有局部麻木或刺痛。雷诺现象最常影响手指,但脚趾、耳、鼻和舌也可受累。持续或频繁地发作雷诺现象,可以导致指(趾)端缺血性溃疡或坏死。雷诺现象可以发生在没有基础疾病的状态,虽经多年随访,也不能确诊为某种疾病,则称之为原发性雷诺现象。然而结缔组织疾病常伴发雷诺现象。例如,90%以上的硬皮病及混合性结缔组织病、20%～60%的红斑狼疮可伴有雷诺现象。更引人注目的是,雷诺现象可作为结缔组织病的早期首发症状,先于临床其他症状几个月或几年出现。由此可见,雷诺现象作为一个临床表现,对结缔组织病(包括红斑狼疮)的诊断,特别是早期诊断具有重要意义。

(十三)血管炎

红斑狼疮患者的双手、双足可出现大量瘀点，这是免疫复合物聚积成大分子堵塞微小血管引起的栓塞性小血管炎和末梢坏死性小血管炎，并能引起指端、趾尖凹陷、溃疡、坏死。极少数能引起足背动脉闭塞性脉管炎，有剧烈疼痛。

双腿可出现网状青斑和片状青紫斑。网状青斑如鱼网状，是由于皮下组织的中央微动脉痉挛引起皮肤缺血苍白，毛细血管的树状分支引起的青紫围绕中间的缺血苍白区，从而呈网状改变。以大腿内侧多见，小腿内侧、躯干、上肢和手背亦可见到网状青斑。

腿上片状紫斑常与网状青斑同时存在，这是由于皮肤小动脉坏死性血管炎或血小板减少引起的皮下出血。有的有血管栓塞，因而可扪及小结节。片状紫斑以小腿为多见，大腿、上肢也可见到。临床还可见到栓塞性静脉炎。

指甲改变。许多患者有灰指甲，这与长期服用皮质激素引起真菌感染有关；也有因末梢血管炎长期缺血，使指甲变薄、变软、萎缩而形似灰指甲状的。

（十四）消化道损害

常见的消化道症状有食欲减退，许多患者有便秘、腹胀症状。

有的患者出现恶心、脐周腹痛、大便次数增多。腹水与狼疮性腹膜炎、肠系膜炎有关，也有的与狼疮性肾炎低蛋白血症有关。狼疮引起的胰腺炎极少见，这与胰腺血管有关。

（十五）眼部病变

20%～25%的患者有眼底变化，包括眼底出血、乳头水肿，视网膜渗出物有卵圆形白色混浊物，这是继发了小血管栓塞引起的视网膜神经纤维肿胀变形的产物，可造成视觉障碍。随着病情的缓解，这些病变是可以消失的。其他的病变还有玻璃体内出血、巩膜炎等。

三、诊断标准

（一）分类标准

目前国际上应用较多的是美国风湿学会 1997 年提出的分类标准：

（1）颧部红斑。

（2）盘状红斑。

（3）光过敏。

（4）口腔溃疡。

（5）关节炎。

（6）浆膜炎。

（7）肾病变。

（8）神经系统病变。

（9）血液系统异常。

（10）免疫学异常（与 1982 年诊断标准的区别是此项中将狼疮细胞阳性改为 APL 阳性）。

（11）抗核抗体阳性。

如果以上 11 项中有≥4 项阳性者，在排除外感染、肿瘤和其他结缔组织病后，可诊断为红斑狼疮。其特异性为 85%，敏感性为 95%。

（二）分期标准

主要是对疾病的活动性做出评估。

有多种标准做这方面的评估。现用的标准为 SLEDA1、SLAM、SIS、BILAG 等。

较为简明实用的为 SLEDAI 评分表，内容如下：抽搐(8 分)、精神异常(8 分)、脑器质性症状(8 分)、感觉异常(8 分)、脑神经受累(8 分)、狼疮性头痛(8 分)、脑血管意外(8 分)、血管炎(8 分)、关节炎(4 分)、肌炎(4 分)、管型尿(4 分)、血尿(4 分)、蛋白尿(4 分)、脓尿(4 分)、新出现皮疹(2 分)、脱发(2 分)、发热(1 分)、血小板减少(I 分)、白细胞减少(1 分)。

根据患者前 10 天内是否出现上述症状而计分，凡总分在 10 分或 10 分以上者，应考虑疾病活动。

SLEDAI 积分对红斑狼疮病情的判断：0～4 分为基本无活动；5～9 分为轻度活动；10～14 分为中度活动；14 分以上为重度活动。

四、中医治疗

(一)中医治则治法

扶正与祛邪为治疗系统性红斑狼疮的两大原则。以调和阴阳、补益气血治其本，清热解毒、活血化瘀通络治其标。在急性活动期按照“急则治其标”的原则，以祛邪为主，多清热解毒、凉血祛瘀。因急性期热毒炽盛，壅滞血脉，灼伤营阴，且以“肝肾阴虚”为本，故在祛邪的同时以滋补肝肾之阴为辅。稳定期以气阴两虚、脾肾阳虚为多治宜益气养血、阴阳双补及补益脾胃、补益肝肾，以扶正固本为主；又因阴虚生内热，气虚血易瘀，同时为防止正虚邪恋，需辅清热祛瘀以祛邪。在治疗过程中，始终不离扶正与解毒，扶正则以益气养阴为主；解毒则根据病邪特点可分为清热解毒、化瘀解毒、泄浊解毒等方法。

(二)分型论治

1.毒热炽盛

主症：壮热稽留或弛张，面部燔红，胸腹等处均见红斑，颜色鲜红、灼热，关节疼痛较甚，头痛目赤，口干咽痛，溲赤便秘，烦躁不安，甚则谵妄，四肢抽搐或癫痫样发作，或吐、衄、尿血。舌红少津，苔黄糙，脉多弦数或洪数。

治法：清热解毒，凉血护阴。

处方：犀角粉 3g(冲服)，生地 30g，丹皮 10g，玄参 10g，知母 10g，生石膏 30g，银花 10g，黄芩 10g，赤芍 10g，白鲜皮 10g，紫草 10g，蚤休 10g。

加减：神志昏糊加神犀丹或紫雪丹；肺燥咽痛加北沙参、栝楼；肾阴不足加龟板、麦冬；关节酸痛明显加秦艽、地龙；心悸加远志、柏子仁。

用法：每日 1 剂，水煎，分 2 次服。

常用成方：犀角地黄汤、清营汤、清瘟败毒饮、化斑汤、黄连解毒汤、五味消毒饮。

2.肝肾阴虚(阴虚内热)

主症：低热缠绵或稍事活动后即热度升高，精神不振或不耐烦劳，两颧易于升火，皮疹黯褐，尤多见于面颊及手掌指尖，活动或情绪激动后斑色增红，关节酸楚，头晕耳鸣，腰膝疼痛.头发稀少或焦枯，月经不调或见闭经，小便短少，大便偏干。舌红少津或见裂纹，苔少，脉细数。兼有阴虚内热时，可有午后潮热，五心烦热，口舌干燥，间有盗汗等症。

治法：滋补肝肾，养阴清热。

处方：生地、熟地各 15g，知母 15g，山萸肉 15g，玄参 15g，丹皮 10g，赤、白芍各 15g，茯苓 20g，牛膝 10g，旱莲草 15g，白花蛇舌草 30g，丹参 30g，蚤休 30g。

加减：潮热不退加青蒿、地骨皮；头发枯稀加首乌、枸杞子；口腔溃疡加芙蓉叶、野蔷薇；贫血加丹参、益母草；关节酸痛加虎杖、地龙。

用法：每日 1 剂，水煎，分 2 次服。

常用成方：六味地黄丸、二至丸、大补阴丸、杞菊地黄丸、青蒿鳖甲汤、平斑方等。

3. 脾肾阳虚

主症：面色皓白少华，颜面、下肢水肿，两颧隐红，胸腹胀满，心悸气短，精神萎靡，周身无力，足底跟痛，形寒肢冷，小便不利，大便溏薄。舌淡体胖大，苔色白润，脉沉细弱。

治法：温补脾肾，通阳利水。

处方：黄芪 30g，党参 15g，白术 10g，茯苓 20g，山药 10g，菟丝子 15g，女贞子 10g，车前子 10g，丹参 20g，鸡血藤 15g，秦艽 10g，乌梢蛇 10g。

加减：肾阳虚甚加仙灵脾、巴戟天；腰膝酸软加补骨脂、牛膝；形寒肢冷加附子、肉桂；下肢水肿加猪苓、泽泻。

用法：每日 1 剂，水煎，分 2 次服。

常用成方：金匮肾气丸、真武汤、四君子汤、五苓散、右归丸。

4. 气滞血瘀(邪热伤肝)

主症：胁肋疼痛，腹胀纳呆，或见黄疸，头晕失眠，月经不调，肝脾肿大，淋巴结肿大，皮肤红斑色暗或有紫癜，或有雷诺现象，可见衄血。舌红少苔，舌质紫暗或有瘀点，脉来细弦。

治法：活血化瘀，柔肝理气。

处方：当归 15g，赤芍 15g，丹皮 10g，桃仁 10g，红花 10g，香附 10g，青皮 6g，陈皮 6g，延胡索 10g，枳壳 10g，鸡血藤 10g，牡蛎 20g，女贞子 10g，枸杞子 10g。

加减：肝脾肿大加三棱、莪术；腹胀胁痛加川朴、香附；关节酸痛加桑枝、威灵仙；肢端紫绀加地龙、益母草；红斑色暗加鬼箭羽、凌霄花。

用法：每日 1 剂，水煎，分 2 次服。

常用成方：疏肝活血汤、膈下逐瘀汤、身痛逐瘀汤。

5. 邪蒙清窍

主症：神志昏迷，或有癫痫样发作，四肢抽搐，两颧绯红或瘀紫，头痛头胀，周身肢节疼痛或红肿，或臀、腿红斑、紫纹密布不褪，色鲜红或瘀紫，大便秘结，小便失禁或潴留。舌红或绛或紫黯，脉沉细弱或虚数。

治法：清营滋阴，宁心开窍。

处方：生晒参 9g，石斛 30g，玄参 30g，麦冬 15g，赤、白芍各 9g，郁金 9g，青黛 6g，栀子 10g，合成牛黄 1.5g(冲)，菖蒲 9g。

加减：高热稽留加安宫牛黄丸、神犀丹或醒脑静；关节疼痛加秦艽、桑枝、乌梢蛇；尿少水肿加茯苓、车前子。

用法：每日 1 剂，水煎，分 2 次服。

常用成方：安宫牛黄丸、牛黄清心丸、生脉散。

6. 风湿热痹

主症：关节游走性疼痛，肌肉疼痛，或伴局部关节红肿热痛、屈伸不利，或见低热，口渴，烦躁，红斑隐现。舌红，苔黄腻，脉多滑数。

治法：祛风通络，清热和营。

处方：秦艽 10g，羌活 10g，防风 10g，威灵仙 10g，鸡血藤 15g，牛膝 10g，当归 10g，赤芍

15g,蚤休 30g,玄参 10g,川草乌 10g,伸筋草 10g,地龙 6g。

加减:红斑显露加泽兰、丹参;关节红肿加贯众、漏芦;咽干咳嗽加麦冬、石斛;头痛眩晕加钩藤、珍珠母;气虚肢软加黄芪、黄精。用法:每日 1 剂,水煎,分 2 次服。

常用成方:独活寄生汤、蠲痹汤、越婢加术汤。

(三)中医特色疗法

1.外治法

茜草、大黄各 30g,煎汤后水洗、湿敷皮肤红斑,一日数次。

2.电针疗法

选穴厥阴俞、肝俞、心俞、神门、曲泽、内关、合谷、大陵、太溪、阳陵泉、三阴交等。每次辨证选取有关穴位 5 个,毫针刺入,得气后通入乐曲声电波,每日 2 次,每次 30min。

3.食疗法

新鲜马兰头 500g,沸水烫透后切末;香豆腐干 150g,切末,共加调料,拌食。

(李心欣)

第四节　纤维肌痛综合征

纤维肌痛综合征是风湿病中的一种,其特征是弥散性疼痛和睡眠障碍,常伴有多种非特异性症状;典型的情形是患者身体的某些特定部位有显著的压痛,却无特异的实验室或病理学所见能帮助诊断。

纤维肌痛综合征的原因不明,但患者可有先前的躯体或精神创伤史。纤维肌痛综合征有各种各样的症状和体征,目前尚无本病的诊断标准,故纤维肌痛综合征很难治疗,期望治愈在当前是不切实际的。本病的治疗组应包括医师、护士、精神健康专业工作者和康复师。

祖国医学无纤维肌痛综合征的病名,本病为痹证中的一个特殊类型,既有关节痛、肌痛的一般痹证表现,也有情绪及精神症状。对这一类型的痹证,祖国医学将其归属于"气痹"范畴。《中藏经·论气痹》云:"气痹者,愁忧思喜怒过多,则气结于上,日久不消则伤肺,肺伤则生气渐衰而邪气愈胜。留于上,则胸腹痹而不能食;注于下,则腰脚重而不能行;攻于左,则左不遂;冲于右,则右不仁;贯于舌,则不能言;遗于肠中,则不能溺。壅而不散则痛,流而不聚则麻。"它首次论述了情志不舒、气机郁滞而致的痹病。

一、中医病因病机

其病因病机为素体正气不足或思虑劳倦,肝郁脾虚,复感外邪,闭阻经络关节肌腠,气血运行受阻,不通则痛。日久脾虚生痰,肝郁化火,变生"痹证"与"郁症"相兼症候。

(一)寒湿痹阻

素体阳气不足,风寒湿邪乘虚而入,风寒不化,寒湿留着于筋脉骨节肌肉,经脉受阻,经气不利,正如《伤寒论》指出:"少阴病,身体痛,手足寒,关节痛,脉沉者,附子汤主之。"然而本病不同于普通痹证,其病机更着重寒与湿,以痛痹、着痹多见,而行痹少见,正如清代陈念祖《时方妙用·痹》说:"深究其源,自当以寒与湿为主,盖风为阳邪,寒与湿为阴邪,阴主闭,闭则郁滞而为痛,是痹不外寒与湿。而寒与湿亦必之假风以为帅,寒曰风寒,湿曰风湿,此三气杂合之说也。"可见,三气之中更强调寒湿。

（二）肝郁脾虚

抑郁、暴怒伤肝；忧思、劳倦伤脾。肝藏血，主筋，为罢极之本。肝主疏泄，调畅气机，肝气不舒，气机郁滞，血行不畅，经络不能通行，遂生痹痛；肝失疏泄，气机不畅，则郁郁寡欢，情志抑郁。脾主运化，为气血生化之源，又主肌肉四肢，脾气不足，生化乏源，故周身困倦，四肢无力。正如《素问·本病论》云："人或恚怒，气上逆而不下，即伤肝也。"《灵枢·本神》云："愁忧者，气闭塞而不行。"本证还有肝郁化火，形成肝阳上亢，或木乘脾土、气滞血瘀等证型转变。

（三）肝肾两虚

先天禀赋不足，肝肾亏虚，或房劳过度，或久病大病，耗伤阴精，肝肾既虚，外邪入侵，且正虚乏力，不能祛邪外出，病程迁延，不易痊愈。《素问·逆调论》云："肾者水也，而生于骨，肾不生，则髓不能满，故寒甚至骨也……病名曰骨痹，是人当挛节也。"

总之，本病由于禀赋素虚，气血不足，营卫不和，或肝、脾、肾虚弱，以致风寒湿乘虚而入，留于肌腠关节，阻于经络，气血运行不畅，出现痹证表现。又因邪阻气机，升降失常，气机逆乱，脏腑功能失调，出现气机抑郁的"郁证"表现。故临证所见病情缠绵，虽无关节畸变和脏腑实质损害之大碍，却因患者身心俱病，难奏速效。

二、主要临床表现

纤维肌痛综合征多见于女性，最常见的发病年龄为25～45岁。其临床表现多种多样，但主要有下述4组症状。

（一）主要症状

全身广泛性疼痛和广泛存在的压痛点是所有纤维肌痛综合征患者都具有的症状。疼痛遍布全身各处，尤以中轴骨骼（颈、胸椎、下背部）及肩胛带、骨盆带等处为常见。其他常见部位依次为膝、手、肘、踝、足、上背、中背、腕、臀部、大腿和小腿。大部分患者将这种疼痛描写为刺痛，痛得令人心烦意乱。患者常自述关节痛，但细问则答称关节、肌肉甚至皮肤都痛。

另一个所有患者都具有的症状为广泛存在的压痛点，这些压痛点存在于肌腱、肌肉及其他组织中，往往呈对称性分布。在压痛点部位，患者与正常人对"按压"的反应不同，但在其他部位则无区别。以测痛计测量，低于正常人的压力，即可引出压痛。

（二）特征性症状

这一组症状包括睡眠障碍、疲劳及晨僵。约90％的患者有睡眠障碍，表现为失眠、易醒、多梦、精神不振。50％～90％的患者有疲劳感，约一半的患者疲劳症状较严重。晨僵见于76％～91％的患者，其严重程度与睡眠及疾病活动性有关。

（三）常见症状

这一组症状中最常见的是麻木和肿胀。患者常诉关节、关节周围肿胀，但无客观体征。其次为头痛、肠激惹综合征。头痛可分偏头痛或非偏头痛性头痛，后者是一种在枕区或整个头部的压迫性钝痛。心理异常（包括抑郁和焦虑）也比较常见。此外，患者劳动能力下降，约1/3的患者需改换工种，少部分人不能坚持日常工作。以上症状常因天气潮冷、精神紧张、过度劳累而加重。

（四）混合症状

原发性纤维肌痛综合征很少见，大部分纤维肌痛综合征患者都同时患有某种风湿病。这时的临床症状，即为两者症状的交织与重叠。

三、诊断标准

自20世纪70年代Smythe首次提出纤维肌痛综合征诊断标准以来，相继有许多诊断标准问世。但这些标准在方法学上、内容上都不尽相同，从而给流行病学及临床研究带来一些困难。为此，国外学者通过多中心协作，在以往标准的基础上，研究了大量患者的临床症状及压痛点，从中筛选出最有鉴别意义的1个临床症状及18个压痛点，1990年提出了纤维肌痛综合征的分类标准。

(1)持续3个月以上的全身性疼痛：身体的左、右侧，腰的上、下部，以及中轴骨骼(颈椎或前胸或胸椎或下背部)等部位同时疼痛时，才认为是全身性疼痛。

(2)用拇指按压(按压力约为4kg)，18个压痛点中至少有11个疼痛。这18个(9对)压痛点部位是：枕骨下肌肉附着处；斜方肌上缘中点；第5至第7颈椎横突间隙的前面；冈上肌起始部，肩胛棘上方近内侧缘；肱骨外上髁远端2cm处；第二肋骨与软骨交界处，恰在交界处外侧上缘；臀外上象限，臀前皱襞处；大粗隆后方；膝内侧脂肪垫关节折皱线的近侧。

同时满足上述2个条件者，可诊断为纤维肌痛综合征。

应用这个标准，可使纤维肌痛综合征的定义更趋一致。但这个标准不能区分原发性纤维肌痛综合征和继发性纤维肌痛综合征。因此，纤维肌痛综合征诊断成立后，还必须检查有无其他伴随疾病，以区分原发性与继发性纤维肌痛综合征。这种区分在临床研究及疗效观察中，显然是很有必要的。

在2010年ACR年会上，经过与会专家的充分讨论，对1990年的纤维肌痛综合征标准进行了修改，具体如下所述。

满足以下3条，即符合纤维肌痛综合征的诊断：

①弥漫疼痛指数(WPI)大于7和症状严重(SS)积分大于5；或WPI＝3～6和SS积分大于9。

②症状持续3个月以上。

③患者没有其他疾病的不可解释的疼痛。

WPI及SS的定义与判断：

WPI是指患者前一周的疼痛情况，且在疼痛的区域(总分19分)。左右肩部区域；左右臀部区域；左右上臂；左右颌部；左右臀部；左右前臂；左右大腿；左右小腿；胸；颈；腹部。

SS积分项目：疲劳；醒来萎靡不振；认知症状。

上述3个症状在一周前的严重程度按以下积分：0＝无；1＝轻微问题；2＝中等问题；3＝严重，弥漫，持续，影响生活。

考虑：躯体症状，患者是否有？

0＝无；1＝轻微症状；2＝中等量症状；3＝大量症状。

SS积分为上述3个症状的积分加躯体症状积分(总分12分)。

四、中医治疗

(一)中医治则治法

本病多因情志失调、忧思恼怒而使肝失条达，肝气郁结，气机不畅，血行受阻，脉络瘀滞而致周身疼痛，故以治肝为关键，以疏肝解郁、调和气血为法，肝气一舒，气行血畅，气滞血瘀得解，诸症渐消。另外，要依据兼夹症候的不同，灵活变通。寒湿痹阻者，配以散寒化湿，通络止痛；肝气郁滞，木不疏土或木乘脾土而致脾失健运者，配以健脾化痰，通络止痛；久病肝血不足，肝肾同源，肝虚及肾，致肝肾两虚者，治以补肝肾，强筋骨。

（二）辨证要点

本病外在表现于关节、肌肉、筋腱，病机关键在于肝、脾、心等脏腑功能失调。肝主疏泄，调畅气机，肝气不舒，气机郁滞，血行不畅，经络不能通利，遂生痹病；肝失疏泄，气机不畅，则郁郁寡欢，情志抑郁。脾主运化，为气血生化之源，又主肌肉四肢，脾气不足，生化无源，故血行无力，四肢困倦。心主血脉，主藏神，心血不足，心神失养，则精神委顿、疲惫，难以入眠。因此，辨证除注重外在的关节、肌肉疼痛等外邪侵袭的症状以外，更要弄清肝气郁滞、脾失健运、心神失养等各脏腑功能失调中何为主要矛盾，抓住症候实质，才能治病求本。

（三）分型论治

1.寒湿痹阻

症状：周身关节、肌肉冷痛，重着，如坐冷水中，遇冷加重，得热稍舒。脊背僵硬压痛，四肢不温。心情郁郁寡欢，失眠或早醒。纳呆，大便黏滞不爽。舌暗淡，苔白腻，脉弦缓。

症候分析：寒性凝滞，收引，湿性重着，故寒湿入侵关节、肌肉，则周身关节、肌肉冷痛、重着。寒为阴邪，易伤阳气；阳气受伤，机体失于温煦，故如坐冷水中。四肢不温，身冷，遇冷加重，得热则舒。脊背为督脉所行之处，督为阳脉之海，寒湿伤阳，督脉阳气不足，脊背失于温养，则脊背僵硬压痛。寒湿阻滞胸阳，心阳被郁，心神失养，故心情郁郁寡欢，失眠或早醒。寒湿困脾，脾失健运，故纳呆、大便黏滞不爽。舌脉亦为寒湿痹阻之象。

治法：散寒化湿，通络止痛，解郁安神。

方药：附子汤加减（《宣明论方》）。

炮附子 10g，独活 10g，茯神 20g，防风 10g，天麻 10g，黄苗 15g，白术 20g，川芎 10g，当归 10g，柏子仁 15g，丹参 20g，香附 10g，石菖蒲 10g，甘草 6g。

方解：炮附子温经助阳，散寒止痛；黄芪、白术补气健脾，利水化湿；防风、独活祛风湿止痛；当归、丹参养血活血，川芎活血行气，祛风止痛，为血中之气药，气行则血行，加强丹参、当归活血通络之功；天麻祛风通络；香附疏肝理气，解郁止痛；石菖蒲、柏子仁、茯神宁心安神。诸药配合，共奏散寒化湿、通络止痛、佐以安神之效。

加减：若关节、肌肉冷痛明显，加制川乌 6g，制草乌 6g，以温通经脉；失眠或早醒者，加炒枣仁 30g，以养心安神；若舌质紫黯，有瘀点，加红花 10g，土鳖虫 10g，活血化瘀。

2.肝郁脾虚

症状：关节胀痛或刺痛，肌肉僵硬乏力，脊背刺痛不舒，胁肋胀痛，纳呆，便溏或腹痛，焦虑失眠，情绪抑郁或狂躁易怒，头痛，女子经少、痛经或有瘀块。舌质暗淡，苔白腻，脉弦细或弦数。

症候分析：肝失疏泄，经络关节气血郁滞不畅，故关节胀痛，肌肉僵硬；肝经之气被郁，故胁肋胀痛；肝气郁结，失于条达，则情绪抑郁，焦虑失眠；肝气郁滞，木不疏土或木乘脾土，致脾之运化失职，形成脾虚之证，脾虚中气不足，失于升清运化，则腹痛腹泻；脾失健运，胃失和降则纳呆；肝郁化火，肝阳上亢则狂躁易怒、头痛；肝火扰动心神，则焦虑失眠；气滞导致血瘀，则痛经或有瘀块；肝郁脾虚，则舌质暗淡，苔白腻，脉弦细；若气滞血瘀，则舌有瘀斑，脉弦涩；若肝郁化火，则舌暗红，苔黄，脉弦滑。

治法：疏肝健脾，通络止痛。

方药：逍遥散加减（《太平惠民和剂局方》）。

柴胡 10g，当归 10g，白芍 15g，茯神 20g，白术 20g，生地 10g，佛手 10g，川芎 10g，煅龙骨 30g，煅牡蛎 30g，甘草 6g。

方解：柴胡疏肝解郁，使肝气得以条达，为君药；当归养血和血，川芎活血行气，为血中气药；白芍味酸，养血敛阴，柔肝缓急，当归、白芍与柴胡相配，补肝体而助肝用，使血和则肝和，血充而肝柔；佛手加强柴胡疏肝解郁之效，煅龙骨、煅牡蛎平肝潜阳，共为臣药；生地清热凉血，养阴生津；木郁则土衰，故加茯神、白术健脾化湿，宁心安神，为佐药。诸药合用，疏肝健脾，通络止痛。

加减：若颈背疼痛，加葛根 15g，狗脊 10g，以疏经生津；关节疼痛，加秦艽 15g，防风 10g，祛风通络；烦躁易怒，加栀子 10g，丹皮 10g，清热除烦；肝郁化火，头痛，加白蒺藜 10g，菊花 15g，以清肝泻火；大便溏，加苍术 10g，化湿；痛经，加香附 10g，延胡索 15g，理气止痛；关节、肌肉刺痛，加乳香 10g，没药 10g，以活血止痛。

3. 肝肾两虚

症状：筋肉骨节疼痛或麻木，或有蚁行感，肢体倦怠，腰背酸痛，失眠多梦，头晕耳鸣，食少消瘦，少气懒言。舌淡红，苔薄白，脉沉细弱。

症候分析：肝藏血主筋，肾藏精主骨，肝肾亏虚，筋肉骨节失于荣养，则疼痛麻木，或有蚁行感；腰为肾之府，督脉行于脊背，为肾所主，肾虚则督脉空虚，腰背酸痛；头为清阳之府，肾开窍于耳，肾精虚少，清窍失养，则头晕耳鸣；肾水不足，不能上济心火，心神被扰，则失眠多梦；肝肾不足，元气匮乏，则少气懒言、食少便溏。

治法：补肝肾，强筋骨。

方药：补血荣筋丸加减（《张氏医通》）。

肉苁蓉 15g，菟丝子 15g，熟地 10g，天麻 10g，牛膝 15g，木瓜 15g，五味子 10g，鹿角霜 20g，寄生 10g，炒枣仁 30g。

方解：熟地、牛膝、菟丝子补血活血，益肾滋阴；肉苁蓉、鹿角霜补肾阳，益肾精，肾主骨，肾充则骨强，肾藏精，精血同源，精盈则血足；寄生、木瓜祛风湿，补肝肾，强骨柔筋；天麻祛风通络；五味子、炒枣仁养心宁心，安神。

加减：肢体麻木，加当归 15g，白芍 15g，以养血荣筋；失眠，加柏子仁 30g，养血安神；腰痛明显，加杜仲 10g，川断 10g，以补肾强腰；月经量少，加当归 15g，益母草 20g，养血活血。

五、现代研究

在西医治疗领域，纤维肌痛综合征的治疗是一个令患者和医生都倍感挫折的领域，任何治疗方法都没能达到预期的效果。草药治疗本病却有一定的疗效。通过多年的临床观察，认为纤维肌痛综合征是中医药治疗优势病种，中医综合治疗加心理疏导，疗效最佳。纤维肌痛综合征属中医痹病范畴。中医中药治疗纤维肌痛综合征，一般施行安神养血，疏经通络，活血化瘀，行气止痛，以解除患者的疼痛及睡眠障碍。

本病常有头痛失眠、心烦易怒、身痛无定处、两胁胀痛等肝郁气滞表现，一般选柴胡舒肝散加减或六郁丸方加减，常用中药有：制香附、醋柴胡、杭白芍、全当归、延胡索、郁金、炒枳壳、川芎、苍术、栀子、合欢花、夜交藤、炒枣仁、炙甘草。身痛如刺、固定不移，夜间痛重，舌质暗红，有瘀血或瘀斑等血瘀症者，可选用逐瘀汤或血府逐瘀汤加减，常用中药有：丹参、赤芍、牛膝、地龙、羌活、秦艽、香附、桃仁、红花、炒灵脂、没药、延胡索、川楝子。

（李心欣）

第五节　风湿热

风湿热是一种常见的、反复发作的急性或慢性全身性结缔组织炎症，主要累及心脏、关节、中枢神经系统、皮肤和皮下组织。临床表现以心脏炎和关节炎为主，可伴有发热、毒血症、皮疹、皮下小结、舞蹈病等。急性发作时通常以关节炎较为明显，但在此阶段，风湿性心脏炎可造成患者死亡。急性发作后常遗留轻重不等的心脏损害，尤以瓣膜病变最为显著，形成慢性风湿性心脏病或风湿性瓣膜病。由于风湿热造成的关节损害可自行恢复，但心脏的损害不可逆，因此有人也以“舔过关节，狠咬心脏”来形容风湿热。

本病多发于冬春阴雨季节，潮湿和寒冷是其重要诱因。初发年龄以 9～17 岁多见，主要发生在学龄期，4 岁以前发病很少见，而 18 岁以后也不常见。发病男女比例相当。居室过于拥挤、营养低下、医药缺乏，有利于链球菌繁殖和传播，多构成本病流行。虽然在西方发达国家，本病的发病率已有大幅度下降，但在发展中国家，如东南亚、非洲和南美洲广大地区，其发病率仍很高。受链球菌感染而未经治疗的患者，风湿热的发病率为 0.1%～3%。1992—1995 年，我国中小学生年发病率为 0.02%。城乡发病率比较，农村高于城市。

一、中医病因病机

中医对本病虽然没有明确定名为“风湿热”，但我国历代医著中有关本病的认识及治疗内容已经相当丰富。本病当归属于痹证、心痹等范畴。风湿热以关节炎症状为主者，可归属于中医的“风湿热痹”“湿热痹”“热痹”“历节风”范畴；以心脏炎症状为主者，则属“怔忡”“心悸”“心痹”等范畴。

风湿之为病，内系于正虚、气血阴阳之不足，外责之于邪盛、风寒湿热侵袭。初期发病表浅，在皮腠、经络、肢体；继则渐深入里，在脏腑。

（一）风热上犯，热毒痹喉

叶天士《温热论》曰：“前言辛凉散风，甘淡驱湿，若病仍不解，是渐欲人营也。营分受热，则血液受劫……或斑点隐隐。”即言风热之邪侵袭人体，风为阳邪，先袭表位，故而头部、口鼻、咽喉等处首当其冲。风热化火生毒，热毒痹喉，则咽喉肿痛、口干咳嗽等症渐起；风湿热邪侵及皮肉筋骨，痹阻经络气血，则苦于关节灼热疼痛、筋脉拘急；风热相搏，致身热、红斑等营分受热之症。

（二）湿热蕴结，流注关节

湿性重浊黏腻，易阻滞气机，化热损伤经脉脏腑。因饮食不节、脾胃失于运化而产生内湿，或身受雨淋、久居湿地等外湿侵入，湿邪郁久化热；或因感受暑热湿邪；或因素体阳盛，内有蕴热，感邪后从热化；或因湿热毒盛内伏，复感外邪，湿热之邪蕴结，流注关节，而见身热不扬，午后为甚，疲倦肢重，胸腹胀满，筋骨拘挛，屈伸不利，关节红肿热痛等湿热郁滞征象。

（三）痰瘀热结，痹阻心脉

《诸病源候论》曰：“诸痰者，此由血脉壅塞，饮水积聚而不消散，故成痰也。”患者素体脾胃虚弱，运化失职，易导致水饮内停，生湿酿痰；或素有痰瘀，复感热邪，痰瘀热互结，痹阻经脉；或风寒湿邪，郁而化热，由表入里，由经络入脏腑，热邪羁留日久，炼液为痰，痹阻心脉。如《素问·痹论》曰："脉痹不已，复感于邪，内舍于心。"指出心脉受阻、心血失运，则胸闷痹痛、心悸。痰热瘀邪痹阻经络气血，导致关节红肿灼痛。

（四）阴虚内热，消灼营阴

邪热痹阻关节、经络，热灼伤津，阴津耗损，虚热内生，而成阴虚内热症；或阴虚阳亢，或久病津亏液耗，水亏火旺，内热炽盛，复感风热，客于经络，壅遏气血，而成热痹。阴虚则肌肤筋骨失于濡养，病邪稽留不去，痹阻经脉，深伏关节，郁而化热，消灼营阴，故关节红肿热痛、灼热，甚则屈伸不利，筋肉挛缩。

（五）气血两虚，正虚邪恋

《素问·评热病论》中云："邪之所凑，其气必虚。"患者多素体气血虚弱，筋脉失养。丹波元坚曰："此非邪凑则气虚之谓，言气所虚处，邪必凑之。"故易复感风、寒、湿、热之邪，邪入筋骨经脉，流注关节，累及脏腑，甚则脏腑败伤无能。如《金匮要略·中风历节病脉证并治第五》所述的"寸口脉沉而弱，沉即主骨，弱即主筋，沉即为肾，弱即为肝。汗出入水中……故曰历节"，是言肝肾气血亏虚，风寒水湿乘虚而入，侵犯脏腑，郁于筋脉、留于关节而成本病。

综上所述，本病多因人体先天禀赋不足，肝肾亏损，营血虚于里、卫气弱于外，腠理失固，关节外受风、寒、湿、热等邪气，正虚邪恋，阻滞经脉，致使关节屈伸不利，筋脉拘急，局部红斑、肿胀、灼热。本病在气候多变的地区尤为多见，环境的干、湿状况与本病的止发也有密切关系。或因恣食肥甘厚味，湿蕴生热；或因居处潮湿；或因长时地下及水中作业；或因劳伤心脾，失其运化之职，复感外邪，首先犯上犯表，渐至深里。

二、主要临床表现

多数病人发病前1～5周先有咽炎或扁桃体炎等上呼吸道感染史。起病时周身疲乏，食欲减退，烦躁。主要临床表现为：发热、关节炎、心脏炎、皮下小结、环形红斑及舞蹈病等。

（一）全身症状

发病前1～3周，多数患者有咽峡炎或扁桃体炎等上呼吸道链球菌感染史。起病有急有缓，以不规则的轻、中度发热为多见，少数呈弛张型高热，伴有多汗、乏力、面色苍白、精神萎靡、食欲不振、心动过速等。儿童常有鼻出血和腹痛症状。

（二）关节炎的典型表现

该病为游走性多关节炎，常对称累及膝、踝、肩、腕、肘、髋等大关节；局部呈红、肿、热、痛的炎症表现，但不化脓。部分患者几个关节同时发病，手、足小关节或脊柱关节等也可累及。通常在链球菌感染后一个月内发作，抗链球菌抗体滴度常可增高。急性炎症消退后，关节功能完全恢复，不遗留关节强直和畸形，但常反复发作。典型者近年少见。关节局部炎症的程度与有无心脏炎或心瓣膜病变无明显关系。

（三）心肌炎

为临床上最重要的表现，儿童患者中，65％～80％有心脏病变。急性风湿性心肌炎是儿童期充血性心衰竭的最常见原因。

1.心肌炎

急性风湿性心肌炎最早的临床表现是二尖瓣和主动脉瓣的杂音，此杂音由瓣膜反流造成，可单独或同时出现，以二尖瓣区的杂音最多见。病变轻微的局限性心肌炎，可能无明显的临床症状。弥散性心肌炎可有心包炎和充血性心力衰竭的临床症状，如心前区不适或疼痛，心悸，呼吸困难以及水肿等。常见的体征有以下几点。

(1)心动过速：心率常在每分钟100～140次，与体温升高不成比例。水杨酸类药物可使体温下降，但心率未必恢复正常。

(2)心脏扩大搏动弥散、微弱，心脏浊音界增大。

(3)心音改变：常可闻及奔马律，第一心音减弱，形成胎心样心音。

(4)心脏杂音：心尖部或主动脉瓣区可听到收缩期吹风样杂音。有时在心尖部可有轻微的隆隆样舒张期杂音。此杂音主要由心脏扩大，引起二尖瓣口相对狭窄所致。急性炎症消退后，上述杂音亦可减轻或消失。

(5)心律失常及心电图异常：可有过早搏动，心动过速，不同程度的房室传导阻滞和阵发性心房颤动等。心电图以P—R间期延长最为常见，此外，可有ST—T波改变、Q—T间期延长和心室内传导阻滞等。

(6)心力衰竭：急性风湿热引起的心力衰竭往往由急性风湿性心肌炎所致，尤其是年龄较小的患者，病情凶险，表现为呼吸困难、面色苍白、肝脾肿大、水肿等；在成年人中，心力衰竭多在慢性瓣膜病的基础上发生。

值得注意的是，大多数风湿性心肌炎患者无明显的心脏症状。当出现慢性瓣膜病变时，却无明确的风湿热病史。

2. 心内膜炎

心内膜炎在病理上极为常见。常累及左心房与左心室的内膜和瓣膜，以二尖瓣膜最常受累，主动脉瓣次之，三尖瓣和肺动脉极少累及。凡有心肌炎者，几乎均有心内膜受累的表现。其症状出现时间较心肌炎晚。临床上，出现心尖区轻度收缩期杂音，多属功能性，可能继发于心肌炎或发热和贫血等因素，在风湿热活动控制后，杂音减轻或消失。器质性二尖瓣关闭不全时，心尖区出现二级以上的较粗糙的收缩期杂音，音调较高，向腋下传导，伴有第一心音减弱。心尖区可有柔和、短促的低调舒张中期杂音，这是由于左室扩大，二尖瓣口相对狭窄，瓣叶水肿，或二尖瓣口血流速度过快而产生的。主动脉瓣关闭不全时，胸骨左缘第3～4肋间有吹风样舒张期杂音，向心尖区传导，同时伴有水冲脉及其他周围血管体征。主动脉瓣区舒张期杂音较少出现，且风湿热发作过后往往不消失。

3. 心包炎

心包炎出现于风湿热活动期，与心肌炎同时存在，是严重心脏炎的表现之一。临床表现为心前区疼痛，可闻及心包摩擦音，持续数天至2～3周。发生心包积液时，液量一般不多。X线检查发现心影增大，呈烧瓶状。心电图显示胸前导联ST段抬高。超声心动图显示左室后壁的心外膜后有液性暗区存在。渗出物吸收后，浆膜有粘连和增厚，但不影响心功能。临床上不遗留明显病征，极少发展为缩窄性心包炎。

(四)皮肤表现

1. 渗出型

表现为荨麻疹、斑丘疹、多形红斑、结节性红斑及环形红斑，以环形红斑较多见，且有诊断意义。常见于四肢内侧和躯干，为淡红色环状红晕，初出现时较小，以后迅速向周围扩大，环内皮肤颜色正常。有时融合成花环状。红斑时隐时现，不痒不硬，压之退色，历时可达数月之久。

2.增殖型

表现为皮下小结。结节如豌豆大小，数目不等，较硬，触之不痛，常位于肘、膝、腕、踝、指(趾)关节伸侧及枕部、前额、棘突等骨质隆起或肌腱附着处。与皮肤无粘连。常数个聚集成群，呈对称性分布，通常于2～4周自然消失，亦可持续数月或隐而复现。皮下小结伴有严重的心脏炎，是风湿活动的表现之一。

(五)舞蹈症

常发生于5～12岁的儿童，女性多于男性。多在链球菌感染后2～6个月发病。这是风湿热炎症侵犯中枢神经系统的表现，一般起病缓慢。临床表现主要有以下几点：

(1)精神异常：起病时，常表现为情绪不宁、易激动，理解力和记忆力减退。

(2)不自主动作：面部表现为挤眉弄眼，摇头转颈，咧嘴伸舌；肢体表现为伸直和屈曲，内收和外展，旋前和旋后等无节律的交替动作，上肢较下肢明显。精神紧张及疲乏时症状加重，睡眠时消失。

(3)肌力减退和共济失调：肌张力减低，四肢腱反射减弱或消失。重症者坐立不稳，步态蹒跚，吞咽及咀嚼困难，生活不能自理。舞蹈症可单独出现，亦可伴有心脏炎等风湿热的其他表现，但不与关节炎同时出现。其他实验室检查亦可正常。

(六)其他表现

除上述典型表现外，风湿热偶可累及其他部位而造成风湿性胸膜炎、腹膜炎、脉管炎等，应引起注意。

三、诊断标准

迄今为止，风湿热尚无特异性的诊断方法，临床上沿用修订的Jones诊断标准，主要依靠临床表现并辅以实验室检查来诊断。如具有两项主要表现，或一项主要表现加两项次要表现，并有前驱的链球菌感染的证据，即可诊断为风湿热。

(一)典型的急性风湿热

传统上采用1992年修订的Jones标准，其内容包括：

(1)主要表现：心脏炎，多关节炎，舞蹈病，环形红斑，皮下结节。

(2)次要表现：关节痛，发热，急性期反应物(ESR、CRP)增高，P-R间期延长。

(3)有前驱的链球菌感染证据：即咽拭子培养或快速链球菌抗原试验阳性，链球菌抗体效价升高。

如有前驱的链球菌感染证据，并有两项主要表现或一项主要表现加两项次要表现者，高度提示可能为急性风湿热。但对以下三种情况，又找不到其他病因者，可不必严格遵循上述诊断标准：以舞蹈病为唯一临床表现者；隐匿发病或缓慢发生的心脏炎；有风湿热史或现患风湿性心脏病，当再感染A组链球菌时，有风湿热复发高度危险者。

(二)不典型或轻症风湿热

不典型或轻症风湿热常不能达到1992年修订的Jones标准。

一般可按以下步骤作出诊断：

(1)细心问诊及检查，以确定有无主要或次要表现。如轻症的心脏炎常表现为无任何原因而出现逐渐加重的心悸、气短。低热需作定期体温测量才能发现，临床上可仅有头晕、疲乏的主诉。

(2)有条件的医院可作特异性免疫指标检查。如抗心脏抗体,只需荧光显微镜即可实施,ASP 和 PCA 阳性高度提示风湿性心脏炎存在。

(3)彩色多普勒超声心动图、心电图和心肌核素检查,可发现轻症及亚临床型心脏炎(有时对临床表现为单纯关节炎的病例也可测出阳性结果)。

(4)排除其他可能的疾病。

(三)分期标准

风湿热是全身性结缔组织炎症,早期以关节和心脏受累最为常见,而后以心脏损害为主。按照病变的发生过程,可以分为下列三期。

1.变性渗出期

结缔组织中胶原纤维分裂、肿胀,形成玻璃样和纤维素样变性。变性病灶周围有淋巴细胞、浆细胞、嗜酸细胞、中性粒细胞等炎性反应的细胞浸润。本期可持续 1~2 个月,而后恢复或进入第二、第三期。

2.增殖期

本期的特点是在上述病变的基础上,出现风湿性肉芽肿或风湿小体。这是风湿热的特征性病变,是病理学确诊风湿热的依据和风湿活动的指标。小体中央有纤维素样坏死,其边缘有淋巴细胞和浆细胞浸润,并有风湿细胞。风湿细胞呈圆形、椭圆形或多角形,胞质丰富,呈嗜碱性,胞核空,具有明显的核仁,有时出现双核或多核,形成巨细胞,从而进入硬化期。此期持续 3~4 个月。

3.硬化期

风湿小体中央的变性坏死物质逐渐被吸收,渗出的炎性细胞减少,纤维组织增生,在肉芽肿部位形成瘢痕组织。

由于本病常反复发作,上述三期的发展过程可交错存在,历时需 4~6 个月。第一期及第二期中常伴有浆液的渗出和炎症细胞的浸润,这种渗出性病变在很大程度上决定着临床上各种显著症状的产生。在关节和心包的病理变化中,以渗出性为主;而瘢痕的形成则主要限于心内膜和心肌,特别是瓣膜。

风湿热的炎症病变累及全身结缔组织的胶原纤维,早期以关节和心脏受累为多,而后以心脏损害为主。各期病变在受累器官中有所侧重,如在关节和心包以渗出为主,形成关节炎和心包炎。以后渗出物可完全吸收;少数心包渗出物吸收不完全,引起部分粘连,在心肌和心内膜主要是增殖性病变,以后形成瘢痕增殖。心瓣膜的增殖性病变及粘连常导致慢性风湿性心瓣膜病。

四、中医治疗

(一)中医治则治法

本病应根据病程各阶段的特点随证论治。早期病在上、在外,在上即在咽喉,宜清热解毒、利咽;在外即在皮腠、关节,应祛风通络。入营则应清营透热、凉血消斑。晚期病人心脉属实者为痰瘀热结,应清热化痰、祛瘀通络;属虚者为阴虚内热或气血两虚,应滋阴清热或补益气血。极期则心阳暴脱,急宜回阳固脱。

(二)辨证要点

本病要辨明病程不同阶段的症候特征。急性期，以感受风热、热毒之邪为主，若素体脾虚湿盛，热与湿合，则湿热蕴结；病程迁延进入慢性期，湿热久羁，湿聚成痰，热阻血瘀，痰瘀互结，痹阻心脉，日久则耗气伤阴，出现气阴两虚症候。病邪的发展，一般是由表入里，由上至下，由浅及深，由经络入脏腑。病程早期，感受风热病邪，温毒上受，多关节局部红肿热痛。热偏盛者，关节红肿疼痛、灼热感明显；皮肤红斑，色鲜红。邪气侵袭经络关节，则关节疼痛，不能屈伸；侵入营血，损伤络脉，则见皮下红斑。若失治误治，邪气留恋，湿郁成痰，血凝为瘀，痰瘀胶结，疾病症状，且进入慢性阶段。久病入络，心络瘀阻，发为心痹，出现心悸、气短、疲乏无力、纳差消瘦症状，且每因外感诱发加重，终成水肿、痰饮、喘证并发的难治病症，甚者心阳暴脱。

（三）分型论治

1. 风热上犯，热毒痹喉

症状：初起见发热，恶风，咽喉肿痛，口干、口渴；继而肌肤红斑，色红灼热，关节游走性疼痛，局部红肿热痛，烦渴，纳差，舌红，苔薄黄，脉滑数。

症候分析：风热上犯，疾病初起，正气未虚，邪气尚盛，正邪交争，则发热；风热阳邪化火生毒，先袭阳位，则有咽痛及烦渴等症；邪气入里，速从热化，痹阻经脉，流注关节，则关节红、肿、热及游走性疼痛；邪入营血，损伤经脉，则见皮肤环形红斑。舌红，苔薄黄，脉滑数，均为邪热亢盛、正邪交争之象。

治法：清热解毒，疏风通络。

方药：清营汤合银翘散加减（《温病条辨》）。

水牛角 30g（先煎），生地 15g，元参 20g，麦冬 15g，双花 30g，连翘 15g，萆薢 6g，牛蒡子 10g，竹叶 10g，秦艽 15g，豨莶草 15g，甘草 6g。

方解：如《素问·至真要大论》云："热淫于内，治以咸寒，佐以甘苦。"本方用苦咸寒之水牛角清解营分之热毒；又以生地黄凉血滋阴，元参滋阴降火解毒，麦冬清热养阴生津，三药共用，既可甘寒养阴保津，又可助水牛角清营凉血解毒，咸寒、甘寒并用，既清营热，又滋营阴，祛邪扶正兼顾；双花、连翘、竹叶既有辛凉透邪清热之效，又有芳香辟秽解毒之功，温邪初入营分，故以双花、连翘、竹叶清热解毒，使入营之邪有向外透达之机，促其透出气分而解，此即"入营犹可透热转气"；牛蒡子疏散风热，宣肺透疹，解毒利咽，配合连翘，清热解毒，祛风止痛，宣透疹毒之力更强；萆薢功擅利湿祛浊，祛风除痹，性能流通脉络而利筋骨；秦艽长于祛风湿，清湿热，止痹痛；豨莶草辛、苦、寒，功能祛风湿，利关节，解毒；甘草调和药性。诸药合用，共奏本方清、解、疏、通之功。

加减：热毒化火，壮热剧痛者，加羚羊角粉 0.6g（冲服），乳香 6g，没药 6g，葛根 10g，黄芩 10g；下肢出现结节、红斑者，加赤芍 18g，浙贝 10g，地龙 10g；瘀热入血，皮下环形红斑明显者，加丹皮 12g，制大黄 12g；咽喉肿痛重者，加射干 10g，僵蚕 10g，浙贝 10g；关节红肿灼痛者，加生石膏 30g，知母 12g，桂枝 9g，赤芍 15g，生地 15g，桑枝 20g，忍冬藤 15g。

本病初起恶风阶段，治以银翘散为主；红斑已出、关节肿痛者，以清营汤为主，加清热通络的方药。

2. 湿热蕴结，流注关节

症状：身热不扬，四肢关节或肌肉局部红肿、疼痛、重着、麻木不仁，或腰脊重着，或风湿结节、皮下硬痛，或红疹融合成不规则斑块，或有身肿、足肿，或口苦口黏，口渴不欲饮，大便黏滞，小便黄赤。舌质红，苔黄腻，脉滑数。

症候分析：本症多因风湿热毒之邪蕴结筋骨肌肉关节所致。热为阳邪，热盛则见发热、红肿热痛、溲黄、舌红之象。湿为阴邪，重着黏腻，湿盛则周身困重，湿邪留滞经络关节则感重着；湿热毒邪交阻于经络、关节、肌肉等处，故关节肌肉局部红肿灼热或变生结节，或见身肿；湿邪重浊下行则易见足肿；气血阻滞不通，故关节疼痛，皮下硬痛；气血瘀滞则斑疹显现；湿热中阻，故口苦口黏，口渴不欲饮，身热不扬，大便黏滞，小便黄赤。舌红，苔黄腻，脉滑数均为湿热之象。

治法：清热利湿，宣痹通络。

方药：宣痹汤加减（《温病条辨》）。

防己 10g，杏仁 10g，滑石 30g，连翘 10g，山栀 10g，薏苡仁 20g，半夏 15g，忍冬藤 20g，蚕沙 15g，赤小豆 15g，茯苓 10g，豨莶草 15g，甘草 6g。

方解：湿热为痹，其邪循经入络，非一般祛风胜湿药可治；经络之邪，非宣散畅达不能出。故用连翘、杏仁等宣畅气机，滑石、蚕沙等清宣湿热，有清利湿热、宣通经络之功，使湿热得宣而痹痛自止，正如《温病条辨》所示“痹证总以宣气为主，郁则痹，宣则通也”；而又有杏仁苦温，善开上焦，宣通肺气，肺主一身之气，气化则湿亦化也；山栀清热泻火，解毒凉血；防己可利水消肿，祛风止痛；薏苡仁、赤小豆性味甘平，可疏导下焦，健脾、渗湿、除痹；半夏可燥湿化痰，消痞散结；茯苓长于渗湿通利；忍冬藤、豨莶草共用，加强清热、解毒、通络、祛风湿、利关节之功效；甘草调和诸药。

加减：若肌肤不仁而无疼痛者，可加用黄芪 15g，芍药 12g，桂枝 12g，生姜 3 片，大枣 5 枚，以益气通阳、活血通痹；关节肿胀明显且疼痛者，加当归 15g，牛膝 15g。

3.痰瘀热结，痹阻心脉

症状：关节疼痛微肿，肌肤温热，胸闷或胸痛，时有憋气、心悸，胸脘痞满，纳呆；或关节疼痛，肌肤湿热；或见皮下结节或紫暗红斑。舌质黯红，舌苔黄厚或腻，脉弦滑或结代。

症候分析：湿凝为痰，痰瘀热结，痹阻经络、脏腑，滞留筋骨则关节肿痛；瘀阻经络则见结节、红斑；痹于心脉，心血失运，则胸闷或痛；邪稽留日久，清阳失畅，心神失守，则心悸怔忡。李用粹所著的《证治汇补》云“痰迷于心，为心痛惊悸怔忡恍惚”，即言心脉若受痰湿之邪侵扰，则气机郁滞，血流受阻；邪扰神舍，则心无所主，怔忡不安。舌质黯红，苔黄厚腻，脉弦滑等症候，皆痰瘀热结之象。

治法：化痰清热，祛瘀通络。

方药：小陷胸汤加味（《伤寒论》）。

栝楼 20g，黄连 10g，半夏 15g，丹参 30g，川芎 10g，降香 10g，胆南星 10g，茯苓 15g，片姜黄 10g，枳实 10g。

方解：结胸多由痰热积聚，故用三物以除痰祛热也，方中取栝楼性寒以涤垢，黄连性苦寒以泄热，半夏性辛温以散结。栝楼荡热涤痰，宽胸散结；黄连、半夏合用，辛开苦降，善治痰热内阻；丹参活血祛瘀止痛，茯苓祛痰除湿，二者并用可宁心安神；川芎、降香行气开郁，活血止痛，祛风燥湿；胆南星清火化痰，与半夏共用可奏化痰清热之功；片姜黄活血行气，化瘀通络止痛，诸药相伍，清热利湿祛痰，活血化瘀止痛，则湿去痰消痛止；枳实破气、散痞、泻痰、消积，如《别录》所言：“除胸胁痰癖，逐停水，破结实，消胀满，心下急痞痛，逆气，胁风痛。”全方寒温并用，祛痰而不劫阴，化瘀而不伤正，共奏化痰清热、祛瘀通络之功。

加减：关节僵硬肿痛，加蜂房 10g，蚂蚁粉 3g(冲服)，僵蚕 10g；痰瘀日久，拘挛肿胀痛剧者，加白花蛇舌草 15g，全虫 10g，蜈蚣 2 条，炮山甲 12g，白芍 10g；肢体沉重、痞闷不舒者，加薏苡仁 20g，防己 10g；若神疲乏力，气虚明显者，可加黄芪 15g；心悸明显者，加生龙骨、牡蛎各 30g。

4. 阴虚内热，消灼养阴

症状：低热，午后潮热，倦怠乏力，心悸，烦躁易怒，关节肌肉红肿疼痛，触之发热，甚则屈伸不利，筋肉挛缩，两颧潮红，口干渴饮，大便干，小便短赤。舌质红，少苔或剥苔，脉细数。

症候分析：素体阴虚阳盛，或因痹久伤阴，或因外受邪热痹阻关节、经络，而致热灼伤津，虚热内炽，发为阴虚内热诸症。阴津耗损过度，阴不制阳，虚火内旺则低热，虚火上炎则口干渴，欲饮；阴虚内热，蒸腾阴液，则潮热盗汗；病邪稽留不去，痹阻经脉，郁热深伏关节，故关节肌肉红肿疼痛，触之发热；肝肾之阴不足，则肌肤筋骨失于濡养，而见关节肿胀畸形，屈伸不利，或见腰膝酸软；阴虚内热，津亏肠燥，故大便干结。舌质红，少苔或剥苔，脉细数，均为阴虚内热之象。

治法：养阴清热，通络凉血。

方药：补肝散加减(《证治准绳》)。

山茱萸 15g，熟地 10g，当归 10g，白芍 12g，黄芪 12g，山药 15g，炒白术 10g，川芎 15g，炒枣仁 12g，独活 12g，五味子 10g，木瓜 15g，地骨皮 10g，炙龟板 10g。

方解：肝体阴而用阳，故以酸甘补肝体，以辛甘补肝用。方中山茱萸、熟地补肝肾、益精气，润养脉络，缓其拘急而止痛；当归、白芍滋阴养血柔肝；黄芪补中益气固表；白术、山药健脾益气，防肝病传脾且补土扶木；川芎活血行气，祛风止痛，王好古言其“搜肝气，补肝血，润肝燥，补肝虚”；炒枣仁养肝，宁心安神，敛汗；加独活者，熄肝风调肝气，假风药以鼓荡其气，且其气味薄、浮而升，为足少阴行经气分药，并入足厥阴少阳经气分；五味子敛阴生津，以助滋补之力；木瓜引药入经，通络止痛，滋阴潜阳，补肾健骨，正如朱震亨所言“补阴，主阴血不足，祛瘀血，止血痢，续筋骨，治劳倦，四肢无力”；地骨皮清热，凉血，擅治午后虚热、多汗；炙龟板滋阴潜阳，益肾健骨。全方共奏养阴清热、通络凉血之效。

加减：若口干口苦者，加黄连 6g；大便秘结者，可加栝楼仁 10g；胁胀痛甚，加入鳖甲 10g；胃脘胀满、饮食难消者，加入神曲 10g，砂仁 10g，鸡内金 15g；阴虚有痰者，则去枸杞子，加川贝 10g，桑白皮 12g，瓜蒌 12g；烦热口渴，舌红而干者，加黄柏 10g，黄连 6g，石膏 15g，淡竹叶 15g；腰膝酸痛、两足痿软者，加牛膝 15g，川断 15g，杜仲 15g，桑寄生 12g，薏苡仁 10g；骨蒸潮热、盗汗溲赤者，加牡丹皮 10g，茯苓 10g，泽泻 10g；兼有咳喘气促者，加五味子至 12g。

5. 气血两虚，正虚邪恋

症状：病程日久，神疲乏力，面色黯淡或萎黄无华，头晕，心悸，气短，自汗，动则尤甚，唇甲发绀，形体瘦弱，关节肿痛不明显，或关节肿胀僵硬，麻木不仁，行动艰难，或夜寐不宁。舌质淡，有齿痕或呈紫暗色，苔薄白，脉细弱或结代。

症候分析：久病气血两虚，或素体气血不足，卫表不固，易为风寒湿邪外感而致痹病的发生。气血虚不能上荣于头面，可见面色无华，神疲乏力；气血不足，血行无力，易致血虚血瘀之症，面色黯淡或萎黄无华，舌紫暗；痹阻经脉则心悸、脉结代，唇甲发绀，夜寐不宁；筋脉失养，经脉关节不利而见关节痛或肿胀僵硬，行动艰难；血虚筋骨失养，则见麻木不仁；气血不足，卫外不固，可见自汗。舌淡有齿痕，苔薄白，脉细弱，均为气血两虚之象。

治法:补气养血,祛瘀通络。

方药:三痹汤加减(《妇人良方》)。

党参 12g,黄芪 15g,当归 10g,川芎 12g,芍药 12g,干地黄 15g,独活 15g,防风 8g,秦艽 10g,杜仲 10g,川断 10g,牛膝 15g,茯苓 12g,柏子仁 15g,炒枣仁 20g,生姜 3 片,炙甘草 6g。

方解:本方用参芪补气养血,加防风、秦艽以胜风湿,独活以通肾气。防风、秦艽祛风湿、止痹痛;加杜仲、川断、牛膝补肝肾、强筋骨,以滋生气血之源;《本草再新》言茯苓"益心气,健中和脾,润肺,燥湿",故取其治心肾气虚,神志不守;柏子仁养心安神,润肠通便,取法《本经》所言"主惊悸,安五藏,益气,除湿痹";炒枣仁长于养肝、宁心、安神、敛汗,可"补中,益肝气,坚筋骨,助阴气,令人肥健";生姜益脾胃、散风寒,亦有匡正止汗之功;炙甘草可补脾和胃,益气复脉。全方合用,补气养血、祛瘀通络,共治气血两虚、正虚邪恋之痹。

加减:乏力气短、口干明显者,取西洋参易党参,以益气养阴;自汗明显者,加入浮小麦 15g;上肢肩、肘、腕关节疼痛明显者,可加片姜黄 10g,桂枝 12g;腰酸足软,或阳痿遗精,或虚寒咳喘者,加补骨脂 10g,胡桃肉 30g;足踝肿痛及脚后跟疼痛明显者,可加重牛膝 3g,另加泽兰 15g,刺五加 15g,生薏米 30g;心悸少寐者,加酸枣仁 12g,柏子仁 12g,煅龙骨 30g(先煎);肢节疼痛,以腰骶部酸痛明显,入夜则痛甚,按之痛剧,舌尖有瘀点者,可加鸡血藤 12g,石楠藤 12g,桑寄生 15g,威灵仙 15g;久病顽痹而非借虫类药不足以走窜入络、搜剔逐邪者,可慎加穿山甲 6g,全虫 5g,土鳖虫 6g,白花蛇舌草 6g 等,因其有破气、耗血、伤阴之嫌,故用量宜轻,且应与扶正补益药配伍使用,并注意"衰其大半而止"。

(李心欣)

第六章 儿科疾病

第一节 感冒

小儿感冒是感受外邪引起的肺系疾病，以发热、恶寒、鼻塞流涕、咳嗽为特征。一年四季均可发生，尤以冬春季节和气候多变时发病率高。任何年龄皆可患病，但年幼和体质虚弱的小儿容易发病。本病有轻重不同，轻者称伤风，重者称感冒。有流行性的称为时行感冒。感冒病情较轻，一般预后良好。西医称四时感冒为急性上呼吸道感染，简称"上感"；称时行感冒为流行性感冒，简称"流感"。近年又提出两种特殊类型的上呼吸道感染，即疱疹性咽峡炎（为柯萨奇 A 组病毒所致）和咽结合膜热（为腺病毒所致）。

中医古代文献中对感冒临床表现的描述较多。如《幼科全书・发热》云："凡伤风发热，其证汗出身热，呵欠面赤，目涩多肿，恶风喘气，此因解脱受风所致，宜疏风解肌退热，先服柴葛解肌汤，发去风邪。"

一、病因病机

（一）病因

1. 外因

以感受风邪为主，常兼杂寒、热、暑、湿、燥等，亦有感受时邪疫毒所致者。以气候骤变，外感六淫；寒温失常，疫邪流行为其主要的外因。

2. 内因

体质虚弱，调护失宜。

（二）病机

感冒的病变部位主要在肺卫，可累及肝、脾。邪气的性质不同，侵入的途径也不相同。风寒之邪主要从皮毛而入；风热之邪主要从口鼻而入。侵犯肺卫，而发感冒。小儿体禀少阳，感邪之后，易于从阳化热。无论感受寒邪，还是感受热邪，皆可化热，出现发热，甚至出现高热。小儿感邪之后，易于传变。或表证未解，里证已现，可形成表里、寒热错杂之证。

1. 基本病机

邪侵肺卫。

2. 常证病机

（1）风寒感冒：小儿形气未充，腠理疏薄，表卫不固，冷暖不能自调，易感外邪。风寒之邪经皮毛而入，束于肌表，郁于腠理，致使卫阳不得宣发，而发热、恶寒、无汗；肺气失宣，则致鼻塞、流涕、咳嗽；寒邪郁于太阳经脉，气血凝滞不通，则致头痛、身痛、关节酸痛。

（2）风热感冒：风热之邪，从口鼻而入，侵犯鼻咽肺卫，而见鼻塞不通，流浊涕，打喷嚏，咽干而痒，或咽红肿痛，发热。邪在卫表，则致发热重、恶风、微有汗出；风热上扰，则头痛；肺气不宜，则咳嗽。

（3）暑湿感冒：暑为阳邪，暑多夹湿，暑湿之邪束表困脾。卫表失宜，则发热、无汗；暑邪郁遏，清阳不升，则致头晕或头痛；湿邪遏于肌表，则身重困倦；湿邪困于中焦，阻碍气机，脾胃升降失司，可见食欲不振。

(4)时邪感冒：时疫之邪属温邪，由口鼻而入，先侵肺卫，继犯于气，卫气界限，难于分清，故初即发高热，恶寒，头身皆痛，甚则化热入里，胃气上逆，则见恶心、呕吐等症。

(5)体虚感冒：小儿脏腑娇嫩，肺常不足，腠理不密，肌肤疏薄，卫外功能低下，加之小儿寒暖不能自调，若再有先天禀赋不足，后天失养，体质下降，抗病能力下降，则更易于感受外邪。甚至感冒尚未痊愈，又发第二次感冒，反复不已。

3.兼证病机

(1)感冒夹惊：小儿具有心常有余、肝常有余、神气怯弱的生理特点。若素有客忤之证，复感外邪；或感邪之后，偶受惊吓；或由于感冒之后发热，热扰心、肝二经，导致心神不宁，魂魄不安，出现睡卧不安，一惊一乍，啼哭叫扰，此为感冒夹惊。

(2)感冒夹滞：由于小儿具有脾常不足，乳食不知自节的生理特点，若调护失宜，易致乳食积滞，体质下降。此时不但易感外邪，而且感邪之后，积滞内阻，形成感冒夹滞证；同时，感邪之后，可影响小儿脾胃的运化功能，若再失于调摄，饮食不节，易于产生乳食停积，食滞中焦，出现感冒夹滞之证。

(3)感冒夹痰：小儿肺常不足，邪侵肺卫，肺失清肃，津液凝聚为痰，或影响脾的运化而化湿生痰，以致痰停气道，咳嗽加剧，喉间痰鸣，成为感冒夹痰之证。

二、临床表现

本病临床表现轻重不一，病程长短不同。轻者仅有流涕鼻塞，喷嚏，咳嗽；重者发热不退，咳嗽加重或脘腹胀满，不思饮食，甚至发生抽搐惊厥。

三、诊断与鉴别诊断

(一)诊断要点

1.气候突变，或有感受外邪或与感冒病人密切接触史。

2.本病起病急，以发热，恶寒，鼻塞，流涕，喷嚏，微咳为主症。

3.感冒伴有兼夹证者，可有咳嗽加剧，喉间痰鸣，脘腹胀满，呕吐酸腐，纳呆不食，惊搐不安，大便不调等。

4.病毒感染者血白细胞计数正常或偏低；病毒分离和血清反应可明确病原菌，近年免疫荧光、酶联免疫等方法的开展，有利于病毒的早期诊断。细菌感染者血白细胞可增高，中性粒细胞增高，咽拭子培养可有病原菌生长；链球菌引起者血中 ASO 滴度可增高。

(二)鉴别诊断

1.流行性感冒

系流感病毒、副流感病毒所致，有明显流行病史。全身症状重，如发热，头痛，咽痛，肌肉酸痛等。上呼吸道卡他症状可不明显。

2.急性传染病早期

许多传染病早期均表现为感冒症状，应根据流行病史，并抓住每种传染病的特点及实验室资料等综合分析，观察病情演变加以鉴别。

四、辨证论治

(一)论证要点

1. 辨风寒、风热

(1)风寒:若见恶寒,鼻塞,流浊涕,为寒包热郁或寒热夹杂的证候;若咽不红,流清涕,舌淡红,苔薄白为风寒证候。

(2)风热:一般咽痒、咽红肿痛,鼻流浊涕,舌红,苔白而干或薄黄,多为风热证候。

2. 辨暑热、暑湿

(1)暑热偏盛:发热较高,无汗或少汗,口渴烦躁引饮。

(2)暑湿较盛:胸闷泛恶,体倦神萎,身热不甚,小便混浊,食少,舌苔腻。

3. 辨虚实

(1)实证:风寒证、风热证感冒均为实证。

(2)虚证:若反复感冒,每月至少 2 次以上,平时体质较差,容易出汗,畏寒,则为虚证。

(二)治疗原则

1. 基本治则

疏风解表。

2. 具体治法

由于感受风寒、风热之邪不同,分别采用辛温解表、辛凉解表;感受暑邪,治以清暑解表;虚证感冒较为复杂,治以扶正解表;时行感冒,应以清热解毒为主;出现兼证,夹滞者,佐以消导;夹痰者,佐以化痰;夹惊者,佐以镇静。

(三)分证论治

1. 常证

(1)风寒感冒

证候表现:发热,恶寒,无汗,头痛,鼻塞,流清涕,喷嚏,咳嗽,口不渴,咽不红,苔薄白,脉浮紧。指纹浮红。

证候分析:外感风寒,客于腠理,邪正交争,肌表被束,故发热,恶寒,无汗,头痛。肺气失宣,故鼻塞流涕,咳嗽,喷嚏。咽不红,苔薄白,脉浮紧,为外感风寒之象。

治法:辛温散寒,疏风解表。

方剂:荆防败毒散(《摄生众妙方》)加减。

方解:方中荆芥、防风、羌活、苏叶解表散寒;前胡宣肺化痰;桔梗宣肺利咽;甘草调和诸药。

加减:头痛明显者,加葛根、白芷散寒止痛;呕吐者,加半夏、紫苏降逆和胃。时行感冒发热较高,有流行趋势者,加大青叶、板蓝根、蒲公英解毒清热。

(2)风热感冒

证候表现:发热较重,恶风,有汗热不解,头痛,鼻塞,或流黄涕,咳嗽声重,痰黏白或稠黄,咽红或痛,口干引饮,舌红,苔薄白或薄黄而干,脉浮数。

证候分析:外感风热,邪在卫表,故发热较重,有汗热不退。风热外袭,肺气失宣,故流黄涕,咳嗽痰黄,咽红。舌红,苔薄白或薄黄,脉浮数,为风热之象。

治法:辛凉清热,疏风解表。

方剂:银翘散(《温病条辨》)加减。

方解:常用金银花、连翘、大青叶解表清热;薄荷、桔梗、牛蒡子疏风散热,宣肺利咽;荆芥、豆豉辛温透表;芦根、竹叶清热生津除烦。

加减：高热加栀子、黄等清热；咳嗽重，痰黄稠者，加桑叶、瓜蒌皮、杏仁宣肺止咳；咽红肿痛者，加蝉蜕、蒲公英、玄参清热利咽；大便秘结加枳实、生大黄通腑泄热。

（3）暑湿感冒

证候表现：高热无汗，头痛、头晕，身重困倦，胸闷泛恶，食欲不振，或有呕吐，腹泻，咳嗽，苔薄白或腻，脉数。

证候分析：外感暑邪，卫表不和，则高热无汗。暑多夹湿，故身重困倦。暑湿中阻则见恶心呕吐，食欲不振。苔腻为湿重之象。

治法：解暑清热，疏风解表。

方剂：新加香薷饮（《温病条辨》）加减。

方解：常用香薷发汗解表化湿；金银花、连翘清热解暑；厚朴行气和中，理气消痞；扁豆健脾和中，利湿消暑。

加减：热重者加黄连、栀子清热；湿偏重加茵陈、苍术；伴恶心，苔黄腻者，加佩兰、藿香清化湿热；腹胀腹泻者，加葛根、黄芩、黄连清肠化湿；呕吐加半夏、竹茹降逆止呕。

（4）体虚感冒

证候表现：发热不高，反复发作，自汗，面色皓白，恶风怕冷，鼻塞流清涕，肢软乏力，胃纳不香，或有咳嗽，舌淡嫩，苔薄白，脉细弱。

证候分析：本证病程较长，证情复杂。但是，其根本是体质虚弱所致。营虚卫弱，腠理不固，故自汗，恶风。邪少虚多，故发热不高，舌淡嫩，感冒反复发作。

治法：调和营卫，疏风解表。

方剂：黄芪桂枝五物汤加减。

方解：方中黄芪益气固表，扶正祛邪；桂枝汤调和营卫。

加减：畏寒鼻塞者，加荆芥、防风辛温解表；咳嗽者，加杏仁、浙贝母、前胡宣肺止咳；若病情迁延，见不规则发热，夜间盗汗，咳嗽，口干，舌红，苔少者，去桂枝，加玉竹、丹皮、沙参、百部以益气养阴，润肺止咳。

2.兼证

（1）夹惊

证候表现：除感冒症状外，兼见惊惕哭闹，睡卧不宁，一惊一乍，舌质红，脉浮弦。

证候分析：本证兼见的惊惕哭闹，睡卧不宁，一惊一乍症状系由受惊所致。心肝热重者，舌质红，脉弦。

治法：疏风解表，清热镇惊。

方剂：银翘散合镇惊丸加减。

方解：银翘散疏风解表，清热解毒；镇惊丸镇惊安神。

加减：常加用钩藤、僵蚕、蝉蜕清热镇惊。可另服小儿回春丹或小儿金丹片。

（2）夹滞

证候表现：除感冒症状外，兼见脘腹胀满，不思饮食，呕吐酸腐，口气秽浊，大便酸臭，或腹痛泄泻，或大便秘结，小便短黄，舌苔厚腻，脉滑。

证候分析：本证兼见的脘腹胀满，不思饮食，大便不调，小便短黄，舌苔厚腻，脉滑症状系由食滞中焦所致;食积化腐,浊气上升则口气秽浊,大便酸臭。

治法:疏风解表,消食导滞。

方剂:在疏风解表的基础上,加用保和丸加减。

方解:常加用山楂、神曲、鸡内金消食化积;莱菔子、枳壳导滞消积。

加减:若大便秘结,小便短黄,壮热口渴,加大黄、枳实通腑泄热,表里双解。

(3)夹痰

证候表现:除感冒症状外,兼见咳嗽,喉间有痰。

证候分析:本证兼见的咳嗽,喉间有痰症状,属风寒夹痰者,痰白清稀,恶寒,无汗,或发热,头痛,舌淡红,苔薄白,脉浮紧或指纹浮红;属风热夹痰者,痰稠色白或黄,发热,恶风,微汗出,口渴,舌红,苔薄黄,脉浮数或指纹浮紫。

治法:疏风解表,清肺化痰。

方剂:在疏风解表的基础上,加用化痰的方药。一般风寒夹痰证可用三拗汤合二陈汤加减;风热夹痰者可用桑菊饮合清气化痰丸加减。

方解:常用麻黄、杏仁、半夏、陈皮等宣肺化痰;常用桑叶、菊花、瓜蒌皮、浙贝母等清肺化痰。

(四)其他疗法

1. 中成药

(1)午时茶每次 1/2~1 包,每日 3 次。疏风解表,消食化滞,用于轻症小儿风寒感冒夹滞者。

(2)板蓝根冲剂每次 1/2~1 包,每日 3 次。清热解毒,用于病毒性感冒,咽喉红肿者。

(3)双黄连口服液每次 5~10mL,每日 3 次。辛凉解表,清热解毒,用于外感风热,引起的发热、咳嗽、咽痛。

(4)小儿回春丹每次 2~3 粒,每日 3 次。用于感冒夹惊者。

2. 外治法

敷脐法:用退热散以蛋清调成糊状,外敷脐中。

3. 针灸疗法

(1)针法取大椎、曲池、合谷、外关。头痛加太阳,咽痛加少商。用泻法,每日 1~2 次。用于风热感冒。

(2)灸法取大椎、风池、风门、肺俞。用艾炷 1~2 壮,依次灸治,每穴 5~10 分钟,以表皮温热为宜,每日 1~2 次,用于风寒感冒。

五、预防与调护

(一)预防

1. 平时应加强锻炼,增加户外活动,以提高抗病能力。

2. 讲究卫生,常洗澡更衣,保持清洁卫生。随气候变化增减衣被,防止受凉或过热,少到公共场所,避免接触感冒患者。

3. 食醋含漱,或用之熏蒸室内等均有预防之效。

（二）调护

1. 发热高者应卧床休息，居室环境要保持安静。

2. 加强营养，多食富有营养且易消化的食物。

3. 发热时应保证水分供应，宜饮白开水，或水果汁。

（孔令霞）

第二节　咳嗽

咳嗽是小儿常见的一种肺系病证。有声无痰为咳，有痰无声为嗽，有声有痰谓之咳嗽。本病一年四季均可发生，以冬春季发病率高。任何年龄儿童均可发病，尤以婴幼儿多见。预后一般较好。咳嗽一般指西医学的气管炎、支气管炎与上气道咳嗽综合征。

古代医籍中有关咳嗽的论述较多，《内经》有专篇"咳论"以论述其病机及症状。有关小儿咳嗽的记载，首见于《诸病源候论·嗽候》："嗽者，由风寒伤于肺也。肺主气，候皮毛，而俞在于背。小儿解脱，风寒伤皮毛，故因从肺俞入伤肺，肺感微寒，即嗽也。"《活幼心书·咳嗽》云："咳嗽者，因有数类，但分寒热虚实，随证疏解，初中时未有不因感冒而伤于肺。"强调了咳嗽的致病因素多由外感引起。儿童的许多外感、内伤疾病及时行疾病都可兼见咳嗽症状，若咳嗽不是其突出主症时，则不属于本病证。

一、病因病机

（一）病因

1. 外因

主要为外感六淫之邪，其中又以感受风邪为主。

2. 内因

五脏六腑皆可令人咳。其中脾气虚弱是小儿内伤咳嗽的主要内因，脾气虚损，痰浊内生，上贮于肺而发痰咳。或他病日久不愈，耗伤正气，损伤阴津皆可发生内伤咳嗽。

小儿咳嗽的致病原因主要为感受外邪。

（二）病机

1. 基本病机宣肃失司。

2. 常证病机

（1）感受外邪：外邪从口鼻或皮毛而入，侵犯肺卫，肺为邪束，壅阻肺络，气机不宣，清肃失司，肺气上逆，则咳嗽。风为百病之长，其他外邪又多随风邪而侵袭人体。若风夹寒邪，风寒束肺，宣肃失司，则见咳嗽频作，咽痒声重，痰白清稀；若风夹热邪，风热犯肺，宣肃失司，则致咳嗽不爽，痰黄黏稠。

（2）痰热蕴肺：小儿脾气虚弱，痰浊内生，郁而化热，形成痰热；或素有食积内热，炼液成痰，痰热相结，形成痰热。痰热阻于气道，宣肃失司，则咳嗽痰多，痰稠色黄。

（3）痰湿蕴肺：脾气虚损，脾失健运，精微不布，水湿内停，酿为痰浊，上贮于肺；或外邪束肺，上源不利，不能输布津液，凝津成痰，痰阻气道，宣肃失司，气机不畅，则致咳嗽痰多，痰色白而稀。

(4)肺气亏虚:小儿素体虚弱,或外感咳嗽经久不愈,耗伤正气后,致使肺气亏虚,津液不布,聚津生痰,痰阻肺络,咳嗽无力,痰白清稀。

(5)肺阴亏虚:病久不愈,耗损肺津,阴津受损,阴虚生热,热伤肺络,或阴虚生燥,宣肃失司而致咳嗽不已,干咳无痰。

小儿咳嗽病因虽多,但其发病机理则一,皆为肺脏受累,病位主要在肺。由肺气宣肃失司而成。或他脏先病,累及于肺。所谓“五脏六腑,皆能令人咳,非独肺也”。

二、临床表现

本病发病较急,初起见感冒症状,如身热、咳嗽、流涕等。症以咳嗽为主,并且逐渐加重,伴有痰涎,年长儿可将痰咯出,年幼儿多将痰咽下。咳嗽重者,尚可见恶心、呕吐、乳食不振、头痛、大便不调等症状。肺部听诊呼吸音粗糙,严重者可闻及干性啰音。

三、诊断与鉴别诊断

(一)诊断要点

1. 好发于冬春二季,常因气候变化而发病。

2. 病前多有感冒病史。

3. 咳嗽为主要临床症状。

4. 肺部听诊两肺呼吸音粗糙,或闻及干啰音。

5. 血象检查:病毒感染者血白细胞总数正常或偏低;细菌感染者血白细胞总数及中性粒细胞增高。

6. X线检查:胸片显示正常,或肺纹理增粗,肺门阴影加深。

(二)鉴别诊断

1. 上呼吸道感染

发热伴鼻咽部症状,干咳,双肺听诊无异常。

2. 支气管肺炎

发热、咳嗽、呼吸困难,双肺听诊吸气末可闻及固定的中细湿啰音,胸部X线检查可见斑点、斑片状阴影。

3. 支气管异物

有异物吸入史;呛咳,双肺体征不对称,局限性肺气肿及肺不张,胸部X线透视可见纵隔摆动。

4. 婴幼儿哮喘

喘息发作>3次,肺部出现喘鸣音,有哮喘家族史或个人过敏史。

四、辨证论治

(一)辨证要点

1. 辨外感、内伤

(1)外感咳嗽:发病较急,咳声高亢,病程短,伴有表证,多属实证。

(2)内伤咳嗽:发病较缓,咳声低沉,病程较长,虚证居多,多兼有不同程度的里证,且常呈由实转虚或虚中夹实的证候变化。

2. 辨痰湿、痰热

(1)痰湿:咳嗽痰白清稀,咽不红,舌质淡红,苔薄白或白腻,多属寒证。

(2)痰热:咳嗽痰黄黏稠,咽红,苔黄腻或黄厚,多属热证。

(二)治疗原则

1. 基本治则宜肃肺气。

2. 具体治法

咳嗽治疗,应分清外感、内伤。外感咳嗽以疏散外邪,宣通肺气为基本法则,根据寒、热证候的不同治以散寒宣肺或解热宣肺;内伤咳嗽应辨别病位、病性,随证施治。

(三)分证论治

1. 外感咳嗽

(1)风寒咳嗽

证候表现:初起咳嗽频作,呛咳为主,或有少量稀白痰液,咽痒声重,鼻塞流涕,恶寒,无汗,或有发热,头痛等,舌淡红,苔薄白,脉浮紧或指纹浮红。

证候分析:风寒犯肺,肺气失宣,腠理闭塞,故频咳不爽,鼻流清涕,畏寒发热,头痛咽痒。风寒阻于肺络,津液凝聚为痰,故痰涎清稀。苔白,脉浮,为寒邪束肺之象。

治法:宣肃肺气,散寒止咳。

方剂:金沸草散(《南阳活人书》)加减。

方解:方中金沸草祛风化痰止咳;前胡、荆芥解散风寒;细辛温经发散;生姜、半夏散寒燥湿化痰。

加减:表寒较重加炙麻黄辛温宣肺;咳重加杏仁、桔梗、枇杷叶宣肺止咳;痰多者加陈皮、茯苓化痰理气,苏子降气化痰;胸闷气逆者,加厚朴宽胸理气。若风寒化热或寒包热郁,既有鼻塞流清涕,苔薄白等风寒证候,又见咳声嘶哑,咽痛,口渴,身热的证候,以疏散风寒与清热宣肺同用,予杏苏散加大青叶、黄芩清肺泄热。

(2)风热咳嗽

证候表现:咳嗽不爽或咳声重浊,吐痰黏稠色黄,不易咯出,口渴,咽痛,鼻流浊涕,或伴发热,头痛,恶风,微汗出,舌红,苔薄黄,脉浮数。

证候分析:风热犯肺,肺失清肃,咳嗽不爽或咳声重浊,鼻流浊涕,咽喉疼痛,身热汗出。肺热炼液成痰,故痰黏或色黄难咯出,舌红,苔薄黄或薄白而干,脉数。

治法:宣肃肺气,清肺止咳。

方剂:桑菊饮(《温病条辨》)加减。

方解:方中桑叶、菊花疏散风热;薄荷、连翘、大青叶辛凉透表,清热解毒;杏仁、桔梗宣肺止咳;芦根清热生津;甘草调和诸药。

加减:肺热重加金银花、黄芩清宣肺热;咽红肿痛加土牛膝、玄参利咽消肿;咳嗽剧烈或咳声重浊,口渴咽痛者,加枇杷叶、前胡清肺止咳;咽喉红赤者,加玄参、射干、牛蒡子清热利咽;痰多加浙贝母、瓜蒌、葶苈子清化痰热。

2. 内伤咳嗽

(1)痰热咳嗽

证候表现:咳嗽痰多色黄,黏稠难咯,甚则气息粗促,喉中痰鸣,或伴发热口渴,烦躁不宁,小便短赤,大便干结,舌红,苔黄,脉滑数。

证候分析：痰湿素盛，肺络有热，故咳痰黄稠。肺失清肃，肺气上逆，故咳嗽痰多，气息粗促或喉中痰鸣。肺与大肠相表里，肺热内盛，移热于大肠，故大便干结。热重则尿黄赤。舌红，苔黄，脉滑数，为痰热内盛之象。

治法：宣肃肺气，清热化痰。

方剂：清金化痰汤(《医学统旨》)加减。

方解：方中山栀、知母、黄芩清泄肺热；瓜蒌、浙贝母、桑白皮、橘红止咳化痰；茯苓健脾；桔梗、麦冬、甘草润肺止咳。

加减：痰多者，加葶苈子、黛蛤散、天竺黄、天南星、竹沥清肺化痰；咳甚痛引胸胁者，加枳壳、郁金、柴胡理气宽胸；大便秘结者，加全瓜蒌润肠通便；肺热较重，兼见鼻衄者，加白茅根、丹皮凉血止血；舌红少津者，加北沙参，重用麦冬滋养肺阴。

(2)痰湿咳嗽

证候表现：咳嗽痰多，色白而稀，喉间痰声辘辘，胸闷纳呆，神情困倦，舌淡红，苔白，脉滑。

证候分析：湿生于脾，脾湿盛者，酿液成痰，痰阻肺络，故咳嗽痰多。湿为阴邪，故痰白稀。痰阻气道，故喉间痰声辘辘。

治法：宣肃肺气，燥湿化痰。

方剂：二陈汤(《太平惠民和剂局方》)加减。

方解：方中炙麻黄、杏仁、白前宣肺止咳；陈皮、半夏、茯苓燥湿化痰；甘草和中。

加减：痰多者，加天南星、白附子豁痰；胸闷气逆，苔白腻者，加厚朴、苏梗燥湿理气；有寒化倾向，吐泡沫痰兼咳喘者，用小青龙汤温肺化饮；兼有食积腹胀者，加神曲、麦芽、山楂、砂仁、莱菔子消积导滞。

(3)气虚咳嗽

证候表现：咳嗽反复不已，咳而无力，痰白清稀，面色苍白，气短懒言，语声低微，自汗畏寒，舌淡嫩，边有齿痕，脉细无力。

证候分析：本证常为久咳，尤多见于痰湿咳嗽转化而成，以咳嗽无力，痰白清稀为特征。偏肺气虚者气短懒言，语声低微，自汗畏寒；偏脾气虚者面色苍白，痰多清稀，食少纳呆，舌边齿痕。

治法：宣肃肺气，益气止咳。

方剂：人参五味子汤(《幼幼集成》)加减。

方解：常用四君子汤健脾益气；五味子、麦冬、生姜、大枣调和营卫。

加减：气虚重加黄芪、黄精益气补虚；咳重痰多加杏仁、川贝母、炙枇杷叶化痰止咳；食少纳呆加焦山楂、焦神曲和胃消食。

(4)阴虚咳嗽

证候表现：干咳无痰，或痰少而黏，或痰中带血，不易咯出，口渴咽干，喉痒，声音嘶哑，午后潮热或手足心热，舌红，少苔，脉细数。

证候分析：本证以干咳无痰，喉痒声嘶为特征，常由痰热咳嗽转化而来。阴虚重者午后潮热，手足心热，舌红，脉细数；热伤肺络者咯痰带血，阴津耗伤，无以上承者口渴咽干。

治法：宣肃肺气，滋阴止咳。

方剂：沙参麦冬汤(《温病条辨》)加减。

方解：常用南沙参清肺火，养肺阴；麦冬、生地、玉竹清热润燥；天花粉、甘草生津保肺；桑白皮、炙款冬花、炙枇杷叶宣肃肺气。

加减：阴虚重加地骨皮、石斛、阿胶养阴清热；咳嗽重加炙紫菀、川贝母、炙枇杷叶润肺止咳；咳重痰中带血加仙鹤草、白茅根、藕节炭清肺止血。

（四）其他疗法

1.中成药

（1）清宣止咳颗粒：用于咳嗽风寒外束，痰热郁肺证。<1 岁者每次 1/3 袋，1～3 岁者每次 2/3 袋，4～7 岁者每次 1 袋，8～14 岁者每次 1.5 袋，每日 3 次。

（2）急支糖浆：清热化痰，宣肺止咳，用于风热咳嗽。每次 5～10mL，每日 1～3 次。

（3）蛇胆陈皮口服液：疏肺止咳，消积止咳，用于咳嗽痰多证。每次 5～10mL，每日 3 次。

2.经验方

（1）大青叶 15g，桔梗 7.5～10g，炒杏仁 3～5g，板蓝根 10g，连翘 10g，甘草 5g，芦根 15g，蚤休 6g，麻黄 3～6g，苏子 6g，车前子 6g，水煎服。用于治疗风邪闭肺咳嗽。

（2）川贝母研粉，温开水冲服，治疗反复咳嗽。

3.外治疗法

（1）贴敷麻黄 1g，猪牙皂 6g，细辛 10g，白豆蔻 6g，白芥子 16g。共研细末，过筛。取药面 0.7g，置万应膏中间铺匀，稍加热后贴于患儿背部肺俞穴处。3 天换一贴，连贴 3～5 张。

（2）热熨白芥子 40g，苏子 40g，莱菔子 40g，生姜 5 片，食盐 250g 焙干共研细末，炒至 50℃左右，装入纱布袋内，在两侧胸背及腋下来回熨烫，每次 30～40 分钟，每日 2～3 次。

4.针灸疗法

耳穴压法：取穴咽喉、气管、肺、大肠、神门、内分泌等主穴。

五、预防与调护

（一）预防

1.经常到户外活动，加强锻炼，增加小儿抗病能力。

2.避免感受风邪，积极预防感冒。

3.避免与煤气、烟尘等接触，减少不良刺激。

（二）调护

1.保持室内空气流通，室温以 18～20 丈为宜，相对湿度约 60%。

2.注意休息，咳嗽重的患儿可影响睡眠，应保持室内安静，以保证充足的睡眠。

3.经常变换体位及拍打背部，以促进痰液的排出。

4.饮食应给予易消化、富含营养的食品。婴幼儿尽量不改变原有的喂养方法，咳嗽时应停止喂哺或进食，以防食物呛入气管。年长儿饮食宜清淡，不进食辛辣、油腻食物，少食生冷、过甜、过咸之品。

（孔令霞）

第三节　口疮

口疮以口颊、舌体、上腭、齿龈等处发生黄白色溃疡为特征，如发于口唇两侧者，称为燕口疮；满口糜烂、色红作痛者，称为口糜。本病可单独发生，也可伴发于其他疾病当中。发病无明显季节性，一年四季均可发生，婴幼儿时期多见。轻证仅有流涎、拒食、烦躁、哭啼等，个别有发热；重证可见精神萎靡，手足不温，吐舌弄舌，痰涎涌盛。经适当诊疗和调护，一般预后良好，部分患儿可反复发作，严重者可致邪热内陷，神昏抽搐。

有关本病的记载，最早见于《内经》。《素问·气交变大论》曰："岁金不及，炎火乃行，民病口疮。"《诸病源候论·唇口病诸候》言："手少阴，心之经也，心气通于舌，足少阴，脾之经也，脾气通于口。脏腑热盛，热乘心脾，气冲于口与舌，故令口舌生疮也。诊其脉，浮则为阳，阳数者，口生疮。"指出心脾热盛为口疮的病机。南宋《小儿卫生总微论方·唇口病论》曰："风毒湿热，随其虚处所著，搏于血气，则生疮疡……若发于唇里，连两颊生疮者，名曰口疮……若发于口吻两角生疮者，名曰噤口疮。"指出因其发病部位不同，有口疮与噤口疮之别，但都可因感受风毒湿热之邪而致。本病属西医疱疹性口腔炎、溃疡性口腔炎、口角炎等范畴。

一、病因病机

(一)病因

1. 外因

感受风热湿毒，六淫之邪侵入，搏于血气，发于口舌则口臭，红肿溃烂。或热病火盛，血气壅盛，火性向上，熏于上焦，故口舌疼痛生疮。

2. 内因

嗜食厚味，遗热于胎，或调护失宜，将养过温，致心脾积热，热毒随经上通于口舌而生疮；疳证、久病致阴虚火盛，水不制火，虚火上炎，而致口舌生疮。

二、病机

本病病位在心、脾、胃、肾，因病位不同，病程长短不同，故病情轻重不一。风热夹毒上攻或邪热乘于心脾，临床表现重，病程短，属实证；若阴液耗损，久而肾阴内亏，临床表现轻，病程长，属虚证。重者阴津大伤，阴液耗损，致口疮反复出现，迁延难愈。

1. 基本病机

火蕴心脾。

2. 常证病机

(1)心脾积热：婴儿胎禀有热，或脾胃素蕴湿热，或风热湿毒乘虚侵入，热郁化火，邪热内积心脾，盖手少阴之经通于舌，足太阴之经通于口，故心脾二经有热，则邪毒熏灼口腔，而致口舌黏膜破溃、糜烂。亦有因口腔不洁和破损，秽毒内侵，导致口舌生疮者。

(2)虚火上炎：因小儿禀赋虚弱，气阴两虚；或久患热病，火盛阴伤；或久泻不止，脾肾虚损，阴液亏耗，以致水不制火，虚火上炎，熏灼口舌而成口疮。

三、临床表现

齿龈、舌体、两颊、上颚等处出现疱疹、黄白色溃疡点，大小不等，甚至满口糜烂，患处常见红肿热痛，轻则溃疡较少，周围淡红或淡白，疼痛较轻，兼见神疲、颧红，妨碍哺乳；重则发热、溃疡周围鲜红，疼痛较甚，口臭流涎，甚或发热、口渴、烦躁、啼哭不安、拒乳，或见呕吐、腹泻。严重者可致邪热内陷，神昏抽搐。

四、诊断与鉴别诊断

（一）诊断要点

1. 齿龈、舌体、两颊、上颚等处出现黄白色溃疡点，大小不等，甚至满口糜烂，疼痛流涎、拒乳拒食。

2. 外感引起者，初起有时可见口腔疱疹，继则破溃成溃疡，常伴发热，颌下淋巴结肿大。

（二）鉴别诊断

1. 鹅口疮

多发生于初生儿或体弱多病的婴幼儿，口腔黏膜、舌上有雪片状白屑，可蔓延至咽喉、软腭或鼻腔，周围有红晕，疼痛不明显。

2. 手足口病

是由多种肠道病毒(包括柯萨奇病毒、肠道病毒 EV71)引起的急性传染病，多见于 4 岁以内小儿，夏秋季节流行，以发热，口腔黏膜疱疹、溃疡，伴手、足、臀部皮肤出现斑丘疹、疱疹为特征。

五、辨证论治

（一）辩证要点

1. 辨颜色

心脾积热者，口疮周围颜色鲜红、肿胀，溃疡面数目较多。虚火上炎者，口疮周围颜色淡红，稀疏散发。

2. 辨发热

心脾积热为实证，患儿面红，唇红，流涎口臭，甚者可发热，口渴，小便短少，大便干结或几日不解。虚火上炎者，少见发热或有低热，可伴有颧红体倦，虚烦不寐。

3. 辨疼痛

实证者，疼痛灼热，年幼者表现为啼哭，拒食。阴虚口疮者，疼痛较轻。

（二）治疗原则

1. 基本治则

祛火清疮。

2. 具体治法

实证治宜清热解毒，泻火通便；虚证治宜滋阴降火潜阳，引火归原。另外可配合外治法。

（三）分证论治

1. 风热乘脾

证候表现：口腔溃疡较多，或满口糜烂、周围红赤，疼痛拒食，烦躁多啼，口臭涎多，小便短黄，大便干结，或发热面赤，舌红苔黄，指纹紫，脉滑数。

证候分析：婴儿外感热邪，或饮食积滞，热蕴脾胃，上熏口舌，发为口疮；火热熏灼，故疼痛拒食，烦躁多啼，口臭涎多；肠胃积热，津液受劫，故大便干结，小便短黄，舌红苔黄，脉滑数。如因外感热邪，热毒炽盛，则见发热面赤。

治法：疏风泻脾，祛火清疮。

方剂：凉膈散(《太平惠民和剂局方》)加减。

方解:凉膈散以黄芩、连翘、栀子清热解毒;大黄、芒硝通腑泻火;竹叶清心除烦;薄荷升散郁火;甘草、白蜜缓中解毒。此证必使大便畅通,里热下达,口疮始得缓解,是为"上病下取"之意。

加减:发热口渴加生石膏、麦冬;小便短赤加生地;若大便不实者,亦可选用清热泻脾散,以清泻心脾积热。

2. 心火上炎

证候表现:舌上糜烂或溃疡,色红疼痛,饮食困难,心烦不安,口干欲饮,小便短赤,舌红尖赤,苔薄黄,指纹紫,脉数。

证候分析:舌乃心之苗,手少阴之经通于舌。心火炽盛,邪热循经上炎,故发为口疮,色赤疼痛,饮食困难;心火内盛,津液受劫,故心烦不安,口干欲饮,小便短赤;脉细数,舌红尖赤,苔薄黄,亦为心火炽盛之候。

治法:清心泻热,祛火清疮。

方剂:泻心导赤汤(《小儿药证直诀》)加减。

方解:泻心导赤汤以黄连泻心火;生地凉心血;竹叶清心气;通草导热下行;甘草调和诸药。

加减:心烦不安加连翘、灯心草;口干欲饮加生石膏、芦根、天花粉;小便短黄加车前子、茯苓、滑石。

3. 虚火上浮

证候表现:口舌溃疡或糜烂,稀散色淡,不甚疼痛,口流清涎,神疲颧红,口干不渴,舌红苔少,指纹淡紫,脉细数。

证候分析:婴儿体禀虚弱,肝肾不足,水不制火,虚火上浮,故见口舌溃疡或糜烂,不甚疼痛;虚火内炽,故神疲颧红,口干不渴;舌红苔少,脉细数为阴虚火旺之象。

治法:滋阴降火,祛火清疮。

方剂:六味地黄丸(《小儿药证直诀》)加肉桂。

方解:熟地、山茱萸滋阴补肾;茯苓、山药健脾补肺;泽泻、丹皮泻肝肾之虚火;加少量肉桂引火归原。

加减:阴亏火旺者可加肉苁蓉、女贞子、菟丝子。脾肾大虚,无根之火上浮而见口舌生疮,神疲面白,大便溏薄,舌淡苔白者,可用理中汤加肉桂以温补脾肾,引火归原。

四、其他疗法

1. 中成药

(1)小儿化毒散:每次 0.6g,每日 2 次,3 岁以内小儿酌减。用于心火上炎证。

(2)牛黄解毒片:每次 1~2 片,每日 3 次。用于风热乘脾证。

(3)知柏地黄丸:每次 3g,每日 3 次。用于虚火上浮证。

2. 外治法

(1)冰硼散:少许,涂敷患处,每日 3 次。用于风热乘脾证、心火上炎证。

(2)锡类散:少许,涂敷患处,每日 3 次。用于心火上炎证、虚火上浮证。

(3)双料喉风散:少许,用吹药器喷入,或涂敷患处,每日 3 次。用于风热乘脾证、心火上炎证。

五、预防与调护

(一)预防

1.保持口腔清洁,注意饮食卫生,餐具应经常消毒。

2.食物宜新鲜、干净,多食新鲜蔬菜和水果,不宜过食肥甘厚腻之品。

3.给初生儿、小婴儿清洁口腔时,动作宜轻,避免损伤口腔黏膜。

(二)调护

1.饮食宜清淡,忌辛辣刺激、粗硬及过咸食品,忌饮食过烫。

2.补充水分,保持大便通畅。

(孔令霞)

第四节 遗尿

遗尿又称“尿床”,是小儿睡中小便自遗,醒后方觉的一种疾病。正常小儿3周岁以后已能控制排尿,若超过5岁以上的幼童,不能自主控制排尿,熟睡时经常遗尿,轻者数夜一次,重者一夜数次,则多属病态。本病多见于10岁以下的儿童。

遗尿证,多自幼得病,但也有在学龄儿童时期发生者,可以为一时性,也有的持续数年到性成熟时才消失。极少数可伴随至成年。遗尿若长期不愈,可使儿童自尊心受到伤害而产生自卑感,严重影响患儿的身心健康与生长发育。

古代医籍对本病记载颇多,最早见于《灵枢·九针论》,曰:“膀胱不约为遗溺。”《诸病源候论·小儿杂病诸候·遗尿候》指出:“膀胱为津液之府,既冷气衰弱,不能越睡,故遗尿也。”大多医家认为本病是由肾与膀胱虚冷所致。证属虚寒,病位在肾与膀胱。西医通过放射诊断学检查,发现有些遗尿患儿与隐性脊柱裂有关,并有一定的家族遗传病史。

一、病因机制

遗尿多与膀胱和肾的功能失调有关,其中尤以肾气不足,膀胱虚寒最为多见。下元虚冷,不能温养膀胱,膀胱气化功能失调,闭藏失职,不能制约水道,而为遗尿。

(一)病因

小儿遗尿多属功能性,多为先天禀赋不足,素体虚弱,肾气不足,下元虚寒;或大病久病之后,失于调养,肺脾气虚;少数为肝经郁热,疏泄失司,热移膀胱所致。

(二)机制

1.基本病机

膀胱失约。

2.常证病机

(1)肾气不足,下元虚冷肾为先天之本,主水,与膀胱互为表里。小便排泄与贮存,全赖肾阳之温养和气化。若小儿先天肾气不足,下元虚冷,不能温养膀胱,膀胱气化功能失调,闭藏失职,不能制约水道则遗尿。

(2)肺脾气虚,膀胱失约多因素体虚弱,大病之后肺脾之气虚弱,不能固摄,升清失职,上虚不能制下,下虚不能上承,致使膀胱无权约束水道,则小便自遗,或睡中小便自出。

(3)肝经湿热,火热内迫肝主疏泄,调畅气机。若肝经湿热郁结,热郁化火,迫注膀胱,可致遗尿。

此外,某些儿童素有痰湿内蕴,入睡后沉迷不醒,呼叫不应,也常遗尿。亦有小儿自幼使用尿不湿,没有养成夜间主动起床排尿的习惯,任其小便于床,久而久之,形成习惯性遗尿。

二、临床表现

本病主要发生于5～12岁的儿童,常在睡眠中遗尿,数日一次,或每夜遗尿,甚则一夜数次。常睡眠较深,呼之不醒,或呼醒后神志朦胧,可伴神疲乏力,腰膝酸软,食欲不振。

三、诊断与鉴别诊断

(一)诊断要点

1.发病年龄在5周岁以上。

2.睡眠较深,不易唤醒,隔天或每夜尿床,甚者每夜遗尿数次。

3.尿常规及尿培养无异常发现。

4.部分患儿放射线检查可发现隐性脊柱裂,或尿道畸形。

(二)鉴别诊断

1.泌尿系感染

急性泌尿系感染也可以出现尿床,但主要表现为尿频、尿急和尿痛;尿常规检查有白细胞、红细胞,尿培养阳性。

2.蛲虫感染

由于蛲虫夜晚在肛门周围产卵,刺激尿道而使小便自遗。

3.尿失禁

尿失禁乃尿自遗不分寤寐,不论昼夜,难以控制,量少而次数较多,多见先天发育不全及脑瘫患儿。

四、辨证论治

(一)辨证要点

本病重在辨别寒热、虚实。

1.虚寒

遗尿日久,夜尿清长,量多次频,兼见形体虚弱,神疲气短,面白唇淡,畏寒肢冷,舌淡苔白,脉细无力。

2.实热

遗尿初起,尿少色黄,臊臭异常,兼见面红唇赤,性情急躁,睡眠不宁,舌红苔黄,脉数有力。

(二)治疗原则

1.基本治则

固脬止遗。

2.具体治法

虚证以扶正培本为主,采用温肾阳、益脾气、补肺气、醒心神等法;肝经湿热之实证以清热利湿为主。除内服药物治疗外，针灸、推拿、外治疗法及单方验方均可应用。

3. 刘弼臣教授治疗小儿遗尿经验

刘弼臣教授认为遗尿患儿的发病与暴受惊恐有关。小儿神气怯弱，若暴受惊恐，致惊则气乱，恐则气下，水道失约则小便自遗。故在辨证论治的基础上多采用镇摄法治疗。同时，刘弼臣教授认为治疗本病宜积极消除患儿的心理负担，不能随意对患儿予以羞辱、斥责及惩罚，以免增加患儿的精神负担而影响身心健康。

（三）分证论治

1. 下元虚寒

证候表现：睡中经常遗尿，多则一夜数次，醒后方觉，神疲乏力，面色苍白，肢凉怕冷，腰腿酸软，智力较差，小便清长无味，舌质淡，苔白，脉沉细或沉迟。

证候分析：肾气虚弱，膀胱虚冷，不能制约，故睡中经常遗尿；肾虚则真阳不足，命火衰微，故神疲乏力，面色苍白，肢凉怕冷；腰为肾府，骨为肾所主，肾虚故腰腿酸软；肾虚脑髓不足，故智力较差；下元虚寒，故小便清长；舌质淡，脉沉细或沉迟，属于虚寒之象。治法：温补肾阳，固脬止遗。

方剂：菟丝子散（《太平圣惠方》）加减。

方解：方中菟丝子、肉苁蓉、附子温补肾阳，以暖下元；五味子、牡蛎益肾固涩，以缩小便。本方主要用于虚寒较盛，面白肢冷者。

加减：若伴有痰湿内蕴，困寐不醒者，加胆南星、半夏、石菖蒲、远志，以化痰浊，开窍醒神；若纳差、便溏者，加党参、白术、茯苓、山楂，以健脾和中助运。

2. 肺脾气虚

证候表现：睡中遗尿，量不多但次数频，少气懒言，神疲乏力，面色苍白或萎黄，食欲不振，大便溏薄，常自汗出，舌淡或胖嫩，苔薄白，脉弱。

证候分析：脾肺气虚，上虚不能制下，故遗尿；肺主气，肺气不足则少气懒言，神疲乏力；肺脾气虚，输化无权，气血不足，故面色苍白或萎黄；脾虚不健，运化失司，故食欲不振，大便溏薄；气虚不能固其表，故常自汗出；舌质淡或胖嫩，苔薄白，脉弱皆为气虚的表现。

治法：培元益气，固脬止遗。

方剂：补中益气汤（《脾胃论》）合缩泉丸（《校注妇人良方》）加减。

方解：本证因脾肺气虚，上虚不能制下所致。方中人参、黄芪、白术、山药、炙甘草、升麻、柴胡升阳益气；当归合黄芪，调补气血；益智仁、山药、乌药培元补肾，固涩小便；陈皮兼利气机。全方合而培元益气，固涩止溺。

加减：困寐不醒者，加石菖蒲、远志宁心安神；大便稀溏者，加炮姜温脾祛寒而止泻。

3. 肝经湿热

证候表现：睡中遗尿，次数较少，尿量不多，色黄腥臊，面红唇赤，平时性情急躁，或夜间梦语龂齿，睡眠不宁，舌红苔黄，脉滑数有力。

证候分析：肝经郁热，蕴伏下焦，热迫膀胱，故睡中遗尿；湿热蕴结膀胱，热灼津液，故尿臊色黄，尿量短少；湿热内蕴，郁结化火，肝火偏亢，故性情急躁；肝火内扰心神，故梦语龂齿；苔薄黄，脉数有力，均为湿热内蕴所致。本证常见于白天过度嬉戏玩耍、脾气急躁的儿童。

治则：泻肝清热，固脬止遗。

方剂：龙胆泻肝汤（《医方集解》）加减。

方解：方中龙胆草、黄芩、栀子清泻肝胆实火；泽泻、木通（禁用关木通）、车前子清利膀胱湿热；配当归、生地养血润燥；柴胡调达肝气；甘草调和诸药。本方苦寒药较多，对于下元虚冷或脾胃虚弱者，均不宜使用。

加减：若久病不愈，身体消瘦，虽有湿火内蕴，但已耗伤肾阴，舌质红者，可用知柏地黄丸治之，以滋阴降火。

对习惯性遗尿，除尿床外，无其他任何症状，这类遗尿患儿的治疗，主要是教育其改变不良的习惯。此外，本病亦可配合针灸治疗。

（四）其他疗法

1. 中成药

（1）五子衍宗丸：每次 1 丸，每日 2 次。用于肾气不固证。

（2）桑螵蛸散：每次 3～6g，每日 2 次。用于肾关不固，心神失养之遗尿。

（3）龙胆泻肝丸：每次 3～6g，每日 2 次。用于肝经湿热证。

（4）缩泉丸：每次 6g，每日 2 次。用于脾肾不足证。

2. 针灸疗法

（1）体针：常用穴：关元、中极、肾俞、膀胱俞、三焦俞、委中、三阴交、阳陵泉等。上述穴位交替使用。睡眠较深者，加神门、心俞；面色无华，自汗者，加肺俞、尺泽。每日 1 次，每次选 1～2 穴，7～10 日为 1 个疗程。

（2）耳针：取肾、膀胱、皮质下、神门、内分泌、交感、肾上腺。每日 1 次，每次选 2～3 穴，中刺激，7 日为 1 个疗程。

3. 外治法贴敷疗法：五倍子研末，温开水调敷于脐部，外用纱布覆盖，胶布固定，每晚 1 次，连用 3～5 次。

4. 激光疗法：取关元、气海、百会、足三里、三阴交。以 1.5～2.0mW 的氦氖激光照射。每穴 1～2 分钟，每日或隔日 1 次，6～10 次为 1 个疗程。用于肾气不固与脾肺气虚证之遗尿。

五、预防与防护

（一）预防

1. 耐心教育，不斥责惩罚，更不能当众羞辱，应鼓励患儿消除怕羞、紧张情绪，树立起战胜疾病的信心。

2. 每日晚饭后注意控制饮水量。睡后按时唤醒排尿 1～2 次，从而逐渐养成能自行排尿的习惯。

（二）调护

1. 夜间尿湿后要及时更换裤褥，保持干燥及外阴部清洁。

2. 勿使患儿白天玩耍过度，晚餐不进稀饭、汤水，睡前尽量不喝水，中药汤剂也不宜晚间服。

（孔令霞）

第五节　麻疹

麻疹是由外感麻毒时邪侵犯人体所引起，以高热、身出皮疹为主要表现的急性传染性疾病。典型病例以高热3～4天，按顺序出疹，初起有发热、咳嗽、流涕、眼泪汪汪、畏明羞光，随后口腔两颊黏膜近臼齿处出现麻疹黏膜斑，周身发布红色斑丘疹、手足心见疹后，依序而退，并有糠麸样脱屑及棕褐色色素沉着斑为主要临床特征。顺证经适当治疗与护理，预后一般良好。若感邪过重或素体虚弱者罹患本病，则易并发肺炎、喉炎或脑炎等逆证，病情危重，需及时抢救。

麻疹为古代儿科四大要证之一，对小儿的健康威胁极大。最早对小儿麻疹症状进行详细描述的是宋代钱乙的《小儿药证直诀》，"面燥腮赤，目胞亦赤，呵欠顿闷，乍凉乍热，咳嗽喷嚏，手足梢冷，夜卧惊悸"，是麻疹早期的典型症状。

本病多发于冬、春季节，6个月到5岁以下的小儿多见，近年来偶有成人患麻疹的病例报道。自我国对小儿广泛接种麻疹减毒活疫苗以来，发病率大大下降，20世纪80年代以来临床已很少见到典型病例，患病后一般可获得终身免疫。

一、病因病机

(一)病因

小儿麻疹发病的外因是感受麻毒时邪，温热邪毒，从口鼻而入，侵犯肺脾二经；内因为小儿脏腑娇嫩，形气未充，卫外不固，难抵麻毒邪气内侵。

(二)病机

1.基本病机

麻毒内侵。

2.顺证病机

麻毒时邪从口鼻而入，侵犯肺脾二经。肺主皮毛，脾主肌肉。邪正交争，邪毒从肌肤外泻，则见皮疹磊于肌肤。肺开窍于鼻，司呼吸，主一身之卫气。麻毒时邪侵犯人体，致肺卫失宣，而见发热、咳嗽、喷嚏、流涕。麻毒时邪侵入肺脾二经，正气抗邪，御毒外达，邪透肌表，则疹点外透，热随疹出，疹出邪泻，故疹出热透后，疹消热退；热去津伤，则见口干、纳少、脱屑、舌红少津等。

3.逆证病机

麻疹以透为顺，内传为逆证。麻毒炽盛，邪毒内陷，直入营血。或小儿素体本虚，正气不足，麻毒内侵，无力抵御，致邪毒内陷；或麻毒来犯，正气与之抗争之时因治疗、护理失当，徒伤正气，助长邪毒，致邪毒日盛，正气衰退，邪毒内陷。肺居上焦，邪毒入侵，先犯肺脏，若邪毒炽盛，火热灼肺，炼液生痰，痰热互结，形成痰热，阻塞肺络，使肺气闭郁，而见咳喘痰鸣之逆证；邪毒炽盛，毒热循经上攻咽喉，致毒壅咽喉，而见喉肿咽痛、音哑声嘶之逆证；邪毒盛而不能外达，内陷心肝，蒙蔽清窍而神昏，引动肝风而抽搐，致成逆证。

二、临床表现

(一)顺证

1.前驱期(疹前期)

主要临床表现为发热，可逐渐上升，也可骤然上升，热度可达39～40丈。在前驱期的3～4天内，多伴有上呼吸道感染症状，如流涕、喷嚏、咳嗽、头痛、畏寒以及其他系统的症状，如食欲不振，呕吐，腹痛，腹泻，全身不适感，肢体疼痛，目赤肿痛，泪水汪汪，畏明羞光，咽部充血等。在发热的第2～3天，患者口腔内两颊黏膜上，可见白色斑点，其直径为0.5～1mm，周围绕以红晕，称为麻疹黏膜斑。

2.出疹期

一般在发热3～4日后开始出疹。其发布有序：皮疹先见于耳后发际，而后渐及颜面、颈部，再至胸、腹、背部、四肢，最后达手足心、鼻，为麻疹出齐。皮疹的颜色，初时红活，三五成撮，疹与疹之间为正常皮肤。其色亦逐渐加深，转为暗红色；疹的形态为斑丘疹，大小不一，高出皮肤，其直径多在2～4mm，初起稀疏，随着疹出，疹点渐密集，部分可融合成片，少数可呈出血性皮疹。出疹期的热势达到顶点，体温常可高达40℃，伴嗜睡；其咳嗽频繁、咽红、咽痛等症状亦较重。

3.疹退期(恢复期)

一般为3～4天，皮疹出齐后，依出疹顺序逐渐消退。在疹退同时，发热的热度亦随之而减，精神好转，伴随症状亦减轻。疹退净后，出疹部位可见糠麸状细微脱屑，遗留棕褐色的色素沉着。一般2周后，色素沉着便逐渐消失。

(二)逆证

主要临床表现为：低热，热度应高而不高；疹出不畅，该出不出，或不依次序而出，或暴出暴收；疹色紫暗；或疹点稀淡，称为“白面痧”。其伴随症状加重，可见呼吸困难，声音嘶哑，咳如犬吠状，呼吸急促，鼻翼扇动，喘憋神昏，口唇发绀，惊厥抽搐等。

三、诊断与鉴别诊断

(一)诊断要点

1.病史流

行病史及密切接触史，麻疹疫苗接种缺失史。

2.季节

以冬春为高发季节；年龄以6个月～5岁小儿多见。

3.症状体征

高热，皮疹依序而出，依次而退，皮疹为斑丘疹，暗红色，疹间有正常皮肤，疹退有脱屑及色素沉着。伴见上呼吸道、胃肠道及眼部感染的症状。初期伴有麻疹黏膜斑。

4.实验室检查

①血常规：末梢血血常规中，白细胞变化不大，正常或略低；在分类中，前驱期淋巴细胞百分比大减，中性粒细胞百分比增加；出疹期后，淋巴细胞百分比增加，中性粒细胞比例下降。②血清特异抗体，在发热后第2周开始出现麻疹病毒抗体，到第4周，抗体滴度达到最高，以后逐渐下降。③病毒分离：将鼻咽部分泌液或血进行培养，可分离出麻疹病毒。④涂片检查：在出疹或将出疹时，取鼻咽部分泌物涂片，可查到多核巨细胞，有助于早期诊断。

(二)鉴别诊断

1.奶疹(幼儿急疹)

幼儿急疹特点为发热3～5天，热退疹出，且伴见症状轻，多见于6～12个月的婴儿，没有麻疹黏膜斑；麻疹则为热盛疹出，有麻疹黏膜斑。

2.猩红热

两者均为高热、出疹，但猩红热在发热数小时内可出现皮疹，在24小时可遍及全身，皮疹为猩红色,有口周苍白圈、帕氏线、杨梅舌等特殊体征。

四、辨证论治

(一)辨证要点

1.辨轻重

(1)轻证:症状多不典型,发热一般不高,麻疹黏膜斑无或不明显,皮疹较稀疏,手心足心常无皮疹,病程较短,常在1周左右。

(2)重证:多见于体质较弱者,或治疗护理不当,或麻疹邪毒炽盛。发热持续不退,疹点密集、紫暗,或皮疹出没无常;兼见呼吸困难、声音嘶哑、鼻翼扇动、神昏、抽搐等症状。病程较长,病势危急。

(二)治疗原则

1.基本治则

清疹透疹。

2.具体治法

疹为阳毒,以透为顺,故多采用清凉之品,清解透疹。在病情的每个阶段,又有所偏重。在初期宜宣透,出疹期宜清解,疹回期宜养阴。治疗时视病情变化,治疗原则随证变化。

(三)分证论治

(一)顺证

1.邪伤肺卫(疹前期)

证候表现:发热,咳嗽,流涕,喷嚏,畏光羞明,眼泪汪汪,纳呆,或吐或泻,倦怠乏力。两颊口腔内隐约可见麻疹黏膜斑,并逐渐增多。后期在耳后、颈部隐约可见红色皮疹。舌红,苔薄黄,脉浮数,指纹浮露色紫。

证候分析:麻毒时邪自口鼻而入,先侵肺卫之表,致肺卫失宣,故见发热、咳嗽、流涕、喷嚏等肺卫表证;麻毒由肺入脾胃,影响脾胃受纳及升降功能,而见纳呆、吐泻等胃肠症状;麻疹黏膜斑的出现及耳后、颈部隐约可见红色皮疹,是麻疹之毒欲外透、外达之表象。舌红,苔薄黄,脉浮数,指纹紫滞浮露为肺卫表证之象。

治法:宣肺解毒,清疹透疹。

方剂:宣毒发表汤(《医宗金鉴》)加减。

方解:牛蒡子、薄荷、防风、荆芥解肌清热,助升麻、葛根解肌透疹;前胡、杏仁宣肺止咳;牛蒡子、桔梗利咽;连翘清热解毒;竹叶清热利小便;甘草调和诸药为使药,全方共奏解表宣肺透疹之功。

加减:高热无汗者,可加大青叶、板蓝根;咽痛者加射干。

2.肺胃热盛(出疹期)

证候表现:持续高热,疹随热出,咳嗽较重,咽干口渴,目赤多眵,烦躁,尿黄,便干。皮疹自耳后起,渐至头面、颈项、胸背、腰腹及四肢,最后到手心足心、鼻尖,皮疹初为玫瑰色,后为暗红色,红活圆润,先稀疏,渐稠密,可有部分融合。舌红,苔黄,脉数,指纹紫滞。

证候分析:麻疹毒邪炽盛于内,故热势较高,且透疹过程中,其疹为热迫而出,其热亦随疹而泻,此为顺证的正常发疹过程。疹毒侵肺,肺热内盛,失于清肃,故咳嗽加重。麻毒内炽,火热盛于胃,故口渴,咽干,目赤,尿黄便干。热毒内扰心神,故烦躁。其舌红,苔黄,脉数,指纹紫滞为肺胃热毒炽盛之象。

治法:解毒退热,清疹透疹。

方剂;清解透表汤(验方)加减。

方解:本方中金银花、连翘清热解毒;桑叶、菊花疏风清热解表;西河柳、葛根、升麻发表解肌透疹,疏散风热;牛蒡子解毒透疹,兼以利咽疏风;蝉蜕可疏风透疹,又能息风止痉;紫草解毒透疹,又能凉血活血;甘草调和诸药。全方共奏清热解毒,疏风透疹之功。

加减:壮热口渴引饮者,加生石膏、知母以清热;疹出不畅者加樱桃核、浮萍、芫荽解肌透疹;皮疹紫暗成片稠密者,加生地、丹皮、赤药清热凉血活血;烦躁、惊惕不安,甚至抽搐者,加钩藤、僵蚕平肝息风止痉;咳嗽较重者,可加桑白皮、杏仁、贝母清肺化痰止咳。

3.热退阴伤(疹回期)

证候表现:疹已出齐,发热减轻,体温逐渐下降至正常,咳嗽、咽痛等伴随症状亦随之而减轻至消失,皮疹按出疹顺序依次消退,出现糠麸样脱屑,有棕色色素沉着,纳食增加,大便干,舌红少苔欠津,脉细数或细弱,指纹淡紫。

证候分析:麻毒随疹外透于表而解,属邪退正复,故发热渐退,咳嗽、咽痛减轻,精神转好,烦躁消失;脾胃功能逐渐恢复,故纳食增加;而舌红欠津,少苔,脉细数弱均为阴分受伤,余热未尽之象。

治法:养阴清热,清麻透疹。

方剂:沙参麦冬汤(《温病条辨》)、加减。

方解:本方中以沙参、麦冬养阴清热生津;玉竹养阴生津止渴;天花粉清热生津;桑叶疏风清余热;地骨皮善清虚热;生扁豆、谷芽健脾调胃;甘草调和诸药。全方共奏清余热,养阴生津之功。

加减:低热不尽者,加银柴胡、白薇清退虚火;干咳少痰者,加百合、杏仁、款冬花、乌梅润肺止咳;疹退较缓者,加当归、赤芍活血凉血;便秘甚者,加生何首乌、火麻仁、瓜蒌润肠通便。

(二)逆证

1.麻毒闭肺

证候表现:高热不退,口渴引饮,咳嗽痰多,喘促鼻扇,烦躁唇青。皮疹出之不畅,或早或晚,或出即没,或出之数几便不继出;或暴出暴收,稠密融合,紫暗成片。舌红苔黄,脉洪数,指纹紫滞。

证候分析:麻毒炽盛,易于化火,火燔于内,故见高热,口渴;麻毒闭肺,灼津炼液成痰,痰阻肺道,故见咳嗽痰多,喘促鼻扇;麻毒内攻,故皮疹出之不畅,或疹不及外发,或疹不依序而迅发,其融合成片且紫暗,均与麻毒过盛有关,其舌红苔黄,脉洪数,指纹紫滞,皆为麻毒热邪内炽之象。

治法:清肺解毒,清麻透疹。

方剂:麻杏石甘汤(《伤寒论》)加味。

方解:本方生石膏、麻黄宣肺解表,平喘止咳。两药相互制约,麻黄性温制生石膏之寒,以防寒过遏疹,生石膏性寒可制麻黄之温,以防温助热邪,两药合用,既能宣肺又能清热,故为辛凉之剂。杏仁苦降助麻黄止咳平喘;甘草调和诸药以为使。

加减:肺热重加黄芩、鱼腥草清肺解毒;咳嗽剧烈加款冬花、百部肃肺止咳;痰稠难咯加川贝母、知母清肺化痰;疹出不畅加紫草、浮萍、西河柳、芫荽、樱桃核活血解毒透疹;疹色紫暗加丹皮、赤芍清热凉血，活血散瘀。

2. 麻毒攻喉

证候表现：高热不退，声音嘶哑，喉间痰鸣，犬吠样咳嗽，咽喉肿痛尤甚，影响吞咽进食，面唇青紫，烦躁不安，呼吸急促，甚至出现窒息，皮疹出之不畅，紫暗不匀。舌红苔黄，脉洪数，指纹紫滞。

证候分析：麻毒炽盛，故高热不退；麻毒化火，循经上攻咽喉，而见咽喉肿痛，声音嘶哑，犬吠样咳嗽；麻毒火热炼津为痰，痰火阻塞气道，故呼吸困难，急促唇绀，甚至窒息，病情凶险危急，常与麻毒闭肺同时发生，麻毒炽盛，影响皮疹正常透发，而皮疹透发不畅；舌红苔黄，脉洪数，指纹紫滞为麻毒内炽之象。

治法：清麻透疹，利咽消肿。

方剂：玄参升麻汤（《卫生宝鉴》）加减。

方解：方中玄参清上焦氤氲之热，解毒利咽；升麻解郁散热，清利咽喉；牛蒡子清热利咽，兼以疏风透疹；连翘、黄芩、黄连清热泻火解毒；桔梗宣肺利咽止咳；白僵蚕散风祛痰；防风疏散达邪；生甘草清热解毒，调和诸药。全方共奏清热利咽，止咳化痰之功。

加减：若大便秘结加大黄、玄明粉通腑泄热；咳重加前胡、射干宣肺止咳。若呼吸困难，面唇青紫，出现窒息者应采用综合措施进行抢救，必要时行气管插管以挽救生命。

3. 麻毒内陷心肝

证候表现：高热不退，烦躁不安，神昏谵语，甚至抽搐惊厥，皮疹密集紫暗，遍及周身，大便秘结，舌红绛，苔黄糙，脉洪数，指纹紫滞。

证候分析：麻毒炽盛，未经肺卫而解，反而内陷心肝，蒙蔽清窍，引动肝风，故高热不退，神昏，抽搐；麻毒炽热化火，火扰心神，故烦躁谵语，夜寐不安，大便秘结；麻毒入营动血，则皮疹密集紫暗，遍及周身；舌红绛，苔黄糙，脉洪数，指纹紫滞为麻毒炽盛之象。

治法：凉营息风，清麻透疹。

方剂：羚角钩藤汤（《通俗伤寒论》）加减。

方解：本方中羚羊角、钩藤平肝息风，清热解毒；桑叶、菊花疏风清热，尤擅清肝经之热；生地清热凉血养阴；白芍柔肝敛阴；川贝、竹茹清热化痰；茯神宁心安神；生甘草清热解毒，调和诸药。全方以清热息风凉营为大法。

加减：高热，昏迷较深者可合用紫雪丹或安宫牛黄丸清热化痰，息风开窍；痰涎壅盛者加天竺黄、胆南星、石菖蒲、猴枣散等化痰开窍。

（三）其他疗法

1. 中成药

(1)五粒回春丹：宣肺透表，清热解毒。适用于初热期和出疹期。每次 1～5 粒，每日 2 次。

(2)银翘解毒颗粒剂：清热解表，每袋 2.5g，每次 1.25～5g，每日 2～4 次。适用于麻疹初热期，在皮疹将出之时，用芦根煎水送服则效果更佳。

(3)牛黄清心丸：清热泻火，镇咳祛痰，每丸 3g，每次 1/2～1 丸，也可与汤药配服，适用于逆证高热不退者，有惊风征兆者效果更佳。

(4)安宫牛黄丸：清心开窍，每丸 3g，必要时服 1/2～1 丸，与中药汤剂合服，适用于麻毒内陷心肝证。

2. 针灸选穴

邪伤肺卫，选大椎、曲池、合谷、鱼际、外关，清风热，肃肺气。肺胃热盛者，加曲泽、委中、十宣点刺放血，以泻血分之热；神志昏迷者，加百会、人中开窍醒脑，手法以泻法为主，每日 1 次，点刺放血，或留针 20 分钟。

3. 推拿疗法

取肺经、肝经、天河水、三关、天柱骨、七节骨等穴，手法选用泻法，即清推之法，以清热解表透疹，每次 20～30 分钟，每日 1 次。

4. 外治法

麻黄、浮萍、芫荽、西河柳、黄酒，加水煮沸，使蒸气布满室内，使病人口鼻吸之，再以柔软毛巾蘸药液，适温轻擦患者皮肤。适用于疹出不畅的患者。

5. 单方验方

芦根 30g，金银花 10g，水煎服，清热解表透疹，每日频频饮之，适用于出疹前期或疹出不畅之时。

五、预防与调护

（一）预防

1. 流行期间，少去公共场所，尤其是易感儿童更应少去公共场所。保持居室内通风良好，保持空气新鲜，温度、湿度适宜，尽量充分休息。

2. 中药预防：紫草 10g，甘草 3g，水煎服，每日服 1 次，共服 3 次，可在麻疹流行期间服用，以预防麻疹。

3. 按时接种麻疹疫苗。

（二）调护

1. 应立即隔离，一般应隔离至疹出后 5 天。对有并发症者，应延长隔离期至 10 天，以控制传染源。

2. 保持口、眼、鼻的清洁卫生，可用淡盐水漱口，眼药水滴眼等。

3. 保持皮肤清洁，切勿抓搔，以防感染。

4. 密切观察病情变化，如发热、皮疹、精神状态、呼吸及伴发症状等。

5. 饮食应易消化且富有营养，以流食或半流食为主，切勿食用肥甘、厚味、油腻之品。

（孔令霞）

第六节　手足口病

手足口病是由感受手足口病时邪，以手、足、口咽部出现疱疹为主要表现的疾病。典型病例以口腔炎症表现，如口痛、拒食、流涎，口腔内出现疱疹，继而形成溃疡，同时手足亦出现疱疹，可伴见低热或高热、咽红等症状为临床特征。本病多数病程较短，约 1 周左右，病情较轻。重证病例可出现咳嗽、咯血、心悸、神昏、抽搐等变证。本病一年四季均可发病，在夏、秋季节发病率明显增高。1～5 岁小儿发病率较高。

中医文献中无手足口病之病名，根据其临床表现当属于中医学中“斑疹”“口疮”等范畴。

一、病因病机

（一）病因

手足口病发病的外因为感受手足口病时邪，为湿热疫毒。内因为小儿素体肺脾不足，内蕴湿热。

（二）病机

1. 基本病机

湿疫内侵。

2. 常证病机

手足口病邪毒为湿热疫毒，自口鼻而入，首先犯肺，肺卫失宣，而见发热、流涕、微咳等肺卫表证；疫毒在肺卫不解，入于中焦，或直中脾胃，影响脾胃运化功能而见吐、泻等症；脾主四肢肌肉，开窍于口，脾湿不运，与湿热疫毒相合，郁于肌腠，发于口、手、足等部位，热郁为疹，毒透为疱，湿溢为疱液，故临床在口、手、足等部位发生皮疹，渐变成疱，并引发口痛、流涎、拒食、烦躁、手足痒痛等症。湿热疫毒随疱疹外透，正气渐复，疱疹干缩，但疫毒已伤津液，故见肺脾不足之阴伤证候。

3. 变证病机

如正气不足，湿热疫毒炽盛化火，则毒邪直入营血，内陷心肝，引发肝风内动，出现抽搐、惊厥、神昏、心悸等变证。

二、临床表现

临床首先表现为口痛、拒食、流涎。常有低热或高热，也有部分患者不发热。伴见流涕、咳嗽、咽红、咽痛等症状。1～2 天口腔内散见小疱疹，很快疱疹破溃，形成小溃疡点，位于舌、颊黏膜及硬颚处为多，亦可波及软颚、咽部；手足跖掌及面、臀部先起红色斑丘疹，然后变成疱疹。疱成圆形或椭圆形，较水痘小，质较硬。疱周色红而痛痒；疱疹数目少的几个，多的几十个，躯干部较少见。病情持续 1 周左右，疱疹结痂，或干缩而愈，不留瘢痕及色素沉着。

三、诊断要求

1. 病史

夏秋季节流行病史或接触史。

2. 症状

体征手足口部位疱疹，绕以红晕，痒痛，流涎，拒食，烦躁等。

3. 实验室检查

取疱疹液进行病毒分离以确诊；也可在恢复期进行血清特异性抗体测定。

（二）鉴别诊断

1. 水痘

水痘的疱疹较手足口病之疱疹略大且软，数量亦多。并且水痘好发于躯干部位，而手足口病则多发于口腔及手足跖掌等部位，两者有明显不同。

2. 脓疱疮

脓疱疮为化脓性细菌，如金黄色葡萄球菌等引起的表皮化脓性皮肤病，多见于口周皮肤及四肢，少见于口腔黏膜，其疱疹皮薄而大，易破，内含脓液，疱破后露出湿润潮红的糜烂面，周围淋巴结肿大，这些均与手足口部不同。临床较易区别。

四、辨证诊治

（一）辩证要点

1. 轻证

病程短，疱疹仅限于手足掌心及口腔部位，疹色红润，稀疏散在，根盘红晕不著，疱液清亮，全身症状轻微。

2. 重证

病程长，疱疹除手、足、掌心及口腔部位以外，还可累及四肢、臀部等部位，疹色紫暗，分布稠密，或成簇出现，根盘红晕较著，全身症状重，甚或出现邪毒内陷、邪毒犯心等证候。

（二）治疗原则

1. 基本治则

清疫解毒。

2. 具体治法

轻证治以宣肺解表，清热化湿；重证宜分清湿重、热重。偏湿盛者，治以利湿化湿为主，佐以清热解毒；偏热重者，则以寒凉清热解毒之品为主。若出现邪毒内陷或邪毒犯心者，又当配伍镇痉开窍、益气养阴、活血祛瘀等法。

（三）分证论治

1. 疫犯肺脾

证候表现：口痛，拒食，流涎，手足起疱，破溃后形成溃疡，痒痛欲抓，烦躁不安，或发热或不发热，流涕，微咳，咽红，尿黄，便干。舌红，苔白滑或薄黄，脉滑数。

证候分析：湿热疫毒之邪与脾湿相合，郁而化火，上壅脾窍，故口痛起疱，拒食流涎；疫毒蕴于肌腠，外发肌表而为疹，湿毒外透而为疱，湿热毒邪齐聚疱周而痒痛；湿热郁于肺卫而见发热，流涕，咳嗽；热毒内盛而见尿黄，便干；热毒扰心而烦躁不安；舌红，薄黄，脉滑数为湿热之象。

治则：宣肺理脾，清疫解毒。

方剂：荆翘散（验方）加味。

方解：方中荆芥、连翅疏风达邪；牛蒡子、蝉蜕、薄荷解表透疹；防风、白蒺藜祛风止痒。

加减：本病为湿热疫毒致病，故常加本通、六一散清热利湿；如发热较高者，加柴胡、生石膏解郁清热；疱疹痒痛甚者；加苦参、防风以祛风燥湿止痒；大便干结者，加大黄、玄明粉以通便下火。

2. 湿热蒸盛

证候表现：身热持续，烦躁口渴，小便黄赤，大便秘结，手、足、口部及四肢、臀部疱疹，痛痒剧烈，甚或拒食。疱疹紫暗，分布稠密，或成簇出现，根盘红晕显著，疱液混浊。舌质红绛，苔黄厚或黄燥，脉滑数。

证候分析：本证为手足口病重证，湿热疫毒侵犯肺脾，发于肌肤，偏于湿重者低热起伏，口苦而黏，皮肤疱疹较重，疱液混浊，瘙痒不适；偏于热重者高热持续，口渴引饮，口腔疱疹较重，疼痛流涎。若失于调治或感邪过重，可出现邪毒内陷或邪毒犯心变证。

治则:祛热化湿,清疫解毒。

方剂:甘露消毒丹(《医效秘传》)加减。

方解:方中黄芩、连翘、薄荷清热解毒;藿香、白蔻仁、石菖蒲芳香化湿;滑石、茵陈、木通清热利湿;射干利咽解毒;川贝化痰止咳。

加减:高热加柴胡、生石膏解郁清热;皮修密布加紫草、野菊花解毒透疹;大便泄泻加葛根、生苡仁、泽泻清热利湿,升阳止泻;恶心呕吐加苏梗、姜竹茹和胃降逆止呕。

(四)其他疗法

1.中成药

(1)双黄连口服液:清热解毒。每支10mL,每次5～20mL,每日3～4次。适用于本病的早、中期。

(2)清热解毒口服液:清热解毒。每支10mL,每次5～20mL,每日3～4次。适用于本病的早、中期。

(3)板蓝根冲剂:清热解毒,凉血利咽。每袋5g,每次2.5～10g冲服,每日3～4次。适用于本病的早期。

(4)万应丸:清热解毒,每次5粒,每日2次,适用于疱疹期。

2.外治法

(1)石柏粉:将锻石膏、黄柏、蛤壳粉、白芷、黄丹,共研细末,油调,外敷。用于疱疹多而痛痒甚者。

(2)珠黄散:或双料喉风散吹于溃疡面上,清热解毒,每日1次。

(3)立效散:黄连、细辛、玄明粉,共研细末。每次取少量药粉,点于溃疡面上。每日1～2次。

(4)手口皮肤疱疹破溃后,可涂1%龙胆紫药水。

五、预防与调护

(一)预防

1.增强体质,加强锻炼,提高机体抵御疾病的能力。

2.注意饮食结构及卫生习惯,避免因饮食不节,而导致脾胃积滞,内蕴湿热,造成本病发生的内在环境。

3.在夏秋流行季节,可服用板蓝根冲剂,每次1/2～1袋,每日1～2次,以预防之。

(二)调护

1.患疱疹期间,应注意休息,尽量少外出,减少再感染的机会。

2.在患疱疹期间,应避免搔抓,以防皮肤感染。

3.以流食、半流食、多营养饮食为主,注意饮食温度适宜,避免过烫,应忌食甜、咸、辛、辣之品,禁食肥甘厚味之食物。

(孔令霞)

第七节 水痘

水痘是由外感水痘时邪所引起的急性出疹性时行疾病,本病也称“水花”“水疱”“水疮”。

临床以皮肤同时出现丘疹、疱疹和结痂为其特征。水痘一年四季均可发生,但以冬、春两季多见。婴幼儿和学龄前儿童发病较多,半岁以内婴儿发病少见。本病主要通过接触或呼吸道传播,容易引起流行。一次患病可获终身免疫。

古代医学文献对本病的论述最早见于北宋钱乙的《小儿药证直诀》,其曰:"五脏各有一证,肝脏水疱,肺脏脓疱,心脏斑,脾脏疹,归肾变黑。"其中"肝脏水疱"似指水痘,并进一步指出:"此天行之病也。"指出本病具有传染性。南宋张季明的《医说》中,对本病论述更为详细,并提出了水痘的病名,其曰:"其疱皮薄如水泡,破即易干者,谓之水痘。"清代吴谦《医宗金鉴·痘疹心法要诀》曰:"水痘皆因湿热成,外证多与大痘同,形圆顶尖含清水,易胀易靥不浆脓,初起荆防败毒散,加味导赤继相从。"

一、病因机制

(一)病因

水痘发病的外因为感受水痘时邪,属湿热疫毒;内因与小儿肺、脾不足有关。

(二)病机

1. 基本病机

痘邪内侵。

2. 常证病机

水痘邪毒具有湿热之特性,经口鼻或皮毛侵入人体,上犯于肺,中郁于脾,透达皮肤,发为水痘,可致临床常见的风热轻证;若毒热炽盛,直趋气营,可出现水痘密布,并可并见壮热、烦躁,甚则累及心肝而引起惊风。本病过程大多良好,当邪毒外透,湿浊排除,则疱疹结痂,趋于康复。

3. 变证病机

变证临床少见,仅见于体禀脆弱、久病不愈的儿童,可出现邪毒内陷心肝而引起惊风发搐。若痘疹破溃再感邪毒,可形成坏疽加重病情。

二、临床表现

本病大多属轻型,起病急骤,往往先见皮疹,或同时有发热、鼻塞、流涕等肺卫失和等症。皮疹分布呈向心性,以躯干、头皮、颜面及腰部常见,四肢及足底、手掌偶见。皮疹初起为红色小斑疹或丘疹,稀疏而分散,数小时至一天后可变为椭圆形、大小不一,疱疹中的疱浆清亮,疹周有红色浸润,数日后,疱疹逐渐变干,中心略微凹陷,然后结成痂盖,再经数日至一周后,痂盖脱落,不留瘢痕。由于皮疹分批出现,故临证以丘疹、疱疹与结痂同时并见为特征。

三、诊断与鉴别诊断

(一)诊断要点

1. 11～24 天前有明确的水痘接触史,或处于流行季节。

2. 皮肤可见丘疹、疱疹、结痂等并存,并呈向心性分布。疱疹壁薄,内含透明液体。

3. 实验室检查发现血常规白细胞总数及中性分类大多正常或偏低;并发细菌感染时可使白细胞增高。

(二)鉴别诊断

1. 丘疹样荨麻疹

多见于婴幼儿，但呈离心性分布，疹壁较厚坚实，痒感显著，并反复出现。

2. 脓疱疮

多见于口周、四肢，疱壁较厚，疱液混浊，为脓液。

四、辨证论治

（一）辩证要点

1. 辨轻重

水痘多病情轻浅，过程良好。风热轻证，其痘疹稀疏而小，疱浆清亮，不发热或微热，为透邪达表之征；毒热重证，其痘疹多而密布，痘疹根盘红润较著，疹色暗红，疱浆浑浊，并有毒邪窜入气营的临床症状。

2. 辨变证

水痘在临床上变证极少见，若邪毒炽盛，正气不足，即可出现高热、惊风、抽搐等变证。

（二）治疗原则

1. 基本治则

利湿清痘。

2. 具体治法

水痘初期应以清热疏风，解表祛邪为主；热毒重证应以清热解毒凉血为主，因水痘时邪具有湿热之特性，故治疗中要辅以清热化湿及淡渗利湿。

（三）分证论治

1. 风热轻证

证候表现：无热或微热，鼻流清涕，偶有轻咳，24 小时左右出小红疹，数小时到一天后，大多变成椭圆型疱疹，疹壁薄，疱浆清亮，疹根盘微红晕，痘疹稀疏，多见于躯干、颜面及头皮，舌苔薄白，舌质淡，脉浮数。

证候分析：水痘时邪自口鼻而入，蕴郁于肺，卫阳失畅，则致发热，流涕，咳嗽；病邪深入，郁于肺脾，发于肌腠，出现皮疹。正盛邪轻则痘疹稀疏布露，疹色红润，疱浆清亮；正盛邪却，湿毒清解，疱疹结痂向愈。

治法：疏风解毒，清痘利湿。

方剂：荆翘散（验方）加味。

方解：方中荆芥、连翘疏风达邪；牛蒡子、蝉蜕、薄荷解表透疹；防风、白蒺藜祛风止痒。

加减：本病为湿热疫毒致病，故常加木通、六一散清热化湿；如发热较高者，加柴胡、生石膏解郁清热；疱疹痒痛甚者，加苦参、防以祛风燥湿止痒；大便干者，加大黄、玄明粉以通便泻火。

2. 毒热重证

证候表现：壮热烦躁，口渴引饮，面赤唇红，口舌生疮，痘疹密布，疹色紫暗，疱浆混浊，大便干结，小便黄赤，舌苔黄厚少津，舌质红绛，脉洪数。

证候分析：本证一般感邪较重，或素体虚弱罹患本病，邪盛正衰，内传气营。气分热盛则壮热烦躁，口渴面赤；毒传营分则痘疹密集，疹色暗紫，疱浆混浊。

治法：凉营解毒，清痘利湿。

方剂：清胃解毒汤(《痘疹传心录》)加减。

方解：方中升麻、连翘疏散清热，透疹解毒；黄连清热燥湿；丹皮、生地凉营清热；当归、赤芍活血解毒；天花粉清热生津。

加减：高热者，加生石膏、柴胡清热解郁；皮疹密布，疱液混浊者加紫草解毒透疹；湿毒重者加六一散、生苡仁、车前子利湿祛邪；大便秘结者，加大黄、玄明粉通便。

(四)其他疗法

1. 中成药

(1)银翘解毒颗粒：疏风解表，清热解毒。适用于风热轻证。每次1.25～2.5g，每日3次。

(2)蒲地蓝消炎口服液：清热解毒。用于毒热重证。每次5～10mL，每日3次。

2. 经验方

鲜芦根30g，鲜茅根30g，金银花10g，连翘10g，板蓝根10g，大青叶10g，滑石15g，赤芍10g。水煎服，每日1剂。用于热毒重证。

3. 外治法

(1)苦参30g，芒硝30g，浮萍15g。煎水外洗，每日2次。

(2)1%龙胆紫溶液涂患处，每日1次。

五、预防与护理

(一)预防

1. 接种水痘减毒活疫苗。

2. 流行期间少去公共场所，避免感染。

3. 锻炼身体，增强体质，提高机体抵抗力。

4. 控制传染源，隔离患儿至疱疹全部结痂。

(二)调护

1. 水痘患儿饮食宜清淡，忌食辛辣、腥膻、肥腻之品。

2. 为了防止患儿搔抓皮疹引发皮肤感染，要剪短小儿指甲，同时还要保持衣被的清洁。

3. 正在使用肾上腺皮质激素和免疫抑制剂的患儿罹患本病应立即减量或停用，以免造成泛发。

(孔令霞)

临床中医诊疗精要

（下）

赵学印等◎主编

吉林科学技术出版社

第七章　血液系统疾病

第一节　慢性再生障碍性贫血

一、概述

慢性再生障碍性贫血属于中医学“虚劳”、“血证”、“血虚”、“虚损”等范畴。其病因病机，中医学认为是在外感六淫、内伤七情、饮食不节、劳倦过度、药物毒邪等因素的作用下，伤及脏腑阴阳，尤其是肝脾肾及骨髓，因肾藏精主骨生髓、肝主藏血、脾为气血生化之源及主统血，血之化生、运输储藏与肝脾肾及骨髓的正常运行关系密切。

二、病机

（一）发病

本病病因诸多，或因禀赋不足，肾气虚弱，肾不藏精，精不化血，血无所化生，而生虚劳诸症；或后天失养，饮食不节，房劳过度，积劳内伤，形神过耗，渐至元气亏损，精血虚少，脏腑功能衰退，气血生化不足而致气血亏虚；外感六淫，伤及脏腑，脏腑功能失调，或气血生化失司，或耗气伤血，气血亏虚，发为本病。

（二）病位

气血之虚，应责之于脾肾，肾为先天之本，脾为后天之源；肾主藏精、生髓，髓为血海，肾精虚损、肾阳不足则不能温养五脏，因之心虚不能主血，脾虚不能统血，肝虚不能藏血，肺虚卫外不固，因而虚损与肾的关系最为密切。脾主升清，水谷精微经脾脏升清变化而赤是谓血，脾脏受累，气血生化不足而发为血虚；肝肾同源，子病及母，肝肾俱虚，或为肝肾阴虚，或为肾阳虚衰，而引发本病，故本病病位在肾，可涉及肝脾。

（三）病性

本病起病多缓慢，发病隐袭，多迁延日久，以正虚为主，或虚实错杂，本虚标实之证。或肾阳虚衰，无以主骨生髓，不能温煦形体，气化失常，精血生化无权，而成虚劳；或肾阴亏虚，真阴不足，亢阳无所制，灼伤津液，血液生化乏源而出现虚劳血虚、阴虚内热等表现；或阴阳俱损，或气血阴阳俱虚，导致气滞、血虚、血瘀、痰火交互为病，更伤正气，使肾虚益甚；本病病程一般较缓，但亦有正虚卫外功能失司，感受外邪，病情突变，出现以温热、痰火、毒邪等标实表现者。

（四）病势

本病一般起病缓慢，因先天禀赋不足，烦劳过度，饮食不节，外感六淫，药物或化学毒物损伤，导致脾肾受损，致使肾不藏精、脾失运化，精血不能化生，发为本病。偏于肾阴虚，则水不涵木，肝肾同病，肝肾阴虚；肾阴日久不复，阴损及阳，致肾阴阳两虚；肾阳虚衰，病程日久，脾脏失于温煦，脾阳不振，导致脾肾阳虚；病情较重者，真阴真阳耗损，可以出现阴阳离绝的危证，危及生命；或本有正虚，复感温邪，邪毒充斥内外，营卫气血同病，瘀热内结，或逆传心包，或深入骨髓，使脏气衰败而死。

（五）病机转化

本病由先天禀赋不足，烦劳引起者，以肾虚为主，或由感受六淫外邪，耗伤精血，日久伤肾，导致肾阴不足，阴损及阳，病程日久，致肾阴阳两虚，脾失温煦，可以出现脾肾两虚之表现。本病病机转化主要在于脾肾失调，阴阳盛衰以及正虚邪实之间的相互关系。阴损及阳者，一般肾阴不足，水不涵木，波及肝脏，引起肝肾阴虚，日久肾阳受损，脾失温煦，导致脾肾阳虚；气血亏虚日久，气血运行迟滞，可以留滞为瘀，瘀血阻碍气机，气滞与血瘀交互为病；由于正气虚弱，卫外不固，易于感受六淫邪毒，邪毒乘虚入里，深入营血、骨髓，耗伤气血，而出现邪实正衰之虚实夹杂之表现。本病一般先有阴虚表现，而后出现肾阴阳两虚、肾阳虚、脾肾阳虚的表现为顺证，亦有在病程之中感受温热邪毒，邪毒充斥内外，邪毒内陷，导致阴阳离绝，危及生命；或温热毒邪灼伤阴液，邪毒虽去，而阴液不复，出现阴精耗损之征象。

三、诊断

（一）临床表现

慢性再生障碍性贫血起病和进展大多缓慢，病程漫长，部分患者病程长达10年以上。发病年龄多在2～46岁，以青壮年居多。

1.症状

(1)贫血：多不十分严重，常见症状为衰弱无力、头昏、心悸等。贫血症状呈一慢性过程，经过输血可以改善，血红蛋白可有升高。但短时间后，血红蛋白又可能有下降趋势。

(2)发热：约半数患者可有发热，以低、中度发热多见，但高于39℃的高热者比急性型少，且每次发热时间短，很少有持续1星期以上者。主要原因是感染，其中以上呼吸道感染及不明原因的发热(未发现感染灶)最常见，其次为齿龈炎、支气管炎，而肺炎、败血症等严重感染少见。感染的控制也比急性型容易。

(3)出血：出血倾向较轻，以表浅出血为主，出血多表现为龈血、皮下出血、衄血，女性患者可有阴道出血，内脏出血甚少。本病病程长，出血程度未见随病程延长而加重的规律，其出血倾向比较容易控制，久治无效的晚期患者可发生脑出血。此时，患者可出现剧烈的头痛和呕吐。

2.体征

(1)皮肤：苍白，部分均有皮下出血，以散在的小的出血点为主，由针尖大小到小米粒大小不等，四肢躯干均可见到。不易发生大片瘀斑和血肿。病程漫长，输血频繁的患者，由于含铁血黄素的沉着，皮肤颜色变为灰黑。晚期患者也可出现豆大的、突出皮肤表面的出血点。

(2)眼、鼻腔、口腔：可有黏膜出血，以睑结膜出血为多见，呈点状或小片状。眼底视网膜也可有点状或片状出血，但通过及时处理可以逐渐吸收。当视网膜及口腔黏膜反复出血时，也要警惕脑出血之可能。鼻腔可见鼻中隔出血，常为小静脉出血，小动脉出血少见，比较容易控制。口腔可见牙龈少许渗血，易于止血。也可见黏膜血泡，舌面血泡较少见。

(3)淋巴结：一般无浅表淋巴结肿大。当合并感染时，可有局部浅表淋巴结肿大。

(4)肺与心脏：肺部常无明显体征。长期贫血可致心脏扩大、心率增快，大部分患者可出现贫血性心脏杂音。

(5)其他：臀部肌内注射处可以继发感染，本型脑出血的发生远较急性型少见，故神经系统的体征较少出现。

（二）实验室检查

1. 血象

(1)血红蛋白及红细胞：为正色素性正细胞贫血。血红蛋白最低可达 20～30g/L，最高可达 100g/L，多在 40～60g/L。

(2)网织红细胞：低于正常之 0.5％～1.5％。

(3)白细胞及分类：白细胞计数减少多数在(2～3)×10^9L；分类计数淋巴细胞的比例增高，最高可达 60％～70％。

(4)血小板：血小板计数低于正常，大多在(10～30)×10^9/L。

2. 骨髓象

骨髓穿刺物中，骨髓颗粒减少，脂肪滴增多。大多数患者多部位穿刺涂片呈现增生不良，粒系及红系细胞减少，淋巴细胞、浆细胞、组织嗜碱细胞相对增多，巨核细胞减少。粒细胞系正常或低于正常，红细胞系增多，以晚幼红细胞为主，成熟红细胞轻度大小不均，有少量多嗜性红细胞。

3. 骨髓活检检查

骨髓增生不良，红骨髓显著减少，被脂肪组织所代替，造血细胞总数和粒、红、巨三系细胞数均可减少，并可见非造血细胞分布在间质中。

4. 其他检查

可以见到中性粒细胞碱性磷酸酶活性增高；血清铁升高，总铁结合力下降，转铁蛋白饱和度增加；血中促红细胞生成素高于正常。

(三)诊断标准

1. 国内诊断标准

(1)全血细胞减少，网织红细胞绝对值减少。

(2)一般无肝脾肿大。

(3)骨髓至少 1 个部位增生减低或重度减低(如增生活跃，须有巨核细胞明显减少)，骨髓小粒非造血细胞增多(有条件者作骨髓活检等检查，显示造血组织减少，脂肪组织增加)。

(4)能除外引起全血细胞减少的其他疾病。如阵发性睡眠性血红蛋白尿症、骨髓增生异常综合征中的难治性贫血、急性造血功能停滞、骨髓纤维化、急性白血病、恶性组织细胞病等。

(5)一般来说抗贫血药物治疗无效。

根据上述标准诊断为再生障碍性贫血后，再进一步分析为急性再生障碍性贫血还是慢性再生障碍性贫血。

2. 慢性再生障碍性贫血的诊断标准

(1)临床表现：发病缓慢，贫血、感染、出血均较轻。

(2)血象：血红蛋白下降速度较慢，网织红细胞、白细胞、中性粒细胞及血小板值常较急性再生障碍性贫血为高。

(3)骨髓：①三系或两系减少，至少 1 个部位增生不良，如增生良好，红系中常有晚幼红(炭核)比例升高，巨核细胞明显减少；②骨髓小粒中非造血细胞及脂肪细胞增加。

病程中如病情恶化，临床、血象及骨髓象与急性再生障碍性贫血相似，则称重型再生障碍性贫血Ⅱ型。

(以上标准参照张之南主编.《血液病诊断及疗效标准》(第 2 版). 北京：科学出版社，1998，2：33－35)

四、辨证论治

(一)辨证要点

1.面色苍白证候

多因禀赋不足或后天失养而致肾阳虚衰，肾为先天之本，主藏精、生髓，肾精亏虚，无以主骨生髓化血，而致血虚，兼见腰膝酸软，畏寒肢冷，下利清谷或五更泄泻，舌质淡胖有齿痕，苔白，脉沉细或沉迟；若肾阴不足，肾虚失养，可以兼见腰酸，肾阴亏虚，虚火易动，精关不固则遗精，阴亏髓海不足，脑失濡养，可见眩晕、耳鸣，虚火上炎，则致口干、咽痛，舌红少津苔干，脉细数；或损伤脾脏，脾为后天之本，气血生化之源，脾脏受损、脾气虚弱或脾阳不足，不能腐熟运化水谷，水谷不能化生精微，气血生化无源，气血不足，常兼见食少纳呆，形寒肢冷，神疲乏力，少气懒言，大便溏泄，舌质淡，苔白脉弱。或久病，阳损日久，累及于阴，阴虚日久，累及于阳，导致阴阳两虚，可以兼见肾阴虚及肾阳虚表现，苍白、乏力并有手脚心热、盗汗、自汗、怕冷、口渴咽干、但不思饮、便溏、舌淡苔白、脉细数或虚大而数。

2.周身乏力证候

多因脾胃受伤，气血生化乏源，无力荣养四肢而周身乏力，常兼见面色苍白，食少纳呆，食后胃脘不舒，大便溏薄，舌淡，苔白，脉弱；部分患者可由脾肾两虚所致，而兼见腰膝酸软小便清长，舌淡，苔白，脉沉细。

3.头晕证候

由于气血亏虚，气虚则清阳不展，血虚则脑失所养，头晕遇劳则加重，常兼见面色㿠白，唇甲不华，发色不泽，心悸少寐，神疲乏力，少气懒言，食少纳呆，舌质淡，脉细弱；或由肾精不足，不能上充于脑而见头晕，肾虚则心肾不交，故少寐、多梦、健忘，肾虚精关不固，则遗精，偏于阴虚者，五心烦热，舌质红，脉弦细数，偏于阳虚者，四肢不温，形寒肢冷，舌质淡，脉沉细无力。

4.心悸证候

多因气血两虚所致，心血不足，不能养心而见心悸，气血亏虚可见倦怠乏力，舌质淡，苔白，脉细弱；或肾阴不足，水不济火，以致心火内动，扰动心神，而见心悸而烦，不得安寐，兼见腰酸，眩晕耳鸣，手足心热，舌质红，少苔，脉细数。

5.出血证候

气为血之帅，可以鼓动血液运行，血为气之母，可以载气运行，阴阳平和则血运脉中，周流不息，绝无出血之虞。若中气不足，或肾阳亏虚，不能温煦脾阳，脾阳气虚衰，不能统摄血液，血不循经溢于脉外，则见出血之候。肾阴虚衰，阴虚火旺，虚火灼伤血脉，血行脉外，引起出血，而见肌衄、齿鼻衄血。瘀血阻络，血不循经亦可见出血症状。

(二)辨证论治

1.肾阴虚

(1)证候：分主症、兼症、形证。

主症：面色苍白，乏力，手足心热，低热盗汗。

兼症：轻者出血较轻，重者出血明显，皮下、口鼻均可出血，甚至眼底及内脏出血。腰酸腿软，大便干结，尿黄。

形证：舌质淡或舌红少苔，脉滑数或细数。

(2)治法：滋阴补肾。

(3)方药:大补阴丸(《丹溪心法》)。熟地黄 20～25g,龟版 15～30g,知母 5～10g,黄柏 5～10g,猪脊髓 30g。

方中熟地黄、龟版滋阴补肾,壮水制火为君药;黄柏、知母相须为用,苦寒降火,存阴抑阳,均为辅药,猪脊髓乃血肉甘润之品,既能滋补精髓,又可制约黄柏之药燥,为佐使。诸药合用,滋阴精而降相火,可达培本清源之效。

(4)备选方:以肾阴虚为主,虚火不甚可用左归丸(《景岳全书》),以养阴补肾,亦可应用六味地黄汤(《小儿药证直诀》)滋阴补肾,令补中有泻,寓泻于补,滋补而不留邪。

(5)加减:气虚者加太子参、黄芪以补气;出血者加仙鹤草、茜草、紫草凉血止血,加淫羊藿、补骨脂以求阳生阴长;阴虚明显者加女贞子、旱莲草、枸杞子、菟丝子滋补肝肾。

(6)临证事宜:本证以苍白,乏力,手足心热,低热,盗汗为主要辨证依据,故方中侧重于熟地、龟版滋阴补肾,辅以知母、黄柏清下焦火,以达滋阴降火之效,使阴阳平和,肾阴充实,精血化生有源。

2.肾阳虚

(1)证候:分主症、兼症、形证。

主症:面色苍白,乏力,畏寒喜暖,手足不温,腰酸膝软。

兼症:夜尿多,性欲减退,阳痿遗精,大便稀溏,面浮肢肿。

形证:舌质淡,体胖、边有齿痕,脉沉细或细弱。

(2)治法:温肾助阳,填精益髓。

(3)方药:右归丸(《景岳全书》)加减。熟地黄 15～20g,淮山药 15～20g,山茱萸 10～15g,杜仲 10～15g,菟丝子 15～20g,制附子 5～10g,鹿角胶 10g(烊化),肉桂 8g,当归 10～15g,枸杞子 20g。

方中以熟地黄滋阴填精为主药,辅以山茱萸、枸杞子、杜仲、菟丝子、当归滋补壮肾,配以制附子、肉桂、鹿角胶温补肾阳,以淮山药补中健脾。诸药合用,滋阴药与补阳药配伍,阴生阳长,阴阳互根;补肾药与补肝脾药同用,重在补肾,而具有温肾填精作用。

(4)备选方:偏于脾肾阳虚,可以应用人参养荣汤(《太平惠民和剂局方》)、归脾汤(《济生方》)温肾健脾,益气补血。

(5)加减:气虚明显者加人参 10g,黄芪 30g 补益元气;脾虚甚者加炒白术 12g,茯苓 15g,砂仁 3g 健脾和胃;衄血者加仙鹤草 18g,三七粉 3g 以凉血活血止血;虚胖浮肿者加茯苓 15g,泽泻 10g,桂枝 10g 温阳利水等;阳虚明显者加补骨脂 30g,淫羊藿 15g,巴戟天 15g,锁阳 15g 以加强温肾助阳之功。

(6)临证事宜:本证以苍白,乏力,畏寒喜暖,手足不温,腰酸膝软为辨证依据,治疗之时以熟地、鹿角胶、附子、肉桂温肾助阳为主,善补阳者,于阴中求之,并用菟丝子、枸杞子滋阴补肾;可以加用人参、黄芪补益元气,使元气充足,利于气血化生。

3.肾阴阳两虚

(1)证候:分主症、兼症、形证。

主症:面色苍白,乏力,五心烦热,盗汗自汗,畏寒肢冷。

兼症:口渴咽干或渴不思饮,便溏,少量出血。

形证:舌淡苔白,脉细数或虚大而数。

(2)治法:阴阳双补。

(3)方药:参芪仙补汤加味。

太子参 30g,党参 20g,人参 10g,黄芪 30g,淫羊藿 10g,补骨脂 15g,甘草 10g,仙鹤草 30g,女贞子 15g,旱莲草 15g,当归 10g,生地黄 15g,天门冬 12g,阿胶 10g(烊化)。

方中以三参(人参、太子参、党参)、黄芪等补中益气健脾,淫羊藿、补骨脂益肾助阳,女贞子、旱莲草、天门冬、生地黄滋补肝肾,阿胶、当归养血补血,甘草调和诸药,诸药共奏滋阴济阳,健脾生血之功。

(4)备选方:偏于肾阳虚者,可用金匮肾气丸(《金匮要略》)加减,以温肾助阳,偏于肾阴虚者,可用左归丸(《景岳全书》)、六味地黄汤(《小儿药证直诀》)加减以滋阴补肾、填精益髓。脾肾两虚可以用十全大补汤(《太平惠民和剂局方》)、人参养荣汤(《太平惠民和剂局方》)加减,以温肾健脾,补气养血。

(5)加减:脾虚加用砂仁、山药、芡实、茯苓、白术。血瘀加用丹参、鸡血藤、赤芍药、三七。

(6)临证事宜:本证以面色苍白乏力,五心烦热,盗汗自汗,畏寒肢冷为辨证依据,治疗重用人参、党参、太子参以培补元气,补中益气,肾阴阳双补,本证以补虚为主,补阳不忘滋阴,同时注意补益脾气,以促脾气恢复,运化水谷精微,气血生化有源,气血充足。

(吴雪琴)

第二节　急性再生障碍性贫血

一、概述

急性再生障碍性贫血发病急、进展快,乃造血之源肾精枯竭,短期内血虚之象进行性加剧,因其发病急且以血虚为主,故为“急劳髓枯”。临床上以髓枯精竭血少加之外感温热,内陷营血为特点,根据中医学理论将本病归属于“血虚”、“血证”、“血枯”、“急劳”、“虚损”范畴。

二、病机

(一)发病

本病原因较多,或由于先天禀赋不足,肾精亏虚,髓海枯竭,精血化生不利,发为急劳;或后天失养,损及脾肾,或肾虚精血不化,或脾虚运化失司,不能统血,血溢脉外,留滞为瘀,阻碍气机,血虚与瘀滞互为因果发为本病;或外感温热毒邪,充斥内外,深入营血、骨髓,耗气伤血、动血而为急劳髓枯之证;或感寒邪,寒毒深入骨髓,伤及元阳,真阳亏虚,失于温煦发为本病;或感受毒邪,元阴元阳俱损,髓海空虚,而成本病。以上诸因均可使气血亏损,其根本在于真阴真阳亏虚,易为外邪所中,毒邪充斥内外,深入骨髓而发病。

(二)病位

本病病位在肾,为肾气不足,感受外邪而成。其正虚应责之于肾,真阴真阳亏虚,无力鼓动正气卫外功能,藩篱不固,外邪易于入里,令卫气营血同病,深入骨髓,髓不化血,而成急劳。

(三)病性

本病起病较急,短期内即有发热、紫斑、便血、乏力等表现,以邪实为主,兼有正虚,常为标本虚实夹杂。感受温热毒邪,火毒之邪充斥内外,以实火为主;或感受寒邪,戕伐阳气,或真阳匮乏,虚寒内生,精血不化。本病发病急骤,以标实者常见,常为温毒、痰火、瘀阻夹杂,以阳邪居多，精血耗伤；亦可见肾脏亏虚，精血不化的虚证表现。

（四）病势

本病以急性发病者居多，因感受邪毒，邪毒由表入里，侵及骨髓，热毒之邪充斥内外，卫气营血同病，耗血动血伤正，正气受损，邪无所制，动血耗血更甚，使病情日益深重。或禀赋不足，后天失养，肾精亏虚，波及脾脏，脾肾两虚，气血生化乏源，出现血虚表现。脾虚甚者，脾不统血，血溢脉外，血虚益甚，血瘀血虚交互为病。亦有肾阴亏虚，水不涵木，肝肾同病的。

（五）病机转化

本病初起，多见温热毒邪，其病机转化取决于邪正盛衰转化、感邪深浅、治疗调护。起病早期，患者粒细胞缺乏，感邪后营卫气血同病，邪毒可以深入骨髓，逆传心包，致阴阳离绝之危证。多数患者，气血阴阳俱损，病程迁延，损及他脏，血热灼伤阴液，导致肾阴虚或肝肾阴虚；日久阴损及阳，可出现阴阳两虚或脾肾阳虚。

三、诊断

（一）临床表现

急性再生障碍性贫血发病急骤，进展迅速。以发热、出血及贫血为主要表现。

1. 症状

(1)贫血：多较严重，临床表现常在短期内出现，有明显乏力、头昏、心悸和气短。贫血症状常进行性加重，虽经大量输血，也往往不能改善。

(2)发热：绝大部分患者有发热，半数体温在38℃以上，每次发热的持续时间也比较长，多在星期以上，个别患者从入院至死亡均处于难以控制的高热之中。主要原因是感染，其中以口咽部感染和肺炎为最常见，其他有皮肤脓肿或疖肿、臀部注射处脓肿、肠道感染、尿路感染、肛周炎、面部蜂窝织炎、外耳道炎、淋巴结炎等等。感染的菌种以阴性杆菌、铜绿假单胞菌和金黄色葡萄球菌为主，其表现多较严重，控制比较困难，常并发败血症。

(3)出血：患者均有体表及内脏出血，体表出血表现为皮肤出血点与大片瘀斑，口腔黏膜有小血肿；此外有衄血、齿龈出血、眼结膜出血等。从尸检病例看所有脏器都有出血，临床上常见的出血为呕血、便血、尿血。其次为眼底出血和颅内出血，后者常危及患者生命。多数患者均随着病情进展出血程度由轻转重，出血部位由少增多，由浅表转为内脏，而且一种出血的发生或加重，常预兆另一种更严重的出血。广泛和严重的出血倾向常为颅内出血的先兆。急性再生障碍性贫血出血倾向常难以控制，如鼻衄必须要加压填塞才能止住。皮肤、口腔黏膜出血可反复出现大片瘀斑和血肿，女性阴道出血可导致患者休克。

2. 体征

(1)皮肤：苍白，大部分有皮下出血，有的为出血点，也有的患者表现为大片瘀斑和血肿形成，四肢躯干均可见，大如黑豆样，突出皮肤表面，广泛严重的出血倾向也常为颅内出血的先兆。

(2)眼、鼻腔、口腔：外眼的皮下可有出血，呈片状瘀斑或血肿，或有结膜出血，呈小片状，以球结膜出血为多见。眼底可有视网膜出血，呈点状或片状，眼底出血提示有脑出血之可能。鼻腔以鼻中隔出血多见，常为小静脉出血，严重时可有小动脉出血，呈喷射状不易止住，鼻腔反复填塞止血可造成鼻黏膜出现糜烂面，易继发感染。口腔常见弥漫性齿龈出血和口腔黏膜血泡，龈血凝成血块敷在齿龈和牙齿之间，血泡破溃后形成不易愈合的溃疡面，常发生严重口腔感染而使面颊肿胀。舌面血泡及其破溃后形成之溃疡也多见。个别病例可见悬雍垂出血，在咽部呈小葡萄样，影响呼吸。口腔感染可使出血加重及败血症发生。

(3)淋巴结：本病无明显淋巴结肿大，当合并感染时可有局部浅表淋巴结肿大。

(4)肺与心脏：一般肺部无明显体征，但合并肺感染时，依感染程度而出现相应体征。心脏常无明显扩大，心率增快，可出现贫血性心血管杂音。

(5)肝脏与脾脏：肝脏多不肿大，仅个别病例能在肋下触及，大小在肋下1～2cm。脾脏一般不肿大。

(6)其他：如肛周炎，臀部肌内注射部位感染等。病情严重时可出现脑出血，表现为颈项强直、口角歪斜、肢体一侧瘫痪、瞳孔不等大、血压升高，呼吸不规则等。脑出血的部位以软脑膜及脑实质出血较多见，小脑及脑干次之。

(二)实验室检查

1.血象

(1)血红蛋白及红细胞：为正色性正细胞贫血。本型血红蛋白大多<20g/L。一些患者经大量输血虽血红蛋白有所提高，但维持时间短暂，很快又降到低水平。

(2)网织红细胞：本型网织红细胞则为0，多数病例在1%以下。

(3)白细胞及分类：白细胞计数多数在$(1\sim2)\times10^9$L；分类计数淋巴细胞的比例相对明显增高，白细胞大部分为小淋巴细胞，淋巴细胞的比例多在60%以上，最多可达90%以上。

(4)血小板：最少2×10^9/L左右，多数在10×10^9/L以内。

2.骨髓象

增生减低或重度减低，粒、红细胞系多减少，淋巴细胞相对增多(可达80%左右)；浆细胞、组织嗜碱细胞、网状细胞等增多；除个别病例，骨髓找不到巨核细胞。

(三)诊断标准

1.临床表现

发病急，贫血呈进行性加剧，常伴严重感染，内脏出血。

2.血象

除血红蛋白下降较快外，须具备下列诸项中之两项：①网织红细胞<1%，绝对值<15×10^9L；②白细胞明显减少，中性粒细胞绝对值<0.5×10^9L；③血小板<20×10^9/L。

3.骨髓象

多部位增生减低，三系造血细胞明显减少，非造血细胞增多，如增生活跃须有淋巴细胞增多；骨髓小粒中非造血细胞及脂肪细胞增多。

四、辨证论治

(一)辨证要点

1.面色苍白证候

由于感受邪毒，邪毒入里化热，耗气伤血，导致气血虚弱，血虚不能上荣于面，而出现苍白乏力，常见发热，皮肤紫癜色泽鲜红，齿鼻衄血，小便黄赤，大便秘结，舌苔黄或白而少津，脉象多滑大数急。或先天禀赋不足，肾气虚弱，肾为先天之本，主藏精、生髓，肾精亏虚，无以主骨生髓化血，而致血虚。肾阳虚者兼见腰膝酸软，畏寒肢冷，下利清谷或五更泄泻，舌质淡胖有齿痕，苔白，脉沉细或沉迟；若肾阴不足，肾虚失养，可以兼见腰酸，肾阴亏虚，虚火易动，精关不固则致遗精，阴亏髓海不足，脑失濡养，可见眩晕、耳鸣，虚火上炎，则致口干、咽痛，舌红少津，脉细数；或损伤脾脏，脾为后天之本，气血生化之源，脾脏受损、脾气虚弱或脾阳不足，不能腐熟运化水谷，水谷不能化生精微，气血生化无源，气血不足，常兼见食少纳呆，形寒肢冷，神疲乏力，少气懒言大便溏泄，舌质淡，苔白脉弱。或久病，阳损日久，累及于阴，虚日久，累及于阳，导致阴阳两虚，可以兼见肾阴虚及肾阳虚表现。

2.发热证候

本病发热来势凶猛，多因感受邪毒，邪毒充斥表里内外，弥漫三焦，卫气营血同病，多为高热，常兼见口干口渴，汗出而热不解，头痛心烦，便血衄血，皮肤紫斑，舌苔黄或白而少津，脉洪大或滑大而数；或肾阴不足，阴虚则热，以低热常见，午后为甚，常兼见形体消瘦，腰酸膝软，咽干舌燥，健忘少寐，五心烦热、盗汗自汗，皮肤出血色泽灰暗，舌质红，脉细数或滑数。

3.出血证候

多由邪毒袭入，邪热耗血动血，血热妄行，血溢脉外，出于皮肤而为发斑，出于肌肉而为肌衄，出于下焦而为便血尿血，从口鼻而出则为鼻衄齿衄，可兼见发热，口渴，汗出，头痛，烦躁，甚则神昏，手足抽搐，舌质红，苔黄或无苔，脉象洪大、滑大、数疾；脾肾阳气虚衰，不能统摄血液，血不循经溢于脉外，则见出血之候。肾阴虚衰，阴虚火旺，虚火灼伤血脉，血行脉外，引起出血，而见肌衄、齿鼻衄血。

(二)辨证论治

1.急痨髓枯温热型

(1)证候：分主症、兼症、形证。

主症：壮热口渴，汗出热不退，齿鼻衄血，皮下大片瘀血紫癜。

兼症：口内血腥臭味难闻，心悸气短，食少纳呆，动则尤甚，妇女月经过多。

形证：舌质淡干无津，苔黄黑腻，脉象洪大数疾。

(2)治法：清热解毒，凉血止血。

(3)方药：凉血解毒汤(经验方)。

羚羊角粉 1.0g(吞服)，牡丹皮 15g，赤芍药 15g，生地黄 20g，天门冬 15g，茜草 15g，黄芩 10g，贯众 20g，苍耳子 10g，辛夷 10g，三七粉 2g，黄柏 10g，甘草 10g，生龙骨 25g，生牡蛎 25g。

方中羚羊角粉、牡丹皮、赤芍药、生地、茜草、黄芩、贯众等以清热解毒，凉血止血；天门冬、黄柏等滋阴清热补肾；苍耳子、辛夷以疏散风热；三七粉活血止血，生龙骨、生牡蛎潜镇降逆；甘草调和诸药，上药共奏凉血解毒，滋阴补肾，疏散风热之功效。

(4)备选方：如果热邪以气分为重，热灼胸膈，可以选用凉膈散(《太平惠民局方》)，以清泄膈热；若以阳明经证为主，可以用白虎汤(《伤寒论》)加减，以清热保津；偏于营分，亦可选用清营汤(《温病条辨》)，以清营泄热；气血两燔可以选用玉女煎(《温病条辨》)、化斑汤(《温病条辨》)、清瘟败毒饮(《疫疹一得》)以气营(血)两清。

(5)加减：若伴发热咽痛者加金银花、连翘、蒲公英、射干等以清热解毒利咽；发热胸痛，咳嗽咳痰者加麻黄、生石膏、杏仁、紫菀、鱼醒草、胆南星等以清热排脓，止咳化痰；伴发热腹痛者加大黄、牡丹皮、栀子、薏苡仁等以通腑泻热，化瘀解毒；伴口腔糜烂溃疡及牙周炎者，加味玉女煎(《景岳全书》)、普济消毒饮(《证治准绳》引李东垣方)治疗以清胃解毒；局部组织感染肿痛者，外涂如意金黄散以消肿止痛。皮肤紫癜者加紫草、仙鹤草、旱莲草、女贞子、大小蓟等凉血止血；上部血热出血者，如齿鼻出血等证属实热者加生大黄、代赭石、生甘草等以清热凉血，降逆止血；而证属阴虚内热者加知母、生地黄、牛膝等滋阴泻火，引血下行；上消化道出血导致呕血、黑便者，加蒲黄炭、白及粉、阿胶珠、三七粉等各等份，共为细末，以藕粉调服，每次10克，3次/d，以收敛止血；女性崩漏不止者加煅龙牡、赤石脂、益母草、蒲黄炭等以收敛止血；若尿血属实热者加小蓟、白茅根、栀子、玄参等清热泻火，凉血止血。

(6)临证事宜：本证以发热，皮肤出血，齿鼻衄血，舌质淡干无津，苔黄黑腻，脉象洪大数疾之温热毒邪为主要辨证依据，选方侧重于羚羊角粉、牡丹皮、赤芍药、生地黄、茜草、黄芩、贯众等以清热解毒，凉血止血，为防上药过于苦寒，有闭门留寇之嫌，加用辛夷、苍耳子疏风透表，给邪以出路；如若热邪稽留较久，勿忘滋补肾阴，加用熟地、女贞子、旱莲草、麦门冬等，以防阴虚风动。

2.急痨髓枯虚寒型

(1)证候：分主症、兼症、形证。

主症：面色苍白，畏寒肢冷，倦怠乏力，皮肤紫癜色泽紫暗。

兼症：形体虚胖，腰膝酸软，纳食不佳，大便清稀，妇女月经过多。

形证：舌质淡，苔薄白，脉弦滑无力。

(2)治法：温补脾肾，填精益髓。

(3)方药：参芪仙补汤(经验方)。

太子参30g，党参20g，人参10g，黄芪30g，淫羊藿10g，补骨脂15g，甘草10g。

方中以三参(太子参、党参、人参)等益气、健脾、养阴施治，黄芪助三参益气健脾，淫羊藿、补骨脂益肾助阳施治，共奏益肾助阳之效，甘草调和诸药。

(4)备选方：若伴有心悸气短，食少便溏等心脾两虚时，可以选用归脾汤(《济生方》)，以益气健脾，养心生血；肾阳虚明显时，可以选用金匮肾气丸(《金匮要略》)、右归饮(《景岳全书》)，以温肾助阳，益髓生血。

(5)加减：偏肾阴虚型伴五心烦热，夜寐盗汗，舌光红或舌淡无苔，脉细数或虚数者，加麦门冬、生地、黄柏、知母、地骨皮、女贞子、旱莲草、阿胶等以滋阴清热补肾施治；偏肾阳虚伴形寒肢冷，舌质淡，舌体胖嫩或有齿痕，脉沉细者，加鹿角胶、肉苁蓉、肉桂、淡附片、熟地等以温肾助阳施治。

(6)临证事宜：本证以面色苍白，畏寒肢冷，倦怠乏力，腰膝酸软，皮肤紫癜色泽紫暗，舌淡苔白，脉弦滑无力之肾气虚弱为主要辨证依据，故治疗时侧重于应用参芪仙补汤为基础方，补以健脾温肾，根据阴阳脏腑偏盛，加以变通，使五脏调和，肾精充足，以化生气血。

(吴雪琴)

第三节 缺铁性贫血

一、概述

缺铁性贫血(IDA)是指体内贮存铁被耗尽，影响血红蛋白合成所引起的一种小细胞低色素性贫血。本病男女老少均可发病，以女性与儿童多见。据WHO调查，全世界有10%～30%人群患有不同程度的缺铁性贫血，在发展中国家儿童发病率高达30%～90%，我国7岁以下儿童患病率也高达64%。因此，联合国粮农组织与WHO把缺铁性贫血定为世界性疾病，特别是发展中国家四大营养缺乏症之一。本病起病隐匿，进展缓慢，一般均需经过隐性缺铁（储存铁耗尽）、缺铁性红细胞生成（红细胞生成供铁不足）与缺铁性贫血三个阶段。其中，隐性缺铁发生率最高。

古代医家将本病称之为“萎黄病”、“食劳气黄”、“积黄”、“黄肿”、“黄胖”、“黄病”、“虚劳”、“虚损”等病证范围；根据对缺铁性贫血临床观察发现，轻度贫血（Hb 80g/L～100g/L）可归属中医“萎黄病”、“黄胖病”范围；中度贫血（Hb 60g/L～80g/L）可归属于“黄肿病”、“食劳气黄病”范围；重度与极重度贫血（Hb＜60g/L）归于中医“虚损”、“虚劳”等病证范畴。

二、病机

（一）发病

本病发生虽有起始病因和继发病因之别，但相对而言，起始病因在发病中占有重要位置。其中，脾胃虚弱在本病发生过程中至关重要。如果脾胃功能旺盛，虽见肾精亏损，也能通过后天补充而使肾脏旺盛；脾胃健壮，纳食正常，故无饮食不节病因发生。而在临床上，如果继发病因过于强盛，虽发病在所难免，但相对治疗较为容易，气血虚弱易于纠正。因此，本病发生关键在于脾胃功能是否健运。脾胃虚弱，疾病进展相对要快，病情较重，治疗难以收效，预后较差，并发疾病或证候相对也多；脾胃健运，虽发病而病情相对较轻，其治疗收效快，预后良好，并发疾病或证候也少。

（二）病位

根据本病临床特点，轻度贫血涉及气血；中重度贫血涉及阴阳，临床由于气血阴阳虚弱引起的症状分布于五脏，见于心者，有面色萎黄，心悸气短，失眠多梦，多疑善忘；见于肝者，有头目眩晕，视物不明，胸闷叹息；见于脾者，有纳食不馨，腹泻腹胀，四肢乏力，肌肉不健；见于肺者，有气短懒言，语声低微，倦怠自汗，易于外感；见于肾者，有面目虚浮，腰膝酸软，阳痿不举。按与本病发生有直接关系的脏器分析，主要涉及脾脏，累及肾脏。因脾为后天之本，肾为先天之本，先天、后天分主气血阴阳，故本病主要病位在脾，次要病位在肾。按现代医学思路考虑，本病为造血原料不足或缺乏引起，病变核心在于骨髓，骨髓造血虽然旺盛，但造血质量不高，所以，其病位又涉及骨髓。

（三）病性

本病发病隐袭，进展缓慢，临床以气血阴阳虚损为主，但临床表现程度有所不同，轻者以气血虚损多见，重者以阴阳虚损多见，而较少发生表证、实证等。故本病性质为里证、虚证。但在疾病发生发展过程中也可以由于脾胃虚弱引发湿热或寒湿内生证候，也可由气血虚少，血流缓慢，而发生血瘀证候，一旦发生为疾病严重阶段，治疗难以收效，预后相对较差。

（四）病势

本病慢性者居多，虽病程长，但病情相对缓和，患者表现多为脾胃虚弱、气血亏损证候。若起始病因与继发病因相合，并兼有其他脏器疾病，其病势可以由慢性发展为急性，由轻度发展为中重度，由一脏发展为多脏，最常见的脏器受损依次为心、肝、肾、肺。若多脏受损，其病势较为严重，临床见有心悸、气短、喘息、畏寒等为疾病的严重阶段，应及时治疗，以免导致气血耗散，阴阳离决之证。

（五）病机转化

本病始发生于脾胃，先造成气血虚弱证候，继之影响肾脏，累及骨髓，导致阴阳虚损证候。

气血阴阳虚损为疾病发生的不同阶段。如果脾胃虚弱日久，肾脏虚弱之极，可变生他证或转化为其他疾病。最常见的变生证候为脾胃虚弱引起的湿邪内蕴或湿阻中焦，可进一步影响脾胃功能，加重病变；同时，由气血虚弱，脉道艰涩，血流不畅，导致血瘀证候，此时患者见有舌暗淡，皮肤瘀斑、瘀点，或见癥瘕积聚等，多为疾病严重阶段。最常见转化或继发疾病有心悸（贫血性心脏病）、水肿（肾功能不全）、喘息（心源性哮喘）等，本病如有转化或继发疾病，预示疾病危重，宜采取积极的治疗措施，以挽救患者生命。

三、诊断

（一）临床表现

1.症状

（1）常见症状：面色萎黄，或面色苍白，疲乏无力，头晕目眩，失眠健忘，精神不振，或意识模糊，心悸气短，月经失调，性功能减退等。

（2）少见症状：部分患者可见午后低热，眼花或眼底、视乳头苍白，视网膜渗出或出血等。

（3）黏膜变化：舌炎、舌乳头萎缩、口角炎、萎缩性胃炎和胃酸缺乏、吞咽困难、臭鼻症等。

（4）皮肤和指（趾）甲变化：皮肤干燥，毛发干枯脱落，指甲脆薄易裂，扁平甲或成反甲等。

（5）神经精神症状：神经痛，以头痛多见。或见肢体麻木、针刺感等感觉异常，重者可有颅内压升高和视乳头水肿；精神与行为异常表现为注意力不集中、易激动，精神迟滞，对外界反应差和异食癖等。

2.体征

缺铁性贫血除见面色萎黄和苍白外，可无明显体征；严重贫血可有心律加快，脉压增宽，心脏扩大，心力衰竭等体征。少数脾肿大多见于儿童患者，缺铁纠正后即消失。

（二）实验室检查

1.血象

呈低色素小细胞性贫血。男 Hb<120g/L，女 Hb<110g/L，孕妇 Hb<100g/L，MCV<80fl，MCH<26pg，MCHC<0.31，成熟红细胞大小不一，中心浅染区扩大。白细胞正常，血小板常增加。

2.骨髓象

骨髓增生活跃或明显活跃，粒、红比值减低，红系增生显著，以中幼红为主，有核红细胞胞体小，核染色质致密，胞浆少，染色偏蓝，边缘不整齐。铁剂治疗后有核红细胞增生更显著，骨髓铁染色骨髓小粒可染铁消失，铁粒幼红细胞<15%。

3.铁相关检查

（1）血清铁：血清铁<8.95μmol/L。

（2）总铁结合力：总铁结合力>64.44μmol/L。

（3）运铁蛋白饱和度：运铁蛋白饱和度<0.15。

（4）血清铁蛋白：血清铁蛋白<12μg/L。

（5）全血红细胞游离原卟啉：全血红细胞游离原卟啉>0.9μmol/L。

（三）诊断标准

1.缺铁性贫血

（1）小细胞低色素贫血，男性 Hb<120g/L，女性 Hb<110g/L，孕妇 Hb<100g/L；MCV

<80fl,MCH<26pg,MCHC<0.31;红细胞形态可有明显低色素表现。

(2)有明确的缺铁病因和临床表现。

(3)血清(血浆)铁<10.7μmol/L,总铁结合力>64.44μmol/L。

(4)运铁蛋白饱和度<0.15。

(5)骨髓铁染色骨髓小粒可染铁消失,铁粒幼红细胞<15%。

(6)全血红细胞游离原卟啉>0.9μmol/L。

(7)血清铁蛋白<14μg/L。

(8)铁剂治疗有效。

符合第(1)条和第(2)~第(8)条中任何两条者可诊断为缺铁性贫血。

2.贮铁缺乏

符合以下任何一条即可诊断:

(1)血清铁蛋白<14μg/L。

(2)骨髓铁染色显示骨髓小粒可染铁消失。

3.缺铁性红细胞生成

符合贮铁缺乏诊断标准,同时有以下任何一条即可诊断。

(1)运铁蛋白饱和度<0.15。

(2)全血红细胞游离原卟啉>0.9μmol/L,或全血锌原卟啉>0.96μmol/L,或FEP/Hb>4.5μg/gHb。

(3)骨髓铁染色显示骨髓小粒可染铁消失,铁粒幼红细胞<15%。

四、辨证论治

(一)辨证要点

发病隐袭,进展缓慢,疾病早期仅见面色萎黄,食欲不振,纳食不馨,疲乏无力,头目眩晕,舌淡苔薄,脉象细弱等,此时易于其他疾病引起的临床症状相混淆,临证时应仔细辨认;疾病严重阶段除上述症状加重外,尚可出现面色苍白,心悸气短,动则喘促,畏寒肢冷,阳痿不举,女子宫冷,舌淡苔薄,脉象细弱等。可以认为,疾病早期症状轻微,以气血两虚证候为主,随疾病进展临床症状逐渐加重。在临床上无论症状变化如何,但根据本病发生特点,其辨证要点应抓住面色萎黄,食欲不振,纳食不馨,腹胀腹痛,疲乏无力,头目眩晕,舌淡苔薄,脉象细弱主要证候。从本病所涉及的脏腑分析,面色萎黄,食欲不振,纳食不馨,腹胀腹痛,疲乏无力乃脾胃虚弱证候特征。因胃主受纳,脾主运化,脾胃同为后天之本,气血生化之源。因多种之病因伤及脾胃,导致脾胃虚弱,受纳失常,运化无力,水谷之精微物质吸收障碍,从而导致气血生化乏源,故出现气血两虚证候;疾病进一步发展,由脾虚胃弱证候可累及他脏,出现其他脏器虚损证候,如出现肾气虚或肾阳虚,则见面色苍白,心悸气短,动则喘促,畏寒肢冷,阳痿不举,女子宫冷等阳虚症状;如影响心脏则出现心悸气短,动则气喘,失眠多梦,健忘等心气虚损症状。因此,抓住脾气虚临床证候特点对于辨证施治,组方遣药具有极为重要意义。至于在疾病发生与发展过程中出现的其他症状如肾阳虚等可视为兼证或证候加重和演化的结果。

(二)辨证论治

1.脾胃虚弱

(1)证候:分主症、兼症、形证。

主症：食欲不振，食后腹胀，大便溏稀。

兼症：恶心欲吐，呃逆反胃，脘腹胀满。

形证：面色萎黄，皮肤干燥，舌淡脉弱。

(2)治法：健脾和胃，益气生血。

(3)方药：香砂六君子汤(《时方歌括》)合当归补血汤(《内外伤辨惑论》)加减。

人参(党参)10g，黄芪 10g，炒白术 10g，茯苓 15g，当归 10g，木香 6g，砂仁 3g，甘草 6g。

方中人参(党参)、黄芪、炒白术、茯苓益气健脾，黄芪配当归益气补血，木香、砂仁理气和胃，甘草调和药性。诸药合用具有益气健脾，理气和胃之功。

(4)备选方：本证候属于虚证，其病位在中焦，涉及脾胃二脏，除采用以上方治疗外，也可以选用参苓白术散(《太平惠民和剂局方》)以益气健脾，理中和胃；若中气不足，气虚下陷者可选用补中益气汤(《脾胃论》)以益气健脾，升举阳气。

(5)加减：纳差，腹胀明显者加菖蒲、陈皮、枳壳；恶心、呃逆明显者加半夏、生姜；血清铁明显降低，可在辨证施治基础上，加代赭石、生铁落含铁矿物药。

(6)临证事宜：本证候属于虚证，主要为脾胃虚弱而致，故用人参、黄芪、炒白术、茯苓等益气健脾，木香、砂仁等理气和胃药，而较少用阿胶、生地、熟地等滋腻之品，以免阻滞中焦，加重脾胃病变。

2.心脾两虚

(1)证候：分主症、兼症、形证。

主症：头目眩晕，心悸气短，失眠多梦。

兼症：食欲不振，食后腹胀，大便不调。

形证：面色萎黄，舌淡苔薄，脉象细弱。

(2)治法：养心安神，健脾生血。

(3)方药：归脾汤(《济生方》)加减。

黄芪 15g，党参 10g，炒白术 10g，陈皮 10g，茯苓 12g，当归 10g，龙眼肉 10g，炒枣仁 20g，远志 10g，大枣 15g，炙甘草 6g。

方中黄芪、党参、炒白术健脾益气；当归、龙眼肉补血生血；炒枣仁、远志补心气，安心神；大枣、甘草和中，调和药性。全方诸药合用具有健脾益气，补血安神功效。

(4)备选方：本证候亦属于虚证，病变部位涉及心脾两脏，除应用以上方药外，也可以根据临床症状选用人参养营汤(《太平惠民和剂局方》)以益气健脾，补血安神；如心血不足，心神失养也可选用天王补心丹(《摄生秘剖》)以补心安神。

(5)加减：贫血严重者，加血肉有情之品阿胶、鹿角霜；失眠严重者，加生龙骨、牡蛎、合欢皮、珍珠粉等安神定志；心血不足，心神失养，铁元素严重缺乏者，可加绿矾补脾养心药。

(6)临证事宜：本证候属于中度以上贫血的虚证，在治疗过程中尽量避免使用行气破气药；心血不足，心神失养极易导致心火亢盛，口舌生疮，故在治疗过程中可适当兼以清心泻火，以安神定志。

3.脾肾两亏

(1)证候：分主症、兼症、形证。

主症：食欲不振，食后腹胀，腰膝酸软。

兼症：阳痿不举，夜尿频多，足跟疼痛。

形证：面色苍白，面目虚浮，舌淡虚弱。

(2)治法：健脾补肾。

(3)方药：四君子汤(《太平惠民和剂局方》)合六味地黄丸《小儿药证直诀》加减。

人参 10g，炒白术 10g，茯苓 15g，山药 10g，山茱萸 10g，熟地 10g，丹皮 10g，泽泻 10g，炙甘草 6g。

方中人参、炒白术、茯苓、山药健脾益气，山茱萸、熟地配山药补肾益阴，丹皮、泽泻使本方补而不腻，补泻结合。全方诸药共用具有健脾补肾，益气补血功效。

(4)备选方：本证候以虚为主，由脾及肾，故以脾虚为主者可以人参养营汤(《太平惠民和剂局方》)加减治疗；也可根据肾阴阳偏颇情况，分别选用左归丸(《景岳全书》)或右归丸(《景岳全书》)加减，以滋阴温阳。

(5)加减：贫血严重者加鹿角胶、阿胶等；腹泻者加炒扁豆；水肿者加车前子、猪苓等；铁元素严重不足者，可适当加入绿矾等既有补铁作用，又有健脾补心作用的药物。

(6)临证事宜：本证候以脾失健运为主要临床症状，可由脾病涉及到肾，一般情况下以健脾为主导；若肾阳虚明显者，可加附子、肉苁蓉等温补肾阳药物。

(杨扬)

第四节　急性白血病

一、概述

急性白血病(AL)是一种常见的造血组织肿瘤性疾病。根据急性白血病临床症状，以贫血为主者，可归于中医“虚劳”范围；以出血为主者，归属于“血证”范畴；以肝脾肿大为主者，归属于中医“积聚”范围；以淋巴结肿大为主者，可归属于“痰核”、“瘰疬”范围。近些年，有学者认为急性白血病为一种病因病机十分复杂的疾病，其临床表现涉及五脏六腑，四肢百骸，病情严重，进展迅速，治疗难以收效，死亡率较高，故而提出“急髓毒”病名。

急性白血病起病急，自然病程少于 6 个月，骨髓中原始细胞在 30%以上。病变起源于造血干细胞基因突变并呈克隆性增生。白血病细胞具有增殖能力，但分化成熟受阻，使得白血病细胞在骨髓内聚积，抑制正常造血细胞增殖。白血病细胞尚可浸润体内各器官、组织，引起一系列症状。临床上常有贫血，出血，感染和不同程度的肝、脾、淋巴结肿大，胸骨压痛等症状和体征。根据急性白血病细胞形态学特征，可分为急性淋巴细胞白血病(ALL)和急性非淋巴细胞白血病(ANLL)。ALL 是由带有早期淋巴细胞分化标记的克隆性增生疾病，起源于骨髓。白血病细胞克隆可为 B 细胞，也可是 T 细胞。本病可望治愈的可能性正在逐步实现，尤其是儿童。成人较儿童发病要少，但治疗效果差。ANLL 中根据细胞形态，可分为不同类型，临床常见的 ANLL 有 7 种类型，ANLL 是我国各类白血病中发病最多的类型，其预后较 All 差。

二、病机

(一)发病

急性白血病的内因是正气不足，先天已有胎毒，而瘟毒、邪毒侵袭，由表入里致脏腑受邪，骨髓受损，正虚邪实，耗气伤阴，气血亏损。瘟邪入里，内热熏蒸，热伤脉络，迫血妄行；或由瘟毒耗气伤血，日久致气虚或脾虚，气虚则不能摄血，脾虚则血无统摄，则发生出血诸症。正气不足，瘟毒、邪毒侵袭营血，血热炽盛，阴伤血败，则见高热不退，故有热劳、急劳之称。病邪久恋不去，气血更虚，气虚则血行不畅，日久则气滞血瘀或脉络瘀阻，结于胁下，形成癥积。

（二）病位

急性白血病发生与发展涉及五脏六腑，四肢百骸，究其病位主要在骨髓。过去有学者认为，急性白血病发生以气血阴阳虚弱为主，毒邪入侵，脏腑亏损，其病位有在肾脏、有在肺脏等。陈信义等根据急性白血病现代发病机制，结合中医临床观察，认为急性白血病主要病变部位在骨髓，髓海不足，感受毒邪引起骨髓毒瘤细胞恶性增殖，从而提出"急髓毒"为急性白血病中医病证名，"虚劳"、"血证"、"癥积"、"痰核"、"瘰疬"、"急劳"、"热劳"、"瘟病"可视为急性白血病发生发展过程中所出现的兼证或并发病证。

（三）病性

急性白血病总体病性为虚，而在疾病发生与发展过程中可出现毒邪集聚，血瘀阻滞等一系列实证。其虚证主要为气血亏损，累及阴阳，最终导致气血阴阳俱虚。而实证主要在虚证基础上发生的病理机转，或外感邪气过盛，正气无力抗邪，或虚证与实证交织，虚、毒、瘀互结，侵及骨髓，阻滞经脉，影响脏腑，呈现骨髓恶性细胞高度增殖，正常血细胞分化障碍，气血生化不足，阴阳失调。

（四）病势

急性白血病起病急剧，进展迅速。多因先天胎毒，机体内在失衡，复感外邪，或药毒所伤，或异常射线照射等，毒邪入髓，导致骨髓恶性细胞异常增殖。本病为多种致病因素聚合成毒，其病变部位深入骨髓，因而发病急剧，进展迅速。若患者体质较好，并适当治疗，病情时有缓和；若体质较差，治疗失当，病情常常反复，并日趋加重，很快伤及五脏六腑，四肢百骸，导致气血耗伤，阴阳失衡，最终至阴阳离决。部分患者经过精心治疗，特别是中医药结合现代医学特殊治疗，如骨髓移植等，可使病情趋于长期缓解。

（五）病机转化

起病急骤者，初期以气阴（血）两伤等证多见，伴有邪实。部分患者邪毒未祛而正气大伤，转为邪实正虚之证，若正不胜邪，致气血大伤，阴阳衰竭。病程中热毒不解，亦可内传心包或邪犯厥阴，肝风内动。起病缓慢或初起为气血两虚瘀毒证，或阴虚热毒证者，因正不胜邪或感受外邪，亦可转为热毒亢盛证。缓解期，热毒已祛，余毒未尽，正气渐复，尚未充盛，故以正虚为主。若正不胜邪，余毒可随时外发转为热毒证或气血两亏，瘀毒内盛，或阴虚热毒证。目前中医对病机之认识持如下论点：

1. 热毒痰瘀论

认为本病因热毒致病，一般将致白血病的因素统称为"邪毒"，包括各种理化因素、生物因素等。其中，热邪则包括温热、湿热；毒有热毒、温毒、瘀毒、风毒、湿毒等，另外还应包括火壅成毒，毒自内生之"火毒"。内外合毒，毒邪蕴积于内，日久温热伤及气阴、气血；毒邪深入，侵入营血，攻注骨髓，损及肝肾，使阴阳失调，骨髓造血功能障碍，出现白血病细胞显著增生的病理表现，见壮热口渴，衄血发斑等热毒炽盛等症状。邪毒内蕴，加之七情内伤，热灼痰凝，气滞痰聚，渐成积聚、瘰疬、恶核，而见肝脾、淋巴结肿大等体征。

2. 虚实论

白血病患者多属正虚邪实，在虚实主次及其相互关系上，认为肾阴亏虚为本，火热蕴毒为标，其中，包括痰凝和血瘀。邪正相争，热盛动血，以致气血耗伤，阴虚更甚。两者互为因果。

3. 脏腑亏虚论

由于患者禀赋薄弱，先天不足，或后天失调，以致脏腑亏虚，精气内亏，气血不足，以致邪毒入侵，搏结郁蕴，正虚邪恋，阴精更亏，终必五脏俱损而发病。

4. 伏气温病论

认为精血亏虚为内因，温热毒邪为外因。由于精气不足，温毒乘虚陷入，邪热内伏，当时未发，但毒蕴体内，累及脾肾，损伤气血阴精，一旦外遇新感，引发伏邪，自内而发为伏气温病。

三、诊断

（一）临床表现

1. 症状

（1）贫血：多数起病急，少数缓慢起病。全身虚弱，疾病早期即可出现贫血症状，随着病情进展而加重。

（2）发热：约半数以上患者有发热现象，发热程度不同，疾病本身引起的发热多见气阴两虚证候，表现为午后低热；由虚入外感引起的发热现象多见高热，伴有恶风寒或恶热。在高热的同时伴有咳嗽、咯痰，或见其他部位的感染性发热等。

（3）出血：出血程度不一，由气虚引起的出血多见双下肢瘀斑、瘀点、月经过多，出血程度较轻；因阴虚内热或外感邪毒引起者，出血程度较重，常以上半身为主，见有鼻衄、齿衄、眼结膜出血等，严重者可见尿血、便血或其他内脏出血。

（4）其他：少数患者可出现皮疹、皮下结节、阴囊肿胀等；个别患者可见毒瘤入侵脑髓，出现头痛、恶心、呕吐、视力模糊等。若毒瘤侵犯肠胃可出现腹痛、腹泻等；部分患者可出现髓毒外溢症状，见于局部肿瘤等。

2. 体征

（1）肝、脾、淋巴结肿大：肝脾肿大是本病较常见的体征，约占50%；淋巴结肿大可高达90%，以急性淋巴细胞白血病为多见，其次为急性单核细胞白血病，再次为急性粒细胞白血病。

（2）骨及关节疼痛：胸骨压痛是本病有诊断意义的体征。疼痛的部位多发生在四肢骨及关节，呈游走性，局部无红、肿、热现象。此外，少数年轻急性粒细胞白血病患者之扁骨可出现绿色瘤，其特点为质硬并与骨膜相连，肿块呈青色，皮薄处可呈绿色。

（3）皮肤及五官表现：皮肤可见斑丘疹、结节、肿块、皮炎等；齿龈肿胀出血，口腔溃疡和咽痛，以急单为显著。眼眶为绿色瘤多发部位，以突眼症为主要表现，重者可出现眼肌瘫痪、失明。

（4）其他：中枢神经系统由于浸润及出血等可出现颅内压增高及颅神经损害，外周神经也可受累。心包膜、心肌及心内膜皆可被浸润，但有临床表现者较少见，可表现为心包积液、心率失常及心衰等。支气管及肺亦可受到白血病细胞的浸润。

（二）实验室检查

1. 血象与骨髓象

绝大多数患者出现血红蛋白降低，多为正细胞正色素性。贫血多为中度至重度；半数以上患者白细胞升高，约 1/4 患者白细胞减少。90％以上患者外周血片可见原始细胞；约 1/3 患者来诊时血小板减少。血小板大小不等，常有畸形血小板、巨型血小板。巨核细胞白血病外周血可以见到幼稚巨核细胞；骨髓象有核细胞增生明显活跃或极度活跃，相应系列的原始细胞＞30％。

2. 染色体检查

对染色体异常者有预后价值。ALL 可检出 t(4;ll)(q21;q23)；t(9;22)(q34;qll)；t(8;14)(q24;q32)020％～30％成人 ALL，可查出 Ph 染色体，无论其 BCR/ABL 编码蛋白是 210kD 或 190kD，预后均较差。t(8;14)预后差。

3. 分子生物学检查

利用 PCR 技术可检出部分患者出现 BCR/ABL 基因重排，有助于预后的判断和微小残留病变的追踪治疗。

4. 免疫学检查

单克隆抗体为急性白血病的辅助诊断和鉴别诊断提供了客观、可重复性的判断标准，对了解白血病细胞的来源，提高急性白血病诊断准确率，指导治疗及判断预后提供了重要依据，尤其对急性淋巴细胞白血病的分型更具特色。临床上常首先选用 CD_{13} 或 CD_{33}，其次选。CD_{14} 或 CD_{15} 和淋巴细胞系单抗借以鉴别急性非淋巴细胞白血病(ANLL)与急性淋巴细胞白血病(ALL)；在 ANLL 时可选 CD_{13} 与 CD_{14} 区分粒细胞系或单核细胞系；用血型糖蛋白 A 或膜收缩蛋白单抗以确定是否为红细胞系；用血小板糖蛋白的Ⅱb/Ⅲa 单抗确认巨核细胞系。确诊为 ALL 时可用膜表面免疫球蛋白和(或)胞浆免疫球蛋白、CD_{19}、CD_{20} 以确定 B 细胞型急性淋巴细胞白血病；用 CD_5、CD_3 确定 T 细胞型急性淋巴细胞白血病。

5. 细胞化学

细胞化学染色有助于鉴别常见急性非淋巴细胞白血病类型。

(1)AML 时过氧化物酶(＋～＋＋)；碱性磷酸酶(－～＋)；非特异性脂酶(NE)(＋)；糖原(－～＋)；溶菌酶(－)；NE＋NaF(氟化钠)不能抑制。

(2)ALL 时过氧化物酶(－)；碱性磷酸酶(＋＋)；非特异性脂酶(－)；糖原(＋～＋＋)；溶菌酶(－)；NE＋NaF(－)。

(3)AMOL(急性单核细胞白血病)时过氧化物酶(－～＋)；碱性磷酸酶(－～；非特异性脂酶(＋＋＋)；糖原(－～＋＋)；溶菌酶(＋＋～＋＋＋)；NE(＋)能被 NaF 抑制。

6. 电镜检查

对白血病的诊断分型采用电子显微镜观察细胞内各种化学物质在超微结构水平上的分布情况，有助于急性白血病的分型，如血小板过氧化物酶(PPO)染色在透射电镜下可将原始巨核细胞与其他原始细胞区分开来，是诊断急性巨核细胞白血病的重要指标；用扫描电镜观察对多毛细胞白血病的诊断具有重要意义。

7. 其他检查

部分患者血清尿酸、乳酸脱氢酶常示增高。高白血病细胞患者可发生假性高血钾症、假性低血糖和低氧血症。

四、诊断

(一)临床表现

临床有发热、出血、贫血等症状，体检有淋巴结、肝脾肿大及胸骨压痛，外周血片有原始细胞，骨髓细胞形态学及细胞化学染色显示其某一系列原始细胞≥30%即可诊断。临床上，根据急性白血病细胞形态学特征可分为急性非淋巴细胞白血病与急性淋巴细胞白血病。

五、辨证论治

（一）辨证要点

由于先天之因，内在失衡导致，其发病急剧，进展快速，疾病早期即可见到气短懒言，倦怠自汗，四肢酸软，心悸心慌，头目眩晕，咽干口燥，五心烦热，夜间盗汗，舌质淡红，舌苔薄白等气阴两虚证候；疾病进一步发展可见有阴精不足、阳虚乃至阴阳两虚证候，临床除见咽干口燥，五心烦热，夜间盗汗，腰膝酸软外，还可见畏寒肢冷，面目虚浮，阳痿不举，女子宫冷等阳虚证候。但在疾病发生发展过程中，由内生之毒、外来之毒侵袭机体，又可出现毒热证候；毒邪与机体正气相搏，加之气血阴阳亏虚，可出现血瘀内阻证候；毒热极盛，正邪相争，又可见发热症状；热迫血行，又可出现出血证。一般而言，疾病的早期患者临床症状较轻，仅见气血（阴）虚损证候，而较少出现高热、出血、血瘀等相关并发症；疾病晚期临床症状较重，气血阴阳俱虚，其高热、出血、血瘀等相关并发症较重。有些疾病的虚证与本病早期表现极为相似，可导致误诊误治，延误病情，临症时应仔细辨认。根据本病发生特点和性质，其辨证要点应抓住虚、毒、瘀、白血病细胞异常增殖四大特征。

（二）辨证论治

1. 气血亏损、毒热凝积

(1)证候：分主症、兼症、形证。

主症：语言低微，倦怠自汗，头目眩晕。

兼症：心悸气短，失眠多梦。

形证：面色萎黄，胁下癥积，瘰疬痰核，舌淡苔黄，脉象细弱。

(2)治法：益气补血，佐以清热解毒。

(3)方药：八珍汤（《正体类要》）加减。

人参 10g，白术 10g，茯苓 12g，当归 10g，川芎 10g，白芍药 10g，熟地 10g，甘草 6g。

方中人参、熟地甘温以益气补血，在方中为君药；茯苓、白术健脾燥湿，当归、白芍药养血和营，在方中为臣药；川芎活血化瘀，行气推血运行，在方中为佐药；甘草调和药性，在方中为使药。诸药合用具有补益气血功效。

(4)备选方：本证以见于疾病的早期阶段，以气血两虚为主，除选用八珍汤外，症状较轻者，亦可选用当归补血汤（《内外伤辨惑论》）加味，或选用归脾汤（《济生方》）加减。

(5)加减：本方专治气血两虚证，但本证候除气血亏损外，尚见有毒热凝积证候，临症时应在方中加入清热解毒之品，如虎杖、白花蛇舌草、半支莲、龙葵等；如胁下癥积肿块形成者，可加三棱、莪术、地龙等；颈项痰核瘰疬者，可加半夏、胆南星、浙贝母等；脾气虚弱，纳食不香，腹胀明显者，可加茯苓、白术、陈皮、木香、砂仁、大腹皮等；气虚自汗明显者，可加浮小麦、麻黄根等。

(6)临证事宜：本证候多见于疾病的早期阶段或化疗后期的调理阶段，以虚证为主，治疗以补虚为法，亦不可忽视驱邪治疗。补虚在于调理机体整体功能，恢复患者体力，促进骨髓正常细胞的增殖；驱邪在于消除骨髓残留白血病细胞，逆转白血病细胞多药耐药性。

2. 气阴两虚、毒瘀内蕴

(1)证候:分主症、兼症、形证。

主症:语言低微,倦怠自汗,午后低热,咽干舌燥,潮热盗汗。

兼症:心悸气短,失眠多梦。

形证:胁下癥积,瘰疬痰核,舌红少苔,脉象细数。

(2)治法:益气养阴,佐以活血解毒。

(3)方药:生脉散(《备急千金要方》)合二至丸(《医方集解》)加味。

人参 10g,麦门冬 10g,五味子 10g,女贞子 12g,旱莲草 10g。

人参补肺益气以生津,在方中为君药;麦门冬养阴清热以生津,五味子敛肺止汗而生津,在方中为臣药;女贞子、旱莲草补肝肾、益阴血,在方中为佐使药。方中全药合用,益气养阴,生津止渴,主治五脏虚弱,气阴虚损之证。

(4)备选方:本证以气阴两虚为主,亦可用六君子汤(《医学正传》)合二至丸(《医方集解》)加味。也可选择三才封髓汤(《卫生宝鉴》)加味治疗。

(5)加减:本方专治气阴两虚证候,临床应用时要在方中加入活血解毒之品,如川芎、丹参、当归、虎杖、金银花、连翘、白花蛇舌草、半支莲等;如有胁下癥积肿块者,当加三棱、莪术、地龙等;有颈项痰核、瘰疬者可加半夏、胆南星、浙贝母等;脾气虚弱,食少纳呆,腹胀明显者,可加茯苓、白术、陈皮、枳壳、砂仁、焦三仙等;自汗明显者,可加浮小麦、麻黄根、煅龙牡等;潮热盗汗明显者,可加青蒿、地骨皮、银柴胡等。

(6)临证事宜:本证候多见有发热、出血等,可在辨证治疗的同时酌情加入清热解毒或止血药物。病情严重者,除辨证施治外,可以生脉注射液 40mL 加入 5%葡萄糖注射液 250mL 中静脉滴注,1 次/d。

3. 阴精亏乏、毒瘀交织

(1)证候:分主症、兼症、形证。

主症:咽干口燥,五心烦热,潮热盗汗,腰膝酸软。

兼症:心悸心烦,失眠多梦。

形证:肌肤干燥,胁下癥积,瘰疬痰核,舌红少苔,脉象细数。

(2)治法:滋养阴精,佐以解毒行瘀。

(3)方药:七味都气丸(《医宗己任编》)加减。

熟地 12g,山萸肉 12g,山药 10g,茯苓 15g,泽泻 10g,丹皮 10g,五味子 10g。

熟地滋肾填津,在方中为君药;山茱萸养肝肾涩津,山药补阴而顾津,二药在方中为臣药;茯苓淡渗利湿,泽泻清泄肾火,丹皮清泄肝火,在方中为佐药;五味子养阴敛汗,在方中为使药。全方诸药合用,补中有泻,滋补而不留邪,降泄而不伤正,寓泻于补,相辅相成,通补合用。

(4)备选方:本证为肾精亏虚证候,亦可选用左归丸(《景岳全书》)或左归饮(《景岳全书》)加减治疗;若阴虚伴有阳虚证者,亦可选用右归饮(《景岳全书》)或右归丸(《景岳全书》)加减治疗。

(5)加减:本方专治阴精不足证候,临床应用时应在方中加入解毒行瘀之品,如虎杖、白花蛇舌草、半支莲、丹参、桃仁、红花等;如胁下癥积肿块者,可加三棱、莪术、地龙、鳖甲等;颈项痰核瘰疬者,可加半夏、胆南星、浙贝母、玄参等;阴精严重亏虚,盗汗明显者,可加龟版、阿胶、青蒿、地骨皮、银柴胡等;津液不足,口舌干燥者,可加麦门冬、石斛、天花粉等。

(6)临证事宜:本证以肾精亏虚为主,此时,患者机体极度虚弱,治疗应以补虚为主。但由于患者脾胃多有虚弱现象,补虚药物多见有滋腻特点,长期应用可加重脾胃功能受损,故常在方中加少许和胃降逆或健脾益胃药,以增强脾胃功能,促进营养物质吸收和利用。同时,尽量避免使用大辛大热之品,以免加重阴精亏虚。

4.阳气虚弱、痰瘀互阻

(1)证候:分主症、兼症、形证。

主症:畏寒肢冷,腰膝酸软,自汗不止。

兼症:心悸气促,阳痿不举,关节寒痛。

形证:面色黯淡,胁下癥积,瘰疬痰核,舌淡苔白,脉象细弱。

(2)治法:温补肾阳,佐以活血化痰。

(3)方药:右归饮(《景岳全书》)加减。

熟地 20g,山药 15g,山茱萸 12g,枸杞子 10g,杜仲 10g,肉桂 6g(后下),制附子 6g,甘草 6g。

熟地甘温,滋肾以填精,于阴中求阳之意,在方中为君药;制附子、肉桂温补肾阳,山茱萸、枸杞子滋肾养肝,在方中为臣药,协助君药大补肝肾;山药健脾益肾,杜仲补肝肾,强筋骨,在方中为佐药;甘草补中益气,调和药性,在方中为使药。诸药合用,能够滋补肝肾、温阳填精。

(4)备选方:本证以阳气虚弱为主,同时见有实证,应以补虚为主,兼以驱邪,亦可选用左归饮(《景岳全书》)或右归丸(《景岳全书》)加减治疗。

(5)加减:本方重在温补肾阳,在临床应用时可适当加入活血化痰之品,如川芎、苏木、三七、半夏、陈皮、胆南星、浙贝母等;如有癥积肿块者,加三棱、莪术、地龙等;有颈项痰核瘰疬者,加黄药子、元参、橘核、荔枝核等;脾阳不振,食后腹胀者,加茯苓、白术、炮姜、菖蒲、焦三仙、砂仁等。

(6)临证事宜:本证多见有阳气虚弱导致出血倾向,加之温热之品,易伤血动血,可产生出血证,故在辨证治疗的同时,可适当加入少量益气摄血药,以防出血倾向发生。

5.阴阳两虚、瘀毒亢盛

(1)证候:分主症、兼症、形证。

主症:咽干口燥,五心烦热,夜间盗汗,腰膝酸软,畏寒肢冷,阳痿不举。

兼症:脘腹冷痛,下利清谷。

形证:胁下癥积,瘰疬痰核,舌淡苔少,脉象细微。

(2)治法:滋阴温阳,佐以消癥化痰。

(3)方药:肾气丸(《金匮要略》)加减。

干地黄 15g,茯苓 10g,泽泻 10g,山茱萸 10g,山药 12g,丹皮 10g,附子 9g,桂枝 6g。

干地黄滋阴补肾,在方中为君药;山茱萸、山药补益肝肾精血,并以少量附子、桂枝温阳暖肾,意在微微生火,鼓舞肾气,在方中为臣药;茯苓、泽泻、丹皮调协肝脾。方中诸药合用具有温补肾阳之效。

(4)备选方:本证为阴阳两虚表现,亦可选用左归饮(《景岳全书》)或右归丸(《景岳全书》)加减治疗。

(5)加减:本方重在治疗阴阳两虚证候,因本证候虚损严重,而瘀毒亦盛,除补虚治疗外,尚可适当加入解毒活血之品,如丹参、川芎、虎杖、金银花、连翘等;如有癥积肿块者,加三棱、莪术、地龙等;颈项痰核、瘰疬者,可加半夏、胆南星、浙贝母等;阴阳离决者,可同时应用生脉饮。

(6)临证事宜:本证治疗重在调理阴阳,但临床上往往损伤多个脏器,会出现一系列脏腑虚损症状,故在辨证治疗同时,可根据脏腑虚损程度适当加用补益脏腑药。如健脾、养心、和胃、柔肝、强肾等与本法同用,可增加临床疗效。

(吴雪)

第五节　弥散性血管内凝血

一、概述

是一在多种疾病基础上,由致病因素激活凝血系统,导致全身微血栓形成,凝血因子被大量消耗并继发纤溶亢进,引起全身出血的综合征。

导致本病发生的原因很多,发病机制复杂。有感染性疾病占弥散性血管内凝血(DIC)发病的31%～43%,如细菌感染、病毒感染、立克次体感染;恶性肿瘤占DIC发病的24%～34%,包括急性白血病、淋巴瘤、恶性血管内皮瘤、绒毛膜上皮癌以及多种实体瘤;病理产科占DIC发病的4%～12%,常见病因如羊水栓塞、感染性流产、死胎滞留、重症妊娠高血压综合征、子宫破裂、胎盘早剥、前置胎盘等;手术及创伤占DIC 1%～5%,如大面积烧伤、严重挤压伤、蛇咬伤等;可涉及全身各系统疾病如巨大血管瘤、恶性高血压、肺心病、急性胰腺炎、急进性肾炎、溶血性贫血、肝功能衰竭、糖尿病酮症酸中毒、系统性红斑狼疮、GVHD等,在其发病过程中出现微血栓形成,凝血功能异常,微循环障碍,从而引起全身出血、休克、微血管栓塞及微血管病性溶血等临床综合征。临床上常见的其他因素如单核—巨噬细胞系统受抑制(见于重症肝炎、大剂量使用糖皮质激素等)、高凝状态(如妊娠等)、缺氧、酸中毒、脱水、休克、纤溶系统活性降低等可诱发本病的发生。

根据本病的临床表现与证候特征,可结合“出血病证”、“瘀血”、“紫斑”、“厥脱”、“九窍出血”等辨证施治。

二、病机

(一)发病

因本病病因多端,病机复杂,故发病轻重缓急及病情进展快慢多不一致。因感受疫毒、疠气、跌仆外伤以及因毒蛇咬伤等所致者,发病多急骤而凶险;继发于他病重症或久病不愈,发时病情或急骤或较缓慢。

(二)病位

本病病位主要在脉络,既有气分及营血受累,又可涉及全身五脏六腑,甚至可病及脑髓,而以瘀血内阻,脉络损伤为病位关要。

(三)病性

本病病理性质有虚实之分,急性型多实证,慢性型多为虚证,或见虚实夹杂之证;以正气亏虚为本,而以疫毒、火毒、痰毒、气滞、血瘀为标。

(四)病势

本病发病多急骤,亦可发病稍缓。急性者发病急骤,病情危重,变化急剧、速变,病势凶险；病缓者虽发病稍缓，但病情危重，变化多端；本病为大病、重证，预后多不良。

（五）病机转化

1. 疫毒内盛，正邪交争

若邪毒过盛，人体正气不足以抵御外邪，或正气本虚，不能抗邪外出，正邪交争，正不胜邪，可致正气亏虚，邪毒内盛，内入营血，扰乱气血，气血逆乱，血液不循常道，溢出脉外；或煎熬血液，耗伤阴液，血凝为瘀，瘀血阻滞经络；或内伤脏腑，导致脏腑亏虚，脏腑功能失调；或耗气伤阴，亡气亡血，甚者阴阳失调，阴阳离决。

2. 痰毒内蕴，扰乱气机

痰湿内停，痰毒内蕴，留于全身各处，阻碍气机，气机运行失常，气行则血行，气逆则血逆，气血逆乱，瘀血凝滞，血液不循常道，上逆外溢；或气机运行不畅，气滞血瘀，瘀血内阻；或留于脏腑，可致脏腑功能失调。

3. 瘀血内阻，损伤脉络

疫毒内停，痰毒内蕴，或痰毒内阻，均可致气机阻碍，气血运行失常，气滞血瘀，瘀阻脉络，血行不畅，脉络损伤。

三、诊断

（一）临床表现

包括原发病的临床表现和DIC的临床表现两大类。DIC的临床表现根据DIC类型，分期不同而有较大差异。常见的表现有出血、休克、微血管内栓塞及微血管病性溶血。

1. 出血倾向

84%～95% DIC患者有出血倾向，表现为自发性、多发性、多部位的出血，多见于皮肤、黏膜、伤口及穿刺部位；或内脏出血如咯血、呕血、便血、尿血、阴道出血，甚者颅内出血。

2. 休克

由30%～80%的患者发生休克。表现为一过性或持续性血压下降，早期即出现肾、肺、脑等器官功能不全，临床症状可见肢体湿冷，少尿，呼吸困难，发绀及神志改变等。

3. 血管内栓塞

40%～70%的发生率。栓塞部位广泛，可为浅表栓塞，症见皮肤发绀，进而坏死、脱落，多见于眼睑、四肢、胸背及会阴部，黏膜损伤易发生于口腔、消化道、肛门等部位，呈灶性或斑块样坏死或溃疡形成。也常发于深部器官，多见肾、肺、脑等脏器，表现为急性肾衰竭，呼吸衰竭，意识障碍，颅内高压综合征等。

4. 血管病性溶血

可见于5%的患者，表现为进行性贫血，贫血程度与出血量不成比例，也可见皮肤、巩膜黄染。

（二）实验室检查

1. 反映消耗性凝血因子及血小板的检查

(1)血小板计数(BPC)：需动态观察，血小板在短时间内进行性下降，血小板数高低不一。

(2)血浆凝血酶原时间(PT)：DIC时凝血因子消耗以Ⅴ和Ⅷ的缺乏或减低最为明显，临床上可检测凝血酶原时间(PT)和活化部分凝血活酶时间(APTT)均有延长，在急性型更为显著。

(3)纤维蛋白原(Fg)含量:急性型纤维蛋白原的含量常常下降至1.5g/L以下,病情愈严重其含量愈低,但在感染、妊娠、创伤等情况时,纤维蛋白原含量往往代偿性增高,可以高达8g/L以上。

(4)β－血小板球蛋白(β－TG)和血小板第4因子(PF4):两者同为血小板特异蛋白,均存在于血小板的α颗粒内,在血小板被激活时从α颗粒中释放出来。因此是反映血小板活化的指标。

(5)血浆血栓烷B2(TXB2):TXB2是TXA_2的代谢产物。提示血小板活化,血栓形成。

(6)血小板α颗粒膜蛋白(GMP－140):是血小板活化的分子标志物。

2.反映凝血活性的检查

(1)凝血酶原片断(F1＋2):F1＋2是在活性Ⅹ因子作用于凝血酶原而生成凝血酶的过程中裂解释放出来的断片——活性多肽。其浓度的增高反映体内凝血酶生成的亢进,从而反映凝血系统的功能亢进,DIC等血管内血栓形成的前奏。

3.血浆凝血酶－抗凝血酶Ⅲ复合物(TAT):测定TAT可证实凝血酶的生成。其异常增高提示血栓的早期形成。

4.血或尿纤维蛋白肽A(FPA):FPA是凝血酶作用于纤维蛋白原,通过蛋白分解作用使纤维蛋白原转换成纤维蛋白的过程中释放出的一种肽,测定其含量可反映凝血酶的生成。

5.抗凝血酶－Ⅲ(AT－Ⅲ):AT－Ⅲ除了抗凝血酶以外,还有失活Ⅹ因子和Ⅸ因子的作用,此外,又有与肝素钠结合的特性,当其与肝素钠结合后,它的抗凝血酶作用可以提高1000倍。DIC时AT－Ⅲ由于消耗而减少,但在肝病的蛋白合成障碍时,或肾病综合征时,其浓度也可降低,当其活性低于60%时,肝素钠几乎不能发挥作用。AT－Ⅲ可以作为肝素钠是否有效的指标。

6.反映纤维蛋白溶解及抑制的试验

(1)纤维蛋白原降解产物(FDP)含量:当血管内凝血伴有纤溶亢进时,血浆中的含量随之增高,同时尿中FDP的排出量亦明显增多。FDP增高表示纤溶亢进,但不能作为诊断DIC的指标。

(2)凝血酶时间(TT):凝血酶时间是利用凝血酶作用于纤维蛋白原后的凝固时间,时间延长可能是由于:①纤维蛋白原含量很低;②FDP很高;③抗凝血酶增高;④血中有肝素钠或肝素钠样物质;⑤异常纤维蛋白原等。如果凝血酶凝固时间延长,而用甲苯胺蓝可以纠正的,表明血中有肝素钠样物质存在。

(3)D－二聚体(D－dimer):是继发性纤溶的代谢产物。D－二聚体测定是证实血栓形成的重要试验,同时还是血栓溶解疗法效果判定的重要监测指标。

(4)血浆硫酸鱼精蛋白副凝固试验(3P):受检血浆中加入硫酸鱼精蛋白溶液,如果血浆中存在纤维蛋白单体－纤维蛋白降解产物复合物,则鱼精蛋白使其解离释放出纤维蛋白单体。纤维蛋白单体自行聚合成肉眼可见的纤维状物,此为阳性反映结果。

(5)血浆纤溶酶原(PLG):促进纤溶的纤溶酶在体内以纤溶酶原形式存在,测定纤溶酶原含量可作为纤溶活性的指标。PLG增高提示血栓前状态和血栓性疾病。

(6)血浆因子Ⅷ凝血活性(FⅧ:C)和vW因子抗原(vWF:Ag):因子Ⅷ是一种复合物,其中包括因子Ⅷ促凝活性(Ⅷ:C)和vW因子抗原(vWF:Ag),两者均有因子Ⅷ复合物的抗原性,即因子Ⅷ相关抗原。DIC时可出现获得性因子Ⅷ缺乏。

(7)血浆纤溶酶原－纤溶酶抑制物复合物(PIC):正常人血中不存在此物质,故血中测出PIC即可证实纤溶反应的存在。

(三)诊断标准

(1999年10月,湖南第七届全国血栓与止血学术会议提出如下诊断标准)

1. DIC诊断

(1)在易引起DIC的基础疾病:如感染、恶性肿瘤、病理产科、大型手术及创伤等。

(2)有下列二项以上临床表现:①严重或多发性出血倾向;②不能用原发病解释的微循环障碍或休克;③广泛性皮肤、黏膜栓塞、灶性缺血性坏死、脱落及溃疡形成,或不明原因的肺、肾、脑等脏器功能衰竭;④凝治疗有效。

(3)实验检查:同时有下列三项以上实验异常。

1)血小板＜100×10^9/L(白血病、肝病血小板＜50×10^9/L)或是进行性下降,或下列两项以上血小板活化分子标记物血浆水平增高:①β－血小板球蛋白(β－TG);②血小板第4因子(PF4);③血栓烷B2(TXB2);④血小板颗粒膜蛋白－140(GMP－140、P－选择蛋白)。

2)血浆纤维蛋白原(Fg)含量低于1.5g/L(肝病低于1.0g/L,白血病低于1.8g/L)或超过4.0g/L或呈进行性下降。

3)3P试验阳性,或血浆FDP＞2.0mg/L(肝病超过60mg/L)或血浆D－二聚体水平较正常增高4倍以上(阳性)。

4)血浆PT延长或缩短3S以上(肝病超过5s以上),APIT延长或缩短10s以上。

5)AT－Ⅲ活性低于60％(不适用于肝病)或蛋白C(PC)活性降低。

6)血浆纤溶酶原抗原(PLg:Ag)低于200mg/L。

7)血浆因子Ⅷ:C活性低于50％(肝病必备)。

8)血浆内皮素－1(ET－1)水平超过80mg/L或凝血酶调节蛋白(TM)较正常增高2倍以上。

(4)疑难或特殊病例:应有下列两项以上异常。

1)血浆凝血酶原碎片1＋2(F1＋2)、凝血酶－抗凝血酶复合物(TAT)或纤维蛋白肽A(FPA)水平增高。

2)血浆可溶性纤维蛋白单体(SFM)水平增高。

3)血浆纤溶酶原－纤溶酶抑制物复合物(PIC)水平增高。

4)血浆组织因子(TF)水平增高(阳性)或组织因子途径抑制物(TFPI)水平下降。

2. 白血病DIC实验诊断标准

(1)血小板计数低于50×10^9L或进行性下降,或有下列两项以上血浆血小板活化分子标志物水平升高:①β－TG;②PF4;③TXB2;④β－选择蛋白。

(2)血浆纤维蛋白原含量低于1.8g/L或进行性下降。

(3)3P试验阳性或血浆FDP＞2.0mg/L或D－二聚体水平升高(阳性)。

(4)PT延长3s以上或进行性延长,APIT延长10s以上。

(5)AT－Ⅲ活性低于60％或PC活性降低。

(6)血浆PLg:Ag低于200mg/L。

(7)以下血浆凝血因子激活分子标志物水平升高:①F1＋2;②TAT;③FPA;④SFM。

3. 肝病DIC实验诊断标准

(1)血小板计数低于 50×10^9/L 或进行性下降，或有下列两项以上血浆血小板活化分子标志物水平升高：①β－TG；②PF4；③TXB2；④P－选择蛋白。

(2)血浆纤维蛋白原含量低于 1.0g/L 或进行性下降。

(3)因子Ⅷ:C 活性低于 50%(必备标准)。

(4)PT 延长 5s 以上，或 APTT 延长 10s 以上。

(5)3P 试验阳性或血浆 FDP＜60mg/L，或 D－二聚体水平升高(阳性)。

(6)血浆凝血因子激活分子标记物水平升高：①F1＋2；②TAT；③FPA；④SFM。

4.慢性 DIC 诊断标准

(1)临床存在易致慢性 DIC 的基础疾病：

如肿瘤、免疫性疾病、慢性肾病及肺部感染等。

(2)有下列一项以上异常：①反复出现的轻度微血管栓塞症状及体征，如皮肤、黏膜的灶性缺血性坏死及溃疡形成等；②反复出现的轻度出血倾向；③原因不明的一过性肺、肾、脑等脏器功能障碍；④病程超过 14 日。

(3)实验检查：符合下列条件。

1)有两项以上血浆血小板活化分子标志物水平升高：①β－TG；②PF_4；③TXB2；④P－选择蛋白。

2)血浆两项以上凝血因子激活分子标志物水平增高：①F1＋2；②TAT；③FPA；④SFM。

3)3P 试验阳性或血浆 FDP＞60mg/L 或 D－二聚体水平较正常升高(阳性)4 倍以上。

4)血小板、纤维蛋白原半衰期缩短或转换速度加速。

5)血管内皮细胞损伤分子标志物水平增高：①ET－1；②TM。

5.基层医疗 DIC 实验诊断

参考标准具备下列三项以上检测指标异常，可诊断 DIC。

(1)血小板计数低于 100×10^9L 或进行性下降。

(2)纤维蛋白原含量低于 1.5g/L 或进行性下降。

(3)3P 试验阳性。

(4)PT 延长或缩短 3s 以上或呈动态变化。

(5)外周血破碎红细胞＞10%。

(6)不明原因的血沉降低或血沉应增快的疾病但其值正常。

6.前 DIC(pro－DIC)诊断参考标准

(1)存在易致 DIC 的基础疾病。

(2)有下列一项以上临床表现。

1)皮肤、黏膜栓塞、灶性缺血性坏死、脱落及溃疡形成。

2)原发病不易解释的微循环障碍，如皮肤苍白、湿冷及发绀等。

3)原因不明的肺、肾、脑等轻度或可逆性脏器功能障碍。

4)抗凝治疗有效。

(3)有下列三项以上实验指标异常。

1)正常操作条件下，采集血标本易凝固，或 PT 缩短＞3S，APTT 缩短 5s 以上。

2)血浆血小板活化分子标志物含量增加：①β－TG；②PF_4；③TXB_2；④P－选择蛋白。

3)凝血因子激活分子标志物含量增高：①F_{1+2}；②TAT；③FPA；④SFM。

4)抗凝活性降低:①AT－Ⅲ活性降低;②PC活性降低。

5)血管内皮细胞受损伤分子标志物增高:①ET－1;②TM。

四、辨证论治

(一)辨证要点

1.衄血证候

是以邪毒内盛,扰乱气血,脏腑功能失常,不能统摄气血,或邪热内盛,逼迫血液妄行,或瘀血内停,阻塞血脉,导致气血不循常道,上逆外溢所致。临床多见于肌肤大片紫斑,亦可见各种衄血,如鼻衄、齿衄、呕血、便血、尿血,或经产出血不止,或皮肤破损处出血不止,甚者见大衄、九窍出血等。若见出血较缓,血色较淡,出血量较少,紫斑色淡者,多为大病、久病之后,为寒证、虚证,为气虚、血虚、阳虚;若见出血急骤,血色较鲜红,出血量多者,多为实证、热证,或为阴虚内热;或有明显外伤病史者,可知其为外伤所致;若见出血急骤,血色暗红,出血量或多,或黏稠而少者,或紫斑大片而色暗者,多为疫毒、痰毒内盛;若见血色紫暗,或夹有血块者,多为瘀血内停。

2.昏厥证候

是以邪毒内盛,脏腑功能失调,气血逆乱而致。临床可见发病之初或在病程中突然出现昏厥,表现为突然昏倒,不省人事,四肢厥冷,见有面色苍白,自汗出,呼吸微弱者,为气虚、阳虚;见有气粗如酣,喉间痰鸣,或面赤唇紫者,为气实、气逆,为邪热痰毒内盛。

(二)辨证论治

1.热盛血瘀

(1)证候:分主症、兼症、形证。

主症:肌肤大片紫斑,色红或暗,或见吐血、便血、尿血,甚者九窍出血。

兼症:壮热口渴,心烦不宁,大便秘结。

形证:面色苍白或紫暗,或见白睛黄染,舌红绛或紫暗,苔黄,脉弦数。

(2)治法:清热凉血,活血化瘀。

(3)方药:犀角地黄汤(《备急千金要方》)加减。

犀角粉3g(冲服)或水牛角30g(先煎),生地黄15g,丹皮15g,赤芍药15g,当归15g,丹参20g。

(4)备选方:亦可用清瘟败毒饮(《疫疹一得》),清热解毒,泻火凉血,配合桃红四物汤(《医宗金鉴》)加强活血化瘀之力。

(5)加减:若为感受风热外邪者,可加用防风、荆芥、桑叶、菊花、牛蒡子以疏风清热;若为感受温热邪毒者,可选加清营汤(《温病条辨》)清营凉血;若为火毒内盛,可加用七叶一枝花、半支莲、蛇毒、黄连、栀子、黄柏、紫花地丁、青黛、龙葵、牛黄、土茯苓、夏枯草、金银花、连翘、蒲公英、板蓝根、鱼腥草等以清热解毒;也可配合清热凉血止血药如大蓟、小蓟、白茅根、仙鹤草、藕节、地榆、槐花、紫珠草、旱莲草等。兼有神昏谵语可加用紫雪丹或安宫牛黄丸化服;若见皮肤黄染,白睛黄染,可加龙胆草、黄柏、茵陈蒿、泽泻、栀子、大黄等以清热利湿退黄。

(6)临证事宜:本证多见于外感温热病诱发所致,临证当结合温热病卫气营血辨证治疗原发病;本证多病情危急,可结合复方丹参注射液或肝素钠静脉滴注。

2.气虚血瘀

(1)证候:分主症、兼症、形证。

主症：肌肤瘀斑色淡，时作时止，或伴有鼻衄、齿衄、呕血，血色稀淡。

兼症：神疲乏力，心悸气短，纳呆食少，语言低微。

形证：舌质淡暗，脉细弱。

(2)治法：益气养血，活血化瘀。

(3)方药：补阳还五汤(《医林改错》)加减。

赤芍药 15g，当归尾 10g，地龙 15g，黄芪 60g，川芎 10g，丹参 30g，丹皮 10g，党参 10g。

(4)备选方：也可用八珍汤(《正体类要》)合血府逐瘀汤(《医林改错》)加减。两方合用，扶正与活血之力均优于补阳还五汤。

(5)加减：若见脾肾两虚，增大党参用量，并加茯苓、白术、淫羊藿、肉苁蓉、补骨脂等。

(6)临证事宜：本证见于慢性重病过程中出现的并发症，可结合原发病的辨证施治治疗，同时也可配合复方丹参注射液静脉滴注。

3. 阴虚血瘀

(1)证候：分主症、兼症、形证。

主症：皮肤瘀斑色淡或淡紫，或有鼻衄、咯血、尿血。

兼症：低热盗汗，五心烦热，心悸失眠，形体消瘦，头晕耳鸣，两目干涩。

形证：舌质红，舌体瘦小，有瘀点或瘀斑，苔少或光净无苔，脉细数。

(2)治法：滋阴养血，活血化瘀。

(3)方药：大补阴丸(《丹溪心法》)加减。

猪脊髓 50g，知母 10g，黄柏 10g，龟版 15g，熟地黄 15g，生地 15g，桃仁 10g，红花 5g，赤芍药 15g。

(4)备选方：也可用六味地黄汤(《小儿药证直诀》)合清营汤(《温病条辨》)加减。两方合用，滋阴凉血之力更强，用于阴虚血热血瘀者。

(5)加减：或兼见气阴两亏，可加益气养阴药如党参、麦门冬、北沙参、玉竹、石斛等；若见低热可加地骨皮、胡黄连、银柴胡、鳖甲等以清热养阴，退虚热；盗汗加五味子、诃子、浮小麦、糯稻根、山茱萸以敛阴止汗。

(6)临证事宜：本证多见于某些白血病、恶性淋巴瘤等合并严重感染，属热病、大病后期阴液耗伤，或气阴两伤，临证当积极治疗原发病，若热病不除，阴液难复；后期可见阴虚及阳，阴阳两虚，故当阴阳并治；若因大失血所致，以阴血亏虚为主者，可加当归补血汤和四物汤；也可结合复方丹参注射液静脉滴注。

4. 阳虚血瘀

(1)证候：分主症、兼症、形证。

主症：皮肤瘀斑色淡紫暗，皮下青紫或伴有鼻衄、便血甚或九窍出血。

兼症：倦怠乏力，喜暖畏寒，四肢厥冷，双目无神，气短自汗，语言低微。

形证：舌淡而胖大，舌质淡紫，或舌淡有瘀斑，脉细数或脉微欲绝。

(2)治法：温阳益气，活血化瘀。

(3)方药：参附汤(《世医得效方》)加减。

人参 10g，熟附子 10g，桃仁 10g，红花 10g，赤芍药 10g，当归 15g，生地黄 15g，川芎 10g，黄芪 15g，干姜 10g，参三七 10g。

(4)备选方：也可用急救回阳汤(《医林改错》)或四逆汤(《伤寒论》)以急救回阳。两方均用于 DIC 休克期，阳虚而四肢厥逆者。

(5)加减：若见便血黯淡，可加艾叶、灶心土、花蕊石、蒲黄温经止血；若为素体痰毒内盛，阳气亏虚，可选加温阳行气，解毒化痰之品如肉桂、吴茱萸、细辛、陈皮、枳实、胆南星、白附子、白芥子、黄药子等。

(6)临证事宜：本证多见于 DIC 晚期，多伴有休克或见于休克晚期，可结合复方丹参注射液、参麦注射液加 5%葡萄糖注射液 500mL 中静脉滴注。出血严重者当配合大剂凉血止血药物如生侧柏叶、生槐花等，以寒温并用，避免纯用温阳活血，导致动血出血加重。

(吴雪)

第八章　外科疾病

第一节　疖

疖是指发生在肌肤浅表部位，且范围较小的急性化脓性疾病。疖可分为有头疖、无头疖、疖病等。本病特点是肿势局限，范围多在 3cm 左右，突起根浅，色红、灼热、疼痛，易脓、易溃、易敛。

本病当于西医的疖、疖病等。

一、病因病机

常因湿热内郁，外感风邪，两相搏结，蕴阻肌肤所致，或夏秋之季感受暑毒而生，或因汗出不畅、暑湿热蕴蒸肌肤，引起痱子，复经搔抓，破伤染毒而成。若伴消渴、习惯性便秘等慢性疾病有阴虚内热者，或脾虚便溏者，更容易染毒发病，并可反复发作。

二、诊断

(一)症状体征

局部皮肤红肿疼痛，或伴发热、口干、便秘、苔黄、脉数等全身症状。

1. 有头疖

患处皮肤上有一红色结块，肿势高突，范围约 3cm 大小，灼热疼痛，突起根浅，中心有黄白色脓头，出脓即愈。

2. 无头疖

患处皮肤有 1 红色结块，范围约 3cm 左右，表面灼热，无脓头，触之疼痛，2～3 天化脓，溃后多迅速愈合。

3. 疖病

好发于项后、背部、臀部等处，几个到数十个，反复发作，缠绵不愈。亦可在身体各处散发，此处将愈，他处又起，或间隔周余、月余再发。患消渴、习惯性便秘、营养不良者易患本病。

(二)检查

必要时进行血常规、血糖、免疫功能等方面的检查。

三、鉴别诊断

(一)颜面疔疮

初起有粟粒状脓头，根脚较深，状如钉丁，肿势散漫，病势急剧。大多数患者初起即有明显的全身症状。

(二)囊肿型痤疮

青年男女多发，多见面颊部和背部。初起为坚实丘疹，挤之有白色粉样物质，反复挤压可形成大小不等的结节，病程较长。

四、辨证论治

本病范围小，病情轻，一般仅需外治即可。反复发作者，宜配合内治。

（一）内治

1. 热毒蕴结

（1）证候：多见于火盛之人。好发于项后发际、背部、臀部。轻者疖肿只有一二个，多则可散发全身，或簇集一处，或此愈彼起；伴发热、口渴、溲赤、便秘；苔黄、脉数。

（2）治法：清热解毒。

（3）处方：五味消毒饮（《医宗金鉴》）加减。

2. 虚热毒恋

（1）证候：疖肿常此愈彼起，不断发生。或固定一处，或散发全身各处，疖肿较大，易转变成有头疽，常伴口干唇燥；舌红，苔薄，脉细数。

（2）治法：疏风，清热，利湿。

（3）处方：防风通圣散（《宣明论方》）加生地、生首乌、玄参、麦冬等。

（二）外治

1. 初起

较小的疖肿可用千捶膏盖贴或三黄洗剂外搽；大者用金黄散或玉露散，以金银花露或菊花露调成糊状外敷；遍体发疮，破流脓水成片者，用青黛散麻油调敷。

2. 脓成

切开排脓，掺九一丹、太乙膏盖贴；脓腔深者可用药线引流。脓尽改用生肌散收口。

（三）针灸治疗

1. 基本处方

灵台、心俞、合谷、曲池。

2. 加减运用

热毒蕴结加血海、腰俞；虚热毒恋加风池、风市。

3. 方义

“诸痛痒疮皆属于心”，故泻心俞以清泄心火；灵台穴属督脉，泻之可疏泄阳邪火毒，为历来治疗疔疖之经验穴；阳明为多气多血之经，取手阳明合穴曲池、手阳明原穴合谷，针而泻之，可泻火解毒，内清外解。

4. 刺灸方法

诸穴均常规针刺，凉泻手法；疖肿初起，可在局部用隔蒜灸法。

（赵著）

第二节　疔

疔多发于颜面和手足等处，是一种发病迅速，易于变化而危险性较大的感染性疾病。疔的疮形虽小，但根脚坚硬，有如钉丁之状，病情变化迅速，如果处理不当，容易造成毒邪走散。特别是发于颜面部的疔疮很容易走黄而有生命危险；发于手足部的疔疮则易损筋伤骨而影响肢体功能。

疔的范围很广。根据发病部位和性质不同，分颜面部疔疮、手足部疔疮、红丝疔。

本病相当于西医的面部疖、手足部化脓性感染及急性淋巴管炎等。

颜面部疔疮

颜面部疔疮是指发生于颜面部的急性化脓性疾病。根据发病部位不同而冠以不同的名称。如疔疮生于眉心者，叫眉心疔，又称印堂疔；生于两眉棱者，称眉棱疔；生于眼胞者，称眼胞疔；生于颧部者，称颧疔；生于人中者，称人中疔；生于人中两旁者，称虎须疔；生于口角者，称锁口疔；生于两唇内里者，称反唇疔；生于颏部者，称承浆疔等等。辨证施治方面基本相同，相当于西医的颜面部疖、痈。

一、病因病机

主要因火热之毒为病。其毒从内而发者，多见恣食膏粱厚味、醇酒辛辣炙馎，脏腑蕴热内生；其毒从头感受者，多见感受风热火毒，或皮肤破损染毒。火热之毒蕴蒸肌肤，以致气血凝滞，火毒结聚，热胜肉腐而成。若火毒炽盛，内燔营血，则可成走黄重证。

二、诊断

(一)症状体征

本病多发于额前、颧、颊、鼻、口唇等部。

1.初期

在颜面部患处皮肤上忽起一粟米样脓头，或痒或麻，以后逐渐红肿热痛，肿势范围虽然只有 3～6cm，但根深坚硬，状如钉丁之状，重者有恶寒发热等全身症状。

2.中期(第 5～7 日)

肿势渐增，四周浸润明显，疼痛加剧，脓头破溃。伴有发热口渴，便干溲赤，苔薄腻或黄腻，脉象弦滑数等。

3.后期(第 7～10 日)

肿势局限，顶高根软溃脓，脓栓(疔根)随脓外出，痛止肿消，身热减退。一般 10～14 天即可痊愈。

本病如果处理不当，或不慎碰伤，或过早切开或妄加挤压等，可引起疔疮顶陷色黑无脓，四周皮肤暗红，肿势扩散，失去护场，以致头面、耳、项俱肿，并伴有壮热烦躁，神昏谵语，舌质红绛，苔黄糙，脉象洪数等，此乃疔毒走散，发为“走黄”之象。

(二)检查

血常规示白细胞总数及中性粒细胞明显增高，必要时应作细菌培养加药敏试验。

三、鉴别诊断

疖，虽好发于颜面部，但与疔相比红肿范围不超过“1 寸”，无明显根脚，一般无发热等全身症状。

四、辨证论治

(一)内治

1. 热毒蕴结

(1)证候：多为初期，患处红肿高突，根脚收束；伴发热头痛；舌红，苔黄，脉数。

(2)治法：清热解毒。

(3)处方：五味消毒饮(《医宗金鉴》)、黄连解毒汤(《外台秘要》)加减。

2. 火毒炽盛

(1)证候：多为成脓期，疔疮肿胀范围增大，疮形平塌，肿势散漫，皮色紫暗，掀热疼痛；伴高热，头痛，烦渴，呕恶，溲赤；舌红，苔黄腻，脉洪数。

(2)治法：凉血，清热解毒。

(3)处方：犀角地黄汤(《备急千金要方》)、黄连解毒汤(《外台秘要》)、五味消毒饮(《医宗金鉴》)加减。

(二)外治

1. 初起

宜箍毒消肿，用金黄散、玉露散以金银花露或水调成糊状围箍，或千捶膏盖贴，或六神丸、紫金锭研碎醋调外敷疮头。

2. 脓成

宜提脓祛腐，用九一丹、八二丹撒于疮顶部，再用玉露膏或千捶膏敷贴。若脓出不畅，用药线引流；若脓已成熟，中央已软有波动感时，应及早切开排脓，加药线八二丹，或九一丹引流。

3. 溃后

宜提脓祛腐，生肌收口。疮口掺九一丹，外敷金黄膏；脓尽改用生肌散、太乙膏或红油膏盖贴。

(三)针灸治疗

1. 体针

(1)基本处方：身柱、灵台、合谷、委中。

(2)加减运用：火毒炽盛加曲池、大椎、曲泽；疔疮走黄者加刺水沟、十二井穴、百会、内关。

本病应根据患部所属的经脉配穴。若生于颜面部，如唇疔配隐白、商阳、曲池、内庭；鼻疔配上星、肺俞、尺泽、商阳、内庭；眉心疔配内关、肺俞。生于手部，若食指蛇头疔配曲池、迎香；托盘疔者，配内关、曲泽、郄门、少海、阴郄；生于足小趾、次趾的，则取阳陵泉、听会等。

(3)方义：督脉统率诸阳，阳明经为多气多血之经，为疔疮多发之经。灵台为治疗的经验穴，配身柱有疏泄阳经邪火郁热之功效；合谷为手阳明经原穴，泻之以泄阳明火毒，对颜面疔疮尤为适宜。取血郄委中，用三棱针刺络出血，以清泄血中蕴热而消肿止痛。

(4)刺灸方法：诸穴均常规针刺，针用凉泻手法，结合刺络放血。

2. 耳针

取神门、肾上腺、皮质下、枕、相应部位。每次选 2～3 穴，中强刺激，留针 30～60 分钟，每日 1～2 次。

3. 挑治

寻找背部脊柱两旁有丘疹样突起处，用粗针挑治，每日 1 次。

手足部疔疮

本病是发生在手足部的急性化脓性疾病，手部多于足部。因发病部位及形态、预后的不同有多种命名，如生在指头顶端的，叫蛇头疔；生于指甲缘的，叫蛇眼疔；又因脓积于甲下，指甲面可见黄白色脓影，重者指甲浮空，痛胀难忍，故名代指；生在甲后的，叫蛇背疔；生在手指螺纹的，叫螺疔；生于指中节前肿如鱼肚、蛇肚的，叫鱼肚疔或蛇腹疔；生于手掌心的，形如盘中托珠之状，叫托盘疔；生于足掌中心的，叫足底疔；生于虎口合谷穴处的叫虎口疔或合谷疔。

本病相当于西医的甲沟炎、化脓性指头炎、化脓性腱鞘炎、掌中间隙感染、足底皮下脓肿等。

一、病因病机

脏腑火毒凝结，或手足部外伤染毒等多为本病发病原因。火毒之邪阻塞经络，气血凝滞，热胜肉腐，甚则腐筋伤骨。

二、诊断

(一)症状体征

手足部疔疮发病部位多有外伤感染史。

1. 蛇眼疔

初期甲沟一侧有轻微的红肿疼痛，2～3 天成肿，可伴恶寒发热等全身症状。待出脓后，即肿退脓尽，迅速愈合，或有胬肉突出，甚至指(趾)甲脱落。

2. 蛇头疔

初起指端感觉麻痒而痛，灼热肿胀，但皮色不变，随后肿势逐渐扩大。中期肿势更为扩大，手指末节呈蛇头状肿胀。酿脓时有剧烈的跳痛，患肢下垂时疼痛更甚，局部触痛明显，10 天左右成脓，常伴发热恶寒等。后期一般出黄稠脓，脓出肿退痛止，趋向痊愈。若溃脓迟缓且溃后脓水臭秽，经久不愈，余肿不消，或胬肉突出者，多是损筋伤骨的征象。

3. 蛇肚疔

发于指腹部，整个患指红肿疼痛，呈圆柱状，疼痛逐渐加重，皮肤极度紧张，关节轻度屈曲，不能伸展，动即觉剧痛。7～10 天成脓。因指腹皮肤厚韧，不易测出波动感，也难自溃。溃后脓出黄稠，逐渐肿退痛止，2 周左右痊愈；若损伤筋脉，则愈合缓慢，常影响手指的屈伸。

4. 托盘疔

初起先见掌心红点如粟，继而坚硬起泡，整个手掌肿胀高突，失去正常的掌心凹陷或稍凸出，手背肿势通常更为明显，甚则延及手臂，疼痛剧烈，2 周左右成脓，因患侧皮肤坚韧，虽内已化脓，不易向外透出，很可能向周围蔓延，损伤筋骨，影响屈伸功能。若溃后脓出，肿退痛减，全身症状亦随之消失，再过 7～10 天愈合。

5. 足底疔

初起足底部疼痛，不能着地，按之坚硬。3～5 日后有搏动性疼痛，修去老皮后，可见到白头。重者肿势蔓延到足背，痛连小腿，不能活动，伴有恶寒发热、头痛、纳呆、苔黄腻、脉滑数等。溃后流出黄稠脓液，肿消痛止，全身症状消失。

辨别手指部有脓无脓，除依据一般化脓日期及触诊外，可采用透光法。辨别有无死骨，可用药线或探针深入疮孔，如触及粗糙的骨质，是为损骨。辨别有无伤筋，可观察手指屈伸功能。

（二）检查

本病属于手足部的急性化脓性疾病，故血常规示白细胞总数及中性粒细胞增高；必要时作细菌培养加药敏试验。X线摄片可确定有无骨质破坏。

三、鉴别诊断

类丹毒，发病前多有猪骨、鱼虾等刺伤史，或破损皮肤接触猪肉、鱼虾史。红肿不如疔疮明显，常表现为游走性的红紫色斑片，一般不会化脓，全身症状多不明显。

四、辨证论治

以清热解毒为主，如发于下肢者应注重清热利湿。脓成后应尽早切开排脓；愈后需加强功能锻炼。

（一）内治

1. 火毒凝结

(1)证候：局部红肿热痛，麻痒相兼；伴畏寒发热；舌质红，苔黄，脉数。

(2)治法：清热解毒。

(3)处方：五味消毒饮(《医宗金鉴》)、黄连解毒汤(《外台秘要》)加减。

2. 热胜肉腐

(1)证候：红肿明显，疼痛剧烈，痛如鸡啄，肉腐为脓，溃后脓出肿痛消退；若溃后脓泄不畅，肿痛不退，胬肉外突，甚者损筋蚀骨；舌质红，苔黄，脉数。

(2)治法：清热，透脓，托毒。

(3)处方：五味消毒饮(《医宗金鉴》)、黄连解毒汤(《外台秘要》)加皂角刺、炙山甲等。

3. 湿热下注

(1)证候：足底部红肿热痛；伴恶寒，发热，头痛，纳呆；舌质红，苔黄腻，脉滑数。

(2)治法：清热，解毒，利湿。

(3)处方：五神汤(《外科真诠》)合萆薢渗湿汤(《疡科心得集》)加减。

（二）外治

1. 初期

金黄膏或玉露膏外敷。蛇眼疔也可用10%黄柏溶液湿敷。

2. 溃脓期

应及早切开排脓，应注意采取正确的切开方法。一般应尽可能循经直开。蛇眼疔宜沿甲旁0.2cm挑开引流。甲下溃空者需拔甲，拔甲后敷以红油膏纱布包扎。蛇头疔宜在指掌面一侧作纵形切口，使引流通畅，必要时可对口引流，不可在指掌面正中切开。蛇肚疔宜在手指侧面作纵形切口，切口长度不得超过上下指关节面。托盘疔应依掌横纹切开，为使引流通畅切口应够大。手掌处显有白点者，应先剪去厚皮，再挑破脓头。注意不要因手背肿胀较手掌为甚而误认为脓腔在手背部而妄行切开。

3. 收口期

脓尽用生肌散、白玉膏外敷。若胬肉高突，可在修剪胬肉后，用平胬丹或枯矾粉外敷；若已损骨，久不收口者，可用2%～10%黄柏溶液浸泡患指，每天1～2次，每次10～20分钟。若有死骨存在，可用七三丹提脓祛腐，待死骨松动时用血管钳或镊子钳出死骨。对筋脉受损导致手指屈伸功能障碍者，待伤口愈合后，用桂枝、桑枝、红花、丝瓜络、伸筋草等煎汤熏洗，并配合患指屈伸功能锻炼。

（三）针灸治疗

体针：参照“颜面部疔疮”。

红丝疔

红丝疔是发于四肢、皮肤呈红丝显露，迅速走窜的急性感染性疾病。邪毒重者可内攻脏腑，发生走黄。

本病相当于西医的急性淋巴管炎。

一、病因病机

内有火毒凝聚，外因手足部生疔，或足癣糜烂，或有皮肤破损感染毒邪，以致毒流经脉，向上走窜而继发红丝疔。

二、诊断

（一）症状体征

本病好发于四肢内侧，常有手足部生疔或皮肤破损等病史。

多先在手足生疔部位或皮肤破损处见红肿热痛，继则在前臂或小腿内侧皮肤上起红丝一条或多条，迅速向躯干方向走窜，上肢可停于肘部或腋部，下肢可停于腘窝或胯间。腋窝或腘窝、腹股沟部常有臖核样肿大作痛。

红丝较细者，可无全身症状，1～2日可愈；红丝较粗者，并伴有恶寒发热、头痛、周身乏力、苔黄、脉数等全身症状。还可出现结块，一处未愈，他处又起，有的2～3处相互串联。病变在浅部的，皮色较红；病变在深部的，皮色暗红，或不见“红丝”，但患肢出现条索状肿块和压痛。如结块不消则肿胀疼痛更剧，常伴发热恶寒，全身不适等症状。7～10天化脓破溃，溃后一般容易收口，若二三处串连贯通，则收口较慢。

若伴有高热、神昏谵语、胸痛、咳血等症，是为“走黄”。

（二）检查

血常规示白细胞总数及中性粒细胞可增高。

三、辨证论治

治疗原则总宜清热解毒，佐以活血散瘀。贵在乎早。

（一）内治

1.火毒入络

(1)证候：患肢红丝较细，红肿疼痛；全身症状较轻；苔薄黄，脉濡数。

(2)治法：清热解毒。

(3)处方：五味消毒饮(《医宗金鉴》)加减。

2.火毒入营

(1)证候:患肢红丝粗肿明显,迅速向近端蔓延;并伴臖核肿大作痛,全身寒战高热,头痛,口渴;苔黄腻,脉洪数。

(2)治法:凉血清营,解毒散结。

(3)处方:犀角地黄汤(《备急千金要方》)、黄连解毒汤(《外台秘要》)、五味消毒饮(《医宗金鉴》)加减。

(二)外治

初期可外敷金黄膏、玉露散,若结块成脓,则宜切开排脓,外敷红油膏;脓尽改用生肌散、白玉膏。

(三)针灸治疗

1.体针

参照“颜面部疔疮”。

2.砭镰法

若红丝细者,局部皮肤消毒后,以刀针沿红丝行走途径,寸寸挑断,并用拇指和食指轻捏针孔周围皮肤,微令出血,或在红丝尽头挑断,挑破处均盖贴太乙膏掺红灵丹。

(赵茗)

第三节　痈

痈是指发生于体表皮肉之间的急性化脓性疾病。其特点是局部光软无头,红肿疼痛,结块范围多在 6～9cm,发病迅速,易肿、易脓、易溃、易敛,或伴有恶寒、发热、口渴等全身症状,一般不会损伤筋骨,也不易造成陷证。

在中医文献中,痈名称繁多,内容丰富。痈有“内痈”、“外痈”之分。而外痈实际包括了多种感染性疾病,常见的有:①皮肤浅表脓肿;②部分急性蜂窝组织炎,如锁喉痈、臀痈等;③特殊部位的感染,如囊痈、子痈、肛痈、乳痈等;④先天畸形并感染,如脐痈;⑤急性化脓性淋巴结炎。

本节讨论的痈,相当于西医皮肤浅表脓肿、急性化脓性淋巴结炎。因发病部位不同,有许多名称,如:生于颈部的称颈痈,生于腋下的称腋痈,生于胯腹部的称胯腹痈,生于委中穴的称委中毒。

一、病因病机

外感六淫邪毒,或皮肤因外伤感染毒邪,或过食辛辣、膏粱厚味,聚湿生浊,使得邪毒湿浊留阻肌肤,郁结不散,导致营卫不和,气血凝滞,经络壅遏,化火成毒而成痈肿。

二、诊断

(一)症状体征

痈可发生于体表的任何部位。

初起在患处皮肉之间突然肿胀,光软无头,迅速结块,表皮焮红,少数病例初起皮色不变,到酿脓时才转为红色,灼热疼痛。轻者无全身症状;重者可伴恶寒发热、头痛、泛恶、口渴;舌苔黄腻、脉弦滑或洪数等。

成脓在发病后7天左右，一般不超过2周。局部肿势逐渐高突，疼痛加剧，痛如鸡啄。若按之中软有波动感者，为脓已成熟，多伴有发热持续不退等全身症状。

溃后脓出多稠厚、色黄白；若气血虚者，则脓水稀薄，疮面新肉难生，不易收口；若为外伤血肿化脓，则可夹杂赤紫色血块；若疮口过小或袋脓，可致脓流不畅，影响愈合。

（二）检查

血常规示白细胞总数及中性粒细胞比例可增高。

三、鉴别诊断

（一）脂瘤染毒

患处有结块，与表皮粘连，但基底部推之可动，其中心皮肤常可见粗大黑色毛孔，挤之有粉刺样物溢出，且有臭味。染毒后红肿较局限，10天左右化脓，脓出夹有粉渣样物，愈合较为缓慢，全身症状较轻。

（二）有头疽

患部初起有一粟米样疮头，而后肿势逐渐扩大，形成多个脓头，多发于项背部肌肉丰厚处。红肿范围往往超过“3寸”，溃后如蜂窝状，全身症状明显，病程较长。

（三）发

好发于在皮肤疏松部位，突然红肿蔓延成片，灼热疼痛，红肿以中心明显，四周较淡，边界不清，范围较痈大，3～5日皮肤湿烂，随即腐溃、色黑，或中软而不溃，并伴有明显的全身症状。

四、辨证论治

（一）内治

1.火毒凝结

(1)证候：局部肿胀无头，迅速结块，皮肤焮红，亦有皮色不变，酿脓时转为红色，灼热疼痛。日后逐渐扩大，变成高肿发硬；可伴有恶寒发热、头痛、口渴，舌苔黄腻、脉弦滑或洪数。

(2)治法：清热解毒，行瘀活血。

(3)处方：仙方活命饮(《医宗金鉴》)。发于上部，加牛蒡子、野菊花；发于中部，加龙胆草、山栀；发于下部，加苍术、黄柏、牛膝。

2.热胜肉腐

(1)证候：局部红热明显，肿势高突，疼痛剧烈，溃后脓出则肿痛消退，舌红，苔黄，脉数。

(2)治法：和营清热，透脓托毒。

(3)处方：仙方活命饮(《医宗金鉴》)合五味消毒饮(《医宗金鉴》)加减。

3.气血两虚

(1)证候：溃脓稀薄，疮面新肉不生，色淡红而不鲜或暗红，愈合缓慢。常伴面色无华，神疲乏力，纳少，舌质淡胖，苔少，脉沉细无力。

(2)治法：益气养血，托毒生肌。

(3)处方：托里消毒散(《医宗金鉴》)加减。

（二）外治

1.初起

用金黄膏或金黄散，以冷开水或醋等调成糊状外敷。热盛者，可用玉露膏或玉露散外敷，或太乙膏外敷，掺药可用红灵丹或阳毒内消散。

2. 成脓

宜切开排脓，以脓得畅泄为度。

3. 溃后

先用药线蘸八二丹插入疮口，3～5日后改用九一丹，外盖金黄膏或玉露膏。待肿势消退十之八九时，改用红油膏盖贴。脓腐已尽，见出透明浅色黏液者，宜生肌收敛，改用生肌散、太乙膏或生肌白玉膏盖贴。

4. 有袋脓

可先用垫棉法加压包扎，如无效可扩创引流。

（三）针灸治疗

1. 基本处方

曲池，合谷，内庭，三阴交，鱼际，少商，曲泽。

2. 方义

阳明为多气多血之经，取手阳明合穴曲池、原穴合谷，泻火解毒；足阳明荥穴内庭，清胃泻火；三阴交行气血而疏散瘀结；手太阴荥穴鱼际、井穴少商，清肺卫肌表之热；手厥阴合穴曲泽，点刺出血，具清热泻火，泄毒祛瘀之功。

3. 刺灸方法

治宜清热泻火，诸穴均常规针刺，针用凉泻手法，结合刺络放血。

（赵茗）

第四节 蛇串疮

蛇串疮是皮肤上出现簇集性水疱，沿身体一侧或呈带状分布的急性疱疹性皮肤病。本病好发于春秋季节，四季皆可发生。成年患者居多，老年患者病情尤重。又称缠腰火丹、火带疮、蛇丹、蜘蛛疮等。

本病相当于现代医学的带状疱疹，由水痘－带状疱疹病毒感染引起。感染此病毒后，部分病毒沿感觉神经末梢传入，在感觉神经节如脊神经后根神经节、三叉神经节等处长期潜伏，年老体弱、受凉、疲劳、外伤、患肿瘤或白血病、应用免疫抑制剂等因素，可使病毒受激活而增殖，沿传出神经在其分布范围的皮肤上引起带状疱疹。

一、病因病机

（一）肝郁化火

由于情志内伤，肝气郁结，久而化火，外蕴积于皮肤所致。

（二）脾虚湿蕴

脾失健运，不能运化水湿，水湿停聚，久则蕴湿化热，或肺脾湿热内蕴，兼感受湿热邪毒，湿热搏结于皮肤而发。

（三）气滞血瘀

年老体弱，常血虚肝旺，复因湿热毒蕴，导致气血凝滞，经络阻塞不通，而致疼痛剧烈，病程迁延。

二、诊断

(一)症状体征

发病前患部皮肤常有灼热、刺痛或感觉过敏,疼痛可先于皮疹或与皮疹同时出现,伴全身不适、疲乏无力、轻度发热等前驱症状。

发病初期,其皮损为云片状红色斑丘疹,继而出现粟米至黄豆大小簇集成群的水疱,累累如串珠,聚集一处或数处,排列成带状,疱群之间间隔正常皮肤,疱壁紧张发亮,四周有红晕。疱液初澄明,数日后疱液混浊化脓,或部分破裂,重者有出血点、血疱或坏死,最后结干痂。轻者无皮损,仅有刺痛感,或稍潮红,无典型水疱。皮损好发于腰胁部、胸部或头面部,限于身体一侧,不超过正中线。发于头面部者中,尤以发于眼部和耳部者病情较重,疼痛剧烈,伴有附近臖核肿痛,甚至影响视力和听觉。

本病病程 2 周左右,以成年患者居多,老年人可持续 3～4 周。部分中、老年患者皮损消退后可遗留顽固性神经痛,持续数月或更长时间。

(二)检查

1.疱疹刮片

早期皮损基底部刮屑涂片,以姬姆萨一伊红染色可发现多核巨细胞及核内包涵体。

2.病毒分离

早期疱液和某些带状疱疹患者的脑脊液标本可分离到水痘一带状疱疹病毒。

三、鉴别诊断

热疮,多发于皮肤黏膜交界处,多见于口角、唇缘、鼻孔周围等处。皮疹为针头到绿豆大小的水疱,常为一群,无沿神经分布特点,一般无全身不适,病程 1 周左右,但易复发。

四、辨证论治

本病治疗重在清热利湿、行气止痛。初期以清肝泄热、健脾利湿为主,后期则以活血化瘀、通络止痛为要,体虚者佐以补虚扶正。

(一)内治

1.肝郁化火

(1)证候:皮损鲜红,灼热刺痛剧烈,水疱晶莹,伴心烦易怒,口苦咽干,便秘溲赤;舌质红,苔黄,脉弦滑数。

(2)治法:清泄肝火,解毒止痛。

(3)处方:龙胆泻肝汤(《兰室秘藏》)加紫草、板蓝根、延胡索等。

发于头面者,加牛蒡子、野菊花以疏风清热;有血疱者,加水牛角粉、丹皮凉血解毒;疼痛明显者,加乳香、没药通络止痛。

2.脾虚湿蕴

(1)证候:皮损淡红,疼痛不显,疱液混浊,兼见胸脘满闷,口渴不欲饮,食少腹胀,大便时溏;舌质红,苔黄腻,脉滑数。

(2)治法:健脾利湿,清热止痛。

(3)处方:除湿胃苓汤(《医宗金鉴》)。

发于下肢者，加牛膝、黄柏清利下焦湿热；水疱大而多者，加土茯苓、萆薢、车前草利水渗湿。

3.气滞血瘀

(1)证候：皮疹减轻或消退后局部疼痛不止，并放射到附近部位，痛不可忍，重者可持续数月甚至更长时间；舌质暗，苔白，脉细涩。

(2)治法：理气活血，化瘀止痛。

(3)处方：柴胡疏肝散(《证治准绳》)合桃红四物汤(《医宗金鉴》)。

痛剧者加延胡索、乳香、没药、蜈蚣等通络止痛。发于胸部的亦可用血府逐瘀汤加减。

(二)外治

(1)初起用二味拔毒散调浓茶水外涂；或外敷玉露膏；或外搽三黄洗剂，每日3次。

(2)水疱破后，用黄连膏、青黛膏外敷；有坏死者，用九一丹换药。

(3)水疱不破或水疱较大者，可用三棱针沿基底部刺破，再涂以龙胆紫。

(三)针灸治疗

1.体针

(1)基本处方：阿是穴，夹脊，曲池，外关，太冲，血海，支沟。

(2)加减运用：肝郁化火加行间、侠溪；脾经湿热加内庭、阴陵泉；气滞血瘀加委中、三阴交。

(3)方义：曲池为手阳明大肠经合穴可清泻阳明热邪、疏风解表；外关属手少阳经络穴具有疏利少阳经气，清泻在表火毒之功，配支沟以泻肌表之火毒；太冲为肝经原穴，可疏肝行气，配血海以达理气、调血之效；阿是穴乃邪毒壅聚之所，与相应的夹脊穴共用可疏通局部气机，调畅患处气血使邪透热散；行间、侠溪为肝胆二经荥穴，"荥主身热"，故可清泄肝胆之火；内庭、阴陵泉清利脾胃湿热；委中、三阴交活血行滞。诸穴合用共奏清肝泄热、理脾化湿、祛瘀止痛之功，为局部、邻近与循经远端配穴方法。

(4)刺灸方法：阿是穴选取皮损周围正常皮肤，从不同方向向皮损中心沿皮围刺；夹脊穴选皮损相应神经节段；委中可用三棱针点刺出血；余穴泻法。本病针灸治疗效果良好，尤其止痛效果明显。

2.耳针

取肺、肝、屏间、神门。每次取2～3穴，毫针刺或以揿针埋针2～3天，两侧穴位交替。

3.皮肤针加罐法

用于后遗疼痛，以皮肤针重度扣刺，然后拔罐出血。

4.艾灸法

阿是穴、辨证循经取穴，艾条悬灸至局部潮红。

5.穴位注射疗法

急性期注射维生素B_1或B_{12}注射液，后遗症期注射当归注射液或柴胡注射液，穴位参照体针。

五、预防护理

(1)保持心情舒畅，避免着急上火。

(2)忌食肥甘厚味及腥膻发物，清淡饮食。

(3)忌用热水烫洗或肥皂清洗患处,内衣宜柔软宽松,以减少摩擦。

(4)皮损局部保持干燥、清洁。

(赵茗)

第五节 湿疮

湿疮是一种遍发全身的瘙痒渗出性皮肤病。根据发病部位的不同,其名称不同,如发于耳部者,称为旋耳疮。发于阴囊部者,称为肾囊风;发于脐部者,称为脐疮;发于肘、膝弯曲部者,称为四弯风;发于乳头者,称为乳头风。根据皮损形态不同,名称也各异,如浸淫全身,滋水较多者,称为浸淫疮;以丘疹为主者,称为血风疮或粟疮。本病男女老幼皆可发病,但以先天禀赋不耐者为多,无明显季节性,但冬季常复发。

本病相当于现代医学中的湿疹。根据病程可分为急性、亚急性、慢性三类。急性湿疹以丘疱疹为主,有渗出倾向;慢性湿疹以苔藓样变为主,易反复发作。

一、病因病机

由于禀赋不耐,饮食失节,或过食辛辣刺激荤腥动风之物,脾胃受损,失其健运,湿热内生,又兼外受风邪,内外两邪相搏,风湿热邪浸淫肌肤所致。

《医宗金鉴·血风疮》指出:"此证由肝、脾二经湿热,外受风邪,袭于皮肤,郁于肺经,致遍身生疮。形如粟米,瘙痒无度,抓破时,津脂水浸淫成片,令人烦躁、口渴、瘙痒,日轻夜甚。"指出本病的发生与心、肺、肝、脾四经的病变有密切的关系。

二、诊断

(一)急性湿疮

本病起病较急,皮损常为对称性和多形性。常发于头面、耳后、手足、阴囊、外阴、肛门等处,亦可泛发全身。病变常为片状或弥漫性,无明显边界。皮损为多数密集的粟粒大小的丘疹、丘疱疹,基底潮红,由于搔抓,丘疹、丘疱疹或水疱顶端抓破后流滋、糜烂及结痂,皮损中心较重,逐渐向周围蔓延,外周有散在丘疹、红斑、丘疱疹,故边界不清。自觉瘙痒剧烈,因搔抓、肥皂热水烫洗、饮酒、食辛辣发物均可使皮损加重,瘙痒加剧,重者影响睡眠。当合并感染时,炎症更加明显,多致糜烂、渗液、化脓,并致局部淋巴结炎等。

(二)亚急性湿疮

常由急性湿疮未能及时治疗,或处理失当,病程迁延所致。皮损较急性湿疮轻,以小丘疹、结痂、鳞屑为主,仅有少量水疱及轻度糜烂。自觉剧烈瘙痒,夜间尤甚。

(三)慢性湿疮

常由急性和亚急性湿疮处理不当,长期不愈,或反复发作而成。也有部分病人开始即表现为慢性湿疮的症状。

皮损表现为皮肤肥厚粗糙,触之较硬,色暗红或紫褐,皮纹显著或呈苔藓样变。皮损表面常附有鳞屑,伴抓痕、血痂、色素沉着,部分皮损可出现新的丘疹或水疱,抓破后有少量流滋。患者自觉瘙痒,呈阵发性,夜间或精神紧张、饮酒、进食辛辣发物时瘙痒加剧。病程较长,反复发作,可发于身体任何部位,时轻时重。

由于湿疮好发于某些特定部位，临床表现可有一定的特异性。常见特定部位的湿疮可分为：耳部湿疮、头部湿疮、面部湿疮、乳房湿疮、胳部湿疮、手部湿疮、阴囊湿疮、小腿湿疮等。

三、鉴别诊断

（一）接触性皮炎

有明显接触史，皮损局限于接触部位，皮损为单一形态，边界清楚，去除接触病因可自愈。

（二）牛皮癣

须与慢性湿疮相鉴别。本病好发于颈项、肘、尾骶部，皮损分布常不对称，有典型的苔藓样变，皮损无多形性损害，瘙痒剧烈。

四、辨证论治

本病急性者以清热利湿为主；慢性者以养血润肤为主。治宜用温和的药物，以免加重病情。

（一）内治

1. 湿热蕴肤

(1)证候：发病快，病程短，皮损潮红，有丘疱疹，灼热瘙痒，抓破后渗液流滋水；伴心烦口渴，身热不扬，便干，溲赤；舌红苔薄白或黄，脉滑或数。

(2)治法：清热利湿止痒。

(3)处方：龙胆泻肝汤(《医方集解》)合萆薢渗湿汤(《疡科心得集》)加减。

水疱破后流滋多者，加土茯苓、鱼腥草；瘙痒重者，加徐长卿、地肤子、白鲜皮。

2. 湿热浸淫

(1)证候：发病时间短，皮损面积大，色红灼热，丘疱疹密集，瘙痒剧烈，抓破滋水淋漓，浸淫成片；伴胸闷纳呆，身热不扬，腹胀便溏，小便黄；舌红苔黄腻，脉滑数。

(2)治法：清热利湿，解毒止痒。

(3)处方：龙胆泻肝汤(《医方集解》)合五味消毒饮(《医宗金鉴》)加减。

3. 脾虚湿蕴

(1)证候：发病较缓，皮损潮红，有丘疹，瘙痒，抓后糜烂渗出，可见鳞屑；伴纳少，腹胀便溏，易疲乏；舌淡胖苔白脉弦缓。

(2)治法：健脾利湿止痒。

(3)处方：除湿胃苓汤(《医宗金鉴》)或参苓白术散(《太平惠民和剂局方》)加紫荆皮、地肤子、白鲜皮。

4. 血虚风燥

(1)证候：病程长，反复发作，皮损色暗或色素沉着，或皮损粗糙肥厚，剧痒难忍，遇热或肥皂水清洗后瘙痒加重；伴有口干不欲饮，腹胀纳差；舌淡苔白，脉弦细。

(2)治法：养血润肤，祛风止痒。

(3)处方：当归饮子(《济生方》)或四物消风饮(《医宗金鉴》)加丹参、鸡血藤、乌梢蛇。

瘙痒不能入眠者，加珍珠母(先煎)、合欢花、夜交藤、酸枣仁；皮损肥厚、粗糙严重者，加丹参、鸡血藤、乌梢蛇。

（二）外治

1.急性湿疮

初起可选用清热止痒的中药如三黄洗剂、炉甘石洗剂外搽。若水疱糜烂、渗出明显时，外治宜收敛、消炎，促进表皮恢复，可选用青黛散麻油调搽，急性湿疮后期滋水减少时，外治宜保护皮损，避免刺激，可选黄连膏，青黛膏外搽。

2.亚急性湿疮

可选用三黄洗剂、3%黑豆馏油外搽，或青黛散麻油调擦均可，1日3次。

3.慢性湿疮

外治原则以止痒、促进真皮炎症浸润吸收为主，可选用各种软膏剂、乳剂，根据瘙痒及皮肤肥厚程度加入不同浓度的止痒剂、角质促成和溶解剂，一般可外搽青黛膏、皮脂膏、5%硫黄软膏、10%～20%黑豆馏油软膏。

（三）针灸疗法

1.体针

（1）基本处方：大椎，曲池，三阴交，血海。

（2）加减运用：湿重者加阴陵泉；痒甚者加神门、膈俞；失眠者加内关、安眠。

（3）方义：大椎为诸阳之会，曲池为手阳明大肠经的合穴，合用既能清利在肌肤的湿热，搜风止痒，又可清利胃肠湿热清热凉血；三阴交、血海滋阴凉血活血；阴陵泉健脾利湿；神门宁心安神、合膈俞养血润燥，是“治风先治血，血行风自灭”之意；内关为心包之络穴，通阴维，阴维主里，安眠为治疗失眠经验穴，合用安心神，宁睡眠。

（4）刺灸方法：膈俞行补法；三阴交、血海、神门、内关平补平泻；余穴行泻法。

2.耳针

取肺、神门、内分泌、交感。每次取2～3穴，以毫针针刺，留针1～2小时，亦可揿针，或压豆。

3.火针

将火针在酒精灯上烧红后迅速点刺皮损部位，重点刺红斑、丘疹、水疱及苔藓样病变部位。隔日1次。

（四）西医疗法

1.内服药

选用抗组胺药、镇静剂。如氯苯那敏、苯海拉明等。急性期可选用钙剂、维生素C、硫代硫酸钠等静脉给药。合并感染者，加用抗生素。

2.外用药

急性期无渗液者用氧化锌油，渗出多者用3%硼酸溶液湿敷。亚急性期用糖皮质激素乳剂、糊剂。慢性期选用软膏、硬膏、涂膜剂。对顽固局限肥厚性损害可用糖皮质激素作局部皮内注射，1次/周，4～6次为1个疗程。

五、预防与调护

（1）急性湿疮忌用热水烫洗，忌用肥皂等刺激物洗患处。

（2）湿疮患者应避免搔抓，以防感染。

（3）湿疮患者应忌食辛辣、鱼虾、鸡、鹅、牛、羊肉等发物，亦应忌食香菜、韭菜、芹菜、姜、葱、蒜等辛香之品。

附：婴儿湿疮

婴儿湿疮是发于婴儿的过敏性皮肤病。发病与喂奶有关，故又称奶癣、胎癣、胎敛疮。其特点是：好发在头面，皮损呈多型性，剧烈瘙痒，反复发作。患儿常有家族过敏史，多见于人工哺育的婴儿。

相当于现代医学中的婴儿湿疹。

一、病因病机

由于儿母怀孕时过食辛辣炙馎，遗热于儿；或因产母情志内伤，肝火内动，遗热于儿；或因生后喂乳失当，饮食不节，以致脾失健运，湿热内生而诱发。

二、诊断

皮损形态多样，好发于颜面，多自两颊开始，渐侵至额部、眉间、头皮，严重者可侵延颈部、肩胛部，甚至遍及全身。在面部者，初为簇集的或散在的红斑或丘疹；在头皮或眉部者，多有油腻性的鳞屑和黄色发亮的结痂。病情较轻者，仅有淡红的斑片，伴有少量的丘疹、小水疱和小片糜烂流滋；病重者则红斑鲜艳，水疱多，以糜烂流滋为主。若过分搔抓，则糜烂加重，流滋增多，并常因皮肤破损而继发感染，引起附近㿗核肿痛，伴有发热，食欲减退，便干溲赤等全身症状。自觉阵发性剧痒，遇暖尤甚，以致患儿常将头面部在枕上或母亲衣襟上摩擦，或用手搔抓。患儿烦躁，哭闹不安，常影响健康和睡眠。

临床常根据发病年龄及皮损特点分为以下3型：

(一)脂溢型

多发于出生后1～2个月的婴儿。皮损在前额、面颊、眉毛周围，呈小片红斑，上附黄色鳞屑，颈部、腋下、腹股沟常有轻度糜烂。停乳后可痊愈。

(二)湿型(渗出型)

多发于消化不良、外形肥胖的婴儿。皮损为多型性湿疹样改变，易糜烂、流滋。

(三)干型(干燥型)

多发于营养不良而瘦弱或皮肤干燥的1岁以上婴儿。皮损以红斑干燥、脱屑为主，或有丘疹和片状浸润，少有水疱、糜烂和渗出。常反复发作，迁延难愈。

三、鉴别诊断

(一)尿布皮炎

仅发生于臀部、阴部等与尿布接触部位，损害为边界清楚的红斑，其他部位无皮损。

(二)黄水疮

皮损为红斑、水疱、脓疱，很快破溃，流滋、结痂而愈。有传染性。

四、辨证论治

(一)内治

1.胎火湿热

(1)证候：皮肤潮红，红斑水疱，抓痒流滋，甚则糜烂、黄水淋漓，结黄色痂皮；便干，溲黄；

苔黄腻，脉滑数。

(2)治法：凉血清火，利湿止痒。

(3)处方：消风导赤汤(经验方)加减。

脂溢性者，加地骨皮、生山楂、白花蛇舌草；湿性者，加土茯苓、车前草、苍术、黄柏；干性者，加太子参、麦冬、女贞子。

2. 脾虚湿蕴

(1)证候：初起皮肤暗淡，继而出现成片水疱、瘙痒，抓破后结薄痂；患儿多有消化不良，大便稀溏，或完谷不化；舌淡，苔白或白腻，脉缓。

(2)治法：健脾利湿。

(3)处方：小儿化湿汤加土茯苓、鱼腥草。

(二)外治

1. 脂溢性和湿性

用生地榆、黄柏煎水，或2%硼酸水湿敷，待流滋、糜烂减轻后，选用青黛散油、黄连油或蛋黄油外搽。每日3～4次。

2. 干性

用三黄洗剂，或青黛散冷开水调后外搽，每日3～4次。

(赵茗)

第六节　牛皮癣

牛皮癣是一种皮肤状如牛项之皮，厚而坚的慢性瘙痒性皮肤病。因其病缠绵顽固，亦称顽癣。本病以皮肤苔藓样变，伴剧烈瘙痒为主要特点。多见于20～40岁的成年人，可分为局限性和泛发性两种。

本病相当于现代医学的神经性皮炎，目前对本病病因尚未完全明了。

一、病因病机

情志内伤、风邪侵扰是本病发病的诱发因素，营血失和、气血凝滞则为其病机。

(一)肝郁化火

情志不遂，肝气郁滞，气郁化火，以致气血运行失职，凝滞肌肤，易成为诱发的重要因素。

(二)风湿内蕴

风、湿、热之邪阻滞肌肤，致营卫失和，或衣服硬领等外来机械刺激所致。

(三)血虚风燥

久病、大病耗伤阴液，营血不足，血虚生风生燥，皮肤失去濡养而发。

二、诊断

症状体征

青壮年患者居多，呈慢性经过，时轻时重，多在夏季加剧，冬季缓解。

发病部位大多数见于颈项部、额部，其次为尾骶、腘窝，亦可见腰背、两髋、外阴、肛周、腹股沟及四肢等处。常呈对称性分布，亦可沿皮肤皱褶或皮神经分布而呈线条状排列。

初发时为局部瘙痒,搔抓后则出现米粒大小成簇的多角形扁平丘疹,干燥而结实,久之融合成片,逐渐扩大。皮肤增厚干燥成席纹状,稍有脱屑。长期搔抓可致皮肤浸润肥厚,嵴沟明显,呈苔藓化。阵发性奇痒,入夜尤甚,搔之不知痛楚。情绪波动时瘙痒随之加剧。

局限型皮损仅见于颈项等局部,为少数境界清楚的苔藓样肥厚斑片。

泛发型可泛发全身各处,皮损同局限性。

本病呈慢性病程,常多年不愈,易反复发作。

三、鉴别诊断

(一)慢性湿疮

由急性湿疮转变而来,无好发部位,皮损可苔藓化,但仍有丘疹、小水疱、表面有大量黄色痂皮、点状糜烂,流滋等。

(二)扁平苔藓

皮疹多为三角形或多角形扁平丘疹群集,正常肤色或紫红色,有蜡样光泽、网状纹,可累及黏膜及指(趾)甲,组织病理切片有诊断价值。

(三)白疕

皮损基底呈淡红色,上覆银白色鳞屑,剥去后有薄膜现象和点状出血点。

四、辨证论治

本病治疗以疏风清热、养血润燥为治则。对继发感染者应采用抗菌药物,及时控制感染。

(一)内治

1.肝郁化火

(1)证候:皮疹色红,伴心烦易怒,失眠多梦,眩晕,心悸,口苦咽干;舌边尖红,脉弦数。

(2)治法:疏肝理气,清肝泻火。

(3)处方:龙胆泻肝汤(《太平惠民和剂局方》)加减。

心烦失眠者,加钩藤、煅龙骨、锻牡蛎、黄连;瘙痒剧烈者,加刺蒺藜、苦参、白鲜皮。

2.风湿蕴肤

(1)证候:皮损呈淡褐色片状,粗糙肥厚,剧痒时作,夜间尤甚;舌淡红,苔薄白或白腻,脉濡缓。

(2)治法:祛风利湿,清热止痒。

(3)处方:消风散(《外科正宗》)加减。

病久不愈者,加丹参、三棱、莪术;剧痒难忍者,加全蝎、蜈蚣、皂刺。

3.血虚风燥

(1)证候:皮损色淡或灰白,状如枯木,肥厚粗糙似牛皮;心悸怔忡,失眠健忘,女子月经不调;舌淡,苔薄,脉沉细。

(2)治法:养血润燥,熄风止痒。

(3)处方:当归饮子(《济生方》)加减。

失眠健忘者,加夜交藤、女贞子、五味子、石菖蒲;月经不调者,加女贞子、旱莲草、泽兰;肥厚粗糙者,加桃仁、红花、丹参。

(二)外治

(1)肝郁化火、风湿蕴肤证可用三黄洗剂外搽,每天3～4次。

(2)血虚风燥证可外用疯油膏加热烘疗法,局部涂油膏后,热烘10～20次,烘后可将所涂药膏擦去,每天1次,4周为1个疗程。

(3)羊蹄根散醋调搽患处,每天1～2次。

(4)用醋泡过鸡蛋的蛋黄与蛋白搅匀,用棉棒或棉球蘸其液外搽数次。

(三)针灸治疗

1.针刺

(1)基本处方:曲池,血海,大椎,足三里,合谷,三阴交。

(2)加减运用:肝郁化火加阳陵泉、肝俞;风湿蕴肤加风门、脾俞;血虚风燥加膈俞、风市。

(3)方义:曲池为大肠脉气之所人为合土穴,具有疏风解表,调和营卫,通经活络,利水除湿之功效;血海属足太阴脾经,能祛风止痒;大椎为手足三阳,督脉之会,可清阳明之里,启太阳之开,和解少阳以祛邪外出而主外感之邪;足三里为足阳明胃经之合穴能健脾强胃,生化气血;合谷为大肠经之原穴,能疏风解表,通络;三阴交为肝脾肾三秦筋经的交会穴,刺三阴交可调血祛风,又可健脾利湿,清泻血分之热而收敛。诸穴合用共奏疏风清热,养血润燥之功效。

(4)刺灸方法:隔天1次。

2.皮肤针

在皮损部位取穴,局部消毒后用皮肤针叩刺,重度刺激,由里向外呈顺时针回旋叩刺,直至局部红晕,微微出血,再拔火罐,隔日1次。

3.耳针

取穴肺、心、脾、内分泌、肾上腺、交感、皮损下、神门、病变相应位,留针1～2小时,每日或隔日1次,10次为1疗程,痒甚时,可1日针刺2次,也可用耳针埋藏或耳穴压丸,两耳交替,3～4日换1次。

4.灸法

(1)取穴:血海、曲池、三阴交、皮损局部。用艾条灸,每穴5～10分钟。

(2)取穴:皮损部位。用艾条熏灸,每次30分钟,每日1次。

5.电针

取穴:皮损局部。在患处四周各刺1针,向中心横刺,针尖均集中于皮损中心点,然后接通G6805电针仪,选取连续波每分钟500～600次频率刺激,留针20～30分钟,每日或隔日1次,10次为1疗程,间隔3日再行下1疗程治疗。

6.封闭疗法

局部用苯海拉明25mg,加0.5%普鲁卡因溶液至25mL,皮疹处皮下浸润注射,隔日1次。

(赵茗)

第七节　痔

痔是直肠末端黏膜下和肛管皮下的静脉丛发生扩大曲张所形成的柔软静脉团。是临床常见病、多发病,根据发病部位不同,分为内痣、外痔和混合痔。

内痔

内痔是肛门直肠病中最常见的疾病，是指肛门齿线以上，直肠末端黏膜下的痔内静脉丛扩大曲张和充血所形成的柔软静脉团，好发于截石位的3、7、11点处，又称为母痔区，其余部位发生的内痔，均称为子痔。

一、病因病机

主要是由于先天性静脉壁薄弱，加上饮食不节、过食辛辣醇酒厚味，以及久坐久蹲、负重远行、便秘努责和妇女生育过多等，致血行不畅，血液瘀积，热与血相搏，瘀滞不散而成。

（一）饮食不节

过食辛辣致湿热内生，下注大肠而致。

（二）久泄久痢

久坐久立、负重远行、便秘、妊娠、导致阴阳不和，浊气、瘀血流注肛门而成。

（三）情志失调

情志不畅加之脏腑有热，内蕴热毒，以致气血壅滞，结聚肛门为痔。

二、诊断

（一）症状体征

1.便血

是内痔最常见的早期症状。多见Ⅰ、Ⅱ期内痔。初起多为无痛性便血，血色鲜红，不与粪便相混。可表现为手纸带血、滴血、喷射状出血，便后出血停止。出血呈间歇性，时作时止，可因饮酒、疲劳、过食辛辣食物、便秘等诱因使症状加重。出血严重者可引发继发性贫血。

2.脱出

多见Ⅱ、Ⅲ期内痔。痔核较大时，因受粪便压迫，排便时可脱出肛门外。初起尚能自行回复，若屡屡脱出，渐至不能自行回纳，可致内痔嵌顿。

3.分泌物

直肠黏膜受痔核刺激，常有分泌物溢于肛门外，肛门感觉潮湿，分泌物长期刺激肛周皮肤，易发湿疹，瘙痒不适。

4.疼痛

常见于嵌顿性痔、炎性外痔和血栓性外痣。可有剧烈疼痛，坐卧不宁。

5.便秘

患者多因惧怕排便时出血而久忍排便，造成习惯性便秘，干燥粪便又极易擦伤痔核表面黏膜而出血，形成恶性循环。

由于病程的长短不同，可分为三期。

(1)Ⅰ期：以便血为主，无疼痛。痔核较小，色鲜红，质柔软，不脱出，常因大便擦破痔核而出血。

(2)Ⅱ期：便血或多或少，痔核较大。色鲜红或青紫，质较柔软，大便时可脱出肛外，便后自行回纳。

(3)Ⅲ期：便血不多或不出血，痔核更大。表面微带灰白色，大便时痔核脱出肛外，甚者行走、咳嗽、喷嚏、站立时痔核脱出，不能自行回纳，须用手推或平卧、热敷后才能回纳。痔核脱出未能及时回纳，可因充血、水肿和血栓形成而发生嵌顿。

（二）检查

1. 局部视诊

脱出内痔可见脱出于肛门外的内痔核。此时应注意痔黏膜充血程度，有无出血点，溃疡或坏死。一般初期内痔肛门外观多无明显异常，或可见肛门皱折增厚或皲裂形成，多为黏液外溢刺激所致。

2. 肛门指诊

对于诊断和鉴别诊断都具有十分重要的意义。内痔早期为柔软的黏膜隆起，指诊有时不易触及；中、晚期内痔由于反复脱出，痔核纤维化，可触及明显的隆起。在指诊时，应同时注意查明有无肿块、肿块的部位、活动度、软硬程度等。同时了解前列腺、子宫颈、骨盆两侧及尾骨情况，为鉴别诊断提出依据。

3. 镜检

应用肛门镜或直肠镜是检查内痔的主要方法。具体方法是：指诊后，检查者手持镜柄，用油类润滑窥镜尖端，将窥镜尖端压在肛门正中，向病人肚脐部方向进镜，当感到似通过一较大抵抗区域而进入无阻力处时，说明已通过肛管直肠环，此时改变方式，垂直向病人头端稍偏后方继续插入即可。退出闭孔器，观察时应注意内痔的部位、大小、数目、色泽及有无溃疡、出血点等。Ⅰ期内痔可见黏膜鲜红或充血糜烂，黏膜可见1～2处高突，多互不相连。Ⅱ期内痔黏膜不如前者鲜红，亦可见黏膜充血糜烂，痔体较大，常见多个痔核。Ⅲ期内痔黏膜色泽多粉红，痔体高突易脱出于肛门外。

三、鉴别诊断

（一）直肠息肉

儿童多见，脱出息肉为肉红色，有蒂，一般为单个，表面光滑，质较痔核稍硬，活动度大，易出血，但多无射血、滴血现象。

（二）肛乳头肥大

位于齿线上，呈锥形或鼓槌状，质地较硬，灰白色，表面为上皮，不出血，常有疼痛或肛门坠胀，过度肥大者便后可脱出肛门外。

（三）脱肛

直肠黏膜或直肠环状脱出，有螺旋状皱折，表面光滑，无静脉曲张，一般不出血。

（四）直肠癌

多见于中老年人，常误诊为痔，延误治疗。粪便中混有脓血、黏液、腐臭的分泌物，便意频数，里急后重，晚期大便变细。指检常可触及菜花状肿物或凸凹不平的溃疡，质地坚硬，不能推动，触之易出血，病理切片可确诊。

（五）下消化道出血

导致下消化道生血的疾病如溃疡息肉病等常有不同程度的便血，需作乙状结肠镜、纤维结肠镜检查或X线钡剂灌肠造影才能鉴别。

（六）肛裂

排便时肛门疼痛剧烈，便鲜血，量较少，呈周期性，多伴有便秘。局部检查在截石位可见6

点或12点处肛管有梭形裂口。

四、辨证论治

本病的治疗以清热利湿、祛风润燥、凉血止血法为主,辅以补气、升提及气血双补等法治疗,各期内痔及内痔嵌顿肿痛可采用外治法。

(一)内治

多适用于Ⅰ、Ⅱ期内痔,或内痔嵌顿有继发感染,以及兼有其他严重慢性疾病,不宜手术治疗者。

1. 风热肠燥

(1)证候:大便带血、滴血或喷射状出血,血色鲜红,大便秘结或有肛门瘙痒;舌质红,苔薄黄,脉数。

(2)治则:清热凉血祛风。

(3)处方:凉血地黄汤加减(《外科大成》)。

2. 湿热下注

(1)证候:便血色鲜红,量较多,肛内肿物外脱,可自行回纳,伴肛门灼热,重坠不适;苔黄腻,脉弦数。

(2)治则:清热利湿止血。

(3)处方:脏连丸加减(《证治准绳》)。出血多者加地榆炭、仙鹤草。

3. 气滞血瘀

(1)证候:肛内肿物脱出,甚或嵌顿,肛管紧缩,坠胀疼痛,甚则内有血栓形成,肛缘水肿,触痛明显;舌质红,苔白,脉弦细涩。

(2)治则:清热利湿,行气活血。

(3)处方:止痛如神汤加减(《外科启玄》)。

4. 脾虚气陷

(1)证候:肛门松弛,内痔脱出不能自行回纳,需用手还纳。便血色鲜或淡,伴头晕、气短、面色无华、神疲自汗、纳少、便溏等,舌淡,苔薄白,脉细弱。

(2)治则:补中益气,升阳举陷。

(3)处方:补中益气汤加减(《脾胃论》)。

(二)外治

适用于各期内痔及内痔嵌顿肿痛等。

1. 熏洗法

以药物加水煮沸,先熏后洗,或用毛巾蘸药液作湿热敷,具有活血止痛、收敛消肿之效,常用五倍子汤、苦参汤等。

2. 外敷法

将药物敷于患处,具有消肿止痛、收敛止血、祛腐生肌之效。可依不同症状选用油膏、散剂,如消痔膏、五倍子散等。

3. 塞药法

将药物制成栓剂,塞入肛内,具有消肿、止痛、止血之效,如痔疮栓。

(三)针灸治疗

1.体针

(1)基本处方:长强,天枢,大肠俞,承山,阿是穴。

(2)加减运用:风热肠燥,曲池、照海;湿热下注,曲池、阴陵泉;气滞血瘀,膈俞、血海;脾虚气陷,百会、气海。

(3)方义:中医学认为痔的发生是气虚下陷或湿热下注导致局部的气血瘀滞,故治疗上本着整体与局部标本同治的原则,在益气升阳、清热利湿的同时活血化瘀。选取长强、肛周阿是穴围刺可行气活血;天枢、大肠俞俞募配合,促进大肠的传导功能;承山为治痔之经验穴;配百会、气海以益气升阳;曲池为大肠经合穴以清利大肠湿热,阴陵泉健脾利湿;血海配血会膈俞活血祛瘀;诸穴相配,共奏益气升阳、清热利湿、活血化瘀、标本同治之效。

(4)刺灸方法:令患者侧卧位,长强沿尾骨前缘向上斜刺0.5寸;天枢直刺1.5～2寸,施捻转泻法;大肠俞直刺1寸,施捻转补法;承山直刺1.5寸;距肛门1～1.5寸取阿是穴围刺,每隔0.5寸1针,直刺1寸。每日针刺1次,10天为1个疗程。

2.耳针

(1)选穴:直肠下段,大肠,皮质下。

(2)方法:毫针刺入,留针20～30分钟,每日1次,10次为1疗程。若用王不留行籽压籽法则每次压3天,两耳交替,10次为1疗程。

(3)临床加减:如便秘加交感、三焦;痛甚加神门、肾上腺;气血亏虚加脾、肾。

3.三棱针法

在第7胸椎两侧至腰骶部范围内寻找痔点,其状为红色丘疹,一个或数个不等,出现的部位亦不一致。每次选一个痔点,用粗针挑刺,并挤出血珠或黏液,7天左右1次。

外痔

外痔发生于齿状线以下,是由痔外静脉丛扩大曲张,或痔外静脉丛破裂,或反复感染而成。其特点是:自觉肛门坠胀、疼痛、有异物感。临床一般分为静脉曲张性外痔、血栓性外痔和结缔组织外痔等。

一、病因病机

(一)肛门裂伤、内痔反复脱垂

导致邪毒外侵,湿热下注,使局部气血运行不畅,筋脉阻滞,瘀结不散,日久结为皮赘,多为静脉曲张性外痔。

(二)经产、负重努力,腹压增加

致筋脉阻滞,瘀结不散而成,多为血栓性外痔。

(三)肛缘痔外静脉破裂

多因排便努挣或用力负重,离经之血淤积皮下而成多为结缔组织外痔。

二、诊断

(一)症状体征

1.结缔组织外痔

是指急、慢性炎症的反复刺激,使肛门缘皱襞的皮肤发生结缔组织增生、肥大,痔内无曲张的静脉丛，肛门异物感为其主要症状。

2.静脉曲张性外痔

是齿状线以下的痔外静脉丛发生扩大曲张，在肛缘形成的柔软团块，以肛门坠胀不适为主要症状，多伴有内痔。

3.血栓性外痔

是指痔外静脉破裂出血，血积皮下而形成的血凝块。其特点是：肛门部突然剧烈疼痛，并有暗紫色血块。好发于膀胱截石位的3、9点处。

（二）检查

1.局部视诊

一般采用侧卧位，观察肛门及其外痔的外形、颜色等。结缔组织型外痔形状多不规则，赘皮呈环形或形如花冠状的，多见于经产妇，大小不等，数量亦不多，颜色与正常组织相同，并多伴有内痔；静脉曲张性外痔病人排便时或下蹲等腹压增加时，肛缘突起物增大，为青紫色团斑（静脉曲张团）；血栓外痔可见肛缘突起呈青紫色，局部皮肤水肿。

2.局部触诊

结缔组织性外痔触之多无疼痛和出血，为柔软包块；静脉曲张外痔触之为柔软团块，便后或按摩后肿物缩小变软，一般不疼痛，仅觉肛门部坠胀不适，多伴有内痔；血栓外痔触之硬，触痛明显，可摸及皮下硬结。

三、鉴别诊断

（一）内痔嵌顿

齿线上内痔脱出、嵌顿，疼痛时间较长，皮瓣水肿，消退缓慢，痔核表面糜烂伴有感染时有分泌物和臭味。

（二）肛裂

肛门疼痛呈周期性，便鲜血，局部检查可见6或12点处有纵形裂口。

（三）肛漏

肛门外有溃口，经常反复流脓，多有硬索，有时可有多个溃口，日久不愈。

（四）肛痈

肛门周围结块疼痛，焮红灼热，渐渐化脓溃破。

（五）肛门湿疡

肛门四周皮肤粗糙，有小疹及滋水，瘙痒而无痛感，日久皮肤变粗糙肥厚而色灰黑。

四、辨证论治

外痔通常情况下无特殊症状，以坠胀、异物感为主，可根据病情发展，采取相应治疗。内治当以清热消肿止痛为主，酌加理气活血之剂。

（一）内治

1.湿热下注

（1）证候：便后肛缘肿物隆起不缩小，坠胀明显，甚则灼热疼痛；便秘溲赤；舌红，苔黄腻，脉滑数。

（2）治则：清热利湿，活血散瘀。

(3)处方:萆薢化毒汤(《疡科心得集》)合活血散瘀汤(《外科正宗》)加减。

2.血热瘀结

(1)证候:肛缘肿物突起,其色暗紫,疼痛剧烈难忍,肛门坠胀;伴口渴便秘;舌紫,苔薄黄,脉弦涩。

(2)治则:清热凉血,散瘀消肿。

(3)处方:凉血地黄汤(《外科大成》)合活血散瘀汤(《外科正宗》)加减。

(二)外治

适用于各型外痔疼痛肿胀者。

用苦参汤熏洗,外敷消痔膏或黄连膏。

(三)针灸治疗

1.体针

(1)基本处方:长强,会阳,阿是穴。

(2)加减运用:湿热下注,曲池、阴陵泉、承山;血热瘀结,血海、次髎。

(3)方义:督脉为阳脉之海,主调节全身阳经之气,故选取督脉络穴长强清热凉血;会阳属足太阳膀胱经,亦为督脉之气所发,可疏导肛门瘀滞之气血。诸穴与局部阿是穴合用,共奏活血、化瘀、止痛之效。

(4)刺灸方法:令患者侧卧位,长强沿尾骨前缘向上斜刺 0.5 寸;会阳向尾骨端方向刺 1 寸;肛周阿是穴直刺 1 寸。每日针刺 1 次,10 天为 1 个疗程。

2.火针

(1)部位:痔核。

(2)方法:将针烧红,快速在痔核上由里向外隔 0.3～0.5cm 扎 1 针,深度达痔基底部,一般 1 次治愈。术后每日用花椒水坐浴至痊愈。

混合痔

混合痔又称内外痔,是痔内、外静脉丛曲张,相互沟通吻合,使内痔部分和外痔部分形成一整体兼有内痔和外疼的双重症状特点者。多发于截石位 3、7、11 点处,以 11 点处最为多见。可发生于任何年龄,以成年人居多。

一、病因病机

多因肛门裂伤、内痔反复脱垂或产育努挣,导致邪毒外侵,湿热下注,局部气血运行不畅,筋脉阻滞,瘀结不散,日久增生肥大而成。或由于内热血燥,热结肠道,大便干结,便时努责,或因用力负重,剧烈运动,致肛门血络破损,血块凝结而成。

二、诊断

内痔与外痔相连,无明显分界,括约肌间沟消失。用力排便或负重等致腹压增加,可一并扩大隆起。内痔部分较大者,常可脱出肛门外。临床以便血、脱出、肛门坠胀、疼痛等为主。

(一)症状体征

1.便血或脱出

均为内痔的主要症状,Ⅰ、Ⅱ期内痔以便血为主,Ⅱ、Ⅲ期以脱出为主。

2.肿痛

为血栓外痔的主要症状，单纯内痔无疼痛表现。

3.瘙痒、流黏液

为内痔、外痔均存在的症状。内痔晚期反复涨出，使肛门括约肌松弛，肠腺、肛门腺分泌增多，刺激肛门局部而出现瘙痒或湿疹；外痔使肛门外括约肌凹凸不平，局部不易清洁，出现瘙痒，甚至感染而出现肛门疼痛。

4.贫血

为内痔出血过多引起。

（二）检查

参见内痔、外痔。

三、鉴别诊断

（一）肛痈

肛门周围结块疼痛，焮红灼热，渐渐化脓溃破。

（二）息肉痔

直肠内生乳头状小瘤，头圆而有长蒂，色鲜红，质脆嫩，易出血，可为单个，也可多个，偶有一连串十数枚之多，状如葡萄，大便时可能脱出肛外，多见于儿童。

（三）锁肛痔

多见于40岁以上患者。有腹泻和便秘交替病史，或里急后重症状及大便形状改变。肛内肿物不能脱出于肛外，指检可触到质地坚硬而凹凸不平的肿块或菜花样肿物，指套上有臭秽的脓血，肛门狭窄，大便变细，大便似痢，次数增多，里急后重，时流臭秽的败酱水，血便中常混有糜烂组织。

（四）肛裂

多见于肛门前后部。肛内有鲜红色或淡白色裂口，大便时如刀割样疼痛，伴有鲜血，有时便后疼痛可继续几小时，甚至十几小时，常有便秘史。

（五）脱肛

多呈均匀的粉红色，质柔软，形如环状而有层次，有的能脱出尺许，不出血。多见于体弱的小儿与老年人。

四、辨证论治

通常情况下是针对其内痔进行治疗，外痔无特殊症状，以坠胀、异物感为主，无需特殊治疗。若染毒、水肿或表皮破损时有疼痛，甚者灼热疼痛或有滋水时，可结合内痔和外痔的治疗方法进行治疗。

（一）内治

参见内痔。

（二）外治

参见外痔。

(三)针灸治疗

参见内、外痔。

(赵茗)

第八节 肛裂

肛管的皮肤破裂,或全层裂开,或形成感染性溃疡者称肛裂。本病好发于青壮年,女性多于男性。肛裂的部位一般在肛门前后正中位,尤以后位多见,临床上以肛门周期性疼痛、出血、便秘为主要特点。肛裂的发病率仅次于痔疮。古代医书中并无"肛裂"之病名,而将其归属于痔疾的范畴,将本病称为"钩肠痔"、"裂痔"等。

西医学认为,肛裂的形成与解剖因素、局部损伤、慢性感染、内括约肌痉挛等因素有关。

一、病因病机

多因阴虚津乏或血热肠燥致大便秘结、排便努挣,肛门皮肤裂伤,湿热侵入,感染邪毒而成。

(一)肠燥内热

火燥之邪蕴结于肠道,火燥伤津,肠中津枯而致大便秘结难下,临厕努挣后损伤肛门,造成裂口,而生肛裂。

(二)阴虚津亏

老年或伤津患者,肌肤失养,干燥开裂,加之津液亏虚,肠失濡养而致大便干结,便时损伤肛门,遂成肛裂之疾。

(三)湿热下注

湿热之邪下注于肛门,热结旁流,大便次数增多,加之里急后重,排便不畅,临厕用力,致肛门皮肤裂开而生肛裂。

总之,本病之形成与大便习惯不好,临厕用力过大,或如厕次数过多损伤肛门,与感染邪毒密切相关。此外亦有先天肛门狭小而大便干粗,便时撕裂肛门所致。

二、诊断

(一)症状体征

1.疼痛

周期性疼痛是肛裂的主要症状,常因排便时引发撕裂样疼痛,疼痛性质亦可为灼痛,或刀割样疼痛,持续数分钟后减轻或缓解,称为疼痛间歇期,时间一般在5分钟左右;随后括约肌持续性痉挛收缩而剧烈疼痛,可持续数小时,直到括约肌疲劳松弛后,疼痛逐渐缓解,这一过程为肛裂疼痛周期。

2.出血

便时出血,量不多,色鲜红,有时染红便纸,或附着于粪便表面,亦可见滴血。

3.便秘

多数病人有习惯性便秘,加之恐惧大便时疼痛,不愿定时排便,故便秘加重,形成恶性循环。

4.瘙痒

肛裂一般只有少许血性分泌物，一旦发生感染，或形成皮下隐瘘时，分泌物增多，且污染衣裤，刺激肛门皮肤引起局部瘙痒，甚至出现湿疹。

临床根据病程分为：

(1)早期肛裂：发病时间较短，仅见肛管皮肤有小的溃疡，创面浅而色鲜红，边缘整齐。

(2)陈旧性肛裂：早期肛裂未经积极治疗迁延所致。可见边缘变硬变厚，裂口周围组织发炎、充血、水肿，及结缔组织增生，形成赘皮性外痔，及其他合并症。如：裂口、栉膜带、赘皮性外痔、单口内瘘、肛窦炎、肛乳头炎和肛乳头肥大等，周期性疼痛明显。

(二)检查

肛裂的检查以视诊为主，患者取侧位或膝胸位。肛裂好发于正前、正后肛管部。放松肛门，医者用两拇指将肛缘皮肤轻轻向两侧分开，观察肛管是否有裂口。急性肛裂的特点是在齿线下缘至肛门皮缘之间可见一卵圆形新鲜裂口，色红、底浅，边缘柔软。慢性肛裂的裂口则多呈梭形，色灰白，底深，裂口边缘不整齐、质硬、有结缔组织增生，肛缘增生的结缔组织常会形成隆起的皮赘性外寿，称为“哨兵痔”或“哨痔”。触诊和肛门镜检查，因能引起剧烈疼痛和括约肌痉挛，所以如能通过典型症状和视诊即可确诊者，原则上不必要再作常规检查，触诊时注意肛裂基底部有无皮下瘘和内口，有无肥大乳头、内痔及息肉等。

三、鉴别诊断

(一)结核性溃疡

溃疡面可见干酪样坏死物，底不平，色灰，出血量很少，潜行性边缘，呈卵圆形，有脓性臭味分泌物，脓汁培养出结核菌。

(二)肛门皲裂

多由肛门湿疹、肛门瘙痒等继发，裂口为多发，位置不定，疼痛轻，出血少，冬春季加重，夏季较轻，不会引起赘皮性外痔和肛乳头肥大等并发症。

(三)梅毒性溃疡

多有性病史，溃疡不痛，溃疡呈中等大小，位于肛门侧面，圆形或梭形，微微突起，较硬，有少量分泌物。双侧腹股沟淋巴结呈卵圆形，疼痛不明显，位置不定，一般较表浅，对触诊不敏感。

(四)肛管损伤

常见于肛门粗暴检查，粪便过于干燥，损伤肛管。其特点是新鲜表浅撕裂，色鲜红，有出血，可发生在肛管任何部位，但以后正中多见。有外伤史和便秘损伤，一般均可自愈。

四、辨证论治

早期肛裂可采用保守治疗，陈旧性肛裂多需采用手术治疗。在治疗过程中，应注意防止便秘，解除括约肌痉挛，以中断恶性循环，促使肛裂愈合。根据肛裂病机、证型之不同，治疗各异。肠燥内热者，当清热润燥通便；阴虚津亏者，当养阴清热润肠；湿热下注者，当清热化湿。

(一)内治

1.血热肠燥

(1)证候：大便二三日一行，质干硬，便时肛门疼痛，或便时滴血或手纸染血，裂口色红；腹部胀满，溲黄；舌偏红，脉弦数。

(2)治则：清热润肠通便。

(3)处方：凉血地黄汤(《外科大成》)合脾约麻仁丸(《伤寒论》)。

2.阴虚津亏

(1)证候：大便干结，数日一行，便时疼痛，点滴下血，裂口深红；口干咽燥，五心烦热；

(2)舌红，苔少或无苔，脉细数。

(3)治则：养阴清热润肠。

(4)处方：润肠汤(《证治准绳》)。

3.气滞血瘀

(1)证候：肛门刺痛明显，便时便后尤甚，肛门紧缩，裂口色紫暗；舌紫暗，脉弦或涩。

(2)治则：理气活血，润肠通便。

(3)处方：六磨汤(《世医得效方》)加红花、桃仁、赤芍等。

(二)外治

1.早期肛裂

可用生肌玉红膏蘸生肌散涂于裂口，每天1～2次。每天便后以1∶5000高锰酸钾液坐浴，亦可用苦参汤或花椒食盐水坐浴，有促进血液循环、保持局部清洁、减少刺激的作用。

2.陈旧性肛裂

可用七三丹或枯痔散等腐蚀药搽于裂口，2～3天腐脱后，改用生肌白玉膏、生肌散收口。或用5%苯酚甘油涂擦患处后，再用75%乙醇擦去。另外，可选用封闭疗法，于长强穴用0.5%～1%普鲁卡因5～10mL作扇形注射，隔天1次，5天为1个疗程。亦可于裂口基底部注入长效止痛液(亚甲蓝0.2g，盐酸普鲁卡因2g，加水至100mL，过滤消毒)3～5mL，每周1次。

(三)针灸治疗

体针

(1)基本处方：长强，大肠俞，承山。

(2)加减运用：血热肠燥，曲池、三阴交；阴虚津亏，天枢、照海；气滞血瘀，血海、次髎。

(3)方义：长强属督脉，位于会阴部，能宣导气血，祛瘀通络；大肠俞为大肠之气转输之处，有调理肠胃，清热润燥之效；承山穴是治疗肛门病之要穴，在缓解肛门疼痛，调节肛门功能方面有着重要的作用。

(4)刺灸方法：基本处方针刺以泻法为主。长强沿尾骨前缘向上斜刺0.5寸；大肠俞直刺1寸；承山直刺1.5寸。加减腧穴根据辨证结果补泻兼施。

(赵茗)

第九节　脱肛

脱肛是直肠黏膜、肛管、直肠全层和部分乙状结肠向下移位，脱出肛门外的一种疾病。其特点是以直肠黏膜及直肠反复脱出肛门外伴肛门松弛。任何年龄均可发生，小儿多为直肠黏膜脱垂，青壮年多为盲肠全层脱垂，50岁以上女性多为直肠与部分乙状结肠脱垂。一般少儿与老年多见，男性多于女性。

本病相当于西医的直肠脱垂。

一、病因病机

素体气血不足，或年老体弱，气血虚衰，或妇女分娩用力耗气，气血亏损，以及慢性泻痢、习惯性便秘、长期咳嗽等原因导致气虚下陷，固摄失司，无力升提，均可致脱肛。

西医学认为，全身机能状况尤其是神经系统机能减退对直肠脱垂的发生有重大影响。但局部因素如解剖结构缺陷和机能不全、肠源性疾病、腹压增高等亦是造成脱垂的重要条件。

（一）气虚下陷

久劳、久泻、久痢、久咳、伤气、妇女分娩用力耗气等致中气不足，气虚则升举固摄无力，而致脱肛。

（二）肾元不固

小儿先天不足或老年人肾气亏虚，则肾虚不固，固摄失司而生脱肛之疾。

（三）湿热下注

肺移热于大肠，或湿热蕴结于大肠，或燥热内结下注大肠而致大便秘结，临厕努挣，日久则致脱肛。

本病在发展过程中，可以出现虚中挟实或实中挟虚，故其辨证，首当辨明虚实、标本之主次。如湿热下注证反复发作，损伤正气，可表现为实中挟虚；气虚下陷，气血两虚，或肾气不固，复感外邪或邪从内生而表现为虚中挟实证。

二、诊断

（一）症状体征

1. 脱出

这是直肠脱垂的主要症状。早期排便时直肠黏膜脱出，便后自行复位，随病情的发展，逐渐不能复位，需用手复位。久之直肠全层或部分乙状结肠脱出，甚至咳嗽，负重，行走，下蹲时也会脱出，不易复位，需用手托回或卧床休息后，方能复位。

2. 出血

一般无出血症状，偶尔因大便干燥时，擦伤黏膜有滴血，粪便带血或手纸擦拭时有血，但出血量较少。

3. 潮湿

因肛门括约肌松弛收缩无力，过多的分泌物沿肛管流出，或由于反复脱出，容易受到刺激，致使分泌物增多，造成肌门周围皮肤潮湿。

4. 瘙痒

由于直肠黏膜经常脱出在外，以致直肠黏膜充血、水肿或糜烂，渗液刺激肛周皮肤，甚至造成皮肤发炎，出现瘙痒。

5. 坠胀和疼痛

由于黏膜下垂，反复脱出，脱垂的长度和宽度逐渐增加，致使直肠或结肠套叠，压迫刺激肛门部，出现坠胀感，或有里急后重感。严重者可有腹部或下腹部钝痛，其痛多向下肢放射，引起尿频。部分病人有一侧或双侧髋部疼痛，可向下延伸至小腿。

6. 嵌顿

便时肛门直肠黏膜脱出，来能及时复位，以致局部静脉回流受阻，继而发生黏膜充血、水肿并导致脱出部分嵌顿。随着嵌顿时间延长，黏膜由红色逐渐变成暗红色，甚至出现表浅黏膜糜烂坏死，或脱垂段因肛门括约肌收缩而绞窄坏死，病人症状随之由局部反应发展为全身反应，出现体温升高，小便困难，疼痛坠胀加重，坐卧不安，甚至发生肠梗阻症状。

（二）检查

1. 视诊

蹲位后观察脱出物的形态、颜色、长度，多能作出诊断。

2. 指诊

对脱出物触诊可判断是直肠黏膜脱垂还是直肠全层脱垂，并可查明有无肛门松弛。

3. 肛门镜检查

可见直肠黏膜松弛套叠于直肠腔内。

临床上将直肠脱垂分为三度：

(1)Ⅰ度脱垂：为直肠黏膜脱出，脱出物淡红色，长3～5cm，触之柔软，无弹性，不易出血，便后可自行回纳。多见于儿童。为不完全性脱垂。

(2)Ⅱ度脱垂：为直肠全层脱出，脱出物呈圆锥状，长5～10cm，淡红色，表面为环状而有层次的黏膜皱襞，触之较厚，有弹性，肛门松弛，便后有时需用手回复。为完全性脱垂。

(3)Ⅲ度脱垂：直肠及部分乙状结肠脱出，长达10cm以上，呈圆柱形，触之很厚，肛门松弛无力。便后须用手托回，为重度脱垂。

三、鉴别诊断

（一）内痔

内痔脱出物为充血肥大的痔核，呈梅花状或环状，可伴有出血，痔核之间有凹陷的正常黏膜。而直肠黏膜脱垂，脱出物是直肠，有明显的放射状纵形沟纹和直肠环圈，色淡白或淡红，无出血，指诊时可有括约肌松弛。

（二）直肠息肉

直肠息肉多数是带蒂的圆形或椭圆的肿物，可突入肠腔上下移动。多为单个，易出血。

（三）外痔

为肛外赘生物，表面覆盖皮肤，无出血，多无自觉症状。

四、辨证论治

本病的主要病机为气虚下陷，故治疗当以补、升为主要原则，根据证型之不同，治疗亦当有别。气虚下陷者，偏于补中益气；肾元不固者，偏于补肾固元；湿热下注者，则当清热利湿。

治疗分内、外药物治疗，针灸，注射和手术治疗。内、外药物及针灸治疗可以增强盆腔内的张力，增强对直肠的支持固定作用。对Ⅰ度直肠脱垂，尤其对儿童可收到较好疗效。但对于Ⅱ、Ⅲ度直肠脱垂仅能改善症状，很难彻底治愈。注射与手术治疗主要是使直肠与周围组织或直肠各层组织粘连固定，使直肠不再下脱。

（一）内治

1. 脾虚气陷

(1)证候：多见于病后体虚者及产妇，大便时肛内肿物脱出，轻重程度不一，色淡红，伴有肛门坠胀，大便带血；神疲乏力，食欲不振，甚则头昏耳鸣，腰膝酸软；舌淡，苔薄白，脉细弱。

(2)治则：补气升提，收敛固涩。

(3)处方：补中益气汤加减(《脾胃论》)。

脱垂较重而不能自行还纳者，宜重用升麻、柴胡、党参、黄芪；大便秘结者，加枳实、生大黄；血虚者，加熟地、白芍、阿胶；腰酸耳鸣者，加山萸肉、覆盆子。

2. 湿热下注

(1)证候：肛门坠胀疼痛，肛内肿物脱出，色紫暗或深红，甚则表面溃破、糜烂，肛内指检有灼热感；伴大便秘结，口渴欲饮，舌红，苔黄腻，脉弦数。

(2)治则：清热利湿。

(3)处方：萆薢渗湿汤加减(《疡科心得集》)。出血多者，加地榆、槐花、侧柏炭。

(二)外治

1. 熏洗

以苦参汤加石榴皮、枯矾、五倍子煎水熏洗，每天2次。

2. 外敷

以五倍子散或马勃膏外敷。

(三)针灸治疗

1. 体针

(1)基本处方：百会，长强，大肠俞，承山。

(2)加减运用：脾虚气陷，加脾俞、气海、足三里；湿热下注，加阴陵泉、飞扬；肾气不足，加肾俞、三阴交。

(3)方义：百会是督脉与三阳经的交会穴，故灸百会可使阳气旺盛，有升提收摄之功。长强为督脉之别络，位近肛门，可增强肛门的约束功能。大肠俞为大肠经气转输之处，可充实大肠腑气。承山为膀胱经穴，足太阳经别入肛中，故可疏调肛部气血。

(4)刺灸方法：百会用补法或灸法，其余主穴用平补平泻法。

2. 挑刺法

在第三腰椎至第二骶椎之间，脊柱旁开1.5寸处的纵线上任选一处皮肤反应点，用三棱针或圆利针，挑破出血后，外敷消毒纱布。

3. 耳针法

选直肠、大肠、皮质下、神门。毫针刺，用中等刺激，亦可用揿针埋藏，或王不留行籽贴压。

(赵茗)

第十节　脱疽

脱疽好发于四肢末端，以趾指末端缺血性坏死，严重时趾(指)节脱落为特征的一种慢性周围血管性疾病，又称“脱骨疽”。本病绝大多数发生于男性、老年人以及糖尿病病人，特发部位是四肢末端，尤以下肢更易患。寒湿地区发病率较高，吸烟者发病率明显高于不吸烟者。

医学所称的血栓闭塞性脉管炎、动脉硬化性闭塞症、糖尿病足等，均属于脱疽的范畴。

一、病因病机

外受寒冷侵袭，内因阳气虚衰，筋脉四肢肌肉失于温养而坏死、脱落，是脱疽发生的主要病因病机。

(一)寒湿侵袭

寒冷刺激是发生脱疽的一个主要因素。居住严寒或寒湿地区，寒湿深袭入络，湿性重浊黏滞，寒为阴邪，主收引，寒凝血脉，均易阻碍气机，致气血运行不畅，脉络闭阻不通。如《素问·举痛论》所说："寒气入经而稽迟，泣而不行，客于脉外则血少，客于脉中则气不通，故卒然而痛。"四肢为诸阳之末，得阳气而温；若寒湿凝滞，血脉不行，阳气不复，肢体失于温煦濡养，不通则痛，久之则由于筋脉肌肉失养而致脱疽。

(二)脾肾阳虚

脾主运化，膏粱厚味损伤脾土，致使脾失健运，不能运化水湿，湿邪内盛，湿阻脉络而发病。肾阳亏虚，气血不足，气阴两伤，内不能荣养脏腑，外不能温养四肢，四肢气血不充，复感寒湿，致气血凝滞，经络阻塞，不通则痛；失于濡养则皮肉枯槁不荣，甚则坏死脱落。

(三)肾阴亏虚

肾藏精主水。房劳过度、气竭精伤，或年老体衰、肾精亏乏，致肾精虚少，骨髓的化源不足，不能营养骨骼，骨骼脆弱无力，甚至髓涸骨枯，坏死脱落。亦有因寒湿郁久化热，或病久伤阴，致使火热内盛，消耗真阴，阴虚火旺，热毒侵犯筋骨，筋骨损伤造成肢端溃烂，甚则皮黑肉腐，筋烂骨脱。

本病其本在于脾肾亏虚或气血虚弱；其标则为寒湿外伤所犯；气血凝滞、经脉阻塞为其主要病机。西医认为本病的发生与长期吸烟、饮食不节、环境、遗传及外伤等因素有关。此外，凡是能使周围血管持久地处于痉挛状态者，可成为致病因素；而血管持续性痉挛，管壁因缺血而受损，进而导致炎症反应，血管内膜增厚以及血栓形成，就可构成以中、小血管炎症所致的局部症状以及动脉闭塞所致的供血不足。尽管在患病血管逐渐闭塞的过程中，同时有代偿性侧支循环形成，可不同程度地缓解局部症状，但总的倾向是进行性的加重。

二、诊断

(一)症状体征

血栓闭塞性脉管炎发病多与气候有关，患者多有受冷、潮湿、嗜烟、外伤等病史。病人常在受冷或趟凉水后，即感到足部麻木、发凉、疼痛，走路时小腿酸胀，容易疲劳。每到冬季症状加重，患肢怕冷、发凉，足部冰凉不易温暖。动脉硬化性闭塞症则多见于老年人，常伴有高脂血症、高血压和动脉硬化史，病变常累及大、中动脉。糖尿病足则多伴有糖尿病史，尿糖、血糖增高，可累及大动脉和微小动脉。

脱疽的症状体征主要包括①下肢肢端疼痛，此乃最主要的症状。轻者歇息后减轻，活动则加重，形成间歇性跛行；重者剧烈而持久，形成静息痛，患者常于夜间屈膝抱足而坐。②发凉和感觉异常，此乃早期常见症状，尤以趾(指)端最为明显。③患趾(指)因缺血而出现色泽改变，皮肤苍白或潮红、青紫，持续变冷。④游走性浅静脉炎。⑤营养缺乏性变化，包括皮肤干燥脱屑，皲裂，汗毛脱落，趾甲生长缓慢且增厚变形，小腿肌肉明显萎缩。⑥足背动脉搏动减弱或消失。⑦干性坏疽或溃疡。

根据其发展过程，其临床可分为三期：

1. 一期(局部缺血期)

患肢末端发凉、怕冷、麻木，酸痛，沉重感，间歇性跛行，且间隔的时间随病情的加重而逐渐缩短，轻度肌肉萎缩，患足皮肤干燥，皮肤色灰，皮温低于健侧，足背动脉搏动减弱，部分患者可见游走性血栓性浅静脉炎，表现为下肢浅静脉游走性红硬条索，皮肤发红、压痛，一处消失后又会在另一处出现。

2. 二期(营养障碍期)

病情加重，营养障碍，血运更差，患肢发凉、怕冷、麻木、坠胀疼痛，间歇性跛行加重并有静止痛，夜间痛甚而不能入眠，患者常抱膝而坐。患足皮肤颜色常呈潮红色、紫红色或苍白色，足部皮肤干燥脱屑，趾甲生长缓慢且增厚变形，汗毛脱落，小腿肌肉明显萎缩，足背动脉搏动消失。

3. 三期(坏死期或坏疽期)

患肢由于严重血液循环障碍，致使足趾紫红肿胀，溃疡或坏疽，或足趾发黑、干瘪，呈干性坏疽。坏疽可先为一趾或数趾，逐渐向上蔓延，坏疽的足趾可自行脱落，所遗留残端溃疡面经久不愈合。合并感染时，则转为湿性坏疽，患足疼痛剧烈难忍，红肿明显，疮口流稀薄脓液或紫黑色血水，常伴有全身症状。积极治疗可使局部红肿消退，坏疽局限，溃疡可愈合。若坏疽发展到足背以上，则红肿疼痛难以控制。病程日久，患者可出现疲乏无力、不欲饮食、口干、形体消瘦等症。

根据肢体坏死的程度和范围又分为三级：

(1)一级坏疽，坏死局限于趾(指)部。

(2)二级坏疽，坏死扩展至趾跖关节以上。

(3)三级坏疽：坏死扩展至足背部、踝关节或踝关节以上。

(二)检查

1. 肢体位置试验

患者取平卧位，将患肢高举成 45°角 3 分钟，观察足部皮肤颜色变化。如足部皮肤迅速变为苍白色，并感觉麻木、发凉、疼痛，坐直后将肢体下垂，足部皮肤颜色恢复时间缓慢，呈潮红色、紫红色或斑块状紫绀，试验为阳性。表示动脉痉挛或阻塞后，肢体有血液循环障碍、血流量不足。

2. 趾(指)端皮肤压迫试验

用手指压迫患肢趾(指)端皮肤；可出现白色斑痕，正常情况下停止压迫后，皮肤颜色即可迅速恢复原状，如恢复颜色时间缓慢，表示有动脉阻塞、血液循环阻碍。

此外，还可以通过皮肤温度测定、肢体超声多普勒、动脉造影、甲皱微循环、放射性同位素等特殊检查来了解患肢动脉受阻的情况和程度。血脂、血糖等检查有助于动脉硬化性闭塞症、糖尿病足的辅助诊断。

三、鉴别诊断

(一)肢端动脉痉挛症(雷诺病)

多发于青壮年女性，手指发病较足趾多。常双手对称性发病，每因受寒或精神刺激后出现，典型发作有三色改变(雷诺现象)：先为阵发性手指苍白变冷，继而充血潮红，发作过后恢复正常。患肢动脉搏动正常，一般不会发生肢体坏疽。

（二）动脉栓塞性坏疽

严重的心脏瓣膜病患者，因内膜栓子脱落，将动脉栓塞，突然发生肢体剧烈疼痛和感觉过敏现象，肢体厥冷，皮肤呈苍白色和出现尸斑，足背动脉和股动脉搏动消失，发生坏疽范围比较广泛。

四、辨证论治

（一）内治

脱疽一证，气滞血瘀贯穿在病变的各个时期。因此，中医治疗在辨证论治的基础上，活血化瘀是治疗大法，疾病早、中期以“通”为主，后期以“补”为主，通、补结合，用以改善肢体血液循环。

1. 寒湿阻络

(1)证候：患趾(指)喜暖怕冷，触之冰凉，皮色苍白，感觉麻木，胀痛，呈间歇性跛行，疼痛遇冷或多行而加重，但无溃疡或坏疽，趺阳脉搏动减弱；舌质淡，苔薄白，脉象沉细而迟。本证多见于脱疽早期或恢复期。

(2)治法：温阳散寒，活血通络。

(3)方药：阳和汤(《外科证治全生集》)加减或桂枝加当归汤(经验方)。

2. 血脉瘀阻

(1)证候：患趾(指)呈持续性、渐进性固定疼痛，彻夜难寐，局部皮肤呈暗红或黑紫色，垂足则更甚；趾(指)端有瘀血斑点，皮肤发凉干燥，肌肉萎缩，小腿可有游走性红斑、结节或硬索，步态跛行更甚，趺阳脉搏动消失；舌质紫暗或有瘀斑，苔薄白，寸口脉象沉弦涩。本证多见于气滞血瘀，经脉闭塞所致的营养障碍期。

(2)治法：活血化瘀，通络止痛。

(3)方药：桃红四物汤(《医宗金鉴》)加炮山甲、地龙、乳香、没药等。

3. 湿热毒盛

(1)证候：患肢剧痛，日轻夜重，肢体沉重乏力，局部肿胀，皮肤紫暗，浸淫蔓延，溃破腐烂，渗液，肉色不鲜，气秽；常伴有游走性静脉炎；面色灰滞或萎黄，伴胸闷纳呆，口渴而不欲饮，小便短赤，大便秘结；舌红，苔黄腻；脉象弦数或细。本证多见于有溃疡面形成的湿性坏疽期。

(2)治法：清热利湿，活血化瘀。

(3)方药：四妙勇安汤(《验方新编》)加连翘、黄柏、丹参、川芎、赤芍、牛膝等。

4. 热毒伤阴

(1)证候：患肢剧痛，昼轻夜重，喜凉怕热。肢端出现坏疽，皮肤干燥、毫毛脱落，趾(指)甲增厚变形，肌肉萎缩，趾(指)呈干性坏疽；或局部红、肿、热、痛，脓液较多，并伴有恶臭。患者出现高热或见低热，纳呆食少，烦躁，口渴引饮，便秘溲赤，精神疲倦，抱膝而坐，痛苦异常；舌质紫或红绛，舌苔黄腻，或见黑灰，或见舌苔中剥，脉象洪数或弦数。本证见于坏疽继发感染期。

(2)治法：清热解毒，养阴活血。

(3)方药：顾步汤(《外科真诠》)加减。

5. 气阴两虚

(1)证候:患病日久,患肢疼痛较轻,皮肤干燥,肌肉消瘦。坏死组织脱落后,疮口久不愈合,肉芽灰暗不鲜,脓液稀薄。患者多伴有肢体乏力,精神疲惫,面容憔悴,心悸失眠;舌质淡,苔薄白,脉象沉细无力。本证多见于脱疽早期或后期体质虚弱者。

(2)治法:益气养阴。

(3)方药:黄芪鳖甲汤加减(《医学入门》)。

(二)外治

无论溃疡是否形成,均可用氧化锌油外涂以保护患部皮肤,防止感染。

1.未溃期

可选用冲和膏(《外科正宗》)、红灵丹油膏(经验方)外敷;每日1～2次;或用生姜120g,甘草60g,葱根7个,水煎煮,乘热熏洗患肢,每日1～2次。

2.已溃

溃疡面积小者,可用上述中药熏洗后,外敷生肌玉红膏保护伤口;当患肢的炎症、肿胀逐渐消失,坏死组织开始软化时,按疏松程度,依次清除坏死痂皮,先除软组织,后除腐骨,彻底的清创术必须待炎症完全消退后方可进行。新鲜肉芽红活,及时施行点状植皮术。

(三)针灸治疗

1.体针

(1)基本处方:大椎,身柱,命门,足三里,解溪,悬钟。

(2)加减运用:寒湿阻络加至阳、中脘、脾俞;血脉瘀阻加膈俞、血海;湿热毒盛加曲池、内庭、委中;热毒伤阴加肝俞、脾俞、肾俞、膈俞、三阴交;气阴两虚加关元、太溪、气海、血海、三阴交。

亦可根据病变所累及范围而作配穴加减:上肢受累:取曲池、外关、合谷、中渚穴;下肢受累:取足三里、丰隆、三阴交透绝骨、阳陵泉透阴陵泉、解溪穴;以大拇指为重者,配阴陵泉、地机;以二、三趾重者,配足三里、丰隆;以四趾为重者,配阳陵泉、悬钟;以小趾为重者,配殷门、承山、昆仑。

(3)方义:大椎为手足三阳、督脉之会穴,善治寒热之证,合身柱宣通一身阳气;命门乃督脉沟通肾府之门户,功能培补元气,益肾固精;足三里、阳陵泉健脾益气、温阳利湿,疏通下肢经络气血,通络止痛;悬钟为髓会穴,取之填补骨髓以助患肢新生。全方合用,能通经气、逐寒湿、扶正气、助循环,因而可活血气,止疼痛而疗脱疽。

随证配穴中,寒湿阻络者取至阳、中脘、脾俞健脾通阳利水,其法多灸;血脉瘀阻者取膈俞、血海活血散瘀;湿热毒盛者取曲池、内庭、委中泻热祛邪,其法多泻,或用放血法;热毒伤阴者取肝俞、脾俞、肾俞、膈俞、三阴交则在于调理诸脏腑经气(肝主筋、肾主骨、脾主四肢肌肉),以健脾养肝,滋阴益肾,养阴生血;气阴两虚者取关元、太溪、气海、血海、三阴交重在以补为通,可选用灸法,以大补元气,温肾壮阳,养血行血。

(4)刺灸方法:大椎透身柱,选用粗针强刺激,留针30～60分钟。至阳、中脘、脾俞、足三里、阳陵泉、关元、太溪、气海、血海、三阴交等穴行针刺补法,各背俞穴亦多采用针刺补法;而委中、曲池、大椎、内庭等穴可采用针刺泻法,或点刺放血法;其余腧穴则平补平泻。

2.灸法

(1)至阳、关元、气海、血海、中脘、三阴交、绝骨等穴可采用温针灸或艾条灸,或用雷火神针压灸涌泉穴。

(2)也可在患肢踝关节周围取穴,如:复溜、太溪、中封、商丘、昆仑、丘墟、照海、申脉等穴,灸至病人感觉舒适为度。有补益气血,温经散寒,疏通下肢经脉气血,通络止痛作用。对于寒湿阻络、血脉瘀阻型可适当选用温针灸或隔姜灸方法扶助阳气,温散寒邪,促进血运。

3.耳针

内分泌、趾(指)敏感点、踝、交感、脾、肾、肝、肾上腺。针刺强刺激,留针30分钟,每日1次。或采用王不留行籽耳压,在反映强烈的耳穴上,可用对压的方法,即在该穴的背面贴压以加强刺激。

4.头针

选择顶颞后斜线(感觉区),顶中线,顶旁一线,30°角,斜刺进计,快速捻转,每分钟200次左右。

5.穴位注射疗法

取心俞、膈俞、阳陵泉、足三里、三阴交、悬钟等穴,选用当归注射液或丹参注射液,每穴用量1～2mL,每日1次,每次1～2穴,10次为1疗程。但要注意避开溃烂部位。

(四)其他疗法

1.手术治疗

(1)清除坏死组织:在近端炎症得到控制、坏死组织与正常组织间界线分明时,可行坏死组织清除术或切除术,骨断面宜略短于软组织断面。

(2)对于晚期患者的肢体坏疽,坏死组织延伸至足背或踝部,经治疗无效后,可根据具体情况进行截趾(指)或不同平面的截肢术。但必须待感染得到控制,坏死组织与健康组织分界较清楚时,才可采取低位截趾(指)或截肢术。

2.剧烈疼痛的处理

脱疽最主要的自觉症状就是疼痛,严重者剧痛难忍以致彻夜难眠,故在随证治疗中,采取有效的止痛方法成为治疗脱疽的重要措施,可用杜冷丁等止痛药物。

3.单方验方

(1)毛冬青(毛披树根)100～200g,煎水400mL,分2次口服。

(2)毛冬青120～180g、加猪蹄1只或猪骨适量,水煎3～4小时,1日分3次服完,连服1～3个月。

(3)不论已溃未溃,用赤豆60g,红枣5枚,红糖适量煎水代茶,每日1次。

4.病因治疗

(1)动脉硬化性闭塞症:配合应用降血脂、降血压药物。

(2)糖尿病足:控制血糖,规范治疗,防止感染,促进肢体血液循环的恢复。

(赵茗)

第十一节　白癜风

一、病因病机

古代医家对白癜风病因病机的认识多从风邪相搏、气血失和立论。如《诸病源候论》指出“白癜”:“此亦是风邪搏于肌肤,血气不和所生也”。单从风邪之说的还有《证治准绳》认为是

“肺风流注皮肤之间,久而不去所致”。《普济方》认为是“肺热壅盛,风邪乘之,风热相并,传流营卫,壅滞肌肉,久不消散,故成此也”,而从气血失和说的有《医宗金鉴》,认为“白癜风,肤色忽变白,并不痛痒,由风邪搏于皮肤,致令气血失和”,《医林改错》则明确指出“白癜风”是“血瘀于皮里所致”。《素问调经论》指出“血气不和,百病乃变化而生”。《丹溪心法之郁五十二》亦说“气血冲和,万病不生,一有怫郁,诸病生焉。故人生诸病,多生于郁”。明·张三锡在《医学六要》中称:“夫人饮食起居一失其宜,皆能使血瘀滞不行,故万病淤血者多”。亦有认为虚则生“风”者,如《本草任疏》认为“白癜风是肝脏血虚生风所致,盖肝为风木之位,藏血之脏,血虚则发热,热甚则生风。”

祖国医学认为白癜风所表现出来的一系列症候并不是孤立的,而是有内在联系的,它们是人体的脏腑、经络、气血的生理功能发生异常变化的具体反映。白癜风虽“形诸外”,但“必诸内”。

白癜风古称白驳风,根据中医用字简洁、精辟、概括性强等特点分析,其风字即代表本病的病因,又形象地代表着本病的病机和症状特点。风虽为春季所主之气,但风性主动善行,故四季均可有风。风邪为六淫之首,百病之长,故春夏两季除春温、夏热之外,更重要的是负邪乃是六淫中其他外在病因的先导与依附。其他外在病因依附风邪而倒入人体并引发病证。

白癜风的发生和发展,有时在一夜之间、一天之内、甚至一时之瞬即可形成。个别的白斑有时可很快自愈,但它处处出现,呈此起彼伏之象。此外,白斑在全身各部位均可发生和发展。上至头顶,下达足趾,以及面颊、颈项、双耳、胸腹、腰背、双胯、外阴、肛周、四肢、双眉、头皮乃至头发,其涉及面极广。有些白斑在初起之时,还有瘙痒难忍之症。综观以上,从白癜风的病理变化如此之快,白斑发生和发展如此之速,涉及面如此之广,变化如此之多样等症状表现,很能形象地代表着风性主动,善行而数变,变化多端无常的特点。因此,历代医家在治疗白癜风时,也多加入驱风药物,并取得一定疗效,这足以说明白癜风的“风”字,既代表了本病的病因,又形象的代表着本病的病机和症状的特点。

根据五脏不同的生理功能,肾的功能主藏精,精微物质储藏于肾。肾为人体阴阳之根,除能藏精外,还能把精微物质供给全身各脏腑、组织、器官等各处。因此,肾既是从本精微物质一阴的根本,又是人体动力一阳的根本。所失皮毛的生理功能及生理表现与肾脏密切相关。肾的生理功能失调或发生病理变化,使其所主的黑色显露,则失其柔润含蓄隐而不露的正常现象,也参与白癜风的发生、发展。所以白癜风病与肾脏的病理改变有着密切关系。通过临床研究发现,所检测的白癜风患者均有不同程度的甲皱微循环障碍。

“肝藏血”,肝脏具有贮藏血液和调节血量的生理功能,特别是对外周血量的调节起着主要作用。肾中命门是原气之所在,是温煦,促进血液生化的活力,肝肾不足则可致血的“生化”功能一血行及血液成分的失常,基于此,“气血失和,肝肾不足”在白癜风的发病中具有十分重要的意义。近十年来,中医医家对白癜风的认识主要集中于肝肾不足,气血不和,久病入络,病程长者多兼瘀血,有资料统计白癜风患者舌象的分析,发现泛发型者中淡胖舌占绝大多数。而淡胖舌的形成主要是肾阳虚衰,肝血不足所致;节段型患者绝大多数为瘀紫舌,而瘀紫舌的形成主要是因肝郁气滞血行不畅所致,肝失疏泄类似现代医学的精神、神经功能障碍范畴,亦近似现代医学所主张的白癜风精神神经因素发病系统;散发型及局限型患者舌象无明显改变,其病邪轻浅,多为风邪相搏,气血失和,血不荣肤所致。另有学者归为气血不和,湿热蕴脾,肝郁气滞,肝肾不足,脾肾阳虚及经络阻滞 6 型。也有学者认为白癜风是由于气血不足,使肌肤不得营养而变白，属于虚证；另一类属于经络受瘀血，痰湿所阻，气血不能达到肌肤而发白，或是风邪搏于肌肤而发白，属于实证。虽然白癜风大多没有明显的瘀血指征，如肿块、疼痛、舌紫暗或瘀点、瘀斑，但中医传统的血瘀理论对临床“血瘀证”的描述及所定义的内容，从认识水平上有很大的局限性，对许多疾病过程中存在局部的、内在的、微观的血瘀认识不到，难以通过中医的辨证进行把握，对各种病理状态下的血瘀机制和缺血缺氧表现也难以用中医血瘀证的定义加以说明及概括。因此，并不能因白癜风患者少有或没有明确的瘀血指征而否认患者瘀血的存在。白癜风是以皮肤上出现不高出皮肤表面的白斑及周围皮肤色素加深为主要特征。可以说是白、黑两色均发生了异常的变化。根据中医理论，五脏与五行之间也是一个统一协调的整体关系，其中五脏、五行、五色的统一协调关系是肺属金主白色，肾属水主黑色，按五行相生规律，肺金为肾水之母，肾肺为母子相生关系。肺肾的生理关系密切，病理变化则相互影响，也就是说，如果肺肾两脏的生理功能正常，则人体的白、黑两色表现正常，即白黑两色柔润含蓄，隐而不露。反之，如肺肾中某脏的生理功能失调，甚至发生病理变化，则其母子相关的另一脏也会发生病理变化，其所主的白黑两色也就表现异常。故而推断白癜风的病理变化与肺肾两脏的病理变化密切相关。

根据中医五行学说理论，五脏与机体各部组织、器官也相对应的保持统一协调的整体关系，在五脏与机体的五华密切关系中，肺之体与外华为皮毛；因肺能输精于皮毛，故说与皮毛的关系非常密切，即内经所说的“肺之合皮也，其荣毛也”。如果肺的生理功能正常，则其外华皮毛也应该是正常的；倘肺的生理功能失调或发生病理变化，则皮毛的表现即发生异常。因此皮毛上出现白斑的异常现象，即称为白癜风病，其与肺的病理变化有密切关系。

综上所述，白癜风病的病因、病机首先与风、热、肾、肺的关系极为密切；其次，诸如燥、湿、心、肝、气瘀、痰、虚等也与白癜风的病因、病机密不可分。下面分述：

(1)气血不和：凡七情内伤，跌扑损伤，外染风、邪，均使气血违和，失于温煦，风邪人袭，阻滞经脉，肤生白斑。

(2)亡血失精：凡久病失养，亡血失精，均致精不化血，血不生精，荣卫失畅达之源，肤失所养而生白斑。

(3)瘀血阻滞：凡久病失治，或跌扑损伤，积而内瘀，或肝气受侮，气滞血瘀，阻滞络脉，致新血不生，肤失所养，酿成白斑。

(4)湿热阻滞：凡湿邪侵袭，郁而化热，湿热蕴郁肌肤，不得外汇，气机不畅，升降失常，阻滞经脉，肤生白斑。

(5)肝肾阴虚：失血、久病、恣情纵欲，五脏之火，五志过极化火，邪热久羁化火等，日久必耗肝肾之阴。肝藏血，肾藏精，肝肾阴虚则精亦可不足，难以滋养皮毛而发白癜风。

(6)外感风热病邪：异常的风、寒、暑、湿、燥、火是自然界的六种致病之邪，统称六淫。春夏季发病的白癜风，可直接感受两季的风挟湿热之邪，亦可在秋冬季节感受寒邪，但在体内就久羁化热，待到春夏两季阳气升发之时而诱发病症。

二、白癜风病的中医辨证诊断

目前国内中医界对白癜风的研究较为活跃也较为深入，对白癜风的中医辨证，各家的认识不尽相同，自然施治原则与方案也有差异，现根据白癜风的发病机理一般分为：气血不和，肝肾不足，经络阻滞，湿热，肝气郁滞，脾肾阳虚 6 种类型。

1.气血不和型

证见白斑色淡，边缘模糊，发展缓慢，兼见神疲乏力，面色苍白，手足不温，舌淡润，脉细。此发病多在半年至三年左右，皮损偶然被见。

2.肝肾不足型

证见白斑边界截然脱色明显，斑内毛发亦多变白，局限或泛发，病程长，兼可见头昏、耳鸣、腰膝酸软，舌淡或红，苔少，脉细弱。

3.经络阻滞型

证见白斑多局限而不对称，边界截然，斑内毛发变白，发展缓慢，色紫暗或淤点，或舌脉怒张，苔薄，脉涩。此病程长久，皮损呈地图状，斑块状，境界清楚，边缘整齐而呈褐色，中心常有岛状色素沉着。

4.湿热型

证见白斑粉红，边界截然，起病急，蔓延快，多分布在面部及五官周围，白斑出现前常有明显痛痒或皮肤过敏史，兼见肢体困倦、头重、纳呆、苔腻、脉濡或滑。

5.脾肾阳虚型

证见白斑呈慢性进行性发展，病程迁延，患部皮肤呈浅白色，而内缘色素反而加深，白斑内毛发亦多变白，皮肤温度偏低，似有夏轻冬重的倾向，兼见形寒肢冷，腰疼腿软，头昏眼花，气短无力，便溏溲清，舌淡胖嫩，脉沉细无力。

6.肝气郁滞型

证见白斑无固定好发部位，色泽时暗时明，皮损发展较慢，常随情绪变化而加剧，多见于女性，多伴有胸胁胀满，性急易怒，月经不调等，苔薄润，脉多弦细。

此外，还有人将白癜风分为风血相搏、肝肾不足、气滞血瘀三型，总之各家学者对白癜风的认识是不尽相同的。

三、白癜风的西医诊断

(一)白癜风患者病史

1.白癜风患者极少数可有阳性家族史，患者及家属合并有其他自身免疫疾病，精神创伤、感染、暴晒、接触某些化学物质等。

2.白癜风可发生于任何年龄，从初生婴儿到年迈老人皆可发病。15～25岁为发病高峰，发病年龄在20岁以前的约占50%。

3.白癜风皮损表现为局部色素脱失斑、呈乳白色，可发生于任何部位，但以指背、腕、前臂、面颈、生殖器及其周围较多见。

4.白癜风可因机械刺激、压力、摩擦、烧伤、晒伤、冻疮、放射线、化学物质、感染等可促使白斑出现(同形反应)。白癜风的同形反应，是指由皮肤炎症或外伤后局部开始发生白斑或使白斑扩大的一种现象。白癜风的病因复杂，有很多因素可诱发或加剧白癜风损害。而同形反应也是白癜风的激发因素之一。诱发同形反应的因素较多，经研究资料表明，以外涂药水的刺激因素及各种原因的皮肤炎症(如药物性皮炎、神经性皮炎、湿疹、过敏性皮炎、多形红斑、荨麻疹、扁平苔藓等)后继发的同形反应最多，其他因素依次为手术刺激、外伤、机械压迫或摩擦，以及局部感染(病毒或细菌)等。由同形反应诱发的白斑大多数局限在炎症或外伤部位，逐渐向四周扩大，亦可在远隔部位的正常皮肤上逐渐发生白斑损害。从外伤到局部皮肤发生白变的时间为10天至2个月不等,多数在3～4周。白癜风同形反应的发生机制还不十分清楚,推测可能由于表皮和真皮的破坏,产生自身抗原引起机体一系列免疫学变化及反应,从而产生上述病理变化。因此,同形反应可能属于自身免疫现象。

5. 白癜风患者常有汗液增多,表面温度增高,出血时间延长。

6. 白癜风一般不影响健康。发病年龄较晚者可发生斑秃、异位性湿疹、银屑病、扁平苔藓、自身免疫性疾病等。

7. 白癜风病程缓慢,可长期无变化,亦可间歇性发展,早期儿童患者可自愈。

8. 白癜风部分患者夏季日晒后白斑中心或边缘有色素再生,但到冬季色素又可消退。

(二)白癜风诊断依据

1. 白癜风皮损特征

白癜风皮损颜色变白,典型的白斑多呈指甲和钱币大,呈圆形、椭圆形或不规则形,可扩大或相互融合成不规则的大片,形状不一,白斑周围着色加深的色素带和白斑中央有岛屿状的色素点;另一种典型的特点白斑是沿神经分布的带状或条索状脱色斑,斑的边缘如刀切样整齐。

2. 白癜风病变部位

白癜风是由于黑色素代谢功能紊乱而造成的脱色性病变,因此从理论上说凡是有黑色素细胞的组织均可以发生脱色性病变。但是白癜风的脱色斑主要是发生在易受阳光照晒及摩擦的部位,如面部、颈部、腰带处、骶尾部与指(趾)背部。此外,女性胸罩的带子或钮扣压迫处、疝托处、肛门口及女性外阴部也是白斑的易发部位。

3. 白癜风好发年龄

青壮年为发病高峰,男女两性患病的概率没有明显差异。有人认为以农民和学生为主。

4. 白癜风发病季节

白癜风一年四季均可发生,多数患者的发病与病情加重是春夏两季,尤其是春、夏两季的更换时期。这一时期春光明媚是旅游的好季节,不少人旅游归来后发生白癜风,新发白斑大多在面部等暴露部位,这提示人们,其发病主要原因与暴晒有关。也常见到很多白癜风患者入夏以后由于阳光的照射,白斑周围的正常皮肤被晒黑或边缘皮肤色素沉着,而白斑处仅发红,没有色素增加,这样白斑与正常皮肤之间的色调看上去反差加大,而被误认为是病情加重,从而引起不必要的紧张。在冬季由于光照强度减弱,以及接触阳光照射的时间短,人们的肤色会逐渐变淡,变淡的皮肤与白斑之间的色差缩小,甚或变为不明显。这样也就容易给人们造成假象,以为是病情减轻、好转而忽视治疗。

5. 白癜风病程

白癜风病程长短不一,病程最短者有资料记载为7天,最长50年,平均(36±8.4)个月,可缓慢进展或长期稳定不变以至于终生存在。

6. 白癜风血液检查

近年来不少学者对白癜风的研究发现,很多所谓健康状况"良好"的患者,伴有贫血、白细胞或血小板数量减少,而且不少患者血中能检出各种自身抗体等。

7. 白癜风组织病理白癜风患者,表皮明显缺少黑色素细胞及黑素颗粒,基底层往往缺乏多巴染色阳性的黑素细胞。

(三)白癜风的早期诊断

一般认为白癜风是一种容易诊断而治疗困难的皮肤病，事实上并不完全是这样的。对于一些早期或不典型病例，曾使不少有经验的皮肤病专科医生在诊断时感到困难。在此我们将介绍一些如何识别早期白癜风的相关知识。

1.早期白斑

在白癜风极早期时，白斑的脱色程度轻，而且与周围正常皮肤的分界线模糊不清，这种情况如发生在肤色较白的人身上，常难及时做出诊断。不过这种早期白斑有其"特殊"之处：

(1)多无痒感，即使有也极轻微。

(2)脱色斑数目少，一般1～2片，而且大多出现在暴露部位的皮肤上。

(3)除色素脱失外，脱色斑处的皮肤与周围皮肤一样，没有炎症、脱屑或萎缩等变化。

(4)在无其他皮肤病时应首先考虑早期白癜风。

2.边缘隆起性白斑

临床上见到一些患者新发白斑，在脱色不明显的白斑的边缘有一环状或半环状稍稍隆起的暗红晕轮。这种所谓边缘隆起性白斑是早期白癜风的一种特殊表现。因为它的这种晕轮是炎症性的，可持续数周之久，一旦晕轮消失后，脱色更为明显，因此应提高对这种白斑的认识，争取早诊断，及时治疗。一般认为这种白斑属于免疫源性的，用皮质类固醇激素治疗常有效。

3.晕痣性白斑

晕痣又称离心性后天性自斑或获得性远心性白斑。也是指围绕色素痣的局限性色素减退，以后痣本身也可褪色而皮损继续发展。大多数患者晕痣的中央痣为自幼或原先存在的痣，以后突然发现痣周围白斑。常见到晕痣中央痣消失后，其白晕扩大，随之身体其他部位陆续出现白斑。大多数学者认为晕痣是白癜风的一种类型，应给予足够重视，色素痣受到抓伤、冷冻等创伤后，可能会转为晕痣。男女老少皆可发生晕痣，以儿童及青壮年多见。这种白斑常位于躯干部，特别是背部，偶尔见于头面部，发生在上肢者少见。大小不等均匀一致的白晕逐渐增大到0.5～1厘米或更宽。白色晕轮与色素痣可同时发生，或者围绕整个痣周围间隙发生。其边缘无色素增殖。中央痣可以变平，最后消失，其消失时间在5个月到8年之间，随后一些白晕也渐消退，但更为常见的是白斑持续很久，或继续扩大。

以色素痣为中心的晕痣和痣周围白癜风的区别在于，后者是白癜风偶然波及到痣周围，或是靠近痣的皮肤，这是由于应用脱色剂所造成的。晕痣的病理学特征是痣周围及真皮内浓密而拥挤的单一核细胞浸润，有的患者单一核细胞与痣细胞混杂，两者很难分清，而被称为炎性晕痣。从病理学看，多认为晕痣是由免疫反应引起的。晕痣大部分是以色素痣为中心，亦有是毛痣、蓝痣、先天性巨大型痣、乳头状痣；比较少见的是纤维瘤、神经纤维瘤、老年疣、扁平疣、肉样瘤、扁平苔藓、瘢痕、瘢痕疙瘩、银屑病等，或为原发性或继发性恶性黑色素瘤。故晕痣患者，特别是老年人应排除其可能伴发恶性黑色素瘤。

四、辨证论治

1.肝郁气滞证

证候：白斑散在渐起，数目不定，伴有心烦易怒、胸胁胀痛、月经不调等，舌淡红苔薄白，脉弦。

治法：疏肝理气，活血祛风。

方药:逍遥散加减。

炒柴胡15g,当归15g,白芍20g,茯苓30g,白术15g,煅自然铜30g,补骨脂15g,牛膝15g,香附15g,郁金15g,刺蒺藜30g,苍耳子10g。

加减:热盛者,加牡丹皮、炒栀子;眠差者,加酸枣仁、夜交藤。

2.肝肾不足证

证候:多见于体虚或有家族史的患者,伴头晕耳鸣、失眠健忘、腰膝酸软,舌红少苔,脉细弱。

治法:滋养肝肾,养血祛风。

方药:六味地黄丸加减。

熟地20g,茯苓20g,山萸肉15g,怀山药20g,泽泻15g,牡丹皮15g,女贞子15g,旱莲草20g,补骨脂30g,制首乌30g,鸡血藤30g,刺蒺藜30g,生甘草10g。

加减:神疲乏力者,加党参、黄芪。

3.气血瘀滞证

证候:病程较长,白斑局限或泛发,边界清楚,舌质紫暗或有瘀斑、瘀点,苔薄白,脉细涩。

治法:活血化瘀,通经活络。

方药:通窍活血汤加减。

桃仁15g,红花10g,赤芍20g,川芎15g,当归15g,炒枳壳15g,丹参30g,牛膝20g,刺蒺藜30g,补骨脂30g,陈皮15g,生甘草10g。

加减:胁肋胀痛者,加制香附、郁金。

五、西医治疗

1.呋喃豆素类

(1)内服法:口服8－甲氧补骨脂素(8－MOP)或5－甲氧基补骨脂素(5－MOP),2小时后照射日光或长波紫外线。照射时间因人而异,可根据耐受性逐渐增加。

(2)外用法:用上述光敏物质的酒精溶液或软膏外涂白斑处,1小时后照射日光或长波紫外线。须根据反应程度调节次数和涂药时间。

(3)免疫调节剂:可口服免疫调节剂,如转移因子、匹多莫德、他克莫司等。

2.糖皮质激素

(1)内服法:适用于进展期及泛发性白癜风。泼尼松15mg,晨8时口服,或泼尼松每日15mg,分3次口服。见效后每2～4周递减1片,至隔日服1片时维持3～6个月。

(2)外用法:白斑处皮内注射曲安奈德－A、泼尼龙混悬液、曲安西龙混悬液、氢化可的松混悬液等。或外涂0.2%倍他米松酒精或霜、肤轻松软膏、地塞米松软膏、氯倍他索软膏等,适量外用。

3.光疗

(1)窄波UVB(UVB311nm)1972年Westerhof等首次报道单独照射治疗白癜风,该波段紫外线光毒性小,长期照射皮肤无过度角化,安全性好。

(2)PUVA:口服或外用光敏剂及照射长波紫外线的方法,前述呋喃香豆素类药为常用的光敏剂。

(姜群群)

第九章 临床康复

第一节 腰椎间盘突出症的康复治疗

一、腰椎间盘突出症的康复评定

腰椎间盘突出症的康复评定，具体参见腰痛的康复评定。

腰椎间盘突出症首先应采用非手术治疗(除外合并马尾综合征者)，80%～90%患者非手术治疗有效，多项研究证实椎间盘突出症的非手术治疗和手术治疗的远期疗效相当。

(一)卧床休息

休息疗法一直是治疗腰椎间盘突出症的常用方法。卧床休息可减轻脊柱应力负载，促进软组织恢复，缓解肌肉痉挛及受压迫神经根水肿，从而达到减轻临床症状的目的。卧床时间因腰腿痛程度不同而异，一般的腰腿痛患者应卧床休息 1～3d，而中重度腰腿痛患者应卧床休息 2～3 周或更长。卧床时应注意合理的体位，可应用屈膝屈髋位以减少椎间盘内压。然而现代科学研究表明，卧床休息超过 2d，即可给患者带来不良影响，而且随着休息时间延长，这些不良影响愈加严重。因此，在卧床休息的同时应开展床上康复训练，包括背伸肌等长收缩训练、屈髋屈膝下的腹肌等长收缩训练。

(二)药物治疗

1. 非甾体类抗炎药

治疗颈肩痛的药物品种很多，可根据病情选用，选用时应注意药物的不良反应。布洛芬，每次 0.2g，口服，每日 3 次；布洛芬缓释胶囊，每次 0.3g，口服，每日 2 次。

2. 抗痉挛药

作用于中枢神经系统可使痉挛的肌纤维松弛从而镇痛，改善压迫症状，如乙哌立松，每次 50mg，每日 3 次。

3. 维生素类

可选用维生素 B_1，口服，每次 10mg，每日 3 次；维生素 B_{12}，口服，每次 500μg，每日 3 次，或每次 250μg，肌内注射，每日 1 次。

4. 中成药

根据病情需要可选用根痛平冲剂、天麻杜仲胶囊、追风透骨丸及风湿骨痛胶囊等。

5. 脱水药

急性剧烈根性疼痛可应用脱水药及激素以缓解神经根水肿及疼痛。

(三)运动疗法

人类能站立行走，脊柱及其稳定性起着重要作用。腰椎既具有较大的活动度，又具有较强的稳定性。腰椎的稳定性依靠脊柱本身(被动稳定系统)和与之相关的肌肉系统(主动稳定系统)来维系，任何一个系统的功能或器质性病变和损伤引起的腰椎不稳定将由另一系统代偿来维持稳定。腰椎间盘突出症患者除了脊柱本身的被动稳定系统受到影响，其腰背部屈、伸肌也往往存在明显的力学改变，包括绝对肌力、肌肉的收缩效率及屈伸比值，这些改变可导致脊柱的活动异常，产生肌肉痉挛、关节韧带僵硬，进一步引起椎间盘及其者的迁延难愈和反复发作。腰背屈、伸肌训练，能纠正腰椎间盘突出症的力学失衡，中断恶性循环，促进患者的康复，尤其是可有效地预防复发。因此，加强腰椎旁肌训练在治疗和预防腰痛方面具有重要作用。

运动疗法应在疼痛得到初步缓解的基础上进行，运动疗法的强度应以不明显增加疼痛为参考。一般每天进行 2～3 组的运动训练，每组每个动作 10～20 次，开始时动作幅度应小，次数可逐渐增加。腰椎功能训练方法很多，大致可分为屈肌训练和伸肌训练两大类。

1. 伸肌训练

伸肌训练可有效地减小腰椎间盘后纤维环及神经根的张力，改变椎间盘内的压力，使椎间盘髓核前移；通过伸肌训练还可以增强伸肌肌力、耐力和柔韧性，改善腰椎后凸及骨盆后倾。因此，通过伸肌训练可减轻腰痛症状。

(1)常用的伸肌训练：双上肢后伸，上胸部及伸直的两下肢缓慢同时离床，做背伸运动，维持 5～10s 或以后缓慢恢复俯卧位。该训练为最常用方法，适用于轻壮年患者；老年或肥胖患者难以完成该组训练。

患者两下肢伸直交替做后伸上举动作或两下肢固定不动，上身逐渐向后做背伸运动。这两种训练疗效不及第一种训练，但适合老年或肥胖患者训练。

(2)麦肯基背伸训练：在国外，伸肌训练方法也有多种方法，这里介绍较常用的麦肯基背伸训练。麦肯基背伸训练的目标是使疼痛局限化。如某患者有腰痛、右臀部痛、右大腿痛及右小腿痛，则麦肯基背伸训练可使疼痛局限于腰痛、右臀部痛、右大腿痛，然后局限于腰痛、右臀部痛，最后仅仅局限于腰部。Adams 等认为该训练可减轻腰椎间盘后纤维环的压力，甚至使突出椎间盘髓核复位。具体方法如下。

(3)腰背肌等长收缩训练：患者敢仰卧位，收缩腰背肌，挺胸挺腹，但肩部及臀部不离床面，每次 5～10s，每组 10～20 次。

2. 屈肌训练

(1)腹肌训练：腰痛及椎间盘突出的患者腹肌训练有助于腹压的维持，减少腰椎的负载和增加腰部的稳定性。腹肌训练时仰卧位屈髋屈膝使腰前凸减少，然后头肩离床，手触膝，使腹肌持续等长收缩 5～10s 或以后平卧，动作应平稳以保持腰部的相对稳定。根据患者训练后疼痛改变的情况决定每组训练的次数，一般一组训练 10～20 次，每天训练 2～3 组。

(2)威廉姆斯体操：威廉姆斯在临床工作中发现绝大多数腰痛患者具有继发于腰椎间盘退变之腰椎退变，基于此，1937 年，他首次提出了针对慢性腰痛患者的屈曲位训练计划。这些训练主要适应于 50 岁以下男性和 40 以下女性、腰前凸较大、X 线检查显示腰椎间隙狭窄、临床症状较轻且为慢性的患者。该训练通过主动地增强腹肌、臀大肌、腘绳肌等肌肉力量，同时被动地伸展髋关节和骶棘肌以达到减轻疼痛和增强腰椎稳定性的作用，使腰椎屈、伸肌群保持平衡。

(四)骨盆牵引

骨盆牵引是腰椎间盘突出症患者非手术治疗常用方法之一，急性期患者疗效更为明显。

1. 牵引的作用

限制腰椎的活动，缓解神经根、肌肉筋膜、韧带等软组织水肿；减轻椎后关节压力，使半脱位的小关节复位，减轻关节突对神经根的刺激；减轻椎间盘内压力，促进损伤的纤维环及后纵韧带的修复，缓解膨出或突出的椎间盘对神经根的压迫；扩大椎间孔及神经根管入口，减轻神经根的压迫。

2.牵引方法

(1)持续骨盆牵引：为最常用方法。患者卧硬板床，腰部佩戴骨盆牵引带，左右两侧各连接一根牵引绳，通过定滑轮。牵引重量因个体差异而不同，一般每侧牵引重量在10～15kg。床脚抬高10～15cm，做反向牵引。以2周为1个疗程。牵引时双侧髂前上棘、股骨大粗隆部放置棉垫，防止压疮。

(2)间断骨盆牵引：一般用自动牵引床进行。患者仰卧位于牵引床，膝下垫枕，骨盆及下胸部佩戴牵引带，两侧牵引绳分别通过头、尾侧滑轮。牵引重量一般由体重的60%逐渐增至100%。每次30分钟，每日1～2次，2周为1个疗程。

3.牵引注意事项

在牵引过程中，如果患者症状、体征加重，应减轻牵引重量或停止牵引；孕妇、高龄、严重高血压、心脏病、骨质疏松症等患者禁止使用该治疗方法。

（五）封闭治疗

骶管封闭是治疗包括腰椎间盘突出症在内的多种原因引起的腰腿痛的常用方法。通过硬膜外给药可抑制炎症浸润和渗出，减轻神经根水肿，防止炎症粘连，改善神经根的营养和功能，从而减轻腰腿疼痛症状，正确使用可起到很好的近期效果。2000年，Lutz等在一篇研究中表明硬膜外封闭联合口服药物和理疗有效率为75.4%；更多的研究表明硬膜外封闭对神经根性疼痛具有较好的短期效果，但远期效果并不肯定。

骶管封闭注射药物配方有多种，常用的配方如下有。

(1)地塞米松10mg、2%利多卡因5mL、维生素B_{12} 500μg、维生素B_1 100mg加生理盐水稀释成30mL。

(2)2%利多卡因3～5mL、醋酸确炎舒松－A20～40mg、维生素B_{12} 1mg、维生素B_1 100mg加生理盐水20～25mL。

该封闭常由麻醉科医生执行。骶管封闭的注意事项：预防变态反应；严格无菌操作，预防感染发生；皮肤破溃、感染处禁止封闭治疗；伴有结核、肝肾功能不良、身体虚弱者禁用；糖尿病、严重高血压、骨质疏松等患者应少用或不用激素。

（六）推拿疗法

推拿疗法是祖国医学的重要组成部分，其是术者运用各种手法在患者体表上进行机械运动以达到防治疾病和促进康复目的的一种治疗方法。推拿疗法对皮肤、筋膜、肌肉、骨骼、神经、体液等系统均有一系列的影响，具有镇静、镇痛、消肿、消炎、解痉、散淤等功能，是治疗腰腿痛的常用方法。常用的手法有揉、按、推、捶、擦、摇、搓、提拿、斜扳等手法。腰背推拿适用于腰肌劳损、腰背肌筋膜炎、腰扭伤、腰椎间盘突出症、腰椎管狭窄症、腰椎滑脱症等原因引起的腰痛。对不同疾病的治疗，手法应有增有减；对同一种疾病的治疗，根据治疗后的效果，手法也应有增有减。孕妇禁用手法治疗；腰椎结核、肿瘤也禁用手法治疗。

（七）物理治疗

物理治疗可改善局部血液循环及组织代谢，促进损伤组织的修复，具有消炎、消肿、解痉、镇痛等功效。常用的方法有直流电药物离子导入法、超短波电疗法、磁疗法等。具体内容参见相关章节。

二、腰椎间盘突出症的康复方案

(一)非手术患者康复方案

对腰腿疼痛症状较轻而无明显体征的轻度腰椎间盘突出患者可不必绝对卧床,根据训练后的症状鼓励患者主动增加康复训练量,避免长期服用镇痛药,应告之患者症状缓解后仍应坚持康复训练,避免做腰部负载过大的活动(如搬抬重物等),保持正确的坐立姿势。对腰腿疼痛症状、体征明显的中重度腰椎间盘突出患者,2 周每位患者症状、体征及对治疗反应可存在有明显差别,所以治疗方案中卧床时间及训练内容等应依据患者不同情况进行必要甚至重大调整,对训练无效或症状、体征明显加重者应检查后考虑手术治疗,对出现括约肌功能障碍者应进行急诊手术。

(二)手术治疗患者康复方案

腰椎间盘髓核摘除术后早期主动训练可尽早地减轻手术局部水肿,通过改进肌肉的功能状态和强度,控制末梢肌肉泵调节细胞间质的流体静压,从而达到减轻软组织水肿的效果。同时,早期主动训练可增加或恢复腰椎运动和神经根的牵张、松弛和上下移动,促进神经根本身的血液循环,避免局部组织在修复过程中的粘连。术后 2 周行腰背肌的功能锻炼,可促进背伸肌和韧带力量的增加,增强与脊椎相关的肌肉、韧带的协调性和柔韧性,完善主动稳定系统功能,从而恢复腰椎最佳的生物力学动态平衡状态,达到减轻和消除腰腿疼痛的目的。康复治疗方案应依每位患者全身状况、手术方式及手术治疗效果进行必要调整。

(樊红霞)

第二节　颈椎病的康复治疗

一、颈椎病的康复评定

(一)颈椎活动度评定

颈椎可沿冠状轴做屈伸运动,沿矢状轴做侧屈运动,沿纵轴做侧旋运动。正常情况下,上颈椎($0-C_1-C_2$)活动度如下。屈伸约 45°,左右侧屈各约 10°,左右侧旋各约 45°。下颈椎(C_2-T_1)活动度:屈伸约 78°,左右侧屈各约 45°,左右侧旋各约 30°。颈肩痛的患者通常有不同程度的颈椎活动受限。临床体格检查通常应用目测评估、测角器测定粗略估计颈椎活动度,必要时应用动态 X 线检查可测定各节段的活动度。目前康复评定中可应用多功能颈椎治疗系统(MCU)进行三维活动度测定,根据客观数据分析可早期发现颈椎活动度的改变,利于早期诊断。

(二)肌力测定

肌力测定是指对肌肉或神经一肌肉损害作出确切评定的手段。肌力测定的手段有多种,临床多采用徒手肌力检查法,如六级评定法、十级评定法等通过颈部的主动运动或抗阻运动检查各肌群的肌力。目前在颈部肌力康复评定中可应用专用设备及计算机技术对颈部主要肌群的肌力进行客观定量评定,如多功能颈椎治疗系统。

可实时记录患者颈椎在三维运动范围内等长收缩的肌力并得出客观数据。Cybex 等速运动仪也能精确测量肌力,但国内尚未广泛应用。神经根型、脊髓型颈椎病等常伴有上肢或四肢肌力改变，准确的四肢肌力测定有助于了解患者的神经功能受累状况，并对疗效进行评估。

(三)颈椎生理曲度评定

颈肩痛患者常因椎旁肌的急慢性病变、颈椎退行性改变等因素导致颈椎生理曲度改变，常见的有颈椎生理弯曲减少或后凸畸形、斜颈等。可应用X线检查进行评定。

(四)疼痛的评定

详见康复评定章节。

(五)日常活动能力评定

颈椎病可影响患者的日常生活能力，特别是上肢的功能。目前较为常用的评定有颈部失能问卷表(NDI)和日本骨科学会(JOA)对脊髓型颈椎病的评定方法。

二、颈椎病的康复治疗原则

颈椎病治疗的基本原则应遵循先非手术治疗，待无效后再手术这一原则。这是由于颈椎病本身大多数可通过非手术疗法使其得到控制、明显好转甚至痊愈。非手术疗法持续3～6周，一般均有显效。对个别病情进行性发展者(多为脊髓型)，则需及早施术，对突然出现瘫痪或瘫痪迅速加重者应急诊手术。

颈椎病康复治疗目的是通过有效的康复手段减轻或消除因椎间盘退变、椎间盘突出、椎间关节不稳等因素刺激或压迫引起的神经症状和体征。对减压及固定术后患者康复治疗可早期恢复及最大限度维持颈椎活动度，增强颈肌肌力恢复颈椎稳定性，利于改善或消除颈椎病的相关症状和体征。

(一)康复治疗是颈椎病非手术疗法的主要治疗手段

康复治疗应结合其他非手术疗法同时进行康复治疗包括运动疗法、牵引、物理因子治疗、颈部支具的应用等，必要时应结合药物治疗、封闭疗法以提高疗效。

(二)颈椎病手术治疗后应继续康复治疗

颈椎病的手术治疗主要包括减压和固定两方面，术后适时开展必要的康复治疗有利于防止颈肌肌力减退和萎缩，维持颈椎的活动度。对脊髓型颈椎病患者必要的肢体训练有利于功能恢复。

(三)康复教育是颈椎病康复治疗的重要内容

由于颈椎病是在颈椎退化基础上发生的，因此应开展康复教育使患者了解颈椎病的预防和保健知识，及时对各种致病因素采取有效的预防措施，对于减少和推迟颈椎病的发生、预防或减少颈椎病的复发具有重要意义。如改善与调整睡眠状态，枕头不宜过高或过低，以保持颈椎的中立位；注意调整桌面或工作台的高度，间断进行自我颈肌等长收缩训练等。

三、颈椎病康复治疗的主要方法

(一)卧床休息

卧床休息可减少颈椎负载，有利于椎间关节的炎症消退，缓解疼痛。卧床休息要注意枕头的选择与颈部姿势。枕头应该是硬度适中、圆形或有坡度的方形枕头。仰卧位可将枕头高度调至12～15cm，枕头放置于颈后，使头部保持略带后仰姿势；侧卧位将枕头调到与肩等高水平，这样做可以维持颈椎的生理曲度，以及使颈部和肩胛带的肌肉放松，解除颈肌痉挛。

（二）颈部制动

对于颈椎病患者，制动是一种常用而有效的治疗方法。颈部制动能够限制颈椎的活动，维持生理和结构上的稳定，减轻由于刺激神经和血管所引发的疼痛和痉挛。颈部矫形器常用的有颈软围领、费城围领、颈胸支具等。软围领为海绵橡胶材料，有弹性、舒适、可耐受性好。颈部制动范围只有正常的25%，一些症状较轻的患者可适当选用。费城围领能更好地控制颈部活动，允许活动范围只有正常的55%。大多数患者可以很好地耐受这种围领，且其控制颈椎活动的能力与颈胸支具相似。颈胸支具对于下颈椎水平活动限制更好，限制屈曲比伸展更好。只允许正常旋转的18%，临床少用。因颈部制动会使肌肉迅速萎缩，并导致颈部肌肉无力和临床功能丧失，因此，康复医生在开具围领支具时应在治疗计划中加入伸、屈、侧屈以及旋转肌群的等张和等长收缩训练。

（三）颈椎牵引

颈椎牵引可分为两大类即皮牵引及骨牵引。康复治疗中主要应用皮牵引，按牵引方法不同可分为机械牵引、手法牵引及自身牵引。一些治疗者首选手法牵引，因为治疗师可以立即得知患者的感觉及反馈，以达到个性化治疗。通过牵引治疗可牵开和分离关节突、关节面；增大椎间孔和椎间隙，减轻神经根压迫和刺激；整复滑膜嵌顿及小关节脱位；改善椎动脉的血液循环；减少炎症反应、疼痛和肌肉痉挛。主要适应证为神经根性颈椎病、椎动脉型颈椎病、颈型颈椎病，也可试用于轻型脊髓型颈椎病。

1. 手法牵引

牵引开始前，患者坐位或半坐位，应先予按摩以放松颈部肌肉。治疗师一只手位于下颌，另一只手位于枕后或者双手均位于枕后。在颈椎处于不同角度的屈曲、伸展、侧屈、甚至旋转时施以一个纵向的力。牵引力的大小、方向和时间以患者反应为指导，并可为机械牵引确定牵引方向提供参考。

2. 机械牵引

可应用专用颈椎牵引器或颌枕带牵引。牵引方法可分为持续牵引、间歇牵引、可变间歇牵引和递增牵引。

（1）持续牵引：是持续地牵引10～60min，平均25min，晚上不牵引，在极个别情况下可24h不间断地牵引。持续牵引通常在存在严重的疼痛的情况下采用。

（2）间歇牵引：需要特殊的颈椎牵引器，以使牵引力递增或递减，它适用于非急性、非严重的颈椎病，通过牵引设备可以进行逐渐、慢速的牵引和放松。A. 牵引角度：角度的确定取决于患者对效果的判定。枕颌牵引在颈椎轻度屈曲这一位置更好，因为此时后方的关节突关节是分离的，同时椎间孔扩大，这对有神经根症状的患者最有效。这一方法在颈部屈曲20°～30°时最为适用，屈曲超过30°～35°可能会抵消关节面的牵开作用。伸展位牵引很少使用，因为该法可使椎管和神经根管有效空间减小，压迫脊髓以及加剧神经根症状。所以，伸展位牵引一般是禁忌的，在仰卧位牵引时尤其要注意。牵引位置：牵引可采取仰卧位，也可采取坐位进行，具体采用何种体位取决于患者的临床反应。仰卧位的优势在于能增加稳定性并且可以使肌肉放松，更容易对患者和牵引器械进行调整，更好地改变颈椎前凸，也可采用坐位，头部前倾15°～30°进行牵引。牵引砝码重量：自5kg开始，可逐日递增0.5kg，也可维持5kg，最大重量不可超过15kg。每次时间15～20min，每日1次，2～3周为1个疗程。适宜的牵引砝码重量应以患者对治疗的反应为导向，避免长时间过重牵引。应根据患者个体的体形和体重、性别，以及相关的特殊病症进行调整，牵引砝码重量的选择应当个体化。

3. 自我牵引

牵引是患者取仰卧位，头、颈及上胸廓在床边缘伸展开，颈椎在一个倒垂的位置伸展、牵开，如患者无不适可持续 5min，在短时间内反复几次。应用这种锻炼，部分患者能够改善症状。

（四）药物治疗

药物治疗占总体治疗的 15%～20%，医师应告知患者药物治疗是整体治疗的一部分。患者存在严重的疼痛时，应使用适宜足量的镇痛药加以控制，封闭疗法也是康复治疗的有效手段。应用药物治疗控制疼痛和减轻肌肉痉挛有利于改善患者心理状态，配合开展康复训练。

1. 口服药物治疗

主要包括非甾体类抗炎药、镇痛药物、肌松药及中成药。在急性期可短期应用类固醇激素。

(1)非甾体类消炎药：所有非甾体类抗炎药减轻或阻断炎症进程的机制都是一样的。对病程短的患者，任何一种都很有效。治疗颈肩痛的药物品种很多，可根据病情选用，选用时应注意药物的不良反应。常用的包括吲哚美辛（消炎痛），每次 25mg，每日 3 次；双氯芬酸（双氯灭痛），每次 25mg，每日 3 次；布洛芬，每次 0.2g，每日 3 次；芬必得（布洛芬缓释胶囊），每次 0.3g，每日 2 次。

(2)肌松药（非麻醉用药）：作用于中枢神经系统可使痉挛的肌纤维松弛，从而达到镇痛和改善压迫症状的目的。氯唑沙宗，每次 0.2～0.4g，每日 3 次。

(3)维生素类：可选用维生素 B_1，每次 10mg，每日 3 次；维生素 B_{12}，每次 250μg，肌内注射，每日 1 次。

(4)中成药：根据病情需要可选用根痛平冲剂、颈复康冲剂、天麻杜仲胶囊、追风透骨丸及风湿骨痛胶囊等。

2. 颈椎病的封闭治疗

颈椎病的封闭治疗是治疗颈肩痛的较常用方法。通过对疼痛点或引起疼痛的病灶注射药物可使症状减轻或消失。封闭疗法不仅具有治疗作用，而且具有对引起颈肩痛的疾病进行诊断和鉴别诊断的作用。常见痛点的封闭治疗如下。

(1)肩胛内上角封闭：于肩胛骨内上角进针，注射曲安奈德 0.5mL、0.5%利多卡因 5～10mL；每周 1 次，2～3 次为 1 个疗程；主要适用于颈椎病、颈部软组织劳损、颈背部筋膜纤维织炎等。

(2)肩胛骨脊柱缘封闭：于肩胛骨脊柱缘疼痛点进针，注射曲安奈德 0.5mL、0.5%利多卡因 5～10mL；每周 1 次，2～3 次为 1 个疗程；主要适用于颈椎病、颈部软组织劳损、颈背部筋膜纤维织炎等。

(3)颈椎椎旁肌封闭：于颈椎椎旁肌疼痛点进针，注射曲安奈德 0.5mL、0.5%利多卡因 5～10mL；每周 1 次，2～3 次为 1 个疗程；主要适用于颈椎病、颈部软组织劳损、颈背部筋膜纤维织炎等。

还有一些封闭点，如椎体前外侧钩椎关节注射点、C_6 横突注射点、星状交感神经节注射点等的封闭也有较好疗效，但因位置较深，风险较大，应由有经验的医师完成。

（五）运动疗法

1. 颈椎被动活动训练

颈椎病可致关节活动受限，以伸展、侧屈、旋转受限显著，屈曲活动尚可，发生最早且最棘手的是颈椎伸展受限。被动活动训练包括被动活动度训练和被动活动对抗训练。被动活动度训练是治疗医师扶着患者头部，进行各运动方向的运动，直至患者出现明显疼痛为止，手法应轻柔。被动活动对抗训练是治疗医师扶着患者头部，轻轻转向疼痛侧，直到患者不能耐受的一点。治疗师扶住患者头部两侧，患者通过头部向疼痛侧与治疗师的手对抗以使肌肉收缩。等长收缩每次坚持 8～10s 后放松。放松时，头部被动向侧方旋转，在允许范围内尽可能屈曲，以使肌肉放松。训练要反复进行，直到达到最大伸展，之后向反向进行，每天重复 2～3 次。训练目的是阻滞疼痛，限制肌肉收缩以及恢复关节活动度。有节奏稳定性训练适用于颈型颈椎病的治疗。

2. 颈椎主动活动度训练

AROM 次数以不明显增加患者的疼痛为标准，一般由患者自己进行，必要时应由医师指导保护。主动活动度训练常与康复训练中的徒手体操同时进行。

3. 颈肌等长等张收缩训练

等长收缩可维持恢复颈部肌肉力量，这种训练对于佩戴支具或围领的患者是非常必要的。具体方法：以手掌的压力为手法阻力与头的一侧对抗 5s，间歇 5s，重复 6 遍，每天 2～3 次是非常有效的。在等长收缩训练基础上也可应用多功能颈椎治疗系统（MCU）进行等长和等张收缩训练，可逐渐增加运动负荷和活动范围，运动次数及负荷以不增加患者颈部疼痛为标准。

4. 颈部悬吊训练

颈部悬吊训练是有效增加颈部肌力，特别是颈部局部稳定肌肌力，增加颈椎稳定性的有效方法。适用于颈型颈椎病和神经根型颈椎病的恢复期。

训练时患者仰卧，使用专用宽吊带将枕部悬吊。每次训练可进行四阶段训练。

（1）开链运动：指导患者做颈部侧屈、旋转等动作，如发现患者颈部活动受限，可轻轻予以适当牵伸。可用手指触摸颈部，往往在斜方肌肌腹可触及条索或包块样组织，临床称为“激痛点”，在颈部向对侧牵伸的状态下对“激痛点”实施强力按摩，可迅速消除肌肉紧张、疼痛等现象。

（2）静态闭链训练：主要目的为激活局部稳定肌。使用弹性吊带支持背部以减轻训练负荷，将患者背部托起，保持下颌轻度内收，指导患者枕部用力下压，以枕部为支点，负担背部、颈部、头部的体重（背部离开床面）。保持此一姿势，直至患者感疼痛或疲劳，记录维持的时间。休息 30s，重复同一姿势，记录时间。如患者在训练中每次维持的时间呈逐渐增强趋势，则继续训练，如最后一次的维持时间较上一次明显减少，提示患者疲劳，可停止训练。此一训练一般进行 3～4 次，一般情况下，如患者单次维持时间超过 3min，可视为正常。

（3）动态闭链训练：主要目的为训练局部稳定肌和整体运动肌的协同工作能力。姿势同第二阶段，指导患者在悬吊状态下在三个维度（冠状面、矢状面、水平面）进行运动，即侧屈、前屈后伸、旋转。每组动作 15 次左右。

（4）开链运动：动作同第一阶段，但要告诉患者努力记住在第三阶段获得的运动感觉，并应用在开链运动中。

运动疗法在颈肩痛的预防和治疗中具有重要地位。坚持运动疗法可锻炼颈肩背部肌肉，增加颈部肌力及弹性，防止肌肉萎缩，增强颈椎稳定性，增加颈椎活动度，预防或延缓颈椎关节囊挛缩、颈椎僵硬，促进颈肩背部血液循环及代谢物吸收，预防或延缓颈肩痛的发生。颈部运动疗法训练的开展应当适度，强度逐渐递增，频率适当。训练应当个性化，以适应患者局部或全身的需要。

（六）推拿疗法

推拿能够缓解肌紧张和肌痉挛，增加代谢产物的清除从而使肌肉放松，同时能够改善关节活动，松解粘连，以减轻疼痛。常用基本推拿手法有揉法、按法、摩法、推法、擦法、拿法、拔法、点法和扳法。治疗前应明确诊断，除外脊髓型颈椎病、颈椎结核、肿瘤等疾患。

（七）物理治疗

物理治疗是一种无创治疗，对颈椎病有一定的疗效。颈椎病常用物理治疗方法包括热疗、直流电药物离子导入法、超短波电疗法、红外线疗法、超声波疗法等。此外，颈椎病常采用脉冲磁场法和电磁法，每次 20～30 分钟，每日 1 次，10～15 次为 1 个疗程。

四、颈椎病的康复方案

颈椎病是在颈椎间盘逐渐退变和颈肌韧带慢性劳损的基础上发生的，发病率随着年龄的增长而增加。在颈椎间盘逐渐退变的过程中因多种因素影响，颈椎病可反复发作，逐渐加重。临床上往往可在过劳、寒冷刺激、姿势不当及颈部受力等各种诱因下导致症状突然加重而急性发病。在发病期，症状（疼痛、麻木等）严重、体征明显（颈部活动受限等）且生活自理能力不同程度受到限制，因患者病情各异此期可持续 1～4 周（脊髓型颈椎病可持续更长时间经过一段时间的适当治疗，多数患者症状（主要是疼痛症状）体征可明显缓解或改善，生活自理能力改善，此时患者进入恢复期。临床资料显示，90％以上颈椎病经非手术治疗可获得痊愈或好转。由于颈椎病是在颈椎间盘逐渐退变和颈肌韧带慢性劳损的基础上发生的，非手术治疗后可能复发，而颈椎病手术治疗后固定节段的邻近椎间盘更易退化发生颈椎病，因此持续的康复训练是颈椎病患者需长期坚持的。

（一）颈椎病非手术治疗患者的康复治疗

颈型颈椎病原则上均应采用非手术治疗。神经根型颈椎病以非手术治疗为主，95％以上的患者经非手术治疗可以获得缓解或痊愈（对于严重疼痛行非手术治疗无效者可手术治疗）。椎动脉型颈椎病 90％以上的患者经非手术治疗可以获得缓解或痊愈。交感神经颈椎病明确诊断困难，原则上应采用非手术治疗。脊髓型颈椎病近 50％病例经非手术治疗后可改善症状。

（二）颈椎病手术治疗患者的康复治疗

颈椎病患者多有长期及反复发作的病史，大多数患者可通过非手术疗法使其好转或痊愈，部分患者随着年龄增长颈椎重新稳定，症状可逐渐改善。但是具有以下情况者应考虑手术：经正规非手术治疗 3 个月以上无效者；临床表现、X 线片所见及神经学定位相一致，有进行性肌肉萎缩及剧烈疼痛者；虽对非手术治疗有效，但经非手术治疗 1～2 个疗程以上仍症状反复发作影响工作、学习和生活者。对突然发病或急性进行性颈脊髓受压症状明显，经临床检查或其他特种检查证实者，应尽快早期手术或急诊手术。

颈椎病手术目的主要包括解除压迫（前路减压和后路椎管成形等）和重建脊柱稳定性（前路或后路内固定）。治疗后颈椎的稳定性得到了重建，但手术局部的创伤及组织愈合等因素使得术后早期脊柱仍需相对制动，以确保康复训练的安全。

1. 无明显脊髓损伤的颈椎病手术治疗患者的康复治疗参考方案

神经根型颈椎病、椎动脉型颈椎病多无明显脊髓受压症状，其术后康复训练与脊髓型颈椎病不同，主要是维持肢体的正常肌力和关节活动度，增强颈部肌力。

2. 脊髓型颈椎病手术治疗患者的康复治疗参考方案

脊髓型颈椎病患者多行前路手术治疗(多节段、合并椎管狭窄者多行后路手术)。术后早期进行康复训练有助于手术创伤的修复，有益于肢体功能的恢复与改善，有利于减少并发症的发生。康复训练应遵循主动活动为主，被动活动为辅，遵循序渐进的原则。脊髓型颈椎病因脊髓受累不同可分为 3 种亚型：中央型以上肢受累为主；周围行以下肢受累为主；前中央血管型则为上下肢同时受累，康复时应重点对受累肢体进行康复(严重者可参考脊髓损伤章节)。具体康复训练措施如下。

(1)术后当天：以卧床休息为主，麻醉清醒后，待患者生命体征平稳，可耐受的情况下可适量早期进行呼吸功能锻炼。

(2)术后 1～7d：功能锻炼以床上训练为主，颈部应以颈围领制动。

1)翻身训练：术后 6h 即可进行轴位翻身，每 2～4 小时轴向翻身 1 次，由 2 名治疗师或护士完成，注意翻身时保持头颈与躯干呈一直线，避免颈部旋转、扭动损伤脊髓。

2)手功能锻炼：脊髓型颈椎病脊髓受压损伤后，可造成脊髓病手(指间肌麻痹，致手指并拢及握拳障碍)，因此应早期进行功能锻炼。主要进行双手握力练习、手指屈伸练习和协调能力练习。具体包括拇指对掌练习；手握拳然后用力伸指；分指练习，进行外展内收活动，用手指夹纸等；揉转健身球或核桃等，捏橡皮球、木棒、握力器或拧毛巾等。以上方法每日可练习 1～2 组，每组 10～15 分钟。

3)上肢功能训练：主要练习屈伸腕、肘关节(耸肩)等力所能及的活动。

4)下肢功能训练：进行股四头肌等长收缩，踝关节背伸，髋、膝关节伸屈等活动，每组 10～20 个，每天 2 组。可行下肢按摩或气压助动 10～20min，以防止肌肉萎缩、下肢静脉血栓形成及肺栓塞的发生。

5)体位训练：术后第 3 天改斜坡卧位，即将牵引床摇高床头 10～15cm，呈头高脚低位，以减少脊髓压迫，减轻颈部水肿、出血，改善呼吸，有利进食，防止坠积性肺炎、直立性低血压、胃肠胀气及排尿困难，每天 2～3 组，每组 20～30min。

(3)术后 2～3 周：继续进行四肢肌力锻炼、关节屈伸活动、直腿抬高及手功能锻炼。可戴颈围练习床上坐起，每次 10min，每天 4～6 次，观察患者有无头晕、目眩、恶心等症状。若有上述症状，继续摇床进行体位训练；若无明显不适，可进行床边坐位练习。

进行颈部肌肉的等长收缩训练、四肢肌力训练。根据脊髓受累情况部分患者可戴颈围领离床活动，顺序：若无头晕等不适→平卧时带好颈围领→侧卧床上坐起→床边站立→他人协助离床→独立行走。活动时需有专人防护，以防因腿部无力而摔伤。初始活动时间为 10min，待患者适应后逐渐延长时间，增加活动量。注意颈部防护，避免屈伸及旋转动作。其余训练活动同前。

(4)术后 4 周：继续先前训练，可行日常生活活动能力等训练。逐渐增加活动度，进行腰背肌锻炼，逐渐加大训练力度。继续在家人或护理人员的协助下带颈围下床活动，进一步加强四肢，尤其是下肢肌力训练，以促进行走功能恢复，可返家康复。

(5)术后1～3个月:术后应佩戴颈围领3个月,防止颈部过度活动。继续加强手功能的锻炼,进一步进行精细功能训练,如织毛衣、写字等。

1)站立训练:主要进行稳定性和耐力练习。顺序:倾斜床站立→床旁扶持站立→独立站立。

2)行走训练:稳定后可逐日递增。继续四肢肌力训练。

3)继续腰背肌功能锻炼颈部活动:术后10周,可做颈部等张收缩,仰面低头、左盼右顾、左转右旋、弓步回望等颈部活动,注意动作应缓慢轻柔,次数由少渐增,每组做完后,仍要戴颈围保护。

4)日常生活活动能力(ADL)训练:在上肢运动基础上锻炼日常生活能力,如进食、洗漱、如厕等。

(6)术后3～6个月:术后3个月以后,去除颈围。保持先前相关训练。加强颈肩部训练,在锻炼颈部肌群力量的同时,进行肩周肌群训练,如肩关节外展、内收、前屈、后伸、内旋、外旋、提举等。6个月内限制重体力劳动,避免颈部急剧的前屈、后伸及旋转动作。注意颈部防寒保暖,保持正确的坐、卧、立、行姿势,避免长时间坐、立,拾物时做下蹲动作或屈膝。根据职业可进行专门训练。定期复查。

3.颈椎人工间盘置换术后康复治疗参考方案

近年来,人工椎间盘置换术开始应用于颈椎病的治疗。人工椎间盘置换术可以在充分解除神经压迫的同时又保留了脊椎运动功能,使颈椎运动生物力学特征获得最大限度地接近术前颈椎生理状态。颈椎人工间盘置换解决了传统融合术后因被融合节段运动功能丧失所产生的相邻节段的过度运动和应力集中,有效避免了相邻节段过早退变的发生。人工椎间盘置换术在治疗颈椎病上有一定发展空间,但是也要严格掌握手术的适应证和禁忌证。适应证:颈椎稳定性良好的单节段病变;颈椎生理曲度良好,椎间高度无明显丢失;颈椎动态下侧位X线片椎间隙不存在不稳定及颈椎后凸畸形;节段位于C_3～C_4、C_4～C_5、C_5～C_6的颈椎病变。禁忌证:颈椎存在骨质疏松,因为人工间盘假体上下两侧的金属终板有陷入邻近椎体内的可能;颈椎体间存在明显椎间不稳定及颈椎小关节突明显退变。

颈椎人工椎间盘手术后康复治疗方案暂可参考无明显脊髓损伤的颈椎病手术治疗患者的康复治疗参考方案,目前尚无成熟经验。

(李松林)

第三节　脑性瘫痪的康复治疗

一、脑瘫康复治疗的发展、现状及未来

19世纪,当Little氏病被确立之后,首先开展的是矫形外科手术,但仅能解决已经发生畸形或挛缩的问题。二次世界大战前,美国波士顿儿童医院由JennieColby首先开展了物理治疗。20世纪30年代,矫形器开始被重视,但尽管不同领域的专业工作者积极参与脑瘫的治疗,仍未找出有效方法。20世纪40年代,由英国物理治疗师BertaBobath夫人及其丈夫英国医学博士、小儿神经病学家KarelBobath以神经发育为理论基础创建的神经发育疗法(NDT)的诞生,填补了这一空白。Rood技术、PNF技术、Brunnstrom技术、Vojta技术、运动再学习

等其他各类神经发育疗法的相继出现，均遵循神经发育学规律，强调了早期、综合治疗，提高功能、发展运动技巧，采用多种感觉刺激(躯体、语言、视觉等)，刺激运动通路上的神经元，调节其兴奋性，获得正确的运动控制能力，建立大量、自律和随意运动功能，提高感觉统合水平，增强正常的感觉—运动经验。PT、OT、教育工作者均可采用NDT。至此，完整的神经发育疗法基本建立。但大量研究结果并未显示NDT的优越性，还需要深入研究。自1840年伦敦Guy医院首先应用电刺激后，功能性电刺激、神经肌肉电刺激、经皮神经电刺激以及其他物理因子治疗技术，包括传导热疗、水疗、经络导频，以及近年开展的肌电生物反馈、脑电生物反馈、经颅磁刺激等已被不同程度地应用。引导式教育(Peto疗法)于20世纪40～50年代由AndreasPeto创建，20世纪80年代后期引进我国，日益受到重视并被采用。其他技术如强制性诱导疗法、减重步态训练、平衡功能训练、运动控制、任务导向性训练、借助于辅助器具的训练等均被重视。用于缓解痉挛的选择性脊神经后根切断术(SPR)、肉毒毒素注射等技术于20世纪90年代后期至21世纪初引进我国并被应用，巴氯芬泵治疗尽管在欧美已经开展十余年，但至今在我国尚未实际开展。

进入21世纪以后，人们日益深刻地认识到脑瘫的康复治疗要遵循康复医学规律并符合儿童生长发育特点和需求，采取综合康复治疗方法，选择和制定“个性化”康复治疗方案。现代康复治疗的物理治疗、作业治疗、言语语言治疗、药物治疗、手术治疗，辅助器具与矫形器应用、马术治疗、多感官刺激、感觉统合治疗、游戏及文娱体育治疗、音乐治疗等已广泛应用或开始应用于小儿脑瘫康复治疗中。中医中药在缓解肌张力，预防挛缩，有效控制流涎，提高咀嚼、吞咽、言语、交流能力和智力水平，促进康复训练的效果等方面，取得了可喜成绩，成为我同小儿脑瘫康复的特色。近年将核心力量训练引入脑瘫康复中，使康复效果得到很大进步。最新研究证明，脑瘫患儿不仅具有肌张力的改变，更缺乏肌肉单位活动的募集。力量训练正是基于这一原理。循证医学证明，力量训练对于提高脑瘫患儿运动功能具有有效性。肌肉强度与运动模式相关，因此强化力量训练应该成为康复训练计划的一部分。水上运动疗法是近年所提倡的方法，对于体验、学习和享受新的运动技能，提高实用技能、灵活性，建立自信，促进肌肉松弛、减少痉挛、增加关节活动范围，进行姿势调整，减重训练，骨科手术后治疗，调节呼吸，改善步态等均具有益处。水中还可进行经络疗法、按摩、游戏等治疗与训练。但诸如高压氧治疗、体外反搏治疗等虽然在我国有部分应用，但仍存在不同见解，有待进一步循证医学的研究。

高科技、现代化技术以及多种辅助技术的引入，为小儿脑瘫康复创造了更为便利和有效途径；趣味性、娱乐性及多样性将是小儿脑瘫康复治疗的必然趋势；中西医结合为我国脑瘫康复开创了更为广阔的前景和道路；肉毒毒素的应用及巴氯酚泵的应用，将成为减少外科手术，提高功能的重要手段；ICF理念的应用，必将在更为广阔的领域为脑瘫康复创造条件。

二、脑瘫康复治疗中应重视哪些问题

(一)促进身心全面发育

小儿脑瘫康复的误区之一是，只注重矫治姿势及运动障碍、促进运动功能的发育而忽视生理、心理、社会功能全面发展的需求。应避免康复训练方法单一、乏味，从适应患儿身心发育及生理需求的角度，重视包括感知、认知、语言、社会交往、情绪、情感、行为等的全面发育，采取丰富多彩的康复手段，以功能为核心，以患儿及家庭成员参与为重点开展康复治疗。要避免“过度”治疗，在康复治疗项目选择上以及总量控制上恰到好处，避免儿童接受超负荷的训练。

（二）内外科结合康复

小儿脑瘫康复治疗的另一误区是寄希望于手术治疗解决所有问题，忽视以康复训练为主渠道，必要时辅以手术治疗的原则。手术适应证取决于诸如：是否存在行走功能障碍；非手术治疗已无法满足解决行走障碍问题；其他手段无法实现促使运动功能改善。包括早期肉毒毒素注射在内的积极治疗，可最大程度预防或降低挛缩和畸形的发生，从而降低外科手术密度，改善功能。外科手术也趋向于更多矫正由于骨骼畸形而引起的生物力学的紊乱，尽量减少软组织的创伤性手术。因此，正确选择手术适应证及手术术式，增强外科医师对脑瘫的全面认识，提倡内外科医师的会诊制度及信息交流，慎重选择手术适应证，紧密配合康复训练，避免不规范手术的发生，科学有序地开展我国小儿脑瘫康复工作势在必行。

（三）加强管理与护理

小儿脑瘫管理和护理作为康复的一部分，对提高康复效果、实现全面康复具有重要意义。护理和管理与康复治疗同等重要，对于患儿生存、治疗及学习环境以及精神、睡眠、饮食等的合理调整，日常生活的管理，抱姿、睡姿、携带、转移方式，制作和选择简易的防护用具及辅助器具，调整患儿及家长的心理状况，开展特殊游戏及文娱体育活动等都应受到重视，也应加强对护士、家长和看护者的培训，将康复贯穿于日常生活之中。

（四）早期开展教育康复

如何使脑瘫儿童像其他儿童一样接受教育，特别是早期适时教育，仍是摆在我国政府以及儿童康复工作者面前的严峻挑战。理念的转变、政策的支持、环境的改善是实现这一愿望的前提。医师和治疗师应作为桥梁，弥合教育与医疗康复之间的沟壑，在对脑瘫儿童进行康复治疗的同时，是否重视并适时开展教育康复，设法及时开展特殊教育、学前教育及小学教育，与家长及教育机构紧密配合，为脑瘫儿童接受适龄、适当教育创造条件，是实现脑瘫儿童全面康复的重要内容。

（五）不同年龄段康复治疗策略的选择

不同年龄段脑瘫儿童处于生长发育的不同阶段，运动功能、障碍程度及环境状况亦不尽相同。因此，应重视不同年龄段脑瘫儿童康复治疗目标的制定及康复策略的选择。

1.婴儿期策略

重点应主要围绕对婴儿发育的全面促进，包括抑制原始反射残存、促进立直（矫正）反射及平衡反应的建立等姿势矫正的方法，进行感觉一运动的正确引导，使其建立初级运动功能。以神经发育学技术联合应用感觉运动与感觉整合技术为主进行康复治疗已被广泛采用。

2.幼儿期策略

此期脑瘫诊断已经明确，在智力、语言、思维和社交能力发育日渐增速的同时，运动发育的未成熟性，运动发育与精神发育、粗大运动与精细运动发育以及各种功能发育的不均衡性，对外界刺激的“过敏”或异常反应所导致的运动紊乱，各类异常姿势和运动模式、肌张力、肌力、反射等异常，运动障碍的多样性，以及发育向异常方向发展、强化而固定的“顺应性”等趋势最强，也是儿童迅速形成自我运动模式的关键时期。这一阶段康复治疗的重点应围绕上述特点进行，同时注重心理及社会功能发育在康复中的作用和影响。

3.学龄前期策略

此期脑瘫儿童具备了一定程度的主动运动能力，活动范围和种类扩大，开始主动地控制自身的运动和姿势以适应环境。主动学习能力增强，对技巧性和操作性的运动具备了一定程度的学习能力。因此应用生物力学原理，以非固定性支撑或辅助方法促进良好的运动模式与功能，取代固定性支撑下的运动速度与四肢非协调性运动十分必要。康复治疗的重要目标是为入学做准备。诱导及主动运动训练、引导式教育都更为适用于这一年龄段的儿童。

4.学龄期策略

此期的主要目标是适应学校的环境，应以学会独立、制定计划和处理自我面对问题及需求的能力为主。此阶段已经从初级运动学习为重点转向认知与文化的学习，应减少运动功能康复训练的频率或不进行连续的康复训练。康复治疗的重点应放在学会如何使用辅助用具，如何增强自理能力和学校学习能力等。精细运动、ADL可能更为重要，设计和开展文娱体育训练，如马术治疗、游泳训练、自行车训练以及滑冰、球类、跳舞等训练十分有益。应采取多种措施，防止诸如挛缩、脊柱侧弯等继发性损伤的发生和发展。

(六)重视环境及社区康复

家庭对脑瘫儿童的影响不亚于医师和治疗师，康复效果如何，很大程度上取决于家庭。以患儿为中心的社区康复服务，对脑瘫儿童的康复起到重要作用，社区是最能体现医疗、教育、职业及社会康复相结合的社会单元。社区康复为脑瘫儿童提供了利用简单、通俗易懂康复技术、低资金投入，充分发挥患儿自身积极性，家庭成员的参与等多项优越条件，使患儿得到长期的康复训练，达到理想的康复效果。因此，社区康复是脑瘫患儿实现全面康复和理想、持久康复效果的必由之路。

(樊红霞)

第四节　共济失调的康复治疗

一、评定的目的

(1)了解是否存在平衡功能障碍。

(2)找出引起平衡障碍的环节。

(3)确定是否需要进行治疗(如药物治疗或康复治疗)。

(4)重复评定以了解治疗手段是否有效。

(5)预测患者可能发生跌倒的危险性。

二、评定方法

(一)观察法

1846年Romberg采用目测法观察被检者的平衡状况，即Romberg法，又称“闭目站立试验法”，是最早的传统观察法。1966年Gragbiel在Romberg试验法的基础上加以改进，增强了其敏感性，又名强化Romberg检查法。传统观察法比较粗略和主观，缺乏量化，灵敏性低，因而对平衡功能的反应性差；尽管如此，由于这些方法同时具有简单易懂，易于操作的特点，在临床定性评定中仍有一定的应用价值，目前主要用于对具有平衡功能障碍的患者进行粗略的筛选手段。

（二）量表法

1. Berg 平衡量表（BBS）

Berg 平衡量表是由 KatherineBerg 于 1989 年首先报道的，共包括 14 个项目：由坐到站、独立站立、独立坐、由站到坐、床一椅转移、闭眼站立、双足并拢站立、站立位肢前伸、站立位从地上拾物、转身向后看、转身一周、双足交替踏台阶、双足前后站立、单腿站立。每个项目最低得分为 0 分，最高得分为 4 分，总分 56 分。BBS 量表按得分为 0～20、21～40、41～56 分 3 组，其对应的平衡能力则分别代表坐轮椅、辅助步行和独立行走 3 种活动状态；总分少于 40 分，预示有跌倒的危险性。国外学者 Bateman 对 BBS 信度和效度做了充分肯定，因此 BBS 量表常用于评定平衡功能障碍患者的平衡能力水平，例如：评定一些下肢肌肉、骨骼伤害和一些脑病引起的平衡功能障碍等级。更有报道说 BBS 可以预测住院时间及出院去向。

2. 世界神经病联合会国际合作共济失调量表

此表是由 9 个国家的 19 位专家共同制订的，并于 1997 年在 Journal of neurological science 上发表。近十余年来，在许多国家临床神经病学科研中获得广泛使用。此量表总分 100 分，为半定量化的神经功能评价量表，可以描述和定量评估典型小脑性共济失调症状，全部测评工作耗时不超过 30 分钟。检查患者按以下顺序：行走一站立一坐在检查床上一躺下进行下肢功能的评价一坐在椅子上检查上肢功能一语言一画画一眼球运动试验。按照 3 条标准制订量表：①测评须将典型共济失调症状转化成半定量的分数。②每次试验分数须精确。③百分制明确量化共济失调的严重程度。分数划分：小脑症状包括步态、肢体共济失调、眼球运动和构音障碍。每项分数：姿势和步态 34 分（其中步态 12 分，站立 22 分）、肢体共济失调 52 分、构音障碍 8 分、眼球运动障碍 6 分。

《国际合作共济失调量表》是目前世界上唯一被广泛使用的评价共济失调疾病的神经功能量表，评价项目设置最为科学和齐全。适用于包括脊髓小脑性共济失调、小脑性共济失调以及 Friedreich 共济失调等多种类型的共济失调疾病。其评估效力已被研究结果所证实，虽然某些方面可能有待完善。在国内，该量表尚未得到相关领域研究者的认识和使用。

3. Tinetti 量表

Tinetti 量表包括平衡和步态测试两部分，满分 28 分。其中平衡测试部分共有 10 个项目，满分 16 分，步态测试部分共有 8 个项目，满分 12 分。Tinetti 量表测试一般需要 15 分钟，如果得分少于 24 分，表示有平衡功能障碍；少于 15 分，表示有跌倒的危险性。

4.“站起一走”计时测试

“站起一走”计时测试患者从坐椅站起，向前走 3m，折返回来的时间并观察患者在行走中的动态平衡。1 分正常，2 分极轻微异常，3 分轻微异常，4 分中度异常，5 分重度异常。如果患者得分为 3 分或 3 分以上，则表示有跌倒的危险性。

三、共济失调的康复

共济失调的康复不同于偏瘫患者的康复治疗，而国际上应用最多的还是 Frenkel 训练方法。Frenkel 训练法是通过视觉、听觉、触觉的代偿强化反馈机制，一方面确认身体的位置、动作，一方面反复进行运动。从简单训练到复杂训练逐渐进行，以改善共济失调障碍，达到能够步行、完成日常生活动作的目的，提高生活自理能力。下面具体介绍。

（一）Frenkel 训练原则

(1)从卧位训练开始,待熟练后再进行坐位、立位、步行训练。

(2)从简单的动作开始,逐步过渡到复杂的动作。

(3)从一侧肢体运动,过渡到双侧肢体运动。

(4)从大范围运动到小范围运动。

(5)从快速运动到缓慢的节律性运动。

(6)从睁眼活动,过渡到闭眼活动。

(7)从残疾轻的一侧开始;两侧残疾无差别,应从右侧开始。

(8)一个动作要连续做 3～4 次。

(9)训练完成后要用与训练相等的时间进行休息。

(10)所有训练要在可动范围内进行,并应注意保护安全。

(二)Frenkel 体操训练

1.卧位训练

患者取平卧位,头略高能看到下肢的运动,双下肢伸展。

(1)令患者右足在治疗台上滑行(不能离开治疗台面),达右髋、膝完全屈曲位,然后伸展右下肢。左下肢重复同样动作。

(2)患者取右下肢髋、膝完全屈曲位①右下肢膝向外侧倒,呈髋外展位;②膝部立起至原位;③伸右下肢达伸展位。左下肢重复同样动作。

(3)患者取右下肢不完全屈膝位,伸展右下肢。左下肢重复同样动作。

(4)患者取右下肢不完全屈膝位①右下肢略向外侧倒,但不触及治疗台面;②回原位;③伸展右下肢。左下肢重复同样动作。

(5)患者右下肢屈曲在一定位置,伸展屈曲的下肢;重复前述屈曲过程,按口令中途停止,伸展屈曲的下肢。左下肢重复同样动作。

(6)令患者将右下肢抬高约 10cm,屈髋、屈膝,然后一边伸展,一边将右下肢放下至伸展位。左下肢重复同样动作。

(7)令患者将右下肢从治疗台抬起约 10cm,屈髋、屈膝,再伸展放平。左下肢重复同样动作。

(8)令患者将右足跟放在左膝上,再恢复至原位。左下肢重复同样动作。

(9)令患者在将右足跟放到左膝途中任意一处停止,再恢复至原位。左下肢重复同样动作。

(10)令患者在将右足跟放到左膝途中听到治疗者的命令后停止动作,恢复至原位。左下肢重复同样动作。

(11)令患者将右足跟放在左胫骨中央,右小腿上举,右足放在左下肢中部旁,伸展右下肢。左下肢重复同样动作。

(12)令患者将右足跟放在左膝上→再放在左膝旁→伸展右下肢;将右足放在左小腿中央上→再放在小腿中央旁→伸展右下肢。左下肢重复同样动作。

(13)令患者将右足跟放在左膝上,右足跟沿着左胫骨慢慢向踝部移动并完全伸直右下肢。左下肢重复同样动作。

(14)患者取平卧伸展位:①右足跟放在左踝部上;②右足跟沿着左胫骨慢慢向膝上方移动;③右下肢完全伸直。左下肢重复同样动作。

(15)令患者将双下肢屈膝上举,双上肢同时伸展,保持悬空状态,将下肢放下。

(16)令患者并双脚,屈曲,双下肢向上抬起,中途听治疗者命令停止,并腿伸直双下肢,保持在空中,再将双下肢放到治疗台上。

(17)令患者将右下肢屈曲;右下肢向外侧倾斜,同时左下肢屈曲;右下肢回屈曲位,同时左下肢伸直;右下肢伸直。

(18)令患者将双下肢上举悬空:①将左下肢屈曲,右下肢边屈曲边外展;②右下肢内收与左下肢平行,悬空;③双下肢在悬空状态下伸展;④放下双下肢。

(19)令患者用右足跟去接触治疗者手指所指的位置,左下肢重复同样动作。

(20)令患者用右足跟跟随治疗者手指所指方向的高度运动,左下肢重复同样动作。

(21)令患者将右足跟放在左膝上:①在此状态下屈左膝,保持右足跟不离开;②左下肢伸直,右足跟保持不离开。左下肢重复同样动作。

(22)令患者将右足跟放在左膝上:①将左下肢屈膝,同时右足跟沿着左小腿胫骨向下移动至踝部;②左下肢伸直,同时右足跟向上移动恢复至左膝上。左下肢重复同样动作。

2.坐位训练

(1)基本姿势是患者坐在椅子上,双手握住前面的肋木①将双足向后移到椅子下;②上身前屈,重心移到脚上;③伸展髋、膝起立;④上身前屈,屈髋、屈膝坐到椅子上,上身挺直;⑤将双足向前伸出至椅子前面。

(2)患者坐在椅子上①双足向后放在椅子下;②上身前屈;③伸展髋、膝起立;④上身前屈;⑤屈髋、屈膝坐下;⑥上身挺直;⑦双足向前移动到椅子前面。

(3)患者取坐位,在椅子前放一 30cm 高小凳,①屈曲右大腿;②伸膝;③足放在小凳上;④直腿上抬;⑤屈髋、屈膝;⑥足放回地上。左下肢重复同样动作。

(4)患者取坐位,用右脚尖不断点地而上所画点。

3.立位训练

(1)患者取立位,双足分开:①身体向左右晃动;②身体向前后晃动。

(2)患者取立位,双足靠近,同样进行上述动作。

(3)患者双足并立站立,治疗者用手前后、左右推患者,让患者保持平衡而不倒。

(4)令患者左右交替单足站立保持平衡。

(5)把平衡板放在平行杠内,令患者站在平衡板上,双手抓握平行杠,左右晃动保持平衡。

(6)令患者双手不抓握杠,做左右晃动保持平衡。

(7)令患者抓握平行杠,然后做下蹲一站起动作。

4.步行训练

(1)横步走

令患者双足稍分开站立:①右足向右方横跨一步,但重心不移动;②稍抬起左足跟,将重心移到右足上;③左足回收到右足旁,呈双足平行站立。向左横步重复。可做 1/2 步幅步行、1/4 步幅步行及步幅交替步行。

(2)前进

患者站立位:①右足向前一步,但重心不前移;②左足逐步离地,重心移到右足;③左足向前,与右足平行站立。左足向前重复动作。

(3)后退

患者站立位：①右足向后一步，重心不移动；②抬起左足，重心移到右足；③左足向后一步，与右足平行站立。左足后退重复动作。

(4)原地转

从较低障碍物到较高障碍物，逐步进行。

(5)走横8字训练

可在地上设置木杆，按横8字穿行。

(6)平衡台、平衡板训练及直线步行训练：根据平衡障碍程度由轻、简单到复杂重复上述3类步行训练。

5. 手的训练

(1)令患者用手指桌上用粉笔画的圈，依次从大到小，有节律地进行。

(2)木钉盘训练：令患者将各种大、小不等的圆形、棒状物插入木盘。

(3)令患者先用单手，再用双手抓浅木盘中大小不一的球类。

(4)令患者抓住在弧面上运动的球。

(5)令患者用手抓住用绳吊着来回晃动的球。

(三)负荷训练法

在Frenkel训练法中结合负荷训练，能够获得很好的训练效果。负荷训练应用于Frenkel训练法的每个阶段，在每个阶段中又因应用不同的沙袋负荷而分为数个亚阶段，即：初始完成该动作的重负荷训练→运动熟练、准确后的轻负荷运动→脱离负荷后动作顺利完成。

负荷训练有利于增强躯干、肢体的稳定性，其生理机制如下：①负荷训练增加了运动肢体的运动量，它使拮抗肌增加了紧张度，继而使拮抗肌的收缩更为容易。②该负荷训练增加了患者对残疾部位的认识，增加了患者在治疗中的注意力。③该负荷训练使肢体及躯干的屈肌、伸肌比例发生了变化。④以上因素相互关联。在肢体的近端增加了负荷控制了肢体的伸展过度，亦同时可以增加压力感受系统对小脑的抑制。

肢体远端负荷训练。由于患手的意向性运动控制困难，难以指鼻、取物、画图等训练，若在患侧前臂绑缚200～800g的沙袋(其具体重量因人而异)，手的意向性动作立即明显改善。患者在站起和步行过程中，若在小腿绑缚1000～2000g的沙袋，下肢和躯干的稳定性能够明显改善。

肢体近端负荷训练是近年来有人提出的，即应用弹力绷带缚紧来增加躯干和肢体近端的稳定性，以减低远端运动的错误，进行ADL训练也较容易。上肢可紧缚于肩胛带和肩关节部位，下肢髋关节可穿用短裤样紧缚带，膝关节可利用护膝紧缚。但是目前这方面的临床研究不多，对其疗效尚有待观察。

共济失调与平衡障碍影响着患者日常生活活动的方方面面。因此，康复人员一定要进行正确的评价，选择适当的治疗方法，这样才能提高患者综合运动功能，提高生活质量，使患者从中获得最佳的效果。

(樊红霞)

第五节　脊髓损伤恢复期的康复治疗

患者生命体征平稳、骨折部位稳定、神经损害或压迫症状稳定、呼吸平稳后即可进入恢复期治疗。

一、康复目标设定

在开始康复治疗之前，治疗师需要为整个康复过程设定特定的治疗目标。康复目标是整个康复流程的方向，也能够为治疗师和患者提供康复治疗是否有效的判定标准。在功能目标的设定过程中要注意以下几个方面。

（一）患者的主动参与

脊髓损伤的康复过程是让损伤后丧失肢体功能的患者重新获得独立生活能力的过程，所以在治疗目标的设定过程中必须包括患者的主动参与，让患者能够有机会确定自己的治疗目标，只有这样才能保证治疗目标和康复过程是有意义的。

康复过程是一个主动过程，需要患者的积极参与。脊髓损伤后的功能重获，需要长期艰苦的功能训练。设定一个对于患者有价值的目标能够最大程度的鼓励患者参与到训练中去，这才能保证漫长艰苦的训练能够持续，保证治疗师的康复治疗不是浪费时间、精力和金钱。

在功能目标设定的过程中，治疗师不能把自己的想法强加于患者之上。每一个患者都是独立的个体，有独特的背景和个人经历，有时候治疗师基于经验设定的目标并不适合患者，对于患者来说并没有意义，如果这时治疗师忽视患者的想法和主观意愿，忽视患者主观参与的重要性，就有可能将目标设定和功能训练过程置于无价值的境地。

主动的参与到目标的制定，并为自己确立的有价值的目标而努力训练，而不是被动的执行治疗师的指示，能够让患者对自己的康复过程有控制感，这是一种很重要的心理治疗，这让患者体会到自己并没有因为脊髓损伤而失去主动参与的能力。

（二）治疗师监控

在目标设定过程中强调患者的主动参与，并不是指不需要治疗师的参与和导引，治疗师仍然需要为患者和康复过程提供专业的意见和建议。患者往往是非专业人士，在脊髓损伤之后并不知道自己的功能潜能，不清楚哪些目标是可以通过训练重新获得的，哪些目标是永远无法企及的。这个时候需要治疗师提供一些专业建议，帮助患者寻求一个合理的目标。当然有些患者，已经习惯了长期的依赖生活，拒绝主动的设定目标，这时需要治疗师参与进来帮助患者进入有意义的目标设定和康复过程。

对于那些对脊髓损伤了解不多的患者，为了帮助其确定功能目标，治疗师需要向患者提供康复评定的相关信息，同时告知患者哪些技能是可以通过训练重新获得的，向患者解释损伤后的功能潜能有哪些。治疗师也需要了解哪些技能对患者的日常生活是有意义的，了解患者对哪些技能有兴趣并希望通过训练获得这些技能帮助自己重新回归生活。治疗师需要给患者选择或者重新设定自己康复目标的机会。

对于那些数月或数年脊髓损伤的患者，他们了解脊髓损伤疾病的特点，熟知康复的过程，他们可能已经出院并重新参与过一定时间的家庭生活或者社会工作，并在家庭生活或者工作中遇到了新的问题，为了解决这些问题他们重返康复机构。在这些案例中，这些患者非常清楚自己寻求的目标和希望重新获得的技能。对于这些患者的目标设定，治疗师需要了解为他们独立生活和工作带来问题的障碍和患者希望重新获得的技能。

（三）目标特点

1. 功能性目标

治疗师为患者设定的康复目标必须是有功能意义和价值。在完成这些功能性目标后重获的技能能够帮助患者应对在家庭生活或社会工作中遇到的困难。对于脊髓损伤的患者来说，这些功能性目标可能是独立的穿衣、独立转移、独立轮椅使用、独立如厕、独立步行。基于脊髓损伤本身的特点，患者可能有肌力、关节活动度、肌肉痉挛、挛缩等问题，这些问题会一定程度的阻碍功能目标的获得，要达到功能目标治疗师可能需要增强肌力、改善关节活动度、控制痉挛和挛缩。但这些问题本身不宜作为患者的功能目标。

2.量化性目标

康复目标是整个康复过程的方向、集中点，所以目标必须是明确的、特定的、有终点性。一个含糊不清的目标必然带来一个含糊不清的治疗过程。为了让一个目标明确、特定、可终结，必须尽可能的量化这个目标。

比如治疗师设定的目标是"改善轮椅技能"，严格地讲，患者轻微的改善了一点便可以说达到了这个目标，因为这是一个含糊不清的目标，不明确、没有终点性。如果目标是"独立掌握轮椅技能"，相对来说就更准确一些了，因为其明确地指出需要患者独立掌握轮椅技能，不需要他人辅助。但仍然不是绝对的明确，因为轮椅的技能有很多，可能是在平地上驱动轮椅或是在不平的地面上驱动轮椅，也可能是驱动轮椅过障碍物，而这个目标没有指明是哪种轮椅技巧。一个比较准确的量化的目标应该是"1 周内掌握独立驱动轮椅过 5cm 障碍物"，这个目标量化的规定了训练的时间以及障碍物的高度。如果在 1 周的训练之后，患者能够独立的驱动轮椅过 5cm 的障碍物，这个目标就终结了，可以进入到下个目标中去。

二、脊髓损伤患者的功能预后

在功能训练开始之前，必须设定特定的功能目标。治疗师必须清楚的了解患者的功能预后，了解哪些技能患者是可以通过训练获得的。不同损伤平面的完全性脊髓损伤患者的功能预后，治疗师可参照此表确定不同损伤平面的功能预后情况，为患者的目标设定提供参考。但值得强调的是，每一个患者的情况都是独特的，在目标设定时需要考虑患者的特点。

三、康复治疗

脊髓损伤患者的恢复期康复主要是为了通过康复训练获得最大程度的功能独立。这些功能独立需要的技能包括床上活动、转移、轮椅、步行等。当患者经过一定时间的训练掌握了这些技能之后，我们需要更多的关注患者的家庭生活、社区生活及工作中可能遇到的困难，并将治疗转移到应对这些困难的技能重获。对于一些基于损伤情况而无法取得独立生活能力的患者，治疗师需要对其家属或者护理人员进行教育、培训，教会护理人员正确的帮助患者完成日常生活中的任务。

(一)持续急性期训练

进入恢复期康复后，很多急性期的康复治疗仍有继续进行的必要，诸如呼吸训练、关节活动度的维持和改善、体位摆放等。患者也需要对所有保有神经支配的肌肉进行力量训练[训练的方式可以选择本体感神经肌肉易化法(PNF)、渐进抗阻训练、徒手抗阻训练、悬吊训练等]。对于脊髓损伤截瘫患者，很多独立生活需要的技能都是通过上肢的代偿完成，对于这部分患者虽然上肢和躯干的肌肉神经支配并未受损，但对于这部分的肌力训练仍有重要意义。在躯干肌力训练的过程中，要强调躯干姿势控制和平衡能力的重获。

（二）皮肤监控

脊髓损伤患者丧失了损伤平面以下的感觉神经支配，无法感知皮肤的压力情况。在恢复期的康复过程中，治疗师需要帮助患者养成定时监控皮肤的习惯。在皮肤的监控中可以考虑使用长柄镜，帮助患者获得臀部的视野，也可以选择在床旁安装墙镜。对于高位损伤无法独立完成皮肤监控的患者，治疗师需要对其护理人员进行教育与培训，教会其正确的监控患者的皮肤情况。值得强调的是，皮肤监控是患者必须执行的每日常规活动，需要终身坚持。

（三）垫上/床上训练

垫上运动是脊髓损伤恢复期康复的重要组成部分。比较精典的康复训练过程一般是先通过训练获得躯干的稳定控制，之后在此基础上追求日常生活中功能活动需要的其他技能。获得躯干的姿势控制，垫上活动必不可少。早期的垫上训练往往强调双侧、对称性的训练，随着患者的进步，可以强调单侧肢体的负重和重心转移。垫上活动往往是复杂的功能活动技能的重要组成成分。要获得复杂的功能技能，需要从简单的垫上训练开始。治疗师需要根据患者的损伤情况制订切实可行的垫上训练计划。

1.翻身

翻身是有重要意义的床上功能活动，可以用于床上的体位变换和减压以及帮助穿脱裤子。翻身也往往是垫上训练的开始。在翻身训练中，患者需要学会应用头、颈、上肢的旋转以及旋转带来的惯性，来驱动躯干和下肢，实现翻身。从仰卧位翻向俯卧位较为简单，翻身训练往往从仰卧位开始。如果患者身体两侧力量不平衡，可以选择从较强一侧翻向较弱一侧。

开始时翻身训练可以在垫上进行，但最终患者必须掌握在其家居用床上独立翻身的能力。为了让患者最大程度的掌握翻身技能，在进行训练时尽可能不用床边扶手、绳索、悬吊带等辅具的帮助。患者也需要掌握在盖有被褥或毯子时的翻身技能。

（1）可以通过前屈及旋转头、颈帮助从仰卧位向俯卧位翻身。

（2）可以通过后伸及旋转头、颈帮助从俯卧位向仰卧位翻身。

（3）可以通过双侧上肢伸直上举及左右摇摆帮助从仰卧位向俯卧位翻身。患者节律性的快速摆动上肢和头颈，能够产生躯干旋转的惯性，患者可以借助这种惯性驱动躯干和骨盆的旋转实现翻身。

（4）下肢的合理放置能够用于促进翻身。如从仰卧位向左侧翻身时，可以将右侧下肢置于左下肢之上。同时可以通过屈曲髋、膝关节促进翻身，如从仰卧位向左侧翻身时，可以将右下肢髋膝关节屈曲。

（5）在从仰卧位向俯卧位翻身时，可以在肩胛和骨盆下垫置枕头制造躯干旋转，帮助实现翻身。在开始时可以选择垫置两个枕头，随着训练的进步逐渐减少枕头的数量和垫起的高度，直至最后患者可以在没有枕头帮助的情况下实现独立翻身。在从俯卧为向仰卧位翻身时可以考虑在胸壁和骨盆下垫放枕头。对于一些翻身困难较大的患者，可以考虑从侧卧位开始。

（6）很多PNF的模式运动可以用于翻身训练，上肢的D1屈曲和D2伸展可以用于促进从仰卧位向俯卧位翻身。

2.肘支撑俯卧位

俯卧肘支撑位可以为四点跪位和坐位做准备。这个体位可以强化头颈的控制以及肱盂关节和肩胛的力量和稳定性。肩胛骨周的肌肉力量训练也可以在此体位下完成。开始时患者可能需要治疗师的帮助才能进入这个体位。要独立完成这个体位转换(从俯卧位),患者可以将双侧肘关节尽可能的置于躯干侧,将双手置于肩关节下,然后通过肘关节将身体撑起。在撑起的过程中可以通过向一侧的肘关节转移重心而使另一侧的肘关节向前移动更容易。对于胸腰结合段及腰段脊柱损伤的患者,需要谨慎使用肘支撑俯卧位,因为在该体位下胸腰结合段及腰椎后伸剪切力会增加。

(1)肩关节的手法抗阻训练可以用来增强肩周力量,作为该体位的准备训练。

(2)在肘支撑俯卧位下,通过肩关节负重可以强化肩关节的稳定性和力量,在两侧上肢之间进行重心转移可以进一步强化肩关节控制和力量。早期该体位下可以进行重心的侧方转移,随着患者的进步可以考虑重心的前后转移。

(3)在肘支撑俯卧位下,患者可以将一侧上肢前伸,将上身体重全部转移到对侧上肢,这可以强化负重侧上肢肌肉的协同收缩。

(4)在俯卧位用双肘支撑并向上推起上身,能够用来加强前锯肌等肩胛周的肌肉量。

3.手支撑俯卧位

在手支撑俯卧位下,患者的髋关节及腰椎处于过伸状态。使髋关节进入过伸位在脊髓损伤患者的站立、步行以及穿戴大腿矫形器(KAFO)时使用拐杖从轮椅站起有重要意义。

俯卧位下双手支撑上身需要有强大的胸大肌及三角肌力量,这对于很多刚刚开始此训练的患者可能是个巨大的挑战。如果患者无法完成该体位变换,治疗师需要考虑一个渐进的训练过程。在渐进的训练过程中可以考虑使用悬吊装置或者在患者胸口垫置楔木来减轻上肢负荷。当患者经过一段时间的训练取得进步之后,可以考虑逐渐减轻悬吊载荷或去掉楔木,最终实现患者独立的手支撑俯卧。

在手支撑俯卧位下手的放置位置和肘支撑俯卧位相似,但在这个体位下可以考虑将手放在稍微侧方一点的位置,上肢可以轻度外旋。

需要注意的是,手支撑俯卧位并不适合每一个患者,这个体位的实现需要下段脊柱的极度后伸,对于一些下胸椎或腰椎骨折而内固定的患者可能无法实现腰椎这种过伸。

(1)手支撑俯卧位下,向侧方进行重心转移,可以帮助强化负重侧肩关节的稳定性和力量。

(2)可以通过手法抗阻训练强化上肢近端关节的力量和控制,为此训练做准备。

(3)肩胛骨的下降和俯卧位撑起可以作为力量训练的方式。

4.肘支撑仰卧位

肘支撑仰卧可以改善患者的床上活动能力,也可以为长腿坐位做准备。有很多种方式可以帮助患者实现该体位。如果患者保有腹肌的神经支配并有有效的腹肌收缩,其可以轻易的通过双肘支撑进入该体位。

患者比较常用的方式是将双手置于髋关节下,将双手固定,通过肱二头肌或者腕伸肌的收缩将上身拉起。然后通过向两侧的重心转移,将肘关节移至肩关节下。

有些患者也认为通过侧卧位实现肘支撑仰卧比较容易。在这种方式下,患者先进入侧卧位并用下方肘关节负重,然后翻转上身进入仰卧位,在翻转过程中快速的伸展肩关节屈曲肘关节,并将体重承负于该肘关节。在放置肘关节时,尽可能将其置于肩关节的正下方。

在掌握了该技能之后,患者可以过渡到长腿坐位训练。该训练也能很好的强化肩关节伸肌和肩胛内收肌群的力量和控制。

5.坐位

独立实现长腿坐位和短腿坐位并稳定的维持躯干平衡在患者的日常生活活动中有重要意义。只有患者获得了这些技能才能实现穿衣、转移、轮椅等功能活动。稳定的进入坐位也是站立的必要准备。

在进行长腿坐位训练之前需要对患者的腘绳肌进行牵张,并达到直腿抬高100°。如果患者无法实现直腿抬高100°,在长腿坐位时很容易因为腘绳肌的张力引起的髋后伸而后仰,当然患者可能通过代偿性的腰椎前屈勉强实现长腿坐位,腘绳肌的张力引起的骨盆后倾会使患者坐于骶骨之上,这时腰椎和骶骨之间的软组织要承受很高的张力。

不同损伤平面的患者的坐位姿势是截然不同的,下胸段及腰段损伤的患者可以实现直立坐位,而上胸段及下颈段损伤的患者可以实现前倾坐位。

如果患者的肱三头肌和腹肌保留神经支配并能有效收缩,其可以轻易完成从卧位向坐位的体位变换。如果患者是四肢瘫脊髓损伤,治疗师可以通过肩关节后伸外旋肘关节过伸、腕关节伸展、手指屈曲(值得强调的是此体位下的手指屈曲,避免指屈肌的过度牵张)被动的锁定上肢而维持稳定的坐位。

有两种基本方式能够帮助患者实现坐位。一种方式是从肘支撑仰卧位过渡到坐位,这种方式下,患者先进入肘支撑位,然后在两肘之间进行重心转移,当重心转移至一侧肘关节时,患者快速地将另一侧上肢后移并逐渐伸直,两侧交替进行,直至实现坐位。另一种方式是从肘支撑仰卧位过渡到坐位,这种方式下,患者先进入肘支撑俯卧位,之后通过肘关节向一侧下肢移动,在肘行过程中躯干逐渐屈曲旋转并靠近一侧下肢,然后用上侧上肢勾住膝关节并通过屈肘将身体拉起,实现坐位。很多患者在训练的过程中都能找到适合自己的坐起方式。以下是训练中的一些建议。

(1)早期的训练主要集中在坐位姿势的维持上。在患者面前放置姿势镜提供视觉反馈,对患者的坐位平衡保持有一定帮助。

(2)多种PNF技术可以用于增加躯干的稳定性,促进坐位平衡,比如节律性稳定、动态反转。

(3)可以在坐位下进行平衡训练。对于坐位平衡较差的患者开始时考虑双上肢支撑维持体位,之后渐进的减少支撑面积。对于坐位平衡较好的患者可以考虑通过抛接球训练改善躯干的动态平衡能力。

(4)坐位下可以进行双上肢支撑训练,通过双上肢的支撑将上身提起,是转移和步行的必要准备。

6.四点位

四点位下患者通过双手(或双肘)及双膝支撑体重。四点位是重要的从卧位变换为站位的过渡体位。在此体位下髋关节开始负重,所以该体位可以用于训练髋周肌肉的力量和控制。

要实现该体位患者可以先进入肘支撑俯卧位,之后通过双肘间的重心转移交替后行,并逐渐用手承负体重,然后通过头、颈、上躯干的快速屈曲将重心后移,从而屈曲髋关节。患者继续交替后移双手直至髋关节移至膝关节正上方。

(1)早期的训练主要集中在该姿势的静态维持,之后考虑动态稳定性训练。

(2)可以在此体位下前后、左右进行重心转移训练。

(3)可以通过抬起一侧上肢减少支撑面积而强化该体位下的控制。

(4)在四点位下可以进行爬行训练,强化肢体力量和控制,强化躯干平衡及协调,为步行训练做准备。

7. 膝跪位

膝跪位对于强化躯干和骨盆控制和力量、改善直立平衡有重要意义,也是脊髓损伤患者从地面站起(双拐及 KAFO 辅助)必须掌握的技能。

患者实现膝跪位最简单的方式是从四点跪位过渡。四点跪位下,患者通过交替后移双手而将重心向后转移,进一步屈曲髋、膝关节,直至骨盆坐落于双踝关节上实现膝跪位。患者也可以借助肋木的帮助,患者四点跪于肋木之前,双手交替上爬,直至实现膝跪位,治疗师可在患者身后帮助控制骨盆。以下是膝跪位训练中的一些建议。

(1)在早期的训练中强调膝跪位姿势的静态维持,患者通过肌肉的收缩和身体的对线(髋关节全伸,骨盆稍稍前移并超过膝关节)维持静态平衡。

(2)如果维持此体位有困难,可以为双上肢提供支持而辅助平衡,并在训练的过程中渐进的减少上肢的支持而改善平衡控制。

(3)膝跪位下可以进行多种垫上持拐训练,包括持拐重心转移(前方、后方、左右侧方)、重心转移后向不同方向迈拐、拐杖辅助下交替进行。

(四)转移训练

转移技能对于一个脊髓损伤的功能独立具有及其重要的意义。独立的转移技能能够为患者的日常生活提供更多选择的机会,使得患者不必再依赖护理人员或家属的帮助,而独立的从床转移至轮椅、从轮椅转移至坐便器或汽车,或者在摔倒后能够不借助他人的帮助而重新回到轮椅上。本段内容将阐述不同的转移技术以及在转移训练中的一些建议。值得读者注意的是,每一个转移技术都是因人而异的。这种差异基于患者个人情况,如年龄、身体结构、功能水平、肌肉力量、关节活动度、肌肉张力、肢体柔韧性等。为此,治疗师在为患者设定转移训练方案时,需要考虑这些因素,为患者选择合适的转移方式。

1. 训练前准备

每一种功能活动都由一系列的技能组成,而每一种技能都对肌肉力量、关节活动度、肌肉柔韧性等因素有一定的要求。任何一个因素的缺陷都将影响技能的掌握,而最终影响功能活动的完成。

当我们提及转移时,我们想到的是从一个支持面移至另一个支持面,然而转移的过程往往包含更多的内容。如从轮椅到床的转移过程中,患者需要调整轮椅的位置、锁定刹车、移开扶手和脚踏、重新放置下肢、臀部等,为有效的转移做必要准备。这些技能在一个完整的转移中都是不可或缺的,而且每一种技能在不同的转移方式中都有不同的应用。以下将分别描述这些附属技能。

(1)轮椅上维持躯干稳定:对于缺乏躯干有效肌肉收缩的患者,当其前移或侧移时可能会失去躯干直立姿势的控制,此时要保持坐位的躯干稳定需要借助上肢的帮助。损伤平面较高或者躯干力量较差的患者可以倚靠于轮椅的靠背,或者通过躯干的对线保持躯干的平衡,但脱离了这些位置后就会失去平衡,这时患者便需要借助上肢的帮助。

利用上肢维持躯干直立姿势的一个较简单的方式是上肢后伸勾住轮椅推手。如果患者的肱三头肌存在有效收缩,也可以选择双上肢支撑大腿或扶手来控制重心的前移,维持躯干的直立姿势。

(2)轮椅上移动躯干：对于缺乏躯干功能性肌肉收缩的脊髓损伤患者来说，可以通过头颈、上肢的运动来移动躯干。如果患者想前倾躯干，其可以通过上肢拉拽轮椅扶手前部移动躯干，然后通过上肢后推扶手而使躯干回到中立位。也可以考虑利用身体运动的惯性驱动躯干。患者可以快速前甩头颈和上肢，利用前向运动的惯性带动躯干的前向位移，此时患者需要通过一侧上肢勾住推手防止身体向前摔倒，也可以通过此侧上肢后拉，或通过另一侧放置于大腿或扶手上的上肢后推使躯干回到直立姿势。患者如果想向侧方移动躯干可以用手推动侧方扶手，或者直接通过头颈、上肢向侧方的运动惯性带动躯干，可以用上肢拉扶手使躯干回到中立位。

(3)轮椅上移动臀部：脊髓损伤患者可以通过头一髋的位置关系来帮助轮椅上的臀部移动：如果患者要向一侧移动臀部，便向相反的方向移动头颈和上躯干。

对于上肢保留完整神经支配、存在有效肌肉收缩的脊髓损伤患者来说，在轮椅上移动臀部容易实现。其可以通过双上肢的支撑使臀部抬离轮椅坐垫，然后向相反的方向移动头颈达到移动臀部的目的。

对于损伤平面较高、缺乏功能性肱三头肌收缩的患者，在轮椅上移动臀部较为困难，但也有很多种方式。比如向前移动臀部，患者可以通过反复的头颈、上躯干后方甩动而使臀部前移，也可以借助肘部后推轮椅靠背帮助此过程。另外一种前移臀部的方式是患者后倚于轮椅靠背，通过反复的头颈、上躯干的左右甩动而移动臀部。第三种前移臀部的方式是快速的、大幅度的将一侧躯干扭转向对侧，在扭转的过程中利用惯性驱动该侧臀部前移，然后将另一侧躯干大幅扭转向对侧，反复进行直至臀部达到目的位置。

如果要向侧方移动臀部，可以通过躯干的反方向运动实现。例如，要向右侧移动臀部，可以让患者的右上肢勾住右侧推手，然后反复向左侧甩动头颈和上躯干。

如果要向后方移动臀部，患者可以通过交替的前侧方躯干移动实现。患者先用右上肢勾住右侧推手，用左手拉右侧扶手使躯干向右前方扭转，而使臀部向左后方移动，然后用左上肢勾住左侧推手，用右手拉左侧扶手使躯干向左前方扭转，使臀部向右后方移动，反复交替进行，直至臀部移至合理位置。

(4)放置轮椅：在进行轮椅到床转移之前，需要尽可能近的将轮椅放置于床边，最大程度的减少轮椅和床之间的距离，从而使转移更容易、更安全。

一种方式是侧方放置，将轮椅置于床旁，两者成交角 30°，轮椅的驱动轮和小轮尽可能近的贴近床边。这种放置方式需要患者的轮椅具备可拆卸的扶手，或者扶手不会为侧方转移带来障碍。

另一种方式是直角放置，轮椅垂直放置于床旁。如果患者轮椅的扶手不能拆卸，无法实现侧方转移，可以考虑使用此种放置方式。

(5)锁定轮椅刹车：在患者进行转移之前需要锁定轮椅刹车，制动轮椅。患者可以前推或后拉轮椅刹车把手，根据不同轮椅情况而定。

(6)打开轮椅扶手：轮椅的扶手设计多样。有些扶手可以从侧方旋转打开，有些扶手可向上方拉开。在进行转移之前，患者需要将扶手打开，避免在侧方转移时阻碍行径方向。对于可以从侧方旋转打开的扶手，患者只需要将其向侧方推开，而对于向上方拉开的扶手，在打开前患者需要将扶手解锁。

(7)放置下肢:如果患者保留完整的上肢神经支配并有强壮的上肢,在转移的过程中独立的放置下肢容易实现。在需要将下肢移上或移下脚踏时,患者只需要通过上肢提起下肢。

如果患者没有有效的手功能,无法实现抓握,在放置下肢时会有一些困难,但仍能通过以下方式实现。如果患者想将右侧下肢移下脚踏,可以将右上肢后伸勾住右侧轮椅推手,躯干向右前方旋转前倾,将左手放置于两腿之间,将左前臂放于腘窝下方,通过前臂的屈曲提起右下肢,如果想增加提起的力量,可以将左前臂肘部垫于左腿之上,利用左腿作为支点。

在转移之前,患者需要将双足平放于地面,小腿与地面垂直,这样在转移的过程中下肢能够承载部分体重而减轻上肢的负荷,使转移更容易、安全。

患者可以通过相同的方式,将下肢放回脚踏。

(8)使用滑板:对于无法独立完成转移的患者可以借助滑板的帮助。患者可以抓住滑板的一端,将另一端放置于臀下,患者也可以通过身体向对侧侧倾使臀部稍稍抬离支持面,使滑板的放置更容易。对于手功能受损没法有效抓握的患者,可以考虑在滑板上安置腕环或打洞,以便患者操控。

2.平面转移

平面转移是指在两个高度相同的支持面之间转移。平面转移中主要利用双上肢的支撑使臀部抬离支持面,然后利用头一髋位置关系将臀部移至另外一个支持面。

(1)无设备帮助下的平面转移:对于双上肢神经支配完整、肌力正常的患者,平面转移容易完成。而对于高位损伤(特别是第5、第6颈髓节段平面损伤)缺乏有效肱三头肌收缩的患者,在独立转移的过程中将面临较大的困难,因为在独立的转移过程中将躯干抬离支持面的上肢支撑非常关键,而肘关节的锁定对于保证上肢负重支撑异常重要。对于高位损伤患者,缺失了肱三头肌的神经支配,要实现独立转移需要寻求代偿的方式保证肘关节的锁定。

以下将介绍一种针对第5颈髓节段平面脊髓损伤患者的肘关节代偿性锁定方式,帮助其实现独立转移。第5颈髓节段损伤的患者仍然保留三角肌的神经支配。这种肘关节锁定的方式主要依靠上肢的位置摆放和三角肌的代偿性收缩。在利用这种方式转移时,患者将一侧上肢向前侧方放置于床上或垫上,在放置时要尽可能的远离身体中心以为臀部侧方转移提供空间,同时又不能太远而影响支撑。另一侧上肢放置于髋关节侧方的轮椅坐垫上。在上肢的放置中要保证肩关节外展外旋、肘关节伸展、前臂外旋、腕关节伸展、指间关节屈曲(保护屈指肌腱)。在这种上肢闭链支撑的情况下,通过三角肌前束的收缩内收内旋肩关节,实现肘关节的过伸,达到代偿性锁定的目的。转移过程中,患者向前侧方倾斜躯干,通过前侧的上肢负重,向相反方向甩动头颈,利用头一髋位置关系移动臀部,达到转移目的。

对于第6颈髓节段损伤的患者,由于保留了前锯肌的神经支配,能够利用前锯肌的收缩控制肩胛骨的前伸运动,在转移的过程中能够更有效的控制肩胛,而帮助上肢负重。

对于第6颈髓节段以下平面损伤的患者,因为保留的肱三头肌的神经支配,在转移的过程中能够通过肱三头肌的收缩锁定肘关节而实现上肢的有效支撑负重,而使转移容易实现。

(2)滑板帮助下的平面转移:肌力受损、肥胖、痉挛、挛缩等因素会阻碍患者实现独立的功能转移,在这种情况下患者可以借助滑板或者滑板及悬吊绳的帮助实现独立转移。

利用滑板转移,首先将滑板放置于两个支持面之间,滑板的一端尽量放置于患者的臀部及大腿下方。转移的过程和无滑板辅助转移相似,患者先将一侧上肢放置于侧前方,身体侧前倾,通过上肢支撑,减轻臀部承重,减轻移动躯干的负荷。对于需要滑板帮助转移的患者,可能缺乏一次支撑完成转移的能力，需要反复多次的在滑板上“扭动”躯干，实现转移。对于缺乏有效肱三头肌收缩的患者，可以考虑使用三角肌代偿机制，实现肘关节锁定而完成转移。

对于肘关节屈曲痉挛或挛缩的患者，无法有效伸展肘关节，便无法使用上肢直立支撑的方式实现转移。对于这类患者，可以考虑以下方式。在转移之前将滑板放置于合理位置，如果患者要从轮椅向右侧转移至床上，可以先向左侧扭转躯干，用左右上肢勾住轮椅左侧推手和扶手，转移时患者向下扭转头颈、肩部，并用双上肢后推身体，实现臀部在滑板上的后移。

3. 非平面转移

非平面转移是指在两个高度不同的支持面之间进行转移。相对于平面转移，非平面转移要求患者有更强大的肌肉力量、更高的技能。我们生活环境中的支持面高度是变化多样的，对于一个轮椅使用者来说，如果不能有效掌握不同高度平面间的转移，将一定程度的限制其日常生活的功能独立。以下将介绍一些非平面转移的方式。

(1)地面－轮椅转移：掌握地面－轮椅转移的技能能够帮助患者在摔倒后重回轮椅，也可以为患者的日常生活带来更多选择(患者可以参加地面野餐或在地面与孩子玩耍)。在进行地面－轮椅转移之前，患者需要先将轮椅竖起并锁定刹车。有三种方式可以帮助患者实现地面－轮椅之间的转移：侧方转移、前方转移和后方转移。

1)侧方转移是较快的地面－轮椅转移方式，并对上肢的力量(特别是肱三头肌)、技巧及腘绳肌柔韧性的要求较高，所以这种方式的转移仅适用于第 7 颈髓节段及第 7 颈髓节段以下损伤平面的患者。在侧方转移中，患者侧坐于轮椅前方，双下肢与轮椅成角约 30°，膝关节屈曲。患者的一侧上肢支撑于地面，另一侧上肢支撑于轮椅坐垫，并尽可能的贴近身体中心。转移时，患者置于轮椅坐垫的上肢用力下推，同时头颈和上躯干向下扭转，将臀部提起。此过程中上肢的下推及头颈的向下扭转要迅速有力，保证足够的动能将臀部提起至坐垫水平。置于地面的上肢可以前伸下沉肩胛骨，帮助促进躯干的抬起。

2)前方转移对技巧和腘绳肌柔韧性的要求较低，但相对于侧方转移需要更大的力量，完整的上肢神经支配是完成这种转移的必要条件。在前方转移中，患者调整自身姿势，膝跪于轮椅前方，双上肢置于轮椅坐垫两侧或扶手用力下推，将躯干和臀部抬离地面，当臀部达到坐垫高度时释放一侧上肢，并扭转躯干，将臀部落于轮椅坐垫中。

3)后方转移是第三种地面－轮椅转移方式，这种转移对患者有较高的上肢力量和肩关节活动度要求。在这种转移过程中，患者背对轮椅坐于其前，双髋置于两侧小轮中央，膝关节屈曲，肩关节后伸，双手置于轮椅坐垫前缘，转移时通过双上肢支撑将臀部抬离地面。

(2)轮椅－低支持面转移：从轮椅向较低的支持面转移，方法和相同高度平面间转移相似。转移中将一侧上肢置于侧前方的支持面上，躯干侧前倾，将重心承负于该侧上肢，然后通过头颈、上躯干的扭动移动臀部实现转移。在这种转移中，由于两个平面间的高度差，患者可以利用重力做功帮助转移。

(3)轮椅－高支持面转移：掌握轮椅与高支持面间的转移技能对于促进患者的日常生活功能独立具有重要意义。在患者的家居环境中，很多时候床高于轮椅，在患者掌握了这个技能之后，从轮椅至床的转移便不再需要他人的帮助。从低支持面至高支持面的转移对患者的上肢和躯干有更高的力量和控制要求。在这种转移中，首先需要将轮椅尽可能的靠近高支持面放置，患者一侧上肢前侧方放于该支持面上，另一侧上肢放于轮椅坐垫或扶手上(取决于两者的高度差，高度差较大选择扶手)，患者的躯干向前侧方倾斜，将重心移向高支持面侧上肢。

转移时，该上肢用力下推，同时患者头颈、上躯干用力快速向下扭转，尽可能高地将臀部抬离轮椅，实现转移。

(4)卫生间转移：大部分的卫生间空间较小，患者无法在其中便利的操控轮椅。针对这样的情况患者需要根据卫生间的设计情况选择适当的转移方式。

如果卫生间空间允许，而且马桶轮椅高度相仿，患者可以直接选择平面转移的方式实现轮椅和马桶间转移。如果卫生间空间太小，无法实现轮椅的位置调整，患者可以通过直接骑跨的方式转移。在这种方式中，患者将轮椅脚踏移开，置双足于马桶两侧，轮椅贴近马桶前缘放置，双手置于马桶边缘两侧，身体前倾，通过上肢的支撑和头颈甩动实现转移。

(5)汽车转移：上文中提及的平面转移技术和非平面转移技术可以应用于轮椅和汽车的转移中。在该转移过程中，患者先将轮椅最大可能的靠近汽车放置，将脚踏和扶手移开，一侧上肢向前侧方置于汽车的坐垫之上，身体前倾，通过该侧上肢支撑和头颈下方扭转实现转移。在上车后，将轮椅折叠放置身旁或身后。汽车至轮椅的转移过程相反。

(五)步行训练

1. 是否进行步行训练

功能性步行是实现独立日常生活的基本技能，脊髓损伤患者最关心的问题往往是能否重新获得步行能力。步行训练受到很多因素的影响，诸如患者是否具备足够的肌肉力量、关节活动度、良好的躯体对线和身体耐力，重获功能性步行能力对于一个完全性脊髓损伤患者来说非常困难。

完全性脊髓损伤患者在步行过程中，需要依赖下肢矫形器和步行辅助工具的帮助。下肢矫形器沉重而且限制下肢关节的活动，穿戴矫形器后患者需要良好的躯干对线和足够的髋关节后伸才能实现稳定站立，步行中，下肢的摆动动力往往全部来源于上肢和躯干的代偿。穿戴矫形器的步行速度很慢，步行能耗是正常步行的2～4倍，所以脊髓损伤患者要实现功能性步行需要良好的呼吸循环系统耐力。虽然患者可以通过上肢的耐力训练改善躯体的耐力状况，但患者的年龄、体重以及呼吸循环系统的疾病往往是很大的限制因素。另外，患者的痉挛、本体感觉缺失、疼痛、关节挛缩畸形和其他并发症使得实现功能性步行更为困难。

Mikelberg 和 Reid 对 60 名使用下肢矫形器的脊髓损伤患者进行了长期跟踪随访，发现60％的患者选择轮椅作为移动工具，31％的患者彻底放弃了矫形器步行，那些仍然使用矫形器的患者只是为了站立训练。

很多研究和经验告诉我们，脊髓损伤患者在结束康复训练之后会放弃习得的通过下肢矫形器和拐杖辅助的步行技能，而选择轮椅作为移动工具，因为驱动轮椅的能量消耗更低、移动距离更远、操作轮椅更安全。也许我们应该发问：如果患者在训练后会放弃步行技能，为什么康复团队还要花这么多时间、经历、金钱用于患者的步行训练。

我们不能因为患者可能在训练后放弃步行技能就剥夺其进行这个训练的机会。另外，虽然进行步行训练后患者选择了轮椅作为移动方式，但步行仍然有一定的心理治疗作用。对于一些希望尝试步行训练的患者，治疗师应该给予其尝试的机会。但在步行训练开始之前，考虑到下肢矫形器和训练高额的代价，治疗师需要向患者详细的说明步行训练的付出和收益，帮助其慎重的决策。

2. 训练前准备

(1)穿脱矫形器：在进行独立的功能步行之前，患者需要学会独立的穿脱矫形器。如果上肢保留完整的神经支配并有良好的躯干坐位平衡，实现独立穿脱矫形器并不困难。患者可以选择床上坐位或轮椅坐位进行矫形器的穿脱。在穿带矫形器之前需要将所有扣带和鞋带解开并放置于下肢一侧，然后患者将下肢提起，放入矫形器中，膝关节屈曲，足跟沿矫形器慢慢下滑，穿进鞋中。然后系上矫形器扣带和鞋带。脱矫形器的过程相反。需要注意的是，在矫形器的使用过程中患者需要监控骨突的压力情况，特别在脱去矫形器后，需要检查皮肤情况。

(2)坐一站转移：患者可以利用轮椅在平行杆中进行坐一站转移训练。在站起之前，患者需要移动躯干至轮椅坐垫前缘、解锁矫形器。患者可以通过双上肢在平行杆的支撑和头颈、上躯干的摆动站起。在训练之初，患者可能没有足够的上肢力量支撑体重，可以渐进性的在轮椅扶手上进行支撑训练进行过渡。

(3)维持站立平衡：站立平衡是进行步行训练的基础，在步行训练之前，患者需要掌握维持躯干直立姿势的能力。脊髓损伤患者，双下肢瘫痪，膝踝足矫形器可以帮助其控制膝关节和踝关节，要维持站立平衡，患者需要控制髋关节。在缺失髋周肌肉主动收缩的情况下，患者可以通过髋关节的过伸维持躯干的平衡。在这种姿势中，患者头颈后仰、肩胛内收下沉、骨盆前挺、髋关节过伸，躯体的重力线从髋关节后方通过，而走行于髋关节前侧的髂股韧带因为髋关节的过伸而拉长，髂股韧带产生的张力与重力形成平衡力矩，保证髋关节的稳定。因为缺乏肌肉的神经支配，患者往往无法主动前挺骨盆、后伸髋关节，可以考虑的代偿方式是利用头一髋关系，后仰头颈而代偿性的前挺骨盆、后伸髋关节。对于长期使用轮椅的患者，可能存在髋屈肌的挛缩，对于这类患者要通过髋关节的过伸实现站立平衡，需要先恢复髋屈肌的长度。

3. 平面步行训练本段内容主要描述在 KAFO 和拐杖辅助下的平面步行训练方式。

(1)四点步：在四点步的步行模式中，患者每次只迈一只拐或一侧下肢，所以最少有三点保留于地面进行支撑，这保证了较大的支撑面积和步行的安全性，但步行速度较慢。

在步行过程中，患者可以先将重心移离一侧拐杖，并将该拐杖提起迈出，然后将重心移离对侧下肢并迈对侧下肢，紧接着以相同的方式迈出另一只拐和对应的下肢，四点步的迈步顺序可以是：左拐一右下肢一右拐一左下肢。

(2)两点步：两点步和四点步比较，步行速度更快。在两点步的步行模式中，拐和对侧下肢同时迈出，另一侧拐和下肢留于地面支撑，两个过程交替进行。两点步的迈步顺序可以是：左拐加右下肢一右拐加左下肢。

(3)摆过步：摆过步比四点步及两点步都快，但对患者的力量及平衡控制要求更高，能量消耗更多，也有更大摔倒的风险。

脊髓损伤患者在步行之前先通过过伸髋关节、前挺骨盆、后伸腰椎、后撤肩胛和头颈实现站立平衡，然后同时提起两侧拐杖并向前迈出，接着患者身体前倾将重心承负于双拐并通过上肢用力下推，将骨盆及下肢提起，当双足抬离地面便通过上肢和头颈、上躯干的摆动将双下肢迈出。当迈出的双足触地时，患者通过后撤肩胛和后仰头颈，将骨盆前挺、髋关节后伸，实现站立平衡控制。在摆过步中双下肢的迈出距离较大，超过双拐放置点。

(4)摆至步：摆至步与摆过步的操作过程相似，区别是摆至步每次迈步双下肢都不会超过双拐的位置。摆至步与摆过步相比，步行速度较慢，但摔到的风险也较小。

(5)拖至步：拖至步是一种不需要上提躯干和下肢的步行方式，在整个步行过程中，双下肢都保留于地面，患者通过交替的拖拽下肢实现步行。这种步行模式，速度较慢，因为不需要上提躯干能量消耗和力量要求较低，适用于损伤水平较高的患者。

步行前，患者先以髋过伸方式实现站立平衡，然后患者向前迈出双拐，身体前倾，将重心转移至双拐，并通过双上肢支撑来减轻双下肢承重，之后通过上肢头颈的摆动将下肢拖拽向前。患者停止拖拽时，再次通过肩胛后撤、头颈后仰前挺骨盆、过伸髋关节实现身体平衡。

(6)后方、侧方迈步：后方及侧方迈步可以用于后方和侧方步行，也可以用于调整单侧足的位置，当患者需要从站立位坐回轮椅时候需要掌握这些技术。

在向后方或侧方迈步之前，患者需要上提该侧下肢。上提一侧下肢主要通过上肢的支撑、背阔肌、腰方肌及腹肌的收缩上提该侧骨盆。

上提该侧下肢之后，患者需要将足重新放置于后方或侧方，主要通过该侧骨盆的运动实现足的位置重置。患者可以通过头颈和上躯干的位置变化调整骨盆的位置。

4.过障碍物训练

平面步行技能的掌握，可以帮助患者实现独立的室内步行。社区的步行环境较室内更为复杂，步行的支持面往往高低不平，患者要实现独立的社区步行需要掌握过障碍物技能。

(1)坡道：对于需要 KAFO 辅助进行步行的脊髓损伤患者，上下斜坡时遇到的最大的挑战便是无法控制重心而向下坡方向摔倒，因为下肢矫形器的限制，患者无法调整膝、踝关节的角度，同时又缺乏髋关节的主动控制，在斜坡上，患者很容易失去重心而倒向下坡方向。

患者在上斜坡时，要尽可能地将骨盆前挺、身体重心前移，最大程度的实现髋关节的过伸控制，尽可能地保证身体的重心在双足之前。始终使用摆至步，防止重心靠后而摔倒。在下斜坡时使用摆过步，通过斜坡使骨盆前挺，髋过伸，保证髋关节控制。

(2)路崖(路缘石)：路崖是社区中的常见障碍物，脊髓损伤患者要实现独立社区步行，需要掌握独立上下路崖技能。

上路崖之前，患者正对路崖并将双足尽可能靠近放置。患者通过髋过伸方式实现站立平衡，之后将双拐提起并迈上路崖，之后患者躯干前倾将重心转移至双拐，通过双肘支撑、肩胛下沉后撤、头颈前下方扭转将骨盆和下肢抬离地面，迈上路崖。

下路崖时，患者正对路面，通过髋过伸方式实现平衡，之后将双拐迈下路崖，身体前倾将重心移至双上肢，通过上肢支撑将下肢提起迈出，双足迈出路崖时将其放下。

(3)楼梯：在很多社区的公共建筑或私人建筑中都有楼梯而无电梯，患者要想独立的进出这些建筑需要掌握独立上下楼梯技能。考虑到并非所有楼梯都有扶手，本段内容中描述的上下楼梯技能是通过双拐杖的辅助实现的，并未包括楼梯扶手的利用。

上楼梯的过程和上路崖相似。患者通过髋关节过伸实现站立，将双足靠近楼梯放置，将双拐提前并迈上楼梯，身体前倾将重心转移至双拐，通过双上肢支撑和头颈前下方扭转将骨盆和下肢提起，迈上楼梯，完成迈步后当双足触地，患者后仰头颈，后撤肩胛，前挺骨盆、后伸髋关节实现站立控制。

下楼梯的过程和下路崖相似。不同之处在于下楼梯时拐杖向前下方迈出的范围有限(楼梯较窄)，患者在下楼梯时，需要控制步长。

5.摔倒

脊髓损伤患者通过下肢矫形器和辅助工具的帮助的步行总有摔倒的风险。摔倒可能会对患者的身体造成伤害，为了尽可能地减少伤害，患者需要掌握安全摔倒的方式，并在摔倒后掌握从地面站起的技能。有两种方式可以一定程度的减少摔倒造成的伤害。第一，在摔倒的过程中将拐杖甩开，避免倒落过程中拐杖对躯干或上肢带来伤害。第二，在摔倒时可以考虑用手掌触地，并通过肘、肩关节的支撑缓冲地面对身体的反作用力。

6. 地面站起

患者在摔倒之后要掌握独立从地面站起的技能，从地面站起对于脊髓损伤的患者来说是个挑战，但如果患者双上肢神经支配完全并力量强大，独立地面站起也可以实现。

患者在地上先将身体调整为俯卧位，并将双拐放置于身体两侧。然后患者将双手置于肩关节下方，通过上肢支撑和头颈运动将骨盆抬离地面，患者双手交替后行，并将头颈向前下扭转抬升骨盆，使重心向后上方转移，直至下肢和地面垂直。在这个过程中患者要尽可能地通过上肢的后行使下肢与地面垂直。

一旦双下肢已经和地面垂直，患者可以向一侧上肢转移重心，并用非负重侧上肢抓起拐杖并通过拐杖负重，然后患者转移另一侧上肢重心并抓起拐杖支撑。在患者利用两侧拐杖达到平衡之后，便通过双侧上肢的支撑实现直立体位。

（六）功能性电刺激

功能性电刺激(FES)是使用低频刺激电流作用于肌力较弱或麻痹肌肉，促进其功能改善的治疗方式，在脊髓损伤患者中有广泛应用。FES 可以用于脊髓损伤患者的心血管系统的训练、呼吸训练、上肢功能训练、步行、转移、站立、直肠和膀胱功能训练。功能性电刺激可以使用体表电极，也可以使用手术植入式电极，可以通过和计算机连接，调整刺激的参数。

（朱建周）

第六节　中风病急性期的康复治疗

一、病因病机

中风的发生，唐宋以前多以内虚邪中立论，唐宋以后多以内风立论；今认为大多是由于正气虚弱，肝风内动，与心肝脾肾脏腑阴阳失调有关。加以忧思恼怒，或嗜酒饱食，或房事劳累，或外邪侵袭等诱因下，致气血运行受阻，肌肤筋脉失于濡养；或致阴亏于下，阳浮于上，肝阳暴张，阳化风动，血随气逆，挟痰挟火，横窜经隧，上冲于脑，蒙蔽清窍而卒然昏仆、半身不遂诸症而发病。本病的病因病机颇为复杂，从临床观察分析来看，常与以下情况有关。①积损正衰："年四十而阴气自半，起居衰矣"。年老体弱，或久病气血可损，元气耗伤，脑脉失养。气虚则运血无力，血流不畅，而致脑脉瘀滞不通；阴血亏虚则阴不制阳，内风动越，挟痰浊、瘀血上扰清窃，突发本病。正如《景岳全书·非风》说："卒倒多由昏愦，本皆内伤积损颓败而然。"②劳倦内伤"阳气者，烦劳则张"。烦劳过度，易使阳气升张，引动风阳，内风旋动，则气火俱浮，或兼挟痰浊、瘀血上壅清窍。因肝阳暴张，血气上涌骤然而中风者，病情多重。③脾失健运，痰浊内生：过食肥甘醇酒，致使脾胃受伤，脾失运化，痰浊内生，郁久化热，痰热互结，壅滞经脉，上蒙清窍；或素体肝旺，气机郁结，克伐脾土，痰浊内生；或肝郁化火，烁津成痰，痰郁互结，挟风阳之邪，窜扰经脉，发为本病。此即《丹溪心法·中风》所谓"湿土生痰，痰生热，热生风也"。④五志所伤，情志过极：七情失调，肝失条达，气机郁滞，血行不畅，瘀结脑脉；暴怒伤肝则肝阳暴张，或心火暴盛，风火相煽，血随气逆，上冲犯脑。凡此种种，均易引起气血逆乱，上扰脑窍而发为中风。

另外，部分学者认为中风病有因外邪侵袭而引发者，如风邪乘虚入中经络，气血痹阻，肌肉筋脉失于濡养；或外因引动痰湿，痹阻经络，而致喎僻不遂，此即古人所谓“真中”。近年痰瘀为患、痰瘀互结，内生邪毒的机制引起医家重视。

本病常见的诱因为：气候骤变，烦劳过度，情志相激，跌仆努力等。

综观本病，由于患者脏腑功能失调，或气血素虚，加之劳倦内伤，忧思恼怒，饮酒饱食、用力过度，而致瘀血阻滞、痰热内蕴，或阳化风动，血随气逆，导致脑脉痹阻或血溢脑脉之外，引起昏仆不遂，发为中风。其病位在脑，与心、肾、肝、脾密切相关。其病机概而论之有虚（阴虚、气虚）、火（肝火、心火）、风（肝风、外风）、痰（风痰、湿痰）、气（气逆）、血（血瘀）六端，此六端多在一定条件下相互影响，相互作用。病变多为本虚标实，上盛下虚；在本为肝肾阴虚，气血衰少，在标为风火相煽，痰湿壅盛，瘀血阻滞，气血逆乱；而其基本病机为气血逆乱，上犯于脑。

二、治疗

中风病急性期标实症状突出，急则治其标，中医药治疗当以祛邪为主，常用平肝熄风、清化痰热、化痰通腑、活血通络、醒神开窍等治疗方法。闭脱二证当分别治以祛邪开窍醒神和扶正固脱、救阴固阳。若出现格拒，即所谓“内闭外脱”，醒神开窍与扶正固本可以兼用。

（一）中医辨证治疗

辨治原则：中风急性期又分中经络、中脏腑不同，中经络（神志清醒者）以驱邪为先，常以平肝熄风、化痰活血通络为主；中脏腑（神志障碍）者，闭证当以豁痰通腑、醒神开窍为主；脱证宜救阴回阳固脱。若闭证开始转为脱证之时，可闭、脱治疗互相参用。如昏迷渐醒，闭、脱症状缓解，可根据病情，标本同治，如平肝熄风、清热化痰，同时滋养肝肾或补气养血。

1. 风痰瘀血，痹阻脉络

证候特点：半身不遂，口舌歪斜，舌强言謇或不语，偏身麻木，头晕目眩。舌质暗淡，舌苔薄白或白腻，脉弦滑。

（1）治法：熄风涤痰，活血通络。

（2）代表方剂：半夏白术天麻汤加减。

（3）常用药物：熄风涤痰选用天麻、全蝎、蜈蚣、刺蒺藜、胆南星、法半夏等；健脾可用白术、茯苓；活血通络选用丹参、当归尾、川芎、川红花、鸡血藤等。

（4）基本处方：法半夏 12g，茯苓 15g，白术 12g，胆南星 9g，天竺黄 12g，天麻 12g，香附 12g，丹参 15g，大黄 6g（后下）。每日 1 剂，水煎服。

（5）加减法：瘀血重，舌质紫暗或有瘀斑者，加桃仁、红花、赤芍以活血化瘀；舌苔黄腻、烦躁不安等有热象者，加黄芩、栀子以清热泻火；头晕、头痛，加菊花、夏枯草以平肝熄风；风痰互结，瘀血阻滞，日久易从阳化热，故临床上用药不宜过于温燥，以免助热生火。

2. 肝阳暴亢，风火上扰

（1）证候特点：半身不遂，偏身麻木，舌强言謇或不语，或口舌喎斜，眩晕头痛，面红目赤，口苦咽干，心烦易怒，尿赤便干。舌红或红绛，舌苔薄黄，脉弦有力。

（2）治法：平肝泻火通络。

（3）代表方剂：天麻钩藤饮加减。

（4）常用药物：平肝泻火选用石决明、白芍、天麻、钩藤、羚羊角骨、夏枯草、黄芩、栀子、龙胆草、虎杖等；活血通络选用地龙、毛冬青、益母草、丹参、川牛膝等。

（5）基本处方：天麻 15g，钩藤 15g，生石决明 30g（先煎），川牛膝 18g，黄芩 12g，山栀 12g，夏枯草12g，益母草15g，海藻15g，全蝎6g。每日1剂，水煎服。

(6)加减法：伴头晕头痛者，加菊花、桑叶以清利头目；心烦易怒，加牡丹皮、赤芍加强清泻肝火之力；便干便秘，加生大黄以清热通腑；若症见神识恍惚、迷蒙者，为风火上扰清窍，由中经络向中脏腑转化，配合灌服牛黄清心丸或安宫牛黄丸以开窍醒神；若风火之邪挟血上逆，加用凉血降逆之品以引血下行。

3.痰热腑实，风痰上扰

(1)证候特点：半身不遂，口舌歪斜，言语謇涩或不语，偏身麻木，腹胀便干便秘，头晕目眩，咯痰或痰多。舌质暗红或暗淡，苔黄或黄腻，脉弦滑或偏瘫侧脉弦滑而大。

(2)治法：清热涤痰，通腑泄热。

(3)代表方剂：星蒌承气汤加减。

(4)常用药物：清热通腑选用大黄、虎杖、人工牛黄粉、枳实、羚羊角骨、厚朴、枳实等；涤痰选用瓜蒌、胆南星、天竺黄、竹茹等。

(5)基本处方：大黄10～15g(后下)，芒硝10g(分冲)，全瓜蒌15～30g，胆南星6～10g。每日1剂，水煎服。

(6)加减法：热象明显者，加山栀子、黄芩清热泄火，加强清热之力；年老体弱津亏者，加生地黄、麦门冬、玄参以增液行舟。

4.气虚血瘀

(1)证候特点：半身不遂，口舌喎斜，言语謇涩或不语，偏身麻木，面色晄白，气短乏力，口角流涎，自汗出，心悸便溏，手足肿胀。舌质暗淡，舌苔薄白或白腻，脉沉细、细缓或弦细。

(2)治法：益气活血，扶正祛邪。

(3)代表方剂：补阳还五汤加减。

常用药物：益气选用黄芪、人参、西洋参、五爪龙、党参、太子参等，活血祛瘀选用川芎、丹参、川红花、当归、鸡血藤、三七、赤芍等。

(4)基本处方：黄芪30～120g，当归12g，赤芍15g，川芎15g，桃仁12g，红花9g，地龙12g。每日1剂，水煎服。

(5)加减法：气虚明显者，加党参、太子参以益气通络；言语不利，加远志、石菖蒲、郁金以祛痰利窍；心悸、喘息，加桂枝、炙甘草以温经通阳；肢体麻木者，加木瓜、伸筋草、防己以舒筋活络；上肢偏废者，加桂枝以通络；下肢瘫软乏力者，加续断、桑寄生、杜仲、牛膝以强壮筋骨；小便失禁者，加桑螵蛸、益智仁以温肾固涩；血瘀重者，加莪术、水蛭、鬼箭羽、鸡血藤等破血通络之品；若急性期气虚伴血瘀，有主张不宜过早重用黄芪者，以免助热生火，加重病情。

5.阴虚风动

(1)证候特点：半身不遂，口舌喎斜，舌强言謇或不语，偏身麻木，烦躁失眠，眩晕耳鸣，手足心热。舌质红绛或暗红，少苔或无苔，脉细弦或细弦数。

(2)治法：滋养肝肾，潜阳熄风。

(3)代表方剂：镇肝熄风汤加减。

(4)常用药物：滋养肝肾选用龟板、鳖甲、熟地黄、女贞子、桑椹子、何首乌等；潜阳熄风选用龟板、鳖甲、白芍、龙骨、牡蛎、代赭石、龙齿、天麻、钩藤等。

(5)基本处方：川牛膝30g，代赭石30g(先煎)，龙骨30g(先煎)，牡蛎30g(先煎)，龟甲20g(先煎)，白芍15g，玄参15g，天门冬12g，川楝子12g，茵陈18g，麦芽15g，钩藤15g，菊花12g。

每日1剂，水煎服。

(6)加减法：挟有痰热者，加天竺黄、竹沥、川贝母以清化痰热；心烦失眠者，加栀子以清心除烦，加珍珠母以镇心安神；头痛重者，加夏枯草以清肝熄风，加川芎、白芷、全虫等以祛风活血止痛。

6.络脉空虚，风邪入中

(1)证候特点：手足麻木，肌肤不仁，或突然口眼㖞斜，语言不利，口角流涎，甚则半身不遂；或兼见恶寒发热，肢体拘急，关节酸痛等症。舌苔薄白，脉浮弦或弦细。

(2)治法：祛风通络，养血和营。

(3)代表方剂：大秦艽汤。

(4)常用药物：祛风通络选用秦艽、羌活、白僵蚕、白附子、白芷、川芎等，养血和营选用熟地黄、白芍、生地黄、制首乌、当归等。

(5)基本处方：秦艽12g，当归12g，细辛3g，羌活6g，防风6g，白芷6g，川芎9g，白芍12g，独活9g，生地黄12g，甘草6g。日1剂，水煎服。

(6)加减法：可加入白附子、全蝎祛风痰、通经络；兼内热者，可加黄芩、生石膏等清除内热，并可制诸风药之燥热；如有风热表证者，可去羌活、防风、当归等药，加桑叶、薄荷、菊花以疏风清热；若仅见口眼㖞斜而无半身不遂等症者，可用牵正散加荆芥、防风、白芷以散风祛邪；兼表热者加金银花、连翘、薄荷以疏散风热；必要时加红花以活血化瘀。

(二)中成药治疗

1.静脉给药

(1)清开灵注射液：40～60mL加入5%～10%葡萄糖500mL静脉滴注，每日1～2次。适用于肝阳暴亢，痰热腑实证。

(2)醒脑静注射液：10～20mL加入5%葡萄糖250～500mL静脉滴注，每日1～2次。适用于肝阳暴亢，痰热腑实证；或中脏腑实证。

(3)血塞通注射剂：200～400mg加入25%～50%葡萄糖40～60mL静脉注射或加入5%～10%葡萄糖250～500mL静脉滴注，每日1次。适用于各种证型。

(4)丹参注射液或复方丹参注射液：20～40mL加入5%～10%葡萄糖250mL中静脉滴注，每日1～2次。适用于各种证型。

(5)脉络宁注射液：10～20mL加入5%～10%葡萄糖250～500mL中静脉滴注，每日2次。适用于肝阳暴亢、痰热腑实、风痰瘀血痹阻脉络之证。

(6)通脉舒络液：250mL静脉滴注，每日1～2次。适用于气虚血瘀证、痰湿蒙塞心神证。

(7)盐酸川芎嗪注射液：80～120mg加入5%～10%葡萄糖250～500mL中静脉滴注，每日1次。适用于瘀血阻络证。

(8)血栓通注射液：4～6mL加入5%～10%葡萄糖250～500mL静脉滴注，每日1～2次。适用于各种证型。

(9)心脉灵注射液：20～40mL加入5%～10%葡萄糖250～500mL静脉滴注，每日1～2次。适用于元气败脱、心神散乱之危证。

(10)参麦注射液：20mL加入50%葡萄糖40mL中静脉注射，或40～60mL加入10%葡萄糖250mL静脉滴注，每日2次。适用于中风之脱证，或由闭而脱，气阴俱伤的危急证。

(11)参附注射液：5～20mL加入50%葡萄糖40mL静脉注射，或20～100mL加入5%～

10％葡萄糖 500mL 静脉滴注，每日 1～2 次。适于用脱证或由闭而脱，阳气暴脱之危急证。

(12)50％红花注射液：5～20mL 加入 10％葡萄糖 250mL 静滴，每日 1 次。用于缺血性中风。

(13)蝮蛇抗栓酶：0.5u 加入 10％葡萄糖 250mL 静滴，注射前必须做皮试。每日 1 次，用于缺血性中风急性期或恢复期。

(14)灯盏花素注射液：8～16mL，或灯盏细辛注射液，20～40mL，加入 5％葡萄糖 250～500mL 静滴，用于各期各型中风。

(15)刺五加注射液：20mL/支，2～4 支加入 5％葡萄糖 250～500mL 静滴，适用于气虚、血瘀证。

(以上静脉用药，糖尿病患者可 0.9％生理盐水代替葡萄糖)

2.口服制剂

(1)急性期随证选用安宫牛黄丸、苏合香丸、紫雪丹、新雪丹、至宝丹。

(2)清开灵口服液，10mL，每日 3～4 次口服。适用于肝阳暴亢、痰热腑实证。

(3)脑血康口服液，10mL，每日 3～4 次口服。适用于各种证型。

(4)西黄丸，3g，每日 2 次口服。适用于痰瘀闭阻清窍脉络之实证。

(5)复方丹参片，每次 3 片，每天 3 次。用于气虚血瘀或痰瘀阻络之中风偏瘫。

(6)华佗再造丸，每次 8g，每天 2 次。用于气虚血瘀或痰瘀阻络之中风偏瘫、失语、口眼喎斜、肢体拘挛麻木。

(7)川芎嗪片，每次 2 片，每天 3 次。用于气虚血瘀或痰瘀阻络之中风偏瘫。

(8)中风回春丸，每次 3 片，每天 3 次。用于气虚血瘀或痰瘀阻络之中风偏瘫，口喎，失语。

(9)大活络丸，每次 1 丸，每天 2 次。用于气虚血瘀或痰瘀阻络之中风后遗症、偏瘫、麻木、肢体拘挛。

(10)心脑舒通胶囊，每次 2 粒，每天 3 次。用于气虚血瘀或痰瘀阻络之中风偏瘫，口喎，失语。

(11)人参再造丸，每次 1 丸，每天 1～2 次。用于气血亏损，肢体麻痹，中风瘫痪等。

(三)推拿疗法

在中风病早期的半身不遂，其手法可用推、拿、按、擦、捻、搓。取穴有风池、肩井、肩髃、天井、手三里、合谷、环跳、阳陵泉、委中、承山。部位：面部、背部及四肢，以患侧为重点。可按以下分型进行推拿治疗：

1.中经络

基本操作：推拿肩井，点按风池、风府、肩贞、天宗，点按足三里、髀关、梁丘。辨证加减：经脉空虚，风邪入中者，加用揉拿手三阳，提拿足三阳，点按曲池、合谷、环跳、委中、承山；肝肾阴虚、风阳上扰者，加用搓、运夹脊，推、运印堂，点按肝俞、肾俞、云门、承扶、丰隆。

2.中脏腑

(1)基本操作：掐点人中、十宣，揉拿手三阴。

(2)辨证加减：闭证者，加揉拿手三阳，提拿手三阴，点按劳宫、太冲、丰隆、涌泉；脱证者，加提拿足三阳，补泻神阙，点按内关、足三里。

如患者兼有面色萎黄无华，气短乏力，声低息微，食少便溏，舌紫黯，脉细涩，属气虚血瘀，治宜补气养血，疏通经络，按摩取穴以任脉和足太阴脾经穴位为主，辅以患肢穴位，以疏通患肢气血。如患者兼有肢体僵硬拘紧，面红耳赤，口干口苦，舌红苔黄，脉弦有力者，属肝阳上亢，治宜平肝潜阳，熄风通络，按摩取穴以足厥阴肝经为主，辅以患肢穴位，重点手法放在腕关节及掌指部分，可用拇指捻掌指关节和指关节，以改善屈伸功能。如患者纳呆脘闷，喉间痰鸣，口角流涎，舌紫黯，苔白滑腻，脉弦滑，属痰瘀阻络，治宜除湿化痰，化瘀通络，按摩取穴以足阳明胃经、足太阴脾经为主。

(3)推拿治疗注意事项：在康复学科手法治疗的对象是以伤、残及疼痛患者为主。此类伤病有一些不同其他疾病的特点，因此除一般手法治疗需注意的事项以外，还应注意以下几点：

1)肢体不能自主活动，长期卧床从未做过手法治疗的患者，易形成深静脉血栓。手法治疗要慎重，已经形成者禁用手法治疗。

2)久病弱者手法治疗时，随时注意调整手法强度。

3)肢体肌力减退或丧失的患者手法治疗时，要有保护措施，以防手法造成软组织损伤或骨折。

4)对疼痛经多次手法治疗不能缓解者，应明确诊断后再酌情处理。

(四)针灸治疗(体针)

1.中经络

(1)治法：醒脑开窍，疏通经脉。

(2)取穴：内关、人中、三阴交、极泉、尺泽、委中

(3)加减：手指握固者加合谷、八邪，上肢不能伸者加曲池。

(4)操作：内关，施提插泻法；继刺人中，用雀啄手法；三阴交，施提插泻法；极泉，施提插泻法；尺泽，提插泻法；委中，提插泻法。

(5)方义：内关为心包络之络穴，人中属督脉，相配以通窍醒神；三阴交，育阴潜阳；极泉、尺泽、委中三穴配伍，疏通上下肢经脉。

2.中脏腑(闭证)

(1)治法：启闭开窍。

(2)取穴

1)内关、人中；

2)十宣放血；

3)风府、气舍。

(3)操作：内关、人中刺法同前，十宣以三棱针点刺，挤压出血。每穴出血达1～2mL。风府直刺2～2.5寸，施提插泻法。

(4)方义：

方1)取内关调神开窍，使心神复明。人中调节督脉。

方2)十宣处放血，为通调十二经脉以开关通闭。

方3)取风府通调督脉，振奋阳气，转复神机。取太冲与内庭相配可达调气血，疏理气机，以恢复自主呼吸。

(五)头针疗法

(1)治疗中风选体征对侧运动区，感觉区，足运感区，进针后捻转3分钟。

(2)偏侧运动障碍，取对侧运动区；下肢瘫，取对侧运动区上1/5，对侧足运区；下肢瘫，取

对侧运动区是 2/5；头面部瘫痪，流涎，舌歪斜，运动性失语，取对侧运动区下 2/5；偏身感觉障碍，取对侧感觉区；下肢感觉障碍，取对侧感觉区上 1/5，对侧足感区；上肢感觉障碍，取对侧感觉区中 2/5；头面部感觉障碍，取对侧感觉区下 2/5；失语，选瘫痪对侧运动区下 2/5；精神障碍，强哭强笑，刺正中线两侧胸腔以上，横刺；肢体浮肿，取对侧血管舒缩区。

（六）眼针疗法

治中风偏瘫取上、下焦区穴，可使患侧肢体逐渐恢复自主运动。

（七）刺血疗法

对脑出血偏瘫患者，太阳、曲泽刺出血；脑栓塞刺太阳、曲泽、解溪出血；以上诸穴每个穴位出血量 5～15mL，多者可达 30mL。

（八）穴位注射疗法

1. 偏瘫初期

用 5%γ一氨基酸 1.5mL 或三磷酸腺苷 10～20mg，后期用维生素 B_1 100mg，注入病侧风池穴，每日 1 次。

2. 治瘫痪取夹脊穴 5、7、9、11、14

配足三里、阳陵泉、悬钟、治瘫 1～7，承山、风市、解溪。方法：每次选 1～3 穴，用 5%防风注射液，每穴注入 0.3～0.5mL，或 5%人参注射液、654－2，每穴注入 0.3～0.5mL，并用三磷酸腺苷 10～20mL 注入患侧风池，隔日治疗 1 次，15 次为 1 疗程。

（九）耳针

多选肾上腺、心、肝、脑干、皮质下、神门等部位。虚证多埋针，实证则强刺激。

（十）灌肠疗法

通腑灌肠液（验方大黄 15g（后下），枳实 15g，虎杖 30g、益母草 30g，煎水 150～200mL，保留灌肠，每日 1～2 次，适用于中风急性期之各种实证。亦可用安宫牛黄丸或承气汤类，亦可用栓剂。或以辨证方制成药液，每次 100～150mL，于直肠内给药，每日 1～2 次，治疗中风之吞咽困难及闭证患者。

（十一）刮痧疗法

对中经络的患者，可取夹脊穴、膀胱经及四肢诸阳经所过之外进行刮痧治疗，以疏畅气血，对血压偏高者可加取桥弓穴及足底（以涌泉为主）。

（十二）点舌疗法

主要用于中风昏迷患者的救治。将紫雪丹、至宝丹或安宫牛黄丸，苏合香丸等药物用水化后，用消毒棉签蘸药液不停地点舌，以达到药物从舌下吸收目的。

（十三）药枕疗法

如石膏枕（生石膏适量，打碎后装入枕芯，令患者枕之，用于脑出血急性期）、菊丹芎芷枕（菊花、牡丹皮、川芎、白芷共研末，装入枕芯，令患者枕之，用于脑梗死患者急性期热象明显）等。

（十四）敷贴疗法

包括穴位敷贴疗法、脐疗法等，可用辨证选方药或单验方敷贴。

（十五）药氧疗法

用辨证方制成药液，用医用纯氧在雾化器中充分混合后，以一定的流速将药液随氧气雾化吸入，治疗中风闭证或吞咽困难者。

（樊红霞）

第十章 针灸处方

第一节 针灸治疗原则

针灸治疗原则就是运用针灸治疗疾病必须遵循的基本法则，是确立治疗方法的基础。在应用针灸治疗疾病时，具体的治疗方法多种多样，是用针法，还是用灸法，还是针灸并用；是用补法，还是用泻法，还是补泻兼施？从总体上把握针灸的治疗原则具有化繁就简的重要意义。针灸的治疗原则可概括为治神守气、清热温寒、补虚泻实、整体观念、治病求本和三因制宜。

一、治神守气

治神守气是针灸治病的重要原则，历来受到针灸医家的重视。《素问·宝命全形论》说："凡刺之真，必先治神……经气已至，慎守勿失。"旨在言明治神守气是针灸施治的基础和前提，在针灸治疗原则中，应居首要地位。

（一）治神

所谓治神，一是在针灸施治前后注重调治病人的精神状态；二是在针灸操作过程中，医者专一其神，意守神气；病人神情安定，意守感传。治神贯穿于针灸治病的全过程。

《灵枢·官能》说："用针之要，无忘其神……徐语而安静，手巧而心审谛者，可使行针艾。"《备急千金要方》也说："凡大医治病，必当安神定志。"提示我们在施行针灸治疗之前，医者必须把针灸疗法的有关事宜告诉病人，使之对针灸治病有所了解和正确的认识，以便镇定情绪，消除紧张心理，这对于初诊和精神紧张的病人尤为重要。《素问·举痛论》说："惊则心无所依，神无所归，虑无所定，故气乱矣。"《灵枢·终始》说："大惊大恐，必定其气乃刺之。"《标幽赋》亦云："凡刺者，使本神朝而后入；既刺也，使本神定而气随；神不朝而勿刺，神已定而可施。"对于个别精神高度紧张、情绪波动不定以及大惊、大恐、大悲之人，应暂时避免针刺，以防神气散亡，造成不良后果；而对于一些患疑难病证、慢性痼疾或以情志精神因素致病者，还应在针灸治疗期间多做深入细致的思想工作，使他们能够充分认识机体状态、精神因素对疾病的影响和作用，鼓励他们树立并坚定战胜疾病的信心，积极配合治疗，加强各方面的功能锻炼，促使疾病的好转和身体康复。正如《圣济经》中所云："治病之道，必观其态，必问其情，以察存亡得失之意。其为治也，告之以其败，语之以其善，导之以其所便，开之以其所苦。盖以神受则意诚，意诚则功倍故也。"

（二）守气

针灸疗法所言之气，主要指经气。经气即经络之气，也称"真气"，是经络系统的运动形式及其功能的总称。《灵枢·刺节真邪》说："用针之类，在于调气。"经气的虚实是脏腑经络功能盛衰的标志。针灸治病，十分注重调节经气的虚实，也就是发挥对脏腑、经络的调节作用。经气在针灸疗法中的体现有得气、气行、气至病所等形式。而得气的快慢，气行的长短，气至病所的效应，常常又与病人的体质，对针刺的敏感度，取穴的准确性，针刺的方向、角度、深度、强度、补泻手法等因素密切相关，在这些众多的因素之中，医者的治神守气，病人的意守感传往往对诱发经气、加速气至、促进气行和气至病所起到决定性的作用。《灵枢·九针十二原》说：

"粗守形，上守神。"守神也即守气，守气的过程也含有治神的内容，守气必先治神。《医宗金鉴·刺灸心法要诀》说："凡下针，要病人神气定，息数匀。医者亦如之。"可见，治神决非只是医者治病人之神，医者自身也有一个治神、正神的问题。《素问·诊要经终论》早有"刺针必肃"之古训，医者在病人面前要庄重、严肃，不可轻浮、失态。对待病人要和蔼、亲切，如待贵人，切忌冷漠粗暴、以貌取人。在针灸施术的整个过程中，注意力必须高度集中，取穴认真、准确，操作细心、谨慎，不可粗心大意，马虎从事，特别是在行针过程中要专心致志，做到"神在秋毫，属意病者"，"必一其神，令志在针"。认真体验针下的感觉，仔细观察病人的神色和表情，耐心询问病人的主观感觉，既察言又观色。如气不至，则可适当运用扪、切、循、按等行气辅助手法，或巧妙配合语言暗示，以诱发经气的出现。一旦针下气至，就要"密意守气"，做到"经气已至，慎守勿失……如临深渊，手如握虎，神无营于众物"。从病人言，针前安定情绪，消除紧张心理，愉快接受针灸治疗，能为守气打好良好的基础。在针灸施治过程中，病人也应平心静气，放松肌肉，全神贯注，意守病所。如能在医者进针、行针过程中配合作呼吸运动，其意守感传的效果会更好。综上所述，治神与守气是充分调动医者、病人两方面积极性的关键措施。医者端正医疗作风，认真操作，潜心尽意，正神守气；病人正确对待疾病，配合治疗，安神定志，意守感传。既体现了医者的良好医德，又贯穿了"心理治疗"于其中。所以能更好地发挥针灸疗法的作用，提高治疗效果。同时，还能有效地防止针灸异常现象和意外事故的发生。治神守气作为针灸疗法的一个重要治疗原则，毋庸置疑。

二、清热温寒

"清热"就是热性病证治疗用"清"法；"温寒"就是寒性病证治疗用"温"法，均属于正治法。《灵枢·经脉》篇说："热则疾之，寒则留之。"就是针对热性病证和寒性病证而制定的清热温寒的治疗原则。

(一)热则疾之

热则疾之即热性病证的治疗原则是浅刺疾出或点刺出血，手法宜轻而快，可以不留针或针用泻法，以清泻热毒。例如，风热感冒者，当取大椎、曲池、合谷、外关等穴浅刺疾出，即可达到清热解表的目的。若伴有咽喉肿痛者，可用三棱针在少商穴点刺出血，以加强泻热、消肿、止痛的作用。《灵枢·九针十二原》解释说："刺诸热者，如以手探汤。"形象地表明了针刺手法的轻巧快速。

(二)寒则留之

寒则留之即寒性病证的治疗原则是深刺而久留针，以达温经散寒的目的。因寒性凝滞而主收引，针刺时不易得气，故应留针候气；加艾灸更能助阳散寒，使阳气得复，寒邪乃散。如寒邪在表，留于经络者，艾灸法较为相宜；若寒邪在里，凝滞脏腑，则针刺应深而久留，或配合"烧山火"针刺手法，或加用艾灸，以温针法最为适宜。《灵枢·九针十二原》进一步解释说："刺寒清者，如人不欲行。"也形象地表明了针刺应深而久留。

三、补虚泻实

补虚泻实就是扶助正气祛除病邪。《素问·通评虚实论》说："邪气盛则实，精气夺则虚。"可见，虚指正气不足，实指邪气有余。《灵枢·经脉》说："盛则泻之，虚则补之……陷下则灸之，不盛不虚以经取之。"《灵枢·九针十二原》说："虚则实之，满则泄之，菀陈则除之，邪盛则虚之。”是针对虚证、实证制定的补虚泻实的治疗原则。

(一)虚则补之、陷下则灸之

“虚则补之”就是虚证采用补法治疗。针刺治疗虚证用补法主要通过针刺手法的补法和穴位的选择和配伍等而实现的。对于各种气血虚弱者,诸如精神疲乏、肢软无力、贫血、气短、腹泻、遗尿、乳少以及身体素虚、大病久病后气血亏损、肌肉萎缩、肢体瘫痪失用等等,常取关元、气海、命门、膏肓俞、足三里等偏补性能的腧穴和有关脏腑经脉的背俞穴、原穴,针灸并用,施行补法,能够振奋脏腑的机能,促进气血的生化,达到益气养血、强身健体的目的。

“陷下则灸之”,属于虚则补之的范畴,也就是说气虚下陷的治疗原则是以灸治为主。当气虚出现陷下证候时,应用温灸方法可较好地起到温补阳气、升提举陷的目的。如因脏腑经络之气虚弱,中气不足,对气血和内脏失其固摄能力而出现的久泻、久痢、遗尿、崩漏、脱肛、子宫脱垂、内脏下垂等,常灸百会、神阙、气海、关元、中脘、脾俞、胃俞、肾俞、足三里等穴补中益气、升阳举陷,对失血过多、大汗不止、四肢厥冷、阳气暴脱、血压下降、脉微欲绝的虚脱危象,更应重灸上述腧穴,以升阳固脱,回阳救逆。

(二)实则泻之、菀陈则除之

“盛则泻之”、“满则泄之”、“邪盛则虚之”都是泻损邪气的意思,可统称为“实则泻之”。“实则泻之”就是指实证采用泻法治疗。针刺治疗实证用泻法主要是通过针刺手法的泻法、穴位的选择和配伍等而实现的。如在穴位上施行捻转、提插、开阖等泻法,可以起到祛除人体病邪的作用;应用偏泻性能的腧穴如十宣穴、水沟、丰隆、血海等,也可起到祛邪目的。例如对高热、中暑、昏迷、惊厥、痉挛以及各种原因引起的剧痛等实证,取大椎、合谷、太冲、委中、水沟、十宣、十二井等穴,针用泻法,或点刺出血,即能达到泻实之目的。

“菀陈则除之”,“菀”同“瘀”,有瘀结、瘀滞之义。“陈”即“陈旧”,引申为时间长久。“菀陈”泛指络脉瘀阻之类的病证;“除”即“清除”,指清除瘀血的刺血疗法等,《素问·针解》说:“菀陈则除之者,出恶血也。”就是对络脉瘀阻不通引起的病证,宜采用三棱针点刺出血,达到活血化瘀的目的。如由于闪挫扭伤、毒虫咬伤、丹毒等引起的肌肤红肿热痛、青紫肿胀,即可以局部络脉或瘀血部位施行三棱针点刺出血法,以活血化瘀、消肿止痛。如病情较重者,可点刺出血后加拔火罐,这样可以排出更多的恶血,促进病愈;又如腱鞘囊肿、小儿疳证的点刺放液治疗也属此类。

(三)不盛不虚以经取之

“不盛不虚以经取之”,并非病证本身无虚实可言,而是脏腑经络的虚实表现不甚明显。主要是由于病变脏腑经脉本身受病,而未传变于其他脏腑、经脉,属本经自病。《灵枢·禁服》说:“不盛不虚,以经取之,名日经刺。”《难经·六十九难》说:“不虚不实以经取之者,是正经自病也。”在针刺时,多采用平补平泻的针刺手法。

补虚泻实既是针灸治疗原则,又是针灸治病的重要手段。《灵枢·九针十二原》说:“勿实实,勿虚虚,损不足而益有余,是谓甚病,病益甚。”《类经》也说:“凡用针者,但可泻其多,不可泻其少,当详察气血,而为之补泻也。”都明确指出补虚不可误用,不可犯“虚虚实实”之戒。否则,就会造成“补泻反则病益笃”的不良后果。

四、整体观念

针灸治病,要善于处理局部与整体的关系。因为身体某一部分出现的局部病证,往往又是整体疾病的一部分，如头痛和目赤肿痛，都与肝火上炎有关；口舌生疮、小便短赤均因心和小肠有火所致；脱肛、子宫脱垂皆由中气不足引起。故《标幽赋》云："观部分而知经络之虚实。"这就是中医学的整体观念，体现在针灸医学领域尤为突出。针灸治病，只有从整体观念出发，辨证施治，才不会出现头痛医头、脚痛医脚的片面倾向。

(一)局部治疗

针灸治病，通过针刺和艾灸对经络、腧穴的刺激，直接作用于局部组织，从而产生局部治疗作用，即以局部腧穴治疗局部病证。如牙痛、面瘫取地仓、颊车；胃痛、腹泻取中脘、天枢；腰酸背痛取身柱、肾俞；手足有病取合谷、太冲等。局部治疗作用是人体所有腧穴共同具有的治疗作用，尤其是头面、躯干腧穴的主要治疗作用。体现了"腧穴所在，主治所在"的治疗特点。局部症状的解除，有助于全身性疾病的治疗。

(二)整体治疗

针灸治病，除了作用于局部组织外，还能给机体以整体性影响。尤其是四肢肘膝关节以下的腧穴，除了能治疗局部和邻近组织病变外，还能治疗头面、躯干、脏腑的病变。部分腧穴如合谷、太冲、足三里、三阴交、大椎、百会、气海、关元等，还可防治全身性疾病。整体治疗还包括针对某一病证的病因治疗。如对肝阳上亢引起的头痛、眩晕，取太溪、太冲透涌泉以滋水涵木、育阴潜阳，肝阳平降，而头痛自止。外感发热、咳嗽，取合谷、外关、列缺发汗解表、宣肺止咳，肺气得以宣降，表热自解，咳嗽自除。

(三)局部与整体同治

在多数情况下，需要局部与整体同时调治。如脾虚腹泻，局部取大横、天枢理肠止泻，整体取脾俞、足三里健运脾胃；风火牙痛，局部取颊车、下关疏调经络之气，远端取合谷、内庭清降胃肠之火。如此将局部同整体有机地结合起来，既着眼于症状治疗，又注重病因治疗，能够明显提高治疗效果。

五、治病求本

治病求本就是在治疗疾病时要抓住疾病的根本原因，采取针对性的治疗方法。疾病在发生发展的过程中常常有许多临床表现，甚至出现假象，这就需要我们运用中医理论和诊断方法，认真地分析其发病的本质，去伪存真，只有抓住了疾病的本质，才能达到治愈疾病的目的。

"标"、"本"是一个相对的概念，在中医学中具有丰富的内涵，可用以说明病变过程中各种矛盾的主次关系。如从正邪双方而言，正气为本，邪气为标；从病因与症状而论，病因为本，症状为标；从疾病的先后来看，旧病、原发病为本，新病、继发病为标，等等。治病求本是一个基本的法则，但是，在临床上常常也会遇到疾病的标本缓急等特殊情况，这时我们就要灵活掌握，处理好治标与治本的关系。《素问·标本病传论》说："病有标本，刺有逆从，知标本者，万举万当。不知标本，是谓妄行。"说明如能灵活运用标本理论指导针灸临床，就不会贻误病情。

(一)急则治标

急则治标就是当标病处于紧急的情况下，首先要治疗标病，这是在特殊情况下采取的一种权宜之法，目的在于抢救生命或缓解病人的急迫症状，为治疗本病创造有利的条件。例如，不论任何原因引起的高热抽搐，应当首先针刺大椎、水沟、合谷、太冲等穴，以泻热、开窍、熄风止痉；任何原因引起的昏迷，都应先针刺水沟，醒脑开窍；当中风患者出现小便潴留时，应先针刺中极、水道、秩边，急利小便；若伴有大便秘结时，先针刺丰隆、左水道、左归来，急通大便，然后再根据疾病的发生原因从本论治。中医临证，十分强调结合大小便的通与不通判定标本缓急。《灵枢·病本》说："大小便不利治其标，大小便利治其本。"张介宾说："二便不通，乃危急之候，虽为标病，必先治之。此所谓急则治其标也。"

（二）缓则治本

在大多数情况下，治疗疾病都要坚持"治病求本"的原则，尤其对于慢性病和急性病的恢复期有重要的指导意义。正如《素问·阴阳应象大论》所说："治病必求于本"。正虚者固其本，邪盛者祛其邪；治其病因，症状可除；治其先病，后病可解，这就是"伏其所主，先其所因"的深刻含义。例如脾阳虚引起的腹泻，只需取脾俞、胃俞、足三里等穴健脾益气治其本，脾阳健运则腹泻止，肾阳虚引起的五更泄，宜灸气海、关元、命门。肾俞助肾阳治其本，则五更泄止。《灵枢·病本》记载："先病而后逆者，治其本；先逆而后病者，治其本；先寒而后生病者，治其本；先病而后生寒者，治其本；先热而后生病者，治其本；先病而后生热者，治其本；先病而后泄者，治其本；先泄而后生他病者，治其本……先中满而后烦心，治其本……大小便利，治其本……先大小便不利而后生他病者，治其本也。"凡此种种，都是强调求治病因这个根本。

（三）标本同治

当标病与本病俱急或俱缓时，均宜标本同治。标本俱急如本虚标实的鼓胀病，单纯扶正或一味祛邪都于病情不利，唯取水分、水道、阴陵泉利水消肿，三阴交、足三里、脾俞、肾俞健脾补肾，如此标本同治，攻补兼施，才是理想之策。体虚感冒，如果一味解表可使机体正气更虚，而单纯扶正又可能留邪，因此，应当益气解表，益气为治本，解表为治标，宜补足三里、关元，泻合谷、风池、列缺等。标本俱缓如肝病引起的脾胃不和，可在疏肝理气的同时，理脾和胃，穴取章门、期门、太冲、阳陵泉、中脘、足三里，可达标本同治之目的。脾虚气滞，引起腹胀，既取脾俞、胃俞、足三里健运脾阳治本，又取大横、天枢、公孙理气消胀治标。虚火牙痛，可取太溪、然谷、涌泉、合谷、下关、颊车清虚热、止牙痛，标本同治。

六、三因制宜

"三因制宜"是指因时、因地、因人制宜，即根据患者所处的季节（包括时辰）、地理环境和个人的具体情况，而制定适宜的治疗方法。

1. 因时制宜

在应用针灸治疗疾病时，考虑患者所处的季节和时辰有一定意义。因为四时气候的变化对人体的生理功能和病理变化有一定的影响。如冬季人体多感受风寒，夏季多感受风热或湿热；春夏之季，阳气升发，人体气血趋向体表，病邪伤人多在浅表；秋冬之季，人体气血潜藏于内，病邪伤人多在深部。故治疗上春夏宜浅刺，秋冬宜深刺。根据人体气血流注盛衰与一日不同时辰的相应变化规律，何若愚创立了子午流注针法。另外，因时制宜还包括针对某些疾病的发作或加重规律而选择有效的治疗时机。如精神疾患多在春季发作，故应在春季来前进行治疗；乳腺增生症患者常在经前乳房胀痛较重，治疗也应在经前一周开始。

2. 因地制宜

由于地理环境、气候条件，人体的生理功能、病理特点也有所区别，治疗应有差异。如在寒冷的地区，治疗多用温灸，而且应用壮数较多；在温热地区，应用灸法较少。正如《素问·异法方宜论》指出："北方者……其地高陵居，风寒冰冽，其民乐野处而乳食，藏寒生满病，其治宜灸焫，南方者……其地下，水土弱，雾露之所聚也，其民嗜酸而食胕，故其民皆致理而赤色，其病挛痹，其治宜微针。”

3.因人制宜

就是根据患者的性别、年龄、体质等的不同特点而制定适宜的治疗方法。由于男女在生理上有不同的特点，如妇人以血为用，在治疗妇人病时要多考虑调理冲脉（血海）、任脉等。年龄不同，针刺方法也有差别，《灵枢·逆顺肥瘦》说：“年质壮大，血气充盈，肤革坚固，因加以邪，刺此者，深而留之……婴儿者，其肉脆血少气弱，刺此者，以毫针，浅刺而疾发针，日再可也。”患者个体差异更是决定针灸治疗方法的重要环节。如体质虚弱、皮肤薄嫩、对针刺较敏感者，针刺手法宜轻，体质强壮、皮肤粗厚、针感较迟钝者，针刺手法可重些。

（贾云革）

第二节　针灸治疗作用

在正常的生理情况下，机体处于经络疏通、气血畅达、脏腑协调、阴阳平衡的状态。而在病理情况下，则经络壅滞、气血不畅、脏腑失调、阴阳失衡。针灸治病就是通过针刺或艾灸腧穴，以疏通经络气血，调节脏腑阴阳，达到治疗疾病的目的。

一、醒神开窍

针灸的醒神开窍作用就是恢复神的功能，使神主持人体精神意识思维活动、调节脏腑功能、气血运行、形体运动的功能得以恢复正常。“神”指“神明之主”；“窍”指“窍口”，包括“清窍”和“浊窍”。醒神开窍是针灸治疗最为主要的作用，能在关键时刻发挥重要的作用。“神”是指人体生命活动的能力，它主宰着包括精神意识思维活动在内的人体一切生命运动及变化，同时也是脏腑气血盛衰显露于外的征象。神的功能正常，则人体阴阳平和，气血运行通畅，“正气存内，邪不可干”。疾病的发生，或突然起病，或慢慢形成，多在起居失宜，情志不调，饮食不节，劳逸失衡之下造成阴阳失衡，以致积损正衰，甚至发展成急重症。“窍闭神匿，神不导气”是疾病的最终病机，即疾病重则昏迷，神无所主，轻则气血运行不畅，经络阻滞。针灸在治疗中要求“守神”、“治神”，以达到“调神”、“醒神”的目的，从而使患者恢复或增强自我调节的能力。人体诸“窍”以通为用，倘若窍口闭塞，人体正常的活动势必受到影响，甚至威胁到生命。针灸可以开窍启闭，打开人体门户，使人与自然界的交流畅通无阻。因此，针灸的“醒神开窍”作用是十分重要的，应得到重视。

二、疏通经络

疏通经络是针灸治病最主要、最直接的作用。经络“内属于腑脏，外络于肢节”，运行气血是其主要生理功能之一。经络功能正常时，气血运行通畅，脏腑器官、体表肌肤及四肢百骸得以濡养，均可发挥其正常的生理功能。若经络功能失常，气血运行受阻，则会影响人体正常的生理功能，出现病理变化而引起疾病的发生。

经络闭阻不通，气血运行不畅，甚至气滞血瘀，可引发肢体或脏腑的肿胀、疼痛、瘀斑；气血不能正常运行到相应肢体、脏腑，又会引起肢体的麻木、痿软、拘挛或者脏腑功能活动失去平衡。凡此，均应“以微针通其经脉，调其血气”，《内经》称之为“解结”。如《灵枢·刺节真邪》篇说：“用针者，必夫察其经络之实虚……一经上实下虚而不通者，此必有横络盛加于大经，令之不通，视而泻之，此所谓解结也。”解结就是疏通经脉，使脉道通畅，气血畅行。经脉不通的因素是多方面的，故《内经》中又针对不同原因，提出了不同的疏通经络的方法，即“针所不为，灸之所宜”。《备急千金要方》中说：“凡病皆由血气壅滞不得宣通，针以开导之，灸以温暖之。”可见，同样是经络闭阻不通，实热引起者宜用针刺，虚寒引起者宜行灸疗。对于感受风寒湿邪引起的受患经脉部位酸楚冷痛、痉挛抽痛或跌仆损伤而致的肢体红肿疼痛，针刺可起到祛风除湿、活血化瘀、通经活络而止痛的作用。对于气血不行、经脉失养引起的肢体麻木不仁、酸软无力、瘫痪失用，灸疗可以起到益气养血、温经通络而补虚的作用。务使经络通畅，气血运行正常，达到治疗疾病的目的。

三、扶正祛邪

扶正祛邪是针灸治病的根本法则和手段。《素问·刺法论》篇说：“正气存内，邪不可干。”《素问·评热病论》说：“邪之所凑，其气必虚。”疾病的发生、发展及其转归的过程，实质上是正邪相争的过程。正胜邪退则病缓解，正不胜邪则病情加重。因此，扶正祛邪既是疾病向良性方向转归的基本保证，又是针灸治疗疾病的作用过程。针灸治病，不外乎扶正与祛邪两个方面。扶正就是扶助正气，增强抗病能力，正气得复又有利于抗邪。祛邪就是祛除病邪，减轻疾病症状，消除致病因素，病邪得除又减轻对正气的损伤。针灸治病的过程，就是不断发挥扶正祛邪的作用。凡邪盛正气未衰者（新病），治宜祛邪为主，邪去正自安。正虚邪不盛者（久病），治宜扶正为主，正复邪自除。若正已虚而邪未衰，单纯扶正则难免助邪，一味祛邪，又更伤正气，故治宜攻补兼施。若以正虚为主者，扶正为上，兼以祛邪，或先补后攻。若以邪实为主者，祛邪为上，兼以扶正，或先攻后补。

针灸扶正祛邪作用的实现，除了与补泻手法有关外，还与部分腧穴偏补偏泻的性能有关。偏补的腧穴如关元、气海、命门、肾俞、膏肓，多在扶正时用之。偏泻的腧穴如曲泽、委中、水沟、十宣、十二井穴，多在祛邪时用之。绝大部分腧穴则具有双向调节作用，如中脘、内关、三阴交、合谷、太冲、足三里，临床既可用于扶正，又可用于祛邪。

四、调和阴阳

调和阴阳是针灸治病的最终目的。疾病的发生机理是极其复杂的，但从总体上可归纳为阴阳失调，即因六淫、七情等致病因素导致人体阴阳的偏盛偏衰，失去相对平衡，使脏腑经络功能活动失常，从而引起疾病的发生。“阴胜则阳病，阳胜则阴病。”针对人体疾病的这一主要病理变化，运用针灸方法调节阴阳的偏盛偏衰，可以使机体恢复“阴平阳秘”的状态，从而达到治愈疾病的目的。《灵枢·根结》篇说：“用针之要，在于知调阴与阳。”《素问·至真要大论》也说：“调气之方，必别阴阳。”“谨察阴阳所在而调之，以平为期。”

针灸调和阴阳的作用，主要是通过经络阴阳属性、经穴配伍和针刺补泻手法完成的。《素问·阴阳应象大论》说：“故善用针者，从阴引阳，从阳引阴。”指出针灸调和阴阳的具体方法既可以阴证治阴，阳证治阳，又可以从阴阳互根的角度考虑来取阴证治阳，阳证治阴之法。例如，肝阳上亢之头目昏痛，取太溪、照海以滋养肾阴；亡阳出现的肢体逆冷等，灸任脉之气海、关元以阴中求阳。《灵枢·终始》篇说：“阴盛而阳虚，先补其阳，后泻其阴而和之，阴虚而阳盛，先补其阴，后泻其阳而和之。”例如，阴盛阳虚则可见嗜睡，应补申脉泻照海；阳盛阴虚则可见狂躁、失眠，应补照海泻申脉；又如中风后出现的足内翻，从经络辨证上可确定为阳（经）缓而阴(经)急，治疗时采用补阳经而泻阴经的针刺方法，平衡阴阳。

综上所述，针灸的治疗作用，实质上就是对机体的一种良性调节作用，调节经络气血，调节脏腑阴阳。其治疗作用的发挥，与多种主观、客观因素密切相关。除了腧穴的特性、针灸补泻手法以外，还与机体状态(包括禀赋、年龄、性别、心理素质、病变表现等方面的个体差异)、治疗时间、辅助治疗措施等密切相关，其中尤以机体状态最为重要。机体在不同的病理状态下，针灸可以产生不同的治疗作用。如当机体处于虚寒、脱证状态时，针灸可以起到补虚散寒、回阳固脱的作用；当机体处于实热、闭证状态时，针刺可起到清热泻实、开窍启闭的作用。高血压者，针灸可使其降低；低血压者，针灸可使其升高。心动过速者，针灸能使之减慢；心动过缓者，针灸能使之加快。胃肠痉挛而疼痛者，针灸可以消除痉挛，使疼痛缓解；胃肠蠕动弛缓或下垂者，针灸又可使胃肠蠕动增强、胃底升高。凡此种种，均足以说明机体状态这个内在因素在针灸治疗过程中所起的重要作用。

(贾云革)

第三节　针灸配穴处方

针灸学是一门基础理论非常严谨的学科。本章着重阐述与常见病针灸配方有关的针灸配穴原则。针灸配穴处方就是在中医理论尤其是经络学说等指导下，依据选穴原则和配穴方法，选取腧穴并进行配伍，确立刺灸法而形成的治疗方案。针灸处方包括两大要素即穴位和刺灸法。

一、穴位的选择

穴位是针灸处方的第一组成要素，穴位选择是否精当直接关系着针灸的治疗效果。在确定处方穴位时，我们应该遵循基本的选穴原则和配穴方法。

(一)选穴原则

选穴原则就是临证选取穴位应该遵循的基本法则，包括近部选穴、远部选穴和辨证对症选穴。近部选穴和远部选穴是主要针对病变部位而确定穴位的选穴原则。辨证对症选穴是针对疾病表现出的证候或症状而选取穴位的原则。

1.近部选穴

近部选穴就是在病变局部或距离比较接近的范围选取穴位的方法，是腧穴局部治疗作用的体现。如颠顶痛取百会；胃痛选中脘；面瘫局部选颊车、地仓，近部选风池。

2.远部选穴

远部选穴就是在病变部位所属和相关的经络上，距病位较远的部位选取穴位的方法，是“经络所过，主治所及”治疗规律的体现。如胃痛选足阳明胃经的足三里；上牙痛选足阳明胃经的内庭，下牙痛选手阳明大肠经的合谷穴等。

3.辨证及对症选穴

辨证选穴就是根据疾病的证候特点，分析病因病机而辨证选取穴位的方法。临床上有些病证，如发热、多汗、盗汗、虚脱、抽风、昏迷等均无明显局限的病变部位，而呈现全身症状，这时我们采用辨证选穴，如肾阴不足导致的虚热选肾俞、太溪；肝阳化风导致的抽风选太冲、行间等。另外对于病变部位明显的疾病，根据其病因病机而选取穴位也是治病求本原则的体现，如牙痛根据病因病机可分为风火牙痛、胃火牙痛和肾虚牙痛，风火牙痛选风池、外关，胃火牙痛选内庭、二间，肾虚牙痛选太溪、行间。对症选穴是根据疾病的特殊症状而选取穴位的原则，是腧穴特殊治疗作用及临床经验在针灸处方中的具体运用。如哮喘选定喘穴；虫证选百虫窝；腰痛选腰痛点；落枕选落枕穴；崩漏选断红穴等。这是大部分奇穴的主治特点。

（二）配穴方法

配穴方法就是在选穴原则的指导下，针对疾病的病位、病因病机等，选取主治作用相同或相近，或对于治疗疾病具有协同作用的腧穴进行配伍应用的方法。临床上穴位配伍的方法多种多样，但总体可归纳为两大类即经脉配穴法、部位配穴法。

1. 按经脉配穴法

按经脉配穴法是以经脉或经脉相互联系而进行穴位配伍的方法，主要包括本经配穴法、表里经配穴法、同名经配穴法。

（1）本经配穴法：当某一脏腑、经脉发生病变时，即选该脏腑、经脉的腧穴配成处方。如胆经郁热导致的少阳头痛，可近取胆经的率谷、风池，远取本经的荥穴侠溪；胃火循经上扰导致的牙痛，可在足阳明胃经上近取颊车，远取该经的荥穴内庭。

（2）表里经配穴法：本法是以脏腑、经脉的阴阳表里配合关系为依据的配穴方法。当某一脏腑经脉发生疾病时，取该经和其相表里的经脉腧穴配合成方。如风热袭肺导致的感冒咳嗽，可选肺经的尺泽和大肠经的曲池、合谷，《灵枢·五邪》载："邪在肾，则病骨痛，阴痹……取之涌泉、昆仑。"另外，原络配穴法是表里经配穴法中的特殊实例，在特定穴的临床应用中将详细论述。

（3）同名经配穴法：是将手足同名经的腧穴相互配合的方法，是基于同名经"同气相通"的理论。如阳明头痛取手阳明的合谷配足阳明的内庭；落枕取手太阳经的后溪配足太阳经的昆仑。

2. 按部位配穴法

按部位配穴法是结合身体上腧穴分布的部位进行穴位配伍的方法，主要包括上下配穴法、前后配穴法、左右配穴法。

（1）上下配穴法：是指将腰部以上或上肢腧穴和腰部以下或下肢腧穴配合应用的方法，在临床上应用较为广泛。如胃脘痛可上取内关，下取足三里；阴挺（子宫脱垂）可上取百会，下取三阴交；肾阴不足导致的咽喉肿痛，可上取曲池或鱼际，下取太溪或照海。八脉交会穴的配对应用也属本配穴法，具体配伍应用将在特定穴的临床应用中介绍。

（2）前后配穴法：是指将人体前部和后部的腧穴配合应用的方法，主要指将胸腹部和背腰部的腧穴配合应用，在《内经》中称"偶刺"。本配穴方法常用于治疗脏腑疾患，如膀胱疾患，前取水道或中极，后取膀胱俞；肺病可前取华盖、中府，后取肺俞；临床上常见的俞、募穴配合应用就属于本配穴法的典型实例。

（3）左右配穴法：是指将人体左侧和右侧的腧穴配合应用的方法。本方法是基于人体十二经脉左右对称分布和部分经脉左右交叉的特点。在临床上常选择左右同一腧穴配合运用，是为了加强腧穴的协同作用；如胃痛可选双侧足三里、梁丘等。当然左右配穴法并不局限于选双侧同一腧穴，如左侧偏头痛，可选同侧的太阳、头维和对侧的外关、足临泣；左侧面瘫可选同侧的太阳、颊车、地仓和对侧的合谷。

以上介绍的选穴原则和常见的几种配穴方法，在临床应用时要灵活掌握，因为一个针灸处方常是几种选穴原则和多种配穴方法的综合运用,如上述的左侧偏头痛,选同侧的太阳、头维和对侧的外关、足临泣,既包含了左右配穴法,又包含了上下配穴法,因此,选穴原则和配穴方法是从理论上提供了针灸处方选穴的基本思路。

二、刺灸法的选择

刺灸法是针灸处方的第二组成要素,包括疗法的选择、操作方法和治疗时机的选择。

1.疗法的选择

选择疗法是针对患者的病情和具体情况而确立治疗手段。如用毫针疗法、灸疗法、火针法还是拔罐疗法、皮肤针疗法等,均应说明。

2.操作方法的选择

当确立了疗法后,要对疗法的操作进行说明。如毫针疗法用补法还是泻法;艾灸用温和灸还是斑痕灸等,尤其是对于处方中的一些穴位,当针刺操作的深度、方向等不同于常规的方法时,要特别表明。针刺治疗疾病可每日 1 次或每日 2 次等,应根据疾病的具体情况而定。

3.治疗时机的选择

治疗时机是提高针灸疗效的重要方面。一般来说,针灸治疗疾病没有特殊严格的时间要求。但是,临床上针灸治疗部分疾病在时间上有极其重要的意义。如痛经在月经来潮前几天开始针灸,直到月经过去为止;女性不孕症,在排卵期前后几天连续针灸等等,这样都能大大地提高疗效,因此,也应在处方中表明。

(贾云革)

第四节　特定穴的应用

一、五输穴的临床应用

五输穴即"井、荥、输、经、合"穴,是分布于肘、膝以下的五个特定穴,简称"五输"。历代医家把气血在经脉中运行的情况,用自然界的水流现象作比喻,对经气流注由小到大,由浅入深,分别用井、荥、输、经、合五个名称,说明经气运行过程中每个穴所具有的特殊作用。经气所出,如水之源头,称之为"井";经气所溜,如泉出微流,称之为"荥";经气所注,如水由浅入深,称之为"输";经气所经,如水入河中,称之为"经";经气所入,如百川汇海,称之为"合"。

1.根据穴位主治而选穴

"井"主心下满;"荥"主身热;"输"主体重节痛;"经"主喘咳寒热;"合"主气逆而泄。

井主心下满,阴井木,内应于肝,肝气郁结,心横犯脾胃,肝脾均位于心下,故肝郁证可见心下痞满。取井穴治之效果良好,如少商、大敦、隐白等。阳井金,内应于肺,肺配五行属金,金可制木,肺可调气,故阳井金有疏肝抑木,调气解郁的功能,可以治疗痞满,如商阳。

荥主身热,荥穴可以治疗热证,如身热,咽喉干痛者,证属肺热可取手太阴经荥穴鱼际治之;若症见身热,里急后重,下痢赤白,属阳明热证,可取手、足阳明经荥穴二间、内庭治之。

输主体重节痛,阴经输穴属土,脾属土,脾主四肢,主运化,故脾失健运则水湿内停,而见体重等症;阳经输穴属木,肝属木,若肝郁气滞,则气血痹阻,不通则痛,所以输穴可用于体重节痛诸症。经主喘咳寒热,阴经经穴属金,内应于肺,肺主皮毛,司呼吸,故肺脏受邪可见寒热咳喘;阳经经穴属火,火能克金,所以火邪犯肺引起的咳嗽哮喘可以选择经穴进行施治。合主气逆而泄,阴经合穴属水,内应于肾,若肾阳衰微,或下元不固,则精血下泄;若肾阴不足,则虚火上扰,可见咯血干咳等症;热扰精宫,则遗精早泄。阳经合穴属土,内应于脾胃,若胃气不降,则上逆,若脾不健运则下泄,故气逆和下泄之症均可针刺合穴治疗。

2. 根据五行学说而选穴

将五输与五行、五脏相结合,制定了五输、五行配五脏的配穴法,并设立了"虚则补其母,实则泻其子"的取穴原则。根据五行相生的关系各经均有一个母穴和子穴。例如:肺经属金,土生金,金之母为土,其母穴就是本经属土的太渊;金生水,金之子为水,其子穴就是属水的尺泽。母穴有补的作用,子穴有泻的作用。运用这种方法,应首先明确病在何经、何脏,病的性质属虚属实,然后根据"虚则补其母,实则泻其子"的取穴原则进行治疗。具体运用有本经补泻和异经补泻两种:

(1)本经补泻:如肺经的虚证,可见久病咳嗽,动则气喘,声低,多汗,脉细无力等,应取本经的母穴太渊,并用补法;肺经的实证,可见咳嗽气急,声粗,胸闷不能平卧,脉浮滑有力等,应取本经子穴尺泽,并用泻法。

(2)异经补泻:这是结合脏腑五行关系运用的方法。如肺经疾患,属虚证的可以选取属土之脾经的土穴太白,并施用补法;属实证的可以选取属水的肾经之水穴阴谷,并施用泻法。此外,还可取相表里经的母子穴,如肺经疾患,属虚证的可取其相表里的大肠经之母穴曲池(大肠属金,曲池属土,土能生金),同时施用补法;属实证的可取大肠经的子穴二间(大肠属金,二间属水,金能生水),同时用泻法。

二、原穴、络穴的临床应用

原穴、络穴多分布于四肢腕踝关节附近。"原"即本原、原气之义,为经气所经过和留止的部位;"络"即联络之义,又为络脉别出的部位。络穴大多分布于表里两经联络之处。原穴、络穴是临床上经常选用的腧穴之一。可以单独使用,也可配合使用。

1. 原穴

原穴是本经的代表,可以反映脏腑、经络的情况。《内经》述:"凡此十二原者,主治五脏六腑之有疾者也"。十二原穴可以治疗五脏六腑的疾病,也可以通过十二原穴的变化诊察五脏六腑的疾病。

2. 络穴

络穴不但可以治疗本经疾病;又可以治疗与之相表里的经病和表里同病,还可以治疗络脉疾病。

3. 原、络配穴法

原、络配穴法又称主、客配穴法。在表里两经先后发病时,可采用该两经的原穴和络穴治疗。先发病之经为主,取之原穴;后发病之经为客,取之络穴。例如:患者发热、恶寒、咳嗽,肺经先病,而后出现腹泻,大肠经后病,以原、络配穴法治疗,应先取肺经原穴太渊,后取大肠经络穴偏历;反之,若大肠经先病,患者出现腹泻,而后有肺经受邪之发热、咳嗽等症,则先取大肠经的原穴合谷,再取肺经的络穴列缺。

三、俞穴、募穴的临床应用

俞穴、募穴均分布在躯干部位,与脏腑经络有密切联系。"俞"穴是脏腑经气输注的背部腧穴，为动，为阳；"募"穴是脏腑经气汇集的胸腹部腧穴，为静，为阴。俞、募穴在临床上可以单独使用，常以五脏有病多用俞穴，六腑有病多用募穴。俞、募也可同时使用，称之为俞、募配穴法，属于前后配穴法的一种，《内经》谓之"偶刺"。针灸基础理论将俞、募配穴法确定"以阴引阳，以阳引阴"为取穴原则。如果六腑有病，为阳病，应先取腹部的募穴，后取背部的俞穴；如果五脏有病，为阴病，应先取背部的俞穴，后取腹部的募穴。例如：胃脘痛为阳病，则先取中脘，后取胃俞。心之疾病为阴病，则先取心俞，后取巨阙。

四、八脉交会穴的临床应用

八脉交会穴即任、督、冲、带、阴跷、阳跷、阴维、阳维奇经八脉交会于十二正经中的 8 个腧穴。这些腧穴均分布于四肢腕踝关节上下。《医学入门》说："周身三百六十穴，六十六穴又统于八穴。"这里的"八穴"就是指八脉交会穴，足见古人对其的重视。在临床上当奇经八脉出现相关的疾病时，可以对应的八脉交会穴来治疗。如督脉出现的脊柱强痛，可选后溪；冲脉出现的胸腹气逆，可选公孙。另外，临床上也可把公孙和内关，后溪和申脉，足临泣和外关，列缺和照海相配，治疗有关部位的疾病。

五、八会穴的临床应用

八会穴即脏、腑、气、血、筋、脉、骨、髓的精气聚会之处，多分布于躯干。"会"有会合、聚会之意。人体是由脏、腑、气、血、筋、脉、骨、髓八种成分所组成，这八种成分在十四经脉中聚会在 8 个腧穴，称之为八会穴。这 8 个穴位虽属于不同经脉，但对于各自所会的脏、腑、气、血、筋、脉、骨、髓相关的病证有特殊的治疗作用，临床上常把其作为治疗这些病证的主要穴位。如六腑之病，可选腑之会穴中脘；血证可选血之会穴膈俞等。《难经・四十五难》说："热病在内者，取其会之穴也。"提示八会穴还可治疗相关的热病。

六、下合穴的临床应用

下合穴是手三阳经合于足三阳经的三个腧穴，又称"手三阳下合穴"。足三阳经本身有三个合穴，因此，足三阳经共有 6 个合穴。《内经》云："合治内腑"。故每经的合穴、下合穴均有治疗本经腑病的作用，如肠痈取上巨虚，泻痢选下巨虚。另外，下合穴也可协助诊断。

七、郄穴的临床应用

"郄"有空隙的意思，是各经经气汇集的部位。郄穴多分布于四肢肘、膝关节以下。郄穴除了十二正经各有一个外，阴跷、阳跷、阴维、阳维也各有一个郄穴，因此，一共有 16 个郄穴。郄穴是本经气血聚集之处。脏腑、经气的变化常迅速反映到本经的郄穴，因此，郄穴也是诊察疾病的重要腧穴。同时，郄穴主要用于治疗该经和相应脏腑的急病，如急性胃脘痛，取胃经郄穴梁丘；肺病咯血，取肺经郄穴孔等。

八、交合穴的临床应用

交会穴指两条或两条以上经脉相交会的腧穴。人体全身的交会穴约有 100 个。其中，有的是在体表交会，有的则在体内贯通。主要用于治疗交会经脉及所属脏腑的病变。例如，大椎为诸阳经之交会穴，能通一身之阳；头维是足阳明、足少阳两经的交会穴，可同时治疗阳明、少阳两型头痛；三阴交为足三阴经交会穴，调理脾、肝、肾有独到之处；关元、中极为任脉与足三阴经交会穴，故能广泛用于治疗属于任脉、足三阴经的消化系统、泌尿系统、生殖系统病变。

（贾云革）

第五节 醒脑开窍法

醒脑开窍法是著名针灸专家、中国工程院院士1972年为中风病治疗创立的一种配穴法。临床应用已达30年之久，在中风病治疗中确实显示出其卓越的疗效。通过大量的临床观察和基础实验研究，该法对机体多系统均具备良性调节作用。当今该法已经不仅限于中风病的应用，可以说一切脑性麻痹或瘫痪（如：小儿脑瘫、一氧化碳中毒、脑外伤后等）；严重的疼痛（如：神经痛、内脏痛、创伤痛、癌瘤痛等）；精神科疾病（如：癫、狂、痫、抑郁、百合、癔病等）；还有部分其他系统的疾病（如：尿崩症、遗尿、二便失控等）都有非常理想的疗效。确切地讲，醒脑开窍法应归属于针刺调神之大法，《内经》中早有记载："凡刺之法，必先本于神"。

一、神的概念

中医"神"的概念有"广义"和"狭义"之分。广义之"神"是指人体一切生命活动的外在表现，视、听、味、言、感觉、运动、共济、情感、智力、表达、思维等，均为"神"之主，亦为"神"所见。也就是说，以上所述的人体外在表现即为"神"所主，受"神"的调节和控制；又为"神"所见，判定"神"的常与变的临床依据。狭义之"神"是单纯指人的意识、精神、思维能力而言。因此，调神大法应用的"神"的理论是广义之"神"。

（一）脑与神

脑主神明，首先是"脑藏神"，如《备急千金要方》就曾提出过："头者，人之元首，神之所注"。陈无择在《三因极一病证方论一头痛证治》说："头者……百神所集"。赵友钦《金丹正理》曰："头为天谷以藏神。"李时珍更是在《本草纲目》中强调："脑为元神之府"。

脑主神明，表现在脑主神智，如《素问·解精微论》曾云："泣涕者，脑也"，指出人的情志变化与脑有关。而《素问遗篇·刺法论》曾提到："气出于脑，即室先想心如日"，说明脑主人的思维。明代汪昂在《医方集解》提出过"人之记性，皆在脑中"的观点。王清任更是在《医林改错》中专门论述了脑的功能，在"脑髓说"中明确指出"灵机记性不在心在脑"。脑主神明还表现在脑与五脏的关系。中国医学把脑主神明的功能分归于五脏，其中心的功能最为重要，如《素问一灵兰秘典论》说："心者，君主之官，神明出焉。"脑是人体中对血液需求最多的器官，而心的主要功能为"主血脉"，所以只有心行血功能正常，脑才能发挥其正常功能，所以杨上善在《黄帝内经太素》中提出："头是心神所居"。五脏虽各有其"神"，但均为脑神所主，同时五脏六腑对脑也有滋养作用，如《类经》认为："五脏六腑之精气，皆上升于头"。所以脑是神的物质结构基础，神是脑的功能（脑神），治脑即是治神。

（二）脑神与五脏

"心主血脉"推动全身血液的运行，血由水谷精气所化生，是神的重要物质基础，正如《灵枢·营卫生会》篇日："血者，神气也"，《灵枢·平人绝谷》篇日："血脉和利，精神乃居"。所以"醒法"选取心包经络穴内关作为主穴，取其养心健脑、疏通气血之功。

脾主运化水谷精微，为人体气血生化之源，脑神充足还依靠水谷精微的充盛。《素问·六节藏象论》指出："五味人口，藏于肠胃……津液相成，神乃自生"，说明水谷精微是神的来源之一；《灵枢·平人绝谷》说："故神者，水谷之精气也"；《素问·生气通天论》亦云："精气者，精则养神"。这表明神的长养必须依靠后天水谷精气的不断补充，依靠脾的运化功能。另外，脑神的生成和滋养与肾精的充足密切相关。《灵枢·本神》："故生之来谓之精，两精相搏谓之神"。"脑为髓海"，髓是脑神的重要物质基础，脑髓的生成直接来源于肾精，正如《灵枢一经脉》论述的："人始生，先成精，精成而脑髓生"。肝主疏泄，有藏血功能，肝对人体气血运行有重要的调节作用，所以肝功能正常也是脑得到足够营养的保障之一。基于此，"醒法"用肝脾肾三经的交会穴三阴交作为主穴，具有补脾、滋肾、调肝功能，从而达到养神生髓益脑的作用。

（三）脑与阳气

脑处于人体的最高位置，而阳气主升、主动，所有阳气都在脑会合。另外，所有的阳经都直接运行到脑，孙思邈在《备急千金要方》中说："头者，诸阳之会也"。头脑是人体阳气最充盛的地方，到脑的阳气要经过脑对他们进行控制和支配从而完成各项生理功能。脑主阳气的功能又与督脉密切相关，督脉循身之背，背为阳，督脉对全身阳经脉气有统帅督促作用。故有"总督诸阳"和"阳脉之海"的说法。督脉与脑的关系至为密切。《医学入门》说："脑者，髓之海，诸髓者皆属于脑，故上至脑，下至骨骶，皆精髓升降之道路也"，说明脑处于身体最高的位置，内含精髓，连至骨骶，与督脉相通。人体椎管中含有脊髓与脑髓相通，脑的功能与脊髓密切相关。督脉循行于脊里入络于脑，而脊髓升降出入的信道，正是督脉循行的部位。《难经·二十八难》说："督脉者，起于下极之俞，并于脊里，上至风府，人于脑"。我们认为整个督脉系包括脊柱、椎管、脊髓，以及脊神经根，都和脑有密切联系。体腔内的脏腑通过足太阳膀胱经背部的背俞穴受督脉经气的支配，督脉循行从两肾开始经过脏腑，向上蒸腾并旁达各个脏腑，通过脑对阳气的调节作用和两肾真阳气化作用，督脉调节并补充这些脏腑的阳气，所以说督脉总督一身的阳气。正是通过这样的功能，脑又可通过督脉来调节脏腑。"醒法"中的主穴便是处于督脉的水沟，水沟是督脉中最敏感、最容易得气的穴位，所以在本穴施用泻法可调督脉，开窍启闭以健脑宁神。

二、醒脑开窍针法的确立

中风病患者平素多存在下焦肝肾等脏的阴阳失调，又受外界各种诱因的影响，以致积损正衰，气血运行不畅，挟痰浊上扰清窍；或精血不足，阴虚阳亢，阳化风动，血随气逆，挟痰挟火，横窜经络，上蒙清窍；或外伤跌仆，气血逆乱，上冲颠顶，闭阻清窍，窍闭神匿，则神志愦乱，突然昏仆，不省人事；神不导气，则筋肉、肢体活动不利，喎僻不遂，日久气血涣散，筋肉失濡，故肢体痿软废用，经脉偏盛偏衰，故挛急僵硬。中风之所以出现半身不遂、口舌歪斜、偏身麻木、舌强语謇或不语，以及神志障碍为主要症状的疾病，其主要病理机转是窍闭神匿、神不导气。《灵枢·本神》云："凡刺之法，先必本于神"，醒脑开窍针刺法就是立足于"醒神"、"调神"。"醒脑开窍"是针对"窍闭神匿、神不导气"这一中风病发展的最终病机而立，针法主要强调守神、调神之重要，而"脑为神之府"，因此，对脑腑病机颇为重视，形成了"以脑统神、以神统针、以针调神"的学术思想，提出"醒脑开窍"针法治疗中风的治疗原则为醒脑开窍、滋补肝肾为主，疏通经络为辅。其中"醒脑"包括醒神、调神之双重含义，醒神调神为"使"，启闭开窍为"用"。神的功能受损，势必影响到其对五脏六腑的调控。尽管中风临床变证多端，但总的病机在于神的功能失常。因此只有"醒神、调神、开窍启闭"，才可以使诸脏恢复功能，筋、脉、肉、皮、骨的生理状态恢复正常。对于中风病，无论昏迷与否，皆可运用“醒脑开窍”而治之；醒脑开窍不仅具有恢复脑神的功能，而且还有恢复五脏的功能，使得气血生化不息，运行通畅。“滋补肝肾”是针对肝肾亏损这一最常见、最重要的基础证型而设；另外，脑窍闭塞，瘫痪之后，患侧肢体活动受限，必然导致气血运行不畅，经络阻滞，“疏通经络”可运行气血，加快肢体功能的恢复。醒脑开窍针刺法的疗效关键在于其严格的针灸处方、配穴、针刺量学手法以及其多层次、多靶点的作用途径，能够促进脑组织的代谢修复，改善大脑生理功能，在提高康复率、减少致残率、降低死亡率等方面疗效显著。“醒脑开窍针刺法”的主穴为内关、水沟、三阴交、极泉、尺泽、委中。水沟作为醒脑急救之要穴为历代医家所推崇，针之可直接兴奋上行激活系统，解除脑细胞的抑制状态，可特异性地增加颈动脉血流，纠正血流动力学紊乱，改善脑循环，因此可开窍启闭，醒元神，调脏腑。内关穴为心包经之络穴，可改善中风患者的左右心输出量，改善脑血氧供应，具有宁心调血安神之效。三阴交可补三阴，益脑髓，调气血，安神志。极泉、尺泽、委中可疏通经络，运行气血，改善肢体运动功能。其中，水沟为君，内关、三阴交为臣，极泉、尺泽、委中为佐使，以调元神，使之达明；顺阴阳，使之平衡；理气血，使之冲和；通经脉，使之畅达。共奏醒脑开窍、滋补肝肾、活血化瘀、疏通经络之功。“神”是中医学整体观念的重要内核，在《灵枢》就有“粗守形，上守神”的重要思想，认为神反映了机体高度和谐和精细调节的特点，尤其对于针灸作用而言，调神成为衡量针灸师水平的标准。对于神的生理、病理、诊断、治疗主要总结了四点：神之所在——脑为元神之府，心藏神；神之所主——人体一切生命活动过程；神之所病——百病之始，皆本于神；神之所治——凡针之法，必先调神，极大地丰富了中医学“神”的理论学说，从而使中风病的病机认识有所深化。脑藏元神，脑司控一切精神意识思维活动及脏腑功能和肢体运动，使之正常发挥功能。

三、醒脑开窍针法的组成

醒脑开窍针刺法之所以有效的重要原因之一，是其有严格的组方原则，尤其在操作上有着特殊的规定。临床上应用有“大醒脑”和“小醒脑”两种方法。“大醒脑”取手厥阴心包经内关和督脉水沟二穴，主要用于心神昏瞀，意识丧失及某些疾病的急性期，因患病初期，病人精神紧张，神不守舍，故应调整心神，以利疾病的治疗，如中风的脱、闭证、惊悸、癔病、癫狂痫、中暑、中毒导致神志昏迷等。以内关、水沟为主穴，注意了整体神的调整，同时根据各种疾病的临床症状不同，进行临床辨证辅穴随证加减，将整体观念与辨证论治有机地结合起来运用于临床。“小醒脑”取内关、印堂、三阴交诸穴，主要用于中风病的恢复期及非器质性的心悸、遗尿、阳痿、遗精等，三穴相配既可宁心安神，又减少了针刺水沟穴的疼痛之苦。

（一）腧穴组成

主穴：双侧内关、水沟、患侧三阴交、醒脑以印堂代替水沟。

辅穴：患肢极泉、患肢尺泽、患肢委中。

配穴：醒脑开窍法的配穴设立非常广泛，主要根据不同病证的临床表现而定。下面列举部分配穴，以示范例。

手指握固或功能障碍：合谷、透三间、八邪。

语言謇涩：金津、玉液放血，上廉泉。

吞咽困难：风池、翳风、完骨。

眼肌运动障碍：睛明、球后、承泣。

听力障碍：耳门、听宫、听会。

基底动脉供血不足：风池、完骨、天柱。

高血压：人迎、合谷、太冲。

癫痫：大陵、鸠尾。

呼吸衰竭：足三里、气舍。

足内翻：丘墟透照海。

足下垂：解溪、商丘、中封。

小便失控：关元、气海、中极。便秘：丰隆、天枢、水道、归来、外水道、外归来。

肩凝症：肩内陵、肩外陵、痛点刺络拔罐。

（二）操作及量学规定

主穴：先刺双侧内关，直刺0.5～1.0寸，采用提插捻转结合的泻法，施手法1分钟；继刺水沟，向鼻中隔方向斜刺0.3～0.5寸，采用雀啄手法（泻法），以患者眼球湿润或流泪为度；再刺三阴交，沿胫骨内侧缘与皮肤呈45°角斜刺，针尖刺到原三阴交穴的位置上，进针0.5～1.0寸，采用提插补法，针感到足趾，以患肢抽动3次为度。印堂穴，刺入皮下后使针直立，采用轻雀啄手法（泻法），以流泪或眼球湿润为度。

辅穴：极泉穴，原穴沿经下移1寸的心经上取穴，避开腋毛，医者用手固定患肢肘关节，使其外展，直刺0.5～0.8寸，施提插泻法，患者有手麻胀并抽动的感觉，以患肢抽动3次为度。

尺泽穴取穴应屈肘为内角120°，医者用手托住患肢腕关节，直刺进针0.5～0.8寸，施提插泻法，针感从肘关节传到手指或手动外旋，以患侧前臂及手动3次为度。

委中穴应仰卧位抬起患肢取穴，医者用左手握住患肢踝关节，以医者肘关节顶住患肢膝关节，刺入穴位后，针尖向外15°，进针1.0～1.5寸，施提插泻法，以患侧下肢3次抽动为度。

配穴：合谷直刺1～1.5寸，刺向三间处，施提插泻法，以患侧食指伸直为度；八邪直刺0.5～1寸，施提插泻法，以患侧手指抽动为度；曲池刺法同前，完骨、天柱直刺1～1.5寸，施捻转补法1分钟。

（三）方义

内关穴为八脉交会穴之一，通于阴维，属厥阴心包经之络穴，有养心安神、疏通气血之功，是调神启闭的要穴。水沟穴为督脉、手足阴阳之合穴。督脉起于胞中，上行入脑达颠，故泻水沟可调督脉，开窍启闭，且以奇痛著称，是醒神开窍最好的腧穴之一。两穴合用，共奏醒脑开窍之功效。三阴交为三阴之会，有良好的调补三阴的作用，通过水火相济，也可以达到调神宁志的作用。脑为髓之海，肾主骨，生髓通脑。脑窍闭塞，神匿失权，必造成髓海不足，甚至空虚。三阴交可以直接调补肾经，益髓填精，健脑宁神，通利脑府。因此，醒脑开窍法主穴在临床上应用是非常广泛的，一切调神大法的使用均应首先采用醒脑开窍法主穴。印堂为经外奇穴，属于头面，位于督脉循行线上，具有醒神清窍之功能。极泉、尺泽、委中主要的功效是疏通经络，通过疏通经络可以治疗腧穴所在肢体的麻痹或瘫痪外，还可以有效的治疗肢体的疼痛。如：极泉、尺泽治疗臂丛神经痛；委中治疗坐骨神经痛等。如前所述，我们认为中风病的关键性病理改变为中风所致的“窍闭神匿”。内关、水沟、委中、极泉、尺泽等穴可开窍醒神通络，补三阴交即可生髓醒脑，又可滋水熄风，补泻兼施，则收到标本兼顾、相得益彰之效。

四、醒脑开窍针法的临床应用

在运用“醒脑开窍”针法治疗中风等急危重症的同时，在临床上强调“醒脑”即“醒神、调神、安神”的重要性，形成了以脑统神、以神统针、以针调神的学术思想。多年来对“神”的生理、病理、诊断、治疗进行研究，得出四点认识：神之所在，心藏神，脑为元神之府；神之所主，人体一切生命活动的外在表现；神之所病“神”疗效良效百病之始，皆本于神；神之所治，凡刺之法，先醒其神，极大地丰富了中医学的理论学说，应用此法，不仅对中风及中风后出现的一系列合并症、并发症有明显而且对临床神志、精神疾患、厥闭脱证、顽固疼痛、现代脑病及各种疑难杂症多有在中国针灸治疗学中独具特色。

（一）醒脑开窍治疗中风及中风并发症

基于中风病的基本病机为瘀血、肝风、痰浊等病理因素导致“窍闭神匿，神不导气”，确立中风病的治疗法则为醒脑开窍、滋补肝肾为主，疏通经络为辅，在选穴上以阴经和督脉穴为主，强调针刺手法量学。以内关、水沟、三阴交为主穴，辅以极泉、尺泽、委中疏通经络。采用“醒脑开窍”针法治疗中风病 9005 例，经 3～5 疗程（每疗程 10 天）观察，痊愈 5337 例，占 59.27%，显效 2085 例，占 23.15%，好转 1453 例，占 16.14%，无效 40 例，占 0.44%，死亡 9 例，占 0.1%，总有效率为 99.56%。并对临床实验室有关指标进行了观察，结果表明：醒法可双向调节中风急性期患者的血流动力学指标，改善脑血流状态；提高 SOD 活性，降低 LPO 含量，减轻脑组织损伤；减少血栓形成的机会，从而促进脑组织的康复。不但出血性及缺血性中风都可使用，而且在急性期使用，应用越早疗效越好。通过大量的实验研究和临床验证，使这一学术思想成为目前指导临床治疗脑中风最为普遍的理论。配穴为吞咽困难加风池、翳风、完骨；语言不利加上廉泉、金津、玉液放血；足下垂、足内翻加丘墟透照海；手指握固或功能低下加合谷透三间、八邪；便秘加丰隆、左水道、左归来、左外水道、左外归来；肩周炎加肩中俞、肩外俞、肩贞、肩内陵、肩髎、肩谬及肩周刺络拔罐；癃闭加上星透百会、中极、关元、曲骨；视力障碍加睛明；听力障碍加耳门、听宫、听会；高血压加人迎、合谷、太冲；中枢性呼吸衰竭加气舍；颅压高、脑膜刺激征、头痛、呕吐加至阴刺络放血；加风府、哑门、颈椎夹脊治疗共济失调；加大陵、鸠尾、风池治疗癫痫；加上星、百会治疗睡眠倒错，同样取得了很好的疗效，系统地规范了中风诸多并发症、合并症的诊断和针刺治疗方法，形成了完整的中风病诊疗的体系。

1. 血管性痴呆

血管性痴呆系脑血管病引起的智能障碍，伴有不同程度的记忆、思维、判断力障碍。认为本病属本虚标实，病位在脑，脑为元神之府，神机、记忆皆生于脑，脑病则神机失用，记忆力减低。脑髓失养，加之痰浊内生，气滞血瘀，肝风内动，上蒙清窍，窍闭神匿，神机失用而发痴呆，治以调神益智，平肝通络，采用醒脑开窍之法。取内关、水沟、风池、百会、四神聪、丰隆。内关有调理气机的作用；针水沟穴可醒脑开窍，调理阴阳；风池穴为手足少阳之会，并在后项通于督脉，针之可疏通经络，补益脑髓；针百会能调神益智；四神聪可使心神安定，明目聪耳；丰隆化痰通络健脾；针太冲穴可疏肝理气，调神气机，醒脑开窍。诸穴合用使气血灌注周身，心肝脾肾功能正常，则窍开神醒，脑之元神与脏气相接，则机灵神明，以达调神益智，平肝通络之功。现代医学认为本病由于脑血管病导致脑血流量下降和脑代谢率低下所致，醒脑开窍针刺法具有如下作用。

(1)使受损的神经细胞活性增强，使脑功能得以改善。

(2)对异常改变的脑血流具有良性双向调节作用,从而有效地改善血流供应,增加了脑灌流量,提高了脑代谢。

(3)通过对血液流变性的调整,可有效地改善微循环。

(4)可显著提高自由基清除能力,从而有效地增强抗氧化能力,减轻过氧化损伤。使病灶侧神经细胞的激活性增高,兴奋了处于抑制状态的脑细胞,增强脑内神经纤维的有效联系,使脑功能得以完善,即是针刺提高智力、记忆力、生活能力,有效治疗血管性痴呆的重要机制。

2.脑一心综合征

脑一心综合征指急性脑血管病引起心血管机能紊乱及心肌形态学改变,可表现为心律失常、心电图改变,甚则出现心肌梗死。采用醒脑开窍针刺法,心脑同治,取内关可通心脉、安心神;水沟为督脉,手足阳明之会,醒脑开窍;取三阴交以滋阴生髓,充脑窍。现代研究认为,醒脑开窍针刺法能使脑心综合征患者左室搏出量增加,左室压力上升速度加快;左室舒张末期压力降低,改变了左房被动强缩状态,使舒张功能异常得以恢复。并能加强心肌收缩力,使泵功能增强,并改善血管顺应性,降低后负荷。醒脑开窍针法在改善心肌收缩舒张功能,加强泵功能方面优于传统针法,对脑一心卒中患者异常心功能具有明显治疗效应。同时,醒脑开窍针刺法可提高中风急性期因迷走神经功能障碍所致心率变异性的降低,良性地调整心脏自主神经的均衡性,其借助神经一体液系统对机体独特的调节作用是任何单一药物或神经因素所无法比拟的。

3.应激性溃疡

应激性溃疡是机体在应激状态下发生的急性上消化道黏膜损害,临床表现为急性上消化道出血,出现呕吐咖啡色液体,排柏油样便等。当窍闭神匿,神不导气而发中风时,神失调于脾,故脾气亏虚,统血无权,则血溢脉外,溢于胃肠则便血、吐血。故采用醒脑开窍之法,取内关穴可养心安神,疏通气血;泻水沟穴可开窍启闭;三阴交穴有补肾生髓益脑之功,同时脾气充则统血,肝气疏则调畅全身气机,推动血和津液运行。针刺的同时可配合中药云南白药、三七粉等。脑血管急性期,由于机体应激反应,血中儿茶酚胺增多使胃黏膜缺血,上皮细胞能量不足,覆盖于黏膜表面的碳酸氢盐——黏液层遭到破坏,胃腔内氢离子向黏膜内反向弥散,使黏膜损伤。认为治疗本病的关键在于尽快解除脑的缺氧状态,恢复正常的脑组织代谢。醒脑开窍法已为大量临床及动物实验证实可显著提高脑缺血及再灌注期脑组织超氧化物歧化酶(SOD)水平,降低脑缺血组织脂质过氧化物(LPO)含量,提高自由基消除系统的功能,抑制脂质过氧化反应,减轻脑组织细胞坏死。针刺可以降低缺血期脑组织的钙含量,减轻脑血管痉挛,则增加脑血流量,同时由于缺血期及再灌注期脑组织钙离子含量及自由基水平均与脑水肿呈相关,提示针刺可显著降低脑水肿,改善脑代谢和改善突触后神经递质的传递。这对延缓迟发性神经元死亡的发生,从而切断应激性溃疡源是有利的。

4.呃逆

呃逆指气逆上冲,喉间呃呃连声,声短而频,不能自制。呃逆是由于中风时窍闭神匿,神不导气,致使胃气不降,气逆上冲。醒脑开窍针法具有调神降气之功效。针内关可达和胃降逆,宽胸理气之功;针刺水沟可调畅督脉及手足阳阴之经气,以达醒脑调神,通调阴阳经气,畅通气血,和胃止呃之效,两穴可达醒脑调神,降气止呃之功。还可配合针刺膈俞、天鼎、攒竹、公孙等穴加强疗效。脑血管急性期由于脑细胞缺血缺氧影响自主神经功能紊乱而致膈神经、迷走神经兴奋而出现呃逆,实验证明,针刺内关可兴奋丘脑内侧背核,而下丘脑是较高级的调节内脏活动中枢，能把内脏活动和其他生理活动联系起来。同时，解剖学研究表明，水沟穴分布有面神经及三叉神经的分支，面神经的蝶腭神经节与皮层神经元和脑血管密切相关。针刺水沟，一方面能兴奋神经元，使中枢神经发挥复杂的整合作用，同时又改善脑血流，提供神经元兴奋所需的能量。针刺水沟、内关可调节中枢神经，使病理神经反射恢复正常。

5. 吞咽障碍

中风后吞咽障碍发生率约45%，有误吸的中重度吞咽障碍发生率则高达33%，缺血性延髓麻痹是中风类疾病的一个相对独立的病候，表现为口、舌、咽喉等关窍痹阻所致的语言、吞咽障碍。临床上，一方面表现为“神”的异常，如发音，语言不能，表情淡漠或呆滞，强哭强笑，一方面表现为关窍运动失调，如舌强口喎、咀嚼吞咽困难等。基本病机为窍闭神匿，神不导气，关窍痹阻。调神导气可调动机体内在的积极因素，使咽喉诸证由病理状态向生理功能转换。采用醒脑开窍法以调神导气，滋补三阴，通关利窍。取穴用内关，水沟以调神导气，三阴交滋补三阴，风池、完骨、翳风共奏通关利窍之效。在针刺治疗中，突出调神，强调整体与局部治疗相结合及严格的针刺手法量学规定，标本兼施，是本针刺法的主要特点之一。现代医学认为假性延髓麻痹多见于两次以上中风的双侧皮层延髓束受损，致使支配咽喉部肌群运动的疑核及支配舌肌的舌下运动神经核出现核上性损害，缺血性延髓麻痹（延髓背外侧综合征）常由小脑后下动脉闭塞所引起，现在证实也可由部分基底动脉或一侧椎动脉病变引起，导致舌咽、迷走和舌下神经的核性或核下性损害，出现以舌、咽喉为主的一组症候群。微循环障碍，血液流变学异常和椎一基底动脉硬化，脑供血不足是其发生的主要病理学基础，醒脑开窍法可有效地祛除这些病理因素，从而达到改善症状的效果。假性延髓麻痹的吞咽障碍在口腔吞咽期与构音障碍都是舌体运动不利所致，而真性延髓麻痹是在咽腔吞咽期，因咽缩肌麻痹不能舒缩所致，构音障碍是环甲肌运动不灵，使喉不能发音，因此在治疗假性延髓麻痹方案基础上加咽部点刺及廉泉刺激咽缩肌和环甲肌为最佳治疗方案。

6. 中风后抑郁

中风后抑郁是中风后的一种常见的并发症，属中医“郁证”范畴，占中风病人的20%～60%，是以精神障碍为主，表现为抑郁，焦虑，情绪低落，言语、兴趣减少，运动迟缓，认知功能损害，缺乏自知力和日常生活能力减退等，严重影响了中风患者神经功能以及认知功能等方面的恢复，直到20世纪80年代初才正式命名为中风后抑郁症。在1989年便将其作为一个治疗学单位进行针刺治疗的临床研究，并逐渐完善其理论。提出了本病病机关键在于肝失疏泄，脾失健运，心失所养，心窍闭阻，心神郁逆，病位在脑，脑为元神之府，精髓之宅，清窍蒙浊致元神之府功能失调，窍闭神匿，神不导气，脑神聚而失展，气机不舒，日久成郁而致，治疗以醒脑开窍为主，以内关、水沟、百会为主穴，辅以辨证配穴。其中内关穴为厥阴之络，有宽胸利气，开郁调神之功，水沟为督脉之会穴，督脉为阳经之海，主一身之阳气，人体正常活动全赖阳气维持，针水沟以调督脉、振奋阳气、益气调神，三阴交为足太阴、厥阴、少阴之会，有益脑生髓之效，三穴合用共奏开窍醒神，健脑益智之效。对500例中风患者进行了中风后抑郁症相关因素分析及临床症状研究，发现500例中风患者，有228例病人发生抑郁症，其发病率为45.60%，抑郁发生率的峰值在40～50岁之间，中风后抑郁的发生与病程无显著的关系，但抑郁发生的峰值在病后3～6个月内逐渐降低，神经功能缺损程度与中风后抑郁呈正相关，中型及重型神经功能缺损的中风患者发生抑郁的几率明显高于轻型患者。醒脑开窍针法可以通过改善中风后抑郁的各种相关因素，从而有效治疗患者的抑郁状态，并可以升高患者体内低下的去甲肾上腺素、5—羟色胺、多巴胺含量，此为治疗中风后抑郁的机理之一。现代医学认为，抑郁症状一方面是脑部病变的直接作用结果，另一方面患者本身肢体瘫痪也是刺激患者抑郁的原因。1987 年 KOSS 从神经递质功能方面解释了情感障碍的发病机制，认为临床上这些非主观意志所能控制的症状主要由大脑额叶边缘系统及前脑基底部通过间脑导水管周围的灰质—松果体—生物胺—下运动系统组成。颞叶边缘系统的运动区域下行通路以去甲肾上腺素和 5—羟色胺为神经递质。5—羟色胺和去甲肾上腺素一种或数种神经递质(生物胺)出现了神经生化上的失衡或功能缺陷，即可导致传递功能受损，从而引起抑郁症状。醒脑开窍针刺法能使 5—羟色胺和去甲肾上腺素一种或数种神经递质出现的神经生化上的失衡或功能缺陷恢复正常，从而阻断大脑边缘系统抑郁症状发生的通路。其次醒脑开窍针刺法有利于患者肢体恢复，减少瘫痪症状对患者的刺激。

7. 癫痫

癫痫是中风后常见并发症，属中医“痫证”，发则昏不识人，卒倒无知，口噤牙紧，口吐涎沫，甚则手足抽搐，目睛上视，口作六畜之声，醒后起居饮食如常人。本病机病因主要是本虚标实，气机逆乱，元气不能上充于脑，脑失所养，风阳痰浊蒙闭心窍，流窜经络而发痫证，故采用醒脑开窍针刺法治以开窍宁神，调和气血，滋补肝肾，针水沟穴可醒神开窍，调神益智；内关穴属于厥阴经心包经，针之可调理气血，宁心安神；三阴交为足三阴经交会穴，具有益肾填髓，健脾豁痰，平肝熄风调理阴阳气血之功。现代研究，醒脑开窍针法使大脑组织血流量增加，改善脑组织和营养物质及氧气的供应，促进大脑功能的恢复，调整脑内神经突触间各种神经递质(兴奋性和抑制性氨基酸、脑啡肽、单胺类物质等)的失衡，从而缓解癫痫发作。其次癫痫的发作是由于皮层病灶脑神经元过度放电所致，针刺刺激通过脊髓上达皮层中枢，在皮层建立新的兴奋灶，新兴奋灶对病理陛兴奋灶产生良性诱导，从而抑制病灶过度放电，缓解癫痫的发作。同时，癫痫病人存在 IgA 缺陷和细胞免疫障碍，自身抗体阳性率也高于正常。而针刺后可使免疫球蛋白含量增高，细胞免疫功能增强。

8. 中风后肩—手综合征

中风后肩—手综合征主要表现为患肢的肩、手关节疼痛，手肿胀，功能活动受限，甚至肌肉萎缩等，严重影响上肢功能的正常康复。醒脑开窍法，调神开窍，使神能导气，气畅则道通，通则不痛。水沟穴为督脉之穴，具有醒脑调神止痛之功；内关穴为手厥阴心包经穴，具有宁心安神之功。二穴合用，辅以循经取穴，共同达到调神，通经，止痛。现代医学研究表明，人体的痛觉中枢在脑，针刺水沟穴可对神经中枢的痛觉或痛觉的传入产生抑制作用。激活 NRM 功能，降低脊髓背角细胞兴奋性，从而减少痛信息，抑制伤害性反应。并调整血液中 5—HT，NE、ACR、SP 及 B—EP 水平，共同达到镇痛效果。

(二)调神益气通阳法治疗胸痹胸痹

是由于气滞、痰浊、血瘀，阻遏胸阳，胸阳不展，心脉痹阻，而出现的胸闷、气短、心前区刺痛，甚则胸痛彻背，背痛彻心或疼痛牵臂的一组病证。治则：调心神、益心气、通一 15 阳；取穴内关、水沟。配郄门、膻中、厥阴俞、心俞、膈俞等。胸痹为心气不通、心阳不宣、心神不宁，应用醒脑开窍法的主要穴位内关、水沟穴来调神益气，有助于通阳宣痹。

(三)调神法治疗顽固性疼痛

顽固性疼痛，可见于多种疾病，缠绵难愈。古代医家认为疼痛为经脉气血不通，取穴多以局部为主。根据《素问・灵兰秘典论》“主不明，使道闭塞不通”之意，疼痛病机在于各种原因引起的经脉气血运行不畅，而经脉气血的流行又与心和神关系密切，神能导气，气畅则道通，通则不痛，“心寂则痛微”。故治以“调神法”，重用内关、水沟理气调神，“调其神，令气易行”，能收“以意通经”而镇痛之效。运用调神之法止痛，范围广泛，无论感冒及内伤的头疼；痹证的关节疼，肌肉疼；兼或胃痉挛、胆道梗阻、泌尿系结石甚至心绞痛等各种内脏绞疼；至于三叉神经痛、臂丛神经痛、坐骨神经痛、带状疱疹等各种神经痛，以及急性扭伤、跌打肿痛等施用本法，止疼缓急，立竿见影。

（四）醒神调气法治疗排尿功能障碍

癃闭的根本原因在于膀胱气化失权，经云：“膀胱者州都之官，津液藏焉，气化则能出矣”，“膀胱不利为癃，不约为遗溺”，明确指出癃闭一证是膀胱本经发病，但此病与膀胱经气不利，神不导气有密切的关系，用醒脑开窍法先醒其神，配以有关穴位，关元、气海、秩边，促使膀胱气化功能恢复正常，尿液则自能排出。小儿遗尿，历代医家多归纳为肾气不足，下元虚冷和脾肺气虚、摄纳无权两类病机。治疗多用培元补肾、健脾益气、敛肺缩泉诸法。而据观察，精神紧张，过度疲惫是小儿遗尿的主要诱因，其病机亦应属于“心神昏瞀、治理无权”，故立法以调节心神为主，重用水沟、印堂、百会等健脑宁心，安神益志之穴，临床收到很好的疗效。

（五）醒神苏厥治疗厥闭脱证

“阴平阳秘、精神乃治；阴阳离决，精气乃绝”，阴阳失和，神气逆乱而生闭厥。此时当急行醒脑开窍之法，以奏苏厥救逆之效。“醒脑开窍”法主穴之内关是手厥阴心包经之络穴和八脉穴会穴，通阴维脉，针刺可调节阴阳和脏腑功能，调整心经气血，心窍之闭，宣发心神之气；水沟穴，疏通督脉之阳，醒精明脑腑之神，奏启闭、醒神、苏厥之效。因而，诸如大厥、薄厥、煎厥等各种厥逆昏聩，现代临床各种原因所致的休克、虚脱，以及中暑、癫痫等，应用本法急救大多能起死回生。

（六）醒神通窍法

治疗耳聋、耳鸣耳聋、耳鸣是中老年人多发病，尤其神经性耳聋、耳鸣，多顽固不愈，病之日久可使患者精神恍惚、情绪不定，对本证目前国内外尚无好的办法。根据《内经》“髓海不足，则脑转耳鸣”，“脑为之不满，耳为之苦鸣”之论，提出耳聋、耳鸣的病机为“心神昏瞀、清窍不利”。故治宜健脑聪耳、醒神通窍。临床重用内关、水沟、百会等穴醒神开窍，配翳风、听宫、听会聪耳通窍，收到良好疗效。

（七）安神理气法治疗呃逆

呃逆虽属轻证，然持续频繁发作亦为顽疾。认为，呃逆病机关键在于胃气不降，而常以情绪波动，精神刺激为诱因，故尊“制其神、令气易行”经旨，取内关、水沟为主，配天突、膻中、内庭等穴，效果理想。

（八）调神启闭法治疗郁证、癔证等神经、精神疾患

郁证是由于情志不舒，气机郁滞所致，以心情抑郁，情绪不宁，胸部满闷、胁肋胀痛，或易怒易哭，或咽中如有异物梗阻等症为主要临床表现的一类病证。其病因主要由于情志内伤，肝失疏泄，脾失健运，心失所养及脏腑阴阳气血失调而致。其治疗重点在于调神启闭，疏解肝郁。取穴：内关、水沟，根据病证加相关穴位。血瘀：活血化瘀加血海；肝瘀化火：平肝熄风加太冲、三阴交；痰结：祛痰加丰隆、阴陵泉；食滞：健脾胃加足三里等。癔证多发于女性，其发病多由情志因素所诱发，病机关键在于心窍闭阻，心神郁逆。临床表现变化多端，症状繁杂，主要包括精神意识，运动感觉及自主神经和内脏等机能障碍方面病证。治则：调神开窍，调和阴

阳。取穴：内关、水沟。根据临床出现的不同症状及病情的程度随证加减穴位。治疗此病证的疗效如何，不但取穴要合理而且直接取决于针刺的手法、针感和刺激量。治疗重在首次治疗效果，为数不少的病例可达到针到病除之效。郁证、癔证究其病机，气机郁闭、神窍失宣，情迷志乱是为关键。正如朱丹溪所说："气血冲和，百病不生，一有拂郁，诸病生焉。"运用"醒脑开窍"针法开窍启闭、宣发神气，调神定志，可以直对病机、直达病所，使心神复明，神转志移，动则精神饱满，静则志定神宁。醒法的变通作用，对诸如神经衰弱、癔证以及强迫症、抑郁症、焦虑症等各种神经、精神疾患，主治广泛，疗效确切。

（九）治疗各种脑病

脑病的研究是当前重要课题。"醒脑开窍"针法的创立，丰富了中医脑腑理论，推动了人们对脑腑功能的探讨和认识。"脑为元神之府"、"得神者昌、失神者亡"，故神为脑腑功能之本。神明则制、神妄则乱、神制即为神治，系指脑的激发、制约、调整、平衡功能。只有脑神为制，才能保持五脏六腑及脑腑本身的水火相济、阴平阳秘、功能正常。在针灸临床上，以"醒脑开窍"针法之主穴化裁，凡脑腑阴阳乖戾，心肾水火失衡所致诸症，如临床常见的帕金森病、老年性痴呆、血管性痴呆、脑萎缩、脑白质稀疏、小儿脑瘫、多动症、一氧化碳中毒、耳鸣、耳聋、舞蹈病等，以及其他退行性病、脱髓鞘病变多数病例可获奇效。

（十）治疗各种疑难杂症

许多疾病的症情千变万化、错综复杂，或病因难寻，或辨证难确，或久治不愈，但探本求源，多责之于心（神），心主任万物，神主机变，故用醒法，调神醒脑，开窍启闭，使神转志移，气复神使，气血调和，机体恢复正常。"醒脑开窍"针刺法的核心在调神，中医学中"神"不仅仅指人的思维、意识、智慧，而是人体生命活动的总称，一切生命活力的外在表现。"神存"、"神守"则人体的生命活力正常，思维意识活动也正常；如果"失神"或"伤神"则人体出现病态或死亡。只有通过"醒神、调神、安神"，才能调和阴阳，气复神使，气血调和，机体恢复正常功能。

五、醒脑开窍针法的基础研究

1. 该针法可提高中风病患者血中前列环素活性、降低血栓素活性，使流速减慢的动脉血流加快，使流速加快的动脉血流减慢，改善血管顺应性，降低血管阻力。

2. 在形态学方面，研究结果显示该针法可使实验性大脑中动脉阻塞大鼠脑缺血区内代偿血管明显增多，减轻脑组织结构的疏松、神经元数量的减少、星形胶质细胞水肿等病理改变，增加神经元内核糖核酸数量，改善脑缺血后脑微血管自律运动及其能量代谢。

3. 在病理过程方面，研究结果显示该针法可使实验性大脑中动脉阻塞大鼠异常降低的海马及皮层的乙酰胆碱、去甲肾上腺素和5－羟色胺含量升高，调节多巴胺的合成和代谢，使脑缺血再灌注家兔脑组织中超氧化物歧化酶活性升高，自由基含量降低，阻止钙离子内流，改善脑组织细胞内钙离子超载。可显著降低缺血脑组织及血清中肿瘤坏死因子 TNF－α 的含量，拮抗缺血区脑组织细胞因子 IL－1β 的合成和分泌，减少缺血区脑组织 IL－1β 的含量，从而减轻或抑制 TNF－α、IL－1β 造成的一系列脑缺血损害，发挥脑保护作用。

4. 在分子生物学方面，研究结果显示该针法能够使实验性大脑中动脉阻塞大鼠脑缺血区细胞凋亡明显减少，起效快而持久，并可改善其细胞形态学异常，可增强各时段热休克蛋白(HSP70)和早期基因 C－fos 的表达，提高神经细胞的应激能力，促进神经细胞对脑缺血损伤产生适应性变化，增强脑组织的修复能力。

5. 对于脑出血模型鼠，该针法可以提高神经元突触体膜钠—钾— ATP 酶及线粒体膜钙— ATP 酶活性，拮抗钙离子内流，减轻钙离子超载，防治脑水肿，保护神经元。

上述一系列从宏观到微观的针刺治疗中风病的机理研究，开辟了针灸机理基础研究的新领域，使针灸机理研究步入世界高新技术领域，丰富了传统中医针灸理论，为醒脑开窍针法奠定了坚实的理论基础，为该针法的推广和普及提供了客观的科学依据。

（贾云革）

第十一章 推拿治疗总论

第一节 推拿的作用原理

推拿属中医外治法范畴，是操作者通过手法作用于人体体表的特定部位和腧穴，通过经络调整脏腑的生理功能，改变机体的病理状态，达到防治疾病、保健养生的目的。也可以说，是操作者通过“手法”所产生的外力，在被操作者体表特定的部位或腧穴上所作的物理有用功。这种功可转换成各种生物效能，这种“能”可作为信息的载体并深透到人体内，向某一系统或组织器官传入信号，改变有关的系统内能，纠正解剖位置和形态结构的紊乱。概括起来，推拿具有疏通经络、行气活血，理筋整复、滑利关节，调整脏腑功能、增强抗病能力等方面的作用。

一、疏通经络，行气活血

经络是人体运行气血，联络脏腑，沟通内外，贯穿上下的径路。具有“行血气而营阴阳.濡筋骨利关节”的作用，并像网格一样，纵横交错，遍布全身，将人体五脏六腑、五官九窍、四肢百骸、表里内外、上下各部联络成一个有机整体，以维持人的正常生理功能。当外邪入侵时，首犯肌腠经络，导致经络闭塞，血气不和，不通则痛.故而产生疼痛不适、麻木不仁、筋肉萎软、运动不能等一系列临床表现。

推拿手法作用于人体，可以疏通经络，舒筋活血，行气止痛，散寒祛邪。主要体现在两个方面：一是手法对人体表的直接刺激，促进了气血的运行。“经络不通，病生于不仁，治之以按摩醪药”(《素问·血气形志论》)；《素问·举痛论》更形象直观地指出“寒气客于肠胃之间，膜原之下，血不得散，小络急引故痛，按之则血气散，故按之痛止。”二是手法在人体表反复操作，可产生热能效应，由此加速了气血的流动，正如《素问·举痛论》中所说：“寒气客于背俞之脉则脉泣，脉泣则血虚，血虚则痛，其俞注于心，故相引而痛，按之则热气至，热气至则痛止矣。”

二、理筋整复，滑利关节

筋骨、肌肉、关节维系着人体的正常活动和生活起居。气血和畅、阴平阳秘，可使机体筋骨、肌肉健壮，关节滑利。如《灵枢·本藏》篇中说：“血和则经脉流利，营复阴阳，筋骨劲强，关节滑利也。”

当人体筋骨、肌肉、关节受到外来暴力撞击，强力扭转，或扛抬重物，或不慎跌仆闪挫，牵拉压迫，或体虚、劳累过度，或长久活动，经久积劳等不良因素，都可引起人体损伤，从而导致脉络受损，气血运行不畅，气滞血瘀，表现为或肿、或痛、或骨错缝、或筋出槽、关节脱位等情况，通过推拿可达到理筋整复、滑利关节的目的，其机理有三个方面：一是手法作用于伤损局部，可促进气血运行，消肿祛瘀，通络止痛，提高了局部组织的痛阈，加快了损伤组织的修复，促进损伤组织的血肿、水肿的吸收；二是手法通过力学的直接作用来纠正筋出槽、骨错缝、关节脱位，恢复正常的解剖位置和形态结构；三是手法的适当运动可以发挥松解粘连、舒松肌肉、滑利关节的作用。正如《医宗金鉴·正骨心法要旨》中所说：“因跌仆闪失，以致骨缝开错，气血郁滞，为肿为痛，宜用按摩法。按其经络，以通郁闭之气，摩其壅聚，以散瘀结之肿，其患可愈。”

三、调整脏腑功能，增强抗病能力

疾病的发生、发展及其转归与人的体质强弱和致病因素的性质有极为密切的关系，是正气与邪气相互斗争，盛衰消长的结果。“正气存内，邪不可干”，是说在一般情况下，当人体受到外来或内在的邪气侵袭时，如果正气旺盛，机体有充分的抗病能力，就能足以清除邪气的不利影响，致病因素就不起作用，正能胜邪，人就不会发生疾病；“邪之所凑，其气必虚”。说明正气虚弱，机体不能消除邪气的不利影响，正不胜邪，机体的抗病和防御能力处于相对劣势状态，邪气乘虚而入，以致脏腑生理活动受到破坏，就会导致疾病发生和发展变化。

推拿手法作用于人体体表的腧穴和特定部位，通过经络的传导，可以改善和调整脏腑功能的偏盛偏衰，增强人体的抗病能力和防御能力及修复组织的能力。手法通过三个主要途径对脏腑疾病发挥治疗作用：一是手法作用于人体体表的相关腧穴和特定部位上，通过经络的传承发生作用；二是脏腑的器质性病变，在手法力的作用下，由物理功能转化为复杂的生物效能，通过功能调节来发挥作用；三是手法对脏腑虚实和偏盛偏衰有双向调节作用，既可产生“补”，又可发挥“泻”的不同效果。这种作用主要取决于人体发病时的机能状态，当机体处于虚弱（或抑制）状态而呈虚证时，推拿可以起到补虚的作用；若机体处于邪盛（或兴奋）状态而表现为实证的情况下，推拿又可以泻实。只有辨证准确，手法操作得当，使机体处于良好的机能状态，通过对脏腑功能的调整，有利于激发机体内的抗病能力，方达扶正祛邪调整阴阳之目的。

（刘美玶）

第二节　推拿的治疗原则

推拿的治疗原则是在整体观念和辨证论治基本思想指导下，对临床病证制定的具有普遍指导意义的治疗法则。推拿的具体治疗方法由其治疗原则所定，由于疾病的表现多种多样，病理变化极其复杂，且病情又有轻重缓急的差别，不同的时间、地点，不同的个体，不同的外力作用下，其病理变化和病情转化都不相同。因此，只有善于从复杂多变的疾病表现中，把握“整体观念，辨证操作；标本同治，缓急兼顾；以动为主，动静结合”三大治疗原则，才能获得满意的治疗效果。

一、把握整体，辨证操作

整体观念强调人体是一个有机整体，以五脏为中心，在功能上相互协调、相互为用，在病理上相互影响；同时人体与自然环境也有着密切联系，不同的地域环境和不同的季节气候，也影响着人体的脏腑功能。因此，在推拿病证中，对局部病变分析时，要注意整体对局部的影响，在处理局部病变时，重视整体机能的调整，并考虑到环境气候对疾病转归的影响。辨证操作是辨证论治在推拿临床工作中的具体体现。即将四诊和推拿常用诊察方法收集到的资料，进行综合分析，以辨明疾病的原因、部位、性质、伤损程度以及邪正盛衰的关系，概括判断为某种病证，依据辨证的结果，确立相应的治疗方法，选择适宜的推拿手法辨证施治。在推拿临床中，要充分注意因时、因地、因人制宜。即根据季节、地域以及人体的体质、年龄、性别、生活习惯不同等特点，选择不同操作手法的方法，如施力的大小，操作时间的长短，手法频率的快慢等，同时辨证施治的原则也体现了同病异治和异病同治的特点。同病异治，即某些疾病的病变部位和症状虽然相同，但因其病机不同，所以在治疗方法上选用的推拿手法及腧穴、部位就不同。如急性腰肌扭伤和腰椎骨错缝，虽然病损部位和临床表现相同，因病机不同，所以推拿手法截然不同。前者以点、按、揉、擦、弹拨等手法为主，后者以腰部扳法操作为主；异病同治，是指某些疾病的病变部位和表现虽然不同，但因其主要病机相同，所以在治疗方法上可以选择相同的推拿手法或腧穴和部位。如落枕和急性腰肌扭伤，虽然病变部位和症状不同，但选用的推拿手法是相同的。

二、标本同治，缓急兼顾

治病求本是中医治疗疾病的基本原则之一。本是指疾病的本质，标是指疾病的现象。任何疾病的发生、发展，总是要通过若干外在的症状和体征表现出来，这些症状和体征只是疾病的现象，并不都反应疾病的本质，有的甚至是假象。只有充分了解和掌握疾病的各个方面的资料，斟酌筛选，通过综合分析，才能透过现象看到本质，找出病本之所在，从而确定何者为本，何者为标，制定相应的治疗方法。如腰腿痛，可由椎骨错缝（小关节紊乱）、腰腿风湿、腰肌劳损、腰椎间盘突出症等多种原因引起，治疗时就不能单纯地采用对症止痛的方法，而应通过全面地综合分析病人的基本情况，找出最基本的病理变化和原因，分别用纠正椎骨错缝、活血祛风、舒筋通络、理筋整复等方法进行治疗，才能取得满意的效果，这就是治病求本的真正意义所在。由于推拿学具有自身的特点，在治病求本的原则下，多采用标本同治、缓急兼顾之法则。如腰部的急性扭伤，既有腰肌的急性损伤，又有一定程度的椎骨错缝（腰椎小关节紊乱），表现为疼痛剧烈，腰部活动受限，不能做俯仰动作，腰部肌肉有明显的保护性肌痉挛，治疗时不但要舒松肌肉，通络止痛，还要纠正骨错缝，只有这样标本同治，缓急兼顾，才能缓解和消除疼痛。因此，既要积极治疗疾病的急性发作，又要兼顾椎骨错缝的处理；既要治本，也要治标。

三、以动为主，动静结合

推拿是中医学外治法之一，是一种运动疗法。无论是手法对机体的作用方式，还是指导病员进行的功法训练，都是在运动中完成的。推拿"以动为主"的治疗法则，是指在手法操作时，或进行功法锻炼时，要根据不同的疾病性质、不同的病情、不同的病变部位、不同的病理状况，确定其作用力的大小、节奏的快慢、动作的徐疾和活动幅度的范围大小。恰当的运动方式，是取得满意疗效的关键。推拿治疗在"以动为主"的同时，还必须重视"动静结合"的法则，临床应用中具体表现为两个方面：一是在手法操作时，要求双方都应该保持情志安静，思想集中，做到动中有静；二是推拿治疗或功法锻炼后，应该注意调息、静休、饮水，使机体的体能有一个自身调整恢复的过程。因此，在实施推拿治疗方案时，一定要合理的把握好"以动为主，动静结合"的基本法则。

（刘美玶）

第十二章　推拿手法

第一节　摆动类手法

摆动类手法是指以指或掌、鱼际部作力于体表，通过腕关节协调的连续摆动，使手法产生的力轻重交替、持续不断地作用于操作部位的一类手法。主要包括一指禅推法、缠法、㨰法、滚法和揉法五种。

一、一指禅推法

用拇指指端、偏峰或罗纹面着力于施术部位或穴位，通过前臂的主动摆动带动腕关节有节律的摆动，从而产生轻重交替、持续不断的作用力的一种手法，称为一指禅推法。一指禅推法为一指禅推拿流派的代表手法。

（一）分类及使用部位

根据着力点的不同分为指端推法、罗纹面推法、屈指推法和偏峰推法。指端推法、罗纹面推法适用于全身各部俞穴。屈指推法多用于背部俞穴。偏峰推法适用于头面部。

（二）操作方法

1. 一指禅指端推法的操作方法：以拇指指端着力于体表施术部位、穴位上，拇指自然伸直，其余四指的指间关节和掌指关节自然屈曲。腕关节自然屈曲 90°，腕部放松，悬腕，垂肘 120°、沉肩，前臂的主动摆动带动腕关节有节律的左右摆动，摆动中拇指指间关节自然的伸直与屈曲交替，使产生的功力通过拇指指端轻重交替、持续不断地作用于施术部位或穴位上。摆动频率每分钟 120～160 次。

2. 一指禅罗纹面推法的操作方法：以拇指罗纹面着力于体表施术部位或穴位上，拇指自然过伸，其运动过程同一指禅指端推法，其拇指指间关节在尽量保持在自然的过伸位而不屈曲。

3. 一指禅偏峰推法的操作方法：以拇指桡侧缘着力于一定的部位或穴位上，拇指自然伸直并内收，其余指间关节及掌指关节自然伸直，腕关节微屈或自然伸直，其运动过程同一指禅指端推法，其腕关节的摆动幅度较小，有时只为旋动。

4. 一指禅屈指推法的操作方法：拇指屈曲，指端压在食指桡侧缘或以罗纹面附于食指指背，以拇指指间关节桡侧或背侧着力于施术部位及穴位上，其余四指屈曲，运动过程同一指禅指端推法。

（三）操作要领

一指禅推法要求手法刚柔相济，灵活度大，深透力强，操作时施术者必须姿势端正，神气内聚，肩、肘、腕、指各部位放松，以气御劲，蓄力于掌，发力于指，将功力集中于着力部位，才能形神兼备。

1. 沉肩：肩关节放松，双肩端平，禁止耸肩用力，以腋下能容一拳为宜。

2. 垂肘：肘关节放松，自然下垂，屈曲 120°，肘关节桡侧缘低于腕关节。以肘部为支点，前臂作主动摆动，带动腕部摆动。

3. 悬腕：在腕关节放松的基础上，腕关节自然屈曲 90°，（一指禅偏峰推腕关节微屈或自然伸直）腕关节摆动中，大多尺侧缘低于桡侧缘，内摆到最大时，尺、桡侧持平。

4. 指实：拇指指端、偏峰或罗纹面自然着实吸定于一点，使产生的“力”持续地作用于治疗部位上，不能产生跳跃，同时切忌拙力下压。

5. 掌虚：除拇指外，其余四指及掌部自然放松屈曲，呈握空拳状。（一指禅偏峰推四指及掌部自然放松伸直）。

6. 紧推慢移：一指禅推法的操作过程中，前臂及腕关节的摆动较快，频率达到每分钟 120～160 次，但着力面移动（拇指指端、罗纹面或偏峰）的速度缓慢。

（四）功效

舒经活络、活血祛瘀、调和营卫、解痉止痛。

1. 适用于头面诸疾：头痛、失眠、面瘫、近视、咽喉肿痛等。面部多采用一指禅偏峰推法，头痛、失眠以太阳穴为重点，可由太阳向上至神庭穴，再沿前发际推至太阳，由太阳沿眉弓返回印堂，左右交替，呈“∞”形路线反复数次，以行气活血，镇静安神，常与按揉太阳、抹前额和按揉三阴交等方法配合使用；面瘫，以一指禅偏峰推法始于人中，经迎香、四白、下关、太阳、颊车、地仓，返回至人中，左右交替，呈“∞”形路线反复数次，多与抹面等配合使用；近视，用一指禅偏峰推法推眼眶周围诸穴，呈“∞”形路线反复数次，从而缓解眼肌痉挛，可与按揉法按揉眼周诸穴配合使用；咽喉肿痛，用一指禅指端推法推动下廉泉等穴，使口腔内产生清凉感，唾液增多，或用缠法。

2. 四肢关节酸痛，颈项强痛、落枕、颈椎病，腰痛等痛症。颈项强痛、落枕、颈椎病，用一指禅推法从哑门沿颈椎正中推至大椎穴，再由两侧风池穴沿膀胱经推至颈根部，反复数次以舒经活络、活血祛瘀、解痉止痛，也可用一指禅屈指推法沿上述线路操作，常与拇指按揉穴位及颈项拿法等配合使用；四肢关节疼痛，则常用一指禅推法推关节周围穴位并配合穴位的按揉法、弹拨法治疗。

3. 便秘、泄泻、胃脘痛等胃肠道疾病，冠心病、胆绞痛等胸腹疾患，痛经、月经不调等妇科疾病。便秘、泄泻、胃脘痛等胃肠道疾病，可用一指禅推法推足太阳膀胱经第一侧线，重点推脾俞、胃俞、肝俞、胆俞、大肠俞等穴位，同时推天枢、中脘等穴，常与腹部摩法配合使用，以健脾和胃，调整胃肠功能；冠心病，用一指禅推法推心俞、膏肓俞、膈俞，多配合拇指按揉法按揉内关及胸部的摩法，达到活血通脉，行气止痛的作用；胆绞痛。则用一指禅屈指推法推背腧穴，以胆俞、膈俞、气海俞为主，常配合胸椎的侧扳法及阳陵泉、胆囊穴拇指按揉法。至于痛经、月经不调等妇科疾病，可根据具体病情随症选穴应用。

（五）注意事项

1. 一指禅推法操作过程中着力部位的压力变化、摆动的幅度要均匀，动作灵活，使产生的力自然轻重交替，而患者无不舒适感。

2. 一指禅推法操作过程时，着力部位应吸定，不要随腕部的摆动与体表之间产生滑动及摩擦，紧推慢移时应在吸定的基础上缓慢移动。

3. 临床操作中可采用屈伸拇指指间关节和不屈伸拇指指间关节两种术式，一般指端推采用屈伸拇指指间关节，而罗纹面推多采用不屈伸拇指指间关节，前者较为灵活、刺激柔和，后者着力较稳、刺激较强，推拿医师应熟练掌握两种操作方法，以便临床灵活选择使用。

附:缠法

一指禅推法的频率提高到每分钟220～250次,称为缠法。为提高一指禅推法的频率,使频率达到每分钟规定的次数,用拇指指端或偏峰着力于体表减少接触面,减少腕关节摆动的幅度,同时降低对体表的压力来达到提高摆动的频率。缠法相对一指禅推法而言,每次的刺激量减小,对皮肤的压力减小,但由于频率的加快,每分钟的刺激量并没用减少,刺激量的堆积更强的作用于皮下组织,因此缠法具有较强的消散作用,临床常用于实热证及痈疖等外科病症的治疗。本法只有在熟练掌握一指禅推法的基础上才能正确操作。

二、㨰法

小指掌指关节背侧着力于一定的部位,由腕关节的伸屈和前臂的旋转的复合运动,使小鱼际与手背在施术部位上作持续不断地滚动的手法称为㨰法。

(一)分类及使用部位

根据着力面的不同可分为:小鱼际㨰法、掌指关节㨰法、拳尖㨰法。小鱼际㨰法－肩臂部,掌指关节㨰法－肩颈部、胸背部,拳尖㨰法－腰臀部及下肢后部。

(二)操作方法

1.小鱼际㨰法的操作方法:拇指自然伸直,无名指和小指的掌指关节屈曲90°,其余掌指关节及指间关节自然屈曲,手背呈一自然弧形,以第五掌指关节背侧为起始着力点,吸定于体表治疗部位上,以肘关节为支点,前臂主动摆动,带动腕部作伸屈和前臂旋转运动,使小鱼际尺侧部在施术部位上进行持续不断的滚动。

2.掌指关节㨰法的操作方法:仍以第五掌指关节背侧为起始着力点,以小指、无名指、中指及食指的掌指关节背侧为滚动着力面,腕关节稍屈向尺侧,前臂作主动的前后推旋,带动腕关节的小幅度的屈伸活动。

3.拳尖㨰法的操作方法:拇指自然伸直,余四指半握空拳状,以小指、无名指、中指及食指的第一指间关节背侧为起始着力点,肘关节屈曲100°～120°,前臂作主动的前后推拉摆动,带动腕关节作无尺、桡偏移的屈伸活动,使小指、无名指、中指及食指的第一指背、掌指关节背侧、指间关节背侧为滚动着力面,在治疗部位上产生持续的滚动。

(三)操作要领

1.伸屈腕关节是以第二到第五掌指关节背侧为轴来完成的;前臂的旋转运动是以手背的尺侧为轴来完成。因此㨰法的吸定点是上述两轴的交点,即小指掌指关节背侧。(拳尖擦法例外,因该手法没有前臂的滚动)。

2.沉肩,上肢的肌肉及肘关节尽量放松、屈肘、肘关节屈曲100°～120°,肘关节离躯体半尺远,腕关节屈伸范围在120°左右(即前滚至极限时屈腕约80°,回滚至极限时伸腕约40°)使掌背部分的1/2面积(尺侧)依次接触治疗部位。

3.手法吸定的部位要紧贴体表,不能拖动,辗动或跳动。

4.㨰动时要尽力减小摩擦力,动作协调而有节律,压力、频率、摆动幅度要均匀。

5.紧㨰慢移:滚动的频率每分钟120次左右,随腕关节的屈伸作用而作缓慢地向前移动,移动幅度小。

(四)功效

舒筋活血，滑利关节，缓解痉挛，消除疲劳。

（五）适用病症

本法接触面积大，压力大，刺激量大，渗透性强；广泛应用于颈、肩背、腰臀及四肢等肌肉较丰厚的部位。适用面广，为伤科、内科、妇科的常用手法，常用于：

1. 风湿酸痛、麻木不仁、肢体瘫痪、运动功能障碍等伤科疾患：痹症、半身不遂、颈椎病、肩周炎、腰椎间盘突出等。痹症、半身不遂，多在四肢伸肌群及屈肌群反复使用，常配合各关节的被动运动手法；颈椎病，先以掌指关节擦法于风池穴操作，并配合揉法，再沿颈部后群肌肉从风池至肩井小鱼际擦法反复操作，配合颈肩部的拿法；腰椎间盘突出症，沿脊柱两旁竖脊肌从上至下用掌指关节擦法和拳尖擦法反复施用，再沿臀部顺坐骨神经走行部位从上至下到跟腱上方用此法反复操作，在腰眼、环跳、承山等处可作重点操作部位；肩周炎，以小鱼际擦法于肩周操作，主要着力于三角肌、冈上肌及肌腱袖等部位，配合肩关节的被动运动；临床上治疗该类疾病常配合按揉法、拿法、扳法、摇法、拔伸法等手法，以共同达到舒筋通络、活血化瘀、解痉止痛、滑利关节、松解粘连等作用。

2. 糖尿病、高血压等内科疾病，常运用拳尖擦法于腰背两侧膀胱经循行的线路、臀部及下肢后侧面上施治。

3. 痛经、月经不调等妇科疾病，在腰骶部的八髎穴上采用掌指关节擦法和拳尖擦法治疗，常配合八髎、三阴交、阴陵泉等穴位的按揉和点穴手法治疗。

4. 保健推拿常用手法之一，该手法有很好的解除肌肉痉挛、缓解肌肉疲劳、增强肌肉及韧带活力的作用，故常作为保健推拿的常用手法，除头面、腹部、手足外全身都可应用。

（六）注意事项

1. 该手法操作过程中要充分放松腕关节，腕关节的屈伸活动是由前臂的主动运动带动的自然运动，禁止运用腕关节的拙力从而造成腕关节出现折刀样的突变动作，使动作出现打击感、跳动感；并造成腕关节的僵硬，使腕关节的屈伸幅度不够，从而减少了手背部的接触面积，使动作缺乏柔和感。

2. 操作的体表接触面应为肌肉丰厚处，尽量避免掌指关节的骨突部与脊椎棘突或其他关节的骨突处发生猛烈撞击。

3. 擦法对体表产生均匀一致的刺激，前擦和后擦时着力轻重一致，避免出现"有去无回"或"有来无去"而产生顿拙感。

4. 临床使用时常结合肢体关节的被动运动，此时应注意动作的协调性，作到"轻巧、迅速、随发随受"。

附：滚法

滚法是以手背吸附在体表进行往返滚动的一种手法。

1. 操作方法

受术者坐位或卧位，施术者单手或双手自然屈曲似握空拳状，用手背近小指部位或小指、无名指、中指、食指的近节指背面吸定于手术部位，以肘部为支点，前臂作主动摆动，带动腕部作屈伸和前臂旋状的复合运动。

2. 功效

舒筋活血、镇静安神、健脾和胃、调畅气机。

3.适应症

滚法接触面积较大,作用力渗透是一指禅推拿流派的辅助手法,常用于头部和腹部操作,治疗头痛、失眠、腹痛、腹胀、便秘、泄泻等疾病。

三、揉法

用手掌大鱼际、小鱼际、掌根、肘尖或手指罗纹面着力吸定于一定部位或穴位,带动该处的皮下组织,一起做轻柔和缓的回旋运动的手法称之为揉法。

(一)分类及使用部位

根据用力部位的不同可分为:掌根揉法、大鱼际揉法、小鱼际揉法、拇指揉法、中指揉法、多指揉法、迭掌揉法。大鱼际揉法适用于头面部、胸胁部等病变部位较浅处;小鱼际揉法一常用于四肢部、脘腹部;掌根揉法适用于腰背及四肢面积大而平坦的部位;中指揉法、拇指揉法及多指揉法适用于全身各部的腧穴,皮下脂肪薄处如:头面、胸胁小关节处;迭掌揉法一多用于臀部、腰背等肌肉丰厚处。

(二)操作方法

1.掌根揉法的操作方法:用掌根部自然着力于治疗部位或穴位上,腕关节充分放松并稍背伸,手指自然弯曲,以肘部为支点,前臂作主动摆动带动腕部作轻柔和缓的回旋运动。摆动频率100~200次/分。

2.大鱼际揉法的操作方法:以大鱼际自然吸定于治疗部位或穴位上,手指自然伸直,腕关节充分放松,以肘部为支点,前臂作主动摆动带动腕部摆动,使大鱼际和吸定部位的皮下组织一起作轻柔和缓的回旋运动。摆动频率200次/分。

3.小鱼际揉法操作方法:用小鱼际自然吸定于治疗部位或穴位上,手指自然屈曲,其余操作同大鱼际揉法。

4.拇指揉法的操作方法:用拇指罗纹面自然吸定于某一部位或穴位上,其余四指自然伸直放于体表,以肘部为支点,前臂作主动摆动带动手及大拇指作轻柔的小幅度旋转运动。摆动频率120~160次/分。

5.多指揉法的操作手法:用食、中、环指指腹着力于施术部位或穴位上,拇指自然伸直,以肘部为支点,前臂作主动摆动带动三指、腕关节及指下的皮下组织作小幅度的回旋运动。摆动频率120~160次/分。

6.中指揉法操作方法:用中指指腹着力于施术部位或穴位上,其余手指自然伸直,腕关节微屈,以肘部为支点,前臂作主动摆动带动腕关节、中指及指下的皮下组织作小幅度的回旋运动。摆动频率120~160次/分。

7.迭掌揉法的操作方法:用两手掌迭掌,下一手掌的掌根按于治疗部位,肘关节伸直,以肩关节为支点,以上身的摆动带动手臂、腕关节及治疗部位的皮下组织作回旋运动。实用中医推拿学摆动频率40~60次/分。

(三)操作要领

1.肩、肘、手腕充分放松,以前臂的主动摆动带动腕、指的回旋运动(两手揉法则以上身主动摆动带动)。

2.着力点要带动治疗部位的皮下组织作回旋运动,而皮上组织与着力点保持相对不动,尽量不与皮肤发生摩擦,所谓“肉动而皮不动”。

3.揉动的动作连续而有节律，力由小道大，再由大到小才停止。

4.紧推慢移：在每次揉动吸定的基础上，可逐渐在一定的部位或面上缓慢地移动，回旋的速度快，而移动的速度慢。

5.揉法的压力要小，着力部位自然放在治疗部位，而没有用力向下按的力量，为加强刺激，临床上常和按法结合使用而成按揉法。

(四)功效

调和气血、舒筋活络、缓解痉挛、消肿止痛、消积导滞、健脾和胃。

(五)适应症

该手法用力轻柔和缓、深透，可使皮下组织产生摩擦而产生温热作用，适用于全身各部。常用于多种内科杂症、软组织损伤及各种痛症，如：

1.脘腹胀痛、胸闷胁痛、腰痛、头痛及四肢伤痛等痛症。脘腹胀痛，可采用小鱼际揉法、大鱼际揉法及掌根揉法揉腹，结合腹部穴位的点压；胸闷胁痛，可用小鱼际揉法、大鱼际揉法沿任脉、肋间隙操作；腰痛可用迭掌揉法或掌根揉法揉肾腧、命门、腰阳关等穴；头痛、眩晕，用中指揉法、拇指揉法揉头面穴位；四肢伤痛，多用拇指、大鱼际揉法在疼痛部位或穴位上操作；痛症临床治疗上常配合穴位的按揉法、疼痛部位的摩法、拿法。

2.便秘、泄泻、食欲不振等内科疾病。常根据不同病情辨证施治，采取顺时针或逆时针的揉动方向，配合腹部的摩法、推法、拿法等手法治疗。

3.头面部及腹部保健。一般采取低频率的揉法，以每分钟60次左右为宜。

(六)禁忌症

1.伤筋的急性期(伤后的24小时内)不宜采用揉发治疗，以免加重局部的皮下出血，加重肿胀。

2.局部有皮损或传染性皮肤病者。

3.局部肿胀较重或关节内积液较多者，不宜用揉法在局部操作。

(刘美玶)

第二节　摩擦类手法

以手掌、手指或肘部贴实体表，做直线或环旋移动的方法，称摩擦类手法。本类手法包括推法、搓法、摩法、擦法、抹法等。

一、推法

以手指、掌或拳、肘等部位贴实于施术部位上，做单方向直线移动的方法，称推法，又称平推法。根据操作部位不同又分拇指推法、掌推法和肘推法。

(一)操作方法

1.拇指推法：施术者以手拇指指端贴实于治疗部位或穴位上，余四指置于对侧或相应的位置以固定助力，腕关节略屈并偏向尺侧。拇指及腕臂部主动施力，进行短距离单向直线均匀缓慢推进。

2.掌推法：施术者以掌根部贴实施术部位，腕关节背伸，肘关节伸直。以肩关节为支点，上臂部主动施力，通过前臂、腕关节，使掌根部向前做单向直线均匀缓慢推进。

推法中，亦常用拳的示指、中指、环指和小指的近侧指骨间关节背侧和肘关节的尺骨鹰嘴部为着力面进行操作，前者称拳推法，后者为肘推法。拳推法除着力面与掌推法不同，其操作过程相似。肘推法则应屈肘，以尺骨鹰嘴突起部着力于施术部位，另一侧手臂抬起，以掌部扶握屈肘侧拳顶以固定助力，其操作过程与掌推法相似，但其运动方向多是向后拉推，以利于力的控制。

(二)注意事项

1.施术部位紧贴体表，推进的速度宜缓慢均匀，压力平稳适中，单方向直线推进。

2.用力不可过猛过快，防止推破皮肤。

3.为保护肌肤，直接接触肌肤操作时，可配合使用冬青膏、滑石粉等介质。

(三)适用部位和特点

推法的作用较强，可适用全身各部。拇指推法接触面小，推动距离短，施力柔中含刚，易于查找和治疗小的病灶，故常用于面部、项部、手部和足部；掌推法接触面大，推动距离长，力量柔和而沉实，多用于背腰、胸腹部和四肢部。拳推法和肘推法，因施力刚猛，故一般只用于背部脊柱两侧和股后侧。

(四)功效主治

通经活络，舒筋止痛，荡涤积滞。能增高肌肉的兴奋性，促进血液循环。多用于外感发热、腹胀便秘、高血压病、头痛、失眠、腰腿痛、腰背筋膜炎、风湿痹痛、感觉迟钝等病证。

二、搓法

用双手掌面夹住肢体，做交替或往返搓动，称为搓法。以双手夹搓，形如搓绳，故名搓法。

(一)操作方法

受术者肢体放松。施术者以双手掌面夹住施术部位，以肘关节和肩关节为支点，前臂与上臂部主动施力，做相反方向的较快速往返搓动，并同时由肢体的近心端至远心端往返操作。

(二)注意事项

1.操作时动作协调、连贯。搓动时手掌面在治疗部位体表有小幅度位移，受术者有较强的疏松感。

2.搓动的速度宜快，移动速度宜缓慢。

3.施力不可过重。

(三)适用部位和特点

常用于四肢和胸胁部，尤以上肢部常用，通常作为推拿治疗的结束手法使用。

(四)功效主治

疏松肌筋，调和气血。常用于肢体酸痛、关节活动不利和胸胁迸伤等病证，亦常作为推拿操作的结束手法使用。

三、摩法

用手指或手掌在体表做环形移动，称为摩法。分为指摩法和掌摩法两种。

(一)操作方法

1.指摩法施术者指掌部自然伸直，示指、中指、环指和小指并拢，腕关节略屈。以示指、中指、环指和小指指面贴实治疗部位，以肘关节为支点，前臂做主动运动，通过腕、掌部使手指指腹在治疗部位环形移动。

2.掌摩法施术者手掌自然伸直,腕关节略背伸,将手掌平覆于治疗部位上,其操作过程同"指摩法"。

(二)注意事项

1.指摩法操作时,腕关节保持一定的紧张度,掌摩法则腕部放松。

2.摩动的速度、压力宜均匀。一般指摩法宜稍轻快,掌摩法宜稍重缓。

3.根据病情的虚实来决定手法的摩动方向。就环摩而言,有以"顺摩为补,逆摩为泻",即虚证宜顺时针方向摩动,实证则要逆时针方向摩动。现代应用时,常以摩动部位的解剖结构和病理状况来决定摩动方向。

4.摩动的压力适宜度、速度宜均匀和缓。《圣济总录》:"摩法不宜急,不宜缓,不宜轻,不宜重,以中和之意施之。"

(三)适用部位和特点

摩法刺激轻柔和缓,适用全身各部,以胸腹、胁肋等部位常用。

(四)功效主治

和中理气,活血散结,消积导滞,调节肠胃功能。常用于胸胁胀痛、呃逆、脘腹疼痛、饮食积滞、消化不良、外伤肿痛等病证。摩法是最古老的推拿手法之一,消郁散结的作用较好。正如《圣济总录》所言:"摩其壅塞,以散郁结。"

四、擦法

用手指或手掌贴附于治疗部位,做快速的直线往返运动,使之摩擦生热的手法,称为擦法。分为指擦法和掌擦法两种。

(一)操作方法

1.指擦法:施术者指掌部伸直,腕关节平伸,以示、中、环指和小指指面贴附于治疗部位。以肘关节为支点,前臂为动力,通过腕、掌部使指面进行均匀的前后往返移动,以温热或透热为度。操作频率每分钟100～120次。

2.掌擦法:施术者以手掌的掌面或大鱼际、小鱼际贴附于施术部位,腕关节伸直,以肩关节为支点,上臂主动运动,通过肘关节、前臂和腕关节使手掌面或大、小鱼际做前后方向的连续移动,并以温热或透热为度。操作频率每分钟100～120次。

(二)注意事项

1.施术部位紧贴体表、压力适度,必须直线往返运行。往返的距离宜长(指擦法除外),动作连续不断。

2.擦法操作以温热或透热为度。即施术者在操作时感觉到擦动所产生的热已进入受术者的体内,并与其体内之热产生了呼应,此时可称为"温热或透热",一旦透热,应立即结束手法操作。

3.不可擦破皮肤,为保护皮肤常结合使用冬青膏、红花油等介质进行操作。

4.呼吸自然,不可屏息操作。

(三)适用部位和特点

擦法适用部位广泛。指擦法擦动的距离短,故擦动的范围较小,多用于颈项部;掌擦法擦动的范围大,多用于胸胁及腹部;小鱼际擦法多用于肩背腰臀和下肢部;大鱼际擦法在胸腹、腰背和四肢部均可应用。

(四)功效主治

温经通络,行气活血,消肿止痛,健脾和胃。常用于瘀血凝结、内脏虚损和气血功能失常的病证,如外伤肿痛、外感风寒、风湿痹痛、胃脘痛喜温喜按患者,以及肾阳虚所致的腰腿痛、小腹冷痛、月经不调等。

五、抹法

用拇指罗纹面在施术部位做上下、左右直线或弧形曲线往返移动的手法,称为抹法。可分为指抹法和掌抹法两种。

(一)操作方法

1.指抹法:施术者以单手或双手拇指罗纹面置于受术者一定部位上,余指置于相应的位置以固定助力。以腕关节为支点,拇指的掌指关节主动运动,拇指罗纹面在施术部位做上下、左右直线或弧形曲线往返的移动。指抹法亦可以示指、中指和环指罗纹面于额颞部操作。即受术者仰卧位,施术者置方凳坐于其头端。以两手示指、中指和环指罗纹面分置于前额部近正中线两侧,以腕关节为支点,掌指部主动施力,自前额部向两侧分抹,经太阳穴至耳上角,如此反复操作。

2.掌抹法:以单手或双手掌面置于施术部位上。以肘及肩关节为双重支点,前臂和上臂部协调用力,腕关节适度放松,做上下、左右直线或弧形曲线往返的移动。

(二)注意事项

1.操作时施术部位贴紧治疗部位皮肤,用力均匀适中,动作和缓灵活。

2.抹法和推法的动作相似,推法是单方向直线移动,抹法可做任意往返移动。

3.通常抹法比推法着力重。

(三)适用部位和特点

指抹法活动范围小,多用于头面、颈项部,掌抹法抹动的范围较大,一般多用于背腰部。抹法属易学难精之法,需长期深入体会才能掌握。临床擅用者一般多取其镇静安神的作用之长。

(四)功效主治

醒脑开窍,明目安神。主要用于感冒、头痛、面瘫和肢体酸痛等病证。

(刘美玶)

第三节　振动类手法

以较高频率的节律性轻重交替的刺激,持续作用于体表的手法,称为振动类手法。包括抖法和振法。

一、抖法

(一)定义

用双手握住患者的上肢或下肢远端,用力做连续的小幅度的上下颤动,称为抖法。

(二)手法要领

有上肢抖法和下肢抖法两种方法。

1.上肢抖法:患者坐位,掌心向下,术者站其侧前方,并用两手握患者前臂远端,向体外前方抬肩约60°,然后做连续的小幅度的上下方向的抖动,使抖动波传达到肩部。

2.下肢抖法:术者两手握患者下肢双踝部,略离开床面,先进行拔伸牵引1分钟左右,待肌肉放松后,做上下方向的连续抖动,使腿及腰部放松。

(三)作用

调和气血,放松肌肉,松解粘连,理顺筋脉。

(四)应用

主要适用于四肢,常在搓法之后使用,作为治疗的结束手法。

二、振法

(一)定义

以掌、指着力于体表一定部位,做快速振颤动作的手法,称为振法。

(二)手法要领

以单手或双手掌或指掌平贴于施术部位或穴位上,手部肌肉及臂部肌肉绷紧,将力量集中在手的指掌部,强力静止性用力,使着力点产生振动。振动的频率较高,着力稍重。用手指操作称为指振法,用手掌着力称为掌振法。

(三)作用

镇静安神,明目益智,温中理气。消积导滞,调节肠胃蠕动。

(四)应用

本法深透力较强,适用于全身各部位和穴位,尤其适用于头面部与胸腹部。常用于失眠、健忘、焦虑、植物神经功能紊乱、胃肠功能失调、运动员赛前紧张等。

(刘美玶)

第四节　叩击手法

术者用掌背、手掌、掌侧面、手指、桑枝棒或其他特制的器械有节律地叩击拍打体表的一类手法称叩击类手法。本类手法主要包括拍法、击法和叩法。本类手法操作动作虽较为简单,然多属“刚劲”手法,运用不当会给患者增添痛苦。临床应用时必须注意动作技巧,使手法刚中有柔,柔中带刚,刚柔相济,运用自如。

一、拍法

用虚掌平稳而有节奏地拍打体表一定部位的手法,称拍法。

(一)操作要领

1.术者五指自然并拢,掌指关节微屈,形成虚掌,腕关节放松,运用前臂力量或腕力拍打体表。

2.动作要平稳而有节奏,使整个掌指周边同时接触治疗部位。

3.腕关节要放松,施力均匀,上下挥臂时,力量通过放松了的腕关节传至掌部,使刚劲转化为柔和。

4. 直接拍打皮肤时，以皮肤轻度充血发红为度。

（二）适用范围

本法具有舒筋通络、行气活血的作用。适用于肩背部、腰臀及下肢部位病证，如腰背筋膜劳损、腰椎间盘突出症、急性扭伤、肌肉痉挛、风湿痹痛及局部感觉迟钝、麻木不仁等。

（三）注意事项

1. 拍击时力量不可有所偏移，否则易拍击皮肤而产生痛感。

2. 要掌握好适应证，对患有肿瘤、结核、冠心病、严重骨质疏松者禁用拍法。

二、击法

用拳背、掌根、掌侧小鱼际、指尖或桑枝棒击打体表一定部位的手法，称为击法。其包括拳击法、掌击法、侧击法、指尖击法和桑枝棒击法。

（一）操作要领

1. 拳击法：手握空拳，腕关节伸直，保持拳背与腕相平，击打时要有弹跳感，利用肘关节有节奏的屈伸击打体表，接触到治疗部位即弹起。以整个拳背平面接触治疗部位。一般击打 3～5 次即可。

2. 掌击法：手掌自然伸直，腕关节放松，以掌根为打击的作用点。以前臂施力，用力击打治疗部位。操作时要连续而有节奏性，快慢适中。

3. 侧击法：又称小鱼际击法。手掌自然伸直，腕关节稍背伸。前臂主动运力，用小鱼际部有节奏并垂直于肌纤维方向击打施力部位。

4. 指尖击法：手指半屈，如爪状，腕关节放松，前臂主动运动，以指端有节律性地打治疗部位，动作要有弹性。腕关节的屈伸幅度要小，操作时频率较快。

5. 桑枝棒击法：握住桑枝棒一端，前臂主动用力，在与肌纤维相平行的方向有节律性地击打治疗部位。击打时用力应由轻到重，击打 3～5 下即可。

（二）适用范围

本法具有舒筋通络、调和气血的作用。其中拳击法适用于大椎、腰背部，治疗颈椎病、颈肩综合征、肩胛综合征、腰背痛等症；掌击法适用于头顶、腰臀及四肢，侧击法适用于肩背部、下肢部，治疗腰背痛、腰椎间盘突出症、梨状肌损伤等症；指尖击法适用于头部，治疗感冒、头痛头晕等症；棒击法适用于肩背、腰臀、四肢等肌肉肥厚部，治疗截瘫、肌肉萎缩等症。

（三）注意事项

1. 拳击法：应注意击打时不可以拳背骨关节突起部击打，并且在击打前应告知病人，不可击打冷拳。

2. 掌击法和侧击法：操作时应快慢适中、有节律性。

3. 指尖击法：操作应轻快，一触即起，有节律性。

4. 棒击法：操作时应用棒的上半部接触治疗部位，不要以棒头击打治疗部位，并且击打动作要快速、短暂，不可有抽、拖等动作。

三、叩法

以手指的小指侧或空拳的底部击打体表一定部位的手法，称叩法。

（一）操作要领

1. 手指自然分开，腕关节略背伸。前臂主动用力，用小指侧节律性地叩击体表施术部位。若动作操作熟练，可有“嗒嗒”的叩击声。

2. 手握空拳，腕部放松，前臂主动用力，用拳的小鱼际部和小指部有节律地叩击施术部位。若动作熟练，可发出“空空”的叩击音。

3. 动作操作要轻巧灵活而有节奏感，双手叩击时动作要协调。

（二）适用范围

本法具有舒筋通络、活血止痛的作用。适用于治疗颈椎病、肩胛间综合征、慢性腰肌劳损、退行性脊柱炎、慢性骶髂关节炎等症。

（三）注意事项

操作时力度不宜太大。

（刘美玶）

第五节　运动关节类手法

使关节或半关节在生理活动范围内进行屈伸或旋转、内收、外展及伸展等被动活动，称为运动关节类手法。其特点是手法节奏明快，对某些病证的治疗往往能收到立竿见影的效果，尤其受到正骨推拿流派的青睐。主要包括摇法、扳法和拔伸法。

一、摇法

使关节或半关节做被动的环转运动，称摇法。包括颈项部、腰部和四肢关节摇法。

（一）操作要领

1. 颈项部摇法受术者取坐位，颈项部放松，术者立于其背后或侧后方。以一手扶按其头顶后部，另一手扶托于下颌部，两手协调运动，反方向施力（扶按头顶后部的一手向远心端方向施力，而托于下颌部的另一手则向近心端方向施力），令头部保持水平位运动，使颈椎做环形摇转运动。

2. 腰部摇法

包括仰卧位摇腰法、俯卧位摇腰法、滚床摇腰法和站立位摇腰法。

（1）仰卧位摇腰法：受术者取仰卧位，两下肢并拢，屈髋屈膝。术者双手分按其两膝部或一手按膝，另一手按于足踝部，两手臂协调用力，做环形摇转运动。

（2）俯卧位摇腰法：受术者取俯卧位，两下肢伸直。术者一手按压其腰部，另一手托抱住双下肢膝关节稍上方，两手臂协调施力，做环形摇转运动。

（3）滚床摇腰法：受术者坐于诊察床上，两下肢沿床边下垂，助手扶按其双膝部以固定。术者立于其身后，以双手臂穿过其腋下，环抱胸部并两手锁定，两臂部同身体协调施力，做稍慢的环形摇转运动。

（4）站立位摇腰法：受术者取站立位，双手扶墙以稳定身体。术者半蹲于侧，以一手扶按于其腰部，另一手扶按于其脐部，两手形成挟持腰腹状。两手臂协调施力，使其腰部做稍慢的环形摇转运动。

3. 肩关节摇法

包括托肘摇肩法、握腕摇肩法、握臂摇肩法、绕头摇肩法、拉手摇肩法和大幅度摇肩法等。

(1)托肘摇肩法:受术者取坐位,术者立于其侧方。以一手按压于其肩关节上方以固定,另一手托握肘部,使其前臂搭放于术者前臂上,手臂部协调施力,使肩关节做中等幅度的环形摇转运动。

(2)握腕摇肩法:受术者取坐位,术者立于其对面。以一手扶按肩部以固定,另一手握其腕部,使上肢外展。两手协调施力,做肩关节中等幅度的环形摇转运动。

(3)握臂摇肩法:受术者取坐位,术者立于其身后。以一手扶按对侧肩部以固定,另一手握住肘关节下方的前臂部。两手协调用力,使肩关节做中等幅度的稍缓慢的环形摇转运动。

(4)绕头摇肩法:受术者取坐位,术者立于其身后。以一手扶按对侧肩部以固定,另一手握住其手腕部。两手协调施力,根据肩关节的受力情况,使握腕一手逐渐向其头顶部方向环绕,从而使肩关节做小幅度的环转摇动。

(5)拉手摇肩法:受术者取坐位,术者立于其侧方,嘱受术者握住术者的手掌部。上肢与身体协调施力,做由慢至快的环形摇转,以此带动受术者手臂运动,使其肩关节做较大幅度的环转摇动,待其不可忍受时,则会自行放开所握术者的手掌而终止运动。

(6)大幅度摇肩法:受术者取坐位或站立位,两上肢自然下垂并放松。术者于其前外方,两足前后开立呈前弓步。令受术者一侧上肢向前外上方抬起,术者以一手反掌托于其腕部,另一手扶压其上呈挟持状。将其上肢慢慢向前外上方托起,位于下方一手逐渐翻掌,当上举至160°左右时,即可虎口向下握住其腕部。另一手随上举之势由腕部沿前臂、上臂外侧滑移至肩关节上方。略停之后,两手协调用力,使按于肩部的一手将肩关节略向下方按压并予以固定,握腕一手则略上提,使肩关节伸展。随即握腕一手握腕摇向后下方,经下方至其前外方45°位稍停,此时扶按肩部一手已随势沿其上臂、前臂滑落于腕部,呈两手挟持其腕部状。然后将其手臂上抬经术者胸前运转至初始位,此过程中握腕一手应逐渐变成手掌托腕,另一手则经其腕部的下方交叉滑移回返至其腕关节的上方。此为肩关节大幅度的摇转一周,可反复摇转数次。在大幅度摇转肩关节时,要配合脚步的移动,以调节身体重心。即当肩关节向上、向后外方摇转时,前足进一小步,身体重心在前;当向下、向前外下方摇转时,前足退一小步,身体重心后移。

4.肘关节摇法:受术者取坐位,屈肘约45°左右。术者以一手托住其肘后部,另一手握住其腕部,两手协调施力,使肘关节做环转摇动。

5.腕关节摇法:受术者取坐位,掌心朝下。术者双手合握其手掌部,以两手拇指分按于腕背侧,余指端扣于大小鱼际部。两手臂协调用力,在稍牵引情况下做腕关节的环形摇转运动。其次,亦可一手握其腕上部,另一手握其指掌部,在稍牵引的情况下做腕关节的摇转运动。

6.髋关节摇法:受术者取仰卧位,一侧下肢屈髋屈膝。术者一手扶按其膝部,另一手握其足踝部或足跟部。将髋、膝关节的屈曲角度均调整到90°左右,然后两手臂协调用力。使髋关节做环转摇动。

7.膝关节摇法:受术者取俯卧位,一侧下肢屈膝。术者一手扶按股后部以固定,另一手握住其足踝部,做膝关节的环转摇动。本法亦可在仰卧位情况下操作,即使被操作下肢屈髋屈膝,以一手托扶其腘窝处,另一手握其足踝部,进行环转摇动。

8.踝关节摇法:受术者取仰卧位,下肢自然伸直,术者坐于其足端。用一手托握其足跟以固定,另一手握住其足趾部,在稍用力拔伸的情况下,做踝关节的环转摇动。本法亦可在俯卧位情况下操作,即被操作下肢屈膝约90°,一手扶按其足跟,另一手握住其足趾部,两手协调施力，做踝关节的环转摇动。

（二）适用范围

本法具有滑利关节、强肌舒筋和一定的分解粘连作用。适用于肩关节周围炎、颈椎病、腰椎间盘突出症及各关节酸困疼痛、外伤术后关节功能障碍等病证。某些关节摇法的操作术式较多，摇动的幅度、速率有所差别，分别用于治疗不同疾病或同一疾病的不同发展阶段。

（三）注意事项

1.摇转的幅度应控制在人体生理活动范围内，由小到大，逐渐增加。由于人体各关节的活动度不同，故各关节的摇转幅度亦不同。

2.摇转的速度宜慢，尤其是在开始操作时更宜缓慢，可随摇转次数的增加及受术者的逐渐适应适当加快速度。

3.摇转的方向可以按顺时针方向，亦可按逆时针方向。一般情况下是顺、逆时针方向各半。

4.摇动时施力要协调、稳定，除被摇的关节、肢体运动外，其他部位应尽量保持稳定。

5.对习惯性关节脱位、椎动脉型颈椎病及颈部外伤、颈椎骨折等病证禁止使用患处关节摇法。

二、扳法

令关节做被动的旋转或屈伸、展收等，并施以“巧力寸劲”，使关节瞬间突然受力，称为扳法。扳法为推拿常用手法之一，也是正骨推拿流派的主要手法，如应用得当，效果立验。包括全身各关节部扳法及某些半关节部扳法。

（一）操作要领

1.颈部扳法

包括颈部斜扳法、颈椎旋转定位扳法和寰枢关节旋转扳法。

（1）颈部斜扳法：受术者取坐位，颈项部放松，头略前倾或置中立位，术者立于其侧后方。以一手扶按其头顶部，另一手扶托其下颏部，两手协同施力，使其头部向一侧旋转，当旋转至有阻力时，略停顿片刻，随即以“巧力寸劲”做一次突发性的快速扳动，常可听到“喀”的弹响声。本法亦可在仰卧位情况下施用，即以一手托于下颌部，另一手置于枕后部，两手协调施力，先缓慢地将颈椎向头端方向牵引，在牵引的基础上将头转向一侧，当遇到阻力时略停顿片刻，然后如上法进行扳动。

（2）颈椎旋转定位扳法：受术者取坐位，颈项部放松，术者站于其侧后方。以一手拇指顶按住其病变颈椎棘突旁，另一手托住其对侧下颏部，令其低头，屈颈至拇指下感到棘突活动、关节间隙张开时，即保持这一前屈幅度，再使其向患侧屈至最大限度。然后将头部慢慢旋转，当旋转到有阻力时略停顿一下，随即用“巧力寸劲”做一次有控制的、增大幅度的快速扳动，常可听到“喀”的弹响声，同时拇指下亦有棘突弹跳感。

（3）寰枢关节旋转扳法：受术者坐于低凳上，颈略屈，术者立于其侧后方。以一手拇指顶住第2颈椎棘突，另一手扶于对侧头部，肘弯套住其下颏部。肘臂部协调用力，缓慢地将颈椎向上拔伸，在拔伸的基础上同时使颈椎向患侧旋转，当旋转到阻力位时略停顿，随即以“巧力寸劲”做一次突发的、稍增大幅度的快速扳动，而顶住棘突一手的拇指亦同时进行拨动，常可闻及“喀”的弹响声，拇指下亦有棘突跳动感。

2. 胸背部扳法

包括扩胸牵引扳法、胸椎对抗复位法和扳肩式胸椎扳法。

(1)扩胸牵引扳法：受术者取坐位，两手十指交叉扣住并抱于枕后部，术者立于其后方。以一侧膝部抵住其背部胸椎病变处，两手分别握扶住两肘部。先嘱其做前俯后仰运动，并配合深呼吸，即前俯时呼气，后仰时吸气。如此活动数遍，待身体后仰至最大限度时，以“巧力寸劲”将两肘部向后方突然拉动，同时膝部突然向前顶抵，常可听到“喀”的弹响声

(2)胸椎对抗复位法：受术者取坐位，两手抱于枕后部并交叉扣住，术者立其后方，两手臂自其腋下伸人并握住其两前臂下段，一侧膝部抵顶其病变胸椎棘突处。然后握住前臂的两手用力下压，两前臂则用力上抬，使颈椎前屈并将其脊柱向上向后牵引，而抵顶病变胸椎的膝部也同时向前向下用力，与前臂的上抬形成对抗牵引。持续牵引片刻后，两手、两臂与膝部协同用力，以“巧力寸劲”做一次突发性的、有控制的快速扳动，常可闻及“喀”的弹响声。

(3)扳肩式胸椎扳法：受术者取俯卧位，全身放松，术者立于其健侧，以一手拉住对侧肩前上部，另一手以掌根按压在病变胸椎的棘突旁。拉肩一手将其肩部拉向后上方，按压胸椎一手同时将其病变处胸椎缓缓地推向健侧，当遇到阻力时，略停顿片刻，随即以“巧力寸劲”做一次快速的、有控制的扳动，常可闻及“喀”的弹响声。

3. 腰部扳法

包括腰部斜扳法、旋转扳法和后伸扳法。

(1)腰部斜扳法：受术者取侧卧位，在上一侧的下肢屈髋屈膝，在下一侧的下肢自然伸直。术者以一肘或手抵住其肩前部，另一肘或手抵于其臀部。两肘或两手协调施力，先做数次腰部小幅度的扭转活动。即按于肩部的肘或手与按于臀部的另一肘或手同时施用较小的力按压肩部向前下方、臀部向后下方，压后即松，使腰部形成连续的小幅度扭转而放松。待腰部完全放松后，再使腰部扭转至有明显阻力位时，略停顿片刻，然后施以“巧力寸劲”，做一次突发的、增大幅度的快速扳动，常可闻及“喀喀”的弹响声。

(2)腰椎旋转复位法：受术者取坐位，腰部放松，两臂自然下垂。以右侧病变向右侧旋转扳动为例。助手位于其左前方，用两下肢夹住其小腿部，两手按压于其左下肢股部以固定，术者半蹲于其后侧右方，以左手拇指端或螺纹面顶按于腰椎偏歪的棘突侧方，右手臂从其右腋下穿过并以右掌按于颈后项部。右掌缓慢下压，并嘱受术者做腰部前屈配合，至术者左拇指下感到棘突活动、棘间隙张开时则其腰椎前屈活动停止并保持这一前屈幅度。然后右手臂缓缓地施力，以左手拇指所顶住腰椎偏歪的棘突为支点，使其腰部向右屈至一定幅度后，再向右旋转至最大限度，略停顿片刻后，右掌下压其项部，右肘部上抬，左手拇指则同时用力向对侧顶推偏歪的棘突，两手协调用力，以“巧力寸劲”做一次增大幅度的快速扳动，常可闻及“喀”的弹响声。

(3)直腰旋转扳法：受术者取坐位，两足分开，与肩同宽。以向右侧旋转扳动为例。术者与其同向站立，以两下肢夹住其左小腿及股部以固定，左手抵住其左肩后部，右手臂从其右腋下伸入并以右手抵住肩前部。两手协调用力，即以左手前推其左肩后部，右手向后拉其右肩，且右臂同时施以上提之力，如此则使其腰部向右旋转。至有明显阻力时，以“巧力寸劲”，做一次突发的、增大幅度的快速扳动。本法另一操作术式为受术者取坐位，两下肢并拢，术者立于其对面，以双下肢夹住其两小腿及股部，以一手抵其肩前，另一手抵其肩后，然后两手协调施力，如上法要领进行扳动。

(4)腰部后伸扳法:受术者取俯卧位,两下肢并拢。术者一手按压于其腰部,另一手臂托抱于两下肢膝关节稍上方并缓缓上抬,使其腰部后伸,当后伸至最大限度时,两手协调用力,以“巧力寸劲”做一次增大幅度的、下按腰部与上抬下肢相反方向施力的快速扳动。腰部后伸扳法,另有以下三种操作方法。一是受术者取俯卧位,术者骑坐于其腰部,两手托抱住其两下肢或单侧下肢,先做数次小幅度的下肢上抬动作以使其腰部放松,待其充分放松后,臀部着力下坐,两手臂用力使其下肢上抬至明显阻力位时,按以上要领进行扳动。二是受术者取俯卧位,术者一手按压其腰部,另一手臂托抱住一侧下肢的股前下部,两手协调施力,先缓缓摇运数次,待腰部放松后,下压腰部与上抬下肢并举,至下肢上抬到最大限度时,如以上要领进行扳动。三是受术者取侧卧位,术者一手抵住其腰骶部,另一手握住其足踝部,两手协调施力,向前抵按腰骶部和缓慢向后牵拉足踝部,至最大限度时,如以上要领进行扳动。

4.肩关节扳法

包括肩关节外展扳法、内收扳法、旋内扳法和上举扳法。

(1)肩关节外展扳法:受术者取坐位,术者半蹲于侧。将其手臂外展45°左右,肘关节稍上方置于术者一侧肩上,以两手从前后方将其肩部扣住锁紧。然后术者缓缓立起,使其肩关节外展,至有阻力时,略停顿片刻,双手与身体及肩部协同施力,以“巧力寸劲”做一次肩关节外展位增大幅度的快速扳动,如粘连得以分解,可闻及“嘶嘶”声。

(2)肩关节内收扳法:受术者取坐位,一侧手臂屈肘置于胸前,手搭扶于对侧肩部,术者立于其身体后侧,以一手扶按于其肩部以固定,另一手托握于其肘部并缓慢地向对侧胸前上托,至有阻力时,以“巧力寸劲”做一次增大幅度的、内收位的快速扳动。

(3)肩关节旋内扳法:受术者取坐位,一侧上肢的手与前臂屈肘置于腰部后侧。术者立于其侧后方,以一手扶按其肩部以固定,另一手握住其腕部将其前臂沿腰背部缓缓上抬,以使其肩关节逐渐内旋,至有阻力时,以“巧力寸劲”做一快速的、有控制的上抬其前臂动作,以对其肩关节施以极度内旋位的扳动,如粘连得以分解,可闻及“嘶嘶”声。本法近年来发展了新的术式。受术者坐式同前,术者立于其对面,身体略下蹲,稳定好重心,一手扶按其对侧肩部以固定,同时将下颏部抵在其同侧肩井部以增强固定,另一手臂托握住其患侧手臂并将其缓缓上抬,如以上要领进行扳动。

(4)肩关节上举扳法:受术者取坐位,两臂自然下垂。术者立于其后方,以一手握住其一侧上肢的上臂下段并自前屈位或外展位缓缓向上抬起,至120°～140°时,以另一手握住其前臂近腕关节处,两手协调施力,向上逐渐拔伸牵引,至有阻力时,以“巧力寸劲”做一次较快速的、有控制的向上拉扳。

肩关节上举扳法还可于卧位情况下操作。即受术者取侧卧位,术者置方凳坐于其头端,令其上侧上肢自前屈位上举,待达到120°～140°时,以一手握其前臂,另一手握其上臂,向头端方向牵引,至有阻力时,如以上要领进行扳动。肩关节扳法于前屈位和后伸位时亦可操作。行肩关节前屈扳法时,令受术者取坐位,一侧肩关节前屈30°～50°,术者半蹲于其前以两手自前后方向将其肩部扣住、锁紧,使其上臂部置于术者的前臂上,术者手臂部协调施力,将其手臂缓缓上抬,至肩关节前屈有阻力时,如以上要领做前屈位扳动。行肩关节后伸扳法时,坐式同前,术者立于其身后,一手扶按于其肩后部以固定,另一手握住其同侧腕部,将其手臂向后伸位缓缓牵拉,至有阻力时,如以上要领做后伸位的扳动。

5.肘关节扳法

受术者取仰卧位，一侧上肢的上臂平放于床面。术者置方凳坐于其侧，以一手托握其肘关节上部，另一手握住其前臂远端，先使肘关节做缓慢的屈伸活动，然后视其肘关节功能障碍的具体情况来决定扳法的施用。如系肘关节屈曲功能受限，则在其屈伸活动后，将肘关节置于屈曲位，缓慢地施加压力，使其进一步屈曲，向功能位靠近。当遇到明显阻力时，以握前臂一手施加稳定而持续的压力，达到一定时间后，两手协调用力，以“巧力寸劲”做一次短促的、有控制的肘关节屈曲位加压扳动。如为肘关节伸直功能受限，则向反方向依法扳动。

6.腕关节扳法

主要分为屈腕扳法和伸腕扳法。

(1)屈腕扳法:受术者取坐位，术者立于其对面，以一手握住其前臂下端以固定，另一手握住其指掌部，先反复做腕关节的屈伸活动，然后将腕关节置于屈曲位加压，至有阻力时，以“巧力寸劲”做一次突发的、稍增大幅度的扳动，可反复为之。

(2)伸腕扳法:受术者取坐位，术者立于其对面，以两手握住其指掌部，两拇指按于腕关节背侧，先做拔伸摇转数次，然后将腕关节置于背伸位，不断加压背伸，至有阻力时，以“巧力寸劲”做一次稍增大幅度的扳动，可反复为之。还可在受术者取坐位情况下，使其上肢上举，肘部伸直，术者一手握其前臂以固定，另一手节律性下压其指掌面进行扳动。

7.髋关节扳法

分为屈髋屈膝扳法、后伸扳法、“4”字扳法、外展扳法和直腿抬高扳法。

(1)屈髋屈膝扳法:受术者取仰卧位，一侧下肢屈髋屈膝，另一侧下肢自然伸直。术者立于其侧，以一手按压伸直侧下肢的膝部以固定，另一手扶按屈曲侧的膝部，前胸部贴近其小腿部以助力。两手臂及身体协调施力，将其屈曲侧下肢向前下方施压，使其股前侧靠近胸腹部，至最大限度时，可略停顿片刻，然后以“巧力寸劲”做一次稍增大幅度的加压扳动。

(2)髋关节后伸扳法:受术者取俯卧位，术者立于其侧，以一手按于其一侧臀部以固定，另一手托住其同侧下肢的膝上部，两手协调用力，使其髋关节尽力过伸，至最大阻力位时，以“巧力寸劲”做一次增大幅度的快速过伸扳动。

(3)“4”字扳法:受术者取仰卧位，将其一侧下肢屈膝，外踝稍上方的小腿下段置于对侧下肢的股前部，摆成“4”字形。术者立于其侧，以一手按于屈曲侧的膝部，另一手按于对侧的髂前上棘处，两手协调用力，缓慢下压，至有明显阻力时，以“巧力寸劲”做一次稍增大幅度的、快速的下压扳动。

(4)髋关节外展扳法:受术者取仰卧位，术者立于其侧方，以一手按于其一侧下肢的膝部以固定，另一手握住其另一侧下肢的小腿部或足踝部贴靠在术者外侧下肢的股外侧，两手及身体协调用力，使其下肢外展，至有明显阻力时，以“巧力寸劲”做一次稍增大幅度的快速扳动。

(5)直腿抬高扳法:受术者取仰卧位，双下肢伸直，术者立于其侧方，助手以双手按于其一侧膝部以固定。将其另一侧下肢缓缓抬起，小腿部置于术者近侧的肩上，两手将其膝关节上部锁紧、扣住。肩部与两手臂协调用力，将其逐渐上抬，使其在膝关节伸直位的状态下屈髋，当遇到明显阻力时，略停顿片刻，然后以“巧力寸劲”做一次稍增大幅度的快速扳动。为加强对腰部神经根的牵拉，可在其下肢上抬到最大阻力位时，以一手握足掌前部，突然向下拉扳，使其踝关节尽量背伸。对于患侧下肢直腿抬高受限较轻者，可以一手下拉其前足掌，使踝关节持续背伸，另一手扶按膝部以保证患肢的伸直，然后进行增大幅度的上抬、扛扳。

8.膝关节扳法

主要分为伸膝扳法和屈膝扳法。

(1)膝关节伸膝扳法:受术者取仰卧位,术者立于其侧方,以双手按于其一侧下肢膝部,缓慢用力下压膝关节,至有阻力时,以“巧力寸劲”做一次稍增大幅度的下压扳动。

(2)膝关节屈膝扳法:受术者取俯卧位,术者立于其侧方,以一手扶于后部以固定,另一手握住其足踝部,使膝关节屈曲,至阻力位时,以“巧力寸劲”做一次增大幅度的快速扳动。膝关节扳法亦可一手抵按膝关节内侧或外侧,另一手拉足踝部,向其内侧或外侧进行扳动。

9.踝关节扳法

主要分为背伸扳法和跖屈扳法。

(1)踝关节背伸扳法:受术者取仰卧位,两下肢伸直,术者置方凳坐于其足端,以一手托住其足跟部,另一手握住其跖趾部,两手协调用力,尽量使踝关节背伸,至有明显阻力时,以“巧力寸劲”做一次增大幅度的背伸扳动。

(2)踝关节跖屈扳法:受术者取仰卧位,两下肢伸直,术者置方凳坐于其足端,以一手托足跟部,另一手握住跖趾部,两手协调用力,尽量使踝关节跖屈,至有明显阻力时,以“巧力寸劲”做一次增大幅度的跖屈扳动。踝关节扳法还可一手握足跟,另一手握足跗部,进行内翻或外翻扳动。

(二)适用范围

本法具有舒筋通络、整复错位、松解粘连及滑利关节等作用。适用于颈椎病、肩关节周围炎、腰椎间盘突出症、脊柱小关节紊乱、四肢关节伤筋及外伤后关节功能障碍等病证。

(三)注意事项

1.要顺应、符合关节的各自生理功能。关节构成的基本要素虽然基本相同,但在结构上有各自的特点,其生理功能有较大差异。所以要把握好各关节的结构特征、活动范围、活动方向及其特点,应顺应、符合各关节的运动规律来实施扳法操作。

2.扳法操作时宜分阶段进行。第一步是做关节小范围的活动或摇动,使其放松、松弛,第二步是将关节极度地伸展或屈曲、旋转,使其达到明显的阻力位,略停顿片刻后,再实施第三步扳法。

3.扳法在实施扳动时,所施之力须用“巧力寸劲”。所谓“巧力”,指手法的技巧力,是与重力相对而言,要经过长期的习练和临床实践才能获得;所谓“寸劲”,指短促之力,谓所施之力比较快速,且能够充分地控制扳动幅度,作用快,消失也迅速,可做到中病即止。

4.发力的时机要准,用力要适当。如发力时机过早,关节还有松弛的运动余地,则未尽其法;如发力时机过迟,关节会在极度伸展或屈曲、旋转的状态下停留时间过长,变得紧张而不宜操作。用力过小则不易奏效,过大易致不良反应或出现损伤事故。

5.操作时不可逾越关节运动的生理活动范围。超越关节生理活动范围的扳动,易致肌肉、韧带等软组织损伤,对于脊柱而言,易伤及脊髓、马尾及神经根组织,故颈、胸部扳法操作尤当谨慎。

6.不可使用暴力和蛮力。

7.不可强求关节弹响。

8.诊断不明确的脊柱外伤及伴有脊髓损伤的症状、体征者禁用扳法。

9.老年人有较严重的骨质增生、骨质疏松者慎用或禁用扳法。对于患有骨关节结核、骨肿瘤者禁用扳法。

10.时间久、粘连重的肩关节周围炎在实施扳法时不宜一次性分解粘连，以免关节囊撕裂而加重病情。腰椎间盘突出症伴有严重侧隐窝狭窄者，在实施直腿抬高扳法时不可强力操作，以免腰部神经根撕裂。

三、拔伸法

固定关节或肢体的一端，牵拉另一端，应用对抗的力量使关节得到伸展，称为拔伸法。拔伸法为正骨推拿流派的常用手法之一，包括全身各部关节、半关节的拔伸牵引方法。

(一)操作要领

1.颈椎拔伸法分为掌托拔伸法和肘托拔伸法。

(1)颈椎掌托拔伸法：受术者取坐位，术者立于其后方，以双手拇指端及螺纹面分别顶抵住其枕骨下方的两风池穴处，两掌分置于两侧下颌部以托挟助力，两前臂置于其两侧肩上部的肩井穴内侧。两手臂部协调用力，即拇指上顶，双掌上托，同时前臂下压，缓慢地向上拔伸 1～2 分钟。

(2)颈椎肘托拔伸法：受术者取坐位，术者立于其后方，以一手扶于枕后部以固定助力，另一侧上肢的肘弯部套住其下颏部，手掌则扶住对侧面颊以加强固定。两手臂协同用力。

向上缓慢地拔伸 1～2 分钟颈椎拔伸法亦可在受术者仰卧位情况下操作，术者置方凳坐其头端，一手扶托枕后部，另一手托于下颏部，两手协调施力，水平方向向其头端拔伸。

2.腰椎拔伸法

受术者取俯卧位，双手抓住床头或助手固定其肩部，术者立于其足端，以双手分别握住其两下肢足踝部，身体宜后倾，逐渐向其足端拔伸。

3.肩关节拔伸法

分为对抗拔伸法和手牵足蹬拔伸法。

(1)肩关节对抗拔伸法：受术者取坐位，术者立于其侧方，以两手分别握住其腕部和前臂上段，于肩关节外展 45°～60°位逐渐用力牵拉，同时嘱其身体向对侧倾斜或有助手协助固定其身体上半部，以与牵拉之力相对抗，持续拔伸 1～2 分钟。

(2)肩关节手牵足蹬拔伸法：受术者取仰卧位，术者置方凳坐于其身侧，以近其身侧下肢的足跟部置于其腋窝下，双手分别握住其腕部和前臂部，将其上肢外展 20°左右，身体后倾，手、足及身体协调施力，使肩关节在外展 20°位得到持续的对抗牵引，持续一定时间后，再内收、内旋其肩关节。

4.肘关节拔伸法：受术者取坐位，术者立于其侧方，将其上肢置于外展位，助手两手握住其上臂上段以固定，术者一手握其腕部，另一手握其上臂上段进行拔伸。

5.腕关节拔伸法：受术者取坐位，术者立于其侧方，以一手握住其前臂中段，另一手握其手掌部，两手对抗施力进行拔伸。

6.髋关节拔伸法：受术者取仰卧位，术者立于其侧方，助手以双手按于其两侧髂前上棘以固定。使其一侧下肢屈髋屈膝，术者以一手扶于其膝部，另一侧上肢屈肘以前臂部托住其腘窝部，胸胁部抵住其小腿。两手臂及身体协调施力，将其髋关节向上拔伸。

7.膝关节拔伸法：受术者取仰卧位，术者立于其足端，助手以双手合握住其一侧下肢股部中段以固定，术者以两手分别握住其足踝部和小腿下段，身体后倾，向其足端方向拔伸。

8.踝关节拔伸法:受术者取仰卧位,术者立于其足端,用一手握其小腿下段,另一手握住其跖趾部,两手对抗用力,持续拔伸踝关节。

(二)适用范围

本法具有理筋整复、分解粘连、滑利关节、降低关节内压力、促使关节功能恢复等作用。适用于关节滑膜嵌顿、椎间盘突出症、关节外伤后期功能障碍、关节粘连、脱位、骨折等疾病。

(三)注意事项

1.在拔伸的开始阶段,用力要由小到大,逐渐加力。当拔伸到一定程度后,则需要一个稳定的持续牵引力。

2.动作宜稳、用力宜匀,要掌握好拔伸的方向和角度。

3.不宜暴力进行拔伸,以免造成牵拉损伤。

(刘美玶)

第十三章　临床疾病针灸推拿治疗

第一节　头痛

一、概述

头痛是指由于外感与内伤，致使脉络绌急或失养，清窍不利所引起的以患者自觉头部疼痛为特征的一种常见病证。

头痛一证，有外感内伤之分。外感头痛多为新患，其病程较短，兼有表证，痛势较剧而无休止，可有风寒、风热、风湿之别。内伤头痛多为久痛，不兼表证，其病程较长，痛势较缓而时作时止，当辨虚实，因证而治。

头痛在古代医书中，有“真头痛”、“脑痛”之称，另有“首风”、“脑风”、“头风”等名称，如《灵枢・厥病》日真头痛，头痛甚，脑尽痛，手足寒至节，死不治。”《中藏经》云：“病脑痛，其脉缓而大者，死。”可见此所谓之“真头痛”、“脑痛”，是指头痛之重危症。

二、诊察

（一）一般诊察

中医诊查四诊合参，通过问诊了解患者头痛部位及诱发原因，患者多见头痛不舒，眉头紧锁，甚或目不能睁，部分患者头痛绵绵，神疲乏力，倦怠懒言，可根据头痛的剧烈程度、持续时间及部位，结合舌脉进一步诊查。

西医学诊查，通常询问患者一般情况，既往史，疼痛部位、时间、发生速度、伴随症状等。相关检查包括体温、血压、神经系统检查、头颅CT、磁共振、脑血流图等。应注意颈椎病对头痛的诱发。

（二）经穴诊察

部分头痛患者可在头部局部疼痛、足厥阴肝经下肢循行路线上的行间、太冲等部位触及压痛敏感或条索状阳性反应物，部分患者可在肝俞、肾俞等部位出现敏感点。

有些患者在耳穴反射区神门、皮质下、胃、肝、胆、额、颞、枕等穴区出现压痛敏感、皮肤皱褶、发红或脱屑等阳性反应。

三、辨证

头为诸阳之会，六腑之阳气，五脏之精血皆会于此，故能够引起头痛的原因很多，当各种因素导致清阳不升，或邪气循经上逆，则引发头痛。本证以脏腑辨证为主，由于部位的不同，经络辨证同样重要，在脏腑主要与肝、脾、肾相关，在经络主要与太阳、阳明、少阳、厥阴相关，寒、热、痰、郁为主要致病因素。

基本病机为清窍不利，主要病机为外感或内伤引起的邪犯清窍或清阳不升。实证主要包括外感风寒、外感风热、外感风湿、肝阳上亢等，虚证主要包括中气虚弱、血虚阴亏等，本虚标实主要包括瘀血阻络、痰浊上蒙等。

（一）常用辨证

1.外感风寒头痛

为风寒之邪所致，故于吹风受寒之后发病。太阳主表，其经脉上循巅顶，下行项背；风寒外袭，循经脉上犯，阻遏清阳之气而作头痛，且痛连项背；寒主收引，故痛有紧束之感，“因寒痛者，绌急而恶寒战栗”（《证治汇补·头痛》）。寒为阴邪，得暖则缓，故喜戴帽裹头避风寒以保暖。风寒在表，尚未化热则不渴。脉浮为在表，脉紧为有寒邪，舌苔薄白亦属风寒在表之象。其辨证要点为：形寒身冷，头部紧束作痛，得暖则缓，遇风寒加重。可取手少阳三焦、足少阳胆、阳维、阳娇之交会穴风池，祛风散寒止痛。

2.风热头痛

可由风寒不解郁而化热，或由风夹热邪中于阳络。热为阳邪，喜升喜散，故令头痛发胀，遇热加重甚则胀痛如裂；热炽于上则面目赤红；风热犯卫，则发热恶风；脉浮数，舌尖红，苔薄黄皆属风热之象。以头胀痛，遇热加重，痛甚如裂为特点。可取手阳明大肠经之合穴以疏风清热止痛。

3.风湿头痛

为风夹湿邪上犯，清转为湿邪所蒙，故头重如裹，昏沉作痛，“因湿痛者，头重而天阴转甚。”（《证治汇补·头痛》）。阴雨湿重，故头痛加剧。湿性黏腻，阻于胸中则气滞而胸闷，扰于中焦则脘满而纳呆。脾主四肢，湿困脾阳则肢体沉重。湿蕴于内，分泌清浊之功失调，则尿少便溏，舌苔白腻，脉濡滑皆湿盛之象。其特点为：头重如裹，昏沉疼痛，阴雨痛增。可取风池与手太阴肺经络穴以祛风湿止痛。

4.外感头痛

迁延时日，经久不愈，或素有痰热，又当风乘凉，古人认为外邪自风府入于脑，可成为“头风痛”。其痛时作时止，一触即发，常于将风之前一日发病，及风至其痛反缓。恼怒烦劳亦可引发头痛。发病时头痛激烈，连及眉梢，目不能开，头不能抬，头皮麻木。

5.肝阳上亢头痛

属于内伤头痛。由于情志不舒，怒气伤肝，肝火上扰；或肝阴不足，肝阳上亢，清窍被扰而作眩晕头痛，并且怒则加重。肝为足厥阴经，其脉循胁而上达巅顶，足厥阴与足少阳胆经相表里，胆经经脉循头身两侧，故肝阳头痛连及巅顶或偏两侧，或有耳鸣胁痛。肝之阳亢火旺，耗伤阴液则口干面赤，热扰心神则烦躁易怒难寐，舌红少苔，脉细数为阳亢阴伤之象。其特点为头痛眩晕，怒则发病或加重，常兼耳鸣胁痛。若头痛目赤，口干口苦，尿赤便秘，苔黄，脉弦数，属肝旺火盛。肝阳头痛，经久不愈，其痛虽不甚剧，但绵绵不已，且现腰膝酸痛，盗汗失眠，舌红脉细，为肝病及肾，水亏火旺。可取手厥阴肝经之腧穴、手少阴肾经之腧穴滋阴、平肝潜阳以止痛。

6.中气虚弱头痛与血虚阴亏头痛

两证均属虚证。一为久病或过劳伤气，令中气不足。气虚则清阳不升，浊阴不降，因而清窍不利，绵绵作痛，身倦无力，气短懒言，劳则加重；中气虚不能充于上则头脑空痛；中气不足，运化无力则食欲不振而便溏。一为失血过多或产后失调，以致阴血不足。血虚不能上荣则头痛隐隐而作痛，面色苍白；血不养心则心悸失寐；血虚则目涩而昏花。可取胃经募穴与合穴，补中益气以止痛；取血会与肝、脾、肾三经交会穴，补血虚以止痛。

7.瘀血阻络头痛与痰浊上蒙头痛

两者皆属实证，瘀血头痛多因久痛入络，血滞不行；或有外伤，如《灵枢·厥病》所说："头痛不可取于输者，有所击堕，恶血在于内。"败血瘀结于脉络，不通则痛。临床特点是：头痛如针刺，痛处固定，舌有瘀点等。痰浊头痛多因平素饮食不节，脾胃运化失调，痰浊内生，痰浊为阴邪，上蒙清窍则昏沉作痛，阻于胸脘则满闷吐涎。如《证治汇补·头痛》所说："因痰痛者，昏重而眩晕欲吐。"可取足太阴脾经之血海与手厥阴心包经之络穴，活血化瘀以止痛；取足阳明胃经之络穴、脾经之腧穴化痰开窍以止痛。

（二）经络辨证

根据疼痛部位与经络循行的相应关系，偏头痛为少阳头痛；前额痛为阳明头痛。《兰室秘藏·头痛门》："阳明头痛，自汗发热，恶寒，脉浮缓长实"；《冷庐医话·头痛》："头痛属太阳者，自脑后上至巅顶，其痛连项"，故后头痛为太阳头痛；巅顶痛为厥阴头痛。《兰室秘藏·头痛门》："厥阴头项痛，或吐痰沫，厥冷，其脉浮缓。"可在以上辨证的基础上，根据部位加以局部取穴，可达到良好的治疗效果。

四、治疗

（一）刺法灸法

主穴：神庭、太阳、印堂、头维。

配穴：外感风寒者加风池、风府；外感风热者加曲池、大椎；外感风湿者加风池、列缺；肝阳上亢者加太冲、太溪；中气虚弱者加中脘、足三里；血虚阴亏者加膈俞、三阴交；瘀血阻络者加血海、内关；痰浊上蒙者加丰隆、脾俞。

方义：神庭为督脉，足太阳、足阳明之会，刺之可镇静安神、清头散风；印堂、太阳为局部取穴，具有疏通经络、活血止痛的作用；刺头维可祛风明目、清热泻火。配风池、风府疏风散寒，通络止痛；曲池、大椎疏散风热，通络止痛；风池、列缺祛风化湿，通络止痛；太冲、太溪滋阴潜阳，平肝止痛；中脘、足三里补中益气，通络止痛；膈俞、三阴交滋阴养血，活血通络；血海、内关活血化瘀，通络散结；丰隆、脾俞健脾化痰，开窍止痛。

操作：穴位常规消毒，神庭平刺 0.5～0.8 寸，行提插捻转平补平泻法；印堂提捏局部皮肤，平刺 0.3～0.5 寸，行提插捻转泻法；太阳直刺 0.3～0.5 寸，行提插捻转平补平泻法；头维平刺 0.5～1 寸，行提插捻转平补平泻法。配穴根据虚补实泻的原则，采用提插捻转补泻的方法。针刺得气后，留针 30 分钟。

本证外感风寒者以及虚证，可针灸并用，每次灸 30 分钟。

（二）针方精选

1. 现代针方

处方 1：分为外感风寒头痛、外感风热头痛、外感风湿头痛、肝阳上亢头痛、痰浊上蒙头痛、瘀血阻络头痛、阴血亏虚头痛、中气虚弱头痛等 8 型。外感风寒头痛治以疏风散寒解表，取肺俞、天柱、通谷、前谷。外感风热头痛治以祛风清热解表，取风门、风池、曲池、大椎、风府。外感风湿头痛治以祛风胜湿，取风池、阴陵泉、合谷、足三里、悬厘。肝阳上亢头痛治以清泄肝胆，取太冲、风池、丝竹空或透率谷、内关、百会。痰浊上蒙头痛治以化痰降逆，取列缺、丰隆、公孙、印堂或神庭。瘀血阻络头痛治以祛瘀通络，取膈俞、血海、太阳、外关、丰隆。阴血亏虚头痛治以补气升血，取三阴交、膈俞、胃俞、血海、大椎、气海。中气虚弱头痛治以补益中气，取足三里、三阴交、气海、中脘。

处方2:头痛头昏:百会、印堂、头维、太阳、风池、合谷、行间。

处方3:针灸治疗:偏正头痛:丝竹空、风池、合谷、中脘、解溪、足三里,针之。正头痛:百会、上星、神庭、太阳、合谷,针之。脑痛,脑冷,脑旋:因会灸之。头痛:腕骨,针入三分,留捻2分钟。风池,针入四五分,留捻2分钟。正头痛,上星、神庭各针入二分,留捻1分钟再灸一二壮。前顶,针入二分,留捻1分钟。百会,针入一分,留捻1分钟,再灸二壮。合谷、丰隆,各针人四五分,留捻2分钟。昆仑、侠溪各针入三四分,留捻2分钟。

2.经典针方

(1)《针灸大成》:头风顶痛:百会、后顶、合谷。头顶痛,乃阴阳不分,风邪串入脑户,刺故不效也。先取其痰,次取其风,自然有效。中脘、三里、风池、合谷。疟疾头痛目眩,吐痰不已,合谷、中脘、列缺。囟会后一寸半,骨间陷中……主头风目眩,面赤肿,水肿……头面门:脑风而痛,少海。

(2)《针灸玉龙经·玉龙歌》:头风偏正最难医,丝竹金针亦可施。更要沿皮透率谷,一针两穴世间稀。偏正头风有两般,风池穴内泻因痰。若还此病非痰饮,合谷之中仔细看。头风呕吐眼昏花,穴在神庭刺不差。

(3)《针灸聚英》卷二·杂病:头痛有风,风热,痰湿、寒、真头痛。手足青至节,死不治。灸,疏散寒。针,脉浮,刺腕骨、京骨。脉长合骨、冲阳。脉弦阳池、风府、风池。

(三)推拿疗法

1.常用穴位与部位

印堂、百会、太阳、风池、头维、角孙、额部、头侧足少阳经。

2.主要手法

一指禅推法、拿法、按法、揉法、扫散法、分法。

3.操作程序

(1)患者取坐位,用一指禅推法从印堂直线向上至前发际,往返4～5次;再从印堂沿眉弓至太阳,往返4～5次;然后从印堂到一侧睛明,沿眼眶边缘治疗,两侧交替进行,每侧3～4次。

(2)继上,先在百会、四神聪、率角、天冲和头维等穴施以点按或点揉法各1分钟;再用拿法施于风池1～2分钟;后从前发际施用五指拿法向后直至颈部,改用三指拿法沿颈向下至大椎穴,重复4～5遍。

(3)继上,先从印堂分推眉弓至太阳3～4次,再在太阳轻揉2分钟;而后在头部由前向后施用扫散法10～20次。

4.随证加减

(1)肝阳头痛:推桥弓、自上而下,每侧各10～20次,同时配合按揉太冲、行间,以酸胀为度。

(2)痰浊头痛:用一指禅推法在腹部治疗,以中脘、天枢为主,时间约3分钟,同时配合按揉脾俞、胃俞、足三里、丰隆等。

(3)瘀血头痛:在痛部反复施以按揉和一指禅推法约5分钟。然后在额部及两侧太阳穴施以擦法,以透热为度,配合按揉膈俞、血海、三阴交。适用于治疗偏头痛。

（覃蔚岚）

第二节 面瘫

一、概述

口眼喎斜又称面瘫、歪嘴风、口僻，是指口眼向一侧喎斜的一种症状。本症多由风邪入中面部，痰浊阻滞经络所致，为中风的主要症状之一，可按中风辨证治疗。

《灵枢·经筋》记载本症为"口僻"："足阳明之筋……卒口僻，急者目不合。"《医学纲目》曰凡半身不遂者，必口眼喎斜；亦有无半身不遂而堝斜者。"《证治要诀》卷一中风之证，卒然晕倒不知人，或痰涎壅盛，咽喉作响，或口眼喎斜，手足瘫缓，或半身不遂，或舌强不语。"后世医家多称其为"口眼喎斜"。

口眼喎斜多涉及西医学中的面神经麻痹、脑血栓、脑梗死等病。

二、诊察

(一)一般诊察

中医诊查首先通过望诊可观察患者口眼喎斜的主要部位及程度，再通过问诊了解患者起病时间，有无明显诱因，是否首次发病等。患者多在清晨洗脸、漱口时突然发现一侧面颊动作不灵、嘴巴歪斜。部分患者前额皱纹消失、眼裂扩大、鼻唇沟平坦、口角下垂，露齿时口角向健侧偏歪，饮食可由嘴角漏出。

西医学诊查，临床上根据起病急骤，或有面部受凉、风吹病史，部分患者起病后有耳后疼痛，颜面部不舒及口眼喎斜等特征性表现，诊断多不困难，但应注意与中风病面瘫的鉴别。静止检查包括额纹、双眉、眼睑是否对称，眼睑充血，眼睛干涩症状、乳突周围压痛，耳部听力，面部肌肉是否有抽搐等；运动检查时让患者做面部肌肉运动，了解相关肌肉的运动功能情况。

(二)经穴诊察

一部分患者会在风池、风门、翳风、颊车、合谷、太冲等腧穴局部触及较明显的压痛或扁圆形条索结节状病理产物，部分患者可在肝俞、脾俞、期门等俞募穴出现敏感点。

有些患者可在耳穴反射区三焦、脾、肝、肾上腺、皮质下、内分泌等穴区出现压痛敏感，皮肤片状隆起或发红等阳性反应。

三、辨证

《诸病源候论·偏风口涡候》言："偏风口堝，是体虚受风，风入于夹口之筋也，足阳明之筋，上夹于口，其筋偏虚，而风因乘之，使其经筋急而不调，故令口涡僻也。"由于正气不足，经脉空虚，卫外不固，风邪乘虚入中经络，或内生风痰上扰，气血闭阻可致口眼喎斜一症。本症以经络辨证为主，脏腑辨证为辅，主要与手阳明大肠经、足阳明胃经密切相关，风、寒、热、湿、郁、痰为主要致病因素，在脏腑与肝密切相关，与肺、脾也有一定联系。

基本病机为经络受邪，痹阻不畅。病因有内有外，主要病机为经脉空虚，肝脾的阴阳失调，气机不畅。虚证主要包括气血双亏，实证主要包括风邪外袭、肝风内动、肝气郁结等证，另有风痰阻络之本虚标实证。

(一)常用辨证

1.风邪外袭口眼㖞斜

由于风邪入中于面部阳明经脉，血气痹阻，运行不畅，筋脉失于濡养所致，而出现口眼㖞斜，但临床上本症又有风寒、风热与风湿之别。三者的共同点是突然发生口眼㖞斜，伴有外感症状，如脉浮，舌苔薄白。不同点为：感受风寒者，患者一侧面肌有发紧感或疼痛，面部皮肤发硬；感受风热者，患者一侧面肌松弛，皮肤有热感；感受风湿者，患者一侧面肌肿胀，眼睑有浮肿。三者治疗总的原则为怯风通络。

2.肝风内动口眼㖞斜

肝为刚脏，体阴用阳，由于恚怒气逆，肝阳化风，上窜面部，损伤阳明脉络，牵动缺盆与面颊而㖞斜。虽然此证与外风侵袭导致的口眼㖞斜症状有相同之处，但两者的不同之处在于一个是外风，一个为内风。由于外风引起的，兼见表证，如恶寒发热，身痛，脉浮等症；而内风多有肝风内动的前兆，如眩晕、耳鸣或肢体麻木等。两者不难鉴别。

3.肝气郁结口眼㖞斜

常见于多愁善感的女性，与他人发生口角是非，或独自思虑不遂，或耳闻目睹不快之事，致肝气郁滞，阳明脉络不和所致。除口眼㖞斜外常伴有情志的改变，如善太息叹气，悲伤欲哭，口眼㖞斜可因精神刺激而发作或加重。

4.气血双亏口眼㖞斜

由于失血过多，或生血不足，致气血不足。气虚不能上奉于面，阴血亦难灌注阳明，面部肌肉失却气血温养，出现口眼㖞斜，伴有少气懒言，脉细无力，眼睑无力，面肌松弛，舌质淡嫩，苔薄白等症。

5.风痰阻络口眼㖞斜

本证由于素体气虚，伏有痰饮，或气郁痰扰，痰动生风，或偶遇风寒，风袭痰动，风痰互结，流窜经络，上扰面部，致阳明络脉壅滞不利所致。风痰壅盛，所以伴有喉中痰鸣，言语不利，舌体僵硬，舌苔白腻，脉弦滑或弦缓等症。

(二)经络辨证

关于本证，《内经》中就有明确的记载，如《灵枢・经筋》足阳明之筋……其病……卒口僻，急者目不合，热则筋纵，目不开，颊筋有寒则急，引颊移口，有热则筋弛，纵缓不胜收，故僻。”《金匮要略》记载歪斜不遂，邪在于络。”《医门法律》也说口眼㖞斜，面部之气不顺也。”可见本症与阳明经脉关系最为密切。

四、治疗

(一)刺法灸法

主穴：地仓、颊车、合谷。

配穴：局部取穴还可以加阳白、太阳、翳风；风邪侵袭加风门、风池；肝风内动加肝俞、行间；肝气郁结加太冲；气血双亏加足三里、脾俞、胃俞。

方义：本病由风邪侵袭面部，风中面部经络，气血阻滞，面部筋脉失养，纵缓不收所致，取阳白、太阳、地仓、颊车疏通局部经气，温经散寒，濡润筋肉；翳风疏散风寒之邪；“面口合谷收”，取合谷为远部取穴之一。风邪侵袭加风门、风池以疏散风邪；肝风内动加肝俞、行间清泄肝阳；肝气郁结加太冲疏肝理气；气血双亏取足三里、脾俞、胃俞调理脾胃，补益气血。

操作：针刺过程中，地仓向颊车方向透刺0.8～1.2寸，合谷针刺对侧腧穴。面部腧穴均行平补平泻法，恢复期可加灸法；在急性期，面部腧穴手法不宜过重，肢体远端的腧穴行泻法且手法宜重；在恢复期，合谷行平补平泻法，足三里施行补法。

（二）推拿治疗

1. 治疗原则

本病以祛风、通经、活络为治疗原则。

2. 治疗步骤

（1）面部操作：患者取坐位或仰卧位，治疗师在患者患侧，用一指禅推法自印堂、阳白、睛明、四白、迎香、下关、颊车、地仓穴往返治疗，并可用揉法或按法先患侧后健侧，配合擦法治疗，但在施行手法时防止颜面部破皮。

（2）颈项及上肢部操作：患者取坐位，治疗师站于患者背后，用一指禅推法施于风池及项部，随后拿风池、合谷。

（3）随证操作：鼻唇沟平坦者重点揉迎香、禾髎；鼻唇沟歪斜者重点揉水沟；颏唇沟歪斜者重点揉承浆；目不能闭者重点揉阳白、攒竹、申脉、照海、外关；风热证重点揉曲池；风寒证可在按摩后配合热敷。

（三）其他疗法

1. 皮内针

在面部寻找扳机点，将揿针刺入，外以胶布固定。2～3日更换次。

2. 刺血

选颊车、地仓、颧髎，用三棱针点刺，行闪罐法。隔日1次。

3. 耳针

取面颊、额、神门。针刺或埋针。

4. 头针

取头维穴、颞前线、顶颞后斜线下1/3。头维穴向下1针，向耳根方向1针交叉刺，均用抽气泻法，行针时可按摩其触发点，由轻至重，直至得气痛止。

（覃蔚岚）

第三节　哮喘

一、概述

哮喘，是指发作时喉中哮鸣有声，呼吸急促困难为特征的一个临床常见症状，甚者张口抬肩，鼻翼扇动，不能平卧。

本症的发生为宿痰内伏于肺，复感风寒、风热、饮食、情志、劳倦等因素，以致痰阻气道，肺气上逆。历代医籍记载，《素问》称“喘鸣”；《金匮要略》云：“喉中水鸡声”；直至元·朱丹溪才明确称之为“哮”。以后则有哮喘、哮吼、吼喘等病名。

喘多并发于多种急慢性病证之中，虽呼吸急促，而喉间并无哮鸣声；而哮有宿根，表现为发作性的痰鸣气喘，以呼吸急促，喉间哮鸣为特征。《医学正传·哮喘》谓：“广大抵哮以声响名，喘以气息言。夫喘促喉中如水鸡声者，谓之哮；气促而连属不能以息者，谓之喘。”可见哮必兼喘，而喘未必兼哮。

本症常见于西医学的阻塞性肺气肿、肺源性心脏病、心肺功能不全、支气管哮喘、喘息性支气管炎，或其他急性肺部过敏性疾病所致的哮鸣。

二、诊察

（一）一般诊察

哮喘患者的常见症状是发作性的喘息、气急、胸闷或咳嗽等症状，少数患者还可能以胸痛为主要表现，这些症状经常在患者接触烟雾、香水、油漆、灰尘、宠物、花粉等刺激性气体或变应原之后发作，夜间和（或）清晨症状也容易发生或加剧。很多患者在哮喘发作时自己可闻及喘鸣音。症状通常是发作性的，多数患者可自行缓解或经治疗缓解。实验室辅助检查、肺功能检查是评价疾病严重程度的重要指标；痰中嗜酸性粒细胞或中性粒细胞计数可评估与哮喘相关的气道炎症；胸部 X 线检查缓解期哮喘多无明显异常，哮喘发作时可见两肺透亮度增加，呈过度充气状态。如并发呼吸道感染，可见肺纹理增加及炎症性浸润阴影。

（二）经穴诊察

一部分哮喘患者会在太渊、尺泽、库房、足三里、太溪、肺热等腧穴处出现压痛或扁圆形条索状结节，部分患者可在肺俞、中府等俞募穴处出现敏感点。

有些患者在耳穴反射区肺区出现局部白色隆起，或红晕、褶皱；支气管、内分泌、平喘、风溪等耳穴局部出现敏感点。

三、辨证

肺为气之主，肾为气之根，呼吸功能正常主要赖于此二脏。若为邪所干导致肺失所肃，肾失所纳，则发为喘；痰伏于肺，遇感引触则发为哮，后期正气虚衰，反复发作，发作时虚实夹杂。哮必兼喘，且喘多是哮的前期表现，此处一并讨论。本症以脏病辨证为主，主要与肺、脾、肝、肾密切相关，风、寒、热、痰为主要致病因素，以痰为先，同时与肺经、肾经有一定联系。

基本病机为肺失清肃，痰气搏结。主要病机为肺脾肝肾的阴阳失调，气机不利。实证主要包括风寒闭肺、风热犯肺、痰湿蕴肺、气郁伤肺，虚证主要包括肺脾气虚、肾阳亏虚。

（一）常用辨证

1. 风寒闭肺

由于风寒之邪侵袭皮毛，内合于肺，肺失宣降，水津不能通调输布，故见喘咳胸闷，咳痰清稀；痰喘日久，肺气壅塞，寒痰胶固，复感风寒，而成哮喘。症见喉中哮鸣，呼吸急促，胸膈满闷，痰白而黏，或清稀多沫，面色晦滞而青，兼有风寒表现。风寒加列缺温肺散寒，化痰止哮。

2. 风热犯肺

由于风热之邪侵袭皮毛，内合于肺，热盛气壅，肺失宣降，热盛伤津，炼液成痰，痰热交阻，复感风热，壅塞气道，搏击有声，发为哮喘。症见喉中哮鸣，呼吸急促，声高气粗，烦闷不安，痰黄黏稠，咳痰不爽，面红自汗，兼有风热表现。治疗可取外关、尺泽，以清热化痰止哮。

3. 肺脾气虚

肺气不足，卫外不固，脾虚失运，土不生金，表现为喉中哮鸣，呼吸急促，气短难续，动则尤甚，面白汗出，形寒肢冷，舌质淡白胖嫩，或淡紫，脉沉弱无力。治宜补益脾肺，可取脾俞、肺俞。

4. 肾阳亏虚

肾阳气不足，摄纳失司，气不归元所致，故呼多吸少，并伴有腰膝酸软，面青肢冷，小便清长，舌淡，脉沉细等肾阳不足之证。当补阳温肾，培元固本，可取命门、肾俞。

5.痰湿蕴肺

由于肺失输布，聚津成痰，或脾失健运，湿聚成痰，痰湿蕴肺所致。其临床特点是痰多而黏。其治当取丰隆、足三里健脾化湿，祛痰平喘。

6.气郁伤肺

为肝失疏泄，肝气上冲犯肺，升多降少。其特点是伴有咽喉如梗，胸胁胀痛等肝气郁结的表现及精神抑郁，急躁易怒等症状。治当宽胸理气，降逆化痰，可取章门。

(二)经络辨证

从经络的角度看，哮喘与肺经、肾经关系最密切。《灵枢·经脉》记载肺手太阴之脉……是动则病肺胀满，膨胀而喘咳，缺盆中痛……是主肺所生病者，咳上气，喘嗽，烦心，胸满”，“肾足少阴之脉……是动则病饥不欲食，面如漆柴，咳唾则有血，喝喝而喘，坐而欲起。”且实多在肺，虚多在肾。

四、治疗

(一)刺法灸法

主穴：天突、肺俞、定喘、膻中、丰隆。

配穴：风寒加列缺；风热加外关、尺泽；肺脾气虚加脾俞、肺俞；肾阳虚加命门、肾俞；痰湿蕴肺加足三里；气郁伤肺加章门。

操作：天突穴快速进针后，沿胸骨体后缘方向刺入，不留针，得气为度；肺俞穴向脊柱方向斜刺0.3～0.5寸，不宜刺入过深，忌大幅度提插捻转；定喘向下平刺0.5寸，施平补平泻法，不留针；膻中向下平刺0.5寸，采用泻法；丰隆直刺0.8～1寸，采用泻法；其他配穴均采用虚补实泻的方法针刺，背部腧穴可加灸，留针30分钟。

方义：天突调理肺系，化痰利咽；肺俞宣肺通气；定喘理气宣肺，止咳平喘；膻中为气会，补膻中可理气平喘；丰隆为“祛痰要穴”，祛痰降气止哮。诸穴合用，宣肺化痰，止哮定喘。风寒加列缺温肺散寒，化痰止哮；风热加外关、尺泽清热化痰止哮；脾肺气虚加脾俞、肺俞补益脾肺；肾阳虚加命门、肾俞补阳温肾，培元固本；痰湿蕴肺加丰隆、足三里健脾化湿，祛痰平喘；气郁伤肺加章门宽胸理气，降逆化痰。

灸法：常用于缓解期，习惯上在伏天用此法治疗。取大椎、风门、肺俞、膻中。用麦粒灸，每次每穴3～5壮，10天灸1次，3次为一疗程。

(二)推拿治疗

1.治疗原则

本病以宣肺降气、止咳平喘为治疗原则。

2.推拿步骤

(1)胸背部操作：患者取坐位或仰卧位，医者以一指禅推法结合中指揉法，在天突、膻中、中府、云门穴操作，每穴1min。再以两拇指由胸骨剑突沿肋弓分推两胁肋部，5～10遍。患者取坐位或俯卧位，用一指禅推法结合中指揉法，在大椎、定喘、身柱、大抒、风门、肺俞穴操作，每穴1min。

(2)四肢部操作：患者取坐位或仰卧位，以一指禅推法结合指按、指揉法在尺泽、外关、列缺、太渊、鱼际穴操作 2～3min，继之拿揉合谷穴 1～2min。

(3)随证操作：①风寒袭肺：直擦背部督脉经及两侧膀胱经至发热内透为度。一指禅推或按揉肺俞、膈俞各 1～2min。②风热犯肺：直擦背部督脉及膀胱经，以温热为度。用三指拿法及按揉颈椎两侧往返 3～6 遍，约 3min。③痰浊阻肺：按揉脾俞、胃俞，并横擦两穴，以透热为度。按、拿两侧尺泽、内关、足三里、丰隆等穴，以酸胀为度，每穴 1min。④肺虚：重点横擦前胸上部及背部膀胱经的心俞、肺俞，以透热为度。用一指禅推法或按揉法在背部两侧肺俞、膈俞、脾俞、肾俞操作，每穴 1～3min。⑤肾虚：直擦背部膀胱经和横擦肾俞、命门，按揉两侧肾俞、肺俞，手法宜轻柔。⑥哮喘发作较甚者：用一指禅推法或按、揉法，在两侧定喘、风门、肺俞、肩中俞治疗，每穴各 1～2min。治疗开始时用轻柔的手法，以后逐渐加重，以患者有明显酸胀感为度。在哮喘缓解后再进行辨证施治。

(三)其他疗法

1. 耳针

常用于发作期。取肺、肾、肾上腺、交感、定喘。每次选用 2～3 穴，或先用探穴器探测压痛点，针刺留针 30 分钟至 1 小时。

2. 皮肤

针常用于发作期。叩刺项部和上背部皮肤，重点是两条膀胱经之间的区域。叩刺适应者能感到局部皮肤发热，呼吸可有不同程度的通畅感。

3. 穴位注射

常用于缓解期。取颈 7～胸 6 夹脊穴。①胎盘组织液，每次取穴一对，每穴注射 0.5～1mL，由上而下，逐日更换。如第 1 次注射颈 7 夹脊穴，第 2 次注射胸 1 夹脊穴，以后依次类推，每日或隔日注射 1 次，20 次为一疗程。②维生素 B_1，用法基本同上，每次注射 0.5mL。③维生素 B_{12}，用法同维生素 B_1。

4. 穴位埋线

用“0”号羊肠线，在上背部第 7 颈椎棘突至第 7 胸椎棘突间，背正中线旁开约 1 寸处，定出等距离 8 个点为埋线穴位。操作时，用缝皮针，由上到下(或由下到上)，如由第 1 点进针到第 2 点出针，将羊肠线埋于穴位内。再由第 3 点进针，到第 4 点出针，依次类推。

5. 穴位敷贴

取大椎、肺俞、膏肓、璇玑、膻中，用白芥子 30g、甘遂 15g、细辛 15g，共为细末，放在瓶中密封。使用时以生姜汁调成糊状，选 1～3 个腧穴，涂药面积似蚕豆大，持续 30 分钟至 1 小时后，擦掉药物，涂药时局部有热、麻、痛等感觉，局部皮肤发红，有时能起泡。起泡者将泡挑破，涂上龙胆紫以免感染。此疗法常在夏季初伏、中伏各进行 1 次。此法适用于儿童，成年人亦可应用。

(覃蔚岚)

第四节　发热

一、概述

发热，指体温高出正常标准，或自觉身热不适的症状。发热原因分为外感、内伤两类。外感发热，因感受六淫之邪及疫疠之气所致；内伤发热，多由饮食劳倦或七情变化，导致阴阳失调，气血虚衰所致。外感发热多实，见于感冒、伤寒、温病、瘟疫等病证；内伤多虚，有阴虚发热、阳虚发热、血虚发热、气虚发热、虚劳发热、阳浮发热、失血发热等。发热类型，有壮热、低热、潮热、五心烦热、小儿高热等。

二、诊察

（一）一般诊察

中医通过望闻问切可对本病做出初步诊察。对于发热患者，可通过望患者的神、色，问发热规律、自我感觉及其他症状，查患者体表温度，再参舌脉。发热实者多见面红目赤，声高息粗，汗出口渴，烦躁不安；虚者多见身热不扬，骨蒸潮热，虚烦少寐，乏力盗汗等症状。

西医学诊查当询问发热的初发症状，热型，测量体温；观察是否存在特征性病容、皮疹、淋巴结肿大等情况；结合问诊及体格检查有针对性地进行血常规、尿常规、便常规、肝功能、血沉、细菌培养等实验室检查，对相关疾病进行诊断与鉴别。

（二）经穴诊察

一部分发热患者会在阳明经循行路线上的合谷、曲池、冲阳等穴处出现明显压痛，部分患者可在大肠俞、天枢等俞募穴处出现敏感点。

有些患者可在耳穴肺、大肠、皮质下、神门、热点等位置出现压痛或有脱屑、发红、发热等反应。

三、辨证

由于寒与热是与阴阳相对应的一对的概念，阴阳平衡的条件下，人体不会有明显的热感，所谓“阳盛则热”，“阴虚则热”，当阳邪亢盛，或阴不足于内，则患者会出现体温升高发热，或自觉发热的症状。本症辨证以脏腑辨证为主，与各脏腑皆有密切联系，其中实证多与肺、胃、大肠相关，虚证多与肺、肝、肾密切相关，外感热邪、外邪入里化热、湿邪、暑邪为主要致病因素，若有阳明经证者以经络辨证为主，与阳明经脉密切相关。

基本病机为热邪亢盛或阴血亏虚。致病因素很多，但主要的病机为阴阳失调，阳气偏亢。主要包括潮热、壮热、低热、五心烦热、经行发热、小儿高热，其中壮热、小儿高热多为实证，低热多为虚证，五心烦热、潮热、经行发热可兼见于实证与虚证。壮热包括邪热蕴肺、热结肠道、湿热郁蒸、暑热伤气、热入营血；小儿高热主要为外邪入里化热；低热包括阴虚发热、阳虚发热、气虚发热、血虚发热；五心烦热主要为阴虚、血虚、邪伏阴分、火郁；潮热主要包括阳明腑实、阴虚血亏、脾胃气虚、暑热伤气、瘀血内郁；经行发热主要包括阴虚、肝郁、血瘀。虽然各种热型及病因较多，但是不同热型的病因多有交叉重合部分，其治病机制有相通之处，故临床治疗当以辨证为本，灵活运用。

（一）常用辨证

1. 邪热蕴肺

多由风热之邪入里，或由风寒之邪入里化热，邪热犯肺，热灼津液，炼液成痰，痰阻气道而成，症见发热不恶寒，咳嗽胸痛，痰黄而厚稠，口渴咽痛，鼻煽气粗，舌红、苔黄燥或黄腻，脉滑数有力。可取肺经井穴、合穴清宣肺热。

2. 湿热郁蒸

湿热相兼为患，湿性黏滞，夹热蒸腾，缠绵难愈，阻滞气机，湿热阻滞使津液不布，但尚未损伤津液，故症见身热起伏，午后转盛，汗出不解，胸闷脘痞，纳呆，渴不引饮，苔黄厚而腻，脉弦滑数。可取脾经合穴、三焦经络穴，清热利湿。

3.暑热伤气

暑为阳邪，最易耗气伤津，小儿阴气未充，阳气未盛，不耐暑热熏蒸，气阴受损，故以潮热见，成人亦可见之，症见发热不恶寒，面赤气粗，头痛胸闷，烦躁不安，纳呆神昏，口渴引饮，汗出甚多，舌红，苔黄燥，脉洪数。可取肺经井穴、小肠经经穴清暑益气。

4.邪伏阴分

外感失治、误治，余邪伏留于营阴，入夜营气抗邪达于卫分则热，清晨病邪复归营阴，不能外解，故热退无汗，症见手足心热，心烦，夜寐差，形瘦，舌质红少苔，脉弦细略数。可取大肠经络穴、肾经腧穴滋阴透邪以清热除烦。

5.热炽阳明

邪热入里，阳明热盛，正气未衰，正邪剧争，里热蒸腾，腠理大开，津液被伤，症见壮热不恶寒而恶热，面赤，大汗，烦渴，小便黄少，舌红，苔黄，脉洪大。可取大肠经络穴、合穴，胃经合穴通经泄热。

6.阳明腑实

多因表邪不解，入里化热，与肠中有形之邪相结，阳明旺于申酉之时，故症见日晡潮热，邪热蒸迫，里热内扰，神明逆乱，手足濈然汗或神昏谵语，腹部硬满疼痛，大便秘结或热结旁流，烦躁不安，舌苔焦黄或焦黑，脉沉实有力。可取大肠经络穴、合穴、募穴通腹泻热。

7.表热兼里热

小儿为稚阴稚阳之体易虚易实，一经感邪，化热甚速，且其气血未充，脏腑薄弱，感邪后传变较快，症见骤然发热，恶寒无汗，或但热不寒，口渴喜饮，便秘尿黄，或烦躁谵语，惊惕抽搐，舌质红，苔白或黄，脉浮数。可取十二井穴、大肠经络穴、合穴、肝经背俞穴清热解表，息风止搐。

8.热入营血

热灼营血，壮热不已，上扰心神，热入营则斑疹隐隐，热入血则动血生风，症见发热入暮尤甚，烦躁不寐，甚则神昏谵语，皮下斑疹点点，舌红绛，苔少或光剥，脉细数。可取心包经之荥穴以清营透热。

9.火郁发热

多因枢机不利，阴郁不达，或外邪未解，过用寒凉，冰伏其邪，或过食冷物，抑遏胃阳，不得泄越，内郁而生热，症见五心烦热，胸闷、情志不舒，甚则经行不畅，舌质红，苔黄，脉沉数。可取心包经井穴、郄穴以清心安神。

10.肝郁气滞

肝郁气滞，气机不畅，疏泄失调，经前气血下注，冲任气血更加郁滞，血海蓄溢失常，郁而化热，随冲气上逆，可扰动清窍，故症见经行发热，头晕目眩，烦躁易怒，口苦咽干，经行乳房、胸胁、少腹胀痛，经量或多或少，色深红，舌红，苔微腻，脉弦数。可取肝经背俞穴，疏肝解郁，调理冲任。

11.瘀血内郁

气虚血郁、跌打损伤、寒凝气滞、血热妄行等影响血运，滞而成瘀，瘀血内郁化热，症见午后或夜间发热，口干咽燥，漱水不欲饮，甚者肌肤甲错，面色黯黑；女子瘀阻冲任，经行之际气血下注，冲任气血壅阻而化热，症见经行发热，乍寒乍热，小腹疼痛拒按，则经色紫黯有血块，舌见瘀斑或青紫，脉细涩。可取血会，活血化瘀清热。

12.阴虚发热

五脏阴虚皆可见五心烦热，尤以肺肝肾多见，症见午后热甚，常欲手握冷物，卧时手脚喜伸被外，颧红、盗汗、遗精、腰膝酸软，口燥咽干，女子素体阴虚，经期或经后经血外泄，阴血愈虚，不能敛阳，虚阳外越，营卫失调，阴虚内热，血被热灼，症见经行午后发热，经量少，舌质淡红，光剥少苔，脉沉细数。可取肝经背俞穴、肾经背俞穴以滋阴清热除烦。

13.阳虚发热

寒邪日久伤阳或误用寒凉，素来阳气不足，导致阳气外越而发低热，症见低热持续并有面浮肢肿，形寒肢冷，神疲乏力，大便溏薄，小便清长，舌质淡嫩，脉沉迟等症。可取肾经背俞穴、脾经背俞穴以温补阳气。

14.气虚发热

劳倦内伤，饮食失节，中气不足而下溜，阴火上乘土位，症见上午潮热，下午热退或午后发热，神疲懒言，少气肢软，自汗纳呆，面色苍白，舌淡嫩，脉虚细弱。可取脾经俞穴，健脾益气以清热。

15.血虚发热

多因肝脾两虚，生血、藏血失职，血虚肝热，故见烦热，血虚不能上荣于头目，又心血失充，症见午后自觉两手两足心热，烦劳则加重，头目眩晕，神疲倦怠，食少懒言，心悸，舌质淡，脉细涩或细弱。可取血会、脾俞生血以清热除烦。

（二）经络辨证

各种虚实因素，皆能化热，实者或本为热邪，或郁而化热，皆先侵犯经络，再经传变，侵入脏腑；虚者因气血阴阳虚衰，气血不行，内郁化热，或虚阳循经上浮，而生虚热。脏腑内热也可以通过经络表现出来。阳明热盛则高热汗出；肝经郁热，则见胁肋满痛，循经上头，并见头目眩晕；肾阴虚，由于少阴脉贯于肾，络于肺，挟舌本，故阴虚内热兼见口燥舌干而渴；热入心经，扰动心神，则见神昏失眠等证候。

四、治疗

（一）刺法灸法

主穴：大椎、足三里、三阴交。

配穴：壮热不退者加十二井穴；邪热蕴肺加尺泽、丰隆、少商（双），清肺泄热；阳明热盛者加合谷、曲池、内庭、大肠俞通经泄热；阳明腑实者加天枢、支沟通腑泄热；湿热郁蒸加阴陵泉、外关；暑热伤气加商阳、阳池、腕骨；热入营血者加劳宫、列缺、血海；阴虚发热，加肝俞、肾俞、膏肓、三阴交；阳虚发热加肾俞、脾俞；气虚发热加气海、脾俞、三阴交；血虚发热加膈俞、脾俞、太冲、血海；瘀血内郁者加血海、膈俞；邪伏阴分五心烦热加合谷、太溪；火郁配中冲、劳宫；肝郁生热者加太冲，小儿高热引动内风者加太冲、百会、神门。

方义：大椎属督脉，为诸阳之会，总督一身之阳，可调节阳气，为治疗发热的要穴。足三里为足阳明经合穴，具有良好的补虚泻实作用，既可以清阳明之热，又可以补诸虚以清热。三阴交为足三阴经交会处，具有良好的滋阴清热之效；十二井在四末，为阴阳经交接之处，三穴点刺，具有明显的退热作用。尺泽、丰隆、少商（双）清泻肺热，化痰止咳，诸穴共奏清泻火热之功；合谷、曲池、内庭、大肠俞与足三里相配，通调阳明以泻热；天枢为大肠经之募穴，属局部取穴；支沟为治疗便秘之要穴，加之清泻阳明诸穴，共奏通腑泄热之功；加阴陵泉、外关清热除湿；加商阳、阳池、腕骨清暑益气；加劳宫、列缺、血海凉营透热；足三里、气海补益气血。配肝俞、肾俞、膏肓、三阴交滋阴清热；灸大椎温通阳气，肾俞、脾俞补肾阳、温脾阳；配脾俞、三阴交益气补虚清热；配膈俞、脾俞、太冲、血海养血补虚，血海得充，发热自退；配脾经活血补血的血海、八会穴中的血会膈俞以活血泻热；合谷与太溪相配，滋阴透邪；中冲、劳宫相配可清心安神；太冲为肝经腧穴，具有良好的疏肝作用；小儿高热不退易引起惊风，太冲、百会、神门相配具有良好的息风止痉，镇静安神的作用。

操作：实证多用泻法，虚证多用补法，新病者宜浅刺短留针，久病者宜长留针，热势较高者可在大椎穴点刺放血加拔罐，十二井穴宜点刺放血治疗。

虚证发热者可在大椎、气海等穴使用灸法，以局部皮肤红晕为度。

（二）推拿疗法

1. 外感发热

症状：发热，头痛，恶寒，无汗，鼻塞流清涕，舌苔薄白，指纹鲜红，或发热汗出，咽喉肿痛，口干，鼻流黄涕，舌苔薄黄，脉浮数，指纹红紫。

证候分析：外感风寒，客于腠理，邪正交争于卫表，故发热恶寒；肌表被束，故无汗；肺气失宣，外窍不利，故见鼻塞，喷嚏。外感风热，卫郁邪蒸，阳气发越而发热；卫表不和，腠理不固则汗出；风热上犯，肺气失宣，故咽喉肿痛，鼻流黄涕；邪热伤津则口干，舌苔薄白或薄黄、指纹鲜红或红紫皆为风寒，风热犯表之证。

治则：发汗解表，发散外邪。

处方：开天门，推坎宫，揉太阳，拿风池，揉二扇门，清肺经，清天河水，推三关，推脊柱。

方义：开天门、推坎宫、揉太阳、清肺经能发散外邪；拿风池、揉二扇门、推三关发汗解表；清天河水、推脊柱清热退烧。

2. 食积发热

症状：暮夜发热，夜卧不安，啼闹不眠，脘腹胀满，食欲不振，嗳腐吐酸或呕吐酸嗖，大便酸臭夹有乳块或食物残渣，舌红，苔黄厚腻，脉滑数，指纹紫滞。

证候分析：乳食积滞，脾伤不运，郁久化热，夜属阴，脾为至阴，外主四肢，故暮夜而热甚，手足心热；食滞中脘，气机不通，脾不升清，胃不降浊，故脘腹胀满，食欲不振；热扰心神，故夜卧不安，啼闹不眠；因食积而出现大便酸臭等。

治则：消积导滞，清泻积热。

处方：清胃经，清大肠，揉板门，推四横纹，揉小天心，运内八卦，清天河水，退六腑，揉中脘。

方义：补脾经、揉板门、推四横纹、揉中脘健脾和胃、助运化、消积滞；运内八卦疏调气机，消积滞；清天河水、退六腑清热除烦；清胃经、清大肠消积导滞。

3. 阴虚发热

症状：午后、夜间潮热，手足心热，两颧潮红，盗汗，食欲减退，舌红少苔，脉细数，指纹淡紫。

证候分析：夜属阴，阳气由外入内，附于阴，而阴虚不能制阳，虚火内蒸，故见午后、夜间潮热；手足心为阴经所过，阴虚火旺，则手足心热，两颧潮红；阴虚阳亢，迫津外泄故盗汗；舌红少苔，脉细数，指纹淡紫均为阴虚内热之象。

治则：滋阴清热。

处方：补肾经，补脾经，补肺经，揉上马，运内劳宫，清天河水，退六腑，按揉足三里，推涌泉。

方义：补脾经，按揉足三里，健脾和胃；补肾经、补肺经，揉上马滋肾养肺，滋补阴液；清天河水，退六腑、运内劳宫清热降虚火；推涌泉引热下行，引火归元。

（三）其他疗法

1. 耳针

取耳尖、神门、耳背静脉、肾上腺。耳尖、耳背静脉用三棱针点刺出血，余穴用毫针浅刺，强刺激，留针15～30分钟。

2. 灸法

取脾俞、足三里、三阴交。每穴灸3～5壮，每次1次。

3. 刺血

取十二井穴、十宣、大椎、少商、少冲、中冲、曲池，三棱针点刺，少量出血，隔日1次。

4. 腧穴注射

取曲池、风门、足三里。选用柴胡注射液、银黄注射液、鱼腥草注射液或5%～10%葡萄糖注射液，每次每穴注射1～2mL。也可以选用维生素B_1 0.3～0.5mL，于双侧风池穴注射。

（覃蔚岚）

第五节　呃逆

一、概述

呃逆，是指胃气上逆，喉间呃呃频频作响之症。本症系由胃气上逆而成，多由寒气蕴蓄、燥热内盛、气血亏虚而致脾胃虚弱，胃气上逆动膈。

呃逆在《内经》、《伤寒论》、《金匮要略》、《诸病源候论》、《千金翼方》等书中均称为“哕”。至金元时期，《兰室秘藏》将“呕吐哕”混称。《丹溪心法》凡有声有物、谓之呕吐；有声无物，谓之哕”，则哕即干呕，乃呕吐之类。故在金元之前的医籍中，呃逆与哕同义，金元之后哕即干呕，《类经》“古之所谓哕者，则呃逆无疑”。所以呃逆、哕（干呕）、呕吐三种症状，虽均是胃气上逆的症状，但其表现各不相同。

本症常见于西医学的胃肠神经官能症、胃炎、胃扩张、肝硬化晚期、脑血管疾病，及其他胃、肠、腹膜、食管等疾病。

二、诊察

（一）一般诊察

首先要判别是生理还是器质性疾病引起，如疑有器质性疾病则按以下顺序检查。临床表现：全身及神经系表现：注意生命体征、局部体征和脑膜刺激征的有无。局部表现：头颈部、胸部、腹部体征，各部位炎症和肿瘤的有无。辅助检查：发作中胸部透视可判断膈肌痉挛为一侧性或两侧性，必要时做胸部 CT，排除膈神经受刺激的疾病，做心电图判断有无心包炎和心肌梗死。疑中枢神经病变时可做头部 CT、磁共振、脑电图等。疑有消化系统病变时，进行腹部 X 线透视、B 超、胃肠造影，必要时做腹部 CT 和肝胰功能检查，为排除中毒与代谢性疾病可做临床生化检查。

(二)经穴诊察

耳穴诊断，膈、胃、神门、交感、皮质下、肝呈点或片状红润、有光泽。膈压痛，膈电测呈现阳性反应。

三、辨证

《伤寒论》第 381 条："伤寒，哕而腹满，视其前后，知何部不利，利之即愈。"《伤寒论》中涉及呃逆者共九条原文，其中 231、381 条为实证哕逆；98、209、226、384 条皆为虚寒哕逆；111、232 条则属胃气败绝之哕逆危证。本症系由胃气上逆而成，多由寒气蕴蓄、燥热内盛、气血亏虚而致脾胃虚弱，胃气上逆动膈。呃逆一证，有虚实寒热之异，实者多气痰火郁所致，虚证有脾肾阳虚与胃阴亏虚之别。

(一)常用辨证

1. 胃中寒冷

呃声缓而有力，胃脘不适，得热则减，得寒则甚，苔白润，脉迟缓。

2. 胃火上逆

呃声洪亮，冲逆而出，烦渴口臭，小便短赤，大便秘结，舌苔黄，脉滑数。

3. 脾肾阳虚

呃声频作，气不接续，面色苍白，手足不温，食少疲倦，腰膝无力，小便清长，大便溏薄，舌质淡，苔白润，脉沉弱。

4. 胃阴亏虚

呃声急促，气不连续，口舌干燥，烦渴不安，舌质红绛，脉细数。

(二)经络辨证

从经络辨证的角度看，呃逆与脾、胃、肝等经脉有一定的联系。胃中寒冷呃逆与胃火上逆呃逆：两者均属实证。前者由于过食生冷，或外感寒邪停滞于胃，胃阳被遏，纳降失常，发生胃中寒冷呃逆，属寒实证。后者由于嗜食辛辣，胃腐积热，或外感热邪结于胃腑，或情志不畅，气郁化火，肝火犯胃，以致胃火上冲而为呃逆，属实热证。前者呃声缓而有力，后者呃声洪亮有力。前者因胃阳被遏，阳气受阻，故兼见胃脘痞满，得热则减，得寒则加重，口淡腻等胃寒兼证。后者胃火上冲，故呃声洪亮，冲逆而出。同时兼见，口臭心烦，小便短赤，大便难，舌苔黄，脉滑数。治疗多取小肠募穴温阳散寒，或取胃经荥穴、大肠经原穴清热泻火。

脾肾阳虚呃逆与胃阴亏虚呃逆：两者均属虚证。前者属阳虚证，后者属阴虚证。脾肾阳虚，呃逆频作，声低不断，气不接续；胃阴亏虚，呃声急促而不连续。脾肾阳虚呃逆，兼见畏寒肢冷，手足不温，小溲清长等。胃阴亏虚呃逆，兼见口舌干燥、烦渴不安，舌红绛等。

四、治疗

(一)刺法灸法

主穴：中院、内关、足二里。

配穴：胃中寒冷加关元；胃火上逆加合谷、内庭；脾肾阳虚加脾俞、肾俞；胃阴亏虚加太溪。

操作：中脘直刺1～1.5寸，内关直刺0.3～0.5寸；足三里直刺1～1.5寸，均采用泻法，强刺激；关元及背俞穴宜灸，其他配穴均采用虚补实泻的方法针刺，留针30分钟。

方义：中脘为胃之募穴，可疏通胃之气机；内关宽胸利膈；足三里为胃之下合穴，能和胃降逆；胃中寒冷加关元，以助温中散寒之力；胃火上逆加合谷、内庭可清泻阳明胃火；脾肾阳虚加脾俞、肾俞补益脾肾，温阳止呃；胃阴亏虚加太溪滋阴生津。

（二）推拿治疗

1. 治疗原则

本病以和胃、降气、平呃为治疗原则。

2. 推拿步骤

（1）胸腹部操作：患者取仰卧位，医者坐于右侧，按揉缺盆穴，以酸胀为度，每侧半分钟，然后按揉膻中穴半分钟，再用摩法治疗腹部，摩法的方向及在腹部移动的方向均为顺时针方向，以中脘穴为重点，时间6～8min。

（2）背部操作：患者取俯卧位，医者坐于右侧，用一指禅推法自上而下在背部膀胱经治疗3～4遍，重点在膈俞、胃俞，时间为6min，再按揉膈俞、胃俞，以酸胀为度，最后搓背部及两胁。

（3）随证操作：①胃中寒冷：摩腹时加气海穴，时间2min；横擦背部两侧膀胱经，以透热为度。②胃中燥热：加摩少腹、大横、天枢、腹结穴以泄热，按揉大肠俞、八髎、足三里穴，以酸胀为度。③气郁痰阻：按揉胸腹部的中府、云门、膻中、章门、期门，背部的肺俞、肝俞、膈俞、胃俞，均以酸胀为度，横擦胸上部，以透热为度；斜擦两胁，以微有热感为度；按揉内关、足三里、丰隆，以酸胀为度，每穴约半分钟。④正气亏虚：擦热背部膀胱经与督脉，按揉足三里、内关穴各半分钟，再配合捏脊3～5遍。

（三）其他疗法

1. 耳穴

主穴：膈、胃、神门、交感、皮质下、肝。配穴：耳迷根。可采取毫针法或电针法、压丸法。急性期，每日1次；缓解期，可隔日或每周1次。10次为一疗程。

2. 穴位

注射分两组取穴，一组中脘、梁门（右），二组脾俞（单）、胃俞（单）。用维生素B_1 100mg/2mL，加0.25%普鲁卡因溶液18mL：每穴10mL，每日1次，两组交替注射，10次为一疗程。

3. 梅花针

取胸椎5～12两侧、颌下部、胸锁乳突肌、上腹部、剑突下、中脘、内关、足三里、阳性物区。采用中度或重度刺激法，肋弓缘叩刺2～3行，每日或隔日1次，7次为一个疗程，以后隔日1次，15次为一大疗程，间隔半月左右再继续治疗。如急性发作，可日治2～3次，不计疗程，至病情好转后再按上述疗程治疗。

4. 穴位埋线

胃俞透脾俞、中脘透上脘、足三里透上巨虚，每次选用1～2对透穴，以0～1号肠线埋入，20～30天埋线1次，3～4次为一疗程。

（覃蔚岚）

第六节　胃脘痛

一、概述

胃脘痛，是指上腹部胃脘近心窝处疼痛为主的病症，简称胃痛。其病因病机主要为：外感邪气，内伤饮食，情志不畅，脏腑功能失调等导致胃脘气机郁滞，胃失于温煦及濡养而发为疼痛。

本症在《素问》中称"胃脘当心而痛"；《景岳全书》中称"心腹痛"；《寿世保元》中称"心胃痛"。按其病因病机，可分为虚痛、气痛、热痛、寒痛、瘀痛、食痛、虫痛等。

本症相当于西医学的急、慢性胃炎，消化性溃疡，胃痉挛，胃下垂，胃黏膜脱垂，胃癌及胃神经官能症等疾病。

二、诊察

（一）一般诊察

中医通过望闻问切可对本病做出初步诊察，胃脘痛患者多见胃脘部疼痛，并有痞闷、胀满、嗳气、反酸嘈杂，恶心呕吐等症状，认真观察患者状态，疼痛甚者，患者常以手按压上腹，成痛苦貌。病程久者，可见疲倦乏力或形体消瘦。认真观察患者状态，可帮助医生诊断本病。辅助检查可做B超检查、X线钡餐、胆囊造影、消化道内镜，以进一步明确诊断。

（二）经穴诊察

耳穴诊断，可见胃区点片红润，界限不清，慢性胃炎可见片状色白，触诊时可有片状隆起或似瘢痕样改变，电测呈阳性反应。

三、辨证

本病症病机主要为：外感邪气，内伤饮食，情志不畅，脏腑功能失调等导致胃脘气机郁滞，胃失于温煦及濡养而发为疼痛。

（一）常用辨证

1.寒邪犯胃

胃脘疼痛较甚，得温痛减，痛时常兼恶寒，或呕吐白沫，口不渴或喜热饮，舌苔白，脉紧。

2.饮食积滞

胃脘胀满，疼痛拒按，嗳腐酸臭，恶闻食气，恶心呕吐，吐后痛减，大便不爽，舌苔厚腻，脉滑。

3.肝郁气滞

胃脘胀满，攻冲作痛，连及两胁，胸闷痞塞，善太息，食少纳呆，嗳气吞酸，或见呕吐，大便不畅，舌苔薄白或薄黄，脉弦。

4.肝火燔灼

胃脘烧灼疼痛，病势急迫，疼痛拒按，喜冷恶热，嘈杂吞酸，口干口苦，甚则呕吐苦水，或兼见吐血，便血，烦躁易怒，便秘溲赤，舌红苔黄，脉弦数。

5.瘀血留阻

胃脘疼痛，如针刺或刀割，痛有定处而拒按，可兼见吐血便黑，舌质紫黯或有瘀斑，脉涩。

6. 脾胃虚寒

胃脘隐隐作痛，绵绵不绝，食少纳呆，泛吐清水，喜暖喜按，饥饿时痛甚，得食稍减，遇冷加剧，畏寒肢冷，大便稀溏，小便清长，舌质淡嫩，边有齿痕，苔薄白而滑，脉沉迟。

7. 胃阴不足

胃脘隐隐灼痛，嘈杂如饥，或饥而不欲食，干呕呃逆，甚则噎膈反胃，口干唇燥，大便干燥，舌红少津，少苔或无苔，脉弦细或数。

（二）经络辨证

从经络辨证的角度看，胃脘痛与脾、胃、肝、胆等经脉有一定的联系。《灵枢・经脉》："脾足太阴之脉……是动则病舌本强，食则呕，胃脘痛，腹胀善噫，得后与气则快然如衰"；《灵枢・邪气藏府病形》进一步指出："胃病者，腹胀，胃脘当心而痛，上支两胁，膈咽不通，食饮不下。"

四、治疗

（一）刺法灸法

主穴：内关、中脘、足三里。

配穴：寒邪犯胃加神阙；饮食积滞加天枢、内庭；肝郁气滞加期门、太冲；肝火燔灼加太冲、内庭；瘀血留阻加膈俞、三阴交；脾胃虚寒加公孙、脾俞；胃阴不足加胃俞、三阴交。

操作：内关穴直刺 0.3～0.5 寸；中脘直刺 1～1.5 寸；足三里直刺 1～1.5 寸，均采用平补平泻的方法。其他配穴均采用虚补实泻的方法。神阙穴采用隔盐灸，灸至腹部温热为度。

方义：内关为八脉交会穴之一，善治胃腑疾患；中脘为胃之募穴，足三里为胃之合穴，两穴相配为合募配穴法，疏调胃气而止痛；寒邪犯胃加神阙散寒止痛；饮食积滞加天枢、内庭可健脾消谷，推陈导滞；肝郁气滞加期门、太冲疏肝理气，降逆平冲；肝火燔灼加太冲、内庭清泻胃热，疏调气机，培土抑木；瘀血留阻加膈俞、三阴交活血化瘀；脾胃虚寒加公孙、脾俞健脾和胃，温中散寒；胃阴不足加胃俞、三阴交养阴和胃。

（二）推拿疗法

1. 基本治法

(1)治则：理气止痛。

(2)手法：一指禅推法、摩法、按法、揉法、推法、击法、拍法、拿法、搓法。

(3)取穴与部位：中脘、气海、天枢、肝俞、脾俞、胃俞、三焦俞、肩井、足二三里、内关等穴位及胃脘部。

(4)操作：①用一指禅推法、摩法在胃脘部治疗，使热量渗透入胃腑时间 5～8 分钟。②按揉中脘、气海、天枢等穴，每穴半分钟，再点按揉足三里穴，以酸胀为度。③沿脊柱两侧膀胱经自上而下推 5～10 次。④用较重按揉法按揉肝俞、脾俞、胃俞、三焦俞，每穴半分钟。再用指尖击上述各穴，然后拍击背部膀胱经约 2 分钟。⑤拿宿外循臂肘而下十点按手三里、内关、合谷等穴。⑥搓两胁理气止痛。

2. 随证加减

(1)寒邪客胃：胃痛暴作，恶寒喜暖，得热痛减，遇寒痛增，口不渴，喜热饮. 苔薄白，脉弦紧。

①治则：温经散寒，理气止痛。②取穴与部位：在基本治法的基础上，增加上脘、关元穴，

背部左侧压痛点及两侧膀胱经。③操作:患者俯卧位,术者用较重的点按法或一指禅推法在背部脾俞、胃俞穴上重点施术,每穴 2 分钟。继上势,术者在脊柱左侧寻找压痛点以重刺激手法点按,至疼痛缓解。并沿膀胱经做直擦法,透热为度。患者取仰卧位,术者在上脘穴中指点按法,以指下触及腹主动脉跳动为度,停留 3 息,再下移按此法点按至关元穴,往返 3 遍。然后在胃脘部做掌摩法治疗,以腹腔内透热为佳。

(2)饮食伤胃:胃脘胀痛,嗳腐吞酸,呕吐不消化食物,吐食后或矢气后痛减,大便不爽,苔厚腻,脉滑。①治则:消食导滞,和中止痛。②取穴与部位:在基本治法的基础上,增加大肠俞、八修穴,顺时针方向摩腹。③操作:患者仰卧位,术者用掌摩法在胃脘部做顺时针方向摩腹。④操作:患者仰卧位,术者用掌摩法在胃脘部做顺时针方向摩腹,以腹腔内透热为佳。并对中脘、天枢穴重点按揉。继上势,术者用拇指按揉脾俞、胃俞、大肠俞、足三里穴,每穴 1 分钟。患者取俯卧位,术者用掌擦法横擦八髂穴,以透热为度。

(3)肝气犯胃:每因情绪不爽发病,胃脘胀满,攻撑作痛,脘痛连胁,暖气频繁,大便不爽,苔多薄白,脉沉弦。①治则:疏肝解郁,理气止痛。②取穴与部位:在基本治法的基础上,增加膻中、章门、期门、膈俞等穴及两胁肋部。③操作:患者取仰卧位,术者用一指禅推法或按揉法,白天突向下至中脘穴往返治疗,重点在膻巾穴,再按揉章门、期门穴。时间约 5 分钟。患者取俯卧位,术者用较重的按揉法在肝俞、胆俞、膈俞治疗,每穴 1 分钟。患者取坐位,术者用两手掌在其胁肋部行上下往返的搓揉法,时问 1～2 分钟。

(4)脾胃虚弱:胃脘部隐隐作痛,喜温喜按,空腹痛甚,食则痛减,泛吐清水,胃纳较差,神疲倦怠,甚者手足不温,大便溏泄,舌淡苔白,脉沉细弱或迟缓。①治则:温中健脾,散寒止痛。②取穴与部位:在基本治法的基础上,增加大肠俞、命门、上髂、次髂等穴及背部膀胱经、督脉。③操作:患者取仰卧位,术者较长时间轻柔地按揉气海、关元、足三里穴,每穴 2 分钟一患者取俯卧位,术者用一指禅推法或按揉法在大肠俞、命门穴治疗,每穴 1 分钟。继上势,术者在其背部督脉施直擦法,横擦睥俞至上髂、次髂穴,均以透热为度。

(三)其他疗法

1. 灸法

鸠尾、腹哀、下脘、巨阙、胃俞、脾俞、天枢、肝俞,用温和灸二十分钟。

2. 耳针

选穴:①胃神经官能症:神门、下脚端(交感)、脑(皮质下)、胃、脾、肝;②肠神经官能症:神门、下脚端、脑、大肠、小肠、脾脉、肝。

方法:发作时宜用毫针强刺激,或用电耳针,留针 3 分钟,隔日 1 次。10 次为一疗程。缓解期可用揿针埋针,或用王不留行籽压丸,保留 2～3 天,10 次为一疗程。

3. 皮肤针

选穴:①背部第 2～12 胸椎旁开 1.5 寸足太阳膀胱经、上腹部任脉;②背部第 4～12 胸椎旁开 1.5 寸足太阳膀胱经、上腹部足阳明胃经。

方法:以上两组腧穴交替使用,用梅花针中等度刺激由上向下循序叩打 3～4 次,至皮肤潮红为度,每日或隔日 1 次,10 次为一疗程。

4. 穴位注射

选穴:①胃神经官能症:肝俞、胃俞、中脘、足三里;②肠神经官能症:天枢、足三里、脾俞、气海、三阳交。

方法：每次取两穴，可选用0.5%普鲁卡因注射液，每穴注射2～4mL，或用胎盘组织液，每穴注入0.5～1mL；或用复方冬眠灵注射液，每穴注入0.5mL。每日或隔日1次，5～10次为一疗程。

5.三棱针

选主穴足三里、内关。配穴：太冲、中脘。用三棱针点刺出血，隔日1次。

（覃蔚岚）

第七节　腹痛

一、概述

腹痛是指以腹部胃脘以下，脐的两旁及耻骨以上部位发生疼痛为主的症状。按部位可分脐腹痛、小腹痛、少腹痛等。脐腹痛，是指当中腹部脐部周围疼痛的病症。其病因多由外邪入侵，饮食所伤，情志失调，跌仆损伤，以及气血不足，阳气虚弱等原因，引起腹部脏腑气机不利，经脉气血阻滞，脏腑经络失养，均可发生本症。小腹痛，是指脐下正中，当小腹部位疼痛的病症。是临床常见的内科症状，与肾、膀胱、小肠等病变有关。其病因病机为阳气素虚，脏腑虚寒，或情志失调，湿热蕴结，而至膀胱不利等，导致的气机郁滞，经脉失养而成。

脐腹痛《内经》称之为“环脐而痛”。《伤寒论》、《金匮要略》称其为“绕脐痛”。《张氏医通》等书则称为“当脐痛”。后世则称为脐腹疼痛。

常见于西医学的急慢性胰腺炎、胃肠痉挛、不完全性肠梗阻、结核性腹膜炎、腹型过敏性紫癜、肠易激综合征、急性胃炎、急性肠炎、急性肝炎、急性胆囊炎、急性胰腺炎、急性阑尾炎、急性腹膜炎及急性肾盂肾炎、急性胃扩张、痛经等疾病。

二、诊察

（一）一般诊察

对于腹痛患者，医者可通过观察其神、色、形体、姿态等诊断疾病。腹痛可为阵发性疼痛、持续性疼痛或轻度隐痛。阵发性疼痛或绞痛有梗阻性疾病，若局部喜按或热敷后腹痛减轻者，策为胃、肠、胆管等空腔脏器的痉挛；持续腹痛加剧多见于胃肠穿孔；持续性钝痛；改变体位时加剧、拒按，常为腹腔脏器炎症、包膜牵张、肿瘤以及腹膜脏层受到刺激所致。隐痛多见于消化性溃疡。放射性疼痛为一个局部病灶通过神经或邻近器官而波及其他部位的疼痛，如大叶性肺炎引起同侧上腹部疼痛。腹痛伴排粪或排尿困难，可能为粪块堵塞或尿路感染、结石。总之，腹部器质性病变的疼痛特点为：①持续性钝痛，阵发性加剧；②局部压痛明显；③有腹肌紧张；④肠鸣音异常。辅助检查一般包括实验室检查，如血尿粪常规，对于腹膜炎、内出血、腹腔脓肿及某些腹部肿块可行诊断性穿刺，并对穿刺物做常规涂片、细菌培养或病理检查。X线、B超、内镜检查也可进一步明确诊断。

（二）经穴诊察

耳穴诊断，在胃区、小肠区、大肠区、脾区或者肾区、胰胆点、肝区等电测呈阳性反应，触诊出现片状白色、或条索状、或结节等的反应点。

三、辨证

本症多因六淫外邪，饮食所伤，肝失疏泄，湿热蕴结，素体虚寒，气血不足均可发生本症。

(一)常用辨证

1.感受寒凉

脐腹骤然而痛，痛势剧烈，无休无止，得温稍减，不思饮食，肠鸣腹冷，大便泄泻或秘结不通，甚则手足厥冷，舌质淡或青，苔白润，脉沉紧而迟。

2.肝气郁结

少腹疼痛，气滞不舒，痛引阴睾，其痛时缓时急，时作时止，每因情志激动或过劳而发，两胁胀痛，胸闷太息，腹痛泄泻，急躁易怒等症，舌苔薄白，脉弦或沉。

3.蛔虫内扰

脐腹疼痛，发无定时，疼痛剧烈，或可见腹部积块突起，痛止一如常人，面黄形瘦，时吐清水，或嗜食异物，或唇面有虫斑，脉弦，或沉伏。

4.湿热蕴结

脐腹疼痛，痛则欲泻，下而不爽，里急后重，大便黏稠臭秽，夹有脓血，口苦咽干，不欲饮水，舌质黯红，舌苔黄腻而厚，脉滑数。

5.伤食积滞

脐腹疼痛，不欲饮食，嗳气吞酸，或腹痛泄泻，泻下未消化食物，气味酸臭，泻后痛减，舌苔厚腻，脉滑。

6.气血不足

腹筋挛急，牵引不适，时作时止，面白无华，头晕心悸，失眠多梦，舌淡，苔白，脉沉细弦。

7.脾肾阳虚

脐腹冷痛，痛势绵绵，时轻时重，喜温喜按，遇冷加重，神疲倦怠，畏寒肢冷，大便溏薄，舌质淡，舌苔薄白，脉沉细弱。

(二)经络辨证

从经络辨证的角度看，腹痛与脾、胃、肝、胆、肾、膀胱、小肠等经脉有一定的联系。《素问·脏气法时论》："肝病者，两胁下痛引少腹，令人善怒。虚则目䀮䀮无所见，耳无所闻，善恐如人将捕之，取其经，厥阴与少阳，气逆，则头痛耳聋不聪颊肿。取血者。《素问·脏气法时论》肾病者，腹大胫肿，喘咳身重，寝汗出，憎风，虚则胸中痛，大腹小腹痛，清厥，意不乐，取其经，少阴太阳血者"。《灵枢·邪气脏腑病形》大肠病者，肠中切痛而鸣濯濯，冬日重感于寒即泄，当脐而痛，不能久立，与胃同候，取巨虚、上廉"。《灵枢·邪气脏腑病形》膀胱病者，小腹偏肿而痛，以手按之，即欲小便而不得，肩上热，若脉陷，及足小指外廉及胫踝后皆热，若脉陷，取委中"。《灵枢·师传》："胃中热则消谷，令人悬心善饥，脐以上皮热；肠中热则出黄如糜，脐以下皮寒；胃中寒，则腹胀；肠中寒，则肠鸣飧泄。胃中寒、肠中热，则胀而且泄；胃中热、肠中寒，则疾饥，小腹痛胀"。

四、治疗

(一)刺法灸法

主穴：天枢、中脘、内关、足三里。

配穴：感受六淫外邪加气海与关元；饮食所伤加里内庭；肝失疏泄加太冲；湿热蕴结加阴陵泉、三阴交；蛔虫内扰加百虫窝；脾肾阳虚加脾俞、肾俞；气血不足加气海、血海。

操作：中脘直刺 1～1.5 寸；天枢直刺 1～1.5 寸；内关直刺 0.3～0.5 寸，均采用补法，足三里直刺 1～1.5 寸，采用平补平泻法。其他配穴均采用虚补实泻的方法，针刺得气后，留针 30 分钟。

方义：中脘位于脐上，为胃之募穴，又为腑会；天枢位于脐旁，为大肠募穴；内关为八脉交会穴之一，善治胃腑疾患；足三里为胃之下合穴，“合治内腑”。诸穴合用相得益彰，通腑止痛；感受寒凉加气海与关元相配温中散寒；伤食积滞加里内庭消积导滞；肝失疏泄加太冲疏肝理气；湿热蕴结加阴陵泉、三阴交清湿热，理气血以止痛；蛔虫内扰加百虫窝，百虫窝为驱虫要穴；脾肾阳虚加脾俞、肾俞补益脾肾；气血不足加气海、血海补益气血，养血荣筋。

（二）推拿疗法

1. 寒痛

(1)治则：温中散寒，理气止痛。

(2)处方：补脾经 300 次，推三关 300 次，揉外劳宫 50 次，掐揉一窝风 50 次，拿肚角 5 次，摩腹 5 分钟。

(3)方义：补脾经、摩腹温中健脾，配推三关、揉外劳宫以助阳除寒；掐揉一窝风、拿肚角散寒理气止痛。

2. 伤食痛

(1)治则：消食导滞，和中止痛。

(2)处方：补脾经 300 次，清大肠 300 次，揉板门 50 次，运内八卦 50 次，揉中脘 100 次，揉天枢 100 次，分腹阴阳 100 次，拿肚角 5 次。

(3)方义：补脾经、揉板门、揉中脘、分腹阴阳健脾和胃，消食导滞，理气止痛；清大肠、揉天枢疏调肠腑积滞；运内八卦宽胸理气，调和气血；拿肚角止痛。

(4)加减：呕吐者加推天柱骨、横纹推向板门；发热者加退六腑、清天河水。

3. 虫痛

(1)治则：温中行气，安蛔止痛。

(2)处方：推三关 300 次，掐揉一窝风 50 次，揉外劳宫 50 次，摩腹、揉脐各 5 分钟。

(3)方义：摩腹、揉脐健脾和胃，行气止痛。配揉一窝风、揉外劳宫、推三关以温中安蛔。

(4)加减：腹痛甚者，加按揉脾俞或背俞穴压痛点。

4. 虚寒腹痛

(1)治则：温补脾肾，益气止痛。

(2)处方：补脾经 300 次，补肾经 300 次，推三关 300 次，揉外劳宫 300 次，揉中脘 100 次，揉脐 5 分钟，按揉足三里 300 次。

(3)方义：补脾经、补肾经、推三关、揉外劳宫温补脾肾，益气止痛；揉中脘、揉脐、按揉足三里健脾和胃，温中散寒止痛。

（三）其他疗法

1. 耳针

选穴：大肠、小肠、脾、胃、肝、肾、脑、内分泌，每穴选用 3～5 穴，中度刺激，留针 30 分钟，隔日 1 次，10 次为一个疗程。

2.穴位

注射选穴：①大肠俞、天枢；②脾俞、足三里。两组腧穴交替使用，用维生素 B_1 注射液，每穴注射 0.5mL，隔日 1 次，10 次为一个疗程。

3.拔罐

选天枢、大肠俞、关元，用闪罐法操作，每次拔吸 20 分钟，每日 1 次，10 次为一个疗程。

4.埋线

选足三里、大肠俞、关元、三焦俞，每次选穴 2 穴，用埋线常规方法操作，20～30 天治疗 1 次。

5.皮肤针

取背部胸 8～腰 2 腧穴，用七星针叩刺，轻、中、度刺激，每日 1 次，10 次为一个疗程。

（覃蔚岚）

第八节　便秘

一、概述

大便秘结，简称便秘。又名大便不通、大便难。指粪便在肠道内滞留过久，干燥坚硬，或有便意却艰涩难解，排出困难，或无力排出，或排便次数少，排便间隔超过 2 天或 2 天以上，左下腹常有胀满或胀痛。长期便秘者称为习惯性便秘。本病病位在肠，但与脾、胃、肺、肝、肾等功能失调均有关联。外感寒热之邪、内伤饮食情志、阴阳气血不足等均可使肠腑窒塞或肠失温润，大肠传导不利而产生便秘。临床有虚实之不同，主要有血虚阴亏、肝脾气滞、脾肺气虚、脾肾阳虚、胃肠实热五种证型。

本症有正虚与邪实之不同，在古典医籍中名称繁多。《伤寒论》中称“大便难”、“脾约”、“不大便”、“不更衣”、“阳结”、“阴结”；宋《活人书》称“大便秘”；金元时代又有“虚秘”、“风秘”、“气秘”、“热秘”、“寒秘”、“湿秘”、“热燥”、“风燥”之分。

本症与大便艰难虽以便下艰难为主，但两者概念不同。大便艰难系大便时艰涩不畅，但大便周期正常；本症则系大便闭塞数日不通。

本症涉及西医学的结肠无力症、肠痉挛、肠梗阻、肠癌等肠道病变，痔疮、肛裂等肛门部的病变，肠外肿块压迫、温热病过程中过服止泻药或温燥之品、腹部手术之后、长期铅接触史、全身衰惫状态如新产失血、久病、年老、体弱等可出现便秘。

二、诊察

（一）一般诊察

大便秘结患者粪便干结，排便困难。常 2～3 日以上排便一次；或虽大便间歇时间如常，但排便艰涩；亦有少数患者，屡有便意，大便亦不干燥，但排出不尽。患者亦可有头昏头胀、纳差、腹胀，甚至腹痛、肠鸣、嗳气、反胃、恶心、矢气频繁等伴随症状，肛门指诊时触及坚实粪块。

西医学常用便常规、肛管直肠测压、排粪造影、肛管超声图等辅助手段，进一步明确诊断。

（二）经穴诊察

视诊：大肠区呈片状成条索隆起，可见有糠皮样脱屑；触诊：大肠区片或条片隆起发硬，亦可触及条索,电测:可呈弱阳性反应。

三、辨证

本病病位在肠,但与脾、胃、肺、肝、肾等功能失调均有关联。外感寒热之邪、内伤饮食情志、阴阳气血不足等均可使肠腑窒塞或肠失温润,大肠传导不利而产生便秘。临床有虚实之不同,主要有血虚阴亏、肝脾气滞、脾肺气虚、脾肾阳虚、胃肠实热五种证型。

(一)常用辨证

1. 胃肠实热

相当于"热秘"、"阳结"。大便干结,数日不通,腹胀腹痛,疼痛拒按,面红身热,日晡热甚,多汗,小便短赤,时欲饮冷,口舌生疮,口干口臭,语声重浊,呼吸气粗,舌红,苔黄燥,或起芒刺,脉沉实或滑实。

2. 肝脾气滞

相当于"气秘"。常表现有大便多日不通,后重窘迫,欲便不得,腹痛连及两胁,得矢气或便后则舒,精神抑郁,嗳气频作或喜叹息,或经期乳胀,或呕吐上逆,咳嗽气喘,舌苔白腻、脉沉或弦。

3. 脾肺气虚

属"虚秘"范畴。大便燥结或软,但数日不通,有时虽有便意,但解下困难,努挣不出,努则汗出气短,甚则喘促,但腹无所苦,便后虚疲至极,倦怠懒言,语声低怯,腹不胀痛,或有肛门脱垂,形寒面白,心悸气短,面色少华,舌淡嫩,苔薄白,脉细弱。脾肾阳虚:相当于"冷秘",属"阴结"范畴。大便秘结,腹部拘急冷痛,喜热畏寒,手足不温,兼见面色晦黯,小便清长,夜间多尿,尿后余沥,舌质淡白,苔白润,脉沉迟。

4. 血虚阴亏

属"虚秘"范畴。可见于热病恢复期,纳少大便秘结难下,或产后,或患痈疽之后,或高年血虚之人,或胃中素多蕴热之人,大便长期干燥秘结,排便非常困难,往往数周 1 次,形体消瘦,咽干少津,面色不泽,心慌头晕,唇甲淡白,舌质淡或舌红少津,脉细或细数无力。虽有便意但排便不畅,或数日不便但腹无所苦,临厕努挣乏力,心悸气短,面色无华,舌质淡,脉细弱。

(二)经络辨证

从经络辨证的角度看,大便秘结与大小肠、脾、胃、肾等经脉有一定的联系。《素问·至真要大论》:"太阴司天,湿淫所胜,大便难。"《素问·厥论》太阴之厥,则腹满䐜胀,后不利。"《素问·举痛论》:"热气留于小肠,肠中痛,瘅热焦渴,则坚干不得出,故痛而闭不通矣。"《素问·气厥论》:"膀胱移热于小肠,鬲肠不便。"《素问·举痛论》曰:"热气留于小肠,肠中痛,瘅热焦渴则坚干不得出,故痛而闭不通矣。"

四、治疗

(一)刺法灸法

主穴:大肠俞、天枢、支沟。

配穴:胃肠实热加曲池、合谷、丰隆;肝脾气滞加太冲、内关、三阴交;脾肺气虚加脾俞、肺俞;脾肾阳虚加脾俞、肾俞、命门;血虚阴亏加关元、三阴交、足三里。

操作:常规针刺,根据虚补、实泻原则操作。大肠俞直刺 0.5~1.2 寸,提插捻转平补平泻法；天枢直刺1～1.5寸，提插捻转泻法；支沟直刺0.5～1.0寸，提插捻转泻法。配穴根据虚补实泻的原则，采用提插捻转补泻的方法。针刺得气后，留针30分钟。

方义：便秘病位在肠，大肠俞为大肠经背俞穴，天枢为大肠经募穴，二穴合用为俞募配穴法，疏通肠腑气机；支沟为三焦经经穴，为治疗便秘经验效穴。诸穴合用，可通调腑气，则便秘自除。配曲池、合谷、丰隆泄热通腑；太冲、内关、三阴交理气通滞；脾俞、肺俞补脾益气；脾俞、肾俞、命门补气调中；关元、三阴交、足三里养血益阴。

（二）推拿治疗

1.治疗原则

本病以和肠通便、理气通腑为治疗原则。

2.推拿步骤

(1)基本操作：患者取仰卧位，医者居于患者右侧，在中脘、天枢、关元、大横穴用轻快的一指禅推法、摩法进行操作，使热量深透至腹部，增强肠胃的蠕动，接着改取俯卧位，在背部脾俞、胃俞、肝俞、大肠俞用一指禅推法进行操作，然后用指按法、揉法于肾俞、长强穴，最后指按足三里，搓、抹腹部结束。

(2)随证操作

1)胃肠燥热：直擦八髎穴，以透热为度，按揉足三里、大肠俞以酸胀为度。

2)气机郁滞：摩膻中、章门、期门穴，按揉膈俞、肝俞均以酸胀为度，擦两肋及腹部气海、关元、大横部以疏肝理气，最后直擦腰骶部及八髎穴以理气通便。

3)气血亏虚：横擦胸上部、背部及腰骶部，均以透热为度，接着按、揉足三里、支沟穴以酸胀为度。

4)阴寒凝结：横擦脘腹部和腰骶部以透热为度，直擦背部督脉，以透热为度。

（覃蔚岚）

第九节　女性不孕

一、输卵管阻塞

女子婚后，配偶生殖功能正常，夫妇同居3年以上未避孕而不怀孕者，称原发性不孕；曾孕育过，并未采取避孕措施，又间隔3年以上未再孕者，称继发性不孕。统称不孕症。中医对本病的研究较为深入，认为本病病因病机较复杂，因虚因实均可致病。病机主要与肾及冲任二脉有关。因肾主藏精，为先天元气之本，主生殖；冲为血海，任主胞胎。故肾精肾气虚弱，或冲、任失调，或痰湿阻胞，或气滞血瘀，均可致不孕症。本证治疗应以调经为主，并宜根据虚、实之异，分别配合补气、滋阴、祛湿、理气、化瘀诸法。

（一）临床表现

受孕的条件，必须有正常发育的卵子和精子，且精子和卵子能在输卵管内相遇而受精，受精卵能及时种植于子宫内膜中，并有正常的内分泌以维持胚胎的发育。因此就女方而言，不孕症的出现主要由卵巢内分泌失调及卵子生成异常，精子、卵子结合通路受阻以及孕卵着床障碍等3方面因素所导致，输卵管阻塞则属通路方面的问题。输卵管阻塞患者输卵管通畅试验为阳性。可采用输卵管通气术、通液术和子宫输卵管碘油造影术等试验来检查输卵管通畅情况。

（二）鉴别诊断

1. 先天生理及解剖缺陷所致不孕：不孕有因女子先天生理或解剖缺陷导致者，如阴道狭窄、处女膜肥厚、阴道有横隔等而致不孕者，古人称为“五不女”，应予手术治疗。

2. 子宫内膜异位症所致不孕：本病是指子宫内膜生长在子宫腔以外的组织。这种异位的内膜随着卵巢激素的周期性变化而发生增殖、分泌与出血。临床分两种类型，即外在型与内在型。外在型指子宫内膜异位在子宫以外的组织内，最常见的部位是卵巢，其次为子宫直肠窝及子宫骶骨韧带。在卵巢内可随月经周期变化而逐渐增大，形成囊肿，又称巧克力囊肿。在子宫直肠窝的病灶则可形成致密粘连硬结，有时可侵犯直肠或膀胱。内在型指子宫内膜样组织出现在子宫肌层，呈弥散性分布者称子宫肌腺病，亦有局限性分布呈肿瘤样，称子宫肌腺瘤。子宫内膜异位证可导致不孕，宜通过输卵管通畅试验、盆腔脏器 B 型超声波检查予以确诊。

（三）针灸治疗

1. 治则：疏肝解郁，调经种子；或祛湿化痰，理气启宫；或活血化瘀，理气调经。

2. 配方

（1）疏肝解郁：中极、四满、太冲、三阴交，用于肝郁气滞所致多年不孕。经期先后不定、经行腹痛、血行不畅、量少色黯、有小血块、经前乳房胀痛、精神抑郁、烦躁易怒、舌红苔白、脉弦。

（2）祛痰化湿：中极、气冲、丰隆、三阴交、阴陵泉；用于痰湿阻滞所致婚后多年不孕、形体丰肥、带下量多质黏、面色㿠白、心悸头晕、胸闷呕恶、舌淡胖嫩、边有齿痕、苔白厚腻、脉滑。

（3）活血祛瘀：中极、归来、子宫、气穴、三阴交；用于血瘀胞脉而致婚后久不孕育、经行后期、量少色黯、夹有血块；或经行腹痛；或非经期少腹时痛时止；舌质紫黯，脉弦细或涩。

3. 操作

（1）疏肝解郁：中极，向曲骨方向斜刺，针深 1～1.5 寸，施提插泻法，以针感向会阴传导为佳；四满，直刺进针 1～1.5 寸，施捻转平补平泻法；三阴交，直刺进针 1 寸；太冲，直刺进针 0.5～0.8 寸，均施捻转泻法。

（2）祛痰化湿 1 中极，直刺进针 1～1.5 寸，施提插捻转泻法；气冲，直刺或稍向上斜刺，进针 0.5～1 寸，施捻转泻法；丰隆，直刺进针 1～1.5 寸，施提插泻法。阴陵泉、三阴交，直刺进针 1～1.5 寸，施捻转平补平泻法。

（3）活血祛瘀：中极、归来、气穴、子宫，均直刺，可刺 1～2 寸，施捻转泻法；三阴交，直刺进针 1～1.5 寸，施提插捻转泻法。

4. 疗程：每日针刺 1 次，一般 30 天为 1 疗程。

5. 配方理论：本证多为实证，部分为本虚标实证，临床应以辨证为准。疏肝解郁法中取中极为任脉要穴，功通冲任，四满为肾经穴，与中极相合能理气通经。太冲为足厥阴肝经原穴，可疏肝解郁，配三阴交可养血调经。祛痰化湿法取气冲虽为足阳明经穴，然冲脉起于气冲，又为水谷之海的上输穴，与中极相配，可调理冲任，理气调经，丰隆为足阳明之络穴，阴陵泉为足太阴之合穴，均为祛湿化痰之要穴。配三阴交可调理三阴，理气和血。诸穴相合，共收理气化痰、调经种子之效。活血祛瘀法用中极能助气化，理冲任，调胞宫，化瘀通经。归来具有活血化瘀之功。配三阴交可和血调经。子宫、气穴均为治疗不孕症的经验穴。

二、子宫内膜异位症

子宫内膜异位症是指子宫内膜生长在子宫腔以外的组织。这种异位的内膜在组织学上不仅有内膜的腺体，而且有间质的围绕，在功能上随着卵巢激素的周期性变化而发生增殖、分泌与出血。临床分两种类型，即外在型与内在型。外在型指子宫内膜异位在子宫以外的组织内，最常见的部位是卵巢，约占80％，其次为子宫直肠窝及子宫骶骨韧带。在卵巢内可随月经周期变化而逐渐增大，形成囊肿，又称巧克力囊肿。在子宫直肠窝的病灶则可形成致密粘连硬结，有时可侵犯直肠或膀胱，虽非恶性肿瘤而有恶性生长行为。内在型指子宫内膜样组织出现在子宫肌层，呈弥散性分布者称子宫肌腺病，亦有局限性分布呈肿瘤样，称子宫肌腺瘤。中医学无子宫内膜异位症病名，据其临床表现，属于中医学不孕症或痛经范畴。针灸对子宫内膜异位症所导致的女性不孕有治疗作用，是非手术治疗本病的有效方法之一。

（一）临床表现

女子婚后，配偶生殖功能正常，夫妇同居2年以上未避孕而不怀孕；或曾孕育过，并未采取避孕措施，又间隔2年以上未再孕者，经妇科查体或B型超声波检查确诊患有子宫内膜异位症。

（二）鉴别诊断

1.先天生理及解剖缺陷所致不孕症：不孕有因女子先天生理或解剖缺陷导致者，如阴道狭窄、处女膜肥厚、阴道有横隔等而致不孕者，古人称为“五不女”，应予手术治疗。

2.内分泌失调所致不孕症：受孕的条件，必须有正常发育的卵子和精子，且精子和卵子能在输卵管内相遇而受精，受精卵能及时种植于子宫内膜中，并有正常的内分泌以维持胚胎的发育。因此卵巢内分泌失调及卵子生成异常，均可导致不孕症。可通过各种内分泌检查及B型超声波检查予以鉴别。

3.精子、卵子结合通路受阻所致不孕症：输卵管阻塞而致通路障碍所致不孕症与子宫内膜异位症之鉴别应借助实验室诊断。可采用输卵管通气术、通液术和子宫输卵管碘油造影术等试验来检查输卵管通畅情况。

（三）针灸治疗

1.治则：理气活血，通经止痛；或活血通络，消瘕破积。

2.配方

（1）理气活血：中极、气海、子宫、血海、三阴交、太冲。用于气滞血瘀，经脉闭阻所致的女性不孕症，常兼经期腹痛难忍，痛经呈进行性加重。可发生在行经前、行经中及经后。内在型子宫内膜异位症痛在小腹当中，外在型子宫内膜异位症多痛在少腹两侧，兼及腰骶部疼痛。舌暗红苔薄白或薄黄，脉沉弦或沉紧。

（2）消瘕破积：中极、气穴、气海、气门、三阴交、行间，少腹积块痛连骶部加秩边、次髎、中髎。用于胞脉损伤，癥瘕内存所形成的不孕症，常兼见小腹中间或少腹两侧有形积块，推之不移，压痛明显。病变累及子宫直肠窝则压痛波及腰骶部，并兼见性交疼痛，排便时疼痛及肛门重坠感。舌暗红，边尖有瘀斑，脉沉紧或涩。

3.操作

（1）理气活血：中极，直刺，深1寸左右，施捻转泻法；气海，直刺或呈60°角向下斜刺，进针1～1.5寸，施提插泻法；子宫，直刺，进针1.5～2寸，施捻转泻法；血海、三阴交均直刺，进针1

～2 寸，施提插兼捻转之泻法；太冲，直刺或稍向上斜刺，进针 1 寸，施提插泻法。

(2)消瘕破积：中极、气海，刺法同前；气门，为经外奇穴，在子宫穴上 1 寸，直刺，进针 1.5～3 寸，施提插泻法；三阴交，直刺，进针 1～2 寸，施捻转泻法；行间，直刺或稍向上斜刺，进针 0.7～1 寸，施提插泻法；气穴，直刺，深约 0.5～1 寸，施捻转泻法。腹部穴可配合灸治。

4.疗程：每日针刺 1 次，一般 30 天为 1 疗程。

5.配方理论：本病治疗宜分步进行。不孕症缘于子宫内膜异位症，所致患者行经过程中主要表现为严重的痛经，此时应以止痛为首要治疗目的。经间期虽无明显症状，但癥瘕内存，应结合腹腔积块的不同位置选穴配穴，以理气活血、消瘕化积为治疗原则，并应坚持较长疗程的施治，才能从根本上达到治疗不孕症的目的。经期用中极、气海为局部取穴，有理气降逆止痛作用。子宫穴位于卵巢的体表投影，能调整卵巢内分泌功能。血海能活血化瘀，太冲能疏肝止痛，三阴交为调经活血止痛第一要穴。诸穴同用，共奏活血止痛之效。欲消瘕破积，针刺宜以局部穴为主，故取中极配气穴、气海、气门以理气通络，消散瘕结。行间为足厥阴肝经荥穴，更具活血下瘀之功。三阴交亦为调经止痛、止血散瘀的常用穴位。

(四)推拿

1.基本治法

(1)治则

补肾益精，调理冲任。气滞血瘀者，治以理气化瘀通络；冲任血虚者，治以补血益精填髓；肾虚胞寒者，治以补肾温经散寒；痰湿阻滞者，治以化痰祛湿通络。

(2)部位及取穴

督脉、脊柱两侧的膀胱经，膻中、期门、章门、气海、关元、子宫、大赫、膈俞、脾俞、胃俞、肾俞、气海俞、关元俞、命门、腰阳关、八髎穴、血海、足三里、阴陵泉、丰隆、三阴交、太溪。

(3)手法

一指禅推法、按揉法、揉法、擦法、擦法、摩法、捏拿法、拨法、推法。

(4)操作

患者仰卧位，用一指禅推法推气海、关元、足三里、三阴交穴各约 1 分钟，或用拇指按揉法亦可；用掌摩法或掌揉法在双侧子宫穴处，进行掌摩或掌揉，约 5 分钟。患者俯卧位，用一指禅推法或用拇指按揉法在肾俞、气海俞、关元俞操作，各约 1 分钟；分别用擦法和拨法在腰部脊柱两侧的膀胱经上各操作约 5 分钟，从肾俞开始向下至关元俞为止；用掌横擦命门、腰阳关，以透热为度。

2.辨证加减

(1)气滞血瘀证

证见：婚久不孕，月经延后或先后不定期、量或多或少、色紫暗有血块，经前乳房及胸胁胀痛，精神忧郁，喜太息，舌暗或舌边有瘀斑，脉弦涩。

方法：用拇指按揉章门、期门、膻中穴各约 1 分钟；拿捏血海、三阴交各约 1 分钟。

(2)冲任血虚证

证见：久不受孕，月经延后、量少、色淡或闭经，神疲乏力，面色少华，头晕心悸，失眠多梦，唇舌淡，苔薄，脉沉细而弱。

方法：用拇指按揉膈俞、脾俞、胃俞、血海、足三里、三阴交穴各约 1 分钟；用掌推法平推，从膈俞至胃俞穴，约 2 分钟。

(3)肾虚胞寒证

证见:婚久不孕,月经不调或有时闭经、量少色淡,带下清稀量多,腰膝酸冷,性欲淡漠,头晕耳鸣,舌淡苔薄,脉沉细无力。

方法:用拇指按揉血海、三阴交、太溪、大赫穴各约 2 分钟;用掌推法平推,从肾俞至关元俞穴,约 2 分钟;用掌横擦命门、腰阳关,以透热为度。

(4)痰湿阻滞证

证见:日久不孕,患者形体多为肥胖,月经常有延后,量多少不一,或有停闭不行,带下量多、色白质黏无臭,胸闷呕恶,头痛昏重,舌淡胖,苔白腻,脉滑。

方法:用拇指按揉足三里、阴陵泉、丰隆穴各约 1 分钟;直擦督脉,横擦脾俞、胃俞,均以透热为度。

3.注意事项

(1)操作前应向患者做好解释工作,详细询问生活史及生育史。

(2)嘱患者房事要有节制,经期保暖,避免受寒。

(3)注意生活起居的调适,保持心情舒畅。

(覃蔚岚)

第十节　更年期综合征

更年期综合征又称绝经期综合征,是指妇女达到一定年龄(45～55 岁)时,由于卵巢功能减退、性激素减少而出现一系列与绝经有关的临床综合症候群。其临床表现以植物神经功能紊乱和代谢障碍为主。患者多为 40 岁后的绝经期或绝经后的妇女,绝经是其重要标志。

一、病因病机

本病多因妇女年近绝经前后,肾气渐衰,天癸将竭,精血不足,冲任亏虚,脏腑失养,而致阴阳平衡失调,气血逆乱。肾水不足,不能上济心火,导致心肾不交,虚热内生;水不涵木,则致肝阳上亢;肾阳虚惫,火不温土,则脾失健运,内生痰湿。此外,不少患者与情志抑郁、肝气不舒有关。肾为水火之宅,五脏六腑之根本,如阴阳偏衰,气血失和,则出现病变,并可使多脏受累。

二、临床表现

中医学根据更年期综合征的临床表现将其分为以下几型:

(一)肝肾阴虚

头晕耳鸣,记忆减退,烦躁易怒,心悸不安,烘热汗出,手足心热,腰膝痿软,或皮肤感觉异常,或阴部干涩瘙痒,口干咽燥,大便干结,月经周期紊乱,经量多少不定,或先期量少,或淋漓不绝,色紫红,质稠,舌质红,苔少,脉细数。

(二)心肾不交

心悸怔忡,失眠健忘,心烦不安,头晕耳鸣,腰膝腿软,口干咽燥,或见口舌生疮,舌质红而干,苔少或无,脉细数。

(三)脾肾阳虚

面色晦黯，精神萎靡，形寒肢冷，腰痠如折，食欲减退，浮肿便溏，小便清长，夜尿频多，带下清稀量多，月经紊乱，崩中暴下，色淡质稀。舌质淡或胖嫩，苔白滑，舌边有齿痕，脉沉细无力或沉迟。

（四）心脾两虚

面色萎黄，神疲体倦，头晕目眩，失眠健忘，心悸气短，少气懒言，脘腹胀闷，纳差便溏，烘热汗出，四肢欠温，经量多或淋漓不断，舌质淡，苔薄白，脉虚细无力。

（五）阴阳俱虚

时或潮热汗出，时或畏冷，眩晕耳鸣，失眠多梦，腰膝痠软，神疲肢肿，手足心热，心悸自汗，纳少便溏或便秘，尿余沥不尽，月经紊乱，或先期量多，或后期量少，或崩中漏下，舌质淡，苔薄白，脉沉细弦。

（六）阴血亏虚

神志错乱，性情异常，喜常人所恶，恶常人所喜，善悲欲哭，呵欠频作，坐立不安，心悸神疲，时有欠伸，神不自主，或沉默少言，多思善虑，舌质淡白，苔薄，脉弦细。

（七）肝郁脾虚

情志抑郁不伸，心烦易怒，嗳气频作，胁腹胀痛，食欲不振，腹泻便溏，月经紊乱，经行小腹胀痛，或有血块，舌质淡，苔薄，脉弦。

（八）冲任不固

月经周期紊乱，出血量多，行经时间长，精神恍惚，肢体乏力，腰膝痠软，小腹不适，舌质淡而胖大，苔薄白，脉沉细弱。

（九）气郁痰结

精神忧郁，情绪不稳，善疑多虑，失眠，胸闷，咽中似异物梗塞不适，多咯痰，体胖乏力，嗳气频作，腹胀不适，舌质淡，苔白腻，脉弦滑。

三、推拿治疗

（一）治疗原则：调和阴阳，补肾安神。肝肾阴虚者宜滋肾柔肝、育阴潜阳，心肾不交者宜滋阴降火、交通心肾，脾肾阳虚者宜温肾健脾，心脾两虚者宜益气养心，阴阳俱虚者宜补肾扶阳、滋养冲任，阴血亏虚者宜养心安神，肝郁脾虚者宜疏肝健脾、调理冲任，冲任不固者宜健脾益肾、固摄冲任，气郁痰结者宜解郁化痰、行气散结。

（二）基本治法

1. 胸腹部操作

（1）取穴及部位：膻中、中脘、气海、关元、中极。

（2）主要手法：一指禅推法、揉摩法。

（3）操作方法：患者仰卧位，医者以一指禅推法施治于膻中、中脘、气海、关元、中极穴，每穴 2～3 分钟，然后按顺时针方向揉摩胃脘部及下腹部，分别为 5 分钟。

2. 腰背部操作

（1）取穴及部位：厥阴俞、膈俞、肝俞、脾俞、肾俞、命门、背部督脉、背部膀胱经第一侧线。

（2）主要手法：一指禅推法、按揉法、擦法。

（3）操作方法：患者俯卧位，医者用一指禅推法或拇指按揉法施于厥阴俞、膈俞、肝俞、脾俞、肾俞、命门穴，每穴 2 分钟，然后用小鱼际擦法擦背部督脉经和背部膀胱经第一侧线及肾俞、命门穴，以透热为度。

3.头面及颈肩部操作

(1)取穴及部位：太阳、攒竹、四白、迎香、百会、风池、肩井。

(2)主要手法：拿法、一指掸推法、揉法、抹法、按揉法。

(3)操作方法：患者坐位，医者用拇指与食指对称拿风池及项部2分钟，五指拿顶(由前发际向后发际移动)5～10次，用一指掸推法或鱼际揉法施于前额部5分钟，用分抹法施于前额、目眶及鼻翼两旁5～10次，两拇指同时按揉太阳、攒竹、四白、迎香穴各半分钟，拇指按揉百会半分钟，拿肩井5～10次。

(三)辨证加减

1.肝肾阴虚：按揉血海、阴陵泉、三阴交、太溪、太冲各半分钟，推一侧桥弓穴20次，再推另一侧。

2.心肾不交：按揉通里、内关、合谷、肺俞、心俞、血海、三阴交、太溪各半分钟，搓擦涌泉，以透热为度。

3.脾肾阳虚：按揉天枢、曲池、合谷、足三里、阳陵泉、丰隆、悬钟、委中、承山、昆仑各半分钟，掌振关元，横擦八髎穴，以透热为度。

4.心脾两虚：按揉劳宫、通里、内关、合谷、心俞、血海、足三里、阴陵泉、悬钟、三阴交各半分钟，搓擦涌泉，以透热为度。

5.阴阳俱虚：按揉合谷、足三里、阳陵泉、血海、阴陵泉、三阴交、太溪、太冲、悬钟各半分钟，横擦八髎穴，搓擦涌泉，以透热为度。

6.阴血亏虚：按揉劳宫、通里、内关、合谷、心俞、血海、足三里、悬钟、三阴交、太冲各半分钟，搓擦涌泉，以透热为度。

7.肝郁脾虚：按揉内关、足三里、阳陵泉、丰隆、悬钟、三阴交、太冲各半分钟，搓擦涌泉，横擦八髎穴，以透热为度。

8.冲任不固：按揉合谷、足三里、阳陵泉、阴陵泉、三阴交、太溪、太冲各半分钟，掌振关元，横擦八髎穴，搓擦涌泉，以透热为度。

9.气郁痰结：按揉支沟、合谷、足三里、天突、丰隆、三阴交、太溪、太冲各半分钟，横擦八髎穴，搓擦涌泉，以透热为度。

四、针灸治疗

(一)基本治疗

1.治法：滋补肝肾，调理冲任。以任脉、足太阴经穴及相应背俞穴为主。

2.主穴：气海肝俞肾俞神门三阴交太溪。

3.配穴肾阴亏虚加阴谷、照海；肾阳不足加关元、命门；肝阳上亢加风池、太冲；痰气郁结加中脘、丰隆。

4.操作：主穴用毫针补法或平补平泻法。配穴按虚补实泻法操作。

5.配穴理论：本病主要涉及肝、肾及冲任二脉。气海为任脉穴，可补益精气，调理冲任。三阴交为肝脾肾三经交会穴，与肝俞、肾俞合用，可调补肝肾。太溪滋补肾阴。神门安神除烦以治标。

(二)辨证治疗

1. 肝肾阴虚

证见:月经先期或先后无定期,色鲜红,量或多或少,阴道干涩,腰膝酸软,头晕耳鸣,失眠多梦,潮热汗出,五心烦热,口干舌燥,大便干结,或皮肤瘙痒或如虫行,舌红,少苔,脉细数。

治法:滋养肝肾,兼清虚热。以足少阴肾经穴为主。

处方:肾俞、太溪、三阴交、中极、神门、四神聪。

随证配穴:心烦者,加大陵。潮热者,加照海。

刺灸方法:针用补法。

配穴理论:肾俞、太溪滋肾补水,三阴交调补三阴而育阴潜阳。中极调补冲任之气血。神门、四神聪宁心安神。

2. 肾阳亏虚

证见:月经后愆或停闭不行,行则量多,色淡质稀或淋漓不止,神疲肢冷,面色晦黯,头目晕眩,腰酸尿频,或纳少便溏,面浮肢肿,或心悸善忘,舌淡胖,苔白滑,脉沉细无力。

治法:温肾助阳,补益心脾。以督脉、背俞穴为主。

处方:肾俞、心俞、命门、三阴交、关元。

随证配穴:纳少便溏者,加脾俞、足三里。失眠多梦者,加神门。

刺灸方法:施温针灸或小艾炷灸。

配穴理论:肾俞、命门、关元能温补肾阳。心俞补心气,宁心神。三阴交补脾土,强化源以养先天。

五、注意事项

更年期是每个妇女都必须经过的生理过程,在这一时期应做好心理调适,以积极、乐观的态度度过更年期。患者宜加强身体锻炼,选择一些自己喜爱的体育活动长期坚持,多与亲朋交流谈心,做到劳逸结合,调整神经功能和心理状态,改善睡眠,饮食宜清淡。保持正常、稳定的性生活,亦有助于生理和心理健康,延缓衰老。

(覃蔚岚)

第十一节　月经周期紊乱

一、概述

月经不按周期来潮,时提前、时延后七天以上者,称为“月经先后无定期”,亦称“经乱”、“月经先期”、“经水先后无定期”。《圣济总录·杂病门》称“经水不定”,《万氏妇人科》称其为“经行或前或后”,《景岳全书》则称“经乱”,《医宗金鉴·妇科心法要诀》称其为“愆期”。月经周期紊乱是本病的基本特征。

本病可连续两三个周期提前又出现1次错后,亦可能两三个周期错后又见1次提前,没有一定规律。如仅提前、错后三五天,不作“月经先后无定期”论。西医学中的功能失调性子宫出血,以月经周期紊乱或前或后为主时,可参照本节进行辨证施治。

二、诊察

（一）一般诊察

中医通过望闻问切可对本病做出初步诊察。对于月经周期紊乱患者，医者可通过观察其神、色、形体、姿态等诊断疾病。患者多见皮肤色斑，松弛、晦黯无光，毛孔粗大、粗糙，失眠、精力体力下降、记忆力减退、骨质疏松等症状。认真观察患者状态，可帮助医生诊断本病。

（二）经穴诊察

耳穴诊断，视诊：子宫穴红润，周围色白肿胀或三角窝凹陷处平坦。触诊子宫穴处凹陷，有压痕或有片状或条片状隆起质硬。电测子宫学呈阳性反应或者强阳性反应。

三、辨证

（一）常用辨证

1.肝郁

月经周期先后不定，经量或多或少，色黯红，有块，经前胸胁，乳房，小腹胀痛，经来痛减，脘闷不舒，心烦易怒，嗳气食少，苔薄黄，脉弦。

2.肾虚

月经周期时先时后；量少，色淡，质稀，腰膝酸痛，头晕耳鸣，小便清长或夜尿频多，舌淡，脉细尺弱。

（二）经络辨证

在经络辨证上，月经周期紊乱与脾、肾、肝、任脉、冲脉等经脉有一定的联系。《景岳全书·妇人规》："凡欲念不遂，沉思积郁，心脾气结，致伤冲任之源，而肾气日消，轻则或早或迟，重则渐成枯闭。"《叶天士女科》："经来或前或后，名曰愆期，此由脾胃虚弱，冲任损伤，气血不足。"《傅青主女科》："妇人有经来断续，或前或后无定期，人以为气血之虚也，谁知是肝气之郁结乎！夫经水出诸肾，而肝为肾之子，肝郁则肾亦郁矣。肾郁而气必不宣，前后之或断或续，正肾之或通或闭耳；或日肝气郁而肾气不应，未必至于如此。殊不知子母关切，子病而母必有顾复之情，肝郁而肾不无缱绻之谊；肝气之或开或闭，即肾气之或占或留，相因而致，又何疑焉。治法宜疏肝之郁，即开肾之郁也，肝肾之郁既开，而经水自有一定之期矣。"

四、治疗

（一）刺法灸法

主穴：关元、血海、三阴交。

配穴：阳盛实热加合谷、太冲；气虚加脾俞、气海；肾虚者加肾俞、太溪；血虚者加足三里、血海、脾俞、膈俞；实寒者加天枢、中极；气滞者加行间、太冲。

操作：诸穴采用常规操作为主，关元在操作时连续捻转，使小腹产生热感；血海针刺时实证用泻法、虚证用补法；三阴交在针刺时用1.5寸毫针，紧贴胫骨后缘进针，有酸胀感为度。在月经前1个星期开始治疗，月经来潮时停止，下1个月经前一星期再开始治疗，3~4个疗程即可治愈。

方义：方中关元为任脉经穴，冲任二脉同起胞中，关元为调理冲任之要穴；血海、三阴交均为足太阴经穴，三阴交又是足三阴经交会穴，两穴有调理冲任、血海之功，补之可健脾固摄，泻之可清血热、调经脉。配合谷、太冲清血热，调经脉；脾俞、气海健脾益气，摄血调经；配肾俞、太溪补肾填精，养血调经；足三里、血海、脾俞、膈俞益气补血；天枢、中极灸之以温通胞脉，活血通经；行间、太冲疏肝解郁，理气行血。

（二）推拿疗法

1. 治则：调理冲任。

脾气虚证者，治以补脾益气，摄血调经；肾气虚证者，治以补益肾气，固冲调经；阳盛血热证者，治以清热凉血，治血调经；阴虚血热证者，治以滋阴清热调经；肝郁血热证者，治以疏肝清热，凉血调经；血虚证者，治以补血调经，佐以益气；肾虚证者，治以补肾填精调经；血寒证者，治以温经散寒，活血养血调经；气滞证者，治以行气散滞，活血调经；痰湿阻滞证者，治以健脾化痰，燥湿化痰，活血调经；肝郁证者，治以疏肝解郁，养血调经。

2. 部位及取穴

腹部、胁肋部；关元、气海、肝俞、脾俞、肾俞、命门、八髎、足三里、三阴交、中脘、天枢、血海、膈俞、内关、太冲、丰隆、阴陵泉。

3. 手法：摩法、揉法、一指禅推法、按揉法、振法、擦法、搓法、分推法。

4. 操作

（1）基本操作：用掌摩法顺时针摩腹约 3 分钟；用掌揉法顺时针揉腹约 3 分钟；一指禅推关元、气海，各约 2 分钟；用拇指按揉足三里、三阴交，各约 2 分钟；用拇指按揉法按揉肝俞、脾俞、肾俞、命门、八髎，各约 2 分钟。

（2）辨证治疗

1）月经先期

①脾气虚证：加掌摩法摩胃脘部约 3 分钟，掌揉法揉胃脘部约 3 分钟，一指禅推法推中脘、天枢约 2 分钟，拇指按揉脾俞、胃俞各约 2 分钟，掌擦法擦左侧背部脾胃区，以透热为度。

②肾气虚证：加掌振法振小腹部约 2 分钟，掌擦法擦腰骶肾俞、命门及八髎，以透热为度。

③阳盛血热证：加滚法在股内侧及小腿内侧操作约 3 分钟。

④阴虚血热证：加掌擦法擦肾俞、命门及八髎、涌泉，以透热为度。

⑤肝郁血热证：加搓法搓胁肋部约 2 分钟；拇指按揉血海约 2 分钟。

2）月经后期

①血虚证：加掌摩法摩胃脘部 3 分钟；掌揉法揉胃脘部 3 分钟；拇指按揉中脘、血海、膈俞、脾俞、胃俞各约 2 分钟。

②肾虚证：加掌振法振小腹部约 2 分钟；掌擦法擦腰骶肾俞、命门及八髎，以透热为度。

③血寒证：加揉脐摩腹约 3 分钟；掌擦法擦腰骶肾俞、命门及八髎，以透热为度。

④气滞证：加分推腹阴阳约 20 次；斜擦两胁肋，以透热为度；拇指按揉内关、太冲各约 2 分钟。

⑤痰湿阻滞证：加掌摩法摩胃脘部约 3 分钟；掌揉法揉胃脘部约 3 分钟；一指禅推法推中脘、天枢各约 2 分钟；拇指按揉丰隆、阴陵泉各约 2 分钟。

3）月经先后无定期

①肝郁证：加分推腹阴阳约 20 次；斜擦两胁肋部，以透热为度；拇指按揉内关、太冲各约 2 分钟。

②肾虚证：加掌振法振小腹部 2 分钟；掌擦法擦腰骶肾俞、命门及八髎，以透热为度。

（二）其他疗法

1.耳针

肝郁型取肝、三焦、内分泌、肾、脾，肾虚型取肾上腺、前列腺、甲状腺、肾、脾，以整个月经周期为治疗时间。以决明子做压籽常规贴压，5次为1个疗程，穴位交替使用，每日按压3～5次，每次3～4分钟。结果：显效5例，有效28例，无效3例。

2.穴位注射

取脾俞、肾俞、肝俞、三阴交、血海、足三里、关元。每次选用2～3穴，选当归注射液或丹参注射液，每穴注射0.5～2mL。

（覃蔚岚）

第十四章　临床常见病的针灸治疗

第一节　月经过多过少

一、概述

月经周期正常，但经量于平时或增多或减少，或行经时间延长或缩减，导致经量异于平常。称“月经过多”亦称“经水过多”或“经水涩少”、“经水不利”、“经少”等。

月经周期正常，经量明显超过本人平时原有经量，或行经时间延长。两种情况都是下血总量过多，它的特点是月经总量明显增多，在一定时间内能自然停止。月经过多早在《金匮要略》就有记载，清代《傅青主女科》始将“经水过多”作为一个病证来论述。本病月经周期正常，经期也正常。晋·王叔和的《脉经》最早论述了“经水少”，并认为其病机为“亡其津液”。《万氏妇女人科·经水多少》中提到“瘦人经水来少者，责其血虚少也，四物加人参汤主之”，“肥人经水来少者，责其痰碍经隧也，用二陈加芎归汤主之”。认为本病有虚实之分，因而治法也有所不同。《证治准绳·女科》指出“经水涩少，为虚为涩，虚则补之，涩则濡之”。可见历代医家对月经过少的病因病机已早有论述。

经量多，可见西医学中的盆腔炎、功能失调性子宫出血、血液病、宫内节育器副反应等病。月经量少，可见于西医学中子宫发育不良、性腺功能低下、子宫内膜结核等疾病，或长期服用避孕药及刮宫造成的子宫内膜损伤。

二、诊察

（一）一般诊察

月经过多患者会出现面黄白，腰膝酸软，腹痛，中医对于月经过少的检查一般从经量、色，舌质、脉上面对疾病做一个初步的诊断。西医学主要采用B超、妇科常规、内分泌、激素常规检查来进一步明确诊断。

（二）经穴诊察

视诊：子宫穴红润，周围色白肿胀或三角窝凹陷处平坦。触诊子宫穴处凹陷，有压痕或有片状或条片状隆起质硬。电测子宫学呈阳性反应或者强阳性反应。

三、辨证

《万氏妇女人科·经水多少》中提到“瘦人经水来少者，责其血虚少也，四物加人参汤主之”，“肥人经水来少者，责其痰碍经隧也，用二陈加芎归汤主之”。认为本病有虚实之分，因而治法也有所不同。《证治准绳·女科》指出“经水涩少，为虚为涩，虚则补之，涩则濡之”。可见历代医家对月经过多的病因病机已早有论述。

（一）常用辨证

1.气虚

月经量多，色淡质薄，清稀如水，面色㿠白，心悸怔忡，气短懒言，小腹空坠，肢软无力，舌质淡，苔薄润，脉虚弱无力。

2. 血热

经来量多，色深红或紫红，质稠有小血块，腰腹胀痛，心烦口渴，尿黄便结，舌质红，苔黄，脉滑数。

3. 血虚

经血量少，经色淡红，质稀薄，面色萎黄，头晕眼花，心悸气短，经行小腹空坠，舌淡红，苔薄，脉细弱。

4. 肾虚

经行量少，经色淡黯，面容憔悴，头晕耳鸣，腰骶酸痛，小腹凉，夜尿多，舌淡，苔薄白，脉沉细无力。

5. 血瘀

经血量少，色黯红或黑，多夹有血块，小腹胀痛不适，血块排后胀痛减轻，舌紫黯，或有瘀斑、瘀点，脉沉弦或沉涩。

6. 痰湿

经行量少，色淡红，质黏腻如痰，形体肥胖，胸闷呕恶，或带多黏腻，舌淡，苔白腻，脉滑。

（二）经络辨证

在经络辨证上，月经过多过少与胃、肾、肝、任脉、冲脉等经脉有一定的联系。《内经》："广太冲脉盛，月事以时下。"《景岳全书》："冲为五脏六腑之海，脏腑之血，皆归冲脉。然血气之化，由于水谷，水谷盛，则血气亦盛，水谷衰，则血气亦衰。故月经之本，所重在冲脉，所重在胃气，所重在心脾生化之源耳。"《临证指南医案》："心主血，脾统血，肝藏血，凡伤心伤脾伤肝者，均能为经脉之病。"《景岳全书·妇人规》："经血为水谷之精气，和调于五脏，洒陈于六腑，乃能人于脉也。凡其源源而来，生化于脾，总统于心，藏受于肝，宣布于肺，施泄于肾，以灌溉一身。在男子则化为精，妇人则上为乳汁，下归血海而为经脉。"

四、针灸治疗

（一）刺法灸法

主穴：气海、关元、三阴交。

配穴：血虚加脾俞、足三里；肾虚加肾俞、太溪；血瘀加合谷、太冲、血海；痰湿加丰隆、阴陵泉。

操作：气海、关元用 1.5 寸毫针平补平泻，三阴交平补平泻，血虚诸穴均用针刺补法，并可配合灸法；肾虚针用补法；血瘀诸穴均用针刺泻法；痰湿诸穴均用平补平泻法。

方义：方中气海、关元均为任脉要穴，调理冲任，和血调经；三阴交为足三阴经的交会穴，可调理脾肝肾三脏，诸穴共奏益气养血调经之效。配脾俞、足三里健脾益气，养血调经；肾俞、太溪可补肾填精，滋阴养血；合谷、太冲、血海疏肝行气，活血化瘀，和血调经；丰隆、阴陵泉可培补中土，利湿化痰以达调经之功，祛寒理虚。

（二）其他疗法

1. 灸法

取穴：隐白。操作法：取隐白在辰巳两个时辰（上午 7 时～11 时），先涂少许硼酸软膏，后在穴位上放置米粒大的艾炷，连灸 5 壮，日 1 次，共灸 2～4 次。效果：14 例月经过多者，均系久病缠绵,治疗未效者,灸治 2～4 次,均愈。

2. 耳穴

主穴:肾、子宫、附件、盆腔、内分泌、肾上腺、皮质下、卵巢。配穴:膈、肝、脾、心、腰痛点。操作法:每次只贴一侧穴,左右交替嘱患者每日按压 3～4 次,每次 15～20 分钟,以能耐受为度。隔日贴一次,15 次为一疗程,连作两个疗程,不愈者间隔半月再继续治疗。

3. 穴位注射

取穴:血海、三阴交(双侧)。操作:患者坐位或卧位,取血海穴、三阴交穴。常规消毒,用 2mL 注射器,6 号针头,抽取止血敏注射液 2mL(0.25g),按穴位进针后小幅度提插得气,得气后针感向上传导,以传至会阴部效果更好。血海穴注射 0.5mL,三阴交穴注射 1.5mL,快速出针,压迫针孔片刻。每日 1 次,次日取对侧穴位。连续治疗 3 次为 1 个疗程,一般治疗 1～2 个疗程观察疗效。

(姚小红)

第二节　产后身痛

妇女产褥期间,出现腰背痛或肢体、关节酸痛、麻木、重着者,称为产后身痛,又称“遍身痛”、“产后关节痛”或“产后痛风”。本病是分娩后的常见病症之一。由于产后体质发生变化,使本病具有多虚夹瘀的特点。

一、病因病机

本病的发生与产褥期的生理有关,或因产后失血未复,四肢百骸及筋脉关节失于濡养,或体虚感邪致经脉阻滞而身痛。血虚而气弱,气虚运血无力,又可虚中夹实,迟滞而痛。

(一)血虚

产后失血过多,阴血亏虚,四肢百骸及筋脉关节失于濡养,以致肢体麻木、酸痛。

(二)血瘀

产时恶露不净、胞衣残留,瘀血留滞于经络、筋骨之间,气血运行受阻,筋脉不通,以致肢体、腰腹刺痛抽搐。

(三)外感

产后百脉空虚,腠理不密,气血俱虚,营卫失调,若起居不慎,则风、寒、湿邪乘虚而入,客于经络、关节、肌肉,使气血运行不畅,瘀滞而作痛。风邪偏胜则痛无定处,寒邪独盛则疼痛剧烈,宛如锥刺,湿邪偏盛则肢体肿胀,麻木重着。

(四)肾虚

素体肾虚,或产后精血俱虚,胞脉失养。胞脉虚则肾气亦虚,故腰脊酸痛,腿脚乏力。

二、临床表现

(一)血虚

周身关节疼痛,肢体麻木,屈伸不利,面色苍白或萎黄,肌肤不泽,头晕目眩,心悸怔忡,神疲体倦,恶露量多,色淡质稀,舌质淡红,苔少,脉细无力。

(二)血瘀

遍身疼痛，或关节刺痛，按之痛甚，或痛处经脉青紫，恶露量少，色黯，质粘有块，或伴少腹疼痛拒按，舌质紫黯，舌边略青，苔薄白，脉弦涩。

（三）外感

腰背、四肢关节疼痛.活动不利，恶寒拘急，或痛处游走不定，或疼痛剧烈宛如针刺，或肢体关节肿胀，麻木重着，步履艰难，得热则舒，恶露减少，舌质淡，苔薄白，脉细缓。

（四）肾虚：产后腰背酸痛，腿脚乏力，或足跟痛。舌质淡红，苔薄，脉沉细。

三、推拿治疗

（一）治疗原则

调理气血，舒筋止痛。血虚者宜补血益气、通络止痛，血瘀者宜活血通络、行瘀止痛，外感者宜祛邪通络、养血益气，肾虚者宜补肾强腰、健筋壮骨。

（二）基本治法

1.颈肩四肢部操作

(1)取穴及部位：风池、大椎、风门、肺俞、肩井、曲池、合谷、血海、足三里、三阴交。

(2)主要手法：按揉法、拿法、擦法。

(3)操作方法：患者坐位，医者先拿风池、按揉大椎、风门、肺俞、曲池、合谷各半分钟，然后拿肩井、横擦大椎。患者仰卧位，点按血海、足三里、三阴交各半分钟，然后屈伸活动四肢各关节。

2.胸腹部操作

(1)取穴及部位：中脘、气海、关元、神阙。

(2)主要手法：一指禅推法、揉法、摩法、按揉法。

(3)操作方法：患者仰卧位，两下肢微屈，医者用一指禅推法或按揉法沿中脘、气海、关元操作，约5分钟，然后摩腹、揉脐10分钟。

3.腰背部操作

(1)取穴及部位：膈俞、肝俞、脾俞、肾俞、胞肓、命门、督脉。

(2)主要手法：一指禅推法、按揉法、擦法。

(3)操作方法：患者仰卧位，医者用一指禅推法或按揉法施于膈俞、肝俞、脾俞、肾俞、胞肓各半分钟，由下至上捏脊7～10次，然后直擦督脉，横擦命门、八髎穴，以透热为度。

（三）辨证加减

1.产后血虚身痛：点按百会、神庭、内关、劳宫、太冲各半分钟，轻叩脊柱两侧及腰骶部。

2.产后血瘀身痛：按揉百会、府舍、归来、阴陵泉、地机、丘墟、气冲各半分钟，掌振下腹部约2分钟。

3.产后风寒身痛：按揉百会、府舍、归来、气冲各半分钟，轻叩脊柱两侧及腰骶部。

4.产后肾虚身痛：按揉府舍、归来、气冲、太溪各半分钟，直擦涌泉，以透热为度，然后掌振下腹部约2分钟。

四、针灸治疗

（一）针灸辨证治疗

1.血虚

证见:周身关节筋骨酸重疼痛,常兼肢体麻木,头晕眼花,心悸乏力,面色少华,舌淡、苔薄白,脉细弱。

治则:养血补血,通络止痛。

取穴:脾俞、膈俞、阴陵泉、足三里。

操作:脾俞、膈俞均向脊柱方向斜刺,进针1~1.5寸,施捻转补法。足三里、阴陵泉均直刺,进针1~2寸,施捻转补法。并可配合灸治。

配穴理论:症属血虚,故取脾俞健脾补中,以助气血生化之源。膈俞为血之会,养血调血乃其所长。足三里为胃经之合穴,阴陵泉为脾经之合穴,故取二穴以补益中气,因为有形之血不能速生,需靠中气运化水谷以生成,此实为血虚补气治本之法。

2.肾虚

证见:产后腰背酸痛,腿脚乏力痛楚,足跟疼痛,活动后加重,舌淡、苔薄白,脉沉细无力。

治则:补益肾气,强腰壮骨。

取穴:大抒、肾俞、命门、关元、三阴交。

操作:大抒、肾俞均朝脊柱方向斜刺,施捻转补法,进针约0.5~1.5寸。命门沿棘突稍向上斜刺,进针约1~1.5寸,施捻转补法。关元直刺,进针约1~2寸,施呼吸补泻之补法。三阴交直刺。进针1~1.5寸,施捻转补法。诸穴均可施灸。

配穴理论:肾为先天之本,主骨生髓,肾气不足,筋骨失养,故取骨会大抒以调骨骼关节。肾俞、命门补养先天肾气。关元为任脉与冲脉、足三阴之会,取之可收补肾强身,调养先天以止腰腿疼痛之效。三阴交亦为补肾强身之要穴。

腿脚乏力疼痛兼刺足三里、阳陵泉、悬钟;足跟疼痛较甚,加太溪、照海、昆仑。

3.血淤

证见:产后肢体疼痛。关节尤甚,压痛明显,恶露不下,或下亦不多。舌赤有淤斑,苔薄白,脉沉弦滑。

治则:活血通络,化淤止痛。

取穴:气海、血海、阿是穴。

操作:血海直刺,进针1~1.5寸,施提插泻法。气海直刺,进针1~2寸,施呼吸补泻之补法。取压痛明显处为阿是穴,三棱针刺络,闪火法拔罐以排出淤血。

配穴理论:血海功专调整血分,可收化淤活血,通经止痛之功。气海能利气通经,取气行则血行之理。兼取压痛点刺络拔罐,为经筋病以痛为腧之法。

4.风寒

证见:产后周身关节疼痛,活动加剧,压痛明显,或游走不定,痛无定处,遇寒加重,得热则舒,舌淡、苔薄白,脉细缓或浮细无力。

治则:驱风散寒,活血通络。

取穴:风池、曲池、阳陵泉。

操作:风池针尖向对侧鼻孔进针,针深约1~1.5寸,施捻转泻法。曲池直刺,进针约1~2寸,施捻转提插泻法。阳陵泉向阴陵泉方向透刺,进针1~2寸,施提插泻法。

配穴理论:风池为疏风散寒要穴,曲池为手阳明之合穴,亦具散风之功,二穴相伍,更能增加驱风之力。阳陵泉为筋会,可达疏经通络止痛之效。

(二)其他针灸法

1. 耳针疗法

取穴：枕、激素、肾上腺、神门、神经点、皮质下，并配以相应部位的主治耳穴，如膝关节疼痛配以膝、膝关节二穴；腰痛者配以腰痛点、腰椎1、腰椎2等穴。

操作：每次选3～4穴，毫针刺，强刺激，每日一次，每次留针约30分钟。

2. 头针疗法

取穴：主穴取伏象相应部位（取穴与患部同侧），配穴取倒象相应部位（左病右取，右病左取）。

操作：用26号1寸毫针，达骨膜为准，缓慢捻转进针，斜刺，留针1～2小时，每日或隔日1次。

五、注意事项

妇女新产后，应注意生活调理，慎起居，注意清洁卫生，冬保暖、夏避暑，衣着厚薄适宜，防止外邪侵入。饮食方面要增加营养，多吃营养丰富而又易消化吸收的食品，补充增强机体抵抗力的物质，忌食肥腻、生冷及辛辣香燥之品。

（姚小红）

第三节　子痫

妊娠20～24周后，或正常临产24小时之内孕妇，突然头晕倒仆，昏不识人，四肢抽搐，颈项强直，目睛直视，牙关紧闭，口吐白沫，不省人事，或少时自醒，醒后复发，甚或昏迷不醒者，称为妊娠子痫。又有妊娠痉、妊娠风痉、儿晕、儿风、儿痉。妊娠中、晚期，孕妇出现头目眩晕证，中医妇科称为妊娠眩晕，又称子眩、子晕，若不积极治疗，每可演为本证。若已成妊娠痫证，抽搐时间过长，或昏迷不醒者，常见危及孕产妇及胎儿生命，则当全力抢救。本病多由妊娠气血不足，体虚风乘，或阴虚阳亢，肝风内动所致，表现有虚实之别。临床以醒脑开窍、滋补肝肾、息风止痉为治疗大法。

妊娠痫证即西医的重度妊娠高血压综合征。本病曾称为晚期妊娠中毒证，可并发心力衰竭及胎盘早期剥离，是西医产科严重威胁母子生命的四大疾病之一。

一、病因病机

本证早在南北朝及隋唐时，医籍中即有载述，《千金要方》引北齐徐之，逐月养胎法载："妊娠七月，忽惊恐摇动，……常苦颈项及腰背强。"宋·严用和《济生方》认为："胎气既全，子形成质，或食瓜果甘甜冷物，当风取凉，受不时之气，则令胎冷，子身不能安处，皮毛疼痛，筋骨拘急，手足挛蜷，致使母有危证。"宋以前医家论此病，多从风邪外感立论，至明以后始以水亏火旺、肝风内动为本病病因。因本病临床表现为突然昏迷、不省人事，手足瘼疭等证，与内科难病中风相类，故其病因病机学说的历史沿革亦与中风病相雷同。《妇人大全良方》载："妊娠体虚受风，伤足太阳经络，复遇风寒相搏，则口噤背强，甚则腰反张，名日痉。冒闷不识人，须臾自醒，良久复作，谓之风痉，一名子痫。"《女科经纶》则认为："胎前中风，此证河间所谓将息失宜，肾水衰而心火旺、肝无所养，是非外中风邪，急当滋其化源，泻南补北，壮水制火，则肝木自平"。兹据历代医家所论，将妊娠痫证之病因病机分述如下。

1.体虚受风妊娠血养胎元,体虚风邪乘虚而入,发则昏不识人,少时自醒,醒后仍易于复发,形成妊娠痫证。

2.肝风内动素体阴虚,孕后赖精血以养胎,肾精益亏,肝失所养,心火偏亢,肝风内动,风火相扇,遂发为子痫。

本病与肝、心、脾、肾关系最为密切,并涉及冲、任两脉。

二、辨证论治

妊娠痫证之辨证,前人所述极为详尽。如明代薛新甫曾分为心肝风热、肝脾血虚、肝脾郁怒、气逆痰滞、肝火风热、脾郁痰滞等6型论治。近代医家则认为,子痫致病因素虽繁,无论是心火、脾虚、痰滞、气逆,最后皆致肝风内动而发为痰痫之证。故临床以内风妄动所致抽搐痉挛诸证为诊断要点。本病抽搐发作前常有前趋症状,宜详加辨析,如头晕目眩、头痛头重、浮面肢肿诸证,中医学称为妊娠眩晕及妊娠水肿,宜积极治疗,以防子痫之变。子痫在产前、产程中或产后均可发作,但以产前所见者为多。产时发为搐搦者居其次,产后发病者甚为少见。

本病常需与内科难病癫痫证相鉴别,内科癫痫病患者,既往即有癫痫病史。发作突然,抽搐拘挛,喉中如五畜鸣声,口吐痰涎,移时苏醒,一如常人,西医脑电图检查可资诊断。而妊娠痫证发于妊娠晚期,无癫痫历史,初期曾有肝阳肝风表现,突发四肢抽搐,昏不识人,须臾苏醒,移时复作。查体发现血压明显升高,并有严重的水肿及大量的蛋白尿。

本证前趋期,内风欲动之时,患者常现面色苍白,面目浮肿,甚则肢肿腹大,纳呆尿少。或出现头晕目眩,烦热多汗,面赤口干,尿少便结诸证。前者即子肿病,治法详见“妊娠肿胀”节。后者中医称妊娠眩晕,又称子冒,其治疗与本节所述肝肾阴虚型治法处方相似,可资参考。

1.肝风内动

症状:卒然昏仆,不省人事,口噤项强,四肢抽搐,间歇发作,舌红或绛,脉象弦数。

分析:肾水亏于下,肝阳亢于上,肝风内动,则卒然昏仆,不省人事,风性善动,故四肢抽搐。经筋失养,则口噤项强。舌脉亦为肝风内动之候。

治则:醒脑开窍,滋补肝肾,息风止痉

处方:以开窍穴及足厥阴肝经、足少阴肾经穴为主。

抽搐不止,配筋会阳陵泉以荣筋止痉。眩晕头痛配百会、印堂、太阳以加强其潜阳镇逆之功。

操作:法水沟向上斜刺至鼻中隔下,施提插泻法。以眼球湿润为度。内关直刺1~1.5寸,施提插捻转泻法。风池针尖朝对侧鼻孔方向进针,深约1寸,施捻转平补平泻法。太冲、太溪均直刺,施提插泻法。

方义:沟为督脉要穴,督主一身之阳,故取水沟以镇静醒脑,开窍息风。内关为手厥阴心胞之络穴,别走少阳经脉为八脉交会穴之一,与阴维脉相通,功能清心开窍,调气醒脑,通利三焦,与水沟相伍,其效益彰。风池能平息肝火,太冲能清肝泻热。太溪为肾经之源,功能滋补肾水。三穴相配滋水涵木,息风止痉,则抽搐可止。

备用方1:关太冲、合谷、太溪。

备用方2:水沟、太冲、合谷、风池。

2.肝肾阴虚

症状:先兆子痫,或子病发后,抽搐已止,头目眩晕,心烦纳呆,口干咽燥,低热盗汗,舌赤少津,脉弦细数。

分析：兆子痫，或子痫发后，虽无肝风妄动，然肾水下亏，肝阳上亢之势不减，故头目眩晕，心胸烦闷。阴虚燥热，则低热盗汗，脉弦细数。阴津不能上承，则口干咽燥，舌赤少津。

治则：补肾阴，潜镇肝阳

处方：醒脑开窍穴及足少阴肾、足厥阴肝经穴为主。

百会：水沟、内关、神门、太冲、太溪。

操作：法百会斜向后刺，进针 0.5～0.8 寸，施捻转泻法。神门直刺，进针 0.2～0.5 寸，施捻转泻法。水沟、内关、太冲、太溪刺法同前。

方义：百会为手足三阳与督脉交会之穴，位于巅顶，内为元神之府，能醒脑开窍，镇静息风，与水沟配合，可加强醒脑之功，手厥阴心包经之络穴内关配以手少阴心经之原穴神门，能养心，使神气内守。

备用方 1：水沟、百会、肝俞、肾俞、太溪。

备用方 2：水沟、风池、百会、肾俞、照海。

三、其他疗法

1. 耳针疗法

(1)取穴：子宫、下脚端、屏间、降压沟。

操作：探寻敏感点，针刺施强刺激，或用埋针法。适用于妊娠眩晕(子眩、先兆子痫)。

(2)取穴：神门、下脚端、肝肾、子宫、降压沟、降压点、耳背静脉。

操作：按穴区寻找敏感点，针刺以强刺激，耳背静脉放血。尽快使血压下降至正常，使抽搐停止。适用于妊娠痫证昏厥抽搐发作。

2. 电针治疗

取穴：合谷、曲池、三阴交。

操作：刺得气后用电针仪通电，以局部得气，肌肉跳动为度。留针 1～2 小时。

(姚小红)

第四节　崩漏

一、概述

崩漏是以经血非时暴下或淋漓不尽为主要表现的一种月经周期、经期、经量严重失常的月经病症。其中经血暴下者称“崩”，也称“崩中”，经血淋漓不尽者称为“漏”，也称“漏下”。崩与漏出血情况虽然不同，但两者常相互转化，且其病机基本一致，故概称“崩漏”，诚如《济生方》所云“崩漏之疾，本乎一症，轻者谓之漏下，甚者谓之崩中。”

西医学中的功能失调性子宫出血病(简称功血)，归属本病范畴进行论治，同时生殖器炎症和某些生殖器肿瘤，可参照本节辨证论治。

二、诊察

(一)一般诊察

中医通过望闻问切可对本病做出初步诊察，崩漏患者一般会出现非行经期间阴道出血，面色苍白、唇色淡白、头晕目眩、精神倦怠、气短无力、心悸怔忡、失眠多梦、脉象细弱等表现，辅助检查：常规妇科。产科检查应作为必备诊断。血常规、血液生化检查，必要时可做脊髓液、细胞培养等检查。腹部X线摄片、B超、CT扫描等，能帮助确定病位和明确诊断。

（二）经穴诊察

视诊：三角窝呈片状色白肿胀。触诊：用探笔从盆腔划向子宫穴时，可见线形压痕，色白，深压痕反应恢复慢，压痕周围水肿，并且可见水纹波动感遍及整个三角窝。

三、辨证

有关崩漏的记载，最早见于《素问》，其“阴阳别论”说阴虚阳搏谓之崩”，明确指出崩漏是以阴虚阳亢为发病机制。隋·巢元方《诸病源候论》指出崩中、漏下属非时经血，明确了崩漏的概念，并概括其病机为“是伤损冲任之脉……冲任气虚，不能制约经血”。同时指出崩而内有瘀血，故时崩时止，淋漓不断，名曰崩中漏下。”说明崩、漏可互相转化。李东垣在《兰室秘藏》认为“肾水阴虚，不能镇守胞络相火，故血走而崩也”。至明代，医家对崩漏有了更充分的认识，如《景岳全书·妇人规》：“对崩漏的论述尤为精辟，指出崩淋之病，有暴崩者，有久崩者。暴崩者其来骤，其治亦易。久崩者其患深，其治亦难。且凡血因崩去，势必渐少，少而不止，病则为淋。此等证候，未有不由忧思郁怒，先损脾胃，次及冲任而然者。”《张氏医通》又认为：“血崩之病……或因肝经有火，血热妄行，或因怒动肝火，血热沸腾。”提出血热致崩的观点。《妇科玉尺》则较全面地概括崩漏的病因“究其源则有六大端，一由火热、二由虚寒、三由劳伤、四由气陷、五由血瘀、六由虚弱”。

（一）常用辨证

1. 血热内扰

经来无期，量多如崩，或淋漓不净，色深红或紫红，质黏稠，面赤头晕，烦躁易怒，口干喜饮，便秘尿赤，舌质红，苔黄，脉弦数或滑数。

2. 气不摄血

经血非时暴下不止，或淋漓不净，量多色淡质稀，神疲懒言，面色萎黄，动则气促，头晕心悸，纳呆便溏，舌质淡胖边有齿痕，苔薄润，脉细。

3. 瘀滞胞宫

经乱无期，淋漓漏下，或骤然暴中，色黯有块，小腹疼痛，块下痛减，舌质紫黯或边有瘀斑，脉涩。

4. 肾阴亏虚

经乱无期，经血时多时少，淋漓不净，或停闭数月又暴下不止，色鲜红，头晕耳鸣，五心烦热，夜寐不安，舌质红或有裂纹，苔少或无苔，脉细数。

5. 肾阳不足

经乱无期，出血量多，或淋漓不净，色淡质稀，精神不振，面色晦黯，肢冷畏寒，腰膝酸软，小便清长，舌质淡，苔薄润，脉沉细。

（二）经络辨证

从经络辨证的角度看，崩漏与肾、肝、脾、冲脉、任脉等经脉有一定的联系。《诸病源候论》首列“漏下候”、“崩中候”，指出“伤损冲任之脉……冲任气虚，不能制约经血”。《兰室秘藏》中指出：“肾水阴虚，不能镇守胞络相火，故血走而崩也。”

四、针灸治疗

(一)刺法灸法

主穴:关元、三阴交、血海、膈俞、隐白。

配穴:血热内扰加大敦、行间、太冲;气不摄血加脾俞、气海、足三里;瘀滞胞宫加地机、太冲、合谷;肾阳不足加百会、气海、命门、肾俞;肾阴亏虚加肾俞、太溪、阴谷。

操作:关元用毫针补法;三阴交、血海用1.5寸毫针平补平泻;膈俞用1.5寸毫针斜刺向脊柱方向,平补平泻;隐白用艾灸皮肤微红为度。血热内扰针用泻法;气不摄血和肾阳不足、肾阴亏虚针用补法,加灸法;瘀滞胞宫,针用泻法。

方义:方中关元为任脉经穴,又是足三阴经之会,可调冲任、理经血;三阴交为足三阴经交会穴,可调补三阴而益气固冲;膈俞为八会穴中的血会,血海为治血之要穴,共奏调经养血止血之功;艾灸隐白可止血治崩,为治疗崩漏的效穴。配大敦、行间、太冲以清泄血热,固冲止血;脾俞、气海、足三里以健脾益气,固冲止血;百会、气海、命门、肾俞以温肾壮阳,收摄经血;肾俞、太溪、阴谷以滋肾益阴,宁冲止血;地机、太冲、合谷以理气化瘀止血。

(二)其他疗法

1.耳穴

子宫、内分泌、卵巢、皮质下、神门、交感、肝、脾、肾、脑。每次取2～3穴针刺,或用埋针法治疗。

2.耳穴

内生殖器、皮质下、内分泌、肾、肝、脾、神门。每次选用毫针刺用中等手法,留针20分钟,间歇行针;也可用埋丸或埋针法,左右两耳交替轮换。

3.灸法

经漏:肾俞、关元、气海、百会、命门等各灸7壮。助治当归1份、熟地半份,浸酒,每日次服之;或当归、益母草煎服。血崩:三阴交、隐白、大敦各灸十数壮。百会灸5壮,关元、中极各灸30～50壮。

4.皮肤针

取腰骶部督脉、足太阳经,下腹部任脉、足少阴经、足阳明经、足太阴经,下肢部足三阴经。由上向下反复叩刺3遍至局部微出血。

5.三棱针

取腰骶部督脉或足太阳经上反应点。每次选用2～4个点,挑断皮下白色纤维数根。每月1次,连续挑刺3次。

(姚小红)

第五节　颈椎病

颈椎病是由于颈椎间盘退行性改变、颈椎骨质增生及颈部损伤等原因引起的脊柱内外平衡失调,刺激或压迫颈神经根、椎动脉、脊髓或交感神经而引起的一组综合征。又称颈椎综合征,为中老年常见、多发疾病,多见于30～60岁的人,但由于社会的发展及人们的生活、工作方式的改变,颈椎病的发病日趋年轻化。

颈椎病以颈椎部位症状轻,颈椎以外症状重为特点,主要临床表现为:头、颈、肩、臂麻木疼痛;头晕、恶心、呕吐;胸闷、心前区疼痛、心律不齐、心跳过速或过缓、血压升高或降低、视物模糊,眼睑无力,瞳孔扩大或缩小;下肢无力、步态笨拙、走路不稳或有踏棉感,上肢活动不利、持物不稳,甚至四肢瘫痪等症状。根据其受刺激或压迫的部位及临床表现不同,将颈椎病分为颈型、神经根型、椎动脉型、交感型、脊髓型、混合型。其中脊髓型颈椎病症状重,预后差,重者可致截瘫。

目前颈椎病的治疗分为保守疗法和手术疗法两类,经长期反复的临床实践,保守疗法日趋成为治疗该病的主流方法。

一、病因病理

颈椎病是一种颈椎退行性疾病,退行性改变是颈椎病发生的内在因素,各种急慢性损伤则是导致颈椎病的外部因素。

内因人体在30岁以后开始出现颈椎间盘、椎体、椎间小关节等的退行性改变,颈椎间盘因退变而向周围膨出,椎间隙变窄椎体周围的韧带及关节囊逐渐松弛,使脊柱不稳而活动度增大,刺激周围的骨膜和韧带,导致椎体缘及小关节部出现骨质增生。膨出的椎间盘,增生的骨刺,充血、肿胀、纤维化的关节囊等形成混合性突出物,向椎体侧方突出,可刺激或压迫椎动脉,造成椎—基底动脉供血不足,形成椎动脉型颈椎病;向后外侧的突出物,可使椎间孔变窄,造成颈神经根受压,发生神经根型颈椎病;向椎体后方突出,则造成脊髓受压迫,而形成脊髓型颈椎病。

外因颈部损伤分急性损伤和慢性劳损两种,急性损伤如颈部的扭伤、挫伤等,可直接损害颈部的肌肉、韧带、关节而诱发颈椎病,最常见的发病因素为车祸所致的挥鞭损伤。慢性劳损多由于长期低头工作,使颈部经常处于一种固定的体位,引起颈部肌肉、韧带、筋膜与关节等的劳损而形成颈椎病。平时坐姿不正、睡姿不良,长期伏案或电脑前工作等都可引起颈椎病,尤其是躺在沙发上或床上看书、看电视,是颈椎病最常见的诱发及复发因素。

此外,先天性颈椎椎管狭窄,外感六淫之邪,病毒侵袭等,均可诱发颈椎病。

二、临床表现

颈椎病分为颈型、神经根型、脊髓型、椎动脉型、交感神经型及混合型,各型临床表现如下:

1. 颈型颈椎病

椎间盘退变的早期,椎间盘的轻度膨出、颈椎的轻度骨质增生、颈椎失稳牵张或刺激颈部神经而引起。

(1)颈部僵硬、疼痛、易于疲劳,肩胛骨内缘肌肉附着处酸痛;

(2)颈部活动不利;

(3)频繁出现“落枕”现象。

2. 神经根型颈椎病

多单侧发病,也有双侧发病,由钩椎关节及关节突关节增生、错位,使椎间孔变窄或变小,或颈椎间盘突出刺激或压迫颈神经根而引起。

(1)病变在颈5以上者,以颈肩痛、颈枕痛、枕部感觉障碍等为主要症状;

(2)病变在颈5以下者,见颈项部僵硬,颈部活动受限,有一侧或两侧颈、肩、臂放射痛,可伴有上肢发沉、无力、手指麻木、持物坠落等症状。

3.脊髓型颈椎病

因颈椎间盘向后方突出、椎体后缘增生、黄韧带或后纵韧带增生钙化等原因压迫脊髓而引起。

(1)以慢性进行性四肢瘫痪为特征,早期双侧或单侧下肢麻木、疼痛、僵硬、无力,步态笨拙、走路不稳或有踏棉感;

(2)后期出现一侧或双侧上肢麻木、疼痛、烧灼感,手部肌肉无力、发抖、活动不利、持物不稳、容易坠落等症状;

(3)严重者可见四肢瘫痪,小便潴留或失禁,卧床不起,甚至呼吸困难;查体可见四肢肌肉张力高,腱反射亢进,浅反射减弱或消失,出现病理反射等体征。

4.椎动脉型颈椎病

由于钩椎关节增生、椎间隙变窄、颈椎不稳等原因刺激或压迫椎动脉,引起大脑后动脉、小脑下动脉和内耳动脉供血不足而产生。

(1)以眩晕为主要症状,也可表现为头部昏沉、头脑模糊等症状;

(2)常伴有颈肩痛或颈枕痛、头晕、恶心、呕吐、位置性眩晕、猝倒、持物落地、耳鸣耳聋、视力减退或复视、记忆力和智力下降、发音障碍等临床症状,常因头部转动、屈伸或侧弯而诱发或加重。

5.交感神经型颈椎病本型颈椎病的发病机制尚不明确,一般认为颈椎病变的刺激通过脊髓反射或脑脊髓反射而产生交感神经症状,以交感神经兴奋的症状为主。

(1)头部症状为枕部疼痛、头沉、头晕、头痛或偏头痛,有时伴有恶心、呕吐。

(2)眼部症状为视物模糊,视力下降、眼睛胀痛、流泪、眼睑无力,瞳孔扩大或缩小。

(3)心血管症状为心前区痛、心律不齐、心跳过速、胸闷或血压升高等;

(4)耳部症状为耳鸣、听力减退或消失;

(5)肢体症状为肢凉、皮肤温度降低或手足发热、四肢痠胀,一般无上肢放射痛或麻木感。

(6)若为交感神经抑制症状,可见头昏、眼花、流泪、鼻塞、心动过缓、血压下降或胃肠蠕动增加等。

6.混合型颈椎病

临床上,以上各型很少单独出现,多为两型或两型以上的各种症状同时出现,称为混合型颈椎病。

三、鉴别诊断

1.颈型颈椎病

落枕:起病突然,多在晨起出现,颈项疼痛剧烈、活动困难,可见单侧肌肉痉挛,以前无颈椎病症状;影像学检查颈椎无明显退行性改变。

2.神经根型颈推病

颈部风湿病:病情与天气变化密切相关,疼痛、麻木区不按脊神经节段分布,无放射性疼痛;椎间孔挤压试验、臂丛神经牵拉试验阴性;影像学检查颈椎无明显变化。

前斜角肌综合征:无项部疼痛,前斜角肌痉挛僵硬,患肢有放射痛和麻木触电感;肩部下垂时症状加重、上举时症状可减轻，艾迪森氏试验阳性；影像学检查颈椎无明显变化。

3. 脊髓型颈椎病

颈部脊髓肿瘤：疼痛表现为昼轻夜重，且呈进行性加重；颈肩部、上肢及手指疼痛或麻木，逐渐发展到对侧下肢，最后达对侧上肢。同侧上肢为下运动神经元损害，下肢为上运动神经元损害；影像检查显示压迫平面以下椎间孔增大、椎体或椎弓受到破坏。

脊髓空洞症：多发于青年人，主要以痛温觉与其他深浅感觉分离为特征，即痛温觉减退或消失其它深浅感觉存在，尤以温度觉的减退或消失明显；CT 或 MRI 可见脊髓内空洞。

4. 椎动脉型颈椎病

美尼尔氏综合征：表现为头痛、眩晕、呕吐、恶心、耳鸣、耳聋、眼球震颤等症状；常因劳累、睡眠不足、情绪波动而发作；症状轻重与缓慢活动颈部无关。

位置性低血压：病人仅在改变体位时，尤其从平卧位改为直立位时，突然出现头晕；旋颈试验阴性。

5. 交感神经型颈椎病

心绞痛：有冠心病病史，发作时心前区剧烈疼痛，伴胸闷气短、冷汗，发病时心电图有异常改变，含服硝酸甘油症状可缓解。

四、针灸治疗

(一)治则

活血通络，祛风止痛。

(二)处方

1. 经穴刺法：风池、完骨、天柱、颈椎夹脊刺。

2. 电针疗法：华佗夹脊刺，针后加电针。

(三)操作

1. 经穴刺法：风池，直刺 1.5 寸；完骨、天柱，均直刺 1 寸，三穴均施捻转补法 1 分钟；颈椎夹脊刺，斜刺进针 0.5 寸，施捻转补法 1 分钟。各穴均留针 20 分钟。

2. 电针疗法：颈椎夹脊刺得气后，选首尾两穴通脉冲电针，以患者可以耐受为度，治疗 3 分钟。

(四)疗程

每日针刺 2 次，20 天为 1 疗程。

(五)配方理论

颈椎病多发于中老年人，中医学认为与肝肾亏损、气血不足、筋骨濡养失调、复感风寒湿邪有关，经气痹阻，血脉不和，引发颈项强痛。取风池、完骨、天柱施捻转补法，有补益脑髓之功效；颈椎夹脊刺(夹督脉)具有行气血、营阴阳、濡筋骨的作用。

(姚小红)

第六节　肩关节炎

肩关节周围炎，简称肩周炎，是肩关节周围肌肉、肌腱、滑液囊及关节囊的慢性损伤性炎症，以肩部疼痛、功能活动受限为主要临床表现，又称漏肩风、五十肩、冻结肩。

肩关节由肩肱关节、肩锁关节、肩胛胸壁关节和胸锁关节四部分组成，周围有很多肌肉和韧带附着，包括冈上肌、冈下肌、小圆肌、肩胛下肌、三角肌、胸大肌、胸小肌、背阔肌、肱二头肌、肱三头肌以及喙肩韧带、盂肱韧带、喙肱韧带等，以维持肩关节的稳定。是全身活动范围最大的关节，可作前屈、后伸、内收、外展、内旋、外旋、上举和环绕等各个方向运动，肩肱关节的关节盂很浅，关节囊较松弛，稳定性较差。

本病多见于 45 岁以上的中老年人，女性多于男性，有自愈倾向，早期以疼痛为主，日轻夜重，晚期以功能障碍为主。

一、病因病理

1.劳损外伤

肩关节在日常生活中活动频繁，肩部软组织受到上肢重力和牵拉、扭转后容易引起损伤和劳损。损伤后，软组织充血、水肿、渗出、增厚等炎性改变未能及时治疗和注意功能锻炼，久之则可发生肩关节软组织粘连形成，甚至肌腱钙化，以致肩关节粘连，出现肩痛，活动受限而形成本病。

2.年老体衰

中医认为人到中年后，肝肾精气开始衰退，气血亏虚，血脉运行迟涩，不能濡养筋骨，筋脉失其所养，筋脉拘急不用而出现本病。

3.感受外邪

本病的发生与外感风寒湿邪有密切关系。风寒湿邪长期滞留于关节是导致关节运动功能障碍的主要原因。在日常生活中，患者久居湿地或露肩当风，外感风寒湿邪客于血脉筋肉，血受寒则凝滞，使筋脉失养，脉络拘急而产生疼痛；寒湿之邪滞留于筋肉关节内，则导致肩关节活动不利。

二、临床表现

1.疼痛：主要表现为静止痛，活动后减轻。早期为阵发性疼痛，逐渐发展为持续性疼痛，进行性加重，呈钝痛、刀割样痛，昼轻夜重，常因天气变化及劳累而诱发。肩部受到牵拉时，能引起剧烈疼痛，可放射至前臂或手部、颈、背部。

2.活动受限：肩关节各方向的主动和被动活动均受限，以外展、外旋、后伸障碍最为显著。

三、鉴别诊断

1.颈椎病

颈椎病可出现一侧肩痛，肩关节活动功能多不受限，同时有颈部活动时手有麻木感，通过臂丛神经牵拉、椎间孔挤压试验及影像学检查可以进行明确诊断。

2.冈上肌肌腱炎、肱二头肌肌腱炎、肩部滑囊炎等疾病

肩部疼痛范围不广泛，有局限性疼痛和压痛，肩关节活动多为单方向受限。

3.类风湿性关节炎

除肩关节功能障碍外，其他关节均已受累，实验室检查及影像学检查有明显变化。

四、针灸治疗

（一）治则

活血祛瘀，通络止痛。

（二）配方

1. 刺络法：取患侧肩骨禺、肩贞、臑俞、天宗、曲垣、肩外俞或以痛为腧刺络拔罐。

2. 经穴刺法：取患侧肩贞、臑俞、天宗、秉风、曲垣、肩外俞、肩中俞、条口。

（三）操作

1. 刺络法：每次选取 2～3 个穴位或令患肩运动，在肩臂运动中取最痛点。常规消毒，以三棱针每处速刺 3～5 点，再用闪火法拔罐 5～7 分钟，令每罐出血 5～10mL 为宜，以上穴位交替使用。

2. 经穴刺法：先取条口穴，进针 2～2.5 寸，向承山方向透刺，施捻转提插相结合的泻法 1 分钟，同时令患肩运动，活动范围由大到小，以患者能够耐受为度。然后，针其余诸穴，进针 1 寸，均施捻转提插泻法 1 分钟，令针感向四周传导，以上诸穴施术后均留针 20 分钟。

（四）疗程

刺络法每日 1 次，经穴刺法每日 2 次，15 天为 1 疗程。

（五）配方理论

肩凝症以单侧或双肩关节酸重疼痛、运动受限为主症。本病属中医学"风寒湿痹"的范畴。风盛者多伤于筋，肩痛可牵扯项背手指；寒盛者多伤于骨，肩痛较剧，深按乃得，得热则舒；湿盛者多伤于肉，肩痛固定不移，局部肿胀拒按。风寒湿三邪痹阻经络、气血凝滞不通则痛。方中条口透承山为治疗肩臂痛的经验穴。肩贞至肩外俞 7 穴，为手太阳小肠经穴，又名"七星台"，对缓解肩胛部疼痛有特效。刺络拔罐意在祛其邪气瘀血，使经络气血运行通畅，达到祛瘀生新、行气活血、通络止痛的目的，瘀去络畅则疼痛自消。本配方所取腧穴均位于肩背部，其穴位深层有大圆肌、冈上肌、冈下肌、斜方肌、肩胛提肌、小菱形肌；分布着桡神经、腋神经、肩胛上神经、肩胛背神经。这些肌肉和神经有支配上臂外旋、内旋、外展、内收及肩胛上举的作用。通过针刺及刺络拔罐，促进筋肉内血液循环代谢，增加关节的血流，达到活血散瘀，消肿止痛的目的；另外，还可以缓解肌肉痉挛，从而改善肩关节的运动功能。

（姚小红）

第七节　腰椎间盘突出症

腰椎间盘突出症指腰椎间盘的纤维环破裂、髓核突出，刺激或压迫神经根或硬膜囊而引起的腰腿疼痛为主症的一类病症。为临床的常见病、多发病，多见于 20～50 岁的青壮年，男性多于女性。

腰部脊柱呈正常的生理前凸，由 5 个腰椎、5 个椎间盘（包括第 5 腰椎和骶骨之间的椎间盘）以及附属的韧带连接而成。腰椎由 1 个椎体、2 个椎弓根、2 个椎板、4 个关节突、和 1 个棘突构成。腰椎椎体粗壮，横断面呈肾形，横径大于前后径，前缘长于后缘。椎孔较大，呈三角形。上、下关节突的关节面呈矢状位，下关节突的关节面朝外，上关节突的关节面朝内。腰椎横突较粗大，朝向外方。棘突呈垂直的板状，几乎呈水平突向后方。椎间盘为连接相邻两个腰椎的软骨盘，盘中间部分是柔软而富有弹性的胶冻状物质，称为髓核。周围部分是按同心圆排列的纤维软骨层，称为纤维环。纤维环连接上下椎体并限制髓核向外突出。椎间盘上下各有一块附于椎体的透明的软骨板，与椎体、纤维环紧密相连，可防止髓核突入椎体内。椎间盘在承受压力时被压缩，除去压力则能立刻还原，具有缓冲作用。腰椎椎体的前缘有前纵韧带，紧贴于椎体前面，与椎间盘及椎体牢固相连。前纵韧带可防止脊柱过伸及腰椎间盘向前突出。椎体后面有后纵韧带，较前纵韧带细薄，可防止脊柱过分前屈及腰椎间盘向后突出。相邻的椎板间有黄韧带相连，坚韧而富有弹性，起于上位椎板前面，止于下位椎板后面，参与构成椎管，可限制脊柱过分前屈。连接棘突的棘上韧带、棘间韧带及连接横突的横突间韧带，对维持脊柱的稳定有一定的作用。

腰椎间盘纤维环在正后方有后纵韧带加强，后纵韧带自第1腰椎平面以下逐渐变窄，这就造成了腰椎间盘在自然性结构方面的弱点，后较为薄弱，故髓核易向后方两侧突出。在日常生活和劳动中，由于负重和脊柱运动，椎间盘经常受到来自各方面的挤压、牵拉和扭转作用，腰骶部又是承受动、静力最大的部分，因此腰部椎间盘容易发生萎缩、弹性减弱等退行性变化，若外来应力作用于椎间盘，极易造成纤维环的破裂，髓核突出，而形成腰椎间盘突出症。本病其发病部位以腰4～5之间为最多，腰5骶1之间次之，其他部位较少见。

一、病因病理

1.损伤

在日常生活和劳动中，腰部负重和活动较多，尤其脊柱前屈运动较其它活动为多，当脊柱前屈运动时，髓核有向后移动的倾向；又因后纵韧带两侧薄弱，所以椎间盘常在后纵韧带的两侧突出，刺激或压迫脊神经，引起腰腿疼痛症状。

2.退变

一般人在30岁后椎间盘开始发生退变，又因为负重和脊柱运动的机会增多，椎间盘经常受到来自各方面的挤压、牵拉和扭转应力，容易使椎间盘发生脱水、纤维化、萎缩、弹力下降，使脊柱内外力学平衡失调，稳定性下降，最后导致纤维环由内向外破裂。

3.寒冷刺激

亦有不少腰椎间盘突出患者，无明显外伤及劳损史，由于受凉后而发病。其原因由于腰部着凉后腰肌痉挛，增加腰椎之间压力，促使椎间盘突出、神经根受压，发生充血、水肿、变性而出现一系列临床症状。

二、临床表现

1.腰痛和下肢放射痛

腰部反复疼痛，逐渐向一侧下肢沿坐骨神经分布区域放射，严重者不能久坐久立，翻身转侧困难，咳嗽、喷嚏或大便用力时，因腹压增高而疼痛加重。

2.腰部活动障碍

腰部各方向活动均受限，以后伸和前屈明显。

3.病程较久或神经根受压严重者，常有患侧下肢麻木、怕冷，中央型突出可见鞍区麻痹。

三、鉴别诊断

1.急性腰肌扭伤

有急性外伤史，多突然发病，腰部固定于某一姿势，活动困难，腰痛疼痛一般较剧烈，部位较局限，压痛点一般在骶棘肌的起止点处，且有局部肿胀，多无坐骨神经分布区的压痛，无腱反射异常及直腿抬高试验阳性。

2. 慢性腰肌劳损

长期反复发作的腰背部疼痛，呈钝性胀痛或酸痛不适，休息或适当活动后症状减轻，劳累、天气变化则症状加重，腰部活动基本正常，不耐久坐久站，不能长时间弯腰工作。

3. 梨状肌综合征

大部分患者有外伤史，臀部深层疼痛，逐渐沿坐骨神经分布区域出现下肢放射痛，在梨状肌处可触及条索样改变或弥漫性肿胀的肌束隆起。患侧下肢直腿抬高试验在60°以前疼痛明显，超过60°时疼痛反而减轻，梨状肌紧张试验阳性。

4. 增生性脊柱炎

一般发病年龄大，病程缓慢，早期症状腰部僵硬酸痛，不能久坐，晨起症状较重，稍活动后症状减轻，疲劳后症状又加重。腰椎生理曲度减小或消失，弯腰受限。影像检查可见到腰椎骨质增生及腰椎生理曲度改变。

四、针灸治疗

（一）治则

活血化瘀，舒经活络，消肿止痛。

（二）配方

1. 刺络法：此病从经络循行部位来看，多累及督脉、足太阳膀胱经和足少阳胆经，又与肾脏关系密切。因此多采用以上经络之穴位，还可采用两侧膀胱经夹脊排刺，或刺络拔罐疗法，均可获得较好疗效。

2. 经穴刺法：取患侧阿是穴、环跳、殷门、阳陵泉、足三里、委中、承山、悬钟等。

（三）操作

1. 刺络法：患者采取俯卧位，沿两侧膀胱经施刺络法，对于腰部重点疼痛部位，用三棱针点刺3～5点，加用闪火罐，每罐出血3～5ml。

2. 经穴刺法：患者仍是俯卧位，取患侧阿是穴、环跳、殷门、阳陵泉、足三里、委中、承山、悬钟等，用捻转泻法，每穴1分钟，寒痛者加用温针灸；还可选用10%葡萄糖注射液10ml或当归、红花、川芎注射液10ml，在骶髂关节臀部痛点、承山穴周围等疼痛明显处穴位注射，每周1～2次。

（四）疗程

1. 刺络法：每日1次，部位交替使用，10天为1疗程。

2. 经穴刺法：每日针刺2次，10次为1疗程。

（姚小红）

第八节　急性腰扭伤

急性腰扭伤指腰骶、骶髂及腰背两侧软组织的急性损伤，从而引起腰部疼痛及活动功能障碍的一种病症，俗称“闪腰岔气”，是腰部疾病中最常见的一种。

腰部的软组织主要包括参与和支配维持脊柱运动的肌肉、肌腱和连接各椎体之间的韧带、椎间盘以及与腰部有关的筋膜、滑膜等。正常情况下，它们共同起着连接椎体，固定脊柱及协调脊柱的各种功能活动，一旦遭受各种外来的暴力刺激，就会造成腰部某些软组织出现轻重不同的损伤，使腰部正常功能受到影响，从而出现疼痛及活动障碍。

本病多发于青壮年体力劳动者、长期弯腰工作者及腰部肌肉欠发达者，轻者出现骶棘肌和腰背筋膜不同程度的损伤，较重者可发生棘上、棘间韧带的损伤，严重者可发生滑膜嵌顿、后关节紊乱等，若治疗不当或不及时，可致损伤加重而转变成慢性腰痛。

一、病因病理

腰部急性扭伤多发生在腰骶、骶髂部和两侧骶棘肌，多由于突然受暴力损伤引起，如腰部活动逾越了正常活动范围，搬运重物负重过大或用力过度，劳动时腰部姿势不正确，突然跌仆，腰部遭受直接暴力打击等使腰部软组织受到剧烈的扭转、牵拉而发病。

二、临床表现

1. 腰部疼痛

疼痛一般较剧烈，性质可为刺痛、胀痛或牵扯痛，部位较局限，伴局部肿胀、臀部及下肢牵扯痛。

2. 活动受限

腰部不能挺直，俯仰转侧困难，甚至不能起床、站立或行走，咳嗽或深呼吸时疼痛加重。

三、鉴别诊断

1. 腰椎间盘突出症

症状不如急性腰扭伤突然、剧烈，有典型的腰部疼痛伴下肢放射痛、腰部活动受限、脊柱侧弯、皮肤感觉障碍等神经根受压症状，影像学检查可见腰椎间盘突出、神经根或硬膜囊受压。

2. 泌尿系结石

无明显外伤史，疼痛多为单侧，排尿困难，时断时续，影像学检查可见输尿管狭窄、肾盂扩张。

3. 本病与严重的棘上、棘间韧带断裂，棘突、关节突骨折、横突骨折、椎体压缩骨折鉴别时，除拍正位片以外，必要时让患者腰椎屈曲位拍摄侧位和斜位片，以明确诊断。

四、针灸治疗

(一)治疗原则

行气活血，通络止痛。

(二)配方

1. 刺络法：对于急性腰扭伤患者可采取委中刺血和攒竹放血的刺络疗法，效果明显；还可在损伤肌群，或明显压痛点部位刺络，在缓解疼痛方面疗效卓著。

2. 阻力针法：腰部压痛点。

3. 经穴刺法：以局部腧穴和循经取穴为主，采用后溪、委中、大肠俞、肾俞。疼痛甚者，取内关、水沟。

4. 手针刺法：手针腰腿点。

(三)操作

1. 刺络法:委中刺血:患者直立,挺直膝关节、足跟用力着地,两手扶于桌上,术者左手张开,用四指握于患者膝部,拇指压于腘窝静脉下方 2~3cm 处,右手以三棱针点刺放血,出血 2~3ml 为度;用消毒干棉球压迫止血。攒竹,用较粗毫针刺入 0.3 寸,不留针,出针后以手指捏挤出血 1~2 滴;腰部最明显的压痛点处,常规皮肤消毒后,用三棱针点刺 3~5 点,加用闪火罐,视出血 3~5ml 为度。

2. 阻力针法:令患者活动腰部,寻找最痛苦的体态和腰部最明显的压痛点。保持最痛苦体态,在最明显的压痛点部位直刺 0.5~1 寸,施雀啄泻法,施术同时,令患者进行腰部活动,直至活动中疼痛缓解为度。

3. 经穴刺法:后溪,直刺 1 寸,施用捻转泻法,并令其进行腰部活动,至腰部疼痛缓解为度;委中,俯卧位直刺 1 寸,施用捻转泻法 1 分钟;腰痛牵及腿者,委中,仰卧直腿曲髋直刺 1 寸,施提插泻法,令疼痛下肢抽动 3 次为度;大肠俞,直刺 2~2.5 寸,施提插泻法针感放散至足;肾俞,直刺 1~1.5 寸,施捻转平补平泻 1 分钟;以上诸穴均不留针。如扭伤时间短,患侧运动功能受限,宜针刺扭伤对侧的相应腧穴,针刺得气后,让患者活动扭伤部位,直至疼痛明显减轻。急性扭伤早期,腰痛严重,坐卧不宁,可取内关直刺 1 寸,施捻转提插相结合泻法 1 分钟;水沟,向鼻中隔方向斜刺 0.3 寸,施雀啄写法,至眼球湿润或流泪为度。

4. 手针刺法:腰腿点为第 4、5 掌骨和第 2、3 掌骨间下 1/3 处,取扭伤同侧手穴,直刺 0.5 寸,施雀啄泻法,随针刺施术进行腰部活动,至疼痛明显减轻为度,往往立竿见影。

(四)疗程

每日针刺 2 次,10 天为 1 疗程,疼痛严重时可随时针刺,每日可达数次。针刺镇痛效果非常显著。

(五)配方理论

腰部脊柱承担着人体 1/2 以上的重量,从事着复杂的运动,是日常生活和劳动中活动最多、最易损伤的部位之一。临床以循经近刺和远刺相结合的原则选穴,以达行气血、通经止痛的目的。“腰背委中求”采用缪刺法、即左病针右,右病针左,针与患部相应有腧穴或压痛点,同样可以达到通经止痛、恢复运动功能的作用。

(姚小红)

第九节　落枕

落枕是指因劳累、扭挫、牵拉、受寒等原因而出现颈项部肌肉痉挛疼痛、颈部强直、活动不利的一种疾患,它是临床上常见的颈部疾病,又称失枕、失颈、项强、窝脖子。

颈部的肌肉有颈阔肌、胸锁乳突肌、菱形肌、斜方肌、头夹肌、半棘肌、肩胛提肌、斜角肌等,主管头和颈肩部各种活动。当这些肌肉遭受牵拉或损伤时,颈部肌群张力平衡失调,产生颈部肌筋损伤性痉挛、疼痛、活动不利。颈部的筋膜若受外力牵拉过久,更容易受到损伤,颈项部的相应部位便会出现疼痛、活动困难等症状,本病轻者累及一侧或两侧胸锁乳突肌,严重者可累及斜方肌、肩胛提肌等。

本病的发生多见于青壮年,男性多于女性,冬春季发病率较高,轻者 2~3 天可自愈,重者疼痛剧烈并向头部及上肢放射,迁延数周不愈,成年人若落枕经常发作,常系颈椎病的前驱症状。

一、病因病理

本病多由睡眠时枕头不适，或睡眠姿势不良等因素，致使颈部一侧肌群在较长时间内遭受过度牵拉，发生的静力性损伤，以胸锁乳突肌、斜方肌及肩胛提肌发生痉挛常见。此外，也有少数患者因颈部突然扭转或肩扛重物导致部分肌肉扭伤，而发生本病。

中医学认为，本病的发生多由素体亏虚，气血不足，循行不畅，或夜寐肩部外露，颈肩部遭受风寒侵袭，致使气血凝滞，经络痹阻，不通则痛，故而颈项部拘急疼痛。

二、临床表现

本病以单纯的肌肉痉挛疼痛，颈部活动受限为主要症状。

1.疼痛：以一侧的颈项、肩胛冈周围及上背部疼痛多见，两侧同时疼痛者少见。

2.活动受限：颈部屈伸旋转活动受限，严重者不能活动。

3.体位异常：颈部相对固定于某一体位，部分患者一手扶持颈部，减少活动，缓解症状。

4.部分患者可伴有头痛、头胀、失眠、食欲减退、烦躁等症状。

三、鉴别诊断

1.颈椎病：因颈部损伤或颈椎退行性改变引起，起病缓慢，病程长，部分患者有反复落枕现象；除颈部症状外，多伴有头晕、头痛、肩臂痛、胸闷、心慌、走路不稳等症状；影像学检查可见颈椎退行性改变。

2.环枢椎半脱位：一般有明显外伤史，临床表现为颈项疼痛，颈部旋转受限，重者伴眩晕、恶心、呕吐；影像学检查可见环齿间隙不等宽，环枢关节不对称。

四、针灸治疗

（一）基本治疗

治则：疏筋活络、行气止痛，针灸并用，泻法。

处方：大椎阿是穴后溪悬钟落枕穴。

配方理论：大椎穴属于督脉，位于项背部，与阿是穴合用疏通局部经气，使脉络通畅，通则不痛；后溪属手太阳经，又为八脉交会穴，通于督脉，针之可疏通项背部经气；悬钟是足少阳经穴，能疏通经络、宣通气血；落枕穴是治疗落枕的经验效穴，有活血通络、解痉镇痛作用。

加减：病及太阳经可加天柱、肩外俞；病及少阳经者可加风池、肩井；向肩胛区放射痛加天宗、秉风等。

操作：诸穴均常规针刺，同时嘱患者在局部穴位取针后、远端穴位行针时向前、后、左、右活动颈项部；由风寒所致者局部加灸。

（二）其他疗法

1.指针：取患侧承山穴。医者以拇指重掐至局部酸胀，边指压边让患者活动颈部。适宜于病症初起。

2.皮肤针：叩刺颈项强痛部位及肩背部压痛点，使局部皮肤潮红。

3.拔罐：取大椎、肩井、天宗、阿是穴。疼痛轻者直接拔罐；疼痛较重者可先在局部用皮肤针叩刺出血，然后再拔火罐，可行走罐法。

4. 耳针：取颈、颈椎、神门。毫针浅刺，捻转泻法，动留针 30 分钟，同时嘱患者活动颈项部。

（姚小红）

第十节　尾骨痛

一、概述

尾闾上连腰脊，下接尾骨，尾闾部位的疼痛称之为尾闾痛或尾闾痛与腰痛关系较为密切，常由于腰痛而牵掣尾闾痛，或因尾闾痛而掣及腰痛，临床称为腰骶痛或腰尻痛。

常见于西医学中的腰骶椎部疾病、强直性脊柱炎等。

二、诊察

（一）一般诊察

表现为反复发作的腰痛，腰骶部僵硬感，间歇性或两侧交替出现腰痛和两侧臀部疼痛，可放射至大腿，无阳性体征，直腿抬高试验阴性但直接按压或伸展骶髂关节可引起疼痛。腰椎受累时，多数表现为下背部和腰部活动受限。腰部前屈、背伸、侧弯和转动均可受限。体检可发现腰椎棘突压痛，腰椎旁肌肉痉挛；后期可有腰肌萎缩。有些患者在早期可表现出轻度的全身症状，如乏力、消瘦、长期或间断低热、厌食、轻度贫血等。实验室检查，血常规、血沉、CT、MRI、SPECT、X 线检查等检查可辅助确诊。

（二）经穴诊察

一部分患者会在膀胱经脉在背部的循行路线以及华佗夹脊穴上出现多个压痛敏感点，个别可触及条索或扁圆形阳性反应物。部分患者肾俞、肝俞、大肠俞、骶棘附近可有明显压痛。

有些患者可在耳穴反射区肾、肝、脊髓、神门、皮质下等穴区出现压痛点，或局部皮肤红晕隆起、增厚、脱屑等阳性反应。

三、辨证

风寒湿邪侵袭者常三邪合而致病，即为风寒湿痹腰痛，风寒湿邪共同致病的结果，致使经脉气血郁滞，不通则痛。《素问・痹论》言："风寒湿三气杂至，合而为痹也。"《素问・热论》说："伤寒一日，巨（太）阳受之，故头项痛腰脊强"。腰为肾之外候，诸经皆贯于肾而络于腰，肾气一虚，腰必疼痛。肾精亏虚者常由于先天禀赋不足，久病体虚，或年老体衰，或房劳无度，均可致肾精亏损，无以濡养筋脉而发生腰痛。正如《素问・脉要精微论》中所谓："腰者肾之府，转摇不能，肾将惫矣"。跌扑外伤，久病气血运行不畅，导致经络气血阻滞不通，或瘀血留滞于腰部而发生疼痛。本症脏腑辨证与经络辨证并重，在脏腑主要与肾密切相关，在经络与足太阳经脉关系最为密切，风、寒、湿、气滞、瘀血为主要致病因素。

基本病机为腰腑经气不利，气血失调。致病因素较多，但主要病机为肾虚劳损，经络不通。虚证主要为肾虚劳损，包括肾阳与肾阴的不足；实证包括太阳风寒、风寒湿痹、气滞血瘀。

妇人产后腰痛者主要因为产后气血虚弱，腰腑空虚，或产后瘀血未尽，阻滞经络，治当以补肾壮腰，活血化瘀之法。

（一）常用辨证

1.太阳风寒

由于感受风寒之邪，寒邪外束肌表，侵袭足太阳膀胱经及督脉所致，起病急，发热恶寒表证。治当祛风散寒，可取风池、大椎。

2.风寒湿痹

风寒湿邪客袭腰部，久滞太阳经脉，而致气血滞涩不通，发为痹痛。为久病兼虚，气血不足。若感受风邪为主则疼痛较轻，疼痛部位游走不定；若风邪与寒邪、湿邪相伴，临床则常见风寒痹痛或风湿痹痛。若感受寒邪为主，则疼痛部位固定不移，遇暖则可暂时减轻，遇寒加重，脉沉弦或紧。风寒湿痹腰痛是因感受风寒湿邪，起病较缓，且不具有风寒表证。治疗可取大椎、阴陵泉，祛风散寒除湿。

3.肾虚劳损者

若因年老肾虚，为人体生理功能衰退的正常现象，所以，常见老年人由于肾气不足而腰痛。若由于身体长期从事重体力劳动，尤其是腰部长时间处于一个固定的姿势，如久坐、久立，则易损伤肾气，造成肾虚腰痛。若房劳过度，也可造成肾虚腰痛，《素问·上古天真论》中所谓："以妄为常，醉以入房，以欲竭其精，以耗散其真"，指的即是房劳损伤肾之精气，腰痛是主要表现。肾阳虚腰痛，主要表现为畏寒、肢冷、喜暖、便溏甚至五更泄泻、小便清长或频数、舌淡白、脉沉细等寒象；肾阴虚由于肾阴不足表现为五心烦热、盗汗、低热、口干、舌红、脉细数等症状。肾气亏虚者，多由于先天不足，骶骨未能完全闭合，因劳累或损伤而诱发，起病缓慢，疼痛症状不严重，可伴有遗尿。治当补肾固本，肾阳虚加灸命门；肾气亏虚者加肾俞、志室；肾阴虚者加太溪、三阴交。

气滞血瘀：多有明显的外伤史。若因闪扭所致，则称为闪腰腰痛，如《素问·刺腰痛论》："所谓举重伤腰……恶血归之"。腰部无明显肿胀，但当体位变动或深呼吸、咳嗽、喷嚏时感到剧烈刺痛，乃由于闪挫后经脉气滞不通所致若因跌扑或受钝器打击所致的挫伤腰痛，受伤部位常有不同程度的瘀血肿胀，或皮肤青紫，局部压痛明显，功能活动受限日久病腰痛成瘀者，常觉疼痛性质的改变，疼痛以刺痛为主，入夜尤甚，拒按，舌质紫黯。尾闾痛为主的气滞血瘀，常见于中年体胖的女性，有明显的跌扑挫伤史，起病突然，疼痛剧烈，尾闾部尤其是尾部压痛明显，急性期瘀血内聚，疼痛剧烈且持续时间较长，这是由于挫伤时尾骨往往受到不同程度的损伤，甚至骨折的缘故。急性期后，尾闾部轻度疼痛，遇劳累寒冷则加重。治疗时宜取太冲、膈俞以行气活血。

（二）经络辨证

从经络的角度来说，足太阳膀胱经循行起于目内眦、入络脑、出项下、挟脊、抵腰中、循臀、入腘中，贯腨内，风寒之邪侵入太阳经脉，轻者腰脊强痛；重者项如拔、脊痛、腰似折、腘如结、腨如裂，即项背腰尻腘腨皆痛。督脉循行起于尻尾之端、贯脊上项入风府，总督一身之阳。太阳为三阳之表，诸阳之会，且与督脉相交。故风寒侵袭，首犯太阳、督脉，表现为"头项痛，腰脊强"。治疗中应重视足太阳经脉以及督脉取穴论治的重要性。

四、刺法灸法

主穴：腰背部痛取肾俞、腰阳关、阿是穴、委中；腰脊痛取阿是穴、夹脊穴、大肠俞、委中、腰阳关；尾闾痛取大肠俞、八髎穴、秩边、昆仑。

配穴：若感受风邪为主配风池；外感寒湿者加灸大椎；感受湿邪为主配阴陵泉；肾阳虚加灸命门；肾气亏虚者加肾俞、志室；肾阴虚者加太溪、三阴交；气滞血瘀加太冲、膈俞。

操作：风寒或寒湿腰痛可采用温针灸。夹脊穴、大肠俞向脊柱方向斜刺 0.5～0.8 寸。委中、腰阳关直刺 0.5～0.8 寸。若瘀血阻滞腰痛，委中穴可点刺出血。

方义：腰为肾之府，针肾俞可壮腰益肾；腰阳关、阿是穴可疏通局部经脉、络脉，有通经止痛的作用；委中为腰背足太阳经两分支在腘窝的汇合点，又是四总穴"腰背委中求"，可疏调腰背部经脉之气血。局部阿是穴配委中使足太阳经气通畅，夹脊穴配合大肠俞，具有疏通背部经络气血的作用，腰阳关为督脉腧穴，具有通络止痛之功效。大肠俞为足太阳膀胱经腧穴，能疏通膀胱经经气，促进气血运行；八髎、秩边可通利局部气血，乃治疗腰骶部疼痛的常用效穴。昆仑为足太阳膀胱经经穴，具有疏通经脉，行气活血之功效。配风池以祛风散邪；外感寒湿者加灸大椎以温阳散寒；感受湿邪为主配阴陵泉健脾利湿；肾阳虚加灸命门益肾壮腰；肾阴虚加太溪、阴陵泉滋阴补肾；肾气亏虚者加肾俞、志室以补肾壮骨。气滞血瘀者加膈俞以活血止痛、太冲以疏肝理气。

（姚小红）

第十一节　四肢痛

一、概述

四肢疼痛是指患者上肢或下肢，或上下肢筋脉、肌肉、关节疼痛的症状。

《内经》中有"肢节痛"、"骨痛"、"手臂病"、"腰股痛"、"脚下痛"、"股、膝、髀、腨、胻、足皆痛"等记载。《伤寒论》、《金匮要略》中则载有"历节痛"、"四肢痛"、"骨节疼痛"等记载。后世所称"痛风"、"风腰腿疼痛"、"风走注疼痛"、"肩臂痛"、"手指痛"等，及山岳丘陵地带的"柳拐子病"均属四肢疼痛的病症范畴。《内经》当中所论述的痹证，如"行痹（风痹）"、"痛痹（寒痹）"、"著痹（湿痹）"、"热痹"、"筋痹"、"脉痹"、"肌痹"、"皮痹"、"骨痹"、"周痹"、"众痹"等也是以四肢疼痛为主证的证候。

常见于西医学的风湿性关节炎、类风湿关节炎等疾病。

二、诊察

（一）一般诊察

查体在患处可见皮肤淤斑、关节肿大、关节周围结节、屈伸不利等现象。风、寒、热、湿等致病因素不同，具体表现的舌苔脉象也不尽相同，具体应结合临床予以诊断。需做相关实验室检查，血常规、血沉、抗链球菌溶血素"O"、C 反应蛋白、类风湿因子、人类组织相容性抗原、血清免疫学检查、关节滑液检查诊断等，必要时可做 X 线检查诊断，以观察受累关节，为本病分期、选择治疗方案和继续观察病变的进展情况，提供一个客观的比较可靠的指标。

（二）经穴诊察

部分患者会在疼痛部位所过经脉的郄穴、腧穴、原穴出现疼痛敏感或扁圆形条索状结节状病理产物，多数患者在疼痛局部有明显压痛，或见结节样病理产物，部分患者可在膈俞、肝俞、肾俞等背俞穴出现敏感点。

有些患者可在耳穴反射区肝、肾、神门等穴区出现压痛、皮肤片状隆起、褶皱、红晕等阳性反应。

三、辨证

正常人体经络通畅，气血调和，四肢关节轻松灵活，若邪气入络，阻滞气机，或气血不足失于濡养则可导致四肢疼痛。本症以经络辨证为主，根据疼痛部位不同，与所行经脉相关，在脏腑主要与肝肾相关，风、寒、热、湿为主要致病因素。

基本病机为经脉失和，气机不利。病因较多，主要病机为经络不通，不通则痛，或肝脾不足，气血失和，不荣则痛。实证包括风邪阻络、寒邪阻络、湿邪阻络、热邪阻络、湿热阻络，虚证包括气血亏虚、肝肾亏虚。

（一）常用辨证

1. 风邪阻络

肢体感受风邪，风善行数变，症见四肢关节走窜疼痛，痛无定处，以腕、肘、膝、踝等处为多见，关节屈伸不利，兼见寒热表证，舌苔薄白或腻，脉多浮。属行痹。可取局部腧穴加风池，以祛风通络止痛。

2. 寒邪阻络

感受寒邪，寒性凝滞，停滞于四肢关节，则四肢关节冷痛，痛处固定不移，形寒肢冷，局部皮肤颜色不红，遇寒加重，得热痛减，舌苔白，脉弦紧。属痛痹。治当散寒止痛，可取局部腧穴加外关。

3. 湿邪阻络

湿邪重着黏滞，缠绵难愈，症见关节酸楚疼痛，重着不移，或者肌肤麻木不仁，日久失治则肌肉顽硬，骨节变形，甚至造成残废，舌苔白腻，脉濡缓。属着痹。治当健脾利湿，可取阴陵泉。

4. 热邪阻络

素体偏热，阳气偏盛，内有蕴热，复感外邪，邪热化火，症见四肢关节疼痛，局部焮红肿胀，伴有发热、口渴、烦躁、舌红苔黄燥、脉数。治疗时可取大椎、曲池以泻阳明经热。

5. 湿热阻络

素体湿盛，感受外邪，郁而化热，湿热互结于关节，症见关节红肿，小便赤浊，四肢困重疼痛，舌质红，舌苔黄腻，可伴有肌肤红色结节，脉滑或濡数。当取曲池、合谷、阴陵泉以清利湿热。

6. 气血亏虚

气血虚弱无以温煦濡养经脉，而发为四肢关节疼痛，常伴面色苍白，肌肉瘦削，神疲懒言等症状。由于血随气行，气虚则血行不畅，经脉瘀阻，则可见四肢疼痛如锥刺，痛处不移，形体羸瘦，骨节顽硬，肌肤甲错，舌边有瘀点等血瘀之象。治疗可取气海、三阴交以补益气血。

7. 肝肾亏虚

肝主筋，肾主骨，肝肾亏虚则筋骨失养，表现为筋骨弛缓或拘急酸痛，腰膝酸软。治当滋养肝肾可取足厥阴、足少阴之背俞穴。

（二）经络辨证

本症多表现于邪在经络，不通则痛，诸经受邪皆可出现所过肢体疼痛。辨证时应通过疼痛部位进行所属经络的定位。痛证止痛尤以阳经效果较佳。《内经》："是故虚邪之中人也，始于皮肤，皮肤缓则腠理开，从毛发入，入则抵深，深则毛发立淅然，皮肤痛。""留而不去，则传舍于络脉，在络脉之时，痛于肌肉，其痛之时，大经乃代。"冲脉为经络之海，故邪居体重。"留而不去，传舍于伏冲，在伏冲之时，体重身痛。"

四、针灸治疗

（一）刺法灸法

主穴：膈俞、血海、阳陵泉、三阴交。

配穴：肩部疼痛加肩髎、肩贞、肩前；上肢疼痛取曲池、尺泽、手三里、合谷；腿部疼痛取承扶、承山；膝部疼痛者取犊鼻、梁丘；踝部疼痛者取申脉、照海、昆仑、解溪；足跟痛者取太溪、昆仑、涌泉。外感风寒之邪者加风池、外关；热邪阻络者加大椎、曲池；兼有湿邪者可配阴陵泉；气血亏虚者加气海；肝肾亏虚者加肝俞、肾俞。

操作：外感风、寒、湿邪致病者用泻法，气血亏虚及肝肾亏虚者用补法。气血亏虚者亦可采用灸法或温针灸治疗。

方义：膈俞为八会穴之血会，血海为足太阴脾经之腧穴，两者均为通络活血止痛之要穴；阳陵泉为八会穴之筋会，具有舒筋活络止痛的作用；三阴交为脾经腧穴，能交通肝、脾、肾三经，调节三经的经气，缓解下肢疼痛。诸穴合用能舒筋活血止痛。辨证取配穴，不同部位疼痛，取局部腧穴，舒经通络。外感风寒之邪者加风池、外关以祛风散寒；热邪阻络者加大椎、曲池以泻阳明经热；湿盛者加阴陵泉以健脾利湿；气血亏虚者加气海、三阴交以补益气血；肝血亏虚者加肝俞、肾俞以滋养肝肾。

（二）其他疗法

1. 灸法

对于阳虚寒凝的证型，可选取足三里、三阴交、命门。重用灸法，每次灸 5～7 壮，隔日 1 次。

2. 刺络放血

选取局部阿是穴，对准痛点连续针刺 3～4 处至出血，立即用火罐吸附于出血处，使少量出血，留罐 5～10 分钟。每次选 2～3 穴，每周 2 次。

3. 电针

取局部阿是穴等。每次选取 2～4 穴，接通电针仪，选用疏密波强刺激 10～15 分钟。

（姚小红）

第十二节　上睑下垂

上睑下垂亦称上胞下垂、睑废、睑皮重缓等。临床上以上睑不能提起，掩盖部分或全部瞳仁而影响视力为特征。本病是由多种原因引起的提上睑肌功能不全或丧失。按病因分类可分为先天性上睑下垂等。提上睑肌运动由动眼神经支配，动眼神经核或周围神经纤维受损害时，表现为上睑下垂。肌源性上睑下垂多见于重症肌无力的病人。中医学则认为风邪外袭筋脉，筋脉弛缓，或脾虚气弱，气血不足，血不荣筋，筋肉失养，弛缓不用，以致上胞升举无力。先天性上睑下垂,多为双侧,与生俱来,或伴有其他先天异常存在。针刺治疗麻痹性上睑下垂及肌源性上睑下垂为有效疗法之一。

一、临床表现

上睑不能上举或力量不足,常单眼或双眼受累,表现为自然平视时;上睑覆盖角膜上缘2mm以上,更甚者遮盖部分或全部瞳仁,患眼上睑沟消失,睁眼时抬眉、皱额,双侧上睑下垂有仰视现象,属动眼神经麻痹,可合并动眼神经所支配的其他眼外肌或眼内肌麻痹。属重症肌无力者,晨起时好转或正常,下午即变重或完全下垂。

二、鉴别诊断

1. 老年性上睑下垂

下垂程度一般较轻,为双侧。因老年眶脂肪萎缩、吸收,眼球内陷,肌纤维发生萎缩所致。

2. 眼肌炎

眼肌炎的上睑下垂,发病较急。触及眼肌部位有肿块或条索,还有痛感。B超扫描或CT检查有助诊断。

3. 眼眶眼睑病的症状性上睑下垂

眼眶内肿瘤、慢性炎症,眶尖综合征,球后药物注射、睑板炎、沙眼、眼睑肿瘤等因重力压迫或病变损害,均可致上睑下垂,解除原发病后,下垂多可消失或减轻。

三、针灸治疗

1. 治则

祛风通络,补脾益气。

2. 配方

(1)经穴刺法:以阳明经穴为主。风邪伤络取攒竹、阳白、丝竹空、百会、风池、合谷、阳白透刺鱼腰,阳白透刺攒竹。脾虚气弱取攒竹、阳白、丝竹空、足三里、三阴交。

(2)皮肤针疗法:取患侧头部足太阳经、足少阳经及眼部周围区域。

(3)穴位注射:取阳白、鱼腰、攒竹、丝竹空。

3. 操作

(1)经穴刺法:取患侧阳白透鱼腰、阳白透攒竹,风邪伤络,施捻转泻法1分钟;中气不足,施捻转补法1分钟。丝竹空,向鱼腰方向横刺;风池,斜刺向对侧眼角进针1～1.5寸,施术同前;合谷直刺1.5寸,施术同前;足三里,直刺1.5寸,施术同前;三阴交,直刺1.5寸,施术同前。

(2)皮肤针疗法:采用循经叩刺,眼轮匝肌部位则由上而下,由内而外轻度叩刺,以皮肤潮红、不出血为度,每次5分钟。

(3)穴位注射:药用维生素B,注射液2ml,每穴注射0.3ml,

4. 疗程

各种针法每日1次,12次为1疗程。

四、配方理论

上睑下垂为临床常见病之一,《诸病源候论》记载,因本病常借助仰首使瞳孔显露,以便视物，故称睢目。该书还因其多由风邪客于胞睑引起，而称侵风。上睑下垂之垂症，正如《目经大成》所云："视目内如常，自觉亦无恙，只上下左右两睑，日夜长闭而不能开，攀开而不能眨……以手指抬起眼皮，方能视。"故又称睑废。

《灵枢·经筋》云："太阳为目上网，阳明为目下网。"《类经》又云："网，网维也，所以约束目睫，司开合者也。"中医学经络学说认为上下眼睑为太阳、阳明所属，与足少阳之经筋关系密切。太阳、阳明、少阳之筋，网维结聚于眼及其四周，共同作用，支配着眼睑的开合。在五轮学说中，眼睑又统属于脾，如劳汗当风，风邪外袭，筋脉失和或脾虚气弱，不能统摄，肌肉弛纵，则上胞下垂。根据石学敏教授多年经验，本病治则以益气疏风为主，局部与整体结合，配合捻转补泻手法，虚则补，实则泻。一则近取眼周穴如攒竹、丝竹空、阳白等以疏通眼部经气二则远取足三里、三阴交培补后天之本，升提眼肌。在经穴治疗的基础上，辅以皮肤针疏导风邪结聚，皮肤针叩刺疗法对眼睑局部的皮部行良性持久刺激，以达到鼓动卫气、疏通经络，调整脏腑功能活动，增强眼睑肌肉的兴奋，达到治疗目的。

（姚小红）

第十三节　视瞻昏渺

一、概述

视瞻昏渺，临床表现为自觉视力渐降，视物昏渺，蒙昧不清，但眼外观端好，不红，不肿，不痛的症状。

本症《审视瑶函》称"瞻视昏渺"。

二、诊察

（一）一般诊察

中医诊断以望闻问切为主，患者常常视力下降，视物变形，结合眼底表现，黄斑区色素脱失、增殖和出血。

（二）经穴诊察

一部分患者会在肝经循行路线上的侠溪、太冲、行间等穴位处出现压痛，有些患者可在肝俞、期门俞募穴处及眼周围穴位瞳子髎、丝竹空等穴处出现敏感点。

有些患者在视区双侧胸腔区可出现压痛反应点；耳穴目区、眼区、肝区呈微小皱褶或点状白色或黯红色反应。

三、辨证

本证多因肝肾亏虚，精血不足，目失涵养；或者肝肾阴虚，虚火上炎；或脾失健运，精微不化，水湿上泛。本症以脏腑辨证为主，主要与脾、肾、肝有密切关系，同时与肝经有一定联系。

证型分为4类，虚证包括精血亏损，实证为肝郁气滞，湿热上犯。另外还有虚实夹杂之阴虚火旺。

（一）常用辨证

1. 肝郁气滞

为气滞而致，多由情志不舒，肝气郁结，气血不和，气滞血瘀，神光发越受阻而成。常伴有胸闷痞满，胁胀嗳气，情志抑郁，烦躁易怒等症。

2.湿热上犯

乃湿热为患，多由感受外邪，或饮食不节，湿热蕴结，浊气上犯，蒙蔽清窍而致。常伴有胸脘满闷，四肢重坠，纳呆食少等症。

3.精血亏损

多由久病伤肾或禀赋不足，先天发育不良，或后天调养失宜，肝肾不足，精血亏损，目失濡养而致。常伴有头晕耳鸣，腰膝酸软，肢冷汗出等症。

4.阴虚火旺

多由劳瞻竭视，夜读细书等致肝肾阴亏，虚火上炎，灼烁津液而致。常伴有头晕耳鸣，失眠多梦，五心烦热，口干咽燥等阴虚症状。

四、针灸治疗

（一）刺法灸法

主穴：睛明、光明、养老。

配穴：精血亏损者加足三里、脾俞、胃俞、肾俞；肝郁气滞者加太冲、内关；湿热上犯者加阴陵泉；阴虚火旺者加三阴交。

方义：睛明为局部取穴，有明目之功；光明、养老为治疗目疾常用穴；肾俞、脾俞、胃俞、足三里可补益精血；太冲、内关可疏肝解郁；阴陵泉可健脾利湿；三阴交可养阴降火。

操作：睛明紧靠眶缘直刺 0.5～1 寸，不捻转，不提插；其余穴根据虚补、泻实原则操作。虚证者亦可采用灸法治疗。

（二）其他疗法

1.穴位注射

经络疗法：取翳明、新明、心俞、肝俞、肾俞、光明、颈椎 4～6，找阳性反应点。每次选 2～3 穴，用胎盘组织液或维生素 B_1 注射，每穴注入 0.3mL。隔日治疗 1 次。

2.艾灸疗法

主穴：内关、合谷、血海、足三里、三阴交。配穴：头重昏蒙者，加百会、风池；胸闷胁痛者，配肝俞、阴陵泉；腰膝酸软者，配肾俞、太溪；神疲、纳呆者加脾俞、内庭。

第十四节　青盲

青盲指眼外观良好，一如常人，视力缓慢下降而致人物不辨者。现代医学的视神经萎缩属本病范畴。视神经萎缩是指视神经发生退行性病变，视神经乳头颜色变为苍白，视力下降的一种严重疾病。根据病因及视乳的形态，视神经萎缩可分为原发性视神经萎缩和继发性视神经萎缩两类。原发性者病变位于球后，萎缩过程是下行性的，如脊髓痨、外伤、球后视神经炎、眶内压迫及遗传性等。继发性者其原发病变在视乳头、视网膜或脉络膜，萎缩过程是上行性的，如视神经乳头炎、视神经乳头水肿、脉络膜视网膜炎、视网膜色素变性等。中医学认为本病多因久病体虚，肝肾阴亏，精血不足或七情郁结、头眼外伤以致目失濡养，光华不能发越而致。针刺治疗视神经萎缩，在增进视力，改善视功能方面有一定疗效。

一、临床表现

视力显著减退，可进行至完全失明。视野多呈向心性收缩，也可出现中心暗点，扇形缺损和偏盲等。色觉减退，先红后绿。视野改变与视力减退同时进行，瞳孔对光反射迟缓或消失。检眼镜下，原发性者视神经乳头颜色苍白，边缘清晰，筛板清楚可见，视网膜血管晚期稍细。继发性者，视神经乳头颜色青灰、污秽、边缘模糊、筛板不清，视神经乳头附近血管常伴白鞘。

二、鉴别诊断

1.家族遗传性视神经萎缩

多为男性发病，女性为遗传因子携带者，发病急、视力迅速降低，但可有一定恢复，也有逐渐恶化者。

2.幼年型视神经萎缩

本病为遗传性疾病，视力低，视野向心性缩小，蓝黄色尤甚。

3.伴有糖尿病的幼年型视神经萎缩

本病可伴有或不伴有耳聋，多为进行性。

三、针灸治疗

1.治则

补气血，益肝肾，通络明目。

2.配方

(1)经穴刺法：以足三阳经及太阴经穴为主。取患侧睛明、球后、承泣、风池、合谷；双侧足三里、三阴交、肝俞、肾俞。

(2)耳针疗法：取双侧眼、目1、目2、皮质下、枕区。

(3)穴位注射：取患侧风池、太阳、球后，药物为复方丹参注射液。

3.操作

(1)经穴刺法：患眼睛明，直刺0.5～1寸，缓慢进针，施提插平补平泻法，酸胀为度；球后，沿眼眶下缘中、外1/3交界处缓慢进针，针尖斜向内上，进针深度1～1.5寸，施术同前，以眼胀、泪出为度；睛明、球后穴不可大幅度提插捻转；承泣，斜刺0.5～1寸，捻转平补平泻1分钟；风池，向对侧眼角斜刺，进针1～1.5寸，施术同前；合谷，直刺1.5寸，施术同前；足三里、三阴交，直刺1.5～2寸，施捻转补法1分钟；肝俞，斜刺0.5～0.8寸；肾俞，直刺0.8～1寸，施捻转补法。诸穴施术后均留针20分钟。

(2)耳针疗法：双侧眼、目1、目2、皮质下、枕区中等刺激，留针20分钟，间断捻转施术。

(3)穴位注射：患侧风池、太阳、球后，药用复方丹参注射液，每次0.2～0.5ml。

4.疗程

(1)经穴刺法：每日针刺1次，12次为1疗程，1疗程结束后，休息2～3天，再行第2疗程，治疗3～4疗程后，可改隔日1次，间断治疗。

(2)耳针疗法：每日针刺1次，12次为1疗程，治疗2个疗程后，改用耳穴贴压法治疗，以王不留行子贴压耳穴，自行按压，每日3～4次，每次20～30秒，耳穴贴压隔日更换1次。

(3)穴位注射：隔日1次，5～10次为1疗程。

四、配方理论

青盲一词首见于《诸病源候论》:“青盲者,谓眼本无异,瞳子黑白分明,直不见物耳。”《证治准绳一七窍门》云:“目内外并无障翳气色等病,只自不见者是……失青盲者,瞳神不大不小,无缺无损,仔细视之,瞳神内并无些别样气色,俨然与好人一般,只是自看不见。”现代医学视神经萎缩属青盲范畴。视神经萎缩为多种原因导致气血不足、肝肾亏虚、精气不能通达上荣,以致神光耗散而致。因此疏通三阳经穴为首要,睛明为手足太阳、足阳明之会穴,球后为经外奇穴,具有疏结、通络、明目之功效;承泣为足阳明经、阳跷与任脉之会穴;风池为手足少阳与阳维之会穴,肝俞、肾俞可加灸,滋养肝肾、调肝明目。临证可加耳针、穴位注射及其他配穴,在增进视力、改善视野方面,取得良好疗效。

（姚小红）

第十五节　迎风流泪

迎风流泪是以眼泪经常外溢,以风吹后更甚为特征的病证,又称“流泪症”。临床有冷泪和热泪之分。冷泪目无红肿,泪流清冷,一般冬季较甚,若年远日久,则不分冬夏;热泪为外障眼病的证候之一;若因情志刺激而流泪者,不属病态。

本病见于西医学的泪道不通或不畅以及泪囊功能不全引起的溢泪症等。

一、病因病机

冷泪多为肝肾不足,精血亏耗,泪窍狭窄,风寒外袭,泪液外溢。悲泣过频者每易患之。热泪多为肝火盛,风热外袭所致。

二、针灸治疗

(一)冷泪证方

处方:睛明、风池、攒竹、肝俞、肾俞。

主治:外眼无红肿,不痛,泪下无时。天冷及迎风更甚,泪水清晰,流泪时无热感。如久流失治,令目昏暗。舌淡苔白,脉细弱。

加减:目视不明加养老、承泣。

操作:肝俞、肾俞以补法,余穴以平补平泻法。以上诸穴每日针 1 次,每次留针 30 分钟。10 次为一疗程。

配方理论:睛明、攒竹疏调眼部气血。风池以通经明目。肝俞、肾俞用以补益肝肾。养老、承泣远近相配,加强明目功能。

(二)热泪证方

处方:睛明、攒竹、合谷、阳白、行间、上星。

主治:红肿、掀痛、羞明、泪下黏浊,迎风加剧,流泪时有热感。舌红苔黄,脉数。

加减:头痛泪多加头临泣、太阳。

操作:睛明得气留针,不施手法。太阳以三棱针点刺出血。余穴均施泻法。每日针 1 次,每次留针 30 分钟,10 次为一疗程。

配方理论:睛明、攒竹、阳白疏调眼部气血,合谷疏风清热,上星通络明目,行间为足厥阴之荥穴,荥主身热,肝开窍于目,故取之清肝经之热。太阳放血为泻头目之火热的有效方法,头临泣为邻近选穴。

(三)心火亢盛方

处方:少冲、中冲、少府、太阳、头临泣。

主治:脓汁自泪窍流入眼中,眼部红赤肿痛。伴有身热,心烦口渴。舌红赤,脉滑数。

操作:诸穴皆用泻法。以上诸穴每日针 1 次,每次留针 30 分钟。10 次为一疗程。

配方理论:少冲、中冲为手少阴心经及手厥阴心包经之井穴,少府为手少阴之荥穴,荥主身热,手少阴经,心包代君受邪,三穴合用清心泻火。头临泣为足少阳、足太阳与阳维之交会穴,太阳与少阳至目内外眦,配太阳以疏通眼部经气。

(姚小红)

第十六节 耳胀、耳闭

一、概述

耳胀、耳闭是因邪犯耳窍,气血失畅所致,以耳内胀闷、闭塞感,听力下降为特征。耳胀发病较急,病程较短,是以耳内胀痛为主,又称耳胀痛,多为实证。耳闭起病缓慢,病程较长,系由耳胀遗患而来,以耳内阻塞、听力下降为主,又称气闭耳聋,往往为虚实夹杂之症。

耳胀、耳闭属中医风聋、卒聋范畴。多因风邪外袭,痰浊积聚或肝肾阴虚引起。

本症可见于西医学的分泌性中耳炎及各型化脓性中耳炎等。

二、诊察

(一)一般诊察

临床中患者以耳内胀闷堵塞、耳鸣、听力下降、自听增强为主要症状。

早期检查可见鼓膜轻度充血、内陷,若中耳有积液,则可在鼓膜上见到液平面,或见鼓膜外凸。若反复发作,可见鼓膜增厚凹陷,或见灰白色斑块,或萎缩、瘢痕粘连、听力检查呈传导性聋,反复发作者可成混合型聋。

(二)经穴诊察

一部分患者会在合谷、翳风、上关等穴位处出现压痛,或扁圆形条索状、结节状病理产物,部分患者可在肝俞、期门、胆俞、日月、脾俞等俞募穴处出现敏感点。

有些患者在耳穴反射区中耳腔、肾、内耳乳突呈环状或指纹状皱褶,或有脱屑,并可出现压痛反应点;头部,双侧晕听区穴出现压痛。

三、辨证

耳胀多为病之初起,风邪侵袭,经气痞塞而致;耳闭多为耳胀反复发作,迁延日久,由邪毒滞留而致,与脏腑失调有关。主要与肝、肾有密切关系。本病为虚实夹杂之症。实证包括风邪犯耳、痰浊积聚;虚证包括肝肾阴虚。

(一)常用辨证

1. 风邪犯耳

风邪乘耳，少阳经气闭阻，气血失畅，故耳闷胀痛、听力下降。肺气不宣，正邪抗争，故出现发热恶寒、鼻塞流涕、苔薄白、脉浮等表证。取风池、外关，以疏风解表。

2. 痰浊积聚

痰浊上扰于耳，耳窍不通，则耳胀不适、听力不聪。痰浊湿邪为患，故见头晕头重、咳嗽咳痰、胸脘痞闷、苔腻、脉濡或滑等水湿痰浊之象。取颔厌、丰隆，以和胃理脾，化浊祛痰。

3. 肝肾阴虚

耳胀失治或反复发作，邪气滞留，气血循行失畅，经气闭阻，故耳闭耳聋。肾虚则髓海不足，故头晕眼花。肾阴亏虚，相火妄动，干扰精室，则腰酸遗精，重者则阳痿早泄。阴虚生热，故见手足心热舌红、苔少、脉细数之象。取肝俞、肾俞，以补益肝肾。

（二）经络辨证

耳是经脉聚会之处，《素问・口问》说："耳者，宗脉之所聚也"。《灵枢・邪气脏腑病形》又说："十二经脉，三百六十五络，其血气皆上于面而走空窍……其别气走于耳而为听。"说明全身的经脉均直接或间接聚会于耳，与耳的生理功能及病理变化有着广泛的联系。十二经脉中直接循行于耳的经脉多属阳经。《灵枢・经脉》："胆足少阳之脉……其支者，从耳后入耳中，出走耳前，至目锐眦后。"；"三焦手少阳之脉……其支者，从膻中，上出缺盆，上项，系耳后，直上出耳上角，以屈下颊至。"；"小肠手太阳之脉……其支者，从缺盆循颈上颊，至目锐眦，却入耳中。"

四、针灸治疗

（一）刺法灸法

主穴：耳门、翳风、听宫、听会、中渚。

配穴：风邪犯耳加风池、外关；痰浊积聚加额厌、丰隆；肝肾阴虚加肝俞、肾俞。

操作：风邪犯耳，针用泻法；痰浊积聚，针用泻法；肝肾阴虚，针用补法。刺耳门、听会时，令患者张口，直刺0.5～1寸。刺听宫时，令患者张口，直刺1～1.5寸。刺风池时，针尖微下，向鼻尖斜刺0.8～1.2寸，或平刺透风府穴。刺颔厌时，平刺0.5～0.8寸。刺肝俞时，斜刺0.5～0.8寸。

方义：耳门属手少阳经腧穴，疏风清热、消肿镇痛。翳风为手、足少阳经的交会穴，祛风通络、聪耳通窍。听宫为手、足少阳与手太阳交会穴，聪耳开窍。听会属足少阳经腧穴，疏风清热、聪耳开窍。中渚为手少阳经腧穴，调三焦经气，以助气化。诸穴合用，共收疏风通络、行气开窍之功。配风池、外关，疏风解表；配颔厌、丰隆，和胃理脾，化浊祛痰；配肝俞、肾俞，补益肝肾。

（二）其他疗法

1. 梅花针加高效磁疗仪照射

梅花针叩刺法：于耳周皮肤，相当于手少阳三焦经及足少阳胆经在耳周循行的相应皮部消毒后，用梅花针循经轻度叩刺，直至皮肤微微发红为度，每天1次。TDP照射方法：梅花针叩刺后，采用0P7耳部照射，每天1次，每次20分钟，以患者自觉耳部温热舒适为度。均连续7天，或至症状消失。

2. 药针结合

处方：柴胡6g，郁金6g，香附6g，葛根10g，炙黄芪12g，石菖蒲6g，杏仁6g，田七粉（水冲服）3g，7剂。日1剂，水煎，分两次服。同时针刺百会、印堂、太阳、听宫、风池、合谷，配三阴交、太冲、地机，采用平补平泻法，以清肝泻胆、通利耳窍。配合艾条灸，灸耳门、听宫、听会，依序进行回旋、雀琢、往返灸之。先行回旋灸1min，温热局部气血，继以雀啄灸1min，再循经往返灸1min激发经气，然后施以温和灸发动感传，开通经络。每次10～15min，隔日1次。

耳穴埋针取耳穴（心、肺、脾、交感、神门、皮质下、过敏区）埋针，每次选4～6穴，取双侧耳穴。用6mm长的图钉针埋入耳穴，外用医用胶布固定。每三天换一次，嘱患者每天按揉3～5次，每次10～15分钟，以耳胀、热为度。

（姚小红）

第十七节　皮肤风疹

一、概述

皮肤风疹是一种常见的症状，常表现为高出于皮肤表面的斑丘疹，鲜红色或苍白色风团，伴有瘙痒和灼热感，其发生和消退都比较迅速，故称“皮肤风疹”。本症任何年龄均可出现，与男女性别及季节差异等无关。其病因病机主要是由于卫外不固，外邪侵袭腠理发为本病。

本症俗称“风疙搭”，《素问》称“瘾疹”，《诸病源候论》称“白疹”与“赤疹”，《备急千金要方》首次提出“风疹”一名，《三因极一病证方论》又将本症区分为“白者为婆膜，赤者为血风”。

本症相当于西医学的荨麻疹。

二、诊察

（一）一般诊察

（1）突然出现风团，大小不等，形态各异，边界清楚。

（2）发无定处、定时，时隐时现，消退后不留痕迹。

（3）剧烈瘙痒，或有烧伤、刺痛感。

（4）部分病例可有腹痛腹泻，或气促胸闷，呼吸困难，甚则引起窒息。

（5）皮肤划痕试验阳性。

（二）经穴诊察

一部分风疹患者会在尺泽、太渊穴位处出现压痛，或扁圆形条索状结节状病理产物，部分患者可在心俞、巨阙、肺俞、中府等俞募穴处出现敏感点。

有些患者在耳穴反射区肺穴、皮质、心穴呈环状或指纹状皱褶，或有脱屑，并可出现压痛反应点；神门穴呈微小皱褶或点状白色或黯红色反应。

三、辨证

先天禀赋不足，卫外不固，风邪乘虚侵袭所致；或表虚不固，风寒、风热外袭，客于肌表，致使营卫失调而发；或饮食不节，过食辛辣肥厚，或肠道寄生虫，使肠胃积热，复感风邪，内不得疏泄，外不得透达，郁于皮毛腠理而发。此外，情志内伤，冲任不调，肝肾不足，血虚生风生燥，阻于肌肤也可发生。对食物、生物制品、肠道寄生虫等过敏亦可发作本病。

本症主要与脾、胃有密切关系，风、热邪均为重要的致病因素，同时与三焦经、任冲二脉都有一定联系。

(一)常用辨证

1.外感风寒

为风寒之邪侵袭肌肤，皮疹色淡红，亦有白色，遇冷或吹风后突然发作，得到温热之后症状减轻，畏寒，口不渴，常在冬季发作，舌淡苔薄白，脉浮数。取外关、风池，以疏风、解表、散寒。

2.外感风热

为外感风热之邪，郁于肌腠之间而发病，皮疹色红，高于皮肤表面，遇热症状加剧，夏季多见，舌红苔薄黄，脉浮数。取大椎、鱼际，以疏风清热。

3.气虚不固

多因气血不足，卫外不固，感受风邪，不得透达，劳累汗出后出现风疹，平时汗多体弱，汗出后发疹，皮疹较小，很少连结成片，发疹时微恶风，自汗，经常反复发作，舌淡苔薄，脉细无力。取气海，关元，以培补元气。

4.胃肠积热

主要是由于饮食不节，损伤脾胃，邪热积聚肠胃，郁于肌肤而发病，发疹时脘腹刺痛或胀痛，腹痛拒按，口渴心烦，食欲不振，恶心，大便干结或溏泻，小便短赤，发疹常与进食过敏性食物或药物有关，舌红苔薄黄，脉滑数。取内庭、中脘，以调理脾胃，清泻胃火。

(二)经络辨证

《医宗金鉴》对此有着“血风疮证生遍身，粟形搔痒脂水淫，肝肺脾经风湿热，久郁燥痒抓血津”的描述，故可知肝脾肺经湿热侵袭，可导致皮肤风疹。

四、针灸治疗

(一)刺法灸法

主穴：合谷、曲池、膈俞、三阴交。

配穴：外感风寒者加外关、风池；外感风热加大椎、鱼际；气虚不固患者加气海、关元；多汗者加复溜；胃肠积热者加内庭、中脘；腹痛拒按者加中脘、天枢；口渴心烦者加太溪、内关；食欲不振者加脾俞、胃俞；恶心呕吐者加内关、中脘；大便干结或溏泻者加天枢、上巨虚；小便短赤者加中极、膀胱俞。

方义：合谷、曲池均有疏散外邪，祛风止痒，治疗风疹的作用，膈俞、三阴交联合应用可以行血和营，润燥疏风，四穴合用，内外兼治，消疹祛风；外关、风池疏风、解表、散寒；大椎、鱼际可疏风清热；气海，关元善培补元气；复溜可收湿敛汗；内庭、中脘可调理脾胃，清泻胃火，中脘、天枢健脾和胃，通腑止痛；太溪、内关可滋阴、清热、除烦；脾俞、胃俞可健脾胃，助运化；内关、中脘可降逆止呕；天枢、上巨虚可调节大肠之传导；中极、膀胱俞善清热、利小便。

操作：膈俞斜刺0.5寸左右，也可三棱针点刺放血后加拔罐，促进瘀血排出，其他穴位可根据虚补实泻原则进行操作。

灸法：可对合谷、曲池、膈俞、三阴交等穴位进行温和灸，以穴位皮肤有温热感而无灼痛为度，一般每处灸10～15分钟，至皮肤出现红晕为度。

(二)其他疗法

1. 拔罐

主穴选阳溪、肩耦、神阙、神门、足三里、太溪、太冲，配穴用膈俞、血海、风池、风市、三阴交、大椎、曲池、委中、膀胱经背部两线。主穴每次必取，阳溪、肩髁、太冲用泻法，神门、足三里、太溪用补法，以上诸穴均留针 30 分钟，神阙拔火罐 5 分钟。配穴中膈俞、风市、三阴交为 1 组；风池、血海及足太阳膀胱经背部两条线为 1 组。其中风市用泻法，膈俞与三阴交交替用补法和泻法，风池、血海均用泻法，均留针 30 分钟，足太阳膀胱经背部两线各走罐 3～4 次。如有发热则于大椎、曲池、委中施以刺络放血，每次均单侧取穴，足太阳膀胱经背部两线双侧均取，前 5 天，每天 1 次，后隔日 1 次，10 次为 1 个疗程，疗程间隔 3～5 天。

2. 刺血疗法

穴位取大椎、肺俞、神门、内关、合谷、曲池、血海、三阴交。患者取俯卧位或坐位，充分暴露背部，选取大椎、肺俞穴后进行常规消毒，先用三棱针或皮肤针分别在大椎、肺俞两穴快速点刺数次，局部见血（或不见血），然后，在局部再加拔火罐，一般留罐 5～10 分钟，待罐内吸出一定量的血液后起去之，用干棉球擦拭干净。同时针刺神门、内关、合谷、曲池、血海、三阴交，每次留针 30～40 分钟，每日针刺 1 次，10 次为 1 个疗程。

（姚小红）

第十五章　小儿常见病的推拿治疗

第一节　反复呼吸道感染

反复呼吸道感染是指小儿在 1 年内发生上、下呼吸道感染的次数过于频繁，超过一定范围的一种儿科常见病，反复呼吸道感染患儿简称复感儿。该病发病率呈逐年上升趋势，好发于 6 个月～6 岁的小儿，1～3 岁的婴幼儿最为多见。由于小儿先天禀赋不足，或后天失养，或用药不当，损伤正气，致肺、脾、肾三脏亏虚，肌肤薄弱，御邪能力较差，加上冷暖调护失宜，六淫之邪易从口鼻或皮毛而入，首犯肺卫。正与邪的消长变化，体现出反复感染，属中医"虚人感冒"或"体虚感冒"范畴。

西医认为，反复呼吸道感染与患儿的免疫系统功能低下有关，母乳喂养的孩子该病的发病率较低，故提倡母乳喂养。长期偏食、挑食，环境污染对该病的发生有一定的影响。目前，西医对该病的防治手段不多，远期疗效也有待进一步研究。

一、诊断

(1)有先天不足或后天喂养不当的病史。

(2)0～2 岁小儿，每年呼吸道感染 10 次以上，其中下呼吸道感染 3 次以上；2^+～6 岁小儿，每年呼吸道感染 8 次以上，其中下呼吸道感染 2 次以上；6^+～14 岁小儿，每年呼吸道感染 7 次以上，其中下呼吸道感染 2 次以上。

(3)上呼吸道感染第 2 次距第 1 次至少间隔 7 天以上。若上呼吸道感染次数不足，可加上、下呼吸道感染次数，不足者需观察一年。

二、中医辨证

分营卫失和、邪毒留恋型，肺脾两虚、气血不足型及肾虚骨弱、精血失充型。营卫失和、邪毒留恋型以反复感冒，恶寒怕热，不耐寒凉，平时汗多，汗出不温，肌肉松弛，咽红不退，扁桃体肿大为特征；肺脾两虚、气血不足者屡感外邪，咳喘迁延不愈或愈后又作，伴面色萎黄，自汗，唇口色淡，食欲不振，或大便溏薄等肺脾气虚证候；肾虚骨弱、精血失充型反复感冒，甚则咳喘，伴面白无华，动则自汗，寐则盗汗，五心烦热，立、行、发、齿、语迟，或鸡胸龟背，生长发育迟缓等肾虚骨弱证候。

三、治疗

(一)治疗指征

反复呼吸道感染迁延期和恢复期的患儿，且未并发严重心、脑、肾病变，排除结核、肿瘤及气道异物引起的呼吸道感染。

(二)基本治法

遵循急则治其标，缓则治其本的原则。感染期以祛邪为主；迁延期以扶正为主，兼以祛邪，使正复邪自退；恢复期以固本为要。

(三)基本处方

1. 患儿取仰卧位

补肺经300次,补脾经300次;揉膻中100次,按揉天突50次,双指揉乳根及乳旁100次。

2. 患儿取俯卧位

双指揉肺俞100次;捏脊3~5遍,按揉肺俞、脾俞,每穴约半分钟。

(四)辨证施治

1. 营卫失和,邪毒留恋

在基本处方基础上加具有调和营卫、扶正固表作用的操作法。如开天门50次,推坎宫50次,揉太阳100次,摩囟门2分钟,拿风池5次;推三关100次,揉外劳宫50次;摩中脘2分钟,顺时针方向摩腹2分钟;摩脊柱3~5遍,横擦腰骶部,以热为度。

2. 肺脾两虚,气血不足

在基本处方基础上加具有健脾益肺、补养气血作用的操作法。如揉板门100次,揉窝风100次;擦膻中,以热为度;顺时针方向摩腹3分钟,按揉气海、关元各100次;按揉血海、足三里、三阴交,每穴约半分钟;擦肺俞、脾俞及腰骶部,以热为度。

3. 肾虚骨弱,精血失充

在基本处方基础上加具有健脾补肾、滋养精血作用的操作法。如揉板门100次,补肾经500次,揉二人上马300次;顺时针方向摩腹3分钟,揉脐及丹田100次,振腹2分钟;按揉足三里、三阴交、涌泉,每穴约半分钟;擦肺俞、脾俞、八髎穴,以热为度。

四、按语

反复呼吸道感染具有反复发作、每次发病症状较重、病程较长、缠绵难愈、涉及呼吸道病种较多的特点,对儿童的正常生长发育危害极大。"复感儿"的体质较差,免疫功能缺陷或低下。据报道,"复感儿"血中IgG及IgA等抗体均有不同程度下降,非特异性免疫功能也有降低,如巨噬细胞吞噬功能下降等。小儿推拿在扶正祛邪、改善患儿体质、增强抗病能力方面具有较强的优势,主要用于迁延期及恢复期的治疗。感染期的患儿,应配合中、西药物对症治疗,尤其是抗感染治疗,待感染控制后再进行以推拿为主的综合治疗。

(刘美玶)

第二节 小儿泄泻

泄泻是以大便次数增多、粪质稀薄甚或如水样为主要症状的一种儿科临床常见病。好发于2岁半以内的婴幼儿,故又称"婴幼儿泄泻"。本病四季皆可发生,尤以夏、秋两季为多。小儿脾常不足,易因乳食不节或不洁,或感受风寒、暑湿等外邪损伤脾胃,或因先天禀赋不足、后天失养、久病不愈等致脾胃虚弱或脾肾阳虚。脾胃运化失职,不能腐熟水谷,水反为湿,谷反为滞,水谷不分,合污并下而成泄泻。

西医学称本病为"小儿腹泻",并根据病因将其分为感染性腹泻和非感染性腹泻两大类。前者主要与病毒(如轮状病毒、柯萨奇病毒、埃可病毒、腺病毒、冠状病毒等)、细菌(如大肠杆菌、空肠弯曲菌、耶尔森菌、变形杆菌等)、寄生虫引起的肠道感染有关,全身感染少见。后者主要与年龄、体质、喂养方式、食物种类及食量、气候变化等有关,如食饵性腹泻、症状性腹泻、过敏性腹泻、糖原性腹泻等。

一、诊断

(1)常与外感风寒、暑湿等外邪或内伤乳食有关。

(2)一般有饮食不节或不洁史。

(3)以大便次数增多、粪质稀薄甚或如水样为主要症状。

(4)大便检查:其可见便稀并夹有奶块或食物残渣。有时大便检查可见到脂肪滴或发现白细胞和红细胞。必要时可做大便培养、电镜检查及电解质测定。

二、中医辨证

寒湿泻以大便清、稀、淡、白、薄为特征;湿热泻以泄下物浊、稠、深、黄、厚为特点;伤食泻以腹痛胀满,泻前哭闹,泻后痛减,大便量多酸臭,口臭纳呆为特征;脾虚泻者每于食后即泻,泄下物色淡不臭,常夹有奶块或食物残渣,兼见面色苍白、食欲不振等气虚表现;脾肾阳虚者泄泻无度,完谷不化,兼见精神萎靡、形寒肢冷等阳虚证候。

三、治疗

(一)治疗指征

无明显脱水、酸中毒或严重电解质紊乱表现的患儿。

(二)基本治法

健脾利湿止泻。寒湿泻温中散寒,健脾化湿;湿热泻清热利湿,调气止泻;伤食泻消食导滞,健脾助运;脾虚泻温阳益气,健脾止泻;脾肾阳虚泻温补脾肾,固涩止泻。

(三)基本处方

1.患儿取坐位或仰卧位

补脾经 300 次,板门推向横纹 100 次;补大肠 100 次,清小肠 100 次。

2.患儿取仰卧位

摩腹 2 分钟,揉脐及天枢 100 次。

3.患儿取俯卧位

揉龟尾 100 次,推上七节骨 100 次;擦腰骶部,以热为度。

(四)辨证施治

1.寒湿泻

在基本处方基础上加具有温中散寒、健脾化湿作用的操作法。如推三关 100 次,揉外劳宫 50 次;摩中脘 2 分钟,顺时针方向摩腹 3 分钟,振腹 1 分钟;捏脊 3～5 遍,按揉脾俞、胃俞、大肠俞、膀胱俞,每穴约半分钟。

2.湿热泻

将基本处方中的补大肠 100 次改为清大肠 100 次,再加具有清热利湿作用的操作法。如顺运内八卦 100 次,清天河水 100 次,退六腑 100 次。兼表证发热者加开天门 50 次,推坎宫 50 次,运太阳 50 次;拿风池 5～10 次,拿肩井 8～10 次。

3.伤食泻

将基本处方中的补大肠 100 次改为清大肠 200 次,推上七节骨 100 次改为推下七节骨

100次，再加具有消食导滞作用的操作法。如揉板门100次，清胃经100次；揉中脘100次，分腹阴阳100次。

4.脾虚泻

在基本处方基础上加具有温阳益气、健脾止泻作用的操作法。如推三关100次，揉外劳宫50次；揉脐、气海及关元100次，振腹1分钟；捏脊3～5遍，按揉肝俞、胆俞、脾俞、胃俞、血海、足三里，每穴约半分钟。

5.脾肾阳虚泻

在基本处方基础上加具有温补脾肾、固涩止泻作用的操作法。如补肾水500次；推三关100次，揉外劳宫100次；揉脐及丹田100次，振腹1分钟；捏脊3～5遍，按揉脾俞、肾俞、大肠俞、膀胱俞，每穴约半分钟；按揉百会100次；擦命门、八髎，以热为度。

四、按语

新生儿出生后3天内的“胎便”，呈深绿色，较黏稠，无臭味。其后若母乳喂养者，大便为金黄色软性黄油状，或便质稀略带绿色，有酸味，每天1～4次。若牛乳鲜乳喂养者，便质较坚，淡黄色和土灰色，略腐臭，每天1～2次。诊断泄泻时，首先要排除诸如此类的生理性腹泻。由细菌、病毒等感染引起的泄泻，应针对病因配合中西药物治疗。泄泻日久，出现脱水、酸中毒者，应配合液体疗法。

（刘美玶）

第三节　脱肛

脱肛又称直肠脱垂，是指直肠向外翻出而脱垂于肛门外的一种儿科常见病证，多发于1～3岁小儿。常因素体虚弱，或久泻、久痢、久咳致正气耗损，气虚下陷，统摄升提无力所致；亦可因过食辛辣食品，湿热内生并下注，大便干结难下压迫直肠而外脱。轻者仅部分脱出，即直肠黏膜脱出，随年龄增长可自愈；重者完全脱出，脱出物包括直肠各层，若不及时治疗，可使脱出组织充血发炎，甚则坏死，严重影响患儿的身心健康。

西医学认为，脱肛的病因是小儿骨盆盆腔内支持组织发育不全，不能对直肠承担充分的支持作用；直肠肌肉、肛提肌未发育完善，固摄能力差。另外，小儿骶骨弯曲尚未形成，影响直肠与肛管之间的角度形成，直肠呈垂直状态，容易向下滑动。故久泻、久咳、腹压增加均能使肛门直肠脱垂。

一、诊断

(1)有久泻、久咳、便秘或嗜食辛辣厚味病史。

(2)以直肠脱垂于肛门外为特征。

(3)便血，血色鲜红；肛门局部红肿，轻者可见直肠黏膜脱出，重者脱出物为直肠各层。

二、中医辨证

气虚下陷者，局部肿痛不甚，伴面色㿠白，形体消瘦，精神萎靡，舌淡苔薄，指纹色淡或脉细弱；大肠热结者，局部红肿热痛，兼见面赤唇红，大便干燥，小便短赤，舌红苔黄，指纹紫滞或脉数有力。

三、治疗

(一)治疗指征

非器质性疾病引起的单纯性脱肛患儿。

(二)基本治法

升提固脱。气虚下陷者，补中益气以固脱；大肠热结者，清热通便以固脱。

(三)基本处方

1. 患儿仰卧位或抱坐位

一手中指托揉龟尾，另一手食、中指两指同时揉脐及丹田 100 次，轻揉脱出物并将其复位。

2. 患儿取俯卧位

捏脊 3～5 遍，按揉脾俞、胃俞、肾俞、大肠俞，每穴约半分钟；横擦腰骶部，以热为度。

(四)辨证施治

1. 气虚下陷

在基本处方基础上加具有补中益气、升阳举陷作用的操作法。如补脾经 300 次，补肺经 100 次，补大肠 100 次；顺时针方向摩腹 3 分钟，振腹 1 分钟；按揉百会 100 次；按揉足三里 100 次；揉龟尾 300 次，推上七节骨 100 次。

2. 大肠热结

在基本处方基础上加具有清热利湿、导滞通便作用的操作法。如补脾经 100 次，清胃经 100 次，清大肠 100 次；按揉膊阳池 100 次，退六腑 100 次；揉脐及天枢 100 次，分腹阴阳 100 次；揉龟尾 300 次，推下七节骨 100 次。

四、按语

脱肛日久，真气耗损，肛门越加松弛，不仅脱而不收，甚为难治，更易充血肿胀、发炎，甚至局部组织坏死，故应及早治疗。久治无效者应考虑手术治疗，以免耽误病情。

(刘美玶)

第四节　腹痛

腹痛是指以胃脘以下、脐周及耻骨联合以上部位疼痛为主要症状的一种儿科临床常见病证。本病可发生于任何年龄与季节，年长儿多能自诉腹部疼痛，婴幼儿往往不能正确表达，常以无故啼哭为主要临床表现。引起腹痛的原因很多，几乎涉及各科疾病。多由外感寒邪、乳食积滞、虫扰或脾胃虚寒等，导致腹部经络闭阻，营卫不和，气血瘀阻，不通则痛。

西医学认为，腹痛的原因既可能是腹内脏器病变，也可以是腹外病变；可以是器质性的，也可以是功能性的；可以是内科疾患，也可以是外科疾患，甚至最初为内科疾患，以后随病情发展而以外科病变为主。本节讨论无外科急腹症指征的腹痛。

一、诊断

(1)常与外感风寒或内伤乳食有关,一般有饮食不节或不洁史。

(2)以腹部疼痛为主要症状。寒邪直中脏腑者以腹痛阵作,肠鸣切痛,得温则舒,遇寒痛甚,面白肢冷,舌淡红,苔白滑,脉弦紧或指纹色红为主要证候;乳食积滞者兼脘腹胀满,按之痛剧,嗳腐吞酸,矢气频作,大便酸臭,舌质偏红,苔厚腻,脉沉滑或指纹紫滞等证候;胃肠热结者以腹痛胀满,拒按,及面赤唇红,烦渴喜冷饮,大便秘结,舌红苔黄燥,脉滑数或指纹紫滞等里实热证证候为特点;脾胃虚寒则腹痛绵绵,时作时止,痛处喜温喜按,兼面白少华,精神倦怠,食少便溏,手足不温等气虚证候。

(3)腹部检查应从健侧开始。除局部检查外,还应注意观察患儿的面色、表情、体位和精神状态,测量体温、脉搏、呼吸、血压等,并进行全身体格检查。伴感染时白细胞总数及中性粒细胞比例可增高。

二、治疗

(一)治疗指征

非器质性病变引起的腹痛。

(二)基本治法

疏经通络,行气活血止痛。寒证辅以温通,热证佐以清泻,虚证辅以补益,实证佐以消导。

(三)基本处方

1.患儿取仰卧位

揉窝风 100 次;摩腹 3 分钟,拿肚角 5 次;按揉足三里 100 次。

2.患儿取俯卧位

捏脊 3~5 遍,按揉脾俞、胃俞、肝俞、胆俞等背俞穴,每穴约半分钟。

(四)辨证施治

1.腹部中寒

在基本处方基础上加具有温经散寒作用的操作法。如推三关 300 次,揉外劳宫 100 次;拿风池 5 次,拿肩井 10 次;摩中脘 2 分钟,顺时针方向摩腹 5 分钟;擦命门、八髎,以热为度。

2.乳食积滞

在基本处方基础上加具有消食导滞作用的操作法。如补脾经 100 次,清大肠 100 次,清胃经 100 次;开璇玑 50 次;揉龟尾 100 次,推下七节骨 100 次。

3.胃肠结热

在基本处方基础上加具有清热散结作用的操作法。如清肺经 100 次,清大肠 100 次,清小肠 100 次;水底捞明月 50 次,运外八卦 100 次;按弦走搓摩 50 次,揉脐及天枢 100 次。虫扰者加搓脐、抖脐、推脐。

4.脾胃虚寒

在基本处方基础上加具有温中散寒作用的操作法。如推三关 200 次,揉外劳宫 100 次;揉脐及丹田 100 次,顺时针方向摩腹 5 分钟,振腹 1 分钟。

三、按语

小儿腹痛随年龄大小而有不同的表现。新生儿机体反应力差，虽有严重的腹内脏器病变，也仅表现出顽固性腹胀和频繁呕吐，不表现明显腹痛。婴幼儿多无自述腹痛能力，更不能确切陈述腹痛的性质、部位及其演变过程，仅以其表现可被家长及医生理解为腹痛，如阵发性或持续性哭闹，烦躁不安，面色苍白，出汗，拒食甚或精神萎靡。即使年长儿对腹痛的性质、经过等也常描述不确切，定位能力差。故对腹痛患儿的正确诊断，有赖于医生详细询问病史，耐心观察，仔细全面地进行检查。推拿治疗各种功能性腹痛有较好的效果，但需明确诊断。至于一些器质性病变引起的腹痛，必须有针对性地治疗原发病方能取得满意的疗效。

（刘美玶）

第五节　厌食

厌食是指小儿较长时期见食不贪，食欲下降，食量减少，甚至拒食的一种儿科常见病证。多由喂养不当，饮食不节，多病、久病及先天不足而致脾失健运，胃失受纳引起。本病以1～6岁小儿多见，夏季暑湿当令时节，脾为湿困，常会加重病情。患儿一般精神状态正常，但若长期不愈，可致水谷精微摄取不足无以生化气血，使体重减轻，抗病能力下降，易罹患他病，甚至影响生长发育而转为疳证。

西医学认为，厌食症是一种全身性慢性疾病，可以由多种全身性和消化道疾病，甚至心理、家庭等因素引起。以上致病因素导致患儿消化液分泌减少，酶活性下降和胃肠平滑肌舒缩功能紊乱，引起小儿对食物产生厌倦，消化吸收功能减低，进而影响其他系统，尤其是内分泌系统功能。患儿体内常缺乏多种微量元素，若不及时补充，易诱发厌食。

一、诊断

(1)有喂养不当病史，如进食不定时定量，过食生冷、甘甜之物，过吃零食及有嗜食、偏食等饮食习惯。或有先天不足、病后失养及情志失调等病史。

(2)以长期食欲不振，厌恶进食，食量明显少于同龄正常儿童为特征，病程超过1个月。仅见食欲不振或厌恶进食，面色少华，形体消瘦，但精神尚好，活动如常，苔薄白或薄白腻，脉有力者为脾失健运证；若不思饮食，食而不化，伴精神萎靡，面色萎黄，大便溏薄或夹有不消化食物残渣，舌淡，苔薄，脉缓无力者为脾胃气虚证；不欲进食，伴口舌干燥，食少饮多，面色少华，皮肤失润，大便偏干，小便黄赤，舌红少津，苔少或花剥，脉细数者为脾胃阴虚证。

(3)腹软，无明显压痛或脐周轻压痛。小肠上段吸收功能及胰淀粉酶分泌功能差；尿D—木糖吸收排泄率及尿淀粉酶含量较低；多种微量元素含量偏低。

二、治疗

(一)治疗指征

非躯体疾病或其他精神疾病引起的厌食患儿。

(二)基本治法

健脾和胃。脾失健运者重在运脾开胃，脾胃气虚者宜健脾益气，脾胃阴虚型则佐以滋养胃阴。

（三）基本处方

1. 患儿取仰卧位

揉板门100次，补脾经300次，清胃经300次；摩腹3分钟，揉脐及天枢100次；按揉足三里100次。

2. 患儿取俯卧位

捏脊3～5遍；按揉脾俞、胃俞，每穴约半分钟。

（四）辨证施治

1. 脾失健运

在基本处方基础上加具有运脾开胃作用的操作法。如运内八卦100次，掐四横纹各5次；摩中脘2分钟，逆时针方向摩腹3分钟，分腹阴阳100次。

2. 脾胃气虚

在基本处方基础上加具有健脾益气作用的操作法。如补大肠100次，推三关100次，揉外劳宫50次；揉中脘100次，顺时针方向摩腹3分钟，揉气海及关元100次；揉龟尾100次，推上七节骨100次。

3. 脾胃阴虚

在基本处方基础上加具有滋养胃阴作用的操作法。如清肝经100次，揉外劳宫100次，揉二人上马100次；揉中脘100次，顺时针方向摩腹3分钟，揉丹田100次；按揉血海、三阴交，每穴约半分钟。

三、按语

小儿“脾常不足”，饮食不能自调，食物不知饥饱。如果家长缺乏育婴保健知识，片面强调高营养的滋补食物，超越了脾胃正常的运化能力，以及过于溺爱，乱投杂食，或恣意投其所好，养成偏食，或进食不定时，生活无规律，皆可导致脾失健运，胃不思纳，进而导致厌食。年龄稍大一些的女性患儿，因有意识地节食而导致神经性厌食者，近年来也有逐渐增多的趋势。故该病重在预防。由其他躯体性或精神性疾病引起的厌食，应及时治疗原发病。

（刘美玶）

第六节　惊风

惊风也称惊厥，是指以四肢抽搐、两眼上翻、意识不清为特征的一种儿科常见病证。多见于6个月至5岁儿童。年龄越小，发病率越高。惊厥频繁发作或呈持续状态可使患儿遗留严重的后遗症，影响小儿的智力发育，甚至危及生命。外感风、暑、疫疠之邪，痰食积滞，化热化火，或暴受惊恐等致积滞痰热内壅，气机逆乱，清窍闭塞，均可发为惊风。

西医学认为，婴幼儿大脑皮层发育不完善，神经髓鞘未完全形成，分析鉴别及抑制功能和绝缘、保护作用差，各种毒素容易通过血脑屏障进入脑组织，造成婴幼儿期惊厥发生率高的现象。此外，惊厥也常见于产伤、脑发育缺陷和先天性代谢异常等儿科疾病。

一、诊断

(1)急惊风有接触疫疠之邪,或暴受惊恐病史;慢惊风有久泻、久痢或急惊失治误治病史。

(2)惊风的表现不一。急惊风发病急暴,常以牙关紧闭、两眼窜视、颈项强直、角弓反张、痰壅气促、神志不清为主要证候;慢惊风发病缓慢,以睡卧露睛、神萎迷糊、囟目凹陷、手足抽搐无力或蠕动时作时止为主要特征。

(3)证候可归纳为四证八候即痰、热、惊、风四证,搐、搦、掣、颤、反、引、窜、视八候。

(4)高热惊厥者,体温可高达39℃,其他原因引起的惊厥可根据需要,进行大便常规、脑脊液、脑地形图、脑电图、脑部CT等相关检查。

二、治疗

(一)治疗指征

非脑部器质性病变、非电解质平衡失调的惊风患儿。

(二)基本治法

开窍息风。急惊风宜凉泻(清热、豁痰、镇惊、息风);慢惊风宜温补(补虚扶正)。

(三)基本处方

1.急救(开窍、止抽搐)

患儿取仰卧位或家长抱坐位,掐天庭、山根、人中、老龙、端正、五指节、二扇门、二人上马、威灵、精宁、小天心,每穴5～10次(可选其中2～3个穴位操作至惊厥停止即可)。

2.舒筋通络

患儿取仰卧位,摩囟门2分钟;拿肩井、曲池、合谷,每穴5～10次;按揉上肢,自上而下3～5遍;搓抖上肢;拿百虫、委中、承山,每穴5～10次;自上而下按揉下肢3～5遍;搓抖下肢。

(四)辨证施治

1.高热惊风

在基本处方基础上加具有清热息风作用的操作法。如清心火100次,清肝木100次,清肺金100次,清大肠100次;清天河水300次,推六腑100次;揉小天心100次,推天柱骨100次;揉丰隆100次,推涌泉100次。

2.痰热惊风

在基本处方基础上加具有清热豁痰作用的操作法。如补脾土100次,揉板门100次,清胃经100次,运内八卦100次;清肝木100次,清大肠100次;清天河水300次,退六腑100次;揉天突100次,开璇玑50次,分腹阴阳100次,按弦走搓摩50次;揉丰隆100次。

3.脾虚生风

在基本处方基础上加具有健脾益气作用的操作法。如补脾土500次,揉板门100次;清肝木300次,揉小天心100次;揉中脘100次,顺时针方向摩腹3分钟,振腹1分钟;捏脊3～5遍,按揉肝俞、脾俞、胃俞、大肠俞、足三里,每穴约半分钟。

4.阳虚风动

在基本处方基础上加具有温补脾肾、回阳救逆作用的操作法。如补脾土300次,补肾水300次;推三关100次,揉外劳宫100次,揉小天心100次;揉脐及丹田100次,按揉气海100次,揉关元100次;振腹2分钟;按揉百会100次;捏脊3～5遍,按揉脾俞、肾俞,每穴约半分钟;横擦腰骶部,以热为度。

5.阴虚动风

在基本处方基础上加具有滋肾养肝、育阴潜阳作用的操作法。如补脾土 200 次,补肾水 500 次,清肝木 100 次;揉肾顶 300 次,揉二人上马 100 次;清天河水 100 次,掐总筋 10 次;分腕阴阳 30 次,揉神门 100 次;推涌泉 100 次。

三、按语

推拿治疗惊风以“急则治其标,缓则治其本”为原则,急惊风发作时应快速选择 2～3 个操作法,待惊厥停止后再辨证施治。平素应加强锻炼,提高机体抵抗能力。对于感染性高热、碱中毒、产伤、脑膜炎、低血钙、脑脓肿、癫痫、脑部细菌和寄生虫感染等引起的惊风,应积极治疗原发病。

(刘美玶)

第七节　夜啼

夜啼是以指小儿白天如常,入夜则啼哭不安,或每夜定时哭闹,甚则通宵达旦为特征的一种小儿常见病证。民间俗称“哭夜郎”、“夜啼郎”等,多见于半岁以内的婴幼儿。

中焦脾寒,寒性收引,气血凝滞不通;胎热结于心脾,邪热上乘于心而扰乱心神;偶见异物,暴受惊恐,以致心志不宁,神不守舍或食积胃脘,胃不和则卧不安等致使患儿阴阳失调,不寐而啼。

西医学认为,啼哭是婴儿的一种本能性反应,是表达要求或痛苦的一种方式。小儿的睡眠具有一定的规律,如一般从浅睡到深睡而后进入活动睡眠再到觉醒,在活动睡眠阶段孩子会不断翻身、动或哭,所以,如果哭闹的婴儿一般情况良好,饮食正常,哭声洪亮,哭闹间隙期面色、精神正常,可以不惊动他,让他哭闹一阵儿自会再睡。饥饿、口渴、衣着过冷或过热、尿布潮湿、湿疹作痒或虫咬等原因引起的哭闹属正常的本能反应,为生理性啼哭,不需治疗。有些疾病,如佝偻病、虫病、外科疾病等引起的婴儿啼哭,属病理性啼哭,须治疗原发病。

一、诊断

(1)常有腹部受寒、饮食不调或暴受惊恐的病史。

(2)以白天如常,入夜则啼哭不安为主要临床表现。中焦脾寒以哭声低顿,屈腰而卧,得热则减,遇寒加重为特征;心经积热以哭声高亢,睡喜仰卧,面赤唇红,烦躁不宁为特征;食积者兼腹部胀满,大便不调,量多酸臭,泻前哭闹,泻后痛减,口臭纳呆等证候;因惊恐而啼者睡卧易惊,神情恐惧,面色乍青乍白。

(3)实验室及其他各项检查多属正常范围。

二、治疗

(一)治疗指征

非胃肠道器质性病变和其他疾病引起的夜啼。

(二)基本治法

安神宁志。中焦脾寒者温中散寒，健脾安神；心经积热者清心泻火，通腑安神；惊骇恐惧者镇惊安神；乳食积滞者则消食导滞，理中安神。

(三)基本处方

1. 患儿取家长抱坐位或仰卧位

按揉百会 100 次，推囟门 100 次，按揉人中 50 次；揉小天心 100 次，分腕阴阳 50 次。

2. 患儿俯卧位

掌摩脊柱，自上而下 3～5 遍；按揉膈俞、肝俞、心俞、肾俞、命门、腰阳关、膀胱俞，每穴约半分钟；横擦腰骶部，以热为度。

(四)辨证施治

1. 中焦脾寒

在基本处方基础上加具有温中散寒、健脾安神作用的操作法。如补脾土 300 次，揉板门 100 次；拿肚角 3～5 次；顺时针方向摩腹 3 分钟，振腹 1 分钟或以热为度；捏脊 3～5 遍，按揉脾俞、胃俞、足三里，每穴约半分钟。

2. 心经积热

在基本处方基础上加具有清心泻火、通腑安神作用的操作法。如清心火 300 次，清肝木 100 次，清大肠 100 次，清小肠 100 次；掐总筋 5 次，揉内劳宫 100 次；清天河水 200 次，退六腑 100 次；揉神门 100 次，推涌泉 100 次；开璇玑 50 次。

3. 惊骇恐惧

在基本处方基础上加具有镇惊安神作用的操作法。如摩囟门 2 分钟，开天门 50 次；清肝木 100 次，补肾水 100 次，掐揉五指节各 5 次；推膻中 100 次，顺时针方向摩腹 2 分钟。

4. 乳食积滞

在基本处方基础上加具有消食导滞、理中安神作用的操作法。如揉板门 100 次，清胃经 100 次；清大肠 100 次，运内八卦 100 次；揉中脘 100 次，揉脐及天枢 100 次；分腹阴阳 100 次，按弦走搓摩 50 次；捏脊 3～5 遍，揉龟尾 100 次，推下七节骨 100 次。

三、按语

小儿不会言语，啼哭是他的一种本能的表达方式，反映了小儿的不安和需求，故治疗时应注意辨别是生理性的一时性啼哭还是需要治疗的经常性啼哭。《育婴家秘》曰："小儿啼哭，非饥则渴，非痒则痛，为父母者，心诚求之。渴则饮之，饥则哺之，痛则摩之，痒则抓之，其哭止者，中其意也，如哭不止，当以意度。"饥、渴、冷、热、尿湿、身痒或包裹过紧等均可产生生理性的一时性啼哭，只要去除诱因，即哭自止，不属病态，无需治疗。另外，可以通过啼哭的声音、伴随的症状及一些必要的检查措施来排除一些其他疾病如感冒、发热、肠套叠、急腹症等引起的啼哭。若是其他疾病引起的啼哭，关键是要及时治疗原发病。

(刘美玶)

第八节　汗证

汗证是指以小儿在安静状态下无明显诱因全身或局部出汗过多，甚至大汗淋漓为主要症状的一种儿科常见病证，多发于 5 岁以下婴幼儿和学龄前期儿童。津汗同源，正如《幼科心法要诀》中所说："汗乃人之津液，存于阳者为津，存于阴者为液，发泄于外者为汗。"生理上，人因活动或得热而阳盛，阳加于阴，蒸腾水分而为汗，阳随汗出复归于阴平阳秘，故汗是调节体内阴阳平衡的重要产物。病理上，小儿由于先天禀赋不足或后天调护失宜，气阴亏虚，肺气不固，腠理开阖失司或体内湿热迫蒸，营阴外泄而为汗。汗证常分自汗和盗汗两类，自汗多因气虚、阳虚，盗汗多因阴虚所致。白天安静状态下无故出汗，或稍作活动即汗出较多者为自汗；夜间入睡后汗出，醒后汗止者为盗汗。小儿常自汗、盗汗并见。

西医学认为，汗是由皮肤内腺体分泌的一种含盐的液体。生理性出汗是润泽肌肤、调节体温的一种重要方式；病理性出汗过多主要责之于交感神经兴奋过度导致汗腺分泌过盛，常见于上呼吸道感染、更年期综合征、甲状腺功能亢进等病证。

一、诊断

(1)有先天禀赋不足，后天喂养不当，或病后失养病史。发病无明显季节性。

(2)以小儿在安静状态、正常环境中，全身或局部出汗过多，甚则大汗淋漓为主要临床表现。肺卫不固型以自汗为主，时伴盗汗，患儿汗出以头颈、胸背明显，动则尤甚，兼见神疲乏力，舌质淡，或舌边有齿痕，苔薄白，脉弱等气虚证候；营卫失调型以自汗为主，或伴盗汗，患儿汗出遍身而抚之不温，兼见恶寒怕风，疲倦少力，纳少便溏，舌质淡红，苔薄白，脉缓等阳虚证候；气阴亏虚型以盗汗为主，也常伴自汗，兼见形体消瘦，神萎不振，心烦少寐，低热，口干，手足心灼热，舌质淡，苔少或见剥苔，脉细数等阴虚内热证候；湿热迫蒸型以自汗为主，出汗较多，汗出肤热，兼见汗渍色黄，口臭纳呆，渴不欲饮，大便不调，小便色黄，舌红，苔黄腻，脉滑数等湿热内蕴证候。

(3)必要时检查血钙、血沉、抗结核抗体等以排除其他疾病引起的汗出过多。

二、治疗

(一)治疗指征

排除生理性出汗及因传染病、结核病、佝偻病、温热病、甲亢等疾病引起的汗出过多。

(二)基本治法

补益虚损，调和阴阳。

(三)基本处方

1.患儿仰卧位

补肺经 100 次，运内八卦 100 次；分头阴阳 50 次，分腕阴阳 50 次；按揉膻中 100 次，分胸阴阳 50 次。

2.患儿俯卧位

捏脊 3～5 遍，按揉肺俞、心俞、脾俞、肾俞，每穴约半分钟，按揉足三里 100 次。

(四)辨证施治

1.肺卫不固

在基本处方基础上加具有健脾益气、固表敛汗作用的操作法。如揉百会 100 次，拿风池 5～10 次；补脾经 300 次，揉板门 100 次；摩中脘 2 分钟，顺时针方向摩腹 3 分钟。

2.营卫失调

在基本处方基础上加具有温振卫阳、调和营卫作用的操作法。如补脾经 300 次，补肺经

100 次；清大肠 100 次，清小肠 100 次；按弦走搓摩 50 次，顺时针方向摩腹 3 分钟，振腹 1 分钟；擦肺俞、心俞、脾俞、肾俞，以热为度。

3. 气阴亏虚

在基本处方基础上加具有养阴清热作用的操作法。如补脾经 300 次，补肾经 300 次；揉二人上马 100 次，运内劳宫 30 次，擦涌泉 1 分钟或以热为度。

4. 湿热迫蒸

在基本处方基础上加具有清热利湿作用的操作法。如补脾经 200 次，清胃经 100 次，清心经 100 次，清大肠 100 次，退六腑 100 次；开璇玑 50 次；揉龟尾 100 次，推下七节骨 100 次。

三、按语

推拿治疗小儿汗证应注意排除因活动和环境因素导致的生理性汗出及因传染病、结核病、佝偻病、温热病、甲亢等疾病引起的病理性汗出。临床以湿热迫蒸型汗证推拿效果较明显，其他几型的治疗最好采用营养支持或配合中成药全面调理，才能取得较好的疗效。如肺卫不固和营卫失调型可配合玉屏风散和虚汗停颗粒，气阴亏虚型可配合生脉饮口服液治疗或用五倍子粉适量，温水或醋调成糊状，每晚临睡前敷脐中，以橡皮膏固定。若发现小儿体重不增或减轻，汗出较多，应尽快查明原因，及时治疗，若长期不加以重视，则易耗伤心阴，诱发其他病证，预后不良。

（刘美玶）

第九节　注意力缺陷多动症

注意力缺陷多动症，又称儿童多动综合征，简称多动症，以注意力不集中、活动过多、冲动任性，伴有不同程度的学习困难，但智力正常或接近正常为主要特征。学龄期儿童多见，男孩多于女孩。由于小儿本身具有“肝常有余”、“脾常不足”、“肾常虚”的特点，若患儿先天禀赋不足，或后天调养不当，或外伤、病后未及时康复，或情志失调等致脏腑功能不足，阴阳平衡失调，均可导致本病的发生。肝藏血，肝肾阴虚则阴血不足，血不养心，心神失守故注意力不集中；肝肾阴虚于下，阳亢于上，则患儿烦躁易怒，形体多动。脾为后天之本，脾虚气血生化乏源，则脑失所养，引起一系列神志异常表现。故本病的病位主要责之于心、肝、脾、肾，病机关键在于脏腑功能不足，阴阳平衡失调。

西医学认为，该病属于脑功能轻微失调或轻微脑功能障碍综合征范畴，是一种发病原因复杂、病理机制尚不完全清楚的儿童时期常见的行为障碍性疾病。产前、产时或产后的轻度脑损伤是重要的发病因素。其次，发病与遗传、环境、生产方式等有一定关系。近年来有研究表明，轻度铅中毒也是诱发该病的原因之一。

一、诊断

（1）有产伤、脑外伤、中毒病史，或先天不足、病后失养及情志失调等病史。

（2）早产儿多见，病程持续 6 个月以上。

（3）以注意力缺陷、多动、冲动为主要症状。肝肾阴虚型以急躁易怒，多语多动，冲动任性，五心烦热，舌红少津，脉细弦为主要证候；心脾两虚型以神思涣散，神疲面黄，多言而声调不高昂，多动而不暴躁，记忆力差，食少便溏，舌淡，苔薄白，脉虚弱为特征；痰火内扰型以多语多动，冲动任性，难于制约，烦躁不宁，眠差，纳少口苦，尿黄便结，舌质红，苔黄腻，脉滑数为主要证候。

(4)翻手试验、指鼻试验、指一指试验阳性。脑部 CT 及磁共振(MRI)检查一般无异常，少数患儿可见小脑蚓部及部分脑干轻度萎缩现象。

二、治疗

(一)治疗指征

排除严重脑外伤、中毒及中枢神经系统的感染性疾病，排除广泛性神经精神发育迟滞，儿童期精神障碍型疾病和药物副反应等引起的神志病证。

(二)基本治法

调和阴阳。肝肾阴虚型宜滋养肝肾，平肝潜阳；心脾两虚型宜健脾益气，养心安神；痰火内扰型宜清热泻火，化痰宁心。

(三)基本处方

1. 患儿取仰卧位

开天门 50 次，推坎宫 50 次，揉太阳 100 次；按揉膻中、天突、承浆、人中、神庭、百会、哑门、风府，每穴约半分钟。

2. 患儿取俯卧位

掌摩脊柱，自上而下 3～5 遍；捏脊 3～5 遍，按揉肝俞、膈俞、心俞、脾俞、胃俞、背俞，每穴约半分钟。

3. 患儿取坐位

一指禅推法自头顶百会穴至项背部大抒穴，沿督脉自前向后推 3～5 遍，拿头项五经 3～5 遍，拿肩井，拿上肢，拿曲池、合谷，自上而下 3～5 遍。

(四)辨证施治

1. 肝肾阴虚

在基本处方基础上加具有滋养肝肾、平肝潜阳作用的操作法。如补肾经 500 次，揉肾顶 100 次，清肝经 100 次；运内劳宫 30 次，揉二人上马 100 次，掐揉五指节各 5 次；顺时针方向摩腹 5 分钟，按揉中脘、神阙、气海、关元、中极，每穴约半分钟；横擦腰骶部，以热为度。

2. 心脾两虚

在基本处方基础上加具有健脾益气、养心安神作用的操作法。如补脾经 300 次，揉板门 100 次；顺时针方向摩腹 3 分钟，按揉中脘、神阙、气海、足三里，每穴约半分钟；振百会 1 分钟，振腹 1 分钟；横擦腰骶部，以热为度。

3. 痰热内扰

在基本处方基础上加具有清热泻火、化痰宁心作用的操作法。如揉板门 300 次，清胃经 100 次，运内八卦 100 次；打马过天河 10 遍，退六腑 100 次；开璇玑 50 次，分腹阴阳 100 次；拿委中 10 次，揉丰隆 100 次，推涌泉 100 次；揉龟尾 100 次，推下七节骨 100 次。

三、按语

随着商业化社会带来的食品不安全、环境污染严重、社会竞争激烈等社会现象的日益严重，一方面，儿童多动综合征的发病率呈逐年上升的趋势；另一方面，人们对该病的认识和重视不足，临床常有误诊、漏诊现象发生，该病的失治、误治将给患儿的身心健康带来极为不利的影响。目前，治疗该病的方法有药物疗法、心理疗法、行为疗法、饮食疗法等。药物疗法中的中枢神经兴奋剂，是传统疗法中应用最广泛的治疗手段之一，能快速明显地提高患儿记忆力，但药物的毒副作用不能忽视，且需长期服药。由于该病病因和病理机制的复杂性，单一疗法难以取得较好的疗效，故临床提倡综合治疗和早期治疗。推拿治疗期间，如果能够配合心理疏导、行为治疗及饮食疗法，将取得较好的治疗效果。

（刘美玶）

第十节　遗尿

遗尿是指 3 岁以上的小儿经常出现睡中小便自遗、醒后方觉现象的一种儿科常见肾系疾病，俗称“尿床”、“遗溺”。尿液的生成、排泄与肺、脾、肾、三焦、膀胱关系密切，肾气不足，下元虚冷或病后体弱，脾肺气虚致三焦气化不利，肺、脾、肾三经之气不固，膀胱失约而成遗尿。少数患儿因肝经湿热，疏泄失常，火热内迫，热迫膀胱，膀胱不藏而遗尿。

西医学认为，本病可能与排尿控制功能发育落后有关。兴奋、惊恐、过度疲劳、对新环境不适导致的精神紧张、缺乏照顾及训练、膀胱容量小等原因也可导致遗尿的发生。其中约有 10％的患儿具有遗传倾向。

3 岁以下儿童，由于脏腑娇嫩、经脉未实、脑髓未充，或正常的排尿习惯尚未养成而尿床者不属病理现象。个别儿童因贪睡，或懒卧不起而致尿床，只需定时唤醒排尿，不需治疗。学龄期儿童，由于睡前多饮，或疲劳酣睡，偶然发生睡中尿床者，也不属病态。

一、诊断

（1）发病年龄在 3 岁以上，有白天过度疲劳或饮水过多等病史。

（2）以睡眠中不自主排尿、醒后方觉为主要症状，睡眠状态下不自主排尿＞2 次/周，并持续 6 个月以上。肾气不足型睡中经常遗尿，甚至一夜数次，尿清而长，伴神疲乏力，形寒肢冷，记忆力减退或智力较差，舌淡，苔白滑，脉沉细无力等虚寒证证候；肺脾气虚型夜间遗尿，日间尿频而量多，伴自汗，面色萎黄，少气懒言，食欲不振，大便稀溏，舌淡，苔薄白，脉细等气虚证证候；肝经郁热型睡中遗尿，但尿量不多，气味腥臊，尿色较黄，伴性情急躁，夜间梦语啮齿，舌红，苔黄腻，脉弦等湿热内蕴肝经之象。

（3）尿常规及尿培养无异常发现；部分患儿腰骶部 X 线摄片可见隐性脊柱裂。

二、治疗

（一）治疗指征

非泌尿道器质性疾病及糖尿病、尿崩症等其他疾病所引起的遗尿患儿。

（二）基本治法

固涩下元。肾气不足，下元虚寒者宜温补肾阳，固涩止遗；肺脾气虚宜健脾补肺，益气固涩；肝经郁热则应疏肝清热，缓急止遗。

（三）基本处方

1. 患儿取家长抱坐位或仰卧位

补肾水 300 次；用全掌摩全腹 3～5 分钟，尤以下腹部为主；揉气海及丹田 100 次，揉三阴交 100 次。

2. 患儿取俯卧位

捏脊 3～5 遍，按揉脾俞、肾俞、大肠俞，每穴约半分钟；横擦腰骶部，以热为度。

(四)辨证施治

1. 下元虚寒

基本处方中的摩腹调整为顺时针方向轻摩 5 分钟，加具有温肾固摄作用的操作法。如揉肾顶 300 次，推三关 100 次，揉外劳宫 100 次；按揉中脘、神阙、关元、中极，每穴约半分钟，振下腹 1 分钟；揉龟尾 100 次，推上七节骨 100 次。

2. 肺脾气虚

基本处方中的摩腹调整为顺时针方向摩 5 分钟，加具有健脾益肺作用的操作法。如补肺金 300 次，补脾土 300 次，按揉板门 100 次；按揉百会 100 次；摩中脘 2 分钟，揉中极、关元、血海、足三里，每穴约半分钟；揉龟尾 100 次，推上七节骨 100 次。

3. 肝经郁热

基本处方中的摩腹调整为逆时针方向重摩 3 分钟，加具有疏肝清热作用的操作法。如清肝木 100 次，清心火 100 次，清大肠 100 次，清小肠 300 次；清天河水 100 次，退六腑 100 次；用食、中二指自上而下推足膀胱 100 次，推上三阴交 100 次；掌摩脊柱，自上而下 3～5 遍。

三、按语

推拿治疗小儿遗尿以单纯功能性的肺脾气虚型疗效较好，肝经郁热型要注意排除膀胱、尿道、包皮及附近器官的感染。若感染严重，应及时配合抗感染治疗。蛲虫病、脊髓炎、大脑发育不全等引起的遗尿，需积极治疗原发病，方能取得较好的疗效。本病预后较好，但若贻误诊治，常反复发作，在一定程度上影响患儿的生长发育和身心健康。推拿治疗过程中，若建立良好的医患关系，配合恰当的心理疏导，会取得更满意的疗效。

(刘美玶)

第十一节　小儿肌性斜颈

由于一侧胸锁乳突肌挛缩变性引起以小儿头向患侧歪斜，颜面旋向健侧为主要特征的一种儿科常见疾病。多由先天胎位因素（脐带绕颈或头部总向一侧偏斜等），或分娩时胎位不正、产伤，或一侧胸锁乳突肌感染性肌炎、外伤等引起胸锁乳突肌缺血性或出血性挛缩所致。

中医学认为，本病是由于先天胎位不正或后天损伤，导致气滞血瘀或气虚血瘀而发，属“项痹”范畴。

一、诊断

(1)有先天性胎位不正或胸锁乳突肌后天损伤的病史。

(2)以头向患侧倾斜并向健侧旋转，颜面转向健侧为主要症状。部分患儿在胸锁乳突肌中下部可触及质地较硬，大小不等的结节状、条索状或骨疣样肿块。

(3)检查可发现头部畸形,颜面及双眼大小不对称,后期可出现脊柱畸形(以颈胸椎侧凸为多),颈项活动以健侧侧弯及患侧旋转受限为明显。

(4)彩色B超检查显示,患侧胸锁乳突肌增粗、增厚,或可探及肌性肿块,回声增高或减低,肌纹理增粗、紊乱。

二、治疗

(一)治疗指征

6岁以前或脊柱畸形不明显的肌性斜颈患儿,年龄越小,治疗效果越好。

(二)基本治法

舒筋活血,软坚散结。

(三)基本操作

1.患儿取仰卧位

用食、中、无名指三指或食、中二指夹住患侧肿块部位或整个胸锁乳突肌,施以柔和有力的双指揉或三指揉法3分钟;然后用拇指沿胸锁乳突肌(桥弓穴)轻柔弹拨,重点弹拨胸锁乳突肌的起、止点及(或)肿块。按揉法与弹拨法交替进行,共5～8分钟。

2.患儿取仰卧位或家长抱坐位

用拇指与食、中两指相对用力拿捏患侧胸锁乳突肌,重点拿捏肿块及挛缩部位2分钟,手法由轻及重,以患儿能承受为度;用轻柔的拿法、揉法作用于斜方肌等颈项部相关肌群及健侧肌群2分钟。

3.患儿取仰卧位

用拇指指腹再次按揉胸锁乳突肌自上而下3～5遍;用缠法或振法作用于患侧胸锁乳突肌起、止点及肿块部位约1分钟;按揉风池、耳后高骨、翳风、天柱、肩井、缺盆,每穴半分钟。

4.患儿取仰卧位

双手掌面扶住患儿头两颞侧,同时用力沿颈椎纵轴方向拔伸,持续1～2分钟,顺势做颈项部左右侧屈及旋转的被动运动(以健侧侧屈和患侧旋转为主),左右各5～10次;一手置患侧肩部,另一手扶患侧头部,两手用力做相反方向的扳动,尽量拉伸患侧胸锁乳突肌,每次持续1～2分钟,连续做3～5次。

(四)分型施治

肿块型以软坚散结为主,非肿块型以矫正畸形为要。

1.肿块型

在以上操作的基础上,延长肿块部位的按、揉、拿、捏时间,并在肿块部位施以较重的缠法和振法。

2.非肿块型

延长拿或捏患侧胸锁乳突肌(桥弓穴)的时间;着重按揉患侧胸锁乳突肌的起止点,并加强被动牵伸患侧胸锁乳突肌;捏脊3～5遍;自上而下依次按揉颈胸段华佗夹脊及足太阳膀胱经第一侧线上的背俞穴3～5遍;年长儿可适当配合颈项拔伸及矫形固定。

三、按语

推拿治疗小儿肌性斜颈有较好的疗效,其治疗目的是最大限度地恢复胸锁乳突肌的功能，故在治疗过程中，该肌起止点的治疗及被动运动极为重要。治疗期间若能配合中药热敷(桂枝、伸筋草、透骨草、五加皮、海桐皮、路路通、当归、川芎等活血化瘀的中药煎水外敷患侧胸锁乳突肌，每次15～20分钟，每日1～2次)和家庭按摩(家长可在患儿颈项部用食、中、无名指螺纹面施以轻柔的揉法和摩法，以肿块处为主，同时结合头颈部的被动屈伸和旋转运动)则疗效更好。根据病情需要，可适当选择应用颈托矫形器、TDP加磁疗、超激光照射等辅助疗法配合治疗。

(刘美玶)

第十二节　臀肌挛缩

臀肌挛缩是以臀部肌肉挛缩、髋部疼痛、活动障碍、弹响为主要特征的一种儿科疾病，又称髂胫束挛缩、弹响髋。多见于幼儿，也可见于青壮年。多由股骨大转子与髂胫束后缘或臀大肌前缘长期摩擦引起髂胫束或臀大肌前缘增厚或纤维带形成而继发。

中医学认为，由于外伤或劳损导致气滞血瘀，经络不畅，筋肉失养，不通则痛，属"痿证"范畴。

一、诊断

(1)有臀部肌内注射或慢性劳损的病史。

(2)以患侧髓部活动障碍、运动弹响为主要症状。行走时，两膝外翻，呈外八字，速度变慢。

(3)检查可发现，患侧臀肌挛缩，甚者大转子处呈凹陷状。主动屈髋受限，屈曲内收内旋动作尤为困难。做屈曲或伸展动作时，在股骨大粗隆外侧可摸到条索状物，或听到有弹响声。触摸可有疼痛感。

(4)X线片显示无异常。

二、治疗

(一)治疗指征

排除髋关节结核、股骨头骨骺炎及髋部骨折和髋关节脱位或扭伤的患儿，治疗越早，效果越好。

(二)基本治法

舒筋活血，通络止痛。

(三)基本操作

1.患儿取俯卧位

沿臀大肌方向用擦法作用于患处3～5分钟；按揉髋部外侧肌群2～3分钟；做髋关节被动后伸和外展被动运动3～5次；然后用拇指轻柔弹拨股骨大转子后方、骶部及髂嵴外缘2～3分钟。

2.患儿取侧卧位

沿阔筋膜张肌、髂胫束、膝部用擦法持续治疗3～5分钟；用拇指或食、中指轻柔弹拨髂前上棘上方的髂嵴部和股骨大转子处的条索状物2～3分钟。

3. 患儿取仰卧位

按揉居髎、环跳、风市、血海、足三里、阳陵泉、三阴交、悬钟、太冲、阿是穴，每穴约半分钟。用双手掌面置患肢内外侧，自上而下搓动3～5遍。沿大腿外侧髂胫束、臀大肌、阔筋膜张肌，顺纤维方向施与擦法，以热为度。

三、按语

推拿治疗小儿臀肌挛缩主要是通过舒筋活络，松解挛缩的肌肉，以逐步恢复髋关节的活动功能。治疗期间若能配合中药热敷(桂枝、伸筋草、透骨草、五加皮、海桐皮、路路通、当归、川芎等活血化瘀的中药煎水外敷患侧，每次15～20分钟，每日1～2次)和家庭按摩(家长可在患儿臀部施以轻柔的揉法和掌摩法，同时结合髋关节的被动屈伸和外展内收运动)则疗效更好。

(刘美玶)

第十三节　胎怯

胎怯，指胎禀怯弱，即以新生儿体重低下、身材矮小、脏腑形气未充盈为主要特征的一种新生儿疾病，又称“胎弱”。本病病因为先天禀赋不足，发病机制为胎中涵养不足，化生无源，元气未充，脏腑形气未能充盛。故胎怯儿出生后五脏皆虚，其中尤以脾肾二脏虚弱突出。

西医学认为，该病多因胎儿在母体内营养缺乏、孕育时间不足或快到预产期时母体突然遭受惊恐、感染等致早产所致，又称“低出生体重儿”，包括早产儿和小于胎龄儿。早产儿多与孕母患妊娠高血压综合征，早期破水、胎盘早期剥离或前置胎盘，多胎妊娠或羊水过多，孕母患慢性疾病或急性传染病等因素关系密切；小于胎龄儿与各种原因导致的胎盘功能失常有关，如妊娠高血压综合征及感染等。因患儿先天发育不良，各系统功能较低下，容易引发各系统的感染，必须加强护理，发现问题及早对症处理，若失于救治，则死亡率随出生体重的减少而急剧上升，即使存活，也会对未来的体格发育和智能发育产生不良影响。

一、诊断

(1)有孕母体弱、疾病、胎养不周，患儿早产、多胎等先天不足因素，以及胎盘、脐带异常等病史。

(2)以精神萎靡，形体瘦小，面色无华，气弱声低，吮乳无力，筋弛肢软为主要表现。一般体重低于2500g，身长短于46cm；若出生体重低于1500g，为重症，又称极低出生体重儿。肾精薄弱型以体短形瘦，头大囟陷，骨弱肢柔，指甲软短，毛发稀黄，耳壳薄软，哭声低微等形体、毛发等方面的禀赋不足证候显著；脾肾两虚型体重低下而身长尚可，伴皮肤干皱，肌肉瘠薄，四肢欠温，啼哭无力，吮乳乏力，腹胀泄泻等脾胃运化功能失调证候。

(3)检查可发现主动运动减少，全身肌力、肌张力不同程度下降。

二、治疗

(一)治疗指征

排除脑外伤、进行性肌营养不良、各种急性脑炎及新生儿期合并严重疾病的存活早产儿。

（二）基本治法

补肾健脾。肾精薄弱者益精充髓、温补肾元；脾肾两虚者着重健脾益肾、温运脾阳。

（三）基本处方

1. 患儿取仰卧位

补脾土 300 次，补肾经 300 次；顺时针方向摩腹 2 分钟，揉挤及丹田 100 次；振百会 1 分钟。

2. 患儿取俯卧位

自上而下摩脊柱 3～5 遍；由下而上捏脊柱 3 遍；擦肾俞、命门和八髎穴，以热为度。

（四）分型施治

胎怯可根据五脏虚衰的侧重不同进行分型施治，推拿临床常在基本处方基础上按肾精薄弱和脾肾两虚型随症加减。

1. 肾精薄弱型

在基本处方基础上加具有益精充髓、温补肾元作用的操作法。如揉肾顶 100 次，揉窝风 100 次；揉膻中 50 次，振腹 1 分钟；按揉足三里、三阴交、涌泉，每穴约半分钟；推涌泉 100 次。

2. 脾肾两虚型

在基本处方基础上加具有健脾益肾、温运脾阳作用的操作法。如揉板门 100 次，推三关 100 次，揉外劳宫 50 次；摩中脘 2 分钟，振腹 1 分钟；按揉脾俞、肾俞、大肠俞、膀胱俞、足三里，每穴约半分钟；揉龟尾 100 次，推上七节骨 100 次。

三、按语

本病虽然以脾肾两虚为病机关键，但五脏皆虚，临证还应根据其不同证候，分别补五脏，如气弱声低，皮肤薄嫩，胎毛细软者属肺气虚，应兼补肺气；神萎面黄，唇甲淡白，虚里动疾者属心气虚，当兼益心气。患儿五脏薄弱，故补益的同时当佐以助运，以防纳呆。推拿治疗胎怯提倡早期干预，一般于出院后 1 周进行。

另外，患儿由于先天禀赋不足，一时难以适应出生后环境的变化，容易诱发新生儿窒息、黄疸、硬肿症、败血症等严重并发症，临证治疗应遵从急则治其标、缓则治其本的原则。若伴并发症，首先应采用中西医综合疗法及时诊治，待病情稳定后再采用推拿疗法进行整体调理；其次，患儿的脾胃运化功能较差，母乳喂养者应注意乳母的营养支持，混合喂养或人工喂养者尤应固护脾胃为先，加强喂养指导。

（刘美玶）

第十四节　儿童单纯性肥胖症

儿童单纯性肥胖症是指儿童体内的热量摄入远远大于消耗与利用，造成脂肪在体内积聚过多，进而导致体重超常的一种综合征。儿童单纯性肥胖症形成原因尚不明确，可能是一种由特定的生化因子引起的一系列进食调控和能量代谢紊乱的疾病，属多因素的营养障碍性疾病，其发病过程是过剩的能量以脂肪的形式逐渐积存于体内的过程。流行病学调查显示：儿童单纯性肥胖症的发病率呈逐年增高的趋势，我国目前为 5%～8%。肥胖不仅影响儿童的身心健康，其中 50%～80%的肥胖患儿还会延续发展为成人肥胖，进而增加患心血管疾病、糖尿病、胆石症、痛风等疾病的危险性，故对本病的防治应引起家庭和社会的重视。

中医学认为，肥胖症的发生主要与先天禀赋异常、饮食不节、运动过少及脏腑功能失调等因素有关，属“肥人”、“胖人”、“脂膏”、“痰浊”、“肥满”、“痰湿”等范畴。发病机制主要责之于气虚、痰、湿、瘀等几个方面，具体表现为气虚为本，阴盛(即水湿、痰瘀、脂质浊阴之邪)为标，其中气虚主要是以脾肾功能失调为病理基础。病理机制为本虚标实，本为脾胃不足，运化失司，甚者脾肾阳虚；标为痰、湿、热、滞为患；病位在脾、胃、大肠，涉及肝、肾。

一、诊断

(1)小儿体重超过同性别、同身高参照人群均值20％以上即可诊断为肥胖症；超过20％～29％者为轻度肥胖，超过30％～49％者为中度肥胖；大于或等于50％者为重度肥胖。可发生于任何年龄，但最常见于婴儿期、5～6岁和青春期。

(2)以形体肥胖，喜食肥甘，疲乏无力为特征。虚胖患儿伴少气懒言，头晕胸闷，动则汗出，舌淡苔薄，指纹色淡或脉细弱等脾虚湿阻证候；或水肿尿少，四肢厥冷，动则气喘，舌淡苔嫩，指纹色淡或脉虚无力等脾肾阳虚证候。实胖(痰脂瘀积)患儿兼见头重肢困，多食善饥，口臭，苔腻，指纹紫滞或脉滑等胃热湿阻型证候；或烦躁易怒，胸胁胀满等肝郁气滞型证候。临床上常表现为虚实夹杂，即本虚标实之证。

(3)实验室检查：血清胆固醇、甘油三酯和低密度脂蛋白不同程度增高；常有高胰岛素血症，血生长激素水平减低，生长激素刺激试验的峰值也低于正常儿童。超声检查部分患儿可发现脂肪肝。

二、治疗

(一)治疗指征

儿童单纯性肥胖患儿。即排除累及下丘脑的创伤、肿瘤、炎症及局部手术等引起的下丘脑性肥胖；库欣综合征等糖皮质激素过多性肥胖；甲状腺功能低下等内分泌疾病引起的肥胖；Alstrom综合征、Prader－Willi综合征及Laurence－Moon－Biedl综合征等遗传性疾病引起的肥胖。

(二)基本治法

温阳健脾，化疲除湿祛瘀。虚胖患儿重在健脾益气，实胖患儿以化痰除湿祛瘀为主。

(三)基本处方

1.患儿取仰卧位

补脾经500次，清胃经300次，清大肠300次；开璇玑50次，摩腹10分钟，揉脐及天枢100次；点按水分、气海、天枢、滑肉门、外陵、大横等穴，每穴约半分钟。

2.患儿取俯卧位

捏脊3～5遍，依次按揉肺俞、脾俞、胃俞、大肠俞、膀胱俞等，每穴约半分钟；揉龟尾500次，推下七节骨300次。

(四)分型施治

肥胖的临床分型可采用多种方法，如根据患儿的腰－臀围比值(腰围是以肋缘与髂嵴中点为水平的周径，臀围是以臀部最突出点为水平的周径)WHR可分为周围型肥胖和中心型肥胖，WHR＜0.8为周围型肥胖，WHR≥0.8为中心型肥胖；根据肥胖的脏腑辨证，可分为脾虚湿阻型、脾肾阳虚型、胃热湿阻型和肝郁气滞型等；根据肥胖的全身表现可分为虚胖和实胖两类。推拿临床常在基本处方基础上按虚胖和实胖随症加减。

1. 虚胖

将基本处方中的摩腹调整为顺时针方向摩10分钟，加上具有健脾益气、消脂减肥作用的操作法。如补肾经300次，推三关100次，揉外劳宫100次；摩中脘3分钟，振腹1分钟或以热为度；按揉臀部2分钟，推箕门100次；按揉气海、关元、足三里、血海、三阴交，每穴约半分钟；由下而上摩脊柱3～5遍，擦肺俞、脾俞、胃俞、肾俞、大肠俞和八髎穴，以热为度。

2. 实胖

将基本处方中的摩腹调整为逆时针方向摩10分钟，加上具有化痰除湿、祛瘀消脂作用的操作法。如揉板门200次，清小肠300次，运内八卦100次；按弦走搓摩100次，分腹阴阳300次；按脊柱，自上而下5遍；按揉足太阳膀胱经背部第一侧线和第二侧线，由上而下3～5遍；分背阴阳100次；拿风池、肩井、曲池、合谷、委中、承山、昆仑等穴，每穴5～10次。

三、按语

肥胖给患儿的身心带来许多危害。目前治疗肥胖症的常规减重药物如苯丙醇胺、芬特明、右芬氟拉明、芬氟拉明、西布曲明、奥利司他等尽管有一定疗效，但副作用明显，且具有成瘾性，不适宜儿童使用。儿童处于生长发育的最佳时期，传统减肥用的节食疗法也不可取。推拿运用手法治疗不仅安全简便，而且它是医者与患儿直接接触的一种治疗方法，在整个治疗过程中，医生不仅可通过手法刺激达到治疗效果，而且还可通过语言和患儿进行充分的交流，使患儿了解肥胖的一般常识及其危害性，自觉地从饮食、睡眠、运动等多方面配合医生的治疗。这样，不仅可治疗患儿的疾病，还可促进患儿的心理健康，这种治疗方法越来越被人们认同并广泛应用于临床。但是，肥胖的形成是多因素长期慢性积累的过程，治疗的疗程也相对较长，我们还是提倡以预防为主。

（刘美玶）

第十五节　小儿麻痹症

小儿因感染脊髓灰质炎病毒致脊髓前角运动神经元损害产生相应临床症状的一种急性传染病，称脊髓灰质炎，又名小儿麻痹症。疾病早期类似感冒，出现发热、呕吐、腹泻等临床表现，称前驱期；随着疾病的发展，出现面赤、咽红、出汗、全身肌肉疼痛拘急、四肢颤震等症状，称痹痛期；后期，以肢体相应受累肌群的迟缓性麻痹为主要临床表现，称痿瘫期；若此期未能恢复，可渐致肌肉萎缩，关节变形，称枯痿期或小儿麻痹后遗症。该病大多发生于1～5岁小儿，以1～2岁发病率最高，夏秋季为高发期。随着小儿麻搏减毒活疫苗糖丸的普遍应用，该病的发病率已大幅下降，但随着水源、环境污染等原因的存在，部分小儿的免疫能力正在下降，也会增加感染的机会。

中医学认为，本病是由于暑、热、湿等疫疠毒邪，经口鼻入侵，首犯肺脾胃，致肺卫失宣、脾胃失和；继之邪毒流窜经络，导致经络不通，气血阻滞而发搏痛；进而耗损气血，损及肝肾，以致形体失养，出现肌肉痿软，骨骼畸形，终至瘫痪。属“痿证”范畴。

一、诊断

(1)有传染病接触史。

(2)前驱期以类似感冒症状为主;痹痛期以全身肌肉疼痛拘急、四肢颤震症状为主;痿瘫期以肢体麻痹,痿软无力,局部欠温,枯萎失用为主;枯痿期则以肢体枯细,关节活动不利为主。

(3)瘫痪分布不规则,不对称,以下肢瘫痪多见。根据受累神经的不同可伴不同程度的口眼㖞斜、脊柱侧弯、肩关节松脱、膝反张、足内外翻、马蹄足或仰趾足畸形等阳性体征。

(4)血常规检查发现,白细胞总数及中性粒细胞百分比大多正常,少数患者白细胞及中性粒细胞轻度增多,血沉增速;起病 1 周内可从咽部及粪便内分离出病毒;瘫痪出现后第 2 周,脑脊液检查可发现蛋白细胞分离现象。

二、治疗

(一)治疗指征

6 岁以前,病程 2 年以内的小儿麻痹症患儿。排除感染性多发性神经根炎、家族性周期性麻痹、白喉后麻痹、流行性乙型脑炎、进行性肌营养不良、柯萨奇病毒和埃可病毒等肠道病毒感染引起的池缓性瘫痪等。

(二)基本治法

健脾益肺,补益肝肾,舒筋通络,矫正畸形。

(三)基本处方

小儿麻痹症根据病程的进展,分为前驱期、痹痛期、痿瘫期和枯痿期四个阶段。前驱期患儿以类似感冒症状为主,以清热解毒、解表祛邪为主,可参照时邪感冒治疗;痹痛期患儿正虚邪恋,以清热解毒、除湿通络为主,需要中西医结合治疗,尽量阻断病情的进一步发展,避免出现瘫痪。痿瘫期和枯痿期推拿调治的思路是在通过健脾益肺、补益肝肾提高患儿机体整体抗病能力的同时,通过舒筋通络、矫正畸形促进瘫痪部位的早日康复。

1.患儿取仰卧位或家长怀抱坐位

补脾土 300 次,补肺经 300 次,补肾水 300 次;顺时针方向摩腹 2 分钟,揉脐及丹田 100 次;按揉章门、足三里、三阴交、悬钟,每穴约半分钟。

2.患儿取俯卧位

捏脊 3～5 遍,按揉肺俞、脾俞、肾俞,每穴约半分钟;横擦腰骶部,以热为度。

(四)分型施治

根据瘫痪部位分面瘫、上肢瘫、下肢瘫等几种类型,其中尤以下肢单瘫为多。

1.面瘫

在基本处方基础上加具有舒筋通络、促进头面部血液循环作用的操作法。如用一指禅推法从印堂推至百会 5～8 遍;开天门 30 次,推坎宫 30 次,揉太阳 100 次;按揉攒竹、太阳、阳白、神庭、百会、头维、瞳子髎、下关、颊车、地仓、合谷等穴,每穴约半分钟;振百会 1 分钟;用大鱼际揉患侧面部,自上而下操作 5 分钟;拿风池、肩井、合谷各 10 次。

2.上肢瘫

在基本处方基础上加具有舒筋通络、促进上肢血液循环作用的操作法。如拿风池 10 次;

拿颈项、拿肩井，自上而下 3～5 遍；按揉风池、天柱、肩井、肩髎、肩髃、曲池、手三里、合谷等穴，每穴约半分钟；摇患侧肢体的肩关节、肘关节和腕关节，每个关节 3～5 次；搓患侧肢体，自上而下 3～5 遍；抖擦上肢结束治疗。

3.下肢瘫

在基本处方基础上加具有舒筋通络、促进下肢血液循环、矫正畸形作用的操作法。如按揉髀关、环跳、阴廉、急脉、风市、血海、阳陵泉、委中、足三里、丰隆、解溪、昆仑、太冲等穴，每穴约半分钟；摇患侧肢体的髋关节、膝关节和踝关节，每个关节 3～5 次；搓患侧肢体，自上而下 3～5 遍；抖擦上肢结束治疗。伴关节畸形者在畸形部位做重点按揉及关节被动活动，并用矫正性手法或辅助器械矫正。

三、按语

本病以预防为主。婴幼儿应按照儿童免疫接种程序口服脊髓灰质炎减毒活疫苗（糖丸）以增加主动免疫，预防小儿麻痹症的发生。发现传染源，应及时隔离治疗，切断传播途径，阻断病情的发展，尽量不留后遗症。隔离的时间一般自发病之日起至少 40 天，最初 1 周应同时强调呼吸道和消化道隔离，1 周后单独采用消化道隔离；密切接触者应接受医学观察 20 天。对未接种过疫苗或先天性免疫缺损儿童的密切接触者，应立即肌注入血丙种球蛋白（0.3～0.5mL/kg）或胎盘丙种球蛋白（剂量加倍）以获得被动免疫。

随着我国计划免疫的开展，此病的发生率已大幅下降。但是，一旦发生，特别是遗留后遗症则不仅会影响患儿的生长发育，还影响其心理健康，属较严重的致残性疾病之一，应高度重视。瘦瘫期和枯瘦期患儿主要采用推拿治疗，但提倡早期干预，病程超过 2 年的患儿，治疗难度很大。

（刘美玶）

第十六节　鹅口疮

鹅口疮是以口腔、舌上满布白屑，状如鹅口为主要特征的一种口腔疾病。因其色白如雪片，故又名“雪口”。本病一年四季均可发生，多见于初生儿，久病体虚的婴幼儿及过用广谱抗生素的小儿。孕母嗜食辛辣厚味，胎热内蕴，遗患胎儿；或孕母产道秽毒侵入儿口；或生后喂养不当，妄加肥甘厚味，脾胃蕴热；或护理不当，口腔不洁，秽毒之邪乘虚而入，内外合邪，热毒蕴积心脾。舌为心之苗，口为脾之窍，邪热循经上炎，熏灼口舌而致鹅口疮。此外，患儿先天禀赋不足，素体阴虚，或热病后阴液被灼伤，或久泻损阴，或药物伤阴，致肾阴亏虚，水不制火，虚火循经上炎，熏灼口舌，也可发鹅口。故本病病位在心脾肾，轻者治疗及时，预后良好；少数邪盛正虚者，白屑可蔓延至鼻腔、咽喉、气道、胃肠，影响吮乳、呼吸及消化，甚至危及生命。

西医学认为，鹅口疮是由白色念珠菌引起的口腔黏膜炎症，又称口腔念珠菌病或急性伪膜型念珠菌病，是婴幼儿常见的口腔炎。白色念珠菌常在健康人皮肤、肠道、阴道寄生。故该病的发生与乳具消毒不严，乳母奶头不洁，喂奶者手指污染，或出生时经产道感染有关。长期腹泻，较长时间使用广谱抗生素和激素的患儿，机体免疫力普遍下降，容易感染白色念珠菌。

一、诊断

(1)新生儿,久病体弱婴幼儿,有长期使用抗生素或糖皮质激素的病史。

(2)以舌上、颊内、牙龈或上颚散布白屑为主要特征。白屑可融合成片,重者可向咽喉处蔓延,影响吮乳及呼吸,偶可累及食管、气管及肠道。

(3)实验室检查:取白屑少许涂片,加10%氢氧化钠液,置显微镜下,可见白色念珠菌芽孢及菌丝。

二、治疗

(一)治疗指征

排除白喉及残留奶块;单纯性鹅口疮早、中期未蔓延至食管、气管及肠道,未引起严重并发症的患儿。

(二)基本治法

清热泻火。实证治以清泄心脾积热为主;虚证以滋阴降火为要。

(三)基本处方

无论是实证还是虚证,患儿的整体抗病能力较弱,故基本处方旨在提高患儿的免疫力。

1.患儿取俯卧位

摩脊柱3～5遍;用食、中二指指面沿脊柱自上而下直推30次;捏脊柱,自下而上3～5遍;擦肺俞、肾俞、命门和八髎穴,以热为度。

2.患儿取仰卧位

补脾土300次,清胃经100次;揉膻中50次,顺时针方向摩腹2分钟,揉脐及天枢100次;按揉血海、足三里、三阴交,每穴约半分钟。

(四)分型施治

根据鹅口疮是否蔓延及全身症状的轻重程度,鹅口疮可分轻症和重症。轻症患儿推拿临床常在基本处方基础上按心脾积热和虚火上炎辨证加减施治。重症患儿应中西医内外兼治,方能提高疗效。

1.心脾积热

在基本处方基础上加具有清心脾、泄积热作用的操作法。如清心经200次,清大肠300次,清天河水300次,退六腑100次;揉小天心100次,推小横纹100次;开璇玑50次;揉龟尾100次,推下七节骨100次。

2.虚火上炎

在基本处方基础上加具有滋肾阴、降虚火作用的操作法。如补肾经300次,揉肾顶100次,揉二人上马300次;清肝经100次,清心经100次,清小肠100次;揉气海及丹田100次,振腹1分钟;按足三里、三阴交、太冲,每穴约半分钟;推涌泉100次。

三、按语

小儿因具有"脏腑娇嫩、形气未充"的生理特点和"发病容易、传变迅速"的病理特点,鹅口疮初期胎中伏热蕴积心脾,治宜清泻为主,但清泻不宜过急,注意全身调理、合理使用补益脾气的操作法,可促使溃疡黏膜的早日愈合。体虚患儿虚火上炎出现溃疡面疼痛、口臭等热象时，适当选用清泻的操作法，如清肝经、心经和小肠，也可促使患儿早日康复，但应中病即止，不可太过。少数严重患儿，病菌可进入血液循环，成为白色念珠菌败血症，病情危重，偶尔还可引起心内膜炎、脑膜炎等严重疾病，应加强护理，中西医综合诊治。

推拿治疗期间如同时配合局部用药，可缩短疗程，避免鹅口疮的反复发作。轻者可用2%碳酸氢钠溶液清洗口腔，注意动作要轻；然后用1%龙胆紫局部涂擦，每日2次。白膜面积较大者可用新配制的制霉菌素溶液(10～20万U/mL加入5mL甘油调匀)涂口腔，每日3次。

（刘美玶）

第十七节　疝气

疝气是指因咳嗽、喷嚏、用力过度等原因致腹腔压力突增，引起腹内脏器或组织离开了原来的部位，通过人体间隙、缺损或薄弱部位进入另一部位，产生以阴囊、小腹肿胀疼痛为主要症状的一种常见疾病。腹内脏器或组织通过腹壁或薄弱区向体表突出，在局部形成一肿块者称为腹外疝，进入原有腹腔间隙囊内者，称腹内疝。小儿常见腹外成中的膝疝和腹股沟斜疝，俗称“小肠窜气”，6个月至14岁儿童的疝气多为先天性解剖异常所致。

中医学认为，本病多由先天禀赋不足，后天失养，气虚不能统摄筋肉组织而发。

一、诊断

(1)有哭闹、咳嗽、喷嚏、便秘等病史。

(2)以阴囊、小腹肿胀疼痛为主要特征。影响患儿的消化功能可出现下腹部坠胀、腹痛、便秘、神疲乏力等症状。因腹股沟部与泌尿生殖系统相邻，腹股沟斜疝患儿可因疝气的挤压影响睾丸的正常发育。

(3)触诊可扪及质地柔软、大小不等、可移动的肿块，必要时可行腹股沟外环冲击试验，透光试验可用于鉴别鞘膜积液和腹股沟斜疝。B超可以确诊。

二、治疗

(一)治疗指征

2岁以内单纯性脐疝和腹股沟斜疝患儿。即排除嵌顿性疝、绞窄性疝等其他类型或伴睾丸鞘膜积液、子宫圆韧带囊肿或精索囊肿、睾丸下降不全等并发症。

(二)基本治法

疏肝理气，健脾益肾。

(三)基本处方

1.患儿取仰卧位

清肝经100次，补脾土300次，补肾经300次；顺时针方向摩腹3分钟，揉丹田100次；振腹1分钟。

2.患儿取俯卧位

自上而下摩脊柱3～5遍；由下而上捏脊柱3遍；擦肾俞、命门，以热为度；揉龟尾300次，推上七节骨100次。

(四)分型施治

小儿疝气可根据疝囊突出的位置及类型不同进行分型施治，推拿临床常在基本处方基础上按脐疝和腹股沟斜疝分型治疗。

1.脐疝

在基本处方基础上加具有健脾益肾作用的操作法。如摩中脘 2 分钟，揉脐及天枢 100 次；按揉水分、下脘、阴交、气海、关元、足三里、三阴交、肾俞、脾俞等穴，每穴约半分钟。

2.腹股沟斜疝

在基本处方基础上加具有疏肝理气作用的操作法。如按弦走搓摩 50 次，按揉膻中、章门、外陵、水道、归来、气冲、天枢、足五里、阴廉、急脉、三阴交、太冲等穴，每穴约半分钟。

三、按语

小儿疝气可在出生后数天、数月或数年后发生，通常在小孩哭闹、运动、用力大便后发现，腹股沟斜疝有时会延伸至阴囊或阴唇，影响患儿生殖系统的正常发育。孩子哭闹时，疝气包块鼓起，安静或卧床休息时常可以消失。推拿治疗对单纯性脐疝或腹股沟斜疝有较好的疗效，但应提倡早发现、早治疗，且在推拿的同时配合疝气带治疗，会取得较好的疗效。若发现后半年内不愈合者，应考虑手术治疗。另外，若包块逐渐增大，不能自行回纳的时间逐渐延长，如果包块卡住不能回复原位，会诱发嵌顿性疝，使进入疝囊的小肠发生肠梗阻、肠坏死等危险情况，必须及时手术治疗。

（刘美玶）

第十八节　小儿发热

发热，指体温高出正常而言，是小儿常见的一种病症。临床以肌肤热感伴面红、耳赤、口干、便秘、尿黄等为特征，一般可分为外感发热、肺胃实热、阴虚内热三种。外感发热，一般是指感冒而言，但急性传染病初起时也可见到。对于年幼体弱的小儿，发热后容易出现兼症，应予注意。

一、病因病机

（一）外感发热

小儿形气未充，卫表不固，加之冷热不知调理，或家长护理不当，易为恶寒外邪所侵，邪气侵袭体表，卫外之阳被郁而致发热；或外感风热，肺卫失和，邪正交争，以致发热。

（二）阴虚内热

小儿素体虚弱，先天不足，或后天失调，或久病耗气伤阴，肺肾不足，阴亏火旺，以致虚热不退。

（三）脾胃积热

饮食不节，损伤脾胃，乳食宿久，停滞不消，久之而生内热。

二、临床表现

（一）外感发热

偏于风寒者可见发热恶寒，无汗，头痛，鼻塞，流涕，喷嚏，咽痒，舌质淡红，苔薄白，脉浮紧，指纹鲜红；偏于风热者可见高热，恶风，微汗出，头痛，鼻塞，流浓涕，喷嚏，咽喉红肿疼痛，口干而渴，苔薄黄，脉浮数，指纹红紫。

（二）阴虚发热

低热，日晡尤甚，颧红盗汗，手足心热，形瘦神疲，口唇干燥，食纳减少，夜寐不宁，大便不调，小便淡黄，舌红苔剥，脉细数无力，指纹淡紫。

（三）脾胃积热

高热，腹痛拒按，烦躁不安，嗳腐吞酸，恶心呕吐，口渴欲饮，不思饮食，大便秘结，舌质红，苔薄黄腻，脉弦滑而数，指纹深紫。

三、推拿治疗

（一）外感发热

1. 治则：疏风解表，发散外邪。

2. 处方：推攒竹 30 次，推坎宫 30 次，揉太阳 30 次，清天河水 200 次。风寒者加推三关 200 次，掐揉二扇门 30 次，掐风池 5 次；风热者加推脊 100 次。

3. 配穴理论：清肺经、清天河水宜肺清热；推攒竹、推坎宫、揉太阳疏风解表，发散外邪；风寒者加推三关、掐揉二扇门、拿风池发汗锯表，驱散风寒；风热者加推脊以清热解表。

4. 加减：若兼咳嗽，痰鸣气急者加推揉膻中、揉肺俞、揉丰隆、运内八卦；兼见脘腹胀满，不思乳食，嗳酸呕吐者加揉中脘、推揉板门、分腹阴阳、推天柱骨；兼见烦躁不安，睡卧不宁，惊惕不安者加清肝经、掐揉小天心、掐揉五指节。

（二）阴虚内热

1. 治则：滋阴清热。

2. 处方：补脾经 300 次，补肺经 300 次，揉上马 300 次，清天河水 200 次，推涌泉 300 次，按揉足三里、运内劳宫。

3. 配穴理论：补肺经、揉上马滋肾养肺，滋补阴液，配清天河水、运内劳宫以清虚热；补脾经、按揉足三里健脾和胃，增进饮食；推涌泉引热下行以退虚热。

4. 加减：烦躁不眠加清肝经、清心经、按揉百会；自汗盗汗加揉肾顶、补肾经。

（三）脾胃积热

1. 治则：清泻里热，理气消食。

2. 处方：清胃经 300 次，清脾经 300 次，清大肠 300 次，揉板门 50 次，运内八卦 100 次，清天河水 200 次，退六腑 300 次，揉天枢 100 次，摩腹 5 分钟。

3. 配穴理论：清胃经、清脾经、摩腹清中焦实热，配清大肠、揉天枢疏调肠腑结滞以通便泻火；清天河水、退六腑清热除烦；揉板门、运内八卦理气消食。

（刘美玶）

第十九节　夜啼

夜啼是指小儿常在夜间啼哭，间歇发作或持续不止，甚至通宵达旦，而白天如常，民间俗称“哭夜郎”。有的患儿阵阵啼哭，哭后仍能入睡；有的啼哭不已，甚至通宵达旦。患此症后，持续时间少则数日，多则经月，本病多见于半岁以内的婴幼儿，新生儿更为多见。

一、病因病机

小儿夜啼可由脾寒、心热、惊恐、食积等所致。

(一)脾脏虚寒

婴儿素体虚弱，脾常不足，至夜阴盛，脾为阴中之阴，寒邪内侵，潜伏于脾，而生脾寒，寒邪凝滞，气机不通，不通则痛，故入夜腹痛而啼哭。

(二)心经积热

乳母孕期恣食辛辣肥甘之品，火伏热郁，以致胎中受热，结于心脾，或邪热乘于心，心火过旺，或肝胆热盛，故内热烦躁，不得安寐而啼哭。

(三)惊骇恐惧

小儿神气不足，智慧未充，如偶见异物，或乍闻异声，突受惊吓，致心神不宁，情志不安，神不守舍而惊惕不安，夜间惊哭不已。

(四)乳食积滞

婴儿乳食不节，内伤脾胃，运化功能失司，乳食积滞中焦而胃不和，胃不和则卧不安，因而入夜啼哭。

二、临床表现

(一)脾脏虚寒

夜间啼哭，声音低弱，睡喜伏卧，神怯困倦，面色青白相间，四肢欠温，得热则舒，食少便溏，小便较清，唇舌淡白，舌质淡红，苔薄白，脉象沉细，指纹淡红。

(二)心经积热

夜间啼哭，哭声粗壮，睡喜仰卧，见灯火则啼哭愈甚，面赤唇红，烦躁不安，小便短赤，大便秘结，舌尖红、苔薄，脉数有力，指纹青紫。

(三)惊骇恐惧

夜间啼哭，声惨而紧，睡中易醒，呈恐惧状，紧偎母怀，面与唇色时青时白，心神不宁，惊惕不安，舌、脉象多无异常变化，或夜间脉来弦数。

(四)乳食积滞

夜间啼哭，哭声粗大，腹痛胀满，呕吐乳块，嗳腐泛酸，睡卧不安，大便秘结或酸臭，舌苔厚腻，指纹紫滞。

三、推拿治疗

(一)脾脏虚寒

1. 治则：温中健脾。

2. 处方：补脾经 300 次，推三关 300 次，揉中脘 300 次，摩腹 5 分钟。

3. 配穴理论：补脾经、摩腹、揉中脘以健脾温中，推三关以温通周身阳气。

(二)心经积热

1. 治则：清心导赤。

2. 处方：清心经 300 次，清小肠 300 次，清天河水 300 次，揉总筋 300 次，揉内劳宫 300 次。

3. 配穴理论：清心经、清天河水以清热退心火；清小肠以导赤而泻心火；揉总筋、揉内劳宫以清心经热。

(三)惊骇恐惧

1.治则:镇惊安神。

2.处方:推攒竹30次,清肝经300次,揉小天心100次,揉五指节50次。

3.配穴理论:推攒竹、清肝经、揉小天心以镇惊除烦;揉五指节以安神。

(四)乳食积滞

1.治则:消食导滞。

2.处方:清补脾经(先清后补)300次,清大肠300次,揉中脘100次,揉天枢100次,推下七节骨100次,揉脐、摩腹各5分钟。

3.配穴理论:清补脾经以健脾利湿;清大肠、推下七节骨以清利肠腑,泻热通便;摩腹、揉中脘、揉天枢、揉脐以健脾和胃,消食导滞。

(刘美玶)

第二十节　小儿推拿常用手法

一、单式手法操作

(一)推法

用单手或双手拇指或食、中两指在小儿一定部位或穴位上推动的手法称小儿推法。临床上可分为直推法、旋推法、分推法、合推法、运推法及一指禅推法六种方法。

1.直推法

(1)定义:用拇指的桡侧面或指面,或食、中两指的螺纹面在穴位上做单方向的直线推动称为直推法。

(2)动作要领:①操作时伸直拇指或食、中两指。②操作时肩、肘、腕关节放松,用拇指直推时以拇指的外展和内收来完成。③直推法要求做直线推动,不能歪斜,推动时要有节律,频率应为200～300次/分。④直推时需涂抹介质,用力要均匀,始终如一。⑤直推用力较揉法轻,应在表皮操作,不可推挤皮下组织。

临床运用直推法主要运用于小儿面、线状穴位的推拿,如补肾经、补肺经、开天门、推三关等。直推法具有通散功效,主要用于调阴阳、理脾胃、和脏腑。

(二)分推法

1.定义

用双手拇指桡侧面或指面,或食、中两指的指面从穴位中间向两旁做分向推动的方法称为分推法。

2.动作要领

①分向推动时,两手用力要均匀一致,不可忽大忽小。②分推时动作应轻快,勿像抹法重推。③向两旁分推时可直线分推也可弧线分推。④向两旁分推直线行走时要求速度宜快,幅度要小,一般频率为300次/分;分推做弧线行走时幅度较大,频率较慢,一般频率为200次/分。

3.临床运用

主要用于线、面穴位操作，如推坎宫、分推大横纹、分推膻中等，具有调和阴阳、宣肺解表、和脾健胃的功效。

（三）旋推法

1. 定义

用拇指指面在穴位上做顺时针方向旋动推摩的手法称旋推法。

2. 动作要领

①操作时仅靠拇指做小幅度的运动。②旋推频率较直推要慢，约200次/分。③旋推时用力较轻，仅在表皮做摩法，不可带动皮下组织。

3. 临床运用

主要用于手部面状穴位的推拿，如旋推脾经、肾经等，具有通和脏腑的功效。

（四）合推法

1. 定义

用两拇指指面从穴位两旁向穴位中央推动合拢的手法称为合推法，亦称为和法、合法。

2. 动作要领

①合推法操作幅度较小，推动时勿向中间挤拢皮肤。②用力均匀，轻快柔和，平稳着力于皮肤。③合推法用力方向与分推法相反，但合推法仅有横向（直线）合推，而无弧线合推。

3. 临床运用

主要用于大横纹的操作，称合推大横纹，具有通和阴阳、行痰散结的功效。

（五）运推法

1. 定义

用拇指或中指的指面，从此穴位向彼穴位或在穴位周围做弧形或环形推动的手法称运推法。

2. 动作要领

①运推法宜缓不宜急，频率约80次/分。②运推法作用于皮肤，不带动皮下组织。

3. 临床运用

主要用于固定手法操作或复式手法操作，如运太阳、运内劳宫、运水入土、运土入水，具有疏通气血的功效。

（六）一指禅推法

本法同于成人手法，仅是力度不同，可参照相关章节，本节不赘述。

二、掐法

（一）定义

治疗师用拇指指甲或指面重切穴位的方法称为掐法。

（二）动作要领

①掐法操作时拇指应与穴位平面垂直。②掐时应逐渐用力，以深透为止，注意勿掐破皮肤。③掐后配以揉法，揉法范围应大于掐法操作范围。

（三）临床运用

主要用于头面部、手足部点状穴位，如掐人中、掐四缝等。掐法具有定惊安神、通关开窍、醒脾的功效。

三、摩法

(一)定义

用手掌掌面或食、中、无名指指面附着在一定的部位或穴位上,以腕关节连同前臂做顺时针环形有节律的、抚摩的手法称为摩法。

(二)动作要领

①肘关节微屈,腕部放松,手掌自然伸直。②手掌着力部位应随着腕关节连同前臂做环形抚摩动作。③摩动时要轻柔,速度均匀协调,压力大小适当。频率为 120 次/分。③摩法操作时指摩稍轻快,掌摩稍重缓。

(三)临床运用

本法多用于头面部、胸腹部等"面"状穴位,如摩腹等。摩法用以治疗脘腹疼痛、食积腹满、气滞及胸胁闷胀等症,具有理气活血、和中理气、消积导滞、通调肠胃等功效。

四、揉法

(一)定义

用中指或拇指指面,或掌根、大鱼际吸定于一定部位或穴位上,做轻柔和缓的回旋揉动的手法称为揉法。揉法分为掌根揉法、大鱼际揉法、指揉法。指揉法分为单指揉法、双指揉法、三指揉法。

(二)动作要领

①肘关节微屈,腕关节放松,以腕关节连同前臂做环旋转动带动指、掌的着力部位在一定的穴位或部位上揉动,腕关节的活动幅度可随病变部位的范围而逐步扩大。②动作要协调而有节奏,用力要轻柔。③揉动时要带动皮下组织,不同于摩法。④揉动的频率一般在 200 次/分。

(三)临床运用

本法具有宽胸理气、通调经脉、活血化瘀、消肿止痛、祛风散热的功效。因本法轻柔和缓,刺激较小,适用范围较广,故常用于脘腹胀痛、胸胁闷痛、便秘、泄泻等胃肠道疾病,也可用于外伤引起的红肿疼痛等症。其中:鱼际揉法用于面部;单指揉法用于全身"点"状穴;双指揉法和三指揉法用于胸腹部、腰背部(如揉膻中、揉乳根、揉龟尾等);掌根揉法用于脘腹部(如揉中脘、揉脐)。

五、拿法

(一)定义

以大拇指和食、中两指或大拇指与其余四指对称用力,提拿一定部位或穴位,进行一紧一松的拿捏动作的方法称为拿法。简而言之,"捏而提起谓之拿"。

拿法操作方法多样,如五指拿、三指拿等,另外,用中指指端扣拨穴位或双手拇指指端对称用力按压穴位,或用一手拇指、食指指端对称用力按压穴位的方法都称为拿法。

(二)动作要领

①提捏应沿垂直筋肉纹理的方向进行。②施力应由轻而重,不能突发用力。③腕部要放松,动作要和缓而有连贯性,做到"活而有力,重而不滞"。

（三）临床运用

拿法具有益神通散、发汗解表、止惊定搐的功效。本法主要用于颈项、肩部、四肢等部穴位和肌肉较为丰满部位的操作，因刺激较强，常配合其他手法一起。

六、捏脊法

（一）定义

用食指中节桡侧缘顶住皮肤，拇指前按，两指同时用力提拿皮肤，双手交替捻动向前推行，或用拇指桡侧缘顶住皮肤，食、中两指前按，三指同时用力提拿肌肤，双手交替捻动向前推行的方法称为捏脊法。捏脊法俗称“转皮儿”或“翻皮儿”。

（二）动作要领

①捏拿肌肤多少要适当，过多则不易向前推动，过少可引起疼痛或滑脱。②捻动向前时，应做直线前进，不可歪斜。③捏拿手法轻重要适宜，过轻不易“得气”，过重则造成手法不连贯而失去灵活性。④捏脊时，应先捏肌肤，再捻动，再推动，动作要连贯、协调。⑤为增强疗效，在捏脊时，每捏3～5遍后，进行“捏三提一”的操作，即每捏3次，将肌肤捏住向上提拉1次，最后按揉相关的背俞穴。

（三）临床运用

本法具有调和阴阳、通调脏腑、健脾和胃、疏通经络、行气活血、强健身体和防治多种疾病的功效。临床主要用于小儿积滞、疳积、厌食、腹泻、呕吐的治疗，也可用于发育迟缓、抵抗力下降、小儿脑瘫脊柱无力及抬头无力的治疗。

七、捣法

（一）定义

中指指端或食指屈曲的指间关节做有节奏的叩击穴位或向上、向外快速挤压、推挤穴位的操作手法称为捣法。

（二）动作要领

①指间关节自然放松，以腕关节屈伸为主动。②捣击时位置要准确，用力要有弹性。

（三）临床运用

本法常用于点状穴，如捣小天心等以安神宁志。

八、搓法

（一）定义

用双手的掌面夹住或贴附于一定部位或穴位上，相对用力做快速搓转或搓摩的动作，同时边搓摩边做上下往返移动的手法称为搓法。

搓法可分为单手搓和双手搓操作，单手搓一般用单掌贴于一定部位做单向摩挲。另外，用手指的指面在小儿的穴位上来回摩挲亦称搓法。

（二）动作要领

①操作时肩、肘、腕关节均要放松，要对着用力；搓动时沿肢体或躯干一定方向往返移动，搓动要轻快，移动要慢。②单指（如用拇指）搓时，常以食指、中指、无名指、小指相对用力，起到协助固定的作用。四年搓法在上肢操作时，要使上肢随手法略微转动；搓腰背胸胁时，主要

进行搓摩动作；在脐部搓动时，主要进行摩挲动作，称为搓脐。

（三）临床运用

本法具有调和气血、舒通经络、放松肌肉的作用。本法主要在手法结束时使用，常用于腰背、四肢、胸胁等部位。

（刘美玶）

参考文献

[1]毛顺卿主编.中医肝胆病辨治精要[M].郑州:郑州大学出版社,2013.

[2]杨培君编著.实用中医心血管病诊疗学[M].北京:中国中医药出版社,2008.

[3]屈松柏,李家庚主编.实用中医心血管病学[M].北京:科学技术文献出版社,2000.

[4]刘茂才主编.中医脑病临证证治[M].广州:广东人民出版社,2006.

[5]夏锦堂编著.中医内科述要[M].上海:上海中医药大学出版社,2006.

[6]李七一主编.心脑血管疾病辨治与验案[M].北京:科学技术文献出版社,2011.

[7]陈泊,丘和明主编.中西医结合血液病治疗学[M].北京:人民军医出版社,2001.

[8]田维君编著.中医脾胃治法[M].南昌:江西科学技术出版社,2001.

[9]吴承玉主编.现代中医内科诊断治疗学[M].北京:人民卫生出版社,2001.

[10]刘茂才主编.中医脑病临证证治[M].广州:广东人民出版社,2006.